医 述

·上 册·

清·程杏轩 著

辽宁科学技术出版社
LIAONING SCIENCE AND TECHNOLOGY PUBLISHING HOUSE

拂石医典
FU SHI MEDBOOK

图书在版编目（CIP）数据

医述：上、下册 /（清）程杏轩著．— 沈阳：辽宁科学技术出版社，2022.1
ISBN 978-7-5591-2156-1

Ⅰ．①医… Ⅱ．①程… Ⅲ．①中医典籍－中国－清代 Ⅳ．① R2-52

中国版本图书馆 CIP 数据核字 (2021) 第 152026 号

出版发行：辽宁科学技术出版社
　　　　　北京拂石医典图书有限公司
地　　址：北京海淀区车公庄西路华通大厦 B 座 15 层
联系电话：010-57262361/024-23284376
E-mail：fushimedbook@163.com
印 刷 者：河北环京美印刷有限公司
经 销 者：各地新华书店

幅面尺寸：145mm×210mm
字　　数：1020 千字　　　　印　　张：39.375
出版时间：2022 年 1 月第 1 版　　印刷时间：2022 年 1 月第 1 次印刷

责任编辑：李俊卿　　责任校对：梁晓洁
封面设计：潇　潇　　封面制作：潇　潇
版式设计：天地鹏博　　责任印制：丁　艾

如有质量问题，请速与印务部联系　联系电话：010-57262361

定　　价：158.00 元

医述简介

程文囿，字观泉，号杏轩，安徽歙县人，清代乾隆、嘉庆、道光年间著名医家，为新安医学代表医家之一。

程氏每于临证诊疗之余，取历代医书，反复审阅，见有精粹之语，随时记录，融汇历代名家学术精华，积累数十年，遂重新编次，分门别类外，每类再分经义、哲言、选案，编成《医述》十六卷。得此一书，可得先贤医书揭要提纲，让后世学者读之可以遵道得路，又可省略查找群书之劳。是中医药院校师生和临床中医师的案头必备医书，适合中医药医教研人员参考。

作者生平简介及其学术思想

程文囿，字观泉，号杏轩，安徽歙县人，清代乾隆、嘉庆、道光年间著名医家。每于诊后读书摘录，积累数十余年，上自《内经》，下至历代名医，编成《医述》十六卷。程氏所编，资料翔实，条理清晰，辑录众多历代医籍，综观众说依照症候分类，对于保存中医学数据甚为丰富。依其临床经验编撰有《程杏轩医案》，该书不分门别类，集程氏所治疑难病证之验案，辨证剖析明确，从其诊治疾病经验中，心有定见，能面对质疑而娓娓道来该病之转归预后，在治法上亦能汲取诸家之长而有所发挥，遣方用药灵活多变，体现了医学离不开临床的实践。因其独特的诊治心得，可使后学窥其理法方药思虑过程全貌，对于临床诊断评判得失有所依循。之中也记录了一些在医家著作少见不药自痊的个案，说明中医学是依全人观点从生活体验的实践哲学。

程氏为新安医学代表医家之一。新安医家多有传世之名著，这些名著反映了中国传统医学的丰富内涵。众所皆知的杰出医家有：张杲撰《医说》，孙一奎传《赤水玄珠》，江瓘撰《名医类案》，徐春甫撰《古今医统大全》，吴昆撰《素问吴注》、《医方考》、《针方六集》，汪昂撰《本草备要》、《汤头歌诀》、《医方集解》，程国彭撰《医学心悟》，吴澄撰《不居集》，郑梅涧撰《重楼玉钥》等等。

在学术思想上，程氏提出了以下几个观点：

为医首重明理

程氏认为医者不明医理，犹如盲人于夜间行走般危险。要如何明理？首先要具备综观天地之常识；其次当医师自然要勤学不倦，广读历代医书，如程氏徜徉医籍之中，穷源极流，何患医理不能明！

医贵变通

程氏曾言："夫医之为术也，蔑古则失之纵；泥古又失之拘"。医书所记录，多为其常规，使学者有所依循，但临床病证千变万化，病家岂会按书生病。故言："尽信书，则不如无书；读尽王叔和，不如临证多"。若医者拘泥于医书不知变通，岂能治好病家！程氏除了以先贤为学习对象，也会适时举一反三的治则，以完善先贤著书之不足。时时提醒后学，作为医者，固然要广读医书，穷研医理，更要多临证以增长见识和经验。如果光纸上谈兵，临床上捉襟见肘，此为轻视生命。

医者要善于体悟

程氏常于偶遇景物触发，而得良策用药治病。平素学理有根基底蕴，医书涉猎足以广泛，才能临证一触即发。如胸中无点墨，岂能灵感触发良策。所以悟性还须结合后天的临床学习经验的底蕴，方能发挥在百病的疗效。

食疗愈病

程氏在临床过程，发现有许多疾病，因病家体质过虚，用药改善有限，遂以五谷为养、五果为助、五畜为益，诸品气味合而服之，以补养精气。这种藉由食物调理改善体质的方法，不是一般中药处方所能达到的效果。

不药，得中医

程氏在其著作中多处谈及“不药，得中医”，他发现，有些疾病是可以不通过用药而让病者自己痊愈的。故对后世医家、患者提供了一个不同的临床诊治的参考借鉴。程氏强调，病伤可医，药伤难医，倡言慎药。用现代的观点来看，其态度虽然谨慎，但在防止医源性疾病方面是可取的。

情志之病，未可全凭药力

这是程氏临床上的有得之言。情志内伤、内心忧郁的心理精神疾病，往往较身体疾病更难治疗。常言道：心病要用心药医。程氏凡遇此类疾病，总是劝患者摒弃烦心之源，颐养身心，若情随境转，常可向愈，而不是唯药至上。

愈病三要素

程氏言：凡起一大证，务须病家能笃信，医者有主持，旁人不妄议，三者失一，不可为矣！程氏治重证获痊，其关键有三：一是患者及家属择医不二，即使中途稍遇病情起伏，始终笃信不疑，才能贯彻治疗；二是医家审证准确，成竹在胸，无所犹疑；三是再有亲友不妄加议论，道是说非，共襄其功。

医述序例

自 序

荀卿有言：欲观圣王之迹，则于其粲然者矣。岐黄之道，至此亦可谓粲然矣乎！考诸《灵》、《素》、《难经》、仲景而后，如河间、东垣、丹溪以及历朝先哲，卓然成家者指不胜屈。其间虽纯驳不齐，苟能采其菁华，遗其糟粕，何莫非后事之师乎？余弱冠即究心斯道，寝食于兹者数十余年。每于临证之暇，取先正之书，反覆披阅，语有精粹，辄随札记。岁月既深，卷帙遂多，纷纭杂沓，因重为编次，分门别类，列为十六卷，题曰《医述》。吴春麓侍御见而善之，谓医书汗牛充栋，学者诚难遍阅，是集厚不盈尺，而于古今诸书揭要提纲，搜辑略备，俾学者读之可以遵道得路，诚医林之宝筏也！余自愧谫陋，于先正群书未能尽睹，一斑之窥，知不免贻讥于大雅。特以数十年涉猎之心，不欲废弃，尚望后之君子，补其阙略云尔。

道光六年岁在丙戌季春月上浣古歙程文囿自序

序

嘉庆丁卯，余以艰南归，客游大梁，使院病甚。时程君杏轩为觉生同年治疾，先期至，因为进刀圭，应手辄效。是年五月，与杏轩别。己巳之秋，予至新安，晤杏轩，辄言将病。又九年，余再来紫阳，杏轩果病。手一编示余曰：“予惧夫病者之多，而治病者之误也。爰辑是编，以备临证参考，不意竟自致病也。”嗟乎！病人之病而自病，使病常在己，而不病常在人。杏轩之身病，而心固未尝病也。推是心也，即以之医国可也。其书十有六卷，凡一百余门。其采辑三百余家，大旨归于治病于未病之先，与古之十全为上之旨有合焉者，读者自能含咀而决择之，兹不复赘。爰叙其著书之颠末于此，使人知其用心之所存云。

嘉庆丁丑孟夏春麓吴赓枚拜书于古怀德堂

序

医学之精，难于举业。俗儒日事呫哔，童年肄习，白首茫然，不过自废。医则呼吸存亡之责寄焉。经生不能博览群书，枵腹箝口，尚无訾之者。医或涉猎不多，胸无把握，临证断难措手，遑言奏效！此业医者不可以不精也。钟少善病，困床蓐者数矣。置举业为缓图，日亲药裹，因识药性。翻阅古今医书，颇得大意。计偕后奔走燕北，体稍强，药饵亦渐减，而与医术遂日疏。厥后，迷闷簿书，倥偬邮驿，食少暇顷，竟不知药为何物矣。年来自青海归梓，日与故园父老相晤言，每闻患疾家延医多莫治，心讶之，为询其方，攻补温凉漫无定见，皆以病为尝试，盖惟脉证均不明故。余非专家，此中症结未洞澈，默不敢言，日耿耿于心，思得博雅君子一问津焉。尺咫之区，见闻莫扩，惟自披览前贤著述，悉力研究，终未能深信于中而无疑。今春家锡三师归，言岩镇观泉程先生为通儒名医，心向往之，因造谒焉。先生蔼度赤诚，一见如旧识，出示所著诗钞两卷，医案三卷，并得读《医述》十六卷。于此益识先生之学，远绍旁搜，钩元提要，博而能约，实足发前人之奥窔，为后学之津梁也，夫医之为道大矣哉！体阴阳五行，与《周易》性理诸书通；辨五方风土，与官礼王制诸书通；察寒热虚实脉证，严于辨狱；立攻补和解方阵，重于行军。固难为浅见寡闻道也！先生萃数十年考订，遵古、述古而未尝泥古。凡前人所言深中肯綮者，一一编次，分门别类，郑重周详。《礼》云：医不三世，不服其药。三世，三皇之世之书也。先生上溯轩、岐，下逮汉、唐、宋、明诸家绪论，无不融贯于胸，原原本本，称心而言，非但三世已也。使推此以习举业，定早独出冠时矣。顾愚谓终不如先生仁心仁术、活世寿世之功之大且久也。谨序。

道光丁亥岁长至前三日后学朱锺拜撰

序

医曷为以述名也？语云：述而不作。盖医自《素问》、《难经》以来，作者略具，无所事于作也。迨金、元时，诸家门户角立，乃各持其言，争相排击，于是而欲荟萃群家，折衷一是，则非作之难而述之难也。述之不备，则美善缺如；不醇，则又瑕瑜互见。观泉先生婆心济世，积数十年心力，为之溯其源流，分其证治，剖其是非得失，利病之所以然而成之，此先生之善于述者也。独是善于述矣，而唯辑前说不赘一辞，何也？夫后世非无述者，类皆条列件系，议论纷然，蠡测管窥，出奴入主，亦徒见其辞之费而未必有当于作者之旨也。先生则择焉而精，譬犹金之在熔也，为水溢，为冰释，为列星之行，为芙蓉之始出焉。前者黄帝、扁鹊、仲景诸大宗，其炉也。河间、东垣、丹溪诸名家，其范也。论证、论治、论方，提宗挈要，纲举目张，其装炭也。而采金賷，汰顽矿，聚精会神，与古人印心原于百世而上，则先生自具之橐籥也。洵乎先生之善于述也！即谓先生之以述为作可也。先生故工为诗，昔司空表圣《诗品》有云：不著一字，尽得风流。严沧浪论诗云：不落言筌者上也。又云：不假一知半解之悟，正先生不赘一辞之谓也。濂不知医，而窃服膺于是述也。爰附数语于其简端云。

藕庄愚弟朱濂拜撰

序

医书汗牛充栋，然博而不约，学者无所折衷焉。曩闻新安程杏轩先生著《医述》十六卷，上自《灵枢》、《素问》，下迄国朝名家，无不分证辨方，集其说而比附之。取先哲之刀圭，为后人之津逮。虽曰述而不作，功过作者远甚。兵燹板毁，欲见其原书不可得。嗣访得徽医胡丹扆家藏有完本，思假刊之，而医方珍为枕中秘也。乃浼槐孙族弟曾承辗转关说，而书以出。适竹坡弟歉成、幼徵弟歙成、瑶圃侄大堦、宪屏侄大墉、志卿侄大坚、少坪侄大堤，研香侄孙普扬，与有同志，遂重付诸手民。而剞劂之督，槐孙独任之；仇校之役，采芝族叔钟秀、侍丞族弟讲成及研香侄孙普扬分襄之。复取先生别刻医案三卷附于后，以明先生得于心应于手，有成法必有成效也。而是书乃称完璧焉。由是流传益广，家置一编，不但读活人书者，因流溯源有资考证；即就疗于人者，亦可因书以知证，因证以辨方。良楛之剂，知所决择。然则先生寿世之功，方流衍而未有艾也。九阅月，工竣，书其缘起，弁诸简首。

光绪十有七年岁在辛卯季秋之月泾上云溪老人朱钦成叙

序

周官医师掌医之政令。《左氏传》曰：三折肱为良医。古人于医，盖慎之矣！后世医者，不能尽读古人书，即以疗治为己任，术小验，辄自以为卢、扁不能过也；及遇疑难症，则茫无所辨，又不甘自谓不能辨，于是取其近似者而拟议焉，尝试焉，否则，投以不足损益之药而塞责焉。呜呼！以彼其术而制人死生，呼吸之顷，欲赖以济，其可得乎？而信之者，顾曰医者，意也。不在读古书，读书而泥古，方适足以杀人。夫古人之以书教人也，固教人以审脉理、辨药性，已验之方，特间存一二以备采择，岂教人拘方而不审脉乎！抑教人因疾而后投药乎！故脉理未审，药性未熟，用古方而杀人，是皆不善读书者之过，而古人固不任咎也。徽州程杏轩先生，深于医理，其所读书，自《素问》、《灵枢》、本草诸经，洎秦、汉迄近代诸大家之说，皆博通而详解之。故出其术以治人疾，辄灵异如神。尝取述而不作意，著《医述》若干卷，综贯众说而参以心得，诚寿世之良方，医家之宝筏也。余往者学医于常州孟河费晋卿先生，熟闻此书之善而无从购得。嗣宦游楚北，邹少松观察出所藏本，余读之数旬，固心善之，欲借刊而力未能也。辛巳，咨补江陵丞。丁亥，俸满回省。时亦为人治疾，目击近时医学之衰，思有以救正之。己丑春，始因友人吴君翰臣借得胡君仲卿、余君献丞家藏原本，拟付手民而力仍未逮也。纪君怀清、朱君槐孙，适有同心，述诸朱云溪翁与其群从，慨任刊资，遂以付梓。古人云：为人刊刻遗集，以广流传，与收人骸骨同功。云翁一家，固众善奉行，真能掩骼埋胔者。曩刻《摘星楼痘书》，活婴无算，今复出重资以成此举，其功德岂浅鲜哉！而与人为善，成人之美，则怀清、槐孙二君之力，尤足多也。盖得数君子，而杏轩先生著书嘉惠后学之心可以慰，即余数十年殷殷求访之心，亦可藉以慰矣。因述其缘起如此。

光绪十六年孟冬上浣仁和啸笙诸淦谨序

凡例

▲是集，乃平日阅书，随时劄记，岁久成帙，重加删订而编次焉。首溯源二卷；次伤寒二卷；次杂证八卷；次女科一卷、幼科一卷、痘疹一卷、方药一卷。共十六卷。书分数种，门类各殊，体裁不能画一，观者谅之！

▲所述经语，谨载诸书之前，以示尊经之意。所述先哲格言，其间序次，则或以意义之相承，或以病候之递及，不以年代为先后。惟杂证各门哲言补编，首列仲景之言者，以仲景为医圣也。

▲所辑近代诸书，或议论纯粹，或治法精良，或譬喻明切，或辨驳条畅。稍涉肤庸，概从割爱。

▲所辑群言，只期切要。故或节录数行，或采摘数语，或摭拾数字，无非删繁就简之意耳。

▲所辑各家之书，其书目姓名，即载明条下。然间有一人前后书目姓名互见者，有单著书目或单著姓名者，亦有书目姓名并失记者。博雅君子，自能识之。

▲妇人、小儿两科，因有经带胎、产、惊、疳、痘、疹等候，故较诸男子诊治倍难。历考古今方书，惟薛立斋医案、王损菴《绳准》尤为详细。无如卷帙繁衍，阅之不易。是集仅挈大纲，欲窥全体，考核两家之书自悉。

▲各家医书，凡伤寒、杂证所用成方，每汇篇末，以备考核。然古方甚繁，大概已见《医方考》、《名医方论》、《医方集解》等书，是集另辑方论一册，撮其大略，或有匠心独创与得自传闻，法属精良者，间于各门附载一、二。惟幼科丸、散诸方，所载较多，备急用也。至于痘疹方法，因本卷书帙已盈，未能载及，专科诸书具在，自可检阅。

▲本草，名家著述：博者，莫如时珍《纲目》；约者，莫如讱菴《备要》。是集所辑《药略》一册，不无太简，实缘限于尺幅，故仅揭其要耳。

▲医之有案，如弈之有谱也。然一家案中求其精粹者，亦不多得。即名医类案一书，非不悉备，窃恐广罗寡要，是集所载，务求超群迈众，阅之令人心思开扩。泛常诸案，悉不纂入。

▲经、史、子、集诸书，有与医术相通者，间述一、二。非故繁称博引，诚以此事系生死所关，古圣贤亦尝留意。不当以小道外之也。

▲《张氏医通》、《证治汇补》、《沈氏尊生》诸书，亦皆遴选诸家名论，然每参以已意。是集专述古人之言，毫不敢窃附鄙见者，盖恐蹈妄作之愆也。

目录

·上册·

医述卷一　医学溯源

养　生

经义

春三月，此谓发陈。天地俱生，万物以荣。夜卧早起，广步于庭，被发缓形，以使志生。生而勿杀，予而勿夺，赏而勿罚。此春气之应，养生之道也。〇夏三月，此谓蕃莠。天地气交，万物华实。夜卧早起，无厌于日。使志无怒，使华英成秀，使气得泄，若所爱在外。此夏气之应，养长之道也。〇秋三月，此谓容平。天气以急，地气以明。早卧早起，与鸡俱兴。使志安宁，以缓秋刑，收敛神气，使秋气平。无外其志，使肺气清。此秋气之应，养收之道也。〇冬三月，此谓闭藏。水冰地坼，无扰乎阳。早卧晚起，必待日光。使志若伏、若匿，若有私意，若已有得。去寒就温，无泄皮肤，使气亟夺。此冬气之应，养藏之道也。（《素问》）

智者之养生也，必顺四时而适寒暑，和喜怒而安居处，节阴阳而调刚柔。如是则僻邪不至，长生久视。（《灵枢》）

君子以慎言语，节饮食。（《易经》）

养心莫善于寡欲。（《孟子》）

哲言

毋劳女[1]形，毋摇女精，可以长生。（《广成子》）

老子曰：吾所以有大患者，为吾有身。使吾无身，吾有何患？余则曰：吾所以有大乐者，为吾有形。使吾无形，吾有何乐？是可见人之所有者惟吾，吾之所赖者惟形耳。（张景岳）

内观其心，心无其心；外观其形，形无其形；远观其物，物无其物。三者既悟，惟见于空。观空亦空，空无所空。所空既无，无亦无无。无无既无，湛然常寂。寂无所寂，欲岂能生？欲既不生，即是真静。真常应物，真常得性。常应常静，常清静矣。（《老子》）

心为脏腑之主，总统魂魄，兼该志意。故忧动于心，则肺应；思动于心，则脾应；怒动于心，则肝应；恐动于心，则肾应。此所以五志惟心所使也。设能善养此心，而居处安静，无为惧惧，无为欣欣，婉然从物而不争，与时变化而无我，则志意和，精神定，恚怒不起，魂魄不散，五脏俱安。邪亦安从奈我哉！（《类经》）

善摄生者，常少思、少念、少欲、少事、少语、少笑、少愁、少乐、少喜、少怒、少好、少恶，行此十二少者，养性之都契也。多思则神殆，多念则志散，多欲则志昏，多事则形劳，多语则气乏，多笑则脏伤，多愁则心慑，多乐则意溢，多喜则妄错昏乱，多怒则百脉不定，多好则专迷不醒，多恶则憔悴无欢。凡此十二多不除，则营卫失度，血气妄行，丧生之本也。（葛洪）

《经》曰：静则神藏，躁则消亡。欲延生者，心神宜恬静而无躁扰，饮食宜适中而无过伤。风寒暑湿之宜避，行立坐卧之有常。绝欲以养精，内观以养神，毋劳怒以耗气，则真阴之水自充，

1　女：女通汝，作“你”解。

五内之火自熄。（《明医指掌》）

问居常调卫之法若何？曰：每至日西，身中阳气之门乃闭，即当加意谨慎。《经》谓暮而收拒，毋扰筋骨，毋见雾露。收者，收藏神气于内也；拒者，捍拒邪气于外也。如晨门者，昏闭明启，尚何暴客之虞哉？（《医门法律》）

养耳力者，常饱；养目力者，常瞑；养臂指者，常屈伸；养股趾者，常步履。（《褚氏遗书》）

养生有五难：名利不去，为一难；喜怒不除，为二难；声色不断，为三难；滋味不绝，为四难；神虑精散，为五难。（嵇叔夜）

人身如天地，和煦则春，惨郁则秋。春气融融，故能生物；秋气肃肃，故能杀物。明乎生杀之机者，可与论养生。〇神者，伸也。人神好伸而恶郁，郁则伤神，为害非浅。尼父二论，首揭悦乐；佛家《般若经》，首称自在；庄生著《南华》，首标《逍遥游》。吾人心体，原自活泼，何可因形以损神，神损形得独存乎？〇人身之精气如油，神如火。火太旺，则油易干，神太用，则精气易竭。〇未来之事莫预虑；既去之事莫留念；见在之事，据理应之，而不以利害惕心，得失撄念。如此，则神常觉清净，事常觉简少。盖终日扰人方寸，憧憧役役不得休息者，不过此三种念头扫涤不开耳。天下本无事，我心本清净，庸人自扰之。〇一叶蔽目，不见邱山；一豆塞耳，不闻雷霆；一念执迷，不知万境。博弈迷，酒色迷，财利迷，胜心迷，以至功名迷，生死迷。迷之大小不同，其为迷则一也。〇人生忧患之根，每起于爱恋。爱生故忧死，爱达故忧穷，爱得故忧失。若能断爱根，忧根自断矣。〇怒之根，每起于不恕。薄望人，厚责己，怒根永绝矣。无怒自无怨，故圣人以为远怨。〇人生种种执着，皆缘有我，所以牵系不舍。夫我未生时，我在何处？造化一点絪缊偶钟而生此我也，奈何妄认为我，坚牢不破，迷却一生！盖人之所以迷恋不舍者，吾知之矣：为世境之纷华，父母之爱，妻子之情，朋友之契，而不忍弃也。假如天地不生得我，或生而幼殇，则世界交情，父母妻子，原非我有也。吾生如寄耳，安得妄生执着？但当随分尽所当为，即境逍遥，看得世上种种，皆非吾有，如贷人之物，寓人之室，便减多少挂累。○心为一身之宰，脾为万物之母。养心养脾，摄生最要。○心主血，养血莫先于养心。心之不养，而多郁多思，多疑多虑，即日饵良药，亦何益之有？○古云：毋以脾胃热冷物；毋以脾胃软硬物；毋以脾胃熟生物。可谓至言。○古云：避风如避箭，避色如避仇。真药石之言。（黄承昊）

瓶花力尽无风堕，炉火灰深到晓温。二语深得养生之理。（韩飞霞）

稽古

经义

上古使僦贷季理色脉而通神明。○此上帝之所秘，先师传之也。（《素问》）

哲言

医术十三科：曰大方，曰小方，曰妇人，曰伤寒，曰疮疡，曰针灸，曰眼，曰口齿，曰喉咙，曰接骨，曰金镞，曰按摩，曰祝由。今按摩、祝由失其传。（《类经》）

医有五科七事：曰脉，曰因，曰病，曰证，曰治，为五科。因复分为三：曰内，曰外，曰不内不外，并四科为七事。（《证

治准绳》）

伏羲氏有《天元玉册》。乃鬼臾区十世祖口诵而传之。《素问》中多载其语。（《医学入门》）

神农氏有本草传世。（《见闻录》）

世皆知《素问》为医之祖，而不知轩岐之书，实出于神农本草也。殷伊尹用本草为汤液，汉仲景广汤液为大法，此医家之正学，虽后世之明哲有作，皆不越此。○神农尝百草，立九候，正阴阳之变化，救性命之昏札，以为万世法，既简且要。伊尹宗之，仲景广之，洁古派之。噫！宗之、广之、派之，虽多寡之不同，其所以得立法之要，则一也。洁古倍于仲景，无异仲景之倍于伊尹；仲景之倍于伊尹，无异伊尹之倍于神农。观洁古之说，则知仲景之言；观仲景之言，则知伊尹之意，皆不出于神农矣。○刘禹锡云：《神农本经》以硃书，《名医别录》以墨书，传写既久，硃墨错乱，遂令后人以为非神农书，以此故也。（王好古）

《淮南子》云：神农尝百草，一日七十毒。予诵其书，未始不叹夫孟子所谓尽信书则不如无书。夫神农立极之大圣也，闵生民之不能以无疾，故察夫物性之可以愈疾者，以贻后人，固不待乎物物必尝而始知也。苟待乎物物必尝而始知，则不足谓之生知之圣也。以生知之圣言之，则虽不尝亦可知也。设使其所知，果有待乎必尝，则愈疾之功，非疾不能以知之。岂神农众疾俱备而历试之乎？况污秽之药不可尝者，岂亦尝乎？且味固可以尝而知，其气、性、行经、主治及畏、恶、反忌之类，亦可以尝而知乎？苟尝其所可尝，而不尝其所不可尝，不可尝者既可知，而可尝者，亦不必待乎尝之而后知矣。谓其不尝，不可也；谓其悉尝，亦不可也。然《经》于诸药名下，不著气、性等字，独以味字冠之者，由药入口，惟味为先故也。又药中虽有玉、石、虫、兽之类，其至众者，惟草为然。故遂曰尝百草耳！岂独尝草哉？夫物之有毒，尝而毒焉有矣。岂中毒者，日必七十乎？设以其七十毒偶见于一日而记之，则毒之小也，固不死而可解；毒之大也，则死矣。孰能解之？亦孰能复生之乎？先正谓《淮南》之书多寓言，夫岂不信！（《溯洄集》）

上古文字简略，而世传《素问》一书，浩瀚数万言，知非轩后之旧矣。然精微奥博，语多至道，其亦和、缓、挚、扁之流，依托以立言者乎？（《马氏绎史》）

《素问》、《本经》，议者以为战国时书，加以补亡数篇，则显然非《太素》中语。宜其以为非轩岐书也。（刘禹锡）

王安道曰：运气七篇，与《素问》诸篇，自是两书，作于二人之手，其立意各有所主，不可混言。王冰以为七篇参入《素问》之中，本非《素问》原文也。（《素问钞》）

黄帝作《内经》，史册载之，而其书不传。不知何代明夫医理者，托为君臣问答之辞，撰《素问》、《灵枢》二经传于世？想亦闻陈言于古老，敷衍成之，虽文多败阙，实万古不磨之作。窥其立言之旨，无非窃拟壁经，故多繁辞，然不逮拜手赓扬都俞吁咈之风远矣！且是时始命大挠作甲子，其干支节序占候，岂符于今日？而旨酒溺生，禹始恶之，当其元酒味澹，人谁嗜以为浆，以致经满络虚肝浮胆横耶？至于十二经配十二水名，彼时未经地平天成，何以江淮河济，方隅畛域，竟与后世无岐？如此罅漏，不一而足。（《医经原旨》）

《灵枢经》十二卷，是书论针灸之道，与《素问》通号《内经》，然至南宋史嵩始传于世，最为晚出。或以为王冰所依托，然所言

俞穴脉络之曲折，医者亦终莫能外。盖其书虽伪，其法则古所传也。（《四库全书简明目录》）

方技之家，率多依托。但求其术之可用，无庸核其书之必真。《本草》称神农，《素问》言黄帝，固不能一一确也。（《四库全书总目》）

僦贷季，岐伯师也。（《医学入门》）

上古之时，医有俞跗，治病不以汤液、醴洒、镵石、挢引、案杬、毒熨，一拨见病之应，因五脏之输，乃割皮、解肌、诀脉、结筋、搦髓脑、揲荒、爪幕，湔浣肠胃，漱涤五脏，练精易形。（《史记》）

俞跗，黄帝臣。（《医学入门》）

古有巫仿者，（《巢氏病源》作巫方）作《小儿颅囟经》，所占寿夭，判疾病死生，世相传授，始有小儿方焉。（《千金方》）

《颅囟经》二卷，不著撰人名氏，即宋志所谓师巫《颅囟经》也。原本久佚，今从《永乐大典》录出，皆疗治小儿之法。钱乙为幼科之圣，而宋史称其学出于此经，则其术之精可知。宜其托之师巫也。（《四库全书简明目录》）

长桑君，姓长桑名过，扁鹊师也。（《医学入门》）

扁鹊者，勃海郡郑人也。姓秦氏，名越人。少时为人舍长，舍客长桑君过，扁鹊独奇之，常谨遇之。长桑君亦知扁鹊非常人也。出入十余年，乃呼扁鹊私坐，间与语曰：我有禁方，年老欲传与公，公毋泄。扁鹊曰：敬诺。乃出其怀中药予扁鹊，饮是以上池之水，三十日当知物矣。乃悉取其禁方书尽与扁鹊，忽然不见，殆非人也。扁鹊以其言，饮药三十日，视见垣一方人。以此视病，尽见五脏症结，特以诊脉为名耳。扁鹊名闻天下，过邯郸，闻贵妇人，即为带下医；过雒阳，闻周人爱老人，即为耳目痹医；入咸阳，

闻秦人爱小儿，即为小儿医。随俗为变。秦太医令李醯，自知技不如扁鹊，使人刺杀之。（《史记》）

《难经》，非经也。以《灵》、《素》之微言奥旨引端未发者，设为问答，俾畅厥义也。古人书篇名义，非可苟称，难者，辨论之谓，岂有以难名经者哉！自古言医者，皆祖《内经》，而《内经》之学，至汉而分，仓公氏以诊胜，仲景氏以方胜，华佗氏以针灸杂法胜。虽皆不离《内经》。逮晋唐以后，则支派愈分，去圣远矣。惟《难经》则悉本《内经》之语而敷畅其义，圣学之传，惟此为得其宗。然窃有疑焉：其说有即以经文为释者，有悖经文为释者，有颠倒经文以为释者。书垂二千余年，注者不下数十家，皆不敢有异议。其间有大可疑者，且多曲为解释。经学之不讲久矣，惟知溯流以寻源，未尝从源以及流也。故以《难经》视《难经》，则《难经》自无可议，以《内经》之义疏视《难经》，则《难经》正多疵也。其曰秦越人著者，始见于《新唐书·艺文志》，盖不可定，然实两汉以前书云。（《难经经释》）

文挚，战国时宋之良医也。洞明医道，亦兼异术，观人之背，能知人之心窍。（《医学入门》）

晋平公有疾，求医于秦。秦伯使医和视之，曰：疾不可为也，是谓近女室，疾如蛊。非鬼非食，惑以丧志。天有六气，降生五味，发为五色，徵为五声。淫生六疾。六气，曰阴、阳、风、雨、晦、明也。分为四时，序为五节，过则为菑。阴淫寒疾，阳淫热疾，风淫末疾，雨淫腹疾，晦淫惑疾，明淫心疾。女阳物而晦时，淫则生内热蛊惑之疾。赵孟曰：何谓蛊？对曰：淫溺惑乱之所生也。于文，皿虫为蛊。谷之飞，亦为蛊。在《周易》，女惑男，风落山，谓之蛊。皆同物也。○晋景公疾，求医于秦，秦伯使医缓为之。

未至，公梦二竖曰：彼良医也，惧伤我，焉逃之？其一曰：居肓之上，膏之下，若我何？医缓至，视之，曰：疾在肓之上，膏之下，攻之不可，达之不及，药不至焉，不可为也。公曰：良医也。厚为之礼而归之。（《左传》）

季梁得疾，卢氏谓之曰：汝疾非由天，不由人，亦不由鬼。禀生受形，既有制之者，药石其如汝何？季梁曰：神医也。厚贶遣之，俄而疾自瘳。（《列子》）

太仓公者，齐太仓长，临菑人。姓淳于，名意。少，喜医方术，高后八年，更受师同郡元里公乘阳庆，使意尽去其故方，更悉以禁方予之。传黄帝、扁鹊之脉书，五色诊病，知人死生，决嫌疑，定可治，及药论甚精。受之三年。为人治病，决死生多验。（《史记》）

张机，字仲景，南阳人也。受业于同郡张伯祖，善于治疗。尤精经方。举孝廉，官至长沙太守，后在京师为名医。以宗族二百余口，建安纪年以来，未及十稔，死者三之二，而伤寒居其七，乃著论二十二篇，合三百九十七法，一百一十三方。其文辞简古奥雅，古今治伤寒，未有能出其外也。其书为诸方之祖。时人以为扁鹊、仓公无以加之，故后世称为医圣。（《医林列传》）

后汉张仲景，著《卒病伤寒论》十六卷，至晋代，其《卒病论》六卷，已不可复睹，即《伤寒论》十卷，想亦劫火之余，仅得读者之口授，故其篇目先后差错，赖有三百九十七法，一百一十三方之名目，可以校正。晋太医令王叔和，附以己意编集成书。今世所传，乃宋林亿所校正，成无己所诠注，二家过于尊信叔和，往往先传后经，以叔和纬翼之词，混编为仲景之书。如一卷之平脉法，二卷之序例，其文原不雅驯，反首列之，则所为校正诠注，

乃仲景之不幸也。（《尚论篇》）

仲景《伤寒论》，编次者不下数十家，因致聚讼纷纷，此皆不知作书之旨故也。观其叙所述，乃为庸医误治而设。所以正治之法，一经不过三、四条，余皆救误之法。故其文亦变动不居。读者知此书皆设想悬拟之书，则无往不得其义矣。今人必改叔和之次序，互相诟厉，孰知原本次序，既已散亡，庶几叔和所定为可信。何则？叔和序例云：今搜采仲景旧论，录其证候、诊脉、声色、对病真方有神验者，拟防世急。则此书乃叔和所搜集，而世辄加辩驳，以为原本不如此。抑思苟无叔和，安有此书？且诸人所编，果能合仲景原文否耶？凡读书能得书中之精义要诀，历历分明，则任其颠倒错乱，而我心自能融会贯通。否则，徒以古书纷更互异，愈改愈晦矣。〇《金匮》诸方，非南阳所自造，乃上古圣人相传之方，所谓经方是也。此乃群方之祖，神妙渊微，不可思议。〇按《古今录验》、《近效》二种，乃唐以前之方书。今全本未见，《外台》中引二书之方极多。《金匮要略》，宋人校书者，往往以本集中载方太少，故亦取二书并《千金》、《外台》之方，择其精要者，附一、二于每病之后。今人见其方载入《金匮》中，即以为仲景所定之方，误矣。（《兰台轨范》）

华先生，讳佗，字元化。性好恬淡，喜味方书，多游名山。一日因酒息于公宜山古洞前，忽闻人论疗病之法，讶其异，窃听。须臾，有人云：华生在迩，术可付焉。复有一人曰：生性贪，不悯生灵，安得付也？先生骇跃入洞，见二老人，衣木皮，顶草冠。躬趋拜曰：适闻贤者论方术，遂乃忘归。况济人之道，素所好为，所恨者，未遇一法可以施验，徒自不足耳！愿贤者少察愚诚，乞与开悟，终身不负恩。首坐者云：术亦不惜，恐异日与子为累。

若无高下，无贫富，无贵贱，不务财贿，不惮劳苦，矜老恤幼为急，然后可脱子祸。先生再拜谢曰：贤圣之语，不敢忘。二老笑指云：石床上有一书函，子自取之，勿示俗流，宜秘密。先生得书，回首不见老人。慑怯离洞，览其方论，多奇怪。从兹施试，效无不神。年未六旬，果为魏所戮。（《中藏经》）

董奉，字君异，吴之侯官人。居卢山，有道术，为人治病，愈者令种杏，号董仙杏林。杏熟易谷，以赈贫乏。（《医学入门》）

晋皇甫谧，博综典籍百家之言，沉静寡欲，有高尚之志。得风痹，因而学医。习览经方，遂臻至妙。取黄帝《素问》、《针经》、《明堂》三部之书，撰为《针灸经》十二卷，古儒者之不能及也。或曰：《素问》、《针经》、《明堂》三部之书，非黄帝书，似出于战国。曰：人生天地之间，八尺之躯，脏之坚脆，腑之大小，谷之多少，脉之长短，血之清浊，十二经之血气大数，皮肤包络其外，可剖而视之乎？非大圣上智，孰能知之？战国之人，何与焉？大哉！《黄帝内经》十八卷、《针经》三卷，最出远古，皇甫氏安能撰而集之？惜简编脱落已多，是使文字错乱，义理颠倒，世失其传，学之者鲜矣。（《甲乙经》）

柳贯曰：王叔和撰《脉经》十卷，为医家一经。今《脉诀》熟在人口，直谓叔和所作，不知西晋时尚未有歌括，此乃宋人伪托，以便肄习尔。○王世相云：诊法不易精也。轩岐微蕴，越人、叔和撰《难经》、《脉经》，犹未尽泄其奥。五代高阳生著《脉诀》，假叔和之名，语多抵牾，辞语鄙俚，又被俗学妄注，世医家传户诵，茫然无所下手，不过藉此求食而已。于诊视何益哉！（《本草纲目》）

葛洪，自号抱朴子。钞金匮药方万卷。《肘后急要方》四卷。（《晋书》）

《神农本草》，药六百三十五种。梁陶弘景复增汉魏以下名医所用药六百三十五种，谓之《名医别录》。弘景，字通明，宋末为诸王侍读，归隐句曲山，号华阳隐居。武帝每咨访之。年八十五卒，谥贞白先生。（《本草纲目》）

褚澄，字彦通。齐河南阳翟人，博学善医，官尚书，著《医论》一卷，发身中造化之秘。（《医学入门》）

《褚氏遗书》一卷，旧本题南齐褚澄撰。凡十篇，宋嘉泰中始有刊版。云唐清泰中黄巢乱时，群盗发冢，得之于石刻，殆出依托，然颇能发气血阴阳之奥。其论寡妇、僧尼之异治，发前人所未发。论吐血、便血，戒饮寒凉，尤为精识。伪书中之最有理致者也。〇《巢氏诸病源候论》五十卷，隋大业中，巢元方等奉敕撰，凡六十七门一千七百二十论。但论病源，不载方药。唐王焘作《外台秘要》，宋太平兴国中撰《圣惠方》，皆采是书所论，冠诸门之首，则历代宝为圭臬矣。（《四库全书简明目录》）

《雷公药对》，北齐徐之才撰。李时珍曰：陶氏前已有此书。盖黄帝时雷公所著，之才增饰之尔。之才，丹阳人，博识善医，历任北齐终尚书左仆射，年八十卒，谥文明。（《本草纲目》）

孙思邈，唐京兆华原人。幼称神童，隋文帝召，不拜。太宗召见，拜谏议大夫。固辞，隐太白山，学道养气，精究医业，著《千金方》三十卷，《脉经》一卷。（《医学入门》）

相传孙思邈有降龙伏虎之说，余问于先子，先子曰：此亦当时之寓言耳。盖今之肝气横逆，胁痛呕恶，目张痉厥，非狰狞之逆龙乎？而肺气不宣，喘急痰壅，便溺俱无，非猖狂之猛虎乎？当此之际，有慧心明手，一匕投之，其病如失，是即孙思邈之降龙伏虎也。子辈读书，由此说而隅反之，自可日进于道矣。〇唐有韦氏，名讯道，号慈藏者，施药济人，仰为药王，医史可考。今有无知僧道，以药王之像塑为卉服，与神农无异，藉通书所载，每年四月二十八日药王诞之语，影射惑人，以致世俗误称三皇为药王。殊为可笑！（《吴医汇讲》）

陈藏器，唐开元中京兆府三原县尉，撰《本草拾遗》十卷。〇王冰，号启元子，唐宝应中为太仆令。注《素问》，作《元珠密语》，论五运六气。〇甄权，唐许州扶沟人，以母病究集方书，遂为高医。仕隋为秘书省正字。贞观中，太宗幸其舍，卒年百三岁。撰《脉经》、针方《明堂》等图。（《医学入门》）

《太医局程文》九卷，不著编辑者名氏，皆南宋考试医学之文。原本久佚，今从《永乐大典》录出，凡墨义九道，脉义六道，大义三十七道，论方八道，假令十八道，运气九道，盖当时命题，分此六格也。（《四库全书简明目录》）

钱乙，字仲阳，宋之钱塘人。自患周痹，杜门阅书史，非独医可称也。得仲景之阃奥，建为五脏之方。厥后，张元素、刘守真、张从政尽皆取法。今人但知其为婴儿医也。著《伤寒指微论》五卷，《婴儿》百篇。〇许叔微，字知可，宋白沙人。著《本事方》。撰《伤寒辨疑》。〇孙兆，宋太医令，用和之子。父子皆以医知名。〇庞时，字安常，宋蕲水人。注《难经辨》数万言，作《本草补遗》。〇杨介，字吉老，泗州人。以医闻四方，著有《存真图》。〇朱肱，号无求子，宋吴兴人。深于伤寒，著《活人书》。〇陈文中，字文秀，宋宿州人。明大、小方脉，于小儿痧痘，尤臻其妙。淳佑中，与郑惠卿同编《幼幼新书》，又著《小儿病源方论》一卷。〇日华子，宋开宝中明人，撰《诸家本草》。〇杨土瀛，字登父，号仁斋，宋三山名医。著《仁斋直指》。（《医学入门》）

有谓刘守真长于治火，斯言未知守真所长也。守真高迈明敏，其所治多在推陈致新，不使少有怫郁，正造化新新不停之意。医不知此，是无术也。此王海藏之言，海藏乃东垣高弟，尚推毂如此，则其邃学可知。（《医旨绪余》）

《病机气宜保命集》三卷，金张元素撰。旧题刘完素者，误也。其书分三十二门，于脉证多所阐明。李濂《医史》，称刘完素病伤寒不能自医，得元素医之乃愈。则其术在完素上矣。（《四库全书简明目录》）

金易州张元素，字洁古，举进士不第，去学医。深阐轩岐秘奥，言古方新病不相能，自成家法。辨药性之气味、阴阳、厚薄、升降、浮沉、补泻，立为主治秘诀，心法要旨，谓之《珍珠囊》，后人翻为韵语，谓之《东垣珍珠囊》，谬矣。○《雷公炮炙论》，刘宋时雷敩所著，非黄帝时雷公也。（李时珍）

张戴人，医亦奇杰也。世人不究其用意，议其治疾惟事攻击，即明理如丹溪，亦讥其偏，令人畏汗吐下三法如虎，并其书置之不与睫交，予甚冤之。人之受病，如寇入国，不逐寇而先拊循，适足以养寇而扰民也。戴人有见于是，故以攻疾为急，疾去而后调养。是得靖寇安民之法矣。彼麻黄、瓜蒂、大承气，非攻击之剂哉！审缓急而用之，此仲景意也。且戴人名其书曰《儒门事亲》，岂有儒者事亲而行霸道以害其亲者哉！因著于篇，以为戴人辨白。（《医旨绪余》）

成无已，金之聊摄人，家世儒医。注《伤寒论》十卷，《明理论》三卷，《论方》一卷。（《医学入门》）

《用药法象》凡一卷，元真定李杲著。杲字明之，号东垣，通《春秋》、《书》、《易》，富而好施，为济源盐税官。受业于张洁古，尽得其学，人称神医。祖洁古《珍珠囊》著为此书，谓世人惑于内伤、外感，混同施治，乃辨其脉证、元气、阴火、饮食、劳倦、有余、不足，著《辨惑论》三卷、《脾胃论》三卷，推明《素问》、《难经》、《本草》、《脉诀》及杂病方论，著《医学发明》九卷，《兰室秘藏》五卷，辨析经络、脉法，分比伤寒六经之则，著《此事难知》二卷，别有痈疽、眼目诸书及《试效方》，皆其门人所集述者也。〇《汤液本草》凡二卷，元医学教授古赵王好古撰。好古，字进之，号海藏，东垣高弟，医之儒者也。取《本草》及张仲景、成无己、张洁古、李东垣之书，间附己意，集而为此，别著《汤液大法》四卷，《医垒元戎》十卷，《阴证略例》、《斑论萃英》、《钱氏补遗》各一卷。（李时珍）

罗天益，字谦甫，东垣先生高弟。元朝真定人，著《卫生宝鉴》、《药类法象》。〇吴恕，字如心，号蒙斋，元之仁和人。著《伤寒指掌图》。〇危亦林，号达斋，官本州医学教授。编《得效方》十九卷。（《医学入门》）

《本草衍义补遗》。元末朱震亨著。震亨，义乌人，字彦修，从许白云讲道，世称丹溪先生。尝从罗太无学医，遂得刘、张、李三家之旨而推广之，为医家宗主。著有《格致馀论》、《局方发挥》、《伤寒辨疑》、《外科精要新论》、《风水问答》诸书。（李时珍）

赵良，字以德，号云居，元之浦江人。从丹溪先生学医，著《医学宗旨》、《金匮方衍义》。（《医学入门》）

《外科精义》二卷，元齐德之撰。其说皆先求疡疾之本，而量其阴阳弱强以施疗，大旨近东垣之学。故后人附刻《东垣十书》中，或竟引为东垣《外科精义》，则非也。（《四库全书简明目录》）

葛乾孙，字以久，吴平江人。膂力绝伦，击刺战阵，百家众技，靡不精究。及长，折节读书，应进士亚选，遂不复应试。传药书方论，有《医学启蒙》，又《经络十二论》、《十药神书》。〇吕复，字元膺，号沧洲，吕东莱之后。以母病攻岐扁术，师事郑礼。诊治，效无不神。〇刘纯，字宗厚，关中人。博学群书，尤精医道。得丹溪之业，纂《伤寒治例》、《医经小学》、《玉机微义》等书。〇戴元礼，号复庵，国朝浦江人。从医丹溪先生，永乐初，召为太医院使。著《证治要诀》。〇王履，字安道，国朝昆山人，学医于丹溪先生，著《溯洄集》、《百病钩元》。（《医学入门》）

余读《史记》，至太史公所称由光及伯夷之语，未尝不掩卷叹滑伯仁之术，而后无有彰之者。伯仁，我明奇士，技艺之精，不下丹溪。盖丹溪为当时缙绅所游扬，又得戴元礼、刘宗厚诸名士为弟子，故其名藉藉，而伯仁弗若之矣。何一阳有言：历考上古高贤，若以岐伯为医中尼父，则仲景可为颜、曾之陪；而河间、东垣，当在宰我、子贡之列。若伯仁义理精明，制作纯粹，可与游、夏之班。至彦修又下一等矣。此论甚确。（《医旨绪余》）

王纶，字汝言，号节斋，浙江慈谿人。弘治时，官至广东布政。因父病精医，著《明医杂著》，发丹溪所未发。〇方广，字约之，号古庵，嘉靖休宁人。著《丹溪心法附馀》、《药性书》、《伤寒书》。（《医学入门》）

《薛氏医案》七十八卷，明薛己撰。盖裒[1]其生平述作，共为一编，所自著者九种，订正旧本而附以己说者十四种。其大旨以命门为真阴真阳，而气血为阴阳所化。常用者，不过十余方，而随机加减，变化不穷。后赵献可作《医贯》。述己之说，而主

1 裒：音póu，聚；取出。

持太过，遂至胶柱鼓瑟。非己之本意也。（《四库全书简明目录》）

陶华，字尚文，号节庵，余杭名医。著《伤寒琐言》。〇熊宗立，号道轩，国朝建阳人。注解《难经》、《脉诀》，撰《药性赋补遗》，集《妇人良方》。〇虞搏，字天民，号恒德老人，正德花溪人。著《医学正传》、《医学权舆》、《医学集成》。（《医学入门》）

李士材《读四大家论》，本自王节斋。大意谓三子补仲景之未备，而与仲景并峙也。然仲景医圣，德备四时，试观《金匮》方中黄芩、白虎，已开河间之先也；建中、理中，已开东垣之先也；复脉、黄连阿胶，已开丹溪之先也；然则谓三子得仲景之一德，而引伸条畅之则可。谓三子补仲景之未备，则未确也。〇李士材先生所著《医宗必读》一书，固已脍炙人口。然余窃有议焉：夫必读者，轩岐之书也，越人、仲景之书也。下此而《脉经》、《千金》、《外台》以及近代诸名家书，虽不能尽读，或取十之六、七，或取十之三、四，不可不读矣。苟守长沙博闻强记之训，以探本穷源，则此又为浅医画限之书矣。改其名曰：不必读。〇窃观富贵之家，投寒凉则忌，进温补则合，医之喜用温补者，遂有景岳派之名。殊不思景岳，亦温凉并收之书也。观其论证，先述古而补以己见；分剂，先古方而补以新方。作者以全书名之，读者以全书贯之，舍其短而录其长，则上而溯诸河间、易水、金华诸家，无不合也。更上而溯诸南阳医圣，亦无不合也。而得景岳之益者，岂特在左归、右归而已哉！（《吴医汇讲》）

倪维德，字仲贤，号敕山，国朝三吴名医。著《医说》及《元机启微》。〇韩悉，号飞霞道人，国朝蜀之泸州人。弘治成化时，为诸生，不第褫缝掖，往峨眉访医，升庵杨太史称之曰：真隐世传道人。《医通》二卷，特其土苴[1]云耳。〇汪机，字省之，号石山。著有《重集脉诀刊误》二卷，《内经补注》、《本草会编》。（《医学入门》）

《先醒斋广笔记》四卷，明缪希雍撰。希雍，字仲醇，常熟人。《明史·方技传》附见《李时珍传》中，天启中，王绍徽作《点将录》，以东林诸人分配《水浒传》一百八人姓名，称希雍为神医安道全，以精于医理故也。是编，初名《先醒斋笔记》，乃长兴丁元荐取希雍所用之方裒为一编，希雍又增益群方，兼采本草常用之药，增至四百余品，又增入伤寒、温病、时疫治法，故曰《广笔记》。希雍与张介宾同时，介宾守法度，而希雍颇能变化；介宾尚温补，而希雍颇用寒凉。亦若易水、河间，各为门径，然实各有所得力。朱国桢《涌幢小品》，记天启辛酉国桢患隔病，上下如分两截，中痛甚不能支，希雍至，用苏子五钱，即止。是亦足见其技之工矣。（《四库全书总目》）

《尚论篇》八卷，国朝喻昌撰。因方有执《伤寒条辨》重为补正，大旨一一相同，故有郭窃向注之谤。然首冠《尚论大意》一篇，原称方氏削王叔和序例，得尊经之旨。太阳之篇，改叔和之旧，尤有卓识。而不达立言之旨者尚多，于是重定此书云云。叙改修源委甚明，原未讳所自来也。（《四库全书简明目录》）

《石室秘录》六卷，国朝陈士铎撰。士铎，字远公，山阴人。是书托名岐伯所传，张机、华佗所发明，雷公所增补。凡分一百二十八法，议论诡异。所列之方，多不经见。称康熙丁卯，遇岐伯诸人于京都，亲受其法，前有岐伯序，自题中清殿下宏宣

1　土苴：犹言泥土草芥。苴，音jū。

秘录无上天真大帝真君。又有张机序，自题广蕴真人。方术家固多依托，然未有怪妄至此者。亦拙于作伪矣。〇《临证指南》医案十卷，国朝叶桂撰。桂字天士，吴县人，以医术名于近时。然生平无所著述，是编乃门人取方药治验，分门别类，集为一书，附以论断，未必尽桂本意也。（《四库全书总目》）

阴　阳

经义

阴阳者，天地之道也。万物之纲纪，变化之父母，生杀之本始，神明之府也。〇平旦至日中，天之阳，阳中之阳也；日中至黄昏，天之阳，阳中之阴也；合夜至鸡鸣，天之阴，阴中之阴也；鸡鸣至平旦，天之阴，阴中之阳也。〇言人之阴阳，则外为阳，内为阴。言人身之阴阳，则背为阳，腹为阴。言人身之脏腑中阴阳，则脏为阴，腑为阳。心、肝、脾、肺、肾，五脏皆为阴；胆、胃、大肠、小肠、膀胱、三焦，六腑皆为阳。阳中之阳，心也；阳中之阴，肺也；阴中之阴，肾也；阴中之阳，肝也；阴中之至阴，脾也。〇阳之汗，以天地之雨名之；阳之气，以天地之疾风名之。〇阴阳者，血气之男女也；左右者，阴阳之道路也。〇阴在内，阳之守也；阳在外，阴之使也。〇重阴必阳，重阳必阴。〇阴气者，静则神藏，躁则消亡。〇阳气者，精则养神，柔则养筋。〇阴静阳躁，阳生阴长，阳杀阴藏。阳化气，阴成形。〇阳病者，上行极而下；阴病者，下行极而上。〇阴阳之要，阳密乃固。阳强不能密，阴气乃绝。阴平阳秘，精神乃治；阴阳离决，精气乃绝。〇审其阴阳，以别柔刚，阳病治阴，阴病治阳。〇故善用针者，

从阴引阳，从阳引阴。（《素问》）

哲言

太初者，理之始也。太虚者，气之始也。太素者，象之始也。太一者，数之始也。太极者，理气象数之始也。（《蒙泉子》）

孤阳不生，独阴不长。（《丹经》）

分阴未尽，则不仙；分阳未尽，则不死。（《道经》）

夫湿之至也，莫见其形，而炭已重矣。风之至也，莫见其象，而木已动矣。日之行也，不见其移，骐骥倍而驰，草木为之靡，阳燧未转，而日在其前。故天之且风也，草木未动，而鸟已翔矣；其且雨也，阴曀未集，而鱼已潜矣。以阴阳之气相感动也。故寒、暑、燥、湿，以类相从；声响、疾徐，以音相应也。（《淮南子》）

《钟吕集》曰：真气为阳，真水为阴。阳藏水中，阴藏气中。气主于升，气中有真水；水主于降，水中有真气。真水乃真阴也，真气乃真阳也。此说深得阴阳之精义。（《类经》）

盖闻阳为阴逼，不走即飞；阴遇阳消，非枯则槁。是以蛰雷之性，激以暴雨而勃升；旱魃之灾，沛乎甘霖而却扫。（《吴医汇讲》）

气足则生魂，魂为阳神；精足则生魄，魄为阴神。合而言之，精气交，魂魄聚，其中藏有真神焉。譬之于灯，油与草，即魄也，火即魂也，光芒四射即神也。油干火暗光芒隐，魂之阳神、魄之阴神、中之真神皆散，仅存灯中之草，草即死魄耳。譬之于炉灰，炭即魄也，火即魂也，火之焰即神也。炭尽、火熄、焰灭，魂之阳神、魄之阴神中之真神皆散，灰即死魄耳。人死躯壳存，亦死魄而已矣。（汪蕴谷）

魂，阳也，肝主血而藏魂，阳入于阴也；魄，阴也，肺主气而藏魄，阴附于阳也。凡人昼则魂出而用事，魄乃藏于肺；夜则魄出而用事，魂乃藏于肝。魂魄之出入，若参商然。问魂魄从何道出入？答曰：魂从目中入，目合则魂藏。多梦纷纭，肝不藏也。魄从鼻中出，鼻息定。则魄藏也。（《怡堂散记》）

天者，阳之宗；地者，阴之属。得其阳者生，得其阴者死。多热者，阳之主；多寒者，阴之根。阳行也速，阴行也缓。阳之体轻，阴之体重。阴阳平，则天地和而人气安；阴阳逆，则天地否而人气厥。故天地得其阳则炎炽，得其阴则寒凛。阳始于子前，末于午后；阴始于午后，末于子前。阴阳盛衰，各在其时。《金匮》曰：秋首养阳，春首养阴。火出于木，水生于金。水火通济，上下相寻。脉有五死，气有五生。阴家脉重，阳家脉轻。阳病阴脉则不永，阴病阳脉则不成。阳候多语，阴证无声。多语者易济，无声者难荣。阳病则旦静，阴病则夜宵。阳虚则暮乱，阴虚则朝争。阴气下而不上，曰断络；阳气上而不下，曰绝经。阴中之邪，曰浊；阳中之邪，曰清。火来坎户，水到离扃。阴阳相应，方得和平。阴不足，则济之以水母；阳不足，则助之以火精。阴常宜损，阳常宜盈。顺阴者，多消灭；顺阳者，多长生。○人之寒热往来者，其病何也？此乃阴阳相胜也。阳不足，则先寒后热；阴不足，则先热后寒。又上盛则发热，下盛则发寒。皮寒而燥者，阳不足；皮热而燥者，阴不足。皮寒而寒者，阴盛也；皮热而热者，阳盛也。热发于下，阴中之阳邪也；热发于上，阳中之阳邪也。寒起于上，阳中之阴邪也；寒起于下，阴中之阴邪也。寒而颊赤多言者，阳中之阴邪也；热而面青多言者，阴中之阳邪也；寒而面青多言者，阴中之阴邪也。阴中之阴者，一生九死；阳中之阳者，九生一死。阴病难治，阳病易医。诊其脉候，数在上，阳中之阳也；数在下，阴中之阳也。迟在上，阳中之阴也；迟在下，阴中之阴也。数在中，则中热；迟在中，则中寒。寒用热取，热以寒攻。逆顺之法，从乎天地，本乎阴阳也。〇阴之病，来亦缓而去亦缓；阳之病，来亦速而去亦速。阳生于热，热则舒缓；阴生于寒，寒则拳急。寒邪中于下，热邪中于上，饮食之邪，中于中。（《中藏经》）

世人但知气血为阴阳，而不知水火为阴阳之根。能知水火为阴阳，而误认心肾为水火之真。此道之所以不明也。试观天上金、木、水、火、土五星见在，而日月二曜照临于天地间者，非真阴真阳乎？人身心、肝、脾、肺、肾五行具存，而运行于五脏六腑之间者，有无形之相火行阳二十五度，无形之肾水，行阴二十五度，而其根则原于先天之真也。一属有形，俱为后天，而非真矣。〇或问冬至一阳生，当渐向和暖，何为腊月大寒，冰雪反盛？夏至一阴生，当渐向清凉，何为三伏溽暑，酷热反炽？亦有说乎？曰：此将来者进，成功者退，隐微之际，未易明也，盖阳伏于下，逼阴于上，井水蒸而坚冰至也；阴盛于下，逼阳于上，井水寒而雷电合也。今人病面红、口渴、烦躁、喘咳者，谁不曰火盛之极也？抑孰知其为肾中阴寒所逼乎？以寒凉之药进而毙者，不知其凡几矣。（《赵氏医贯》）

人受天地之气以生：天之阳为气，地之阴为血。故气常有余，血常不足。天之阳，日也，常明不息，阳有余也；月盈则亏，阴不足也。人之阴血应月。故男子十六而精通，女子十四而经行。是有形之后，犹有待于乳哺水谷以养，阴气始成，而可与阳气为配。故必三十、二十而后嫁娶，可见古人之善于摄养也。男子八八而精绝，女子七七而经断。人身之阴，只供三十年之用。以此难成易亏之阴，情欲无涯，若之何而可以供给也？其为不足也，明矣。养阴之说，岂可不先讲乎？（朱丹溪）

先天无形之阴阳，则阳曰元阳，阴曰元阴。元阳者，即无形之火，以生以化，神机是也。性命系之，故亦曰元气。元阴者，即无形之水，以长以立，天癸是也。强弱系之，故亦曰元精。元精元气者，即化生精气之元神也。○夫精为阴，人之水也；气为阳，人之火也。水火得其正，则为精为气；水火失其和，则为热为寒。故水中不可无火，无火则阴胜而寒病生；火中不可无水，无水则阳胜而热病起。水亏者，阴虚也，只宜大补真阴，不可再伐阳气；火虚者，阳虚也，只宜大补元阳，不可再伤阴气。盖阳已不足而复伐其阴，阴亦损矣；阴已不足而再伤其阳，阳亦亡矣。夫治虚治实，本自不同。实者，阴阳俱有余，但去所余则得其平；虚者，阴阳俱不足，再去所有，则两者俱败。其能生乎？故治虚之要：凡阴虚多热者，最嫌辛燥，恐助阳邪也。尤忌苦寒，恐伐生气也。惟喜纯甘壮水之剂，补阴以配阳，则刚为柔制，虚火自降，而阳归乎阴矣。阳虚多寒者，最嫌凉润，恐助阴邪也。尤忌辛散，恐伤阴气也。只宜甘温益火之品，补阳以配阴，则柔得其主，沉寒自敛，而阴从乎阳矣。○阳邪之至，害必归阴，五脏之伤，穷必及肾。○若阳有余，而更施阳治，则阳愈炽，而阴愈消；阳不足，而更用阴方，则阴愈盛，而阳斯灭矣。○阳遇阳，则为焦枯；阴遇阴，则为寂灭。○求汗于血，生气于精，从阳引阴也；引火归原，纳气归肾，从阴引阳也。（张景岳）

夫人身之阴阳，相抱而不脱。是以百年有常。故阳欲上脱，阴下吸之，不能脱也；阴欲下脱，阳上吸之，不能脱也。但治分新久，药贵引用。新病者，阴阳相乖，补偏救弊，宜用其偏；久病者，阴阳渐入，扶元养正，宜用其平。引用之法：上脱者，用七分阳药，三分阴药而夜服，从阴以引其阳；下脱者，用七分阴药，三分阳

药而昼服，从阳以引其阴。（《寓意草》）

水 火

经义

君火以明，相火以位。○水之精为志，火之精为神。○壮火食气，气食少火。壮火散气，少火生气。（《素问》）

燥万物者，莫熯乎火；润万物者，莫润乎水。（《易经》）

哲言

阳燧在掌，而太阳火；方诸运握，而太阴水。抱薪救火，燥者先燃；平地注水，湿者先濡。

天之阳火二：太阳真火也，星精飞火也。天之阴火二：龙火也，雷火也。地之阳火三：钻木之火也，击石之火也，戛金之火也。地之阴火二：石油之火也，水中之火也。人之阳火一，丙丁君火也。人之阴火二：命门相火也，三昧之火也。合而言之，阳火六，阴火亦六，共十二焉。诸阳火遇草而焫，得木而燔，可以湿伏，可以水折；诸阴火不焚草木，而流灼金石，得湿愈焰，遇水益炽，以水折之，则光焰诣天，物穷方止，以火逐之，以灰扑之，则灼性自消，光焰自灭。（李时珍）

阴阳合一之妙，于气水而见之矣。夫气者，阳也，气主升；水者，阴也，水主降。然水中藏气，水即气也；气中藏水，气即水也。升降虽分阴阳，气水实为同类。何也？请以釜观，夫水在釜中，下加薪炊则水干，非水干也，水化气而去也。上加盖覆则水生，非水生也，气化水而流也。故无水则气从何来？无气则水从何至？水气一体于斯见矣。人之精气亦犹是也。（《类经》）

天地定位而水位乎中，天地通气而水气蒸达。土润膏滋，云兴雨降，而百物生化。人肖天地亦有水焉，在上为痰，伏皮为血，在下为精，从毛窍出为汗，从腹肠出为泻，从疮口出为水。痰尽死，精竭死，汗枯死，泻极死，水从疮口出不止、干即死。（褚澄）

或问天一生水，有可验乎？曰：观诸人身可验矣。贪心动则津生，哀心动则泪生，愧心动则汗生，欲心动则精生。方人心寂然不动时则太极也。此心之动，则太极动而生阳。所以心动则水生，即可以为天一生水之证矣。（朱子）

儒者立教，曰正心、收心、养心，皆所以防此火之妄动也。医者立教，曰恬澹虚无，精神内守，亦所以遏此火之妄动也。（朱丹溪）

火不妄动，动出于心。静之一字，其心中之水乎？○神静则心火自降，欲断则肾水自升。（《医学入门》）

造化之机，水火而已。宜平不宜偏，宜交不宜分。火宜在下，水宜在上，则易交也。交则为既济，不交则为未济。分而离，则死矣。消渴证不交，火偏盛也；水气证不交，水偏盛也。乾始坤成，至其交合变化之用，则水火二气也。太旱物不生，火偏盛也；太涝亦不生，水偏盛也。人之脏腑以脾胃为主，然脾胃能化物与否，实由于水火二气，非脾胃之能也。火盛则脾胃燥，水盛则脾胃湿。皆不能化物，乃生诸病。（何柏斋）

以火言之，有阳火，有阴火。有水中之火，有土中之火，有金中之火，有木中之火。阳火者，天日之火，生于寅，而死于酉；阴火者，灯烛之火，生于酉，而死于寅。此对待之火也。水中火者，霹雳火也。即雷龙之火，无形而有声。不焚草木，得雨益炽。人身肾中相火，亦犹是也。平日不能节欲，以致肾中龙火游于上而不归，善治者，以温肾之药，从其性而引之归原，则龙归大海。若阴虚火旺者，此肾水干枯，而火偏盛，惟宜补水以配火，亦不宜苦寒以灭火。壮水之主，以镇阳光，正谓此也。如灯烛之火，亦阴火也。须以膏油养之，不得杂一滴寒水。得水则灭矣。独有天上火入人身，如六气暑热之病，可以凉水沃之，苦寒解之。其余炉中火者，乃土中无焰之火，得木则烟，见湿则灭，须以灰培，实以温烬。人身脾土中火，宜以甘温养之，而火自退。《经》曰：劳者温之，甘温能除大热，此之谓也。〇木中之火，以常有坎水滋养，故不外见。惟干柴生火，燎原不可止遏。人身肝火内炽，郁闷烦躁，须以辛凉发达。《经》曰：木郁达之，火郁发之，使得遂其炎上之性。若寒之则愈郁矣。热之则愈炽矣。〇金中火者，凡五金埋处，夜必有光。此金郁土中，故有光辉发见于外。人身皮毛空窍中，自觉针刺蚊咬，及巅顶如火炎者，此金虚火乘故也。《经》曰：东方实，西方虚。补北方之水，即所以泻南方之火。虽曰治金中之火，而通治五行之火无余蕴矣。〇以水言之，有阳水，有阴水。有火中之水，有土中之水，有金中之水，有木中之水。阳水者，坎水也，气也。水气潜行地中，为万物受命根本，《月令》于仲秋云：杀气浸盛，阳气日衰，水始涸。是水之涸，地之死也。于仲冬云：水泉动，是月一阳生。是水之动，地之生也。谓之火中之水，可也。谓之土中之水，可也。阴水者，兑泽也，形也。有形之水，普施万物，为资生之利泽，在上即为雨露水，在下即为大溪水。人之饮食入胃，命门之火蒸腐水谷，水谷之气上熏于肺，肺通百脉，水精四布，五经并行。上达皮毛，为汗、为涕、为唾、为津；下输膀胱，为便、为液。至于血，亦水也，以其随相火而行，故其色红。故黄河海水皆同色也。〇金中之水，矿中之水银是也。

其在人身为骨中之髓，至精至贵，人之宝也。木中水者，即木中之脂膏，人身津液润布于皮肤之内者也。夫水有如许之不同，总之天地之水，以海为宗，人身之水，以肾为源，此水中之五行也。明此水火之五行，而土、木、金可例推矣。〇人身水火，原自均平。偏者，病也。火偏多者，补水配火，不必去火；水偏多者，补火配水，不必去水。譬之天平，此重则彼轻，一边重者，只补足轻之一边，决不凿去码子。盖码子一定之数，今人欲泻水降火者，凿码子者也。〇命门无形之火，在两肾有形之中。故曰五脏之真，惟肾为根。譬之鳌山走马灯，拜者，舞者，飞者，走者，无一不具，其间惟是一点火耳。火旺则动速，火微则动缓，火熄则寂然不动。而拜舞飞走之躯壳，未尝不存也。〇世人皆曰降火，而予独以地黄滋养水中之火；世人皆曰灭火，而予独以桂附温补天真之火。（《赵氏医贯》）

赵氏云：世之养生者，宜加意于补火。而比类于鳌山之灯，火熄则不动，火旺则动速。独不思火不宜动，动则病矣。速则易终而易坏，火太旺则一炬成烬矣。故养生家，务静不务动。今云火旺动速，是妄开后世偏于补火过端。夫阴阳之道，不可偏废，阴旺则阳亏，阳旺则阴竭。二者一有偏胜，则病矣。（《证因脉治》）

人身水火，有虚实二种。实火者，外来之邪火，与脏腑偏盛之火也；虚火者，阴气衰少，而火觉有余也。惟水亦然。若阴气并未亏，而外来实火，及脏腑中之火自旺，亦必补阴以配之，将配到几千百分，而后平耶？（《医贯砭》）

木者，火之母也。木浮则火在上，而肾水寒；木沉则火在下，而肾水温。〇火在丹田之下者，是为少火。少火则生气。离丹田而上者，是为壮火。壮火则食气。食气之火，是为邪火；生气之火，

是为真火。（周慎斋）

诸病不论虚实，未有不发热者。然此热非从外来，即我所仗生生之少火，有所激而成壮火，为壮热也。壮火即由少火之变，少火非火，乃丹田生生真元之阳气，一呼一吸，赖以有生。《经》曰：一息不运，则机缄穷。故此火也，气也，为生身之至宝，是真阳之宗也。元气之本也，化生之源也，生长之基也。命门坎宫，是其宅也。蒸腐水谷，化生精华，得其平则安其位，万象泰然。失其平则离其位，而为壮火，反为元气之贼，浮游乎三焦，蒸烁乎脏腑，炮炽乎肌肉，而为病矣。不治此火，则何以去病？欲治此火，更何以得生？只有因其所因，而调之、安之、从之、抚之，则火不去，而安全无恙。病既退，而元气无伤，则火仍为我用之宝矣。若恶其热，而欲直灭其火，非灭火也，是灭气也。鱼一刻无水即死，人一刻无气即亡。气可灭乎？但火空则发，若不大为填塞其空，焉可御其乘空炎上之势？若欲火退而后补，孰知火熄阳亡，无受补之具矣。况有进浓云骤雨之药，益令龙雷妄炽，以速焚烁之害哉！（《冯氏锦囊》）

火之性不同，在心者位尊丽上，主宰一身谓之君火；在肾肝者，心感而动，代君行令，谓之相火。君火正治，相火反治。故虚火补之，实火泻之，郁火发之，浮火敛之。又曰：降有余之火，在于破气；降不足之火，在于滋阴。（《证治汇补》）

火有余必病阴，责肾之虚，肾虚不能制火也。水有余必病阳，责肺之虚，肺虚不能通调水道也。（程郊倩）

从来火字，《内经》有壮火、少火之名，后人则曰天火、人火、君火、相火、龙火、雷火，种种不一。而朱丹溪复以虚实二字括之，可谓善言火矣。乃人人宗其说，而于治火卒无定见，何也？是殆辨之犹未确欤？予因易数字以解之：夫实火者，六淫之邪，饮食之伤，自外而入，势犹贼也。贼可驱而不可留。虚火者，七情色欲，劳役耗神。自内而发，势犹子也。子可养而不可害。○驱贼火有四法。一曰发，风寒壅闭，火邪内郁，宜升发之，如升阳散火汤之类；二曰清，内热极盛，宜用寒凉，如黄连解毒汤之类；三曰攻，火气郁结，大便不通，法当攻下，此釜底抽薪之法，如承气汤之类；四曰制，热气拂郁，清之不去，攻之不可，此本来真水有亏，不能制火，所谓寒之不寒，是无水也，当滋其肾，如地黄汤之类。○养子火有四法：一曰达，肝经气结，五郁相因，当顺其性而升之，所谓木郁则达之，如逍遥散之类；二曰滋，虚火上炎，必滋其水，所谓壮水之主，以镇阳光，如六味汤之类；三曰温，劳役神疲，元气受伤，阴火乘其土位，《经》曰：劳者温之，又曰：甘温能除大热，如补中益气汤之类；四曰引，肾气虚寒，逼其无根失守之火，浮游于上，当以辛热杂于壮水药中，导之下行，所谓导龙入海，引火归原，如八味汤之类。○以上治火法中，贼则宜攻，子则宜养，固已。然有邪盛正虚，而用攻补兼行，或滋水制火，往往取效。是知养子之法，可借为驱贼之方；断无驱贼之法，而为养子之理。○天一生水，命曰真阴。真阴亏，则不能制火，以致心火炎上，而克肺金，于是发热、咳嗽、吐痰，诸证生焉。盖发热者，阳烁阴也；咳嗽者，火刑金也；吐痰者，肾虚水泛而为痰也。当此时势，岂徒区区草木所能济哉！必须取华池之水，频频吞咽，以静治于无形，庶几水升火降，而成天地交泰之象耳。华池之水，人身之真液也。敷布五脏，洒陈六腑，然后注之于肾而为精。肾中阴亏，则真水上泛而为痰，将并华池之水一拥俱出，痰愈多而肌愈瘦。今立一法，二六时中，常以舌抵上腭，令华池之水充满口中，乃以意目力送至丹田。口复一口，数十乃止。此所谓以真水补真阴，同气相求之理也。每见今之治虚者，专主六味地黄等药，以为滋阴壮水之法，未为不善。而独不于本源之水，取其点滴，以自相灌溉。是舍真求假，不得为保生十全之计。（程钟龄）

少年惟恐有火，高年惟恐无火。无火则运化艰而易衰，有火则精神健而难老。是火者，老人性命之根，未可以水轻折也。〇一寸之灯，光被满室，此气之为然也。盈炉之炭，有热无焰，此质之为然也。是以焰明而质暗，焰虚而质实，焰上而质下，焰动而质静。〇盏中加油，其灯自明；炉中覆灰，其火不熄。（喻嘉言）

火为水之主，水即火之源，水火原不相离也。水为阴，火为阳，象分冰炭，何谓同源？盖火性本热，使火中无水，其热必极。热极则亡阴，而万物焦枯矣。水性本寒，使水中无火，其寒必极，寒极则亡阳，而万物寂灭矣。此水火之气，果可呼吸相离乎？〇治火之法，有升阳散火者，有滋阴降火者。夫火一也，而曰升，曰降，皆堪治火。然升则从阳，降则从阴，而升降混用，能无悖乎？此千古之疑窦，未闻有达之者。夫火之为病，有发于阴者，有发于阳者。发于阴者，火自内生；发于阳者，火自外致。自内生者，为五内之火，宜清宜降；自外致者，为风热之火，宜散宜升。今人凡见火证，无分表里，动称风热，多用升阳散火，此似近理，而不知至理所在，无容混也。夫风热之义，其说有二：有因风而生热者，有因热而生风者。因风生热者，以风寒外闭，火郁于中，此外感阳火，风为本，火为标也。因热生风者，以热极伤阴，火达于外，此内伤阴火，火为本，风为标也。《经》曰：治病必求其本。外感之火，当先治风，风散而火自熄，宜升散不宜清降；

内生之火，当先治火，火灭而风自消，宜清降不宜升散。若反为之，则外感之邪，得清降而闭固愈甚；内生之火，得升散而燔燎何堪？余阅方书，所见头目、口齿、咽喉、脏腑、阴火等证。悉云风热，多以升降并用，从逆兼施，独不虑其升者碍降，降者碍升乎？余之处治，宜抑者，则直从乎降；宜举者，则直从乎升。所以见效速，而绝无耽延之患耳。（张景岳）

盖闻水障于土，还以溃其土；火生于木，仍自焚其木。是以植千章之嘉树，必溉清渠；筑百丈之修堤，先疏支渎。〇盖闻爇兽炭之盈炉，暖胜三春，而不能代烛龙之照；焚兰缸之寸烬，光逾四壁，而不能代旸谷之暄。是以镜本非台，君以明，而离精独炳；薪传有火，相以位，而泉水常温。〇水不升为病者，调肾之阳，阳气足，水气随之而升；火不降为病者，滋心之阴，阴气足，火气随之而降。则知水本阳，火本阴，坎中阳能升，离中阴能降是也。〇丹溪论阳有余，阴不足，所谓阳者，相火也。景岳驳之，谓阴有余，阳不足。而著相火以位之辨。各树旗帜，几如冰炭之不相入矣。尝举二者参之：丹溪大旨，根《周子》主静立说，谓相火一动，则五志厥阳之火并煽，煎熬真阴，故东垣目为元气之贼。此论相火二字，专从后天之变动者言，与景岳之主命门，有源流之别。夫天非此火不能生物，人非此火不能有生。考褚氏、赵氏人生先具命门及相火行阳二十五度之语，参之景岳所云，相得益彰。盖静而守位者，此相火也，静则温养；动而无方者，亦此相火也，动则燔灼。譬天之与日，太阳之火也，虽烈而不能焚物，以阳燧取之，不过星星之火，其用即可燎原。故景岳之说日也，失其所则折寿而不彰；丹溪之说日而火也，飞走狂越，莫能御之。今将指日为火固失之，而指火为日，亦岂云得乎？《阴阳应象大论》：壮火之气衰，少火之气壮。壮与少之别，即两家宗旨所分。故必合两家所论，义始完备。若偏执一说，于道失之。（《吴医汇讲》）

阳火易救，阴火难救。先天元阴之真水不足，自非岁月计功，不能斡旋。是以一星之火，能烧万仞之山，一杯之水，不能救车薪之火。○虚火之患甚多，不可偏执一途。有津液之阴不足，而致火动者；有营血之阴不足，而致火动者；有精髓之阴不足，而致火动者；有阴气不足，阳气下乘阴分而生热者；又有营血衰少，外感风邪，乘虚陷入阴分，至夜发热、咳嗽，而似乎阴虚火动者；有外感寒邪，留滞于经络、阴血与骨髓之分，郁久生热，而似乎阴虚火动者；有阴血虚少，湿邪内陷，郁久生热，而似乎阴虚火动者；或因大怒伤肝，而内动风热，致使气血错乱，而留滞于阴分，至夜发热者；有因饮食时，或惊或怒，与食相挟，致伤阴气，留积于阴分而为患者。此皆阴分受邪，故至夜发热，而似乎阴虚火动之证。举此数端为例，其余可知。若不澄流寻源，而惟混作阴虚治之，几何其不误耶？○人有患卒暴而死，良久复醒，往来不时而作。此为心火自焚，或因劳心，或因惊恐所伤，以致真神之水失守其位，相火动而乘之故耳。宜用四物汤，多加细生地、甘草以治之，更宜童便冲服为良。○有心脏实热为患，用芩、连、枳实诸苦寒之药，而火不降，反用导赤散，泻其小肠之火而愈者。盖心与小肠相为表里故也。治其标，则本自清矣。余仿此。（罗赤诚）

阳火一清便退，阴火愈清愈起。○所谓虚火者，本因乎虚，而火乃起。补其虚而火自退。清之泻之，真元愈虚，火愈炽矣。（吴天士）

治火须分有余、不足。有余之火，其势猖狂，周流不滞，只以济火之药正治之，其火自退，故其治多易；不足之火，其势缓涩，凝滞一处，或滞于此，或滞于彼，既不能升，又不能降，须用补剂，使其元气周流，则火因之自散矣。故其治多难。世俗不知有余、不足，一遇火证，概用寒凉正治，火愈拒逆而不能退。因而致死者多矣！（汪寅谷）

忿怒生肝火，忧虑生肺火，焦思生心火，劳倦生脾火，动欲生肾火。若心火太过，必克肺金，清肃之气衰矣；肺火太过，必克肝木，发生之气萎矣；肝火太过，必克脾土，生化之源堕矣；脾火太过，必损肾水，精液之源涸矣；肾火太过，反助心火，神明之官夺矣。如肺有火，咳嗽日久，必遗热于大肠，则成泄泻；脾有火，口渴口甘，必遗热于胃，则生胀满；心有火，炎灼日久，必遗热于小肠，则成淋秘；肝有火，胁痛日久，则遗热于胆，必汁溢口苦；肾有火，盗汗遗精，必遗热于膀胱，则成淫浊。此则治其脏，而腑病自消焉。又有无名之火，一发即不识人，或狂言失志，或发数日而终，或一发便毙。《经》云：暴病暴死，皆属于火，非是之谓欤？（余午亭）

黄连泻心火，黄芩泻肺火，芍药泻脾火，柴胡泻肝火，知母泻肾火。此皆苦寒之味，能泻有余之火耳。若饮食劳倦，内伤元气，火不两立，为阳虚之病，以甘温之剂除之，如黄芪、人参、甘草之属；若阴微阳强，相火炽盛，以乘阴位，日渐煎熬，为血虚之病，以甘寒之剂降之，如当归、地黄之属；若心火亢极，郁热内实，为阳强之病，以咸冷之剂折之，如大黄、朴硝之属；若肾水受伤，真阴失守，无根之火，为阴虚之病，以壮水之剂制之，如生地、元参之属；若右肾命门火衰，为阳脱之病，以温热之剂济之，如附子、干姜之属；若胃虚过食冷物，抑遏阳气于脾土，为火郁之病，

以升散之剂发之，如升麻、葛根之属。（《医门法律》）

生　克

经义

相火之下，水气承之；水位之下，土气承之；土位之下，风气承之；风位之下，金气承之；金位之下，火气承之；君火之下，阴精承之。亢则害，承乃制也。〇五脏受气于其所生，传之于其所胜，气舍于其所生，死于其所不胜。病之且死，必先传，行至其所不胜，病乃死。肝受气于心，传之于脾，气舍于肾，至肺而死；心受气于脾，传之于肺，气舍于肝，至肾而死；脾受气于肺，传之于肾，气舍于心，至肝而死；肺受气于肾，传之于肝，气舍于脾，至心而死；肾受气于肝，传之于心，气舍于肺，至脾而死。〇木得金而伐，火得水而灭，土得木而达，金得火而缺，水得土而绝。（《素问》）

《经言》：东方实，西方虚。泻南方，补北方。何谓也？然：金、木、水、火、土，当更相平。东方木也，西方金也。木欲实，金当平之；火欲实，水当平之；土欲实，木当平之；金欲实，火当平之；水欲实，土当平之。东方者，肝也，则知肝实。西方者，肺也，则知肺虚。泻南方火，补北方水。火者，木之子也。水者，木之母也。水胜火，子能令母实，母能令子虚。故泻火补水，欲令金不得平木也。〇《经》言：七传者死，间脏者生。何谓也？然：七传者，传其所胜也。间脏者，传其子也。何以言之？假令心病传肺，肺传肝，肝传脾，脾传肾，肾传心。一脏不再伤，故言七传者死也。间脏者，传其所生也。假令心病传脾，脾传肺，肺传肾，

肾传肝，肝传心。子母相传，周而复始，如环无端，故言生也。（《难经》）

哲言

五行所以相害者，众胜寡，故水胜火；精胜坚，故火胜金；刚胜柔，故金胜木；专胜散，故木胜土；实胜虚，故土胜水也。（《白虎通》）

生中有克，克中有生。生不全生，克不全克。生畏克，而不敢生；克畏生，而不敢克。（《石室秘录》）

凡有所胜，必有所败。有所败，必有所复。母之败也，子必救之。如水之太过，火受伤矣，火之子土，出而制焉；火之太过，金受伤矣，金之子水，出而制焉；金之太过，木受伤矣，木之子火，出而制焉；木之太过，土受伤矣，土之子金，出而制焉；土之太过，水受伤矣，水之子木，出而制焉。盖造化之机，不可无生，亦不可无制。无生则发育无由，无制则亢而为害。人知生之为生，不知生中有克；知克之为克，不知克中有用。知五之为五，不知五者之中，五五二十五，而复有互藏之妙焉。所谓生中有克者，如木以生火，火胜则木乃灰烬；火以生土，土胜则火为扑灭；土以生金，金胜则土无发生；金以生水，水胜则金为沉溺；水以生木，木胜则水为壅滞。此其所以相生者，实亦有所相残也。所谓克中之用者，如火之炎炽，得水克而成既济之功；金之顽钝，得火克而成锻炼之器；木之曲直，得金克而成芟削之材；土之旷墁，得木克而见发生之化；水之泛滥，得土克而成堤障之用。此其所以相克者，实又所以相成也。所谓五者之中，有互藏者，如木之有津，木中水也；土之有泉，土中水也；金之有液，金中水也；火之熔物，火中水也。木钻之而火，金击之而火，石击之而火。惟水中之火，人多不知。而油能生火，酒能生火，雨大生雷，皆是也。木非土不长，火非土不荣，金非土不生，水非土不蓄。木生于水，植于土，荣于火，成于金。金产于山石，生诸土也。淘于河沙，隐诸水也。草有汞，木有蜡，藏于木也。散可结，柔可刚，化于火也。由此而观，则五行之理，交互无穷，然总不出乎阴阳。阴阳之用，亦不离乎水火耳。（《类经》）

水生木，水泛则木浮，必得土克，水而后能生木；木生火，木盛则自焚，必得金克，木而后能生火；火生土，火炎则土燥，必得水克，火而后能生土；土生金，土重则金埋，必得木克，土而后能生金；金生水，金寒则水冷，必得火克，金而后能生水。此生克制化之道也。○伤风用温肺汤，是金位之下，火气承之；肝病用白芍，是木位之下，金气承之；脾病用柴胡、防风，是土位之下，木气承之；肾病用白术，是水位之下，土气承之；心病用地黄，是火位之下，水气承之。故不克则不生，五脏皆然。人徒知克我者为贼邪，而不知克我者为夫也。盖女无夫则不生，五脏无克亦不生。如水生木是矣，而江湖河海之中不见木生，以其无土克也。故相生之道，人皆知之，相克之义，举世莫知。《经》云：承乃制，制则生化。有志者，宜详味焉。（周慎斋）

五行水生木，此云木自土中生者，何也？凡物皆有先后天，皆有标本。水生木者，先天之木，木之本也；土生木者，后天之木，木之标也。（许宣治）

有形之火，水之所克；无形之火，水之所生。然取水者，迎月之光，而不迎其魄，何也？魄，阴也，而借光于日，则阳也。水不生于水，而生于火，明矣。是故土蒸而润，肤燠而汗，酿醅而溢，釜炊而泽，丹砂硫磺之所韫于汤也，水之生于火也益信。（《冯

氏锦囊》）

世人皆曰水克火，而予独曰水养火；世人皆曰金生水，而予独曰水生金；世人皆曰土克水，予独于水中补土；世人皆曰木克土，予独升木以培土。○举世皆曰木克土，欲伐之。予意以为木藉土生，岂有反克之理？惟木郁于下，故其根下克。盖木气者，乃生生之气，始于东方。盍不观之为政者，首重农事，先祀芒神。芒神者，木气也，春升之气也，阳气也，元气也，胃气也，同出而异名也。我知种树，雨以润之，风以散之，日以暄之，使得遂其发生长养之天耳。及其发达既久，生意已竭，又当敛其生气，而归于水土之中，以为来春发生之本，焉有伐之之理！东垣《脾胃论》，用升、柴以疏木气，但未及雨润风散，与夫归根复命之理。○混沌之初，一气而已，何常有土？自天一生水，而水之凝处始为土。其坚者为石，而最坚者为金。可见水、土、金，先天之一原也。补子益母者，肺为脾之子，先补其子，使子不食母气，其母不衰，亦见金生土之义，又有化生之妙也。○土金随母寄生，故欲补土金者，从寄生处而补其母，为隔二之治，是从母也。隔三之治，又从母之外家也。土金惟寄生，故其死为真死。水火从真生，故其死不死。随处有生机，钻木可取，击石可取，圆珠可取。方诸取水，掘地取水，承露取水。若金死不救，土死不救，木死不救。予于五行中独重水火，而其生克之妙用，又从先天之原，而与世论不同。（《赵氏医贯》）

夫肝之伤脾，人所知也。肝能损肾，人所不知。盖肝为木，肾为水。水生木，是肾为肝之母。子窃母气以自强，子强则母弱。譬如折花枝插瓶中，花枝过盛，瓶中之水日被吸干，以瓶中无源之水，能堪木枝之日吸乎？夫肾水生于肺金，固非无源之水也。

无如肝木克脾，脾不能受食，则土虚不能生金，而肺气益虚。肺金为肾水之母，肺既虚，金不能自保，又安能生水？金不生水，肾为无源之水矣。（吴天士）

运　气

经义

帝曰：愿闻平气如何？岐伯对曰：木曰敷和，火曰升明，土曰备化，金曰审平，水曰顺静。帝曰：其不及奈何？岐伯曰：木曰委和，火曰伏明，土曰卑监，金曰从革，水曰涸流。帝曰：太过何谓？岐伯曰：木曰发生，火曰赫曦，土曰敦阜，金曰坚成，水曰流衍。○清气大来，燥之胜也，风木受邪，肝病生焉。热气大来，火之胜也，金燥受邪，肺病生焉。寒气大来，水之胜也，火热受邪，心病生焉。湿气大来，土之胜也，寒水受邪，肾病生焉。风气大来，木之胜也。湿土受邪，脾病生焉。所谓感邪而生病也。乘年之虚，则邪甚也。失时之和，亦邪甚也。遇月之空，亦邪甚也。重感于邪，则病危矣。有胜之气，其必来复也。○必先岁气，毋伐天和。○不知年之所加，气之盛衰，虚实之所起，不可以为工矣。（《素问》）

哲言

五行者何？金、木、水、火、土也。行者，言欲为天行气之义也。水位北方，阴气在黄泉之下，任养万物。水之为言，准也。义物平均，有准则也。木位东方，阳气始动，万物始生。木之为言，触也。阳气动跃，触地而出也。火位南方，阳在上，万物布施。火之为言，化也。阳气用事，万物变化也。金位西方，阴气始起，万物禁止。

金之为言，禁也。土位中央，主吐含万物。土之为言，吐也。《乐》记春生、夏长、秋收、冬藏，土所以不名时者，地土之别名也。于五行最尊。土之无位，而道在故大。一不与化，人主不任部职。〇少阳见寅，寅，演也。盛于卯，卯，茂也。衰于辰，辰，震也。甲，万物孚甲。乙，物蕃屈，有节欲出，时为春。春之为言蠢，蠢，动也。太阳见巳，巳起也。壮盛于午，午物满长。衰于未，未，味也。丙，物炳明。丁，强也。时为夏。夏之为言，大也。少阴见申，申，身也。壮于酉，酉，老也。物收敛。衰于戌，戌，灭也。庚，物更也。辛阴始成，时为秋。秋之为言，愁也。太阴见亥，亥，倿也。壮于子，子，孳也。衰于丑，丑，纽也。壬阴始任，癸，揆度也。时为冬。冬之为言，终也。土为中宫，戊，茂也。己，抑屈而起也。〇十一月律黄钟。黄，中和之色；钟，动也。言阳气于黄泉之下动，养万物也。十二月大吕。大，大也；吕，拒也。阳气欲出，阴不许也。正月太蔟。太，亦大也；蔟，凑也。万物始大，凑地出也。二月夹钟。夹，孚甲也；万物孚甲，种类分也。三月姑洗。姑，故也；洗，鲜也。万物去故就新，莫不鲜明也。四月中吕。言阳气将极，中充大也。故复中难之也。五月蕤宾。蕤，下也，宾，敬也。阳气上竭，阴气始起，故宾敬之也。六月林钟。林，众也，万物成熟，种类众多。七月夷则。夷，伤也；则，法也。万物始伤，被刑法也。八月南吕。南，任也。阳气尚有任生，阴拒之也。九月无射。射，终也。言万物随阳而终，当复随阴而起，无有终已也。十月应钟。钟，动也。万物应阳而动下藏也。（《白虎通》）

少角之运，岁木不及，侮而乘之者，金也。金不务德，故以燥胜风，时则有白露早降，收气率行，其变为肃杀，其灾为苍陨，名为少角，而实与太商之岁同。少征之运，岁火不及，侮而乘之者，水也。水不务德，故以寒胜热，时则有寒雾凝惨，地积坚冰，其变为凛冽，其灾为霜雹，名为少征，而实与太羽之岁同。少宫之运，岁土不及，侮而乘之者，木也。木不务德，故以风胜湿，时则有大风飘暴，草偃沙飞，其变为张发，其灾为散落，名为少宫，而实与太角之岁同。少商之运，岁金不及，侮而乘之者，火也。火不务德，故以热胜燥，时则有火延焦槁，炎赫沸腾，其变为销铄，其灾为燔焫，名为少商，而实与太征之岁同。少羽之运，岁水不及，侮而乘之者，土也。土不务德，故以湿胜寒，时则有泉涌河衍，涸泽生鱼，其变为骤注，其灾为霖溃，名为少羽，而实与太宫之岁同。通乎此，则知岁在涸流之纪，而河决大水，固可以类而推之也。〇岁以阳为首。正，正也。寅，引也。少阳之气，始于泉下，引阳升而在天地人之上，即天之分五谷草木，皆甲坼于此时也。至立夏，少阴之火，炽于太虚，则草木盛茂，垂枝布叶，乃阳之用，阴之体，此所谓天以阳生阴长。《经》言：岁半以前，天气主之。在乎升浮也。至秋，而太阴之运，初自天而下逐。阴降而彻地，则金振燥令，风厉霜飞，品物咸殒，其枝独在，若乎毫毛。至冬，则少阴之气复，伏于泉下，水冰地坼，万物周密，阴之用，阳之体也。此所谓地以阳杀阴藏。《经》言：岁半以后，地气主之。在乎降沉也。（刘温舒）

十二肖者，谓十二宫中，惟龙善变，而属辰位。凡十干起甲，但至辰宫，即随其所遇之干，而与之俱变矣。如：甲己干头，起于甲子，至辰属戊；戊为土，此甲己之所以化土也。乙庚干头，起于丙子，至辰属庚；庚为金，此乙庚之所以化金也。丙辛干头，起于戊子，至辰属壬；壬为水，此丙辛之所以化水也。丁壬干头，起于庚子，至辰属甲；甲为木，此丁壬之所以化木也。戊癸干头，起于壬子，至辰属丙；丙为火，此戊癸之所以化火也。又谓甲刚木，克己柔土，为夫妇而成土运。乙柔木，嫁庚刚金，而成金运。丁阴火，配壬阳水，而成木运。丙阳火，娶辛柔金，而成水运。戊阳土，娶癸柔水，而成火运。二说义各不同，今并存之，以备参校。（《类经》）

主气，土居二火之后；客气，土行二火之间。是故：风木，在冬春之交，北东之维，艮震也；君火，春夏之交，东南之维，震巽也；相火，正夏之时，正南之方，离也；湿土，夏秋之交，南西之维，坤兑也；燥金，秋冬之交，西北之维，兑乾也；寒水，正冬之时，正北之方，坎也。此主气，以相生为序，故土居二火之后。客气，则子午合化为君火，丑未合化为湿土，寅申合化为相火，卯酉合化为燥金，辰戌合化为寒水，已亥合化为风木，此客气以正化对化相待为序，故土行二火之间。〇主客气化，其行有先后时日。大约客气居先，主气居后。其先则客气旺者二十日，次则主气旺者亦二十日，后二十日则主客之气并旺，或差有轻重耳。共六十日有奇，以终一气。当客气旺，主气未尝无，但其气微弱，不能为权也。客气稍谢，而后主气随旺，运之先后亦同。客运先至，而主运之化随之，其旺亦各以两旬余为准。戾气之来也骤，和气之来也徐。故未至而至者其政急而残；至而不至者，其政弛而慢；适期而至者，谓之平气。〇尝思气化，纪岁，纪步，及时而至，至不失时，有莫知其然而然者。粤自太极之理立，而阴阳之气分；动静之机殊，而五行之变备。太极之妙，常以动而生阳，静而生阴。故动之始为风，风以动之，化之始也。有所抑而不伸，则奋而为雷，动之变也。此春之化，以升发振起为令者矣。其次为君火，为升明之纪，正阳而治，有君之象，故名君火。火以温之，其候暄燠，其德明显。君火来自风木，所谓帝出乎震也。火之后为暑，盖阳气至午而炎暑郁蒸之功著，代君宣化，有臣之象，故名相火。是为三气湿土旺于未申，得暑以蒸之，其化为溽蒸，为大雨时行。暑蒸湿而浸淫。故燥以干之，燥化继湿而旺也。天地之气，至是而变革，故金曰从革。草木凋落，此秋之化，以收敛肃杀为政者矣。至六阴盛而为寒，其德阴惨，寒雾其变，冰雪霜雹，寒以固之，坚凝之化也。寒之化，为藏为固。此六化以相生为序，开降阖辟为机，生、长、化、收、藏为功用也。然太过则害生焉！故风胜则地动，暑胜则地热，湿胜则地泥，燥胜则地干，寒胜则地裂，火胜则地固耳。（徐季孺）

大凡物理，有常有变。运气所主者，常也；异于所主者，变也。常则如本气变，则无所不至，而各有所占，故其候有从、逆、淫、郁、胜、复、太过、不及之变，其法皆不同。若厥阴用事多风，而草木荣茂，此之谓从；天气明洁，燥而无风，此之谓逆。太虚埃昏，流水不冰，此之谓淫；大风折木，云物混扰，此之谓郁；山泽焦枯，草木凋落，此之谓胜；大暑燔燎，螟蝗为灾，此之谓复；山崩地震，埃昏时作，此之谓太过；阴森无时，重云昼昏，此之谓不及。随其所变，疾厉应之，皆视当时当处之候。虽数里之间，但气候不同，而所应全异。岂可胶于一定！〇凡太阳之人，而遇流衍之纪，太阴之人，而逢赫曦之纪，强者有制，弱者遇扶，气得其平，何病之有？或以强阳遇火，则炎烈生矣；阴寒遇水，则冰霜至矣。天有天符，岁有岁会，人得无人和乎？（沈存中）

《天元纪大论》等篇，以年岁之支干分管六气，盖已失先圣之旨矣。年岁之支干，天下皆同，且通四时不变也。天气之温、暑、寒、凉，民之虚、实、衰、旺，东西南北之殊方，春夏秋冬之异候，岂有皆同之理！此其妄诞，盖不待深论而可知也。近世伤寒钤法，则以得病日之干支为主，其源亦出于此，决不可用。盖金、木、水、火、土之气，各主一时，当时则为主气，为司天；非其时而有其气，则为客气。与时正相反者，则为在泉。为其气伏于黄泉之下，而不见也。治法用热远热，用寒远寒，所谓必先岁气，毋伐天和也。春时木气司天，则四方皆温；夏时火气司天，则四方皆热；夏秋之交，土气司天，则四方皆湿；秋则皆凉，冬则皆寒。民病往往因之。此则理之易见者也。其有气与时相反者，则所谓客气者也。故治疗之法，亦有假者反之之说。观此则运气之说，思过半矣。（何柏斋）

五运六气者，虚位也。岁有是气至则算，无是气至则不算。既无其气，焉得有其药乎？无益于治疗，有误乎来学，如指算法之稀奇，谓事物之实有，岂不误哉！其云必先岁气者，谓此年忽多淫雨，民病多湿，药用二术，苦以燥之；佐以风药，风能胜湿。此即必先岁气之谓也。其云毋伐天和者，即春夏养阳，秋冬养阴，春夏禁用麻、桂，秋冬禁用芩、连。此即毋伐天和之谓。然尚有舍时从证之时也。谓不明五运六气，检遍方书何济者，正指后人不明运气之所以，而误于方册所载，依而用之，动辄成过。则虽检遍方书，亦何益哉！故仲景、元化、越人、叔和并未尝载有是说，信其为天运气数之法，而非医家治疗之书也。况传流既久，天地人物气化转薄，亦难同年而语矣。故宜知之者，以明天气岁气立法之常也。不可执之者，以处天气岁气法外之变也。天有寒、暄、早、晚不同，人有盛、衰、时、刻迥别。岂可以干支司岁一定之数，以定无穷之变哉！（缪仲淳）

尹彦成问曰：五运六气，是邪？非邪？曰：大挠作甲子，隶首作数，志岁月日时远近耳。故以当年为甲子岁，冬至为甲子月，朔为甲子日夜半为甲子时。配以五行，位以五方，皆人所为。天地、五行，寒、暑、风、雨，仓卒而变，人婴斯气，疾作于身，气难预期，疾难预定，推验多舛，拯救易误，俞扁弗议，淳华未稽，吾未见其是也。曰：《素问》之书，成于黄岐，运气之宗，起于《素问》，将古圣哲妄邪？曰：尼父删经，三坟犹废，黄岐之医籍，后世之托名于圣哲也。曰：然则诸书不足信邪？曰：由汉而上，有说无方；由汉而下，有方无说。说不乖理，方不违义，虽出后学，亦是良师。固知君子之言，不求贫朽；然于武成之策，亦取二三。（《褚氏遗书》）

运气总论

夫医者，理而已。明于理，则灾祥气候不能眩惑，而解若迎刃。顾天道有衰旺，脏腑有虚实。旺则恃为太过，衰则乘为不及。气运胜负，而人之寿夭随之矣。夫运气有定，作用贵圆。总之以五运之理，合六气之机。抑有余，补不足，此济世之良法，医术之指南也。请言运气：五运者，五行也，乘乎天干。六气者，风、火、暑、湿、燥、寒之气也，乘乎地支。甲、丙、戊、庚、壬，五阳年为先天，其名为太过；乙、丁、己、辛、癸，五阴年为后天，其名为不及。此五运之概也。至于六气，则宜辨对化，审主客，视当年之支干，有余不足以为度量。即此推之，而民疾可验矣。（余午亭）

十二化五运歌

甲己化土乙庚金，丁壬化木尽成林，丙辛便是长流水，戊癸南离火焰侵。

甲己化土者何？以十干推之：甲己年数，至辰为戊辰，辰属龙，能变化，戊属土，故甲己化土也。乙庚则庚辰，丙辛则壬辰，丁壬则甲辰，戊癸则丙辰，皆以类推。其理自明。

十二支年六气歌

子午少阴君火暑，丑未太阴湿土雨，寅申少阳相火炎，卯酉阳明燥金主，辰戌太阳司水寒，巳亥厥阴风木举。

少阴司子午者何？少阴为君火，南离为尊位，故正化于午，对化于子也。太阴司丑未者何？太阴属土居中，而寄于坤，未坤同宫，故正化于未，对化于丑也。少阳司寅申者何？少阳相火，位卑于君，不敢当午，因生于寅，故正化于寅，对化于申也。阳明司卯酉者何？阳明为金，酉为金之正位，故正化于酉，对化于卯也。太阳司辰戌者何？太阳为水，子为君火之对化，避而不居，辰戌属土，水伏土中，因随土用，故正化于戌，对化于辰也。厥阴司巳亥者何？厥阴木也，木生在亥，虽卯为正位，缘为金之对化。故正化于亥，对化于巳也。

流年起六气歌

当年所属是司天，退后三辰系在泉。司天左右为间气，在泉左右间亦然。地前一位为初气，二气行交在亥边，三气合天终应地，加临主客细排连。

假如子午年，少阴君火司天。退三位至酉上，即阳明燥金在泉。子左为丑，是太阴湿土，为司天左间气也。子右为亥，是厥阴风木，为右间气也。在泉酉左为戌，是太阳寒水，为在泉左间气也。酉右为申，是少阳相火，为右间气也。顺数为左递数为右。以在泉酉前一位，戌为初气，即为寒水，二气亥，三气合天气子君火，四气丑，五气寅，终气卯。各以前歌推之，即知所属之气。此为客气。每岁以旧年大寒日起初气，再加风、火、暑、湿、燥、寒六主气，以风木接前初气，太阳寒水加于厥阴风木；春分日二气交亥，厥阴风木加于少阴君火小；满日三气交子，少阴君火加于太阴湿土；大暑日四气交丑，太阴湿土加于少阳相火，秋分日五气交寅，少阳相火加于阳明燥金；小雪日六气交卯，阳明燥金加于太阳寒水。仍归来年大寒日起初气。此为六气加交法。

客气交日歌

大寒日起初之气，行至春分二气交，小满始交三气定，大暑交四不相饶，秋分五气方交起，六交小雪立为条。每气各主六十日，加临主客察秋毫。

逐年主气歌

初气逐年木主先，二君三相火排连，四来是土常为主，五气金生六水全。

逐年客气歌

司天退二是客乡，顺数从天至地方，三气合天终应地，主客兴衰定弱强。

夫一岁之内，主气定于六经，客气随行于四时。主气者风为初气，火为二气，暑为三气，湿为四气，燥为五气，寒为终气。此气万年为主。客气者，每一气各主六十日八十七刻半有奇。申子辰年，大寒寅初一刻交初气，春分子末交二气，小满亥末交三气，大暑戌末交四气，秋分酉末交五气，小雪申末交终气。巳酉丑年，大寒巳初一刻交初气，春分卯末交二气，小满寅末交三气，大暑丑末交四气，秋分子末交五气，小雪亥末交终气。寅午戌年，大寒申初一刻交初气，春分午末交二气，小满巳末交三气，大暑辰末交四气，秋分卯末交五气，小雪寅末交终气。亥卯未年，大寒亥初一刻交初气，春分酉末交二气，小满申末交三气，大暑未交

四气，秋分午未交五气，小雪巳未交终气。盖因客气加于主气之上，主气临于客气之下，天时不齐，民病所由生也。（余午亭）

凡治病不明岁气盛衰、人气虚实，而释邪攻正，实实虚虚，医之罪也。〇凡治病而逆四时生、长、化、收、藏之气，所谓违天者不祥，医之罪也。（《医门法律》）

主运图

每运各主七十三日零五刻。总五运之数，则三百六十五日二十五刻，共成一岁。谓之主者，年年相同。甲、丙、戊、庚、壬，阳年起太角；乙、丁、己、辛、癸，阴年起少角。盖主运皆以木为初运，相生为序，以次而推。

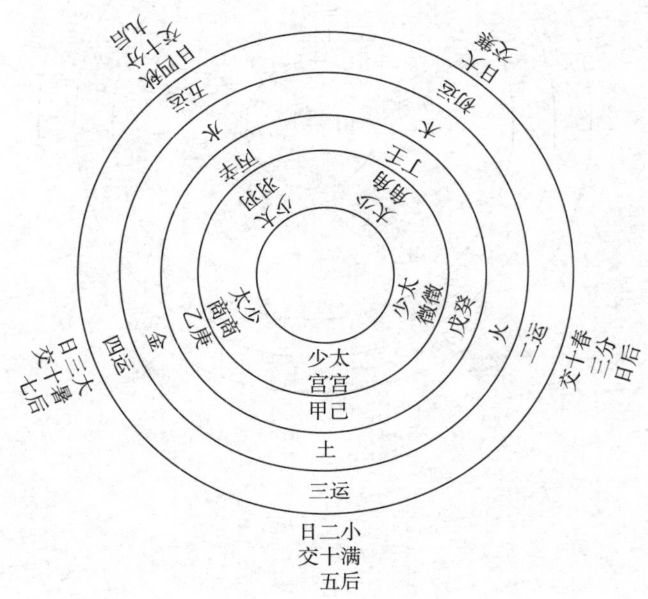

客运图

南政者，司天之气。居北极之上而面南，以东北为左间，西北为右间。以土居中位，有君象。

客运者，亦以相生为序。如甲己年以土运为初；土生金，则金为二运，以次而推。

北政者，司天之气。居南极之上而面北，以西南为左间，东南为右间，以余四傍列，有臣象。

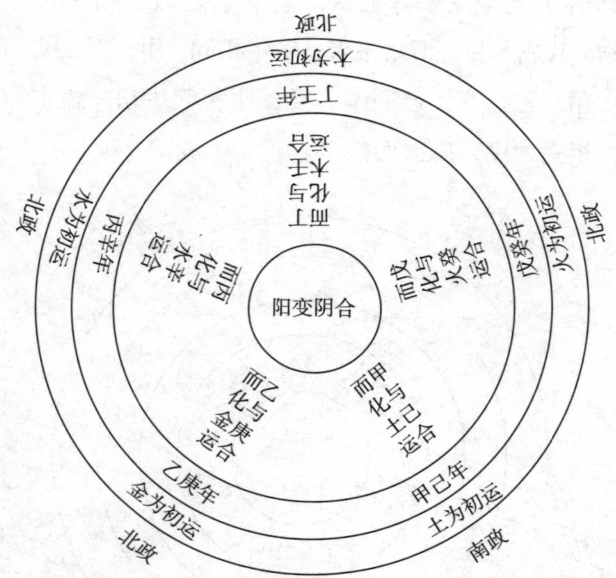

主气图

万载不移，
故谓之主，
逐年迁变，
故谓之客。

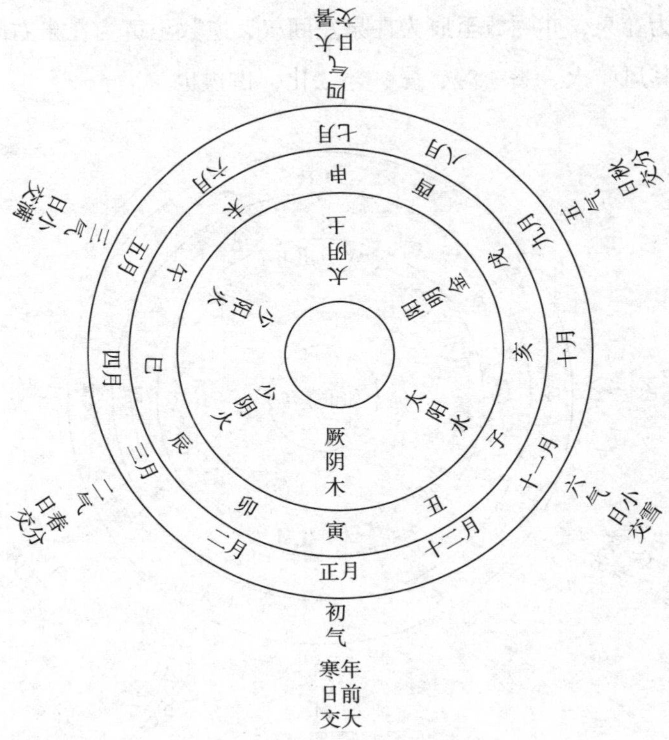

每气各主六十日八十七刻半

客气图

客气法，子年从戌上起初气，顺数至亥为二气，逢三气便是司天，至第六卯上为在泉，次年则退一位而推，如丑年，则从亥上起初气；寅年则从子上起初气。其司天者，即本年岁支。如子年是子司天，丑年是丑司天，余仿此。间气之法，以司天为主。如子为司天，则顺数至丑为司天左间气，逆数至亥为司天右间气；又卯为在泉，亦顺数至辰为在泉左间气，逆数至寅为在泉右间气。各随其风、火、暑、湿、燥、寒之化，占候也。

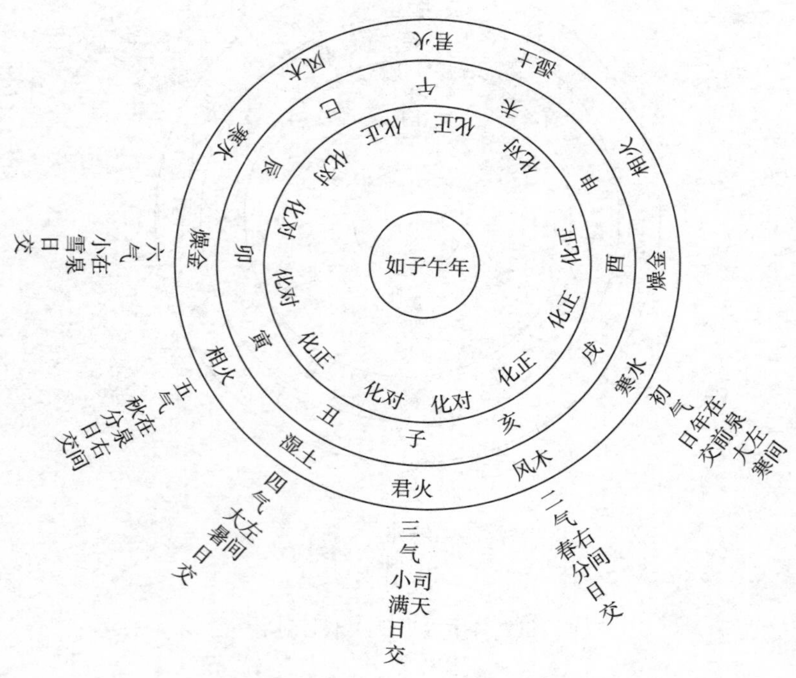

司天在泉指掌图

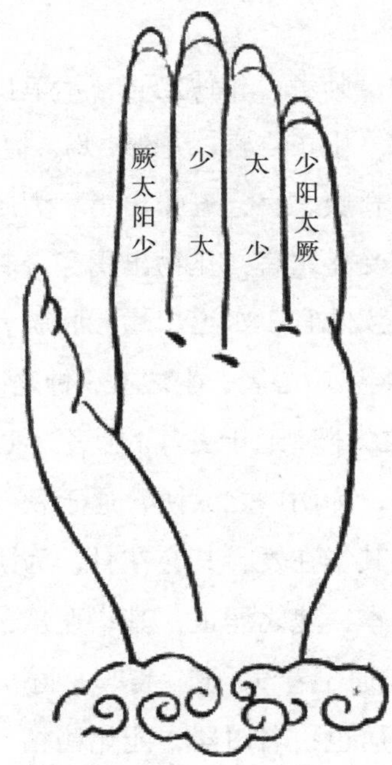

推六气法，凡司天二前位即初气，前一位即二气，本位司天为三气，后一位为四气，后二位为五气，后三位为终气，即在泉也。掌中一轮六气，了然在握。

六气以厥阴为一阴，少阴为二阴，太阴为三阴；少阳为一阳，阳明为二阳，太阳为三阳。故但记厥、少、太、少、阳、太六字，则六气尽矣。厥、少、太为三阴，少、阳、太为三阳也。〇其法以巳亥为始，即起厥阴司天，故于巳亥位起厥字，子午位为少字，丑未位为太字，顺数到底，皆其年分之司天也。其余五气循次可推矣。

脏 腑（附腔子、脂膜）

经义

心者，君主之官，神明出焉。肺者，相傅之官，治节出焉。肝者，将军之官，谋虑出焉。胆者，中正之官，决断出焉。膻中者，臣使之官，喜乐出焉。脾胃者，仓廪之官，五味出焉。大肠者，传道之官，变化出焉。小肠者，受盛之官，化物出焉。肾者，作强之官，伎巧出焉。三焦者，决渎之官，水道出焉。膀胱者，州都之官，津液藏焉，气化则能出矣。〇心者，生之本，神之变也；其华在面，其充在血脉，为阳中之太阳，通于夏气。肺者，气之本，魄之处也；其华在毛，其充在皮，为阴中之太阴，通于秋气。肾者主蛰，封藏之本，精之处也；其华在发，其充在骨，为阴中之少阴，通于冬气。肝者，罢极之本，魂之居也；其华在爪，其充在筋，以生血气，为阳中之少阳，通于春气。脾、胃、大肠、小肠、三焦、膀胱者，仓廪之本，营之居也；名曰器，能化糟粕，转味而入出者也；其华在唇四白，其充在肌，此至阴之类，通于土气。（《素问钞》谓脾胃大肠云云，至通于土气，此处疑有错误。当云：脾者，仓廪之本，营之居也，其华在唇四白，其充在肌，此至阴之类，通于土气。胃、大肠、小肠、三焦、膀胱，能化糟粕，转味而去入者也。）凡十一脏，皆取决于胆也。〇五脏者，藏精气而不泻也，故满而不能实；六腑者，传化物而不藏，故实而不能满也。〇肝见庚辛死，心见壬癸死，脾见甲乙死，肺见丙丁死，肾见戊己死。〇天气通于肺，地气通于嗌，风气通于肝，雷气通于心，谷气通于脾，雨气通于肾。六经为川，肠胃为海，九窍为水注之气。〇酸入肝，辛入肺，苦入心，咸入肾，甘入脾。〇心为噫，肺为咳，肝为语，脾为吞，肾为欠为嚏，胃为气逆、为哕、为恐，大肠、小肠为泄，下焦溢为水，膀胱不利为癃、不约为遗溺，胆为怒。〇精气并于心则喜，并于肺则悲，并于肝则忧，并于脾则畏，并于肾则恐。〇心恶热，肺恶寒，肝恶风，脾恶泾湿，肾恶燥。〇心为汗，肺为涕，肝为泪，脾为涎，肾为唾。〇辛走气，气病无多食辛；咸走血，血病无多食咸；苦走骨，骨病无多食苦；甘走肉，肉病无多食甘；酸走筋，筋病无多食酸。〇心藏神，肺藏魄，肝藏魂，脾藏意，肾藏志。〇心主脉，肺主皮，肝主筋，脾主肉，肾主骨。〇肝脉弦，心脉钩，脾脉代，肺脉毛，肾脉石。（《素问》）

心小，则安，邪弗能伤，易伤以忧。心大，则忧不能伤，易伤于邪。心高，则满于肺，中悗而善忘，难开以言。心下，则脏外，易伤于寒，易恐以言。心坚，则脏安守固。心脆，则善病消瘅、热中。心端正，则和利难伤。心偏倾，则操持不一，无守司也。〇肺小，则少饮，不病喘喝。肺大，则多饮，善病胸痹、喉痹、逆气。肺高，则上气、喘息、咳。肺下，则居贲迫肺，善胁下痛。肺坚，则不病咳、上气。肺脆，则苦病消瘅、易伤。肺端正，则和利难伤。肺偏倾，则胸偏痛也。〇肝小，则脏安，无胁下之病。肝大，则逼胃、迫咽、苦膈中，且胁下痛。肝高，则上支贲切，胁悗为息贲。肝下，则逼胃，胁下空则易受邪。肝坚，则脏安难伤。肝脆，则善病消瘅、易伤。肝端正，则和利难伤。肝偏倾，则胁下痛也。〇脾小，则脏安，难伤于邪。脾大，则苦凑䏚而痛，不能疾行。脾高，则䏚引季胁而痛。脾下，则下加于大肠，脏苦受邪。脾坚，则脏安难伤。脾脆，则善病消瘅、易伤。脾端正，则和利难伤。脾偏倾，则善满、善胀也。〇肾小，则脏安难伤。肾大，则善病腰痛，不可以俯仰，易伤以邪。肾高，则苦背膂痛，不可以俯仰。肾下，则腰尻痛，不可以俯仰，为狐疝。肾坚，则不病腰背痛。肾脆，则善病消瘅、易伤。肾端正，则和利难伤。肾偏倾，则苦腰尻痛也。〇胃为水谷之海。冲脉者，为十二经之海。胆中为气之海。脑为髓之海。〇气海有余者，气满，胸中悗息面赤；气海不足，则少气不足以言。血海有余，则常想其身大，怫然不知其所病；血海不足，亦常想其身小，狭然不知其所病。水谷之海有余，则腹满；水谷之海不足，则饥不受谷食。髓海有余，则轻劲多力，自过其度；髓海不足，则脑转耳鸣，胫酸眩冒，目无所见，懈怠安卧。（《灵枢》）

忧愁思虑则伤心，形寒饮冷则伤肺，恚怒气逆则伤肝，饮食劳倦则伤脾，强力入水则伤肾。（《难经》）

脏象应天地

人身首尊而足卑，天地定位也。脾胃相为子母，山泽通气也。肝胆主怒与动，雷风相搏也。心高肾下，水火不相射也。八卦相错，人亦肖之。妙哉《易》也！（滑伯仁）

脏腑贵贱

《内经》十二脏之相使贵贱，则脏如一家中之上人，各藏其神、魂、意、魄、志，为神明之脏，运用于上，传注于下。所谓劳其心者也。腑如一家中之奴婢，块然无知，承接上令，各司乃职，溲便糟粕，传运启闭。所谓劳其力者也。惟心肾两家更劳，犹一家中之主人、主母，坎离互为其配，水火互为其根。盖神明之用，无方无体。医者可不加意于心肾二家者欤？（《冯氏锦囊》）

脏腑命名释义

肺者，市也。百脉朝会之所也。心者，深也。言深居高拱，相火代之行事也。肝者，干也。其性多动而少静，好干犯他脏者也。

脾者，卑也。裨助胃气以化谷也。肾者，任也。主骨而任周身之事，故强弱系之。《甲乙经》曰：肾者，引也。能引气通于骨髓。《卮言》曰：肾者，神也。妙万物而言也。胆者，担也。犹人之正直有力，善能担当。《卮言》曰：胆者，澹也。清净之府，无所受输也。胃者，汇也。五味汇聚，无所不容，万物归土之义也。肠者，畅也。通畅水谷之道也。膀者，言其横于前阴之旁，以通水道也。胱者，言其质之薄而明也。合而言之，以其由虚而实，旁通水道，通身虚松，可以蓄水，渐渍而渗入胞中，胞满而溺出也。包络者，护卫心主，不使浊气干之，正犹君主之有宫城也。（《冯氏锦囊》）

脏腑相通

《五脏穿凿论》曰：心与胆相通，心病怔忡宜温胆；胆病战栗癫狂宜补心。肝与大肠相通，肝病宜疏通大肠；大肠病宜平肝。脾与小肠相通，脾病宜泻小肠火；小肠病宜泻脾土。肺与膀胱相通，肺病宜清利膀胱；膀胱病宜清肺。肾与三焦相通，肾病宜调和三焦；三焦病宜补肾。此合一之妙也。（《医学入门》）

五脏应五行

午位居上，火旺于午，人以心应之，故心居上。子位居下，水旺于子，人以肾应之，故肾居下。卯位居左，木旺于卯，人以肝应之，故肝居左。酉位居右，金旺于酉，人以肺应之，故肺居右。中者土位，土居末，人以脾胃应之，故脾胃居中。此五行之定位也。（《医旨绪余》）

五脏外形

齿者，骨之聚也；外肾者，筋之聚也；舌者，肉之聚也；爪甲者，脉之聚也；绉纹者，皮毛之聚也。肾主骨，齿落则肾衰矣；肝主筋，外肾不兴，则肝衰矣；脾主肉，舌不知味，则脾衰矣；

心主脉，爪甲色不华，则心衰矣；肺主皮毛，绉纹多且深，则肺衰矣。老年得之常，壮年则为变。由乎外以测其内也。（《医参》）

手足经配合脏腑

有以十二经问属手足者，何以故？答曰：此阴阳上下配合之义也。手经之脉，起于手；经之脉，起于足。手经主持于上，足经主持于下。手足经者，所以纪上下也。犹《易》之本乎天者亲上，本乎地者亲下也。《素问》运气篇曰：心、肺、心包络，皆在膈上，属手经；肝、脾、肾在下，属足经。手同手经，足同足经。手足经脏腑阴阳，相配皆然，乃一合也。（《医旨绪余》）

脏神所嗜

脏各有神。凡酷嗜一物，皆其脏神所欲，斯脏之精气不足，则求助斯味以自救。如妊妇肝肾不足，则嗜酸咸；老人精血亏，则嗜肉食。故凡病人所嗜之物，只可节之，不可绝之。若久药厌烦，可缓之病，不妨暂停药饵，调进所嗜之味。胃气一旺，便可长养精神。若病势不能勿药者，则宜冲和之药味，易于入口，勿伤胃气。设不知此，而绝其脏神所嗜之食，强其胃气所伤之药，胃气既伤，化源绝灭，而欲病退神安者，难矣！（《冯氏锦囊》）

吃泥者，脾病也；吃炭者，心病也；吃果子壳、核者，肝病也；吃纸者，肺病也；吃冷水者，肾病也。一脏病，则外引一气味相近之物以自救。凡食物之有偏嗜者皆然。（《医参》）

肺

肺者，相傅之官，治节出焉。其形四垂，附着于脊之第三椎中，有二十四空行列分布，以行诸脏之气，为脏之长。为心之盖，是经多气少血。其合皮也，其荣毛也，开窍于鼻。《难经》曰：肺重三斤三两，六叶两耳，凡八叶，主藏魄。华元化曰：肺者生

气之原，乃五脏之华盖，以覆诸脏，虚如蜂窠，下无透窍，吸之则满，呼之则虚，司清浊之运化，为人身之橐籥。（李士材）

人之初生，惟肺为完，故下地即能哭且息，以其主气，为人生之本也。肝完则能视，脾完则能食，心完则能笑且言，肾完则能行立矣。人长极而真牙生，则完者皆足。惟肺先完，惟肺后敝。故气一息不绝不死。（《医参》）

大肠

大肠者，传道之官，变化出焉。回肠当脐，右回十六曲，大四寸，径一寸，寸之少半，长二丈一尺，受谷一斗，水七升半。广肠附脊以受回肠，乃出滓秽之路，大八寸，径二寸，寸之大半，长二尺八寸，受谷九升三合八分合之一，是经多气多血。《难经》曰：大肠重二斤十二两，肛门重十二两。回肠者，以其回叠也。广肠即回肠之更大者，直肠又广肠之末节也，下连肛门，是为谷道后阴，一名魄门。（李士材）

胃

胃者，仓廪之官，五味出焉。水谷气血之海。胃大一尺五寸，径五寸，长二尺六寸，横屈受水谷三斗五升，其中之谷，常留二斗，水一斗五升，是经多气多血。《难经》曰：胃重二斤十四两。（李士材）

胃处腹中，犹灶中之火；谷在腹外，犹灶外之薪。薪不得灶内之火则不燃，故谷气要胃气腐之；火不得灶外之薪则易熄，故胃气要谷气充之。究竟火之燃薪，只是要变其体质，以为发端。既变后，莫非取彼之体，助我之用。薪在灶内，燃动薪势，莫非火势。谷在腹中，运化谷气，莫非胃气。当此薪火合势炎炎不息时，自有一种升腾蔟动之象，氤氲而发为焰者，充盈于灶内，此即胃家之有中气也。胃气指腑言，中气指焦言。凡火之能熟腐一切，使釜中之气充盈蒸润，能升能溢者，皆焰之力也。焰力到，则釜中之气足。釜中之气，在人身即膻中之气也。所谓洒陈六腑，调和五脏者，皆此气透上华盖，而肺得之以输布周身者也。故凡肺气虚者，膻中之气乏也。膻中之气乏者，釜底之焰微也。欲盛其焰，须是火足。欲足其火，须是薪添。薪之为言，谷也。谷入于阴，长气于阳，则宝此谷者，非阳而何？然则胃之有阳气，又何气也？曰：阳气之与胃气，一而二，二而一者也。胃气从宣发处见，虽是宣发，只有其体。阳气从包蕴处见，虽是包蕴，用则无穷。究而言之，阳气即胃中所禀之性，犹夫火之云热也。火性热，故釜底热，则釜中无火之处无不热。火不能化一切之非火而为火，而火性之热，则能化一切非热而为热。故谷气足，则胃气充，尚是后一层事，而阳气充，则谷气化，实是先一层事。犹火将欲化，彼之非热而为热，自不得不先化此薪之非火而为火也。所以此处之阳，专隶在胃上言。非与阴字对看。乃胃之具以统乎五脏六腑也。苦脾之为器，不过为胃行其津液。平常只可与胃作对峙，而在此处，犹之薪火接合处用之作抽添煽扬力者。火非抽添煽扬则不炎，胃无消磨健运则不化。故言胃气，内已该括及脾气矣。（程郊倩）

脾

脾者，形如刀镰，与胃同膜，而附其上之左俞。当十一椎下，闻声则动，动则磨胃而主运化，其合肉也，其荣唇也，开窍于口，是经多气少血。《难经》曰：脾重二斤三两，广扁三寸，长五寸，有散膏半斤，主裹血，温五脏，主藏意智。脾胃属土，俱从田字，胃居中，田字亦中；脾处右，田亦偏右。（李士材）

脾之所以消磨水谷者，非如磨之能砻，杵之能舂也。以气吸之，而食物不坠焉耳。食物入胃，有气有质，质欲下达，气欲上行，与胃气熏蒸，气质之去留各半，得脾气一吸，则胃气有助，食物之精得以尽留。至其有质无气，乃纵之使去，幽门开而糟粕弃矣。（《医参》）

心

心者，君主之官，神明出焉。心居肺管之下，膈膜之上，附着脊之第五椎，是经常少血多气。其合脉也，其荣色也，开窍于舌。《难经》曰：心重十二两，中有七孔三毛，盛精汁三合，主藏神，心象尖圆，形如莲蕊，其中有窍，多寡不同，以导引天真之气，下无透窍，上通乎舌，共有四系，以通四脏。心外有赤黄裹脂，是为心包络。心下有膈膜，与脊胁周回相着，遮蔽浊气，使不得上熏心肺也。（李士材）

上智人心七窍三毛，中智人心五窍二毛，下智人心三窍一毛。常人心二窍无毛，愚人心只一窍。无窍则神无出入之门。○心有七孔应七星，三毛应三台。心至诚则无所不应。（《医学入门》）

《经》云：心者，君主之官，神明出焉。又云：心者，五脏六腑之大主。邵子云：心为一太极，而四肢百骸、脏腑阴阳，尽皆禀命于心。所谓天君泰然，百体从命也。凡人之心，上有肺之华盖遮覆，下有包络橐籥护围，状如圆镜，明如止水，乃虚灵不昧者也。其间藏性、藏情、藏神、藏液，又为枢机之象。如神不守舍，心枢摇也；神思迷惑，心机塞也；七情感触，心枢动也；颠倒无恒，心机乱也；液藏于中，心枢守也；汗达于外，心机发也。或曰：枢机之病，独心脏有之，何也？盖心家诸病，不能出开阖之理。如不寐，心之开也；善寐，心之阖也；喜笑，心之开也；不乐，心之阖也；不汗，心之阖也；妄汗，心之开也。病情不一，

而无形不能出枢机之象，有形不能越开阖之理。岂可不知心之为心乎？（《医学阶梯》）

《经》曰：七节之傍，中有小心。或指下第七节命门穴为小心者，非也。王注小心者，真心神灵之宫室，以心系并脊膂贯脊髓，正当七节之间。自杨上善认小心为肾神，乃倒数脊骨下七节，致后人即以命门为小心，由此误也。滑伯仁《心经注》云：心系有二，其一上与肺相连；其一由肺系而下，曲折向后，贯脊髓，正当七节之间。又按内脏图，果如所云，据此观之，小心即心包络也。何一阳亦谓包络发原，正在心五椎下二节七节之傍，正与膻中平对，井不可紊。设如彼逆数之，则心当在十五椎，肺在十九椎下矣。自《素问》以来，未闻此倒数法也。（《医旨绪余》）

《素问》食气入胃，浊气归心，淫精于脉一节，此浊气归心，不得其解。因思心者，君主之官，神明出焉。果浊气归心，焉得虚灵不昧，具众理而应万事者乎？按此心字，必脾字之误。考《灵枢》曰：受谷者浊，受气者清。又曰：营者，水谷之精气也，调和于五脏，洒陈于六腑。又曰：阴清而阳浊，诸阴皆清，足太阴独受其浊。夫腑为阳，脏为阴。既曰诸阴皆清，则心之受清可知。既曰足太阴独受其浊，则浊气归脾之外，更无一脏再受其浊可知。是浊气归脾，经文无不印合。（《吴医汇讲》）

小肠

小肠者，受盛之官，化物出焉。后附于脊，前附于脐，上左回叠，积十六曲，大二寸半，径八分，分之少半，长三丈二尺，受谷二斗四升，水六升三合，合之大半，小肠上口，在脐上二寸近脊，水谷由此而入，复下一寸，外附于脐，为水分穴，当小肠下口。至是而泌别清浊，水液渗入膀胱，滓秽流入大肠，是经多血少气。

《难经》曰：小肠重二斤十四两。（李士材）

膀胱

膀胱者，州都之官，津液藏焉，气化则能出矣。膀胱当十九椎，居肾之下，大肠之前，有下口，无上口，当脐上一寸水分穴处，为小肠下口，乃膀胱之际，水液由此别回肠，随气泌渗而下，其出其入，皆由气化。入气不化，则水归大肠而为泻。出气不化，则闭塞下窍而为癃。诸书有言其有上口无下口，有言上下俱有口者，皆非。是经多血少气。《难经》曰：膀胱重九两二铢，纵广九寸，盛溺九升九合，口广二寸半。（李士材）

膀胱上口，《灵》、《素》未言有无，后世或言有上口而无下口者，乃以气化则能出之句而误会也。若无下口，焉得气一化则遂若此通利哉！是无下口之说，不必论矣。或言有下口而无上口者，张景岳、李士材俱主是说，第无上口，则交肠之易位而出者，粪从何处入乎？张三锡以为上下俱有口是也，但语焉而未详。夫水道既从小肠下口以入膀胱，则清浊不分者，何独并于大肠之水泻人所常有，而粪入膀胱之交肠患者甚少乎？谛思其故，必系膀胱有上口而常闭，乃为平人之常，水之人于膀胱者，乃是三焦化入，而非从上口以入者也。或腑气大虚，则力乏而窍不能闭；或邪热伤腑，则热主开泄而窍亦不能闭，以致粪从小肠下口入于膀胱上口，并随小便而出矣。譬如人身之外窍，亦有常闭而不通者，脐孔与两耳、两乳，无故则常闭而不开，有故则或出脓血，或通乳汁，膀胱之上口，亦可以类推矣。世人皆以为无上口者，一则宗景岳、士材之书，一则见兽脬之止有下口也。不思天地之生物，各有不同者，如毛虫则上五脏俱全，羽虫则无肺而无前阴。即人身亦有不同者，男子肋骨二十有四，女子肋骨二十有八。男子头骨八块，女子头骨六块。人与人尚有异焉，人与兽岂无异乎？

○膀胱者，州都之官，津液藏焉，气化则能出矣。王太仆注云：得气海之气施化，则溲便注泄；气海之气化不及，则闷隐不通。故曰气化则能出矣。王太仆为注释之开山，历代诸家，各仍其说，莫不以津液即为溲便。殊不思气化则能出者，言膀胱之津液，得太阳之气而后能出于皮毛，非津液下出之谓也。且津自津，液自液，小便自小便，逐字考之，《内经》各有明文，《灵枢》曰：腠理开泄，汗出溱溱，是谓津；谷入气满淖泽，注于骨，骨属屈伸泄泽，补益脑髓，润泽皮肤，是谓液。又曰：津脱者，腠理开，汗大泄，骨属屈伸不利。又曰：三焦出气，以温肌肉，充皮肤者为津；其流而不行者为液。是津液二字，各有着实，不得以津液小便混而莫辨矣。自古以来，接《内经》之统，以继往开来者，其惟仲师乎？其治太阳病无汗用麻黄汤，有汗用桂枝汤，此津藏于膀胱，气化则能出之一证也。《金匮》用栝蒌桂枝汤，以治柔痉；葛根汤以治刚痉。因邪伤太阳，液不养筋，故助太阳之气化，以运行于皮毛，以流通津液，则筋脉得以濡润，此液藏于膀胱，气化则能出之又一证也。以《经》注《经》，而治法又与《经》旨符合，则津液之非小便，尚何疑哉！又饮入于胃，上升于肺，以下布于三焦者，谓之水。水湿壅而不通，则小便不利，轻为腹膨，重为肿胀，此水在三焦而未入膀胱者也。其既入膀胱以后，水之上升而汗出溱溱者，谓之津。所谓下输膀胱，水精四布也。贮于膀胱而下出者，则谓之溺，溺孔闭涩则为癃秘。《内经》之胞痹等证是也。《素问》曰：膀胱不利为癃，不约为遗溺。《灵枢》曰：实则闭癃，虚则遗溺。窃意三焦不能化入膀胱者，其病多虚。故历来治肿胀者，总以气不化水为主也。因溺窍不通，膀胱之内水胀者，其病多实。故统观《内经》诸篇，癃闭则皆有实而无虚也。又按津之外出者为汗，津之内出者为溺。故汗多不得利小便，恐其阴从下脱也。失小便者，亦不得发汗，虑其阳从上脱也。小便之与汗，俱为津之所化，同出异名者也。液为水谷之精华，即津之流而不行，随气以运于周身，则润皮肤，泽筋骨，补脑髓，聚于膀胱，布于经络，宜藏而不宜出。故十二官之神明等俱言出，而此独曰藏者，言津液之液藏也。气化则能出者，但可指津而言也。若液从溺窍而出，则为膏淋等证矣。尚得谓之气化哉！（《吴医汇讲》）

肾

肾者，作强之官，伎巧出焉。附于脊之十四椎下，是经少血多气，其合骨也，其荣发也，开窍于二阴。《难经》曰：肾有两枚，重一斤二两，藏精与志。华元化曰：肾者，精神之舍，性命之根。（李士材）

《经》曰：肾者主水，受五脏六腑之精而藏之，故五脏盛乃能泻。是精藏于肾，非生于肾也。五脏六腑之精，肾藏而司其输泻，输泻以时，则五脏六腑之精，相续不绝。所以成其坎位，而上交于心，满而后溢，生生之道也。《经》又曰：阴之所生，本在五味。褚澄曰：精血者，饮食五味之秀实也。故东垣立言，首重脾胃。脾胃一亏，则生化之源绝矣，精何由生？肾气虽强，可坐而败也。可怪今之治虚损者，专以补肾为事，是不明肾者主水之文。若以精为肾之所专主，则何不曰肾气盛，乃能泻，而曰五脏盛，乃能泻也？藕塘居士有云：钱粮贮在库中，库中不出钱粮，所谓民脂民膏者是也。善补肾者，当于脾胃求之。（《怡堂散记》）

命门

两肾中间一点明，逆为丹母顺为人。（《仙经》）

命门穴，不在右肾，而在两肾俞之中。（《铜人图》）

命门为精血之海，脾胃为水谷之海，均为脏腑之本，然命门为元气之根，为水火之宅，五脏之阴气，非此不能滋，五脏之阳气，非此不能发。而脾胃以中州之土，非火不能生。然必春气始于下，则三阳从地起，而后万物得以生化。岂非命门之阳气在下，正为脾胃之母乎？○命门有火候，即元阳之谓也，即生物之火也。然禀赋有强弱，则元阳有盛衰；阴阳有胜负，则病治有微甚。此火候之所以宜辨也。○命门有生气，即乾元不息之机也。无生则息矣。盖阳主动，阴主静。阳主升，阴主降。惟动惟升，所以阳得生气；惟静惟降，所以阴得死气。故乾元之气，始于下而盛于上，升则向生也；坤元之气，始于上而盛于下，降则向死也。○命门有门户，为一身巩固之关也。《经》曰：仓廪不藏者，是门户不要也；水泉不止者，是膀胱不藏也。故有为癃闭不通者，以阴竭水枯，干涸之不行也；有为滑泄不禁者，以阳虚火败，收摄之无主也。阴精既竭，非壮水则必不能行；阳气既虚，非益火则必不能固。此固其法也，然精无气不行，气无水不化，此其中又有可分不可分之妙用。○命门有阴虚，以邪火之偏胜也。邪火之偏胜，缘真水之不足也。故其为病，则或为烦渴，或为骨蒸，或为咳血、吐血，或为淋、浊、遗泄。此虽明是火证，而本非实热之比。盖实热之火，其来暴而必有感触之故；虚热之火，其来徐而必有积损之因。（张景岳）

心包络

心包络一经，《难经》言其无形。滑伯仁曰：心包络一名手心主，以脏象较之，在心下横膜之上，竖膜之下，其与横膜相粘，而黄脂裹者，心也。脂膜之外有细筋膜如丝，与心肺相连者，心包也。

此说为是，言无形者非。按《灵兰秘典论》十二官独少心包一官，而多膻中者臣使之官一段，今考心包藏居膈上，正值膻中之所，位居相火，代君行事，实臣使也。此一官即心包无疑矣。（李士材）

《经》云：膻中者，臣使之官，喜乐出焉。李士材云：膻中即包络之别称。《类经》云：包络为君主之外卫，犹帝阙之重城。所以心之有包络，如莲花之有橐籥，橐籥空虚，则莲子动摇；包络充足，则神明安逸。如善寐神清，心血有余；怔忡惊悸，心血不足。血不足，则心如干涸，似火炽矣。要之，包络血少，不能荣养其心，致有心烦嘈杂等证。故治心病，必先以养包络为主。包络得养，则心神安足，何有惊悸怔忡之患耶？（《医学阶梯》）

或问曰：《难经》言脏有六，心、肝、脾、肺、肾五而已，余一脏，乃右肾也。手厥阴心包络，既是十二经中之一经，与少阳为表里矣。乃不以包络为脏，而以右肾当之何也？答曰：心包络，乃包心之脂膜，非若右肾之有形质者比也。以其质无特形，故不得为特脏也。又问右肾既为六脏之一矣，何十二经中，不以右肾之有形者足其数，乃以手心主当之。其故何哉？答曰：《难经》虽有右肾命门为一脏之说，然外无经络所属，且云其气与肾通，则亦皆肾而已矣。此二而一，一而二者也。（《医旨绪余》）

三焦

三焦者，决渎之官，水道出焉，是经少血多气。《中藏经》曰：三焦者，人之三元之气也。总领脏腑、营卫、经络、内外、左右、上下之气，三焦通，则内外、左右、上下皆通矣。（李士材）

尝读《难经》、叔和、启元诸贤三焦论，皆谓有名无形。又读《灵枢》曰：密理厚皮者，三焦厚；粗理薄皮者，三焦薄；勇士者，三焦理横；怯士者，三焦理纵。则似乎有形矣。及观李士材曰：

肌肉之内，脏腑之外，为三焦，亦无形也。而士材又以无形为误，而以《灵枢》之厚薄纵横、如雾、如渎、如沤，以征其形，则三焦究属有形耶？无形耶？谨赘一言以辨之。夫三焦者，即胸、膈、腹内三空处也。诸贤皆谓有名无形者，所以别其不同于他脏他腑之自具一形耳。非曰无形，即无其处，正欲指空处，故曰无形也。《灵枢》厚薄谓纵横者，即指胸膈腹之腔子里面为言，非另具一形而为厚薄纵横也。《经》又曰如雾、如沤、如渎，而中焦又有作余沥者，盖即指胸膈腹内空处之水气为喻，即士材所谓肌肉之内，脏腑之外，虽有其处，原无其形，何反以无形为误？岂其意以既有其处，即不得谓之无形耶？然处与形不同，有其处，《内经》所以云云；无其形，诸贤所以定论。先圣后贤言似异而旨实同也。惟陈无择言有形如脂膜，疑未妥协。盖脂膜乃身中原有之物，三焦之形如之，则又一层假脂膜也。假脂膜与真脂膜，其何以辨哉！故敢谓其未妥。（《吴医汇讲》）

或问三焦既无形，何《气府篇》有少阳脉气所发者，三十二穴，《缪刺篇》有少阳之络，《经脉篇》有三焦少阳之脉，《经别篇》有少阳心主之正，《经筋篇》有少阳心主之筋，《卫气篇》有少阳心主之本等语，似涉有形。今曰无形，然则彼皆非耶？余曰：所谓有形者，指其经依附各属经络而流贯者言也。因有此经，故有此病。云无形者，非若五腑称长若干，重若干，受盛若干云云，若独指其经脉起止俞穴主病等语，便谓有形，不思奇经冲任督等脉，皆有起止，亦皆主病可指，如有形府例看否耶？有形之说不辨而其谬自明矣。（《医旨绪余》）

胆

胆者，中正之官，决断出焉。《难经》曰：胆在肝之短叶间，

重三两三铢，长三寸，盛精汁三合，是经多气少血。按华元化曰：胆者，中清之府，号曰将军，主藏而不泻。（李士材）

勇者气行则止，怯者着而为病。《经》言最宜旁通。凡人之所不畏者，皆是也。遇大风不畏，则不为风伤。遇大寒大热不畏，则不为寒热中。饱餐非出于勉强，则必无留滞之患。气以胆壮，邪不能干。故曰十一脏皆取决于胆。（《医参》）

肝

肝者，将军之官，谋虑出焉。肝居膈下，上着脊之九椎下，是经多血少气。其合筋也，其荣爪也；主藏魂，开窍于目；其系上络心肺，下亦无窍。《难经》曰：肝重二斤四两，左三叶，右四叶，凡七叶。（李士材）

附腔子、脂膜

常考《类经》，以三焦指腔子而言。但腔子未必尽属三焦，而实包罗乎三焦。如藏者为里之里，所谓心、肝、脾、肺、肾是也；出者为里之表，所谓魂、魄、神、志、意是也。是腔子之内，尚有表里之别，而腔子之阴阳，顾可不分晰乎？夫五脏所藏魂、魄、神、志、意及精、血等类，运于里而通于表，阴中有阳也。六腑所藏水谷、溺秽、津液等类，泄于表而根于里，阳中有阴也。腔子内，其精者，为神、为气、为性、为情；其粗者，为脂、为膜。所生者神，所运者气。禀于天，有刚、柔、纯、杂为性；触于感，有喜、怒、哀、乐为情。医者审其神气，察其性情，不独因病别方，仍须因人别病。故有同一病而不同一治者，非偶然也。至于脂膜，亦有分别。人止言腔子脏腑有阴阳，不言脂膜有表里。《内经》云：心主身之血脉，肝主身之筋膜。《类经》云：三焦其体，有脂膜在腔子之内。景岳以三焦指腔子，余更以脂膜分表里。凡肥者为脂、为表，瘦者为膜、为里。近肉者为脂、为表，裹骨包脉者为膜、为里也。苟不明脂膜之理，则脏自为脏，腑自为腑，肉之为肉，骨之为骨。骨肉脏腑不联系，则躯壳腔子岂不散乎？脂膜表里既已辨晰，则因其深浅、厚薄，而治法之次第，可得而分矣。（《医学阶梯》）

膜者，非皮、非肉，与脂相附。五脏六腑，以此遮护。豕腹内版油贴处，即此物也。裹肠曰花油，贴腔子曰版油，皆脂之谓也。膜在脂外肉内，形如薄皮，内护腔子，如纸糊壁，在人身半表里之间，与少阳为六经之半表半里不同，故腔子上膜为疫邪所伏，疫邪从口鼻吸入，不能循经，又为后来真气所逼，故遇脂膜，即以少休，因而潜伏膜原。邪入无所知觉，由乎此也。积久不安，以时发作。或正气搜索及此而驱逐之，或外触时气而出，内外分传。惟其所向，谓其入里多而达表少者，外肉坚难走，内脂柔易趋故也。（《医参》）

经　络（附骨、筋、爪、皮、肌、肉、腠理、窍）

经义

胃之大络，名曰虚里。贯膈络肺，出于左乳下，其动应衣，脉宗气也。（《素问》）

黄帝曰：愿闻五脏六腑所出之处。岐伯曰：五脏五腧，五五二十五腧，六腑六腧，六六三十六腧。经脉十二，络脉十五，凡二十七气，以上下所出为井，所溜为荥，所注为输，所行为经，所入为合，二十七气所行，皆在五腧也。○太阳根于至阴，结于命门。命门者，目也。阳明根于厉兑，结于颡大。颡大者，钳耳也。少阳根于窍阴，结于窗笼。窗笼者，耳中也。太阳为开，阳明为阖，少阳为枢。〇太阴根于隐白，结于太仓。少阴根于涌泉，结于廉泉。厥阴根于大敦，结于玉英，络于膻中。太阴为开，厥阴为阖，少阴为枢。〇足太阳根于至阴，溜于京骨，注于昆仑，入于天柱、飞扬也。足少阳根于窍阴，溜于邱墟，住于阳辅。入于天容、光明也。足阳明根于厉兑，溜于冲阳，注于下陵，入于人迎、丰隆也。手太阳根于少泽，溜于阳谷，注于少海，入于天窗、支正也。手少阳根于关冲，溜于阳池，注于支沟，入于天牖、外关也。手阳明根于商阳，溜于合谷，注于阳溪，入于扶突、偏历也。此所谓十二经者盛络，皆当取之。〇脾之大络，名曰大包，出渊液下三寸，布胸胁。〇黄帝问曰：愿闻人之肢节，以应天地奈何？伯高答曰：天圆地方，人头圆足方以应之。天有日月，人有两目。地有九洲，人有九窍。天有风雨，人有喜怒。天有雷电，人有音声。天有四时，人有四肢。天有五音，人有五脏。天有六律，人有六腑。天有冬夏，人有寒热。天有十日，人有手十指。辰有十二，人有足十指茎垂以应之。女子不足二节以抱人形。天有阴阳，人有夫妻。岁有三百六十五日，人有三百六十节。地有高山，人有肩膝。地有深谷，人有腋腘。地有十二经水，人有十二经脉。地有泉脉，人有卫气。地有草蓂，人有毫毛。天有昼夜，人有卧起。天有列星，人有牙齿。地有小山，人有小节。地有山石，人有高骨。地有林木，人有膜筋。地有聚邑，人有䐃肉。岁有十二月，人有十二节。地有四时不生草，人有无子。此人与天地相应者也。（《灵枢》）

经脉十二，络脉十五，何始何穷也？然：经脉者，行血气，通阴阳，以荣于身者也。其始从中焦，注手太阴、阳明，阳明注足阳明、太阴，太阴注手少阴、太阳，太阳注足太阳、少阴，少阴注手心主、少阳；少阳注足少阳、厥阴，厥阴复还注手太阴。别络十五，皆因其原，如环无端，转相灌溉，朝于寸口、人迎，以处百病，而决死生也。〇经有十二，络有十五，余三络者，是何等络也？然：有阳络，有阴络，有脾之大络。阳络者，阳跷之络也。阴络者，阴跷之络也。故络有十五焉。〇有奇经八脉者，不拘于十二经，何谓也？然，有阳维，有阴维，有阳跷，有阴跷，有冲，有督，有任，有带。凡此八脉者，皆不可拘于经。故曰奇经八脉也。〇其奇经八脉者，既不拘于十二经，皆何起何经也？然，督脉者，起于下极之俞，并于脊里之上，至风府入属于脑。任脉者，起于中极之下，以上至毛际，循腹里，上关元，至咽喉上颐，循面、入目、络舌。冲脉者，起于气街，并足阳明之经，侠脐上行，至胸中而散。带脉者，起于季胁，回身一周。阳跷脉者，起于跟中，循外踝，上行入风池也。阴跷脉者，亦起于跟中，循内踝，上行至咽喉，交贯冲脉。阳维、阴维者，维络于身，溢蓄不能环流灌溢诸经者也。故阳维起于诸阳会，阴维起于诸阴交。〇奇经之为病何如？然：阳维维于阳，阴维维于阴。阴阳不能自相维，则怅然失志，溶溶不能自收持。阴跷为病，阳缓而阴急。阳跷为病，阴缓而阳急。冲之为病，气逆里急。督之为病，脊强而厥。任之为病，其内若结，男子七疝，女子瘕聚。带之为病，腹满，腰溶溶若坐水中。阳维为病，苦寒热。阴维为病，苦心痛。〇肺之原出于太渊，心之原出于太陵，肝之原出于太冲，脾之原出于太白，肾之原出于太溪，少阴之原出于兑骨，胆之原出于丘墟，胃之原出于冲阳，三焦之原出于阳池，膀胱之原出于京骨，大肠之原出于合谷，小肠之原出于腕骨。〇唇为飞门，齿为户门，会厌为吸门，胃为贲门，太仓下口为幽门，大肠、小肠会为阑门，下极为魄门。

〇腑会太仓，脏会季胁，筋会阳陵泉，髓会绝骨，血会膈俞，骨会大杼，脉会太渊，气会三焦。（《难经》）

哲言

手太阴肺，始于中焦，终于次指内廉出其端。手阳明大肠，始于大指、次指之端，终于上侠鼻孔。足阳明胃，始于鼻交頞中，终于大指间，出其端。足太阴脾，始于大指之端，终于注心中。手少阴心，始于心中，终于小指内侧，出其端。手太阳小肠，始于小指之端，终于鼻至目内眦，斜络于顴。足太阳膀胱，始于目内眦，终于小指外侧。足少阴肾，始于小指之下，终于注胸中。手厥阴心包，始于胸中，终于小指、次指，出其端。手少阳三焦，始于小指、次指之端，终于至目兑眦。足少阳胆，始于目兑眦，终于小指、次指之间，循大指岐骨内，出其端，贯爪甲，出三毛。足厥阴肝，始于大指聚毛之际，终于注肺中。手之三阳，从手走头，足之三阳，从头走足。是高能接下也。足之三阴，从足走腹；手之三阴，从腹走手。是下能趋上也。〇问手足太阳、阳明、少阳俱会于首，然六阳会于首者，亦有阴乎？答曰：有。六腑者，六阳也。五脏者，五阴也。肺开窍于鼻，心开窍于舌，脾开窍于口，肝开窍于目，肾开窍于耳。是五阴也。又有厥阴与督脉会于巅，是六阴也。耳者，肾也，能听声，声为金，是耳中有肺也。鼻者，肺也，能闻臭，是鼻中有心也。舌者，心也，能知味，是舌中有脾也。目有五轮，通贯五脏，口为脾，脾为坤土，主静而不动，故无所兼，耳、鼻、舌各兼一，目兼四，此与督脉共计十三阴也。脑为诸体之会，即海也，肾主之。是为十四阴矣。（《此事难知》）

《四十七难》曰：人头者，诸阳之会也。诸阴脉皆至颈、胸中而还，独诸阳脉，皆上至头耳。此说殊有不然，夫头为诸阳之会则是，曰阴不上头则非。盖阴阳升降之道，焉有地不交天，脏不上头之理！观《太阴阳明论》曰：阴气从足上行至头，而下行循臂至指端；阳气从手上行至头，而下行至足。及本篇所谓十二经脉，三百六十五络，其血气皆上于面，而走空窍。岂阴经独不上头耶？近代所传经穴诸图，亦但云阳穴上头，而阴穴止于胸腋，及详考《经脉》等篇，则手足六阴，无不上头。今列诸脉于左，以便明者考校。〇手少阴，上挟咽，走喉咙，系舌本，出于面，系目系，合目内眦。〇手厥阴，循喉咙，出耳后，合少阳完骨之下。〇手足少阴、太阴，皆会于耳中，上络右角。〇手太阴，循喉咙。〇足少阴，循喉咙，系舌本，上至项，结于枕骨，与足太阳之筋合。〇足太阴，合于阳明，上行结于咽，连舌本，支者结舌本，贯舌中，散舌下。〇足厥阴，循喉咙之后，上入颃颡，络于舌本，连目系，上出额，与督脉会于巅；其支者，从目系，下颊里，环唇内。（《类经》）

《二十九难》曰：阳维为病，苦寒热。阴维为病，苦心痛。越人但有是说而无治法，后人有以桂枝汤为治，可谓中肯。盖阳维维于阳，属于卫也，故为寒热。阴维维于阴，属于营也，故为心痛。桂枝汤有和营卫、调阴阳之力，适合比例。〇西洋自鸣钟，以比人身气血之周流，最为切肖。（《吴医汇讲》）

人身有经、有络、有孙络，气血由脾胃而渗入孙络，由孙络而入各经大络，而入十二经。譬之沟涧之水流入溪，溪之水流入江河也。沟涧溪流，有盈有涸，至于江河，则古今如一，永无干涸。若有干涸，则人物消灭尽矣。中风偏枯之疾，一边不知痛痒而不死者，以其孙络、大络为邪气壅塞，血气不能周流故也。然十二经中之元气，犹周流不息，是以久延不死。（余傅山）

古人论络分经别脉，今人论络混表杂里。缘不知经脉之迴殊与阴阳之大道也。古谓直行曰经，旁枝曰络，乃经络之阴阳表里。而大肠络肺，肺络大肠，乃脉络之阴阳表里。是以脉络之络，在人脏腑之内；经络之络，在人肌肉之间。毋得以经络之络而混脉络之络，又不可以经络之络为表、为阳，脉络之络为里、为阴。盖经络、脉络，各有阴阳、表里也。如《经络论》中，十五络为里为阴，三百六十五络为表为阳。又如心包总络为里、为阴，三万六千孙络为表、为阳。而《举痛篇》内又有大经、小络之异。《难经》又有阳络、阴络之分。凡人外而躯壳，以经至络，周身血脉，无不贯洽；内而腔子，以系至络，腑腑脏脏，无不以血脉相通。倘不明脉络之理，凡遇血证，从何而辨耶？（《医学阶梯》）

人为三才之一，位居天地之中，本与天地相肖。则所谓河图、络书、八卦，其理自与人身相通。《易》谓近取诸身，乾首坤腹，震足巽股，坎耳离目，艮手兑口，粗举其大略耳。卦之所以应乎人身者，岂仅以形体粗迹比拟耶？人身有督脉，从下体二阴之间，过尾闾。循背膂而上至巅顶。下鼻抵人中，止于唇之上。有任脉从前阴循腹，而上至于口唇之下。此二脉即人身之乾坤，亦即九一二数之相表里。督统一身之阳，任统一身之阴。不惟人有之，鸟、兽、虫、鱼皆有之，即果实之类亦有之。人身内有脏腑，则其肌肉之间，有十二经脉，行于手者六，行于足者六，即乾坤之外有六子之卦，九一之外有二八三七四六之数也。（江慎修）

乳根二穴，左右皆有动气。《经》何独言左乳下？盖指其动之甚者而言耳。非左动而右不动也。其动应手，脉宗气也。《素问》本无二义。马元台因坊刻之，误而为应衣。应衣者，言病人肌肉瘦弱，其脉动甚而应衣也。亦通。始读《素问》，则心窃疑之，

至读《甲乙经》而遂释然。（顾英白）

经有十二，络有十五。《难经》以阳跷、阴跷、脾之大络，共为十五络。遂为后世定名。反遗《内经》胃之大络，名曰虚里，贯膈络肺吃紧一段。后人不敢翻越人之案，遂谓当增为十六络。是十二经有四大络矣。岂不冤乎！昌谓阳跷、阴跷二络之名原误，当是共指奇经为一大络也。盖十二经各有一络，共十二络矣。此外有胃之一大络，由胃下直贯膈肓，统络诸络脉于上。复有脾之一大络，由脾外横贯胁腹，统络诸络脉于中。复有奇经之一大络，由奇经环贯诸经之络于周身上下。盖十二经络以络其经，三大络以络其络也。《难经》原有络脉满溢，诸经不能复拘之文。是则八奇经出于十二经脉之外，经脉不能拘之，不待言矣。昌尝推奇经之义，督脉督诸阳而行于背，任脉任诸阴而行于前，不相络也。冲脉直冲于胸中，带脉横束于腰际，不相络也。阳跷、阴跷，同起于足跟，一循外踝，一循内踝，并行而斗其捷，全无相络之意。阳维、阴维，一起于诸阳之会，一起于诸阴之交，名虽曰维，乃是阳自维其阳，阴自维其阴，非交相维络也。设阳跷、阴跷可言二络，则阳维、阴维更可言二络矣。督、任、冲、带俱可共言八络矣。○五脏六腑，大经小络，昼夜循环不息，必赖胸中大气斡旋其间，大气一衰，则出入废，升降息，神机化灭，气立孤危矣。○凡治病不明脏腑经络，开口动手便错，不学无术，急于求售，医之过也。（《医门法律》）

附骨

《经》云：肾之合，骨也。肾主身之骨髓，在体为骨，在脏为肾。又云：髓者，骨之充。骨者，髓之府。水不胜火，则骨枯而髓虚，故足不任身，发为骨痿。或因阴虚为骨蒸，骨髓酸痛。寒气至为骨痹，痹在于骨则重。大率阳虚骨寒，阴虚骨热。治法多端，要以养肾为本。又有邪气致病者，如《内经》湿淫所胜，肘肿骨痛；燥淫所胜，筋骨内变；厥阴之复，筋骨掉眩；少阴之复，少气骨痿；岁火太过，身热骨痛之类。审岁气而养天和，则治标之道得矣。然亦有因药病骨者，《经》云：不远热则热至，热至则身热，骨节变，内痛血溢等病生。是以调理之方，必须细论。久立则伤骨，多食甘则骨痛，骨病勿多食苦。《经》且再三言之矣。（《医学阶梯》）

附筋

《经》云：肝主身之筋膜。又云：肝者其充在筋。又云：湿热不攘，大筋软短，小筋弛长。软短为拘，弛长为痿。则知筋有大小之别。凡人身之筋似经纬，然直者，经也；横者，纬也。若非经纬错综，则骨节不相接续矣。更有宗筋为周身之总筋，譬如绳索之有须结，绾摄上下诸经者也。岐伯有云：阳明者，五脏六腑之海，主润宗筋，宗筋主束骨而利机关。《经脉篇》云：足厥阴气绝则筋绝。厥阴者，肝脉也。筋者，聚于阴器，而脉络于舌本也。脉弗荣则筋急，筋急则引舌与卵。故唇青、舌卷、卵缩则筋先死。《经筋篇》言十二经之筋与其病，至详至备。因《经》旨浩繁，不能遍载，此不过分大小之筋，以发软短、弛长之意云尔。（《医学阶梯》）

筋有刚柔，刚者所以束骨，柔者所以相维。亦犹经之有络，纲之有纪，故手足顶背直行附骨之筋皆坚大；而胸腹头面支别横络之筋皆柔细也。但手足十二经之筋，又各有不同者，如手足三阳行于外，其筋多刚；手足三阴行于内，其筋多柔。而足三阴阳明之筋，皆聚于阴器。故曰前阴者，宗筋之所聚。此又筋之大会也。（《类经》）

附爪

《经》云：肝之合，筋也；其荣，爪也。盖爪为筋之芽，乃肝之余气。又云：多食酸，则筋急而爪枯。酸固入肝，过酸则爪枯，节酸则爪润，润则肝气有余，枯则肝气涸竭也。又云：胆应爪，爪厚色黄者，胆厚；爪薄色红者，胆薄；爪坚色青者，胆急；爪濡色赤者，胆缓；爪直色白无纹者，胆直；爪恶色黑多纹者，胆结。又云：足少阳之上感于寒湿，则善痹、骨痛、爪枯。盖足少阳属胆，肝胆同宫，故其徵皆如此。（《医学阶梯》）

附皮

《灵枢》云：肺应皮，皮厚者，大肠厚；皮薄者，大肠薄；皮缓腹里大者，大肠大而长；皮急者，大肠急而短；皮滑者，大肠直；皮肉不相离者，大肠结。心应脉，皮厚者，脉厚；皮薄者，脉薄；皮缓者，脉缓。肾应骨，密理厚皮者，三焦膀胱厚；粗理薄皮者，三焦膀胱薄；皮急而无毫毛者，三焦膀胱急。又云：人有肥、有膏、有肉，腘肉坚皮满者肥，腘肉不坚皮缓者膏，皮肉不相离者肉。由此推之，相皮亦自有道矣。据方土而论，南方生人，皮肤柔脆；北方生人，皮肤坚强。是皮以风土分也。据地位而论，王公大人，身体柔脆；贫贱作苦，皮肤坚厚。是皮以颐养分也。学者明此，则形气逆、顺，有余不足之间，可得而论矣。（《医学阶梯》）

树木之精气得以上行者，皮壳为之也；人身之精气得以外达者，腠理为之也。形惟皮易死，亦易生。汗不透则皮死，故病后则皮褪，甚则毛脱。又甚则换爪甲，肉落骨痿，皆大病所有事也。皮易生，故褪皮者，虽轻病亦然。皮褪者，不治自复；毛脱爪换者，调理而复；肉落骨痿者，非峻补不复。（《医参》）

附肌

《经》云：阳明主肌肉之表。又云：气血盛则充肤热肉，血独盛则淡渗皮肤，生毫毛。肌肉之分，自有别也。凡人一身，不过外而皮毛，内而肌肤，以至经络、脂膜、筋骨之类。所谓脂者，即近肉之膏也。肌者，连皮之嫩膏也。而脂渗于中，其质肥而虚；肌连于皮，其质嫩而实。实则肤坚，嫩则皮润。盖美躯华壳者，在润肌泽肤，而润泽之功，在荣养气血。故有肌粟、肌瘦、肌寒、肌热，肌虽在表，病各有因。人只言病在肌肤为表证何哉！（《医学阶梯》）

筋骨、脂膜、肌肉、皮肤、毫毛十者，人之所藉以为形者也。骨为本，筋束骨，膜裹筋，脂固膜，肉卫脂，肌泽肉，肤统肌，皮荣肤，毛护皮，毫辅毛。譬居室然，骨也者，以为梁柱也；筋也者，以为关键也；脂膜肌肉者，以为墙垣也；皮肤毫毛者，以为门户窗牖，所以弥缝墙垣之隙者也。一有损坏则屋敝，一有伤缺则屋颓矣。（《医参》）

附肉

《经》云：脾主肉。在体为肉，在脏为脾。凡人一生体厚，由禀赋有余；自幼羸瘦，属天真不足。中年发胖，乃颐养太过；晚年不衰，缘谨守真元。皆以肉为征。《经》所谓肉为墙者，不信可验乎？至于治病，各审所因。湿伤肉，风胜湿，甘伤肉，酸胜甘。久坐伤肉。形乐志乐，病生于肉。邪在脾胃，则病肌肉痛；邪溢气壅，脉热肉败。由此言之，调摄盖亦多术矣。（《医学阶梯》）

附腠理

《灵枢》云：腠理发泄，汗出溱溱。又云：卫气者，所以温分肉，充皮肤，肥腠理，司开阖者也。故有元府、鬼门之称。又有腠理开、汗大泄之论。汗垢从此而出，风邪从此而入。凡人周身毫毛皆有孔窍，即腠理分际。腠理闭，外邪不能入；元府疏，汗易出。南方人好洁，元府、鬼门易开；北方人不常浴，所以垢腻护围腠理，邪不轻犯，汗不易出。然各人赋质不同，南北间或相反，亦不必株守一说。（《医学阶梯》）

附窍

人有九窍，实十三窍。舌为心窍，廉泉为津窍，鬼门为汗窍，茎为精窍，并九窍为十三窍。（《医参》）

人身之痞泰，与《易》理相同。地天则泰，天地则痞。耳两窍，目两窍，鼻两窍，合为坤象。鼻之下，人之中也。口一窍，前阴一窍，后阴一窍，合为乾象。头至唇不动，地道也。口至足皆动，天道也。头之上天，足之下地，人身上下合之，故能中立。逆之则泰，顺之则痞，理所当然。人自不察耳。〇王氏曰：凡窍横者，皆有出入往来之气；窍竖者，皆有阴阳升降之气。上下九窍，外而八万四千毛孔，皆其门户也。（《吴医汇讲》）

医述卷二　医学溯源

望　色

经义

望而知之谓之神。〇凡治病察其形气、色泽：形气相得，谓之可治；色泽以浮，谓之易已，形气相失，谓之难治；色夭不泽，谓之难已。〇生于心，如以缟裹朱；生于肺，如以缟裹红；生于肝，如以缟裹绀；生于脾，如以缟裹栝蒌实；生于肾，如以缟裹紫。〇赤欲如白裹朱，不欲如赭；白欲如鹅羽，不欲如盐；青欲如苍璧之泽，不欲如蓝；黄欲如罗裹雄黄，不欲如黄土；黑欲如重漆色，不欲如地苍。〇青如草滋者死，黄如枳实者死，黑如炲者死，赤如衃血者死，白如枯骨者死。青如翠羽者生，赤如鸡冠者生，黄如蟹腹者生，白如豕膏者生，黑如乌羽者生。〇肺热病者，色白而毛败；心热病者，色赤而络脉溢；肝热病者，色苍而爪枯，脾热病者，色黄而肉蠕动；肾热病者，色黑而齿槁。〇面黄目青，面黄目赤，面黄目白，面黄目黑者，皆不死也。面青目赤，面赤目白，面青目黑，面黑目白，面赤目青。皆死也。（《素问》）

黑色出于天庭，大如拇指者，必不病而卒死。赤色出于两颧，大如拇指者，病虽小愈必卒死。〇肝热病者，左颊先赤；心热病

者，额先赤；脾热病者，鼻先赤；肺热病者，右颊先赤；肾热病者，颐先赤。（《灵枢》）

哲言

鼻头色青，腹中痛苦冷者死。鼻头色微黑者，有水气。色黄者，胸中有寒。色白亡血，设微赤，非时者死。又色青为痛，色黑为劳，色赤为风，色黄者便难，色鲜明者有留饮。（《金匮》）

人之五官百骸，赅而存者，神居之耳。色者，神之旗也，神旺则色旺，神衰则色衰，神藏则色藏，神露则色露。帝王之色，龙文凤彩；神仙之色，岳翠山光；荣华之色，珠明玉润；寿耇之色，柏古松苍。乃至贫夭之色，重浊晦滞，枯索垩黧，莫不显呈于面也。〇察色之妙，全在察神。血以养气，气以养神。失睡之人，神有饥色；丧亡之子，神有呆色。气索自神失所养耳。（喻嘉言）

赤属心。深赤色坚，禀多火也；赤而䐃坚，营血充也；微赤而鲜，气虚有火也；赤而索泽，血虚火旺也。赤为火色，只虑津枯血竭，无虚寒之患。大抵火形之人，未有多湿者。即有痰嗽，亦燥气耳。〇面赤多热，而有表里虚实之殊。午后面赤为阴火，两颧赤色如妆为阴火亢极，虽愈必死。〇黄属脾胃，黄而肥盛，胃有痰湿也；黄而枯癯，胃有火也；黄而色淡，胃虚也；黄而色暗，津液耗也。其虚实寒热之机，又当以饮食便溺消息之。〇白而淖泽，肺胃充也；肥白绵软，气虚有痰也；白而消瘦，爪甲鲜赤，气虚有火也；白而不泽，爪甲色淡，肺胃虚寒也；白而微青臂多青脉，气不统血也，若兼爪甲色青，则为阴寒之证。白为气虚之象，纵有火热，皆为虚火，无实热之理。〇苍黑属肝与肾。苍而理粗，筋骨劳勚[1]也；

1　勚：音yì，疲劳。

苍而枯槁，营血涸也。黑而肥泽，髓充也；黑而瘦削，阴火内戕也。苍黑为下焦气旺，虽犯客寒，亦蕴为热，无虚寒之候。（张路玉）

凡人病见青黑诸色者凶，惟黄色为吉。黄为胃气，故面黄者不死，然必黄而有神乃可，若久病枯黄，岂有生乎？（邹丹源）

色赤为热，人所易知。然有寒郁而赤者，《经》云：太阳司天，寒淫所胜，民病面赤。又当治以热剂。（《金匮直指》）

面色黄中见青，肝木乘脾土也，用四君汤加升、柴治之。（吴篁池）

凡诊病不知察色之要，如舟子不识风汛，动罹覆溺。卤莽粗疏，医之过也。（《医门法律》）

聆　音

经义

闻而知之者，谓之圣。○视喘息，听音声，而知病所苦。○肝在音为角，在声为呼；心在音为徵，在声为笑；脾在音为宫，在声为歌；肺在音为商，在声为哭；肾在音为羽，在声为呻。（《素问》）

哲言

病人语声寂寂然，喜惊呼者，骨节间病。○语声喑喑然不彻者，心膈间病。○语声啾啾然细而长者，头中病。○吸而微数，其病在中焦，实也，当下之即愈，虚者不治。在上焦者其吸促，在下焦者其吸远，此皆难治。呼吸动摇振振者不治。（《金匮》）

声者，气之从喉舌而宣之于口者也。新病之人声不变，小病之人声不变，惟久病、苛病，其声乃变。迨声变，其病机显呈而莫逃，所可闻而知之者矣。古人闻隔垣之呻吟，未见其形，先得其情。若精心体验，积久诚通，如瞽者之耳偏聪，岂非不分其心于目耶？（喻嘉言）

肝为呼，心为笑，脾为歌，肺为哭，肾为呻，此声之可知者也。肝为角，心为徵，脾为宫，肺为商，肾为羽，此音之不易知者也。方土不同，语言分别，五音未有不相混者，何从窥其病而别之乎？然常者不易辨，而变者则可辨，人有生平并未离乡，而大病忽作他处方言者，则病情之所由见也。不病时五音难别，方病时五音不难别，以其病在一脏，则一脏之音多，谛聆之而自审也。或一脏之音全无，则一脏已绝，其为病亦彰矣。五音之可辨者：喉音宫，舌居中。（即鼻音）；齶音商，开口张；舌音角，舌缩却；齿音徵，舌点齿；唇音羽，口撮聚。五音如笙簧然，何音哑，则簧之坏在何孔。〇脾虚者，恶闻木声；心虚者，恶闻鼓声；肺虚者，恶闻金声；肾虚者，恶闻人声；肝虚者，恶闻啾唧之声。（《医参》）

喘粗气热为有余，喘急气寒为不足。息高者，心肺之气有余；吸弱者，肝肾之气不足。怒骂冤苦者，肝逆气抑也；鼻塞声重喷嚏者，风寒未解也；言语轻迟短促者，中气虚也；呻吟者，痛也；噫者，脾困也，嗳者，胃不宽也，实嗳声长而紧，得嗳则快；虚嗳声短而促，得嗳虽松，不觉其快。嗳冷气者，胃寒也；呕酸苦者，肝火也。自言死者，元虚也；喜言食者，胃火也。言家私者，心虑少睡也；言负德者，肝郁多怒也。干咳无痰者，胃中伏火也。谵语收财帛者，元气竭也；狂言多与人者，邪气实也。（《四诊抉微》）

凡闻声不能分呼、笑、歌、哭、呻，以求五脏善恶，五邪所干，及神气所主之病者，医之过也。〇凡辨息不分呼出、吸入，以求病情，毫厘千里，医之过也。〇凡闻声不别雌雄长短，出于三焦

何部者，医之过也。（《医门法律》）

辨　脉

脉原

脉者幕也，如幕外之人，而欲知幕之内事也。（朱丹溪）

营行脉中，卫行脉外，脉者所以主宰营卫而，不可须臾失也。从月，从永，谓此可永岁月也。古脉字，从血从辰，所以使气血各依分派，而行经络也。〇折一臂、瞽一目而不夭，脉少变则病患随之，可不慎哉！（《医学入门》）

脉乃血派，气血之先，血之隧道，气息应焉。其象法地，血之府也，心之合也，皮之部也。资始于肾，资生于胃。阳中之阴，本乎营卫。营者阴血，卫者阳气。营行脉中，卫行脉外。脉不自行，随气而至。气动脉应。阴阳之义。气如橐籥，血如波澜，血脉气息，上下循环。（崔紫虚）

经络者。脉之道路。动见者，脉之征验。乃营气之精，专行于经隧而摄乎内外者也。血与气异体，得脉而同化，卫与营各行，得脉而相应。故脉之中，阴阳统焉。然则脉与血气，分之为三，可合之为一也，谓营气即脉可也。（邹丹源）

脉之动，非筋动也。乃血气依经而行，冲开道路，往来不息，故如此动。世医以脉动即筋动，大瘥。如伏脉伏于筋之下，须以指推开筋，切而得之，此亦可以证脉之非筋也。（汪寅谷）

诊法

诊法常以平旦，阴气未动，阳气未散，饮食未进，经脉未盛，络脉调匀，气血未乱，故乃可诊有过之脉。〇持脉有道，虚静为保。

（《素问》）

如临深渊，如望浮云，胸中了了，指下难明。（扁鹊）

初持脉时，令仰其掌，掌后高骨，是谓关上。关前为阳，关后为阴，阳寸阴尺，先后推寻。（崔紫虚）

初学切脉，覆药罗画三部于绢上，教者衬以琴弦，验弦，以小粟验滑，以刮竹痕验涩，以截葱管验芤，以败絮验濡。令学者轻重按之，消息寻取，会意指法，久久自真。（韩飞霞）

人之形体，各有不同，则脉之来去，因之亦异，不可执一说以概病情也。身长之人，下指宜疏；身短之人，下指宜密。北方之人，每见实强；南方之人，恒多软弱。少壮之脉多大，老年之脉多虚，醉后之脉常数，食后之脉常洪，室女尼姑多濡弱，婴儿之脉常七至。故《经》曰：形气相得者生，参伍不调者死。（吴鹤皋）

凡察脉，须识上、下、来、去、至、止六字。不明此六字，则阴阳虚实不别也。上者为阳，来者为阳，至者为阳；下者为阴，去者为阴，止者为阴。上者自尺部上于寸口，阳生于阴也；下者自寸口下于尺部，阴生于阳也。来者自骨肉之分，而出于皮肤之际，气之升也；去者自皮肤之际，而还于骨肉之分，气之降也。应曰至，息曰止也。〇诊脉之道，须调平自己气息。男左女右，先以中指定得关位，却齐下前后二指。初轻按以消息之，次中按以消息之，次重按以消息之。然后自寸关至尺，逐部寻按。一呼一吸，脉行四至为率，闰以太息，乃为平脉。其有太过不及，则为病脉。看在何部，即以其部断之。〇诊脉之际，病人臂长则疏下指，臂短则密下指。三部之内，大、小、浮、沉、迟、数同等，尺、寸、阴、阳、高、下相符，男、女、左、右、强、弱相应，四时之脉不相戾，命曰平人。其或相背，皆病脉也。〇取脉之道，理各不同，形状非一。夫脉之来，必不单至，如曰浮而弦、浮而数、沉而紧、沉而细之类，将何以别之？大抵不出浮、沉、迟、数、滑、涩之六脉也。浮沉之脉，轻手重手而取之；迟数之脉，以己之呼吸而取之；滑涩之脉，则察夫往来之形也。浮为阳，轻手得之，而芤、洪、散、大、长、濡、弦、皆是也；沉为阴，重手得之，而伏、石、短、细、牢、实皆是也。迟者一息二至，而缓、结、微、弱、皆类也。或曰滑类乎数，涩类乎迟，然脉虽相似，而理则殊也。盖迟数以呼吸察其至数，滑涩以往来察其形状。数为热，迟为寒，滑为血多，涩为血少，所谓提纲不出乎六字也。〇持脉之要有三：曰举，曰按，曰寻。轻手循之曰举，重手取之曰按，不轻不重委曲求之曰寻。〇凡诊先以三指齐按，所以察其大纲。如阴阳、表里、上下、来去、长短、溢覆之类是也。后以逐指单按，所以察其部分。每部下指，先定经脉时脉，以审胃气。分其表、里、寒、热、虚、实，辨其气分、血分，阴阳盛衰，脏腑所属。浮候、中候、沉候以消息之，断病何部异于众脉，便属此部有病，候其盛衰以决之。（滑伯仁）

诊法多端，全凭指法捷取。盖人之中指上两节长，无名、食指上两节短，参差不齐。若按尺排指疏，则逾越一寸九分之定位；排指密，又不及寸关尺之界分。齐截三指，斯中指翘出，而节节相对，节无不转，转无不活。此别左右，分表里，推内外，悉五层，候浮、中、沉三指法也。以中指并齐食指，去无名指；以中指并齐无名指，去食指，亦节无不转。此衡寸口，权尺中，齐上下，推下上，推上下，均前后，两指法也。至若左人迎，右气口，候十二脏腑定位，如以右食指切左寸，脏心腑小肠；右中指切左关，脏肝腑胆；右无名指切左尺，脏肾腑膀胱。如以左食指切右寸，脏肺腑大肠；左中指切右关，脏脾腑胃；左无名指切右尺，脏命门腑三焦（此遵古诊法。惟两寸不可依此，当遵前条经文）。咸用指端举按别脏别腑，此单指法也。虽可三指并齐，及其定位，专指举按，固得其真，不若独指之无牵带，别有低昂也。第惟食指肉薄而灵，中指则厚，无名指更厚且木，是必指端棱起如线者，名曰指目，以按脉中之脊。无论洪、大、弦、革，即细小丝微，咸有脊焉，如目之视物，妍丑毕具，故古人称诊脉曰看脉，意可想矣。每见惜指甲之修长，用指厚肉分，或指节之下，以凭诊视者，不啻目生颈腋胸胁矣。○脉状多端，全凭诊法。以十则为提纲，而众目摄焉。如举形体之则，以大小为纲：曰肥，曰洪，曰散，曰横，曰弦，曰革，皆大目矣；曰弱，曰瘦，曰细，曰微，曰萦萦如蛛丝，皆小目矣。如举至数之则，以迟数为纲：曰急，曰疾，曰紧，曰搏，曰躁，曰喘，曰促，曰动，曰奔越无伦，皆数目矣；曰缓，曰脱，曰少气，曰不前，曰止，曰歇，曰停，曰代，曰结，曰如泻漆之绝者，皆迟目矣。如举往来之则，以滑涩为纲：曰利，曰营，曰啄，曰翕，曰章，曰连珠，曰替替然，皆滑目矣；曰紧，曰滞，曰行迟，曰为不应指，曰参伍不齐，曰往来难且散，曰如雨沦沙，曰如轻刀刮竹，皆涩目矣。如举部位之则，以长短为纲：曰惵，曰高，曰涌，曰端直，曰条达，曰上鱼为溢，皆长目矣，曰抑，曰卑，曰不及指，曰入尺为覆，皆短目矣。如举按之则，以浮沉为纲：曰盛，曰毛，曰泛，曰芤，曰如落榆荚，曰肉上行，曰时一浮，曰如水中漂木，曰瞥瞥如羹上肥，皆浮目矣；曰潜，曰坚，曰伏，曰过，曰减，曰陷，曰独沉，曰时一沉，曰如绵裹砂，曰如石投水，皆沉目矣。（卢子由）

上古以三部九候决死生，是遍求法；以人迎、寸口、趺阳辨吉凶，是扼要法。自《难经》独取寸口之说行，而人迎趺阳不参矣。脉理大纲，不外阴阳十种。阴阳配偶，惟见五端。浮是脉体，大弱是脉势，滑涩是脉气，动弦是脉形，数迟是脉息，不得概以脉象视之。脉有对看法，有正看法，有反看法，有平看法，有变看法，有彻底看法。如有浮即有沉，有大即有弱。与滑涩迟数合之于病，则浮为在表，沉为在里；大为有余，弱为不足；滑为血多，涩为气少；动为搏阳，弦为搏阴；数为在腑，迟为在脏，此对看法也。如浮、大、动、数、滑，脉之有余者名阳；沉、涩、弱、弦、迟，脉之不足者名阴，此正看法也。当知其中有阴阳胜复之病机。夫阴阳之转旋也，有余而往，不足随之；不足而往，有余从之。故其始也，为浮、为大、为数、为动、为滑；其继也，反沉、反弱、反弦、反涩、反迟，此是阳消阴长之机。其始也，为沉、为弱、为弦、为涩、为迟；其继也，微浮、微大、微数、微动、微滑，此是阳进阴退之机。皆病为欲愈，此反看法也。浮而更兼大、动、滑、数之阳脉，是纯阳，必阳盛阴虚之病矣；沉而更兼弱、涩、弦、迟之阴脉，是为重阴，必阴盛阳虚之病矣，此为平看法。如浮弱、浮涩、浮弦、浮迟，此阳中有阴，其人阳虚，而阴气伏于阳中，将有亡阳之变，当以扶阳为急务矣；如沉大、沉动、沉滑、沉数，此阴中有阳，其人阴虚，而阳邪下陷于阴中，将有阴竭之患，当以存阴为深虑矣。此为变看法。如五阳之脉，体虽不变，若始之有力，终之无力而微，知阳将绝矣。五阴之脉，喜变为阳，若忽见五阳之状，是阴极似阳，此反照不长，余烬易灭也。是为彻底看法。更有真阴、真阳看法：凡阴病见阳者生，阳病见阴者死。成注只据伤寒说，观凡字，知脉法不专为伤寒而言。脉指胃脘之真阳，《经》谓二十五阳者是也。阴病见阳脉，是胃气未伤，故主生，《经》云别于阳者，知病起时也；阴脉指五脏之真阴，因胃脘之阳不至于手太阴，五脏之真阴来见，是脉无胃气，故见阴主死，《经》谓别于阴者，知死生之期也。要知沉、涩、弱、弦、迟是病脉，不是死脉，其见于阳病最多。阳病见浮、大、动、数、滑之不休，即是死脉。阴病见浮、大、动、数、滑之脉，每见阴极似阳，未必即可生之机也。若真脏脉至，如肝脉之中外急，心脉坚而搏，肺脉浮而大，肾脉如弹石，脾脉如距喙，皆反见有余之象，岂可以阳名之？《经》曰：邪气来也紧而疾，谷气来也徐而和。则又不得以迟数论阴阳矣。（柯韵伯）

部位

尺内两傍，则季胁也，尺外以候肾，尺里以候腹。中附上，左外以候肝，内以候鬲；右外以候胃，内以候脾。上附上，右外以候肺，内以候胸中；左外以候心，内以候膻中。前以候前，后以候后。上竟上者，胸喉中事也；下竟下者，少腹腰股膝胫足中事也。（《素问》）

按本篇‘内外’二字，注云内侧外侧。夫曰内外侧者，必脉形扁阔或有两条者乃可。若谓诊者之指侧，则本篇文义，乃举脉体而言，且诊者之左外，则病之右手也，当言候胃，不当言候肝矣，于义不通。观《易》卦六爻，凡画卦者；自下而上，上三爻为外卦，下三爻为内卦，则其上下内外之义明矣。又有以浮取为外，沉取为内者，于义亦通。（《类经》）

心肝居左，脾肺居右，肾与命门居两尺部。寸候胸上，关候鬲下，尺候于脐下至足踝。左以候左，右以候右，病随所在，不病者否。（崔紫虚）

切脉必先凝神，如学射者，先学不瞬，自为深造，庶乎得心应手，夫岂一蹴可几！然必下指部位分明，尽破纷纭，坦然由之无疑，乃有豁然贯通之日。否则徒以三指一按，虚应故事，可鄙孰甚？且如心与小肠同诊，肺于大肠同诊，识者咸共非之，不知此可以论病机，如心移热于小肠，肺移热于大肠之类，不可以定部位也。小肠当候于右尺，火从火也，大肠当候于左尺，以金从水也。三焦属火，亦候于右尺，膀胱属水，亦候于左尺。一尺而水火两分，一脏而四腑兼属，乃天然不易之至道。若二肠浊阴之最，乃与心肺同列，混地狱于天堂可乎？岂有浊气上干，三焦交乱，尚可称为平人乎！（余午亭）

人迎

帝曰，足之阳明，何因而动？岐伯曰：胃气上注于肺，其悍气上冲头者，循咽上走空窍循眼系，入络脑，出顑，下客主人，循牙车，合阳明，并下人迎，此胃气别走于阳明者也。（《灵枢》）

任脉之侧开二寸，即足阳明胃经也。其在颈之穴名曰人迎，夹结喉两旁一寸半，乃腹部第二行次之脉也。（马元台）

按人迎气口之脉，本皆经训。但人迎为足阳明之脉，不可以言于手，气口总手太阴而言，不可以分左右。如《动输》、《本输》、《经脉》等篇，明指人迎为结喉旁胃经动脉。盖上古诊法有三：一取三部九候，以诊周身之脉；一取太阴阳明，以诊阴阳之本；一取左右气口，以诊脏腑之气。然则人迎，自有其位，《脉经》乃扯人迎于左手，而分气口于右手，不知何据而云然？愚初惑之，及见《纲目》释云：人迎在结喉两旁，足阳明之脉也；又见庞安常《论脉》曰：何谓人迎，喉旁取之。近见徐东皋曰：《脉经》谓左手关前一分为人迎，误也。若此数君，已觉吾之先觉矣。（《类经》）

气口寸口

帝曰：气口何以独为五脏主？岐伯曰：胃者水谷之海，六腑之大源也。五味入口，藏于胃，以养五脏气，气口亦太阴也。是以五脏六腑之气味，皆出于胃，变见于气口。（《素问》）

《一难》曰：十二经中，皆有动脉，独取寸口，以决五脏六腑死生吉凶之法，何谓也？然寸口者，脉之大会，手太阴之动脉也。（《难经》）

按寸口、气口、脉口之义，历考经文，乃统两手而言，非独指两寸为寸口。右手为气口也，肺主诸气，气之盛衰见于此，故曰气口；肺朝百脉，脉之大会聚于此，故曰脉口；脉出太渊，其长一寸九分，故曰寸口。是名虽三，而实则手太阴肺经一脉也。王叔和未详经旨，突谓左为人迎，右为气口，以致后人俱指两寸为寸口，右关为气口，而不复知统两手而言矣。（《景岳全书》）

寸、关、尺，辄名心脉、肺脉、肝脉、脾脉、肾脉者非也，此手太阴肺经之动脉，分其部以候他脏之气耳。李时珍曰：非五脏六腑所居之处也。脉行始于肺，终于肝，而复会于肺。肺为气所出入之门户，故名曰气口，而为脉之大会，以占一身焉。（吴草庐）

三部九候

帝曰：何谓三部？岐伯曰：有上部，有中部，有下部。各有三候。三候者，有天，有地，有人也。上部天，两额之动脉；上部地，两颊之动脉；上部人，耳前之动脉。中部天，手太阴也；中部地，手阳明也；中部人，手少阴也。下部天，足厥阴也；下部地，足少阴也；下部人，足太阴也。故下部之天以候肝，地以候肾，人以候脾胃之气。帝曰：中部之候奈何？岐伯曰：亦有天，亦有地，亦有人。天以候肺，地以候胸中之气，人以候心。帝曰：

上部以何候之？岐伯曰：亦有天，亦有地，亦有人。天以候头角之气，地以候口齿之气，人以候耳目之气。（《素问》）

脉有三部九候，各何所主之？然三部者，寸、关、尺也；九候者，浮、中、沉也。上部法天，主胸以上至头之有疾也；中部法人，主膈下至脐之有疾也；尺为下部，法而应乎地，主脐下至足之有疾也。（《类经》）

又有九候，举按轻重，三部浮沉，各候五动。（崔紫虚）

按三部九候，《内经》明指人身上、中、下之动脉。盖上古诊法，于人身三部九候之脉，各有所候，以诊诸脏之气，而针除邪疾，非独以寸口为言也。如仲景脉法，上取寸口，下取趺阳，是亦此意。观《十八难》曰：三部者，寸、关、尺也；九候者，浮、中、沉也。乃单以寸口而分三部九候之诊，后世言脉者，皆宗之。虽亦诊家捷法，然非轩岐本旨，学者当并详其义。（《类经》）

形肉已脱，九候虽调犹死；七诊虽见，九候皆从者不死。（《素问》）

七诊者，独大、独小、独迟、独疾、独寒、独热、独陷下也。（《内经吴注》）

愚按：七诊之法，本出此篇，而勿听子谬谓七诊者。诊宜平旦，一也；阴气未动，二也；阳气未散，三也；饮食未进，四也；经脉未盛，五也；络脉调匀，六也；气血未乱，七也。夫此七者，焉得皆谓之诊？后世谬传，失其本原，是真可以勿听矣。（《类经》）

呼吸至数

人一呼脉再动，一吸脉亦再动，呼吸定息脉五动，闰以太息，命曰平人。人一呼脉一动，一吸脉一动，曰少气。人一呼脉三动，一吸脉三动而躁，尺热曰病温；尺不热脉滑，曰病风；脉涩曰痹。

人一呼脉四动以上曰死。脉绝不至曰死。乍疏乍数曰死。(《素问》)

所谓五十营者，五脏皆受气。持其脉口，数其至也：五十动而不一代者，五脏皆受气；四十动一代者，一脏无气；三十动一代者，二脏无气；二十动一代者，三脏无气；十动一代者，四脏无气；不满十动一代者五脏无气，予之短期。(《灵枢》)

呼出心与肺，吸入肾与肝，呼吸之间，脾受谷味也，其脉在中。〇人一呼脉行三寸，一吸脉行三寸，呼吸定息，脉行六寸。人一日一夜，凡一万三千五百息，脉行五十度周于身。漏水下百刻，营卫行阳二十五度，行阴亦二十五度，为一周也。〇脉来一呼再至，一吸再至，不大不小曰平。一呼三至，一吸三至，为适得病：前大后小，即头痛目眩；前小后大，即胸满短气。一呼四至，一吸四至，病欲甚：脉洪大者，苦烦满；沉细者，腹中痛；滑者，伤热；涩者，中雾露。一呼五至，一吸五至，其人当困：沉细夜加，浮大昼加。不大不小，虽困可治；其有大小者，为难治。一呼六至，一吸六至，为死脉也：沉细夜死，浮大昼死。一呼一至，一吸一至，名曰损人。虽能行，犹当着床，所以然者，气血皆不足故也。再呼一至，再吸一至，名曰无魂。无魂者，当死也。人虽能行，名曰行尸。〇脉有损至，何谓也？然至之脉，一呼再至曰平，三至曰离经，四至曰夺精，五至曰死，六至曰命绝，此至之脉也。何谓损？一呼一至曰离经，二呼一至曰夺精，三呼一至曰死，四呼一至曰命绝，此损之脉也。(《难经》)

按代脉之义，自仲景、叔和俱云动而中止，不能自还，因而复动，脉代者死。又曰脉五来一止，不复增减者死，经名曰代。故王太仆之释代脉，亦云动而中止，不能自还也。自后滑伯仁因而述之，故后世以结促代并言，均目之为止脉，岂足以尽其义哉？

夫缓而一止为结，数而一止为促。其至，则或三、或五、或七八至不等，然皆至数分明，起止有力。至于代脉之辨，则有不同。如《宣明五气篇》曰：脾脉代。《邪气脏腑病形篇》曰：黄者，其脉代。皆言脏气之常候，非谓代为止也。又《平人气象论》曰：长夏胃微软弱曰平，但代无胃曰死者，乃言胃气去，而真脏见者死。亦非谓代为止也。由此观之，则代本不一；如五十动而不一代者，乃至数之代，即本篇所云者是也；若脉本平匀，而忽强忽弱者，乃形体之代，即《平人气象论》所云者是也；又若脾主四季，而随时更代者，乃气候之代，即《宣明五气》等篇所云者是也。凡脉无定候，更变不常，则均谓之代，但当各因其变，而察其情。设不明此，非惟失经旨之大义，即于脉象之吉凶，皆茫然莫知所辨矣，乌足以言诊哉？（《类经》）

神力

诊脉，以有力无力二者为分辨，人皆知之。至于有力中求无力，无力中求有力，非上智莫能察也。有力中求无力，则无力者，乃其真元虚弱，而有力者，火搏之则然，非本体之实也；无力中求有力，则有力者，乃其真元禀厚，而无力者，乃胃气暂失所养则然，非本体之虚也。此所谓因其形似而求之真伪者也。（余傅山）

脉有有力而无神者，亦有无力而有神者。盖有神、无神，非即以有力、无力论也。如以有力即为有神，无力即为无神，则凡脉之弦劲勒指者，可为有神，而许以生乎？脉之和缓软弱者，可为无神，而断以死乎？盖有余之证，脉须有力，而有力之中，又贵有神；不足之证，脉宜无力，而无力之中，全在有神。数语为诊家之扼要也。（《己任篇》）

求脉之道，当以有力、无力辨阴阳，有神、无神察虚实。和缓者，乃元气之来；强峻者，乃邪气之至。〇病自阳分传入三阴者，俱是脉沉，妙在指下有力、无力中分：有力者，为阳、为实、为热；无力者，为阴、为虚、为寒。（《景岳全书》）

脉之不病，其神不言当自有也。脉既病，当求其神之有无。如六数、七极，热也，脉中有力，即有神也；三迟二败，寒也，脉中有力，即有神也。热而有神，当泄其热，则神在焉；寒而有神，当去其寒，则神在矣。若寒热之脉，无力无神，将何恃而泄热去寒乎？苟不知此，而递泄去之，神将何依？《经》曰：脉者血气之先，又云：血气者人之神。可不察其有无乎？（王好古）

胃气

脉弱以滑，是有胃气，命曰易治。〇平人之常气禀于胃，胃者，平人之常气也。人无胃气曰逆，逆者死。〇春胃微弦曰平，弦多胃少曰肝病，但弦无胃曰死。胃而有毛曰秋病，毛甚曰今病。〇夏胃微钩曰平，钩多胃少曰心病，但钩无胃曰死。胃而有石曰冬病，石甚曰今病。〇长夏胃微软弱曰平，弱多胃少曰脾病，但代无胃曰死；软弱有石曰冬病，弱甚曰今病。〇秋胃微毛曰平，毛多胃少曰肺病，但毛无胃曰死；毛而有弦曰春病，弦甚曰今病。〇冬胃微石曰平，石多胃少曰肾病，但石无胃曰死；石而有钩曰夏病，钩甚曰今病。（《素问》）

博约

凡脉，博之则二十七种，约之则浮、沉、迟、数、滑、涩、细、大为八要，又约之则为浮、沉、迟、数，又至约则为浮、中、沉。是知浮、沉、迟、数四脉，真千古要诀也。（《医学入门》）

六经脉体

厥阴之至其脉弦，少阴之至其脉钩，太阴之至其脉沉，少阳

之至大而浮，阳明之至短而涩，太阳之至大而长。（《素问》）

《经》言：少阳之至，乍大乍小，乍短乍长；阳明之至，浮大而短；太阳之至，洪大而长；太阳之至，紧大而长；少阴之至，紧细而微；厥阴之至，沉短而敦。（《难经》）

时脉

春日浮，如鱼之游在波；夏日肤，泛泛乎万物有余；秋日下肤，蛰虫将去；冬日在骨，蛰虫周密，君子居室。〇春应中规，夏应中矩，秋应中衡，冬应中权。〇脉从四时，谓之可治；脉逆四时，为不可治。春得肺脉，夏得肾脉，秋得心脉，冬得脾脉，其至皆悬绝沉涩，命曰逆四时也。（《素问》）

《经》言：春脉弦，夏脉钩，秋脉毛，冬脉石，是王脉耶？将病脉也？然弦、钩、毛、石者，四时之脉也。春脉弦者，肝，东方木也；万物始生，未有枝叶，故其脉之来，濡弱而长，故曰弦。夏脉钩者，心，南方火也；万物之所茂，垂枝布叶，皆下曲如钩，故其脉之来疾去迟，故曰钩。秋脉毛者，肺，西方金也；万物之所终，草木华叶，皆秋而落，其枝独在，若毫毛也，故其脉之来轻虚以浮，故曰毛。冬脉石者，肾，北方水也；万物之所藏也，盛冬之时，水凝如石，故其脉之来沉濡而滑，故曰石。此四时之脉也。（《难经》）

诊脉，须要先识时脉、胃脉与脏腑平脉，然后及于病脉。（滑伯仁）

时脉者，谓春三月俱带弦，夏三月俱带洪，秋三月俱带浮，冬三月俱带沉。脏脉平，胃脉又应四时，乃无病也，反此病矣。太过病在外，是外感邪气也；不及病在中，是内伤正气也。（张三锡）

按前后诸篇，皆以春弦、夏钩、秋毛、冬石，分四季所属者，欲在明时令之脉，不得不然也。然脉之迭见，有随时者，有不随时者。故或春而见钩，便是夏脉；春而见毛，便是秋脉；春而见石，便是冬脉。因变知病，圆活在人，故有二十五变之妙。若谓春必弦，夏必钩，殊失胃气之精义矣。（《类经》）

平素脉体

凡人之脉，有生而洪大者，有生而弱小者。问其平素洪大，而今忽弱小者，此元气之夺也；问其平素弱小，而今忽洪大者，此邪气之旺也。是究其素，而知其真，一治之可中的矣。若不问其平素，但见其脉洪大者，遂断为有余，治以攻击，则元气随损，而羸败之患生焉；但见其脉弱小者，遂断为不足，治以温补，则邪火随旺，而骨蒸之患生焉。是皆诊者，但窥其浅，而不究其素；病者欲试其术，而不告以素。由是治法倒施，变生不测，医者损德，病者损身，皆由不问其素之故也。〇许松径素脉洪大，偶有小恙，医诊之认为伤寒，欲为发表，径曰：予脉洪大，自幼已然。医知其素，遂免误。又有汪氏妇，体肥而脉沉细，按至骨，稍见些微。有疾，医诊之，骇曰：此气血两虚，阳将绝矣。遂用十全大补，即发烦躁，已而发狂。予知其药误，投以三黄石膏汤救醒。（余午亭）

脉色参合

帝曰：有故病，五脏发动，因伤脉色，各何以知其久暴至之病乎？岐伯曰：征其脉小，色不夺者，新病也；征其脉不夺，其色夺者，此久病也；征其脉与五色俱夺者，此久病也；征其脉与五色俱不夺者，新病也。〇能合脉色，可以万全。（《素问》）

色青者其脉弦，赤者其脉钩，黄者其脉代，白者其脉毛，黑者其脉石。见其色而不得其脉，反得相胜之脉，则死矣；得其相

生之脉，则病已矣。（《灵枢》）

脉证合与不合

形盛脉细，少气不足以息者危；形瘦脉大，胸中多气者死。形气相得者生，参伍不调者病。○脉从阴阳病易已，脉逆阴阳病难已。○病热脉静，泄而脉大，脱血而脉实，病在中脉实坚，病在外脉不实坚者，皆难治。（《素问》）

何谓证与脉合，与脉不合？有外感之证脉，有内伤之证脉。外感者，蒸蒸发热，其脉必洪大浮数，是证与脉合也；如发热而脉不洪大浮数，是证与脉不合也。传曰：阳证得阴脉者死，然不可便断为死，此或是火遏也，或胃阴不能充拓也，或肾水不能化其营血也。火遏者，逍遥散加生地、薄荷以发之，或加丹、栀屈曲下行以通之；胃阴不能充拓者，左归饮去茯苓加归、芍合生脉以滋之；肾水不能化其营血者，六味、左归以补之。如内伤而外不发热，其脉当静，而反浮躁洪大而数，是证与脉不合也。传曰：阴证得阳脉者生，然亦不可便许为生，此或是阴亡也，或阳明有食与火也，或肾虚不能纳气也，或过服乌、附，而下焦津液枯竭也。又有一种，重按有力，从肌肉渗开，脉与肌肉无界限，此近于浮洪豁大，总是阴亡之象也。如阴亡，分先后天以救其阴。（《己任编》）

凡治病有舍证从脉者，有舍脉从证者。盖证有真假，脉亦有真假。如外虽烦热，而脉见微弱者，必火虚也；腹虽胀满，而脉见微弱者，必胃虚也。虚火虚胀，其堪攻乎？此宜从脉之虚，不从证之实也。有本无烦热，而脉见洪数者，非火邪也；本无胀滞，而脉见弦强者，非内实也。无热无胀，其堪泻乎？此宜从证之虚，不从脉之实也。大凡脉证不合者中必有奸，必先察其虚，以求根本，庶乎无误。（《景岳全书》）

脉证相合者易知，相左者难知。脉明然后辨证，证真然后施药。要在虚心细察，不可执己见，而以药尝试也。（《瘟疫暑热全书》）

脉有可凭不可凭

生死于人大矣，而能于两手方寸之地，微末之动，即能决其生死，何其近于诬也。然古人往往百不失一者，何哉？其要则以胃气为本。《灵枢》云：谷入于胃，乃传之肺，五脏六腑皆以受气。寸口属肺，为百脉之所会，故其来也，有生气以行乎其间，融和调畅，得中土之精英，此为有胃气，得者生，失者死，此其大较也。其次，则推天运之顺逆：人与天气相应，如春属木，脉宜弦；夏属火，脉宜洪之类。反是则与天气不应。又其次，则审脏气之生克：如脾病畏弦，木克土也；肺病畏洪，火克金也。反是则与脏气无害。又其次，则辨病脉之从违，病之与脉，各有宜与不宜：如脱血之后，脉宜静细，而反洪大，则气亦外脱矣；寒热之证，脉宜洪数而反细弱，则真元将陷矣。至于真脏之脉，乃因胃气已绝，不营五脏，所以何脏有病，则何脏之脉独见。凡此皆经书言之详尽，学者苟潜心玩索，洞然易晓，此其可决者也。至云诊脉即可以知何病，又云人之死生，无不先知，则又非也。盖脉之变迁无定，或有卒中之邪，未即通于经络，而脉一时未变者；或病轻而不能见于脉者，或有沉痼之疾，久而与气血相并，一时难辨其轻重者；或有病之传变无常，不可执一时之脉，而定其是非者。况病之名有万，而脉之象不过数十种，何能诊脉而即知其何病？此皆推测偶中，以欺人也。若夫真脏之脉，有临死而终不见者，则何以决之？是必以望闻问三者合而参之，亦可不失矣。故以脉为可凭，而亦有时不足凭，以脉为不可凭，而又凿凿乎可凭。总在医者熟通经学，深思自得，则无所不验矣。若世俗无稽之说，皆不足信也。（徐灵胎）

诸脉条辨

浮脉，只轻手便得，非必中、沉俱无。若崔氏云：有表无里，有上无下。则脱然无根，混于散脉矣，非浮脉之真面目也。○洪脉只是根脚阔大，却非坚硬。若大而坚硬，则为实脉，而非洪脉矣。《经》曰：大则病进。谓其气方张也。又曰：形瘦脉大多气者死。谓形与脉不合也。○虚之异于散者；虚脉按之虽软，犹可见也，散脉按之绝无，不可见也。虚之异于芤者：虚则愈按而愈软，芤则重按而仍见也。○散有二义：一自有渐无之象，一散乱不整之象。比如杨花散漫，或至数不齐，或多寡不一，为危殆之候。若心脉浮大而散，肺脉短涩而散，皆平脉也。软散则病脉矣，肾脉软散，肾败之征；脾脉代散，土绝之候。若二脉交见，尤为必死之符。○营行脉中，脉以血为形。芤脉中空，脱血之象也。伪《诀》云：寸芤积血在胸中，关里逢芤肠胃痈。是以芤为蓄血积聚之实脉，非失血虚家之空脉矣。且云两头有，以头字换《脉经》之边字，便相去千里矣。○濡脉之浮软，与虚脉相类，但虚脉形大，而濡脉形小也。濡脉之细小，与弱脉相类，但弱在沉分，而濡在浮分也。伪《诀》云：按之似有举还无，是弱脉而非濡脉矣。濡脉之无根，与散脉相类，但散脉从浮大，而渐至于沉绝，濡脉从浮小，而渐至于不见也。从大而至无者，全凶之象；从小而至无者，凶吉相半也。在久病、老年之人见之，尚未至于必绝，若平人、少壮、暴病见之，名为无根，去死不远矣。○微之为言，无也，其象极细极软。仲景曰：萦萦如蛛丝状，其细而难见也；瞥瞥如羹上肥状，其软而无力也。轻取如无，故曰阳气衰；重按欲绝，故曰阴气竭。久病得之，多不可救，谓正气将次灭绝也；卒病得之，犹或可生，谓邪气不至深重也。○向以革脉即牢脉，非也。盖革浮而牢沉，革虚而牢实，形与证皆异也。叔和云：三部脉革，久病得之死，卒病得之生。《甲乙经》曰：浑浑革至如涌泉，病进而色弊，绵绵其去如弦绝者死。言急如涌泉，则浮取之，不止于弦大，而且数、且搏、且滑矣。曰弦绝，不止于豁然，而且无根蒂矣。〇肾之为脏，配坎应冬，万物蛰藏，阳气下陷，故其脉主沉阴而居里。若误与之汗，则如蛰虫出而见霜；若误与之下，则如飞蛾入而见汤。〇伏脉主病，在沉阴之分，隐深之处，非轻浅之剂所得破其藩垣也。伤寒以一手脉伏为单伏，两手脉伏为双伏，不可以阳证见阴脉为例。火邪内郁，不得发越，乃阳极似阴，故脉伏者，必得大汗而解，如久旱将雨，必先六合阴晦，一回雨后，庶物咸苏也。又有阴证伤寒，先有伏阴在内，而外复感寒邪，阴盛阳衰，四肢厥逆，六脉沉伏，须投姜附，及灸关元，阳始回而脉始出矣。若太溪、冲阳皆无脉者，必死无疑。〇树以根深为牢，盖深入于下者也；监狱以禁固为牢，盖深藏于内者也。仲景云：寒则牢固，又有坚固之义也。沈氏曰：似沉似伏，牢之位也；实大弦长，牢之体也。牢脉主病，以其在沉分也，故悉属阴寒；以其形弦实也，故咸为坚积。若失血亡精之人，内虚当得革脉，若反得牢脉，是脉与证反，可卜死期矣。〇实为邪气盛满坚劲有余之象，既大矣，而且长、且坚，又且三候皆然，则诸阳之象，莫不毕备，故但主实热，不主虚寒。紧与实虽相似，而实相悬。紧者热为寒束，故其象绷急而不宽舒；实者邪为火迫，故其象坚满而不和柔。〇《素问》云：脉弱以滑，是有胃气；脉弱以涩，是为久病。盖弱堪重按，阴犹未绝；若兼涩象，则气血交败，生理灭绝矣。〇微脉模糊而难见，细脉则显而易见。故细比于微，稍稍较大也。细为血少气衰，故吐利失血，得沉细者生。忧劳过度之人，脉亦多细，为自戕其血气也。大抵细脉微脉。俱为阳气衰残之候，非行温补，何以复其散失之元乎？〇阴性多滞，故阴寒之证，脉必见迟，与缓脉绝不相类。盖缓以形之宽纵得名，迟以至数之不及为义。缓脉四至，宽缓和平；迟脉三至，迟滞不前。二脉迥别。〇涩脉往来迟难，有类乎止，而实非止也；有类乎散，而实非散也。须知浮而极细极软，似有若无为微脉；浮而且细、且软为濡脉；沉而且细、且软为弱脉。三脉皆有似于涩，而实有分别。〇古人譬诸徐行而怠，偶羁一步，可为结脉传神。大凡热则流行，寒则凝结。如冬冷则冰坚，理势然也。人惟少火衰弱，中气虚寒，失其乾健之运，则气血痰食，互相纠缠，运行之机不利，故脉应之而成结也。〇结促之止，止无常数；代脉之止，止有常数。结促之止，一止即来，代脉之止，良久方至。《内经》以代脉之见，为脏气衰微，脾经脱绝之候。惟伤寒心悸，怀胎三月，或七情太过，跌打重伤，及风家痛家，俱不忌代脉。若无病而羸瘦脉代者，危候也。久病脉代，万难回春。又云：少得代脉者死，老得代脉者生，自当通变。〇缓脉以宽舒和缓为义，与紧脉相反。若阳寸阴尺，上下同等，浮大而软，无有偏胜，为缓而和匀，此真胃气脉也。土为胃气之母，中气调和，则百病不生，一切脉中，皆须挟缓，谓之胃气，非病脉也。兼乎浮、迟、虚、濡、细、涩之形者，为病不足，为风，为表虚也。〇数之为义。躁急而不能中和也。火性急速，故阳盛之证，脉来必数。肺部见之，为金家贼脉；秋月逢之，为克令凶征。〇滑之为言，往来流利而不滞涩也。盖脉者血之府也，血枯则脉涩，血盛则脉滑。〇紧者绷急而兼绞转之象，热则筋纵，寒则筋急，此惟热郁于内，而寒束于外，故紧急绞转之象见焉。合观《内经》之左右弹，仲景之如转索，丹溪之如纫线，叔和之如切绳，可见紧之为义，不独纵有挺急，抑且横有转侧也。紧脉之挺急，与弦相类，但比之于弦，有更加挺劲之异，与转如绳索之殊也。〇促脉之故，得于脏气乖违者，十之六、七；得于真元衰惫者，十之二、三。或因气滞，或因血凝，或因痰停，或因食壅，或外因六气，内因七情，皆能阻其运行之机而为促也。如止数渐稀则病瘥，止数渐增则病剧。〇动脉两头俯，中间起，极与短脉相似。但短脉为阴，不数、不硬、不滑也；动脉为阳，且数、且硬、且滑也。〇疾一名极，总是急速之形，数之甚者也。惟伤寒热极，方见此脉，非他疾所恒有也。若劳瘵虚惫之人，见之则阴髓下竭，阳光上亢，有日无月，短期近矣。〇弦如琴弦之挺直而略带长也。《经》曰：少阳之气，温和软弱，故脉为弦。其气来而实强为太过，病在外；其气不实而微为不及，病在中。又肝脉来，濡弱迢迢如循长竿末梢曰肝平，若过实则肝病，急劲则肝死。弦脉与长脉，皆主春令。但弦为初春之象，阳中之阴，天气犹寒，故如琴弦之端直而挺然，稍带一分之紧急也；长为暮春之象，纯属于阳，绝无寒意，故如木杆之迢直以长，纯乎发生之气象也。〇长脉之应，与弦脉略同，但弦之木，为万物之始生，此主春生之正令，天地之气至此发舒，故脉象应之为长也。《经》云：长则气治。李月池曰：心脉长者，神强气旺；肾脉长者，蒂固根深。皆言平脉也，然惟长而和缓，乃合春生之气，为健旺之征。若长而硬劲，即属火亢之形，而为疾病之应也。〇短反乎长，彼应春，此应秋；彼属肝，此属肺。肺主气，气属阳，宜乎充沛，短脉独见，气衰之兆。《素问》曰：肺之平脉，厌厌聂聂，如落榆荚。则短中自有和缓之象，气仍治也。

若短而沉且涩，则气病矣。〇大抵长、短二脉，为有余不及之象。长类于弦，而盛于弦，为有余；短类于动，而衰于动，为不及。弦脉带急，而长脉带缓，动脉形滑而且数，短脉形涩而必迟。诚能细心较量，锱铢不爽者也。（《脉理会参》）

变通

浮为在表，沉为在里，此古今相传之法也。然沉脉亦有表证，此阴实阳虚，寒胜者然也，浮脉亦有里证，此阳实阴虚，水亏者然也。故凡欲察表邪者，不宜单据浮沉，当以紧数为别。〇浮虽属表，凡阴虚血少，中气亏损者，脉必浮而无力，是浮不可以概言表；沉虽属里，凡表邪初感之深者，寒束皮毛脉不能达，亦必沉紧，是不可以概言里。数虽为热，而真热者脉未必数，凡虚损之证，阴阳俱困，气血张皇，虚甚者数必甚，是数不可以概言热；迟虽为寒，凡伤寒初退，余热未清，脉多迟滑，是迟不可以概言寒。弦强类实，而真阴胃气大亏，及阴阳关格等证，脉必豁大而弦劲，是强不可以概言实；微细类虚，凡痛极气闭，营卫壅滞不通者，脉必伏匿，是伏不可以概言虚。〇数脉有阴有阳，今世相传，皆以数为热脉，其说谬误。余历见内热伏火等证，脉反不数，而惟洪滑有力。数脉之辨有七：一外邪有数脉。凡寒邪外感，脉必紧数，然初感便数者，原未传经，热自何来？或传经日久，数而滑实，方可言热；若数而无力者，仍是阴证。此外感之数，不可尽以为热也。〇一虚损有数脉。阳虚之数者，必数而无力，或兼细小；阴虚之数者，必数而弦滑。虽有烦热诸证，慎用寒凉。若以虚数作热数，无不败矣。〇一疟疾有数脉。凡疟作脉必紧数，疟止脉必和缓，岂作即有火，而止则无火乎？且火在人身，无则无矣，有则无止时也；能作能止者，惟寒邪之进退耳。真火真热则不然，此疟之数，固不可尽以为热。〇一痢疾有数脉。凡痢疾之作，多由寒湿内伤，久则脾肾俱亏，所以脉数。但兼弦、涩、细、弱者，总皆虚数，非热数也。其有形证多火，年力强壮，脉见洪、滑、数、实者，方可以热数论治。〇一痈疡有数脉。然痈疡之发，有阴有阳，亦不得尽以脉数者为热证。〇一痘疹有数脉，以邪毒未达也。此当以虚实分阴阳，亦不得以数为热脉。〇一症癖有数脉。以积滞不行，脉必见数。若积久成疳，阳明壅滞，而致口臭、牙疳、发热等证者，乃宜清胃清火；如无火证，而脉见细数者，亦不得认以为热。〇一胎孕有数脉。以冲任气阻，所以脉数，本非火也。此当以弱强分寒热，不可因其脉数，而执以黄芩为圣药。〇伏脉虽与沉、微、细、脱者相类，而实有不同也。盖脉之伏者，以其本有如无，而一时隐蔽不见耳。此有胸腹痛剧而伏者，有气逆于经，脉道不通而伏者，有偶因气脱不相接续而伏者。然此必暴病、暴逆者乃有之，调其气而脉自复矣。此外有积困延绵，脉本细微而渐至隐伏者，此残烬将绝之兆，安得尚有所伏？常见庸工诊此，无论久暂虚实，动称伏脉，破气导痰，犹然任意，此恐其就道稽迟，复行催牒耳。〇脉大者为病进，大则邪气胜，而病日甚也；脉缓者为病退，缓则胃气至，而病将愈也。此固其然也，然亦有宜大、不宜大者：如脉体本大，再加洪数，此病进也；如脉体本小，因服药后渐见滑大有力者，此自阴转阳，欲得汗解，乃为吉兆。（《景岳全书》）

久病无脉气绝者死，暴病无脉气郁可治。伤寒痛风，痰积经闭，忧惊折伤，关格吐利，气运不应，斯皆勿虑。（张路玉）

人但知洪数为实热，而不知六脉俱洪数有力，则为实热是也。若洪数只见与寸，则上热、中虚、下寒矣。大而数者，阳越于外也；

细而数者，阴竭于内也。皆属虚证。（《冯氏锦囊》）

足脉

手脉难明，须察足脉。《经》曰：治病必求于本。本之为言，根也，源也。先天之本在肾，太溪一穴，在足内踝后五分，跟骨上动脉陷中，此足少阴所注，为俞之地也。后天之本在脾，冲阳一穴，在足跌上五寸，高骨间动脉，去陷谷二寸，此足阳明所过，为原之地也。诊太溪以察肾气之盛衰，诊冲阳以审胃气之有无。两脉既在，他脉可勿问也。妇人则又独重太冲者，太冲应肝，在足指本节后二寸陷中。盖肝者，东方木也，生物之始，妇人主血，肝为血海，此脉不衰，则生生之机，犹可望也。（《脉诀汇辨》）

真藏脉

真肝脉至，中外急，如循刀刃，责责然如按琴瑟弦；色青白不泽，毛折乃死。〇真心脉至，坚而搏如循薏苡子累累然；色赤黑不泽，毛折乃死。〇真肺脉至，大而虚，如以毛羽中人肤；色白赤不泽，毛折乃死。〇真肾脉至，搏而绝，如指弹石辟辟然；色黑黄不泽，毛折乃死。〇真脾脉至，弱而乍数乍疏；色黄青不泽，毛折乃死。〇帝曰：见真脏曰死，何也？岐伯曰：五脏者，皆禀气与胃。胃者，五脏之本也。脏气者。不能自致与手太阴，必因与胃气乃至与手太阴也。故邪气胜者，精气衰也。故病甚者，胃气不能与之俱至于手太阴，故真脏之气独见，独见者，病胜脏也，故曰死。〇凡持真脏之脉者：肝至悬绝急，十八日死；心至悬绝，九日死；肺至悬绝，十二日死；肾至悬绝，七日死；脾至悬绝，四日死。〇脉至浮合，浮合如数。一息十至以上，是经气予不足也，微见九十日死。〇脉至如火新燃，是心精之予夺也，草干而死。〇脉至如散叶，是肝气予虚也，木叶落而死。〇脉至如省客，省客者，脉塞而鼓，悬去，是肾气予不足也，枣华而死。〇脉至如丸泥，是胃精予不足也，榆荚落而死。〇脉至如横格，是胆气予不足也，禾熟而死。〇脉至如弦缕，是胞精予不足也，病善言，下霜而死；不言可治。〇脉至如交漆，交漆者左右傍至也，微见三十日死。〇脉至如涌泉，浮鼓肌中，太阳气予不足也。少气味，韭英而死。〇脉至如颓土之状，按之不得，是肌气予不足也。五色先见黑白，垒发死。〇脉至如悬雍，悬雍者，浮揣无力，切之益大，是十二俞之予不足也，水凝而死。〇脉至如偃刀，偃刀者，浮之小急，按之坚大急，五脏熟，寒热独并于肾也。如此其人不得坐，立春而死。〇脉至如丸滑，不直手，不直手者，按之不可得也，是大肠气予不足也，枣叶生而死。〇脉至如华者，令人善恐，不欲坐卧，行立常听，是小肠气予不足也，季秋而死。（《素问》）

十怪脉：一曰釜沸，二曰鱼翔，三曰弹石，四曰解索，五曰屋漏，六曰虾游，七曰雀啄，八曰偃刀，九曰转豆，十曰麻促。（《得效方》）

太素脉

世人有以太素脉，而言人贵贱穷通者，此妄之甚也，予尝考其义矣。夫太者，始也，初也，如太极太乙之太；素者质也，本也，如绘事后素之素。此盖言始初本质之脉也。此果何脉耶？则必指元气而言也。东垣曰：元气者，胃气之别名。胃气之脉，蔡西山所谓不长、不短、不疏、不数、不大、不小，应手中和，意思欣欣，难以名状者是也。无病之人，皆得此脉。以此脉而察人之有病、无病则可，以此脉而察人之富贵贫贱则不可。何也？胃气之脉，难以形容，莫能名状，将何以为贵贱穷通之诊乎？窃观其书，虽名《太素》，而其中论述，略无一言及于太素之义；所作歌括，率多俚语，原其初意，不过托此以为徼利之媒，后世不察，遂相传习，莫有能辨其非者。又或为之语曰：太素云者，指贵贱穷通，禀于有生之初而言也，然脉可以察而知之，非谓脉名太素也。予曰：固也，然则太素之所诊者，必不出于二十四脉之外矣。夫二十四脉，皆主病言。一脉见则主一病，贫贱富贵，何从而察之哉？假如浮脉，其诊为风，使太素家诊之，将言其为风耶？抑言其为贵贱穷通耶？二者不可得兼，若言其为风，则其所知，亦不过病也；若遗其病，而言其为贵贱穷通，则是近而病诸身者尚不能知，则远而违诸身者必不能知之也。盖贵贱穷通，身外之事，与身中之血气了不相干，安得以脉而知之乎？况脉之变见无常，而天之寒暑不一，故四时各异其脉，必不能久而不变，是以今日诊得是脉，明日诊之而或非，春间诊得是脉，至夏按之而或否。彼太素者，以片时之寻按，而断一生之休咎，殆必无是理。然纵使亿则屡中，亦是捕风捉影，仿佛形容，安有一定之见哉？噫！以脉察病，尚不知病之的，而犹待乎望、闻、问，况能知其他乎！且脉肇于岐黄，演于秦越，而详于叔和，遍考《素》、《难》、《脉经》，并无一字言及此者，非隐之也，殆必有不可诬者耳！巢氏曰：太素者，善于相法，特假太素以神其术耳。诚哉言也！足以破天下后世之惑矣。虽然人禀天地之气以生，不能无清浊纯驳之殊。禀之清者，血气清，而脉来亦清，清则脉来圆净，至数分明，吾诊乎此，但知其主富贵而已，若曰何年登科？何年升授？何年招财？何时得子？吾皆不得而知矣。禀之浊者，血气浊，而脉来亦浊，浊则脉形不清，至数混乱，吾诊乎此，但知其主贫贱而已，若曰某时招悔？某时破财？某时损妻？某时克子？吾亦莫得而知矣。又有形浊而脉清者，此谓浊中之清；质清而脉浊者，此谓清中之浊。又有形不甚清，脉不甚浊，但浮沉各得其位，大小不失其等，亦主平稳，而无大得丧也。是则吾之所谓知人者，一本于理而已矣，岂敢妄为之说，以欺人哉！（汪石山）

审 证

经义

诸风掉眩，皆属于肝；诸寒收引，皆属于肾；诸气膹郁，皆属于肺；诸湿肿满，皆属于脾；诸热瞀瘛，皆属于火；诸痛痒疮，皆属于心；诸厥固泄，皆属于下；诸痿喘呕，皆属于上；诸禁鼓慄，如丧神守，皆属于火；诸痉项强，皆属于湿；诸逆冲上，皆属于火；诸胀腹大，皆属于热；诸躁狂越，皆属于火；诸暴强直，皆属于风；诸病有声，鼓之如鼓，皆属于热；诸病胕肿，疼酸惊骇，皆属于火；诸转反戾，水液浑浊，皆属于热；诸病水液，澄澈清冷，皆属于寒；诸呕吐酸，暴注下迫，皆属于热。〇脉盛，皮热，腹胀，前后不通，闷瞀，此谓五实；脉细，皮寒，气少，泄利前后，饮食不入，此谓五虚。浆粥入胃，泄注止，则虚者活；身汗，得后利，则实者活。〇神有余则笑不休，不足则悲。〇气有余则喘咳上气，不足则息利少气。〇血有余则怒，不足则恐。〇形有余则腹胀，泾溲不利，不足则四肢不用。〇志有余则腹胀飧泄，不足则厥。〇怒则气上，喜则气缓，悲则气消，恐则气下，寒则气收，炅则气泄，惊则气乱，劳则气耗，思则气结，九气不同，百病之生。〇阳虚则外寒，阴虚则内热，阳盛则外热，阴盛则内寒。（《素问》）

入国问俗，入家问讳，上堂问礼，临病人问所便。〇何谓五夺？形肉已夺，是一夺也；大夺血之后，是二夺也；大汗出之后，是三夺也；大泄之后，是四夺也；新产及大血之后，是五夺也。○何谓五逆？热病脉静，汗已出，脉盛躁，是一逆也；病泄脉洪大，是二逆也；着痹不移，䐃破身热，脉偏绝，是三逆也；淫而夺形，身热，色夭然白，及后下血衃，是四逆也；寒热夺形，脉坚搏，是五逆也。（《灵枢》）

疾医掌养万民之疾病，四时皆有疠疾：春时有痟首疾，夏时有痒疥疾，秋时有疟寒疾，冬时有嗽上气疾。（《周礼》）

从后来者为虚邪，从前来者为实邪，从所不胜来者为贼邪，从所胜来者为微邪，自病为正邪。（《难经》）

哲言

千般灾难，不越三条：一者经络受邪，入脏腑，为内因也；二者四肢九窍血脉相传，壅塞不通，为外皮肤所中也；三者房室金刃虫兽所伤也。○师持脉，病人欠者，无病也；脉之呻者，痛也；言迟者，风也；摇头者，里痛也；行迟者，表强也；坐而伏者，短气也；坐而下一脚者，腰痛也；里实护腹如怀卵者，心痛也。（张仲景）

医之审病，如吏之审案，望闻即两造具备，察言观色之时，问而笔之，供词也，切则考鞫[1]亲切而论治，为判断发落矣。（韩飞霞）

疗病先察病机，五脏未虚，六腑未竭，血脉未乱，精神未散，服药必活。若病已成，可得半愈。病势已剧，命将难存。（《汤液本草》）

与门人定议病式：某年、某月、某地、某人。年纪若干，形之肥瘦长短若何？色之黑、白、枯润若何？声之清浊、长、短若何？

1　鞫：音jú，审察、穷究。

人之形志苦乐若何？病始何日？初服何药？次后再服何药？某药稍效？某药不效？时下昼夜孰重？寒热孰多？饮食喜恶多寡？二便滑涩有无？脉之三部九候，何候独异？二十四脉中，何脉独见？何脉兼见？其证或内伤，或外感，或兼内外，或不内外，依经断为何病？其标本先后何在？汗、吐、下、和、寒、温、补、泻何施？其药宜用七方中何方？十剂中何剂？五气中何气？五味中何味？以何汤名为加减和合？其效验定于何时？一一详明，务令纤毫不爽，起众信从，允为医门矜式，不必演文可也。（《寓意草》）

一问寒热二问汗，三问头身四问便，五问饮食六问胸，七聋八渴须当辨，九因脉证察阴阳，十从气味神章见，定见虽然事不难，也须明哲毋招怨。○六变者，表、里、寒、热、虚、实也。明此六者，万病皆指诸掌矣。以表言之，则风、寒、暑、湿、燥、火感于外者是也；以里言之，则七情、劳欲、饮食伤于内者是也。寒者阴之类，或为内寒，或为外寒，寒者多虚；热者阳之类，或为内热，或为外热，热者多实。虚者正气不足也，内出之病多不足；实者邪气有余也，外入之病多有余。○湿从阴者为寒湿，湿从阳者为湿热。燥从阳者因于火，燥从阴者因于寒。热则伤阴，必连于脏；寒则伤阳，必连于经。（《景岳全书》）

《释经》说：地、水、火、风和合成人。凡人火气不调，举身蒸热；风气不调，全身强直，诸毛孔闭塞；水气不调，身体浮肿，气满喘粗；土气不调，四肢不举，言无音声。火去则身冷，风去则气绝，水竭则无血，土散则身裂。（《千金方》）

病认不真，则静坐思之，总于望、闻、问、切四者中搜求病机，必有得心之处，胸中了了，用药方灵。若终于疑惑，而勉强投方，窃恐误人性命。○外感、内伤，为证治两大关键。然去其所本无，复其所固有，两言可尽之也。盖六淫外袭，身中气血，日失和平，一切外感有余之证，有须汗、吐、下、和之治，皆是去其所本无也。若七情受伤，腑脏有损，身中气血，日就亏耗，一切内伤不足之证，有须滋填补之治，皆是复其所固有也。（《吴医汇讲》）

内伤发热，时热时止；外感发热，热盛无休。内伤则手心热，外感则手背热。内伤则饮食无味，外感则鼻塞不通。内伤恶寒，得暖便解；外感恶寒，絮火不除。内伤头痛，乍痛乍歇；外感头痛，连痛无停。内伤恶风，不恶甚风，反恶隙风；外感恶风，见风便恶。内伤有湿，或不作渴，或心火乘肺，亦作燥渴；外感须二、三日外，表热传里，口方作渴。内伤则热伤气，四肢沉困无力，倦怠嗜卧；外感则风伤筋，寒伤骨，一身筋骨疼痛。内伤则短气不足以息，外感则喘壅气盛有余。内伤则气口脉盛，多属不足，宜温、宜补、宜和；外感则人迎脉盛，多属有余，宜汗、宜吐、宜下。〇百病昼则增剧，夜则安静，是阳有余，乃气病而血不病也；夜则增剧，昼则安静，是阴有余，乃血病而气不病也。昼则发热，夜则安静，是阳气自旺于阳分也；昼则安静，夜则发热，是阳气下陷入阴中也；昼则发热烦躁，夜亦发热烦躁，是重阳无阴，当亟泻其阳，峻补其阴。夜则恶寒，昼则安静，是阴血自旺于阴分也；夜则安静，昼则恶寒，是阴气上溢于阳中也；夜则恶寒，昼亦恶寒，是重阴无阳，当急泻其阴，峻补其阳。昼则恶寒，夜则烦躁，饮食不入，名曰阴阳交错者死。〇凡病阴证，则身静重，语无声，气难布息，目睛不了了，呼吸往来不利，口鼻气息皆冷，水浆不入，二便不禁，面上恶寒有如刀刮；阳证，则身动轻，语有声，目睛了了，呼吸能往能来，口鼻气息皆热。（李东垣）

凡病开目喜见人者属阳也，闭目不欲见人者属阴也。多睡者阳虚阴盛也，无睡者阴虚阳盛也。喜明者属阳，元气实也；喜暗者属阴，元气虚也。睡向壁者属阴，元气虚也；睡向外者属阳，元气实也。（《万病回春》）

大寒而甚，热之不热，是无火也；热来复去，昼见夜伏，夜发昼止，时节而动，是无火也。大热而甚，寒之不寒，是无水也；热动复止，倏忽往来，时动时止，是无水也。内格呕逆，食不得入，是有火也；病呕而吐，食入反出，是无火也。暴注下迫，食不及化，是无水也；溏泄而久，止发无恒，是无火也。故心盛则生热，肾盛则生寒；肾虚则寒动于中，心虚则热收于内。（王太仆）

既有真阴、真阳，何谓假阴、假阳？如大热发躁，口渴舌燥，非阳证乎？视其人面色浮赤，切其脉尺弱无力，寸关豁大无伦，此系阴盛于下，逼阳于上，假阳之证也。治以假寒之药，从其性而折之，顷刻平矣。如恶寒不离复衣，手足厥冷，非阴证乎？视其人面色沉滞，切其脉涩，按之细数有力，此系假寒之证，寒在皮肤，热在骨髓也。治以辛凉之剂，温而行之，一汗愈矣。凡此皆因真气不固，故假者得以乱其真。假阳者，不足而示之有余；假阴者，有余而示之不足。既已识其假矣，而无术以投其所欲，彼亦扞格不入。《经》曰：必伏其所主，而先其所因，其始则同，其终则异。可使去邪而归于正矣。〇东垣以手扪热，有三法：轻手扪之则热，重手按之则不热，是热在皮毛血脉也；重按筋骨之间则热，轻手扪之则不热，是热在骨髓也；轻手扪之则不热，重手按之亦不热，不轻不重按之而热者，是热在筋骨之上皮毛血肉之下，肌肉之间，正内伤劳倦之热也。余于内伤真阴者，以手扪热，亦有二法，扪之烙手，骨中如炙者，肾中之真阴虚也；扪之烙手，按之筋骨之下，反觉寒者，肾中之真阳虚也。（赵氏《医贯》）

直中阴证，大势阴盛阳虚；传经阳证，大势阳盛阴虚；疟证，大势阴阳更盛更虚；内伤证，大势阴阳偏盛偏虚，不可同语。（喻嘉言）

《经》云：阴虚出盗汗。阴，言手太阴也；虚言肺气虚也。又云：阴虚发夜热。阴，言足太阴也；虚，言脾气虚也。同曰阴虚，而其中有手足太阴之分，虽名曰阴虚，而实是脾肺气虚之证。无如历代医师，从未注明其义，误以脾肺气虚，认为肾水不足，而用滋阴降火之剂，朝夕重阴下逼，逼至土困金败，便溏、声嘶，置之死地而不悟者，只此两个阴字。拘文牵义，以讹传讹，自古迄今，普天之大，不知日杀凡几，良堪痛哉！（杨乘六）

面赤一证，劳损颧红，发于午后者，阴虚也；格杨浮赤，厥利脉微者，阳虚也。赤色深重，潮热便硬者，里实也；赤色浅淡，恶寒无汗者，表实也。（《医宗金鉴》）

阴虚足冷，面必燥热，手必蒸烦，脉必涩数，盖火炎于上而不归经故也。若略取一静，火得归经，而即凉矣。阳虚足冷，虽以烈火御之，犹不止也。火虚之病，身多恶寒，亦有发热者，其热或夜作昼止，或昼热夜无，时节而动身。然虽发热，而手足必冷，脉必微弱，或沉而无力为别也。（罗赤诚）

凡人素有病，若劳碌动作，反觉精神强健者，此乃阴火沸腾，扶助于内，不觉元气之不足也；若静养调适，反觉神倦气弱者，此阴火退，阳气复，本相露故也。〇内伤清阳下陷，阴火上升，若用寒药，阳愈陷，火愈炽，火寻窍出。虚者受之，或目痛，或耳聋，或齿痛，从其虚而散也。（周慎斋）

病从孔窍入，亦从孔窍出。汗之，下之，利之，吐之，因其势而导之之法也。其有不从二阴、汗孔及口出者，或红汗而愈，或喷嚏而愈，或鼻生疮而愈，此邪之从鼻出者也。从目出者，目肿而愈；从耳出者，耳聋而愈。此邪之自觅门径以退者也。清阳出上窍，浊阴出下窍，得真气为之驱逐，其病退也不难矣。〇气血在人身无处不到，然其常流走者，惟经络溪谷皆浸灌而盈者也。流走者，邪不能侵，侵则即时驱逐，易病而易愈也；浸灌之处，邪气能伏，非积久莫能为害，非为害亦莫能自觉，故其驱逐也较难。若疫邪之伏于膜原，疟邪之中于风府，痈疽之逆于肉理，其类不一，非溃堤决防，莫之能出，何从得其未病而治之乎？其他痼疾沉疴，指不胜屈，非发时莫之能治，治亦未必能断根，医者当识。〇人身筋骨肌肉空处，无往而非血气。行则血走其空，故筋骨实而肌肉荣，经络相为流通，血气各得其平，溪谷自无所欠缺；血一留滞，则中有瘀处，上流阻而下流虚，内伤诸证，由此生焉。丹溪以为百病本于痰，因此省悟其源自瘀血起也。予故谓内伤之病，皆由于瘀血。〇大病瘥后，肌肉浮肿，无他痛楚，谓之气复，乃气到血不到，阳速而阴迟故也。不必施治，俟血渐生，而肿自已。非有喘咳、腹满、尿涩诸证，未可妄作水治。〇病盛脉盛者，可攻而愈；病衰脉衰者，可调而愈；病衰脉盛者，可养而愈；病盛脉衰者，治亦难愈。〇死于实，由闭塞；死于虚，由亏损。营卫不行，九窍不通者，闭塞死也。皮、肉、脉、筋、骨皆无所伤，惟是气血郁结焉。汗不出，则腠理闭塞；二便阻，则水谷闭塞；息不利，则清窍闭塞。汗之、下之、吐之，皆所以通闭塞也。大骨枯槁，大肉陷下者，亏损死也。皮、肉、脉、筋、骨皆已受伤，渐至气血竭尽则死矣。〇实死急，虚死缓；实死之状恶，虚死之状善；实死者形不脱，虚死者形脱；实死者多由医误，虚死者多由自戕。知其所以死之故，则知所以起死之诀也。（《医参》）

《经》曰：五实死，五虚死。夫五实谓五脏俱太过，五虚谓五脏俱不及。言此二证皆死，非谓必死也，谓不救则死，救之不得其道亦死也。其下复言：浆粥入胃，则虚者活；身汗后利，则实者活。此两条是前二证之治法，后人不知，只作辨验生死之断句，直谓病人有此则生，无此则死，虚者听其浆粥自入，实者听其自汗自利，委之死地，岂不谬哉！夫浆粥入胃而不注泄，则胃气和，胃气和则五虚皆实，是以生也；汗以泄其表，利以泄其里，并泄则上下通，上下通则五实皆启，是以生也。（《儒门事亲》）

《经》曰：邪之所凑，其气必虚。又曰：不治其虚，安问其余。又曰：治病必求其本。诚医旨之格言也。假如停滞发热，脸红发燥，似有余也，然究其本，乃脾胃气虚，不能传化，则虚乃其本也，理宜推扬谷气，助脾运化，设徒从标攻克，则内伤之患，接踵而至。又如伤风感冒，壮热头痛，虽似有余，然即《内经》所谓，邪气胜则实，实因卫气不固所召也，若纯用猛剂发散，则表气愈虚，外邪之乘，何时而已？更如咳嗽喘促，烦躁不安，肺气热盛，似有余也，然究其源，非水虚不能制火，即火虚虚阳上浮，设从标理肺为事，虽暂愈而发愈甚。故凡外凑有余之病，即本经正气不足之时，若不从源调治，正当不足而更不足之，虚者日虚，危亡继其后矣。（《冯氏锦囊》）

大实有羸状，误补益疾；至虚有盛候，反泻含冤。阴证似阳，清之必死；阳证似阴，温之转伤。盖积聚在中，实也，甚则嘿嘿不欲言，肢体不欲动，或眩晕眼花，或泄泻不实，皆大实有羸状，正如食而过饱，反倦怠嗜卧也；脾胃损伤，虚也，甚则胀满而食不得入，气不得舒，便不得利，皆至虚有盛候，正如饥而过时，反不思食也。脾肾虚寒，正阴证也，阴盛之极，往往格阳，面目红赤，唇裂谵语，扬手掷足，有似乎阳，正如严冬惨肃，而水泽腹坚，坚为阳刚之象也；邪热未解，真阳证也，阳盛之极，往往发厥，厥则口鼻无气，手足逆冷，有似乎阴，正如盛夏炎灼，而林木流津，津为阴柔之象也。（《医宗必读》）

热在上焦，咽干口糜；热在中焦，心烦口渴；热在下焦，便闭溺赤。（《医学入门》）

人身有宗气、营气、卫气、中气、元气、胃气、冲和之气、上升之气，而宗气尤为之主。及其为病，则为冷气、滞气、上气、逆气、气虚，诸变证矣。无病之时，宜保之、养之、和之、顺之。病作之时，当审其何经、何证，寒热虚实，而补泻之。（《医方集解》）

病人自言冷气从下而上者，此上升之气，自肝而出，中挟相火，其热为甚，自觉其冷，非真冷也，此火极似水，阳亢阴微，故见此证。冷生气者，高阳生之谬言也。《局方发挥》凡中气实则虚，谓能运动故也；虚则实，谓成填滞故也。气滞则神困，实由于中气之不足，故急须补中益气，但使实其所虚，自能虚其所实，脾气一醒，何精神之不可顿倍也？（程郊倩）

凡病微者可祛，盛者难救。故治病当视其微盛，以别其安危，毋徒泛视而轻断也。微者血气未损，第邪扰动于内，故一伐邪而正气自复，病亦易祛；盛者血气先衰，邪气内炽，将扶正欤？适以助邪而正不能扶；将伐邪欤？适以损正而邪不可伐。邪日盛而正日衰，如之何其可救也？（余午亭）

论病不易，论证尤难，而证中论证，难之又难也。凡有病必有证，有证必有论，论清则证明，证明则病易疗，非可以模棱两端，取效于疑似之间也。如心痛、腰空、脊强、寒热、逆气、内结诸证，认病不的，愈治愈深。夫心痛之病，始究胃气，继责心包血少，养血不应，理气不效，不知阴维为病，苦心痛也。腰空之病，悉认肾虚，及至补肾，亦不应手，不知带脉为病，腰溶溶如坐水中也。脊强之病，均认太阳，非寒即湿，散寒驱湿，漠不相关，不知督脉为病，脊强反折也。寒热之病，外感认作少阳，内伤认作少阴，和解不瘥，滋降不痊，不知阳维为病，苦寒热也。逆气之病，有平肝泄肺者，有理气降气者，用俱不验，不知冲脉为病，气逆里急也。内结之病，有不知名状者，有不知治疗者，不知任脉为病，男子内结七疝，女子带下瘕聚也。（《医学阶梯》）

内伤久病，必转病而后阳气活动，脉弦转疟方愈，脉缓转痢方愈，肺脉不足，转伤风、咳嗽方愈。寒热似疟，是少阳经阳气通也；红白似痢，是阳明经阳气通也；伤风、咳嗽，是太阳经阳气通也。阳气通则病自退。（查了吾）

凡诊病，不问三常，不知比类，不察神志，不遵圣训，故犯无忌，医之过也。○凡医不能察识营卫受病浅深，虚实寒热，先后之变，白首有如童稚，不足数也。（《医门法律》）

治　法

经义

古之治病，惟移精变气，可祝由而已。今世治病，毒药治其内，针石治其外，或愈或不愈，何也？往古人居禽兽之间，动作以避寒，阴居以避暑，内无眷慕之累，外无伸宦之形。此恬憺之世，邪不能深入也。故毒药不能治其内，针石不能治其外，故可移精祝由而已。中古之治病，至而治之汤液，十日以去，八风五痹之病，十日不已，治以草苏草荄之枝。暮世之治病，则不然，不本四时，不知日月，不审逆从，病形已成，乃欲微针治其外，汤液治其内，粗工凶凶，以为可攻，故病未已，新病复起。〇治病必求其本。先病而后逆者，治其本；先逆而后病者，治其本。先寒而后生病者，治其本；先病而后生寒者，治其本。先热而后生病者，治其本；先病而后生热者，治其本。先病而后泄者治其本；先泄而后生他病者，治其本。先病而后生中满者，治其标；先中满而后生心烦者，治其本。大小不利，治其标；大小利，治其本。先大小不利而后生病者，治其本。病反其本，得标之病；治反其本，得标之方。言标与本，易而勿损。察本与标，气可令调。〇从内之外者，调其内；从外之内者，治其外；从内之外而盛于外者，先调其内，而后治其外；从外之内而盛于内者，先治其外，而后调其内；中外不相及，则治主病。〇有者求之，无者求之，盛者责之，虚者责之，寒者热之，热者寒之，微者逆之，甚者从之，坚者削之，客者除之，劳者温之，结者散之，留者攻之，燥者濡之，急者缓之，散者收之，损者益之，逸者行之，惊者平之，上之下之，摩之浴之，薄之劫之，开之发之，适事为故。逆者正治，从者反治。寒因热用，热因寒用。塞因塞用，通因通用。必伏其所主，而先其所因，其始则同，其终则异。〇病之始起也，可刺而已；其盛可待衰而已。因其轻而扬之，因其重而减之，因其衰而彰之。形不足者，温之以气；精不足者，补之以味。其高者因而越之，其下者引而竭之，中满者泻之于内。其有邪者，渍形以为汗。其在皮者，汗而发之。其慓悍者，按而收之。其实者，散而泻之。血实宜决之，气虚宜掣引之。〇开鬼门，洁净府，除陈莝，倒仓廪。〇风淫于内，治以辛凉，佐以苦甘，以甘缓之，以辛散之。热淫于内，治以咸寒，佐以苦甘，以酸收之，以苦发之。湿淫于内，治以苦热，佐以酸淡，以苦燥之，以淡渗之。火淫于内，治以咸冷，佐以苦辛，以酸收之，以苦发之。燥淫于内，治以苦温，佐以甘辛，以苦下之。寒淫于内，治以甘热，佐以苦辛，以咸泻之，以辛润之，以苦坚之。（《素问》）

形气不足，病气有余，是邪气胜也，急泻之；形气有余，病气不足，急补之。形气不足，病气不足，此阴阳俱不足也，不可刺之，刺之则重不足，重不足则阴阳俱竭，血气皆尽，五脏空虚，老者绝灭，壮者不复矣。形气有余，病气有余，此阴阳俱有余也，急泻其邪，调其虚实。故曰：有余者泻之，不足者补之。（《灵枢》）

无妄之疾，勿药有喜。（《易经》）

疡医，掌肿疡、溃疡、金疡、折疡之祝药刮杀[1]之齐。（《周礼》）

去病务于尽。（《左传》）

阳气不足，阴气有余，当先补其阳，而后泻其阴。阴气不足，阳气有余，当先补其阴，而后泻其阳。营卫通行，此其要也。（《难经》）

哲言

医王能治一切病，不能治命尽之人。（《楞严经》）

越人非能生死人也，此当自生者，越人能使起耳。（《史记》）

上工治未病，何也？夫治未病者，见肝之病，知肝传脾，当先实脾；中工不晓相传，见肝之病，不解实脾，惟治肝也。（《金匮要略》）

一人之身，一国之象也。胸腹之位，犹宫室也；四肢之别，犹郊境也；骨节之分，犹百官也；神，犹君也；血，犹臣也；气犹民也。知治身，则能治国矣。夫爱其民，所以安其国，惜其气，

1　杀，谓以药蚀其恶肉。

所以全其身。是以圣人消未起之患，治未病之疾，医之于无事之前，不追于既逝之后。然后真一存焉，三一守焉，百病却焉，年寿延焉。（抱朴子）

古之神圣之医，能疗人之心，预使不致于有疾。今之医者，惟知疗人之疾，而不知疗人之心，是犹舍本求末，不澄其源，而塞其流，欲求疾愈，不亦愚乎？（臞仙）

良医治病，必先求其得病之因。虚邪当治其母，实邪当治其子，微邪当治其所胜，贼邪当治其所不胜，正邪当治其本经。杂受病邪者，非止一端，察其杂合之轻重，视其标本之缓急，以为施治之先后。（《局方发挥》）

治病有八要：一曰虚，五虚是也；二曰实，五实是也；三曰冷脏腑，素有积冷是也；四曰热脏腑，素有积热是也；五曰邪，非脏腑正病也；六曰正，非外邪所中也；七曰内，病不在外也；八曰外，病不在内也。审此八要，参以脉候病机，庶几无误。（商辂）

治病分初、中、末三法。初治之道，法当猛峻，缘病得之新暴，当以猛峻之药，急驱去之，不使病邪久居身中为害也；中治之道，法当宽猛相济，为得病之非新非久，当以缓疾得中，养正去邪，相济而兼治之；末治之道，法当宽缓广服，平善无毒，培养血气，俾其邪自去。〇治法有五：一曰和，假令小热之病，当以凉药和之；和之不已，次用取，为热势稍大，当以寒药取之；取之不已，次用从，为热势既甚，当以温药从之，或寒因热用；从之不已，又用折，为病势极甚，当以逆制之；逆制不已，当以下夺之；下夺不已，又用属，为求其属以衰之，缘热邪深陷骨髓，无法可出，针药所不能及，故求其属以衰之。求属之法，是同声相应，同气相求也。〇高者抑之，非高者故当抑也，以其本下，而失之太高，故抑之而使下。若本高，何抑之有？下者举之，非下者故当举也，以其本高，而失之太下，故举之而使高。若本下，何举之有？（《此事难知》）

《经》云：治病必求其本。故举其略曰：死以生为本，欲救其死，勿伤其生；邪正为本，欲攻其邪，必顾其正；阴以阳为本，阳存则生，阳尽则死；静以动为本，有动则活，无动则止；血以气为本，气来则行，气去则凝；证以脉为本，脉吉则吉，脉凶则凶；先者后之本，从此来者，须从此去；急者缓之本，孰急可忧，孰缓无虑；内者外之本，外实者何伤？中败者堪畏；下者上之本，滋苗者先固其根，伐下者必枯其上；虚者实之本，有余者拔之无难，不足者攻之何忍？真者假之本，浅陋者只知见在，精妙者疑似独明。总之求本之道无他，勿伤其生而已。○按邪气盛则实，精气夺则虚二句，为病治之大纲。其辞似显，其义甚微，最当详辨。而辨之有最难者，何也？盖实言邪气实，宜泻也；虚言正气虚，宜补也。凡邪正相搏而为病，则邪实正虚皆可言也。故主泻者，则曰邪盛则实，实当泻也；主补者，则曰精夺则虚，虚当补也。各执一句，茫无确见，藉口文饰，孰得言非！是以至精之训，反酿莫大之害，不知理之所在，有必不可移易者，余请析此为四：曰孰缓、孰急、其有、其无也。所谓缓急者，察虚实之缓急也。无虚者急在邪气，去之不速，留则生变也；多虚者急在正气，培之不早，临期无济也；微实微虚者，但治其实，可一扫而除也；甚实甚虚者，所畏在虚，但固守根本，则邪无不退也；二虚一实者，兼治其实，开其一面也；二实一虚者，兼治其虚，防生不测也。总之，实而误补，固必增邪，犹可解救，其祸小；虚而误攻，真气忽去，莫可挽回，其祸大。此虚实之缓急，不可不察也。所谓有无者，察邪气之有无也。凡风、寒、暑、湿、燥、火，皆能为邪，邪之在表、在里、在腑、在脏，必有所居，求得其本，则直取之，此所谓有，有则邪之实也；若无六气之邪，而病出三阴，则惟情欲以伤内，劳倦以伤外，非邪似邪，非实似实，此所谓无，无则病在元气也。不明虚实有无之义，必至以逆为从，以标作本，绝人长命，可不慎哉！（《类经》）

治病之则，当知邪正，当权重轻。凡治实者，譬如耘禾。禾中生稗，禾之贼也，有一去一，有二去二，耘之善者也。若有一去二，伤一禾矣；有二去四，伤二禾矣；若识禾不的，俱认为稗，而计图尽之，则无禾矣。此用攻之法，贵乎察得其真，不可过也。凡治虚者，譬之给饷，一人一升，十人一斗，日饷足矣。若百人一斗，千人一斛，而三军之众，又岂担石之粮所能活哉？一饷不继，将并前饷弃之，况于从中克减乎？此用补之法，贵乎轻重有而也。〇凡临证治病，不必论其有虚证、无虚证，但无实证可据而为病者，便当兼补，以调营卫精血之气。亦不必论其有火证、无火证，但无热证可据而为病者，便当兼温，以培命门脾胃之气。〇用补之法，贵乎先轻后重，务在成功；用攻之法，必须先缓后急，及病则已。〇时医治病，但知察标，不知察本。但见其所急在病，而全不知所急在命。此其孰可缓也？孰当急也？孰为今日之当急？孰为明日之更当急也。〇温中即所以散邪，强主即所以逐寇。〇欲表散者，须远酸寒；欲降下者，勿兼升散。阳旺者当知忌温，阳衰者沉寒毋犯，上实者忌升，下实者忌秘，上虚者忌降，下虚者忌泄，诸动者再动即散，诸静者再静即灭。甘勿施于中满，苦勿施于假热，辛勿施于热躁，咸勿施于伤血，酸木最能克土，脾气虚者少设。〇用药处方，有反佐之道者，此轩岐之法旨，治病之微权。

后世医家，每多假借以乱经常，不惟悖理于前，抑且遗害于后。观《内经》之论治，曰：奇之不去则偶之，偶之不去则反佐以取之。所谓寒热温凉，反从其病也。此其义，盖言病有微甚，亦有真假，先从正治，正治不愈，然后反佐取之，此不得不然而然也。又曰：微者逆之，甚者从之，逆者正治，从者反治。此谓以寒治热，以热治寒，逆其病者，谓之正治；以寒治寒，以热治热，从其病者，谓之反治。如以热治寒，而寒拒热，则反佐以寒而入之；以寒治热，而热拒寒，则反佐以热而入之，是皆反佐之义，亦不得不然而然也。又曰：热因寒用者，如大寒内结，当治以热，然寒甚格热，药不得入，则以热药冷服，下嗌之后，冷体既消，热性便发，情且不违，而致大益。寒因热用者，如大热在中，以寒攻治则不入，以热攻治则病增，乃以寒药热服，入腹之后，热气既消，寒性遂行，情且协和，而病以灭，此皆反佐之义也。外如仲景治少阴之利，初用白通汤，正治也；继因有烦，而用白通加猪胆汁汤，反佐也。其治霍乱吐利脉微欲绝者，初用四逆汤，正治也；继因汗出小烦，而用通脉四逆加猪胆汁汤，反佐也。若今之所谓反佐者则不然，观丹溪之治，吞酸以黄连为君，而以吴萸佐之；治心腹痛倍加山栀，而以干姜佐之。夫既谓其热，寒之可也，何以复用干姜、茱萸？既谓其寒，热之可也，何以复用黄连、栀子？自相矛盾，能无误乎？夫反佐之法，病治之权也。经者日用之经常，权者制宜之权变，必于正经之外，方用权宜，岂随病处方，即宜用乎？然则何者宜反，何者不宜反？盖正治不效者宜反也，病能格药者宜反也，火极似水者宜反也，寒极反热者宜反也。真以应真，假以应假。设无格拒假证，自当正治，何以反为？不当权而权，则悖理反常；不当反而反，则攻邪失正。乌可混耶？（张景岳）

夫病有宜汤者，宜丸者，宜散者，宜下者，宜吐者，宜汗者，宜灸者，宜针者，宜补者，宜按摩者，宜导引者，宜蒸熨者，宜暖洗者，宜悦愉者，宜和缓者，宜水者，宜火者，种种之法，若非良善精博，难为取愈。庸下浅识乱，投汤丸，汗、下、补、吐，动使交错，轻者令重，重者令死。且汤可以涤荡脏腑开通经路，调品阴阳，祛分邪恶，润泽枯朽，悦养皮肤，养气力，助困竭。丸可以逐风冷，破坚症，消积聚，进饮食，舒营卫，开关窍。散者能祛风邪暑湿之气，摅寒湿混浊之毒，发散四肢之壅滞，除翦五脏之结伏，开阳和胃，行脉通经。下则疏豁开塞。补则益助虚乏。灸则起阴通阳。针则行营引卫。导引则可以逐客邪于关节。按摩则可以驱浮淫于肌肉。蒸熨辟冷，暖洗生阳，悦愉爽神，和缓安气。若实而不下，则心腹胀满，烦乱鼓肿；若虚而不补，则气血消散，肌肉耗亡，精神脱失，意志昏迷。可汗而不汗，则毛孔闭塞，闷绝而终；合吐而不吐，则结胸上喘，水食不入；当灸而不灸，则冷气重凝，阴毒内聚，厥气上冲，分隧不散；当针而不针，则营卫不行，经络不利；宜导引而不导引，则邪侵关节，固结难通；宜按摩而不按摩，则淫随肌肉，久留不消；宜蒸熨而不蒸熨，则冷气潜伏，渐成痹厥；宜暖洗而不暖洗，则阳气不行，阴邪相害；不当下而下，则开阳荡胃，洞泄不禁；不当汗而汗，则肌肉消绝，津液枯耗；不当吐而吐，则心神烦乱，脏腑奔冲；不当灸而灸，则重伤经络，内蓄痰毒，反害中和；不当针而针，则气血散失，机关细缩；不当导引而导引，则真气劳败，邪气妄行；不当按摩而按摩，则肌肉膜胀，筋骨舒张；不当蒸熨而蒸熨，则阳气偏行，阴气内聚；不当暖洗而暖洗，则汤灼皮肤，热生肌肉；不当悦愉而悦愉，则神失气消，精神不快；不当和缓而缓，则气停意折，健忘伤志。大凡治疗，要合其宜。脉状病候，少陈于后：凡脉不紧数，则勿发汗；脉不疾数，不可以下；心胸不闭，尺脉微弱，不可以吐；关节不急，营卫不壅，不可以针；阴气不盛，阳气不衰勿灸；内无客邪，勿导引；外无淫气，勿按摩；皮肤不痹，勿蒸熨；肌肉不寒，勿暖洗；神不凝迷，勿悦愉；气不奔急，勿和缓。顺此者生，逆此者死。（《中藏经》）

《经》云：识得标，只取本。治千人，无一损。如脾土虚者，温暖以益火之原；肝木虚者，濡润以壮水之主；肺金虚者，甘缓以培土之基；心火虚者，酸收以滋木之宰；肾水虚者，辛润以保金之宗。此治虚之本也。木欲实，金当平之；火欲实，水当平之；土欲实，木当平之；金欲实，火当平之；水欲实，土当平之；此治实之本也。金为火制，泻心在保肺之先；木受金戕，平肺在补肝之先；土当木贼，损肝在扶脾之先；水被土乘，清脾在滋肾之先；火承水制，抑肾在养心之先。此治邪之本也。〇病属于虚，治宜以缓。虚者精气夺也，盖病已沉痼，治须次第，故治虚无速法，亦无奇法，如家贫年久，室内空虚，非旦夕间事也。病属于实，治宜以急。实者邪气胜也，盖邪不速逐，为害滋蔓，故治实无缓法，多有奇法，如寇盗在家，当开门急逐即安。此病机缓急之法也。〇要知平人而至于病，必由于水火二家先病也；病至于大，必由于水火二道病极也；大至于危，必由于水火二气将脱也。故小病或由于气血之偏，而大病必由于水火之害。舍气血以治小病，舍水火以治大病，真犹缘木求鱼，其可得乎？（《冯氏锦囊》）

凡治病惟发表不远热，非发表则必远热矣；惟攻里不远寒，非攻里则必远寒矣。不当远而远，当远而不远，其害不可胜言。〇今人外感病兼内伤者居多，用药全要分别。如七分外感，三分内伤，则治外感药中，宜用缓剂、小剂及姜、枣和中为引，庶无大动正气、汗血等累。若七分内伤，三分外感，则用药全以内伤为主。盖内伤之人，才有些微外感，即时发病，不似壮盛之人，必所感深重，其病乃发也。○凡治阴病，得以转阳，则不药自愈。纵不愈，用阴分药一剂，或四物二连汤，或六味地黄汤，以剂其偏，则无不愈。○蓄鱼千头者，必置介类于池中，否则其鱼乘雷雨而冉冉腾散。盖鱼虽潜物，而性乐于动，以介类沉伏之物，而引鱼之潜伏不动，同气相求，理通元奥。故治真阳之飞越，不以鼋鳖之类引之下伏，不能也。（喻嘉言）

《旧唐书·谈宾录》云：病之用药，有正相当者，只须单用一味，直攻其病，药力既纯，病即立愈。今人不能别脉，莫识病源，惟以臆度，多用药味，譬之于猎，未知兔所，多发人马，空地遮围，冀其偶获，如此疗病，不亦疏乎！假令一药偶然当病，复共他味相和，彼此牵制，气势不行，所以难瘥。（《知新录》）

治病先去病根，然后可用收涩。浣衣须去垢腻，然后可加粉饰。（朱丹溪）

益火之原，以消阴翳；壮水之主，以制阳光。○益心之阳，寒亦通行；强肾之阴，热之犹可。（王太仆）

先救人，后治病。医当医人，不当医病。○治感证，始终以存津液为第一义。○推陈可以致新，致新可以推陈。○内伤之新，补之当早；外感之新，散之戒重。内伤之久，补之当峻、当速；外感之久，散之不可峻、不可速。○有内伤似外感者，此火不可发散，发散则亡阴；不可以霜雪压之，压之则灭火。盖非水无以救火，非有根之水，不足以救离根之火。○何谓虚实？有阴虚，有阳虚，有先天之阴阳虚。何谓阴虚？血虚也。何谓阳虚？气虚也。血虚者补其血，四物汤之类是也；气虚者补其气，补中益气汤之类是也。先天之阴虚者，六味、左归之类是也；先天之阳虚者，八味、右归之类是也。有攻伐太过之阳虚者，如用寒凉，而致阳遏不升，当以参、术、黄芪温之，甚者姜、桂以助之，又甚者八味、右归从其原以救之。有攻伐太过之阴虚者，如用发散，而致津液干枯，当以归、芍、熟地滋之，枸杞、龟鹿两胶黏腻之物以填之是也。（《己任编》）

凡诊脉左右俱病者，治在右，以天地之气自右行左耳；上下俱病者，治在下，以万物之气自下行上耳。故心肺俱病，治在膻中；肝脾俱病，治在胃；两肾俱病者，治在右肾，此重在右也。心肝俱病，治在肝；肝肾俱病，治在肾；心肾俱病，亦治在肾；脾肺俱病，治在脾；脾肾俱病，治在肾；肺肾俱病，亦治在肾，此重在下也。又肺与左肾俱病，治在左肾；心与右肾俱病，治在右肾，亦重下也。肺与肝俱病，治在肺；肾与脾俱病，治在脾；亦重右也。或曰心脾俱病，治火补土，何反言之？然。治火补土，乃治足少阴，亦上病治下也。若治手少阴，则不能补脾，且将克肺，故心脾俱病，治土除湿，心邪自旺，脾土亦燥，二脏俱理。所以治下可以理上，治右可以理左，均为本治，其标治不与此并论焉。（魏荔彤）

若夫土者从火寄生，即当随火而补，然有至妙之理。阳明胃土，随少阴心火而生，故补胃土者，当补心火，而归脾一方，又从火之外家而补之，俾木生火，火生土也。太阴脾土，随少阳相火而生，故补脾土者，当补相火，而八味丸一方，合水火既济而蒸腐之也。〇今之言补肺者，人参、黄芪；清肺者，黄芩、麦冬；敛肺者五味、诃子；泻肺者葶苈、枳壳。病之轻者，岂无一效！若本原亏损，毫不相干。盖肺金之气，夜卧则归藏于肾水之中，丹家谓之母藏子宫，子隐母胎。肺名娇脏，畏热畏寒，肾中有火，则金畏火刑而不敢归；肾中无火，则水冷金寒而不敢归。或为喘胀，为咳唠，为不寐，为不食，如丧家之狗。斯时也，欲补土母以益子，则喘胀愈甚；若清之、泻之，则肺气日消，死期迫矣。惟收敛者，仅似有理，然不得其门，从何而入？《仁斋直指》云：肺出气也，肾纳气也；肺为气之主，肾为气之本。凡气从脐下逆奔而上者，此肾虚不能纳气归元也。毋徒从事于肺，或壮水之主，或益火之原，火向水中生矣。〇咳血发热，未必成瘵，服四物、知柏之药不已，则瘵成矣；胸满膨胀，悒悒不快，未必成胀，服山楂、神曲之药不已，则胀成矣；面浮胕肿，小便闭涩，未必成水，服渗利之药不已，则水成矣；气滞膈塞，未必成噎，服青皮、枳壳之药不已，则噎成矣。（赵养葵）

人知补之为补，而不知泻之为补；知泻之为泻，而不知补之为泻。故补血以益营，非顺气则血凝；补气以助卫，非活血则气滞。（《医学入门》）

治虚邪者，当先顾正气，正气存则不致于害。且补中自有攻意，盖补阴即所以攻热，补阳即所以攻寒。世未有正气复而邪不退者，亦未有正气竭而命不倾者。〇东方之木，无虚不可补，补肾即所以补肝；北方之水，无实不可泻，泻肝即所以泻肾。故曰肝肾同治。肾应北方癸水，于卦为坎，于象为龙，龙潜海底，龙起而火随之；肝应东方乙木，于卦为震，于象为雷，雷藏泽中，雷起而火随之。故曰乙癸同源。（李士材）

乙癸同源说，究不得其理之所以然。肝者巽木，肾者坎水；河图二七同宫，洛书二七相连，此水木所以同根，故二火亦同根也。人知水能生木，不知木亦能生水，同气相求。以五行验之：甲木生在亥，此以阳水生阳木；癸水生在卯，此以阴木生阴水，其理固昭然矣。更以人身验之：酸者木之味也，言酸思酸，则齿齼而津液即生，木之生水，其感召有甚神速者，故水固所以生木，补木亦所以生水。六味丸补肾之剂，而用山茱萸以补肝，其理微矣！观乙癸之同源，医家其可轻言伐木、平肝乎？（《河洛精蕴》）

肝之治有数种：水衰而木无以生者，用地黄丸，乙癸同源是也；土衰而木无以植者，用参苓白术散，缓肝培土是也；本经血虚有火者，用逍遥散清火；血虚无火者，用归脾汤养阳。至于补火之法，亦下同乎肾；而泻火之治，则上类乎心。左金丸独用黄连为君，从实则泻子之法，以直折其上炎之势；吴茱萸从类相求，引热下行，并以辛温开其郁结，惩其扞格，故以为佐。然必木气实，而土不虚者，庶可相宜。（胡天锡）

《内经》：浊气在上，则生䐜胀；清气在下，则生飧泄。此四句，乃治上、下二焦紧要之法。故治胸膈胀满，多用降下药，如牛膝、茯苓之类；治泻利日久，多用升上药，如升麻、柴胡之类，不可不知。（吴篁池）

今之治气疾，惟知求之脾肺，而不知求之肾，所以鲜效。夫肾间动气，为五脏六腑之本，十二经脉之根，呼吸之门，三焦之原。有因房劳过度，或禀受素弱，肾经不足，气无管束，遂多郁滞，致生诸病。医者止知理气，而气愈不可理，又以快药下之，而死者过半矣。复有以为脾虚不能运化之故，而从事补脾，仅可苟延岁月，终不免于死亡。此不知补肾之过也，宜用破故纸、茴香、胡芦巴之类主之。〇凡用调气药，须兼用和血药佐之。盖未有气滞而血能和者，血不和则气益滞矣。（王宇泰）

治气虚有三法：上气虚者，升而举之；下气虚者，纳而归之；

中气虚者，温而补之。〇用药之妙，须从虚着力。一落在实处，再难长进。头痛医头，此医家之大忌。（周慎斋）

见痰休治痰，见血休治血，无汗莫发汗，有热莫攻热，喘生毋耗气，精遗毋止涩。（王应震）

大热利小便亦釜底抽薪之义。〇治风药须兼养血药，制其燥也；养血药须兼搜风药，行其滞也。（《医方集解》）

治风先治血，血行风自灭。（陈良甫）

肥人之身，以火为宝；瘦人之身，以湿为宝。故肥人不任清凉，瘦人不任温补。〇肝以散为补，心肾以收为补，脾以燥为补，肺以润为补，肠胃以通为补。古人有以大黄为补剂者，肠胃闭结，气不行也。（《怡堂散记》）

勿见热而投凉，勿因咳而理肺。〇九窍不和，皆属胃病，上下交病，治在中焦。〇凡元气已伤，而病不愈者，当与甘药。理阳气当推建中，顾阴液须投复脉。〇治肝病三法：辛散以理用，酸泄以体用，甘缓以益用。（叶天士）

凡病伤于情志，治以和肝、开心、醒脾、解郁为主。然须轻药缓治，渐可向愈。若用重药，反伤其胃气矣。〇凡外感病挟食者颇多，当思食为邪裹，散其邪则食自下。若杂消导于发散药中，胃汁复伤，因而陷闭者多矣。至若风多挟暑、湿、寒，或挟燥火，或挟恼怒、劳倦、房事，及肝气、宿瘕、诸血等证，皆外感之病，无有不挟者。所贵随证制宜，斟酌尽善，庶无差误。（《吴医汇讲》）

有此形故有此病，病者形为之也。然六邪之中人也，形受之，气味之药物能治之。七情之伤人也，亦形受之，而七情之起，则由于心意识，故其为病，有难尽于药石治者。如《经》言怒可胜思，悲可胜怒之类，以无形治无形，以相克取相生，自有无穷妙义。

予病忧郁伤神，百药不效，幸得致身云路，以喜开忧，而痼病遂瘳，此岂药石之所能治哉！○方书言：治病衰其大半而止，不可过剂，过则反伤正气。大凡攻病，去其大半，即宜养正而佐以祛邪，正气充而邪气自尽。若必欲尽攻其邪，而后补正，将正气与邪气俱竭矣。○凡痈肿结核，世人多视为外科。立斋以为此属肾水亏损，肝火血燥，法当滋肾水，生肝血，用六味汤治之。其有胸胁等处，大如升斗，或破如菌、如榴，不问大小，俱治以前法。○又论瘰疬乃肝经血燥，当清肝火，滋肾水，若竟作痰治，多成坏证。（《折肱漫录》）

凡治病不察五方风气，服食居处，各不相同，一概施治，药不中窾，医之过也。○凡治病不辨新病邪实，久病正虚，缓急先后失序，而实实虚虚，医之罪也。（《医门法律》）

医　则

经义

望而知之谓之神，闻而知之谓之圣，问而知之谓之工，切而知之谓之巧。（《素问》）

医不三世，不服其药。（《礼记》）

三折肱知为良医。（《左传》）

人而无恒，不可以作巫医。（《论语》）

哲言

九折臂而成医。（《楚辞》）

不为良相，则为良医。（范文正）

人之所病病疾多，医之所病病道少。（扁鹊）

古之医者：上医医国，中医医人，下医医病；上医听声，中医察色，下医诊脉；上医医未病，中医医欲病，下医医已病。○今之医者，不思求经旨，以演其所知；各承家伎，始终循旧，省病问疾，务在口给，相对斯须，便处汤药。按寸不及尺，握手不及足，人迎、趺阳，三部不参，动数发息，不满五十。短期未知，诊决九候，曾无仿佛；明堂阙庭，尽不见察，所谓窥管而已。欲视死别生，固亦难矣，此皆医之深戒也。（《千金方》）

夫医者，非仁爱之士，不可托也；非聪明达理，不可任也；非廉洁明良，不可信也。是以古之用医，必选其德能仁恕博爱，其智能宣畅曲解，能知天时运气之序，能明性命吉凶之数，处虚实之分，定顺逆之节，原疾病之轻重，量药剂之多少，贯微洞幽，不失细小，如此乃谓良医。（《初学记》）

医之为道，非精不能明其理，非博不能致其约。是故前人立教，必使之先读儒书，明《易》理、《素》、《难》、《本草》、《脉经》，而不少略者何？盖非四书，无以通义理之精微；非《易》，无以知阴阳之消长；非《素问》，无以识病，非《本草》，无以识药；非《脉经》，无以诊候而知寒热虚实之证。（《医学集成》）

不知《易》者，不足以言太医。惟会理之精，故立论之确，即遗之万世而无弊。彼知医不知《易》者，拘方之学，一隅之见也。以小道视医，以卜筮视《易》，亦蠡之测，豹之窥也，恶足以语此。（《医旨绪余》）

儒家有尧舜，医家有轩岐也。儒家有孔子，医家有仲景也。尧舜之道，非孔子而不传；轩岐之道，非仲景而莫显。世未有不读孔子书而称儒者，多有不读仲景书而称医者。（程郊倩）

仓公神医，乃生五女而不生男。其师公乘阳庆，亦年七十余

无子，医乃无种子之术。（李濂《医史》）

医家切须自养精神，专心道业，勿涉一毫外务。盖医者意也，审脉、辨证、处方，全赖以意为主，倘精神不足，则厌烦苟率，而艰于深心用意矣。〇孙思邈之祝医者曰：行欲方而智欲圆，心欲小而胆欲大。嗟乎！医之神良尽于此矣。宅心醇谨，举动安和，忌心勿起，贪念罔生，毋忽贫贱，毋惮疲劳，检医典而精求，对疾苦而悲悯，如是者谓之行方。禀赋有厚薄，年岁有老少，身形有肥瘦，性情有缓急，境地有贵贱，风气有柔强，天时有寒热，昼夜有重轻，受病有新久，运气有太过不及，知常知变，能神能明，如是者谓之智圆。望、闻、问、切宜详，补、泻、寒、温须辨，当思人命至重，冥报难逃，如是者谓之心小。补即补而泻即泻，热斯热而寒斯寒，抵当、承气，时用回春，姜附、理中，恒投起死，如是者谓之胆大。四者似分而实合也。（《冯氏锦囊》）

医者依也，有身者所依赖以生全者也。想者由心识中想象前境，施设种种名、种种言者也。故将生全有身者，当想定人身平常境界，及不平常境界而为治也。又云：医者意也，而意之所变为想，以意想平治其不平常，则平常境界，医所当想者矣，故作医想。（卢不远）

馆师无坐板气，地师无流艺气，禅师无杖拂气，炼师无丹汞气，医师无方术气，方是白描画手，本分师家。〇医有膏、粱、藜、藿之不同，原其传派多门，趋向不类，难与并为优劣。擅膏粱之术者，专一附桂名世；得藜藿之情者，无非枳橘见长。第膏粱之治多难愈，以其奉养柔脆，痰涎胶固乎上，精神凋丧乎下，即有客邪，非参无以助诸药之力；藜藿之患都易除，以其体质坚韧，表邪可以恣发，里邪可以峻攻，纵有劳伤，一术足以

资百补之功。（张路玉）

医不贵于能愈病，而贵于能愈难病；病不贵于能延医，而贵于能延真医。夫天下事，我能之，人亦能之，非难事也；天下病，我能愈之，人亦能愈之，非难病也。惟其事之难也，斯非常人之所能知；病之难也，斯非常医之所能疗。故必有非常之人，而后可为非常之事；必有非常之医，而后可疗非常之病。第以医之高下，殊有相悬。譬之升高者，上一层有一层之见，而下一层者，不得而知之；行远者，进一步有一步之闻，而近一步者，不得而知之。是以错节盘根，必求利器。阳春白雪，和者为谁？〇病家之要，难在择医，然而择医非难也，而难于任医。任医非难也，而难于临事不惑，确有主持，而不致朱紫混淆者之为更难也。倘不知此，而偏听浮议，广集群医，则骐骥不多得，何非冀北驽群？帷幄有神筹，几见圮桥杰竖？危急之际，奚堪庸妄之误投？疑似之秋，岂可纷纭之错乱？一着之谬，此生付之矣。以故议多者无成，医多者必败。多何以败也？君子不多也。欲辨其多，诚非易也；然而尤有不易者，则正在知医一节耳。夫任医如任将，皆安危之所关，察之之方，岂无其道？第欲以慎重与否观其仁，而怯懦者实似之；颖悟与否观其智，而狡诈者实似之；果敢与否观其勇，而孟浪者实似之；浅深与否观其博，而强辩者实似之。执拗者若有定见，夸大者若有奇谋。熟读几篇，便见滔滔不竭；道闻数语，何非凿凿有凭？不反者，临涯已晚；自是者，到老无能。执两端者，冀自然之天功；废四诊者，犹瞑行之瞎马。得稳当之名者，有耽搁之误；昧经权之妙者，无格致之明。有曰专门，决非通达；不明理性，何谓圣神？又若以己之心度人之心者，诚接物之要道，其于医也则不可；谓人己气血之难符，三人有疑，从二同者，为决断之妙方，其于医也亦不可；谓愚、智、寡、多之非类必也。小、大、方、圆全其才，神、圣、工、巧全其用，能会精神于相与之际，烛幽隐于元冥之间者，斯足谓之真医，而可以当性命之任矣。○明哲二字，为见机自保也。夫医患不明，明则治病何难哉？而所患者，在人情耳！人事之变，莫可名状。如我有独见，岂彼所知？使彼果知，何藉于我？每有病临危剧，尚执浅见，从旁指示，某可用某不可用，重之云太过，轻之言不及，一不合意，必有后言，是当见机之一也。有杂用不专，主见不定，药已相投，渠不知觉，忽惑人言，舍此慕彼；凡后至者，欲显己长，必谈前短，及其致败，反以嫁谗，是当见机之二也。有病入膏肓，势必难疗，怜其苦求，勉为举手，当此之际，使非破格出奇，何以济急？倘出奇无功，徒骇人目，事后必招浮议，是当见机之三也。或有是非之场，争竞之所，利害所居，恐涉其患，是当见机之四也。有轻医重巫，可无可有，徒用医名，以尽人事；尚有村鄙之夫，不以彼病为恳，反云为我作兴，吁！诚可哂也，是当见机之五也。有议论繁杂者，有亲识要功者，有内情不协者，有任性反复者，皆医中所最忌，是当见机之六也。凡此六者，俱当默识，而惟于缙绅之间，尤当加意。盖恐其不以为功，而反以为罪，何从辨哉？虽曰：吾尽吾心，非不好生。然势有不我由者，不得不见机进止，明哲自保，不可少也。（张景岳）

一医医不学无术之病。医以生人，亦以杀人；惟学则能生人，不学则适足以杀人。盖不学则无以广其识，不学则无以明其理，不学则不能得其精，不学则不能通其权达其变，不学则不能正其讹、去其弊，如是则冒昧从事，其不至杀人也几希矣！或曰：医必有传，或传之于师，或传之于祖若父，皆学也。抑知恃此以为学，其去学也远矣！彼仅恃其倾耳听受之逸，必不复有心思研究之劳。且既守其一成不易之规，则必昧乎神明变化之理。一若历代诸贤圣，皆不如其师、其祖、若父之足信从也。一若历代贤圣垂训之书，皆不如其师、其祖、若父之口语为足凭也。故善学者，无论有传无传，总非求得乎古昔圣贤之理不可也。自《灵》、《素》而下，以及于近代诸书，无不细心探讨，识高理透，眼快心灵，凡遇一病，必认得真，拿得定，不为邪说所惑，不为假象所欺，得心应手，起死回生。以此言学，则真学也。学真而术自神矣，岂仅仅得之听受之间，守其一成之规者，遂得谓之学哉？若仅恃此以为学，则必得其偏而失其全，得其浅而失其深，得其皮毛而失其神髓，得其俗套而失其真诠，及其临证施治，非隔靴搔痒，即傍皮切血；非画饼充饥，即鸩酒解渴，此术之不精，由学之不足也。此不学无术之病，所宜急医者也。〇一医医脉证罔辨之病。凡医人用药，须先认证，认证须先审脉。审脉明，斯认证真；认证真，斯用药当。凡有一证，即有一证之寒、热、虚、实。苟不有以辨之，其能不倒行而逆施乎？惟是证之重者，大寒偏似热，大热偏似寒，大虚偏似实，大实偏似虚，若仅就其似者而药之，杀人在反掌间也。然则于何辨之？即于脉辨之，如伤寒脉浮而紧数，按之有力者，知其证为阳邪在表也；若沉而急数，重按有力者，知其证为阳邪入里也。又如沉而且迟细而且软者，知其证为纯阴无阳也；若浮大满指，按之如丝者，知其证为阴极似阳也。诸如此类，宜细心辨别，斯临证无骑墙之见，用药无相左之虞。其奈近日医家，绝不言此，但曰某药可治某病，某病当用其方，至问其病之为寒、为热、为虚、为实乎？则茫然罔辨也。即或辨之，又往往以虚为实，以寒为热，是又甚于不能辨者也。其不能辨证者，由于不能辨脉也，医尝告人曰：脉作不得准。更有何者可作准乎？从来证之疑似难决者，须于脉决之，虽昔贤亦有从脉不从证，从证不从脉之论。抑知所谓不从者，正深于从也。如沉细迟涩，乃阴寒脉也，而其证却烦躁作渴、面赤身热，若以为热证而清之，则毙矣；惟补之温之，不从其假热之证，正从其真寒之证，而非真谓证有不必从者也。又如狂躁力雄，逾垣上屋，此火热证也，而其脉却伏入骨，若以此为阴脉，而温之则危矣；惟清之、下之，不从其阴寒伏之脉，正从其热极反伏之脉，而非真谓脉有不可从者也。总之，从其真不从其假，不从者其外貌，从者其神髓。医家苟不辨此，未有不颠倒错乱。一剂之误，命即随之。此脉证罔辨之病，所宜急医者也。〇一医医轻忽人命之病。谚云：医家有割股之心。安得有轻忽人命者哉？然观于今，而叹其言之不验也。或是古昔之言，而于今不符也。今时之医，不惟无割股之心，若并无援手之意。病家殷勤延医，希冀医能疗疾以安生，而医人若漠不相关，守定故智，以缓不切肤之药，期药之得效，病之得生。迨缓药渐死，又绝无引咎之心，绝无愧悔之意，绝无矜怜之情，其残忍惨刻，不较之屠人而尤加烈哉？推其故，皆原于传受之讹耳！闻名医之传人，曰药性毋厚，药数毋重，气薄剂轻，庶易于解手为之徒者，谨遵名医妙诀，谓病重切不可为人担利害，仍留原病还他。嗟嗟！延医用药，原为去病，若仍留病，何贵乎医？既留病则必不能留命。若留一轻病，必渐加重；若留一重病，必渐至死。还他者，听其从容自死之谓也。所以愈遵轻药易解之师传，共安于留病还人之习向，一任急来，我惟缓受，往往有可生之机，必不用切当之药以相救，只恐失一己之名与利遂罔顾人之死与生。此轻忽人命之病，所宜急医者也。〇一医医遵守时套之病。天下事莫便于套，亦莫害于套。医而涉套，则至便而尤至害者也。时套之学也至易，不必费心思之劳，不必多研究之苦，不烦按脉、切理，不待读书讲求，不待深究药性，详察病情，只学一二最易入俗之语。凡视一病，便云是火。或病人自以为虚，则云虽虚却不可补。或云：只宜平补，不可过补。或云：只宜清补兼施，不可温补。只此数语，便足投病人之机，动旁人之听矣！而于药，则单择轻飘飘无力者三十余种，凡治一病，无论寒热虚实，男妇老幼，及轻浅危笃者，悉以此投之。正如戴宽大之帽，不必各合人头；又如嚼屠门之肉，何须真充人腹？至若参、芪、归、术等项，稍有益于元气者，概行删去不用，诚恐味厚之药，一有不当，即显弊端，招人指责。不若轻清之味，虽不见功亦不见其害，而孰知其大害存焉。邪炽不能为之攻，正衰不能为之辅，由是病人命登鬼箓，而医人则病入膏肓矣。此遵守时套之病，所宜急医者也。〇一医医药似对证之病。甚哉！似之一字，为害匪轻也。孔子曰：恶似而非者，不恶其非。而恶其似而非，良有以也。夫医之权衡，在于用药；药之妙用，期于对证。无如今之所谓对证者，正其不对证者也，何也？徒得其似故也。如发热，则用柴胡、黄芩之类似也，至其热之为外感乎？为内伤乎？为阴虚乎？为中寒乎？不问也，但曰此退热对证之药也。如头痛，则用川芎、藁本之类似也，至其痛之为风寒乎？为血虚乎？为虚阳贯顶乎？阴证头痛如破乎？不问也，但曰此止痛对证之药也。如腹胀，则用枳壳、厚朴之类似也，至其胀之为食滞乎？为脾虚乎？为寒凝气结乎？阴水成鼓乎？不问也，但曰此宽胀对证之药也。又如口渴，则用麦冬、花粉之类似也，至其渴之为实热乎？为虚炎乎？为阳邪入胃乎？阴邪入肾乎？抑气虚无津，肾虚水不上升乎？不问也，但曰此治渴对证之药也。如此之类，不胜枚举。岂知古人用药中多变化，有似乎不对证而实对证者，不仅在形似之间也。有如上病下取，下病上取者，若用上药治上，下药治下，则似而非矣。又有从阳治阴，从阴治阳者，若以阳药治阳，阴药治阴，则似而非矣。又有通因通用，塞因塞用者，若以通药治塞，塞药治通，则又似而非矣。无如业医者，不求其真，但求其似，以真者人不知，似者人易晓。故一得其似，而医人遂自负其明，病人遂深信其是，旁人无由见其误，他医亦莫得指其失。此似之一字，易于欺人，易于惑世，易于入俗，易于盗名。讵知其药与病全无涉者，此一似也；药与病正相反者，此一似也；药不能去病，而反增病者，此一似也；药期以救命，而适以送命者，此一似也。似之为害，可胜言哉！此药似对证之病，所宜急医者也。〇一医医曲顺人情之病。医有为病人所喜近，为旁人所称扬，为群医所款洽，而实为医人之大病者，曲顺人情是也。病人何尝知医？遇病辄疑是风、是火；病人安知药性，对医自谓宜散、宜清。医人欲得病人之欢心，不必果是，而亦以为是；未必相宜，而亦以为宜。其曲顺病人之情有然也。或旁有亲友探问者，每每自负知医，往往欲出己见，而医人遂极口赞其高明，未举方先谦恭请教，既举方又依命增删，其曲顺旁人之情有然也。近医以随波逐浪为良法，以同流合污为趋时。不求病家有实效，只愿众医无闲言。其曲顺医人之情又有然也。夫其所以曲顺病人之情、旁人之情、医人之情者，何也？盖医人意欲取资于病人，苟拂其情，则病人必谓是坚持独见，不通商量，由是推而远之矣；医人欲藉吹嘘于旁人，苟拂其情，则旁人皆议为偏执骄傲，不肯虚心，不复为之荐举矣；医人更欲互相标榜，苟拂其情，则皆恶其攻人短，表己长，谗言布散，则声名减而财利去矣。此所以不得不曲顺人情也。然吾为医者计，果能学识高，道理明，认证真，用药当，实能起沉疴，救危命，何妨特立独行？每制一方，用一药，如山岳之不可动摇，依用则生，不依用则死，在病人方称感不已，旁人自叹服不遑，医人即怀嫉妒，亦无从肆其萋斐之言，又何必委曲周旋，以图主顾，希荐举、避谗谤哉？无如医人未必能具卓然之见，又恐获罪于人，失利于己，所以随风倒舵，阿谀顺从，徒效妾妇之道。此曲顺人情之病，所宜急医者也。（《医验录》）

为医固难，而为名医尤难。何则？名医者，声价高，敦请不易。即使有力可延，又恐往而不遇，即或可遇，其居必非近地，不能旦夕可至。故凡轻小之疾，不即延治，必病势危笃，迁延日久，屡易医家，广试药石，一误再误，已成坏证，然后求之。彼名医者，岂真有起死回生之术哉？病家不明此理，以为如此大名，必有回天之力，若如他医之束手，亦何以异于人哉？于是望之愈切，而责之愈重。若其病断然必死，则明示以不治之故，定之死期，飘然而去，犹可免责。倘万死之中，犹有生机一线，若用轻剂以冀图塞责，则于心不安；若用重剂以背城一战，万一有变，则谤议蜂起，前医误之咎，尽归于己。虽当定方之时，未尝不明白言之，然人情总以成败为是非，既含我药而死，其咎不容诿矣！又或大病瘥后，元气已虚，余邪尚伏，善后之图，尤宜深讲。病家不知失于调理，愈后复发，仍有归罪于医之善未者，此类甚多。故名医之治病，较之常医倍难。知其难，固宜慎之又慎，而病家及旁人，亦宜曲谅也。然世又有获虚名之时医，到处误人，而病家反云：此人治之不愈，是亦命也。有人杀之实，无杀人之名。此必其人别有巧术以致之，不在常情之内矣。（徐灵胎）

尝见一医，方开小草，市人不知为远志之苗，而用甘草之细小者。又有一医，方开蜀漆，市人不知为常山之苗，而令加干漆者。凡此之类，如写玉竹为葳蕤，乳香为熏陆，天麻为独摇草，人乳为蟠桃酒，鸽粪为左蟠龙，灶心土为伏龙肝者，不胜枚举。但方书原有古名，而取用宜乎通俗，若图立异矜奇，致人眼生不解，危急之际，难保无误。又有医人工于草书者，医案人或不识，所系尚无轻重；至于药名，则药铺中人，岂能尽识草书乎？孟浪者约略撮之而贻误，小心者往返询问而羁延。可否相约同人，凡书方案，字期清爽，药期共晓。（《吴医汇讲》）

病 箴

经义

拘于鬼神者，不可与言至德；恶于针石者，不可与言至巧。病不许治者，病必不治，治之无功矣。（《素问》）

子之所慎齐战疾。（《论语》）

哲言

人受先人之体，有八尺之躯，而不知医事，所谓游魂耳！虽有忠孝之心，慈惠之性，无以济之。（皇甫谧）

程子云：病卧于床，委之庸医，比于不孝不慈。事亲者，不可不知医。（《朱子遗书》）

幼幼之心，人所易发；老老之心，人或昧焉。使爱亲如爱子，则人子尽曾参矣。（韩飞霞）

吾有疾病，必尽告医，使其了然于心，然后参以脉。今人以脉试医，犹以身试药也。（苏文忠）

班固曰：有病不治得中医。倘一药之误，悔将噬脐。古云：

拙医疗病，不如不疗。与此意同。（《医学入门》）

药者，人生之大利大害也。不遇良医，不如不药，不药而误也悔，药而误也亦悔，然不药之悔小，误药之悔大。〇病者所忌，自酒、色、劳役、饮食及一切例禁外，所大忌者有二：认病为真，终朝侘傺[1]，一也；求速效，而轻用医药，二也。予病中守戒甚严，独此二者，以是久而不痊，慎之哉！（《折肱漫录》）

病有六不治：骄恣不论于理，一不治也；轻身重财，二不治也；衣食不能适，三不治也；阴阳并脏气不定，四不治也；形羸不能服药，五不治也；信巫不信医，六不治也。有此一者，则重难治也。（《史记》）

一、广生烦恼，轻身重财；二、饮食无度，不守医戒；三、听信旁言，过求速效；四、但索药方，妄为加减，药味滥恶，煎丸失法；五、偏听祷赛，杂进医巫，既不识病，又不择医；六、诊视不勤，药不对病，讳病忌医，攻补错乱；七、任性反复，朝王暮李，试药集医，荡涤肠胃；八、室家聒噪，动成荆棘，及其致败，反嫁谗说；九、伤生之证，视为平淡，夺命大剂，不敢沾尝；十、不察病本，爱嗜清凉，妄断是非，耽误时日。（罗峰氏）

一俗说：我是火体，毫不可用补。此说误命最多，只闻风鉴家分金、木、水、火、土之形，未闻服药者分金、木、水、火、土之体，况又未闻有金体、木体、水体、土体，何得独有火体？人之脏腑，各分配阴阳五行，又安有专以火为体者？愿病人、医人，细审其理，勿泥俗说，自误误人也。〇一俗说：证虽虚，却补不得。病人便深信之，抑知其说自相矛盾，可笑也，病不虚则

1　侘傺：音 chà chì，失意的样子。

已，既是虚便当用补，如何又补不得？如人既已饥寒，自当予以温饱，若云饥寒，而又温饱不得，有是理乎？揣其意，以为虚而有火，故谓不可补耳。抑知虚而有火，即是虚火，正当用补，补则虚回，而火自降。丹溪云：实火可泻，芩、连之属；虚火可补，参、芪之属。愿治病者，先审病，再用药，审定是虚病，便放心用补。无火固补，有火亦补，只论虚不必论火，补其虚而火自退。奈何医家不审虚实，但执补不得三字，如莫须有三字一般，便断定虚人罪案，使监守虚牢中，安心待毙而莫之救亦可哀矣。○一俗说：孩童纯阳，更不可补。守此俗说，所以杀人无算也。用药只论证。岂论年纪？若实证不当用补，即八十岁老人亦不可用；若虚证必当用补，即半岁孩童亦当用之。况孩童其质脆嫩，尤易成虚，薛立斋先生云：小儿易为虚实。此四字最妙，如食啖稍多即内伤。风寒一触即外感，此易实也；消导稍过脾即弱，表散略过汗不止，此易虚也。盖小儿气未盛，血未旺，骨未坚，肉未满，脾胃卑弱，脏腑空虚，如诸果未至成熟之时，其核尚软，核中之仁，犹是水浆。又如树木老干，虽斧斤不易伤；若初发嫩条，指略攀便折。孰实孰虚，不较然易辨乎？奈罔顾此脆嫩之质，而任意清之、散之，虚极则发热痰涌，吐泻交作，渐成慢脾，脾气散漫欲绝，仍以牛黄紫雪之属，通利而镇坠之，其能复有生机乎？○一俗说附子有毒，不可用。抑知凡攻病之药皆有毒，不独附子为然。《周礼》冬至日采毒药以攻疾。《内经》有大毒治病，常毒治病，小毒治病之论。扁鹊云：吾以毒药活人。盖无毒之品，不能攻病，惟有毒性者，乃能有大力，凡沉寒痼冷，及伤寒中阴等证，非附子不能驱阴回阳，故《本草》称其有斩关夺将之能，追魂夺魄之功。今人但因有毒二字，遂禁锢不用，使阴寒之证，无由复生。且有病则病受之，亦无余性旁及作毒，即使有毒却能令人生，有毒而生，不胜于无毒而死乎？〇一俗说：夏月忌用桂、附辛热等药。若是则治病用药，不必论证，只论四时可矣。夏月天炎，便用寒凉药；冬月天寒，便用温热药；春秋不寒不热，便用平和药。有是理乎？如盛冬伤寒传经阴证，治用石膏、大黄、承气之类，岂以冬月天寒，便当忌用寒凉耶？若夏月本属伏阴在内，而人又多食冷物，或冷水洗浴，或裸体贪凉，故中阴中寒之证，夏月更多，岂以夏月阴寒之证，亦忌用温热，以视其死耶？夏月疟痢，每多夹阴之证，即当同伤寒阴证治法，非温补不能救，而况乎直中阴经之证，舍桂、附更将奚恃乎？第人不能辨认，故只知温热当忌耳。岂知寒凉杀人，易如反掌耶？往往见治夹阴疟痢，亦同治邪疟热痢法，直以芩、连、大黄之类杀之。遇中阴寒证，不曰中暑，便云受热，直用白虎汤、香薷饮之类杀之。辛热固当忌矣，不知寒凉杀人，亦当忌否？〇一俗说：治重病先须用药探之，方为小胆细心。愚谓此非小胆也，非细心也，第无目耳。试看门前无目乞儿，以竹棒点地，探途路也，扪墙摸壁，探门户也。纵探得是路，又不知是坑、是埂，纵探着有门，又不知是庙宇、是住宅。何如有目者，一目了然，既看得清，又毫不费力。故治病而用探法。再探不着；即探着，亦探不清。况从来重病最易哄人，大实偏似虚，大虚偏似实，大寒偏似热，大热偏似寒。探着相似处，必与真处相反，再待探着真处，而前之反药，已不可救矣。惟有目医人，一眼觑定病人之真情，或大泻实，或大补虚，一发中的，使久病立效，危病立安，岂不直捷痛快！何用东掏西摸，作瞎子行径？若危急之证，能待尔纵容细探乎？〇一俗说：产后服不得人参。此极不通之论，不知出自何书？有何引据而为此语，以误人命？遂令家喻户晓，见有用人参以救产妇者，必群力阻之，坐视其死而后已。彼谓产后服不得人参者，恐其补住污血，不得行耳。抑知气行则血行，气滞则血滞，然气之所以滞者，气虚故也；气之所以行者，气旺故也。故必用人参以补气，气旺则气行，而污血自行，必无补住不行之理。况产后虚证甚多，要紧处不专在行污，安可单为污血而置性命于不问乎？丹溪云：产后当以大补气血为主，一切杂证皆从末治之。彼有杂证者，尚以补气血为主；若无杂证，而一味是虚，岂反不当用补乎？又《证治准绳·产后门》中，开首一方是独参汤，产后眩晕者主之。奈何今人恶生好死，一任产妇发寒发热，出汗作泻，神昏气乱，虚证百出，一息奄奄，犹必不肯用人参拯救。最喜专门女科，动加以产后惊风之名，于益母、泽兰通套药中，加以钩藤、僵蚕、秦艽、天麻之类，使产妇虚而益虚，虽欲不死，不可得也。〇一俗说：吐血服不得人参。一见血证，便云是火。固不可谓此证必无火，然不可谓此证必皆是火。如担夫出力之人，纵酒受热之辈，初起自当清之，稍久其血去多，便已成虚，亦不得复谓之火矣。若富室娇儿，深闺弱质，不待吐血后血枯气竭，然后成虚，即吐血之先，原因虚而后吐。盖气耗则血出，气固则血止。气虚不能摄血，血乃走漏，冲口而出。气虚不能嘘入经络，血亦渗泄咳咯而出。故不独失血之后，当补气生血，以复其固有；即血未止之时，急当重固其气，所谓血脱者必先益气。又谓有形之血，不能骤生；无形之气，所宜急固也。今人治此证，必曰有火。凉之而血不止也，又曰是肺火；润之而血不止也，又曰是阴火；滋之而血不止也，又曰气逆上行，降之而血不止也，又曰宜去污生新，荡涤之而血不止也，又曰宜保肺清金；保之、清之而血不止也。更有谓宜急于止血者，止之而血愈不止也；且有用大寒以冰伏之，而元气愈亏，血愈不止也。何也？总未得补气固血之法也。故人谓吐血不可用参，余谓吐血必须用参。人谓要用参，须待血止；余谓不用参，血必不止。直待血吐尽，而后议补，用参晚矣。血已竭而难生，气已空而难复，损证成矣，无可救矣。〇一俗说：某医用药稳妥，某病服药相安。盖用药以中病为贵，服药以得效为凭。若不必求其中病，而但曰稳妥，则不如饮汤之为更稳妥也。不必求其得效，而但曰相安，则不如饮水之为更相安也。其真稳妥者，在于轻重得宜，补泻恰当，见之似可畏，服之必奏功，此则真稳妥也。若真相安者，重病服之顿减，轻病服之立除，安之云者，病却而复于安康无事之谓也，此则真相安也。今则不然，但见药味则至浮至淡，数则至少至微，举方不令人惊，误服亦无大害，此今之所以稳妥也。吾恐不痒不疼，养瘿为患，虽不伤人于目前，必贻祸患于异日。人方喜其稳妥，孰知其大不稳妥者，即由之而伏也。又若病人服药，不增不减，无是无非，到口无臭味之可憎，入腹无功过之可指，此今之所谓相安也。吾恐因循日久，邪气不退则日进，正气不长则日消。人方幸其相安，孰知其大不相安者，即随之而至也。〇一俗说：用补药要关住贼邪在内。此一语最易动人，最易害人。如新伤食滞，伤寒阳证，传经热邪，时令邪疟，结热下痢，如此等证，自无用补之理，亦必无妄补之人。彼所议者，不在此种实邪之证，而在阴盛阳衰，正虚邪凑，断当用补，断当急补，而不可游移延缓者。如伤寒阴证，阴寒下利，及寒疟、三阴疟，夹阴痢疾，脾虚成鼓，脏寒胀满，吐泻欲脱等证，俱宜以温补为主，正气旺则邪气自除，阳气回则阴邪自退，皆当急补，惟恐补之不早。稍一迟延，邪炽正衰，阴凝阳灭，命即危殆。乃亦以关住贼邪为词，眩惑病人。以致倾命。如此俗说，真是贼邪，

愿医家同以慧剑斩之。（《医验录》）

病家误，早失计，初时抱恙不介意，人日虚兮病日增，纵有良工也费气。病家误，不直说，讳病试医工与拙，所伤所作只君知，纵有名家猜不出。病家误，性躁急，病有回机药须吃，药既相宜病自除，朝夕更医也不必。病家误，在服药，服药之中有窍妙，或冷或热要分明，食前食后皆有道。病家误，最善怒，气逆冲胸仍不悟，岂知肝木克脾元，愿君养性须回护。病家误，苦忧思，忧思抑郁欲何之，常将不如己者比，知得雄来且守雌。病家误，好多言，多言伤气最难痊，劝君默口疑神坐，好将真气养真元。病家误，染风寒，风寒散去又复还，譬如城郭未完固，那堪盗贼更摧残。病家误，不戒口，口腹伤人处处有，食饮相宜中气和，鼓腹含哺天地久。病家误，不戒慎，闺房衽席不知命，命至颠危可若何？愿将好色人为镜。（程钟龄）

医述卷三　伤寒提钩

伤　寒

经义

黄帝问曰：今夫热病者，皆伤寒之类也。或愈或死，其死皆以六、七日之间，其愈皆以十日以上者，何也？岐伯对曰：巨阳者，诸阳之属也，其脉连于风府，故为诸阳主气也。人之伤于寒也，则为病热，热虽盛不死；其两感于寒而病者，必不免于死。帝曰：愿闻其状。岐伯曰：伤寒一日，巨阳受之，以其脉经头项循腰脊，故头项痛，腰脊强。二日阳明受之，阳明主肉，其脉侠鼻络于目，故身热目疼而鼻干，不得卧也。三日少阳受之，少阳主胆，其脉循胁络于耳，故胸胁痛而耳聋。三阳经络皆受病，未入于腑者，可汗而已。四日太阴受之，太阴脉布胃中络于嗌，故腹满而嗌干。五日少阴受之，少阴脉贯肾络于肺，系舌本，故口燥舌干而渴。六日厥阴受之，厥阴脉循阴器而络于肝，故烦满而囊缩。三阴经络皆受病，已入于腑者，可下而已。三阴三阳，五脏六腑皆受病，营卫不行，五脏不通则死矣。其不两感于寒者，七日巨阳病衰，头痛少愈；八日阳明病衰，身热少愈；九日少阳病衰，耳聋微闻；十日太阴病衰，腹减如故，则思饮食；十一日少阴病衰，渴止不满，舌干已而嚏；十二日厥阴病衰，囊纵少腹微下，大气皆去，病日已矣。帝曰：治之奈何？岐伯曰：治之各通其脏脉，病日衰已矣。其未满三日者，可汗而已；其满三日者，可泄而已。若其寒邪传不以次，与夫专经不传，表里变易，则随证脉处治，吐、下、汗、和，早暮异法。帝曰：热病已愈，时有所遗者何也？岐伯曰：诸遗者，热甚而强食之，故有所遗也。若此者，皆病已衰而热有所藏，因其谷气相薄，两热相合，故有所遗也。帝曰：治遗奈何？岐伯曰：视其虚实，调其逆从，可使必已矣。帝曰：病热当何禁之？岐伯曰：病热少愈，食肉则复，多食则遗，此其禁也。帝曰：其病两感于寒者，其脉应与其病形何如？岐伯曰：两感于寒者，病一日则巨阳与少阴俱病，则头痛口干而烦满；二日则阳明与太阴俱病，则腹满身热，不欲食，谵言；三日则少阳与厥阴俱病，则耳聋囊缩而厥，水浆不入，不知人，六日死。（《素问》）

伤寒有汗出而愈，下之而死者；有汗出而死，下之而愈者，何也？然：阳虚阴盛，汗出而愈，下之而死；阳盛阴虚，汗出而死，下之而愈。（《难经》）

伤寒有三说

寒之伤人也有三：雾露风雨，冬春霜雪，此天之寒气也；幽居旷室，砖地石阶，大江深泽，邃谷高山，此地之寒气也；日食寒物，脏冰瓜果，此人之寒气也。（柯韵伯）

脉法

伤寒邪，无定体，或入阳经，则太阳为首；或入阴经，则少阴为先。其脉以浮紧而有力、无力，可知表之虚实；沉紧而有力、无力，可知里之虚实；中而有力、无力，可知阴阳之吉凶。（张景岳）

浮、沉、迟、数，本不可以脏腑分，既有阴阳之可名，即以阳表、阴里、腑阳、脏阴定之，以为病所在耳。试观脉之浮，为在表，应病亦为在外。然脉浮亦有里证，或表邪初陷，或里邪欲出，究竟不离于表，故主表，其大纲也。沉为在里，应病亦为在里。然亦有表证，或阳病见阴而危，或阴出之阳而愈，究竟病根于里，故主里，其大纲也。数阳主热，而数有浮、沉，浮数主表热，沉数主里热。有病在脏者，然其由必自腑，以阳脉营其腑，故主腑也。迟阴主寒，而迟亦有浮、沉，浮迟应表寒，沉迟应里寒。有病在腑者，然其根必自脏，以阴脉营其脏，故主脏也。（柯韵伯）

浮为在表，浮而有力为伤寒，浮而无力为伤风；沉为在里，沉而有力为传经里证，沉而无力为直中里证。迟为寒，主病在脏；数为热，主病在腑。人迎大者为外感；气口大者为内伤。脉大为病进，为邪气盛；脉缓为病退，为正气复。寸脉迟弱者，不可汗；尺脉细弱者，不可下。汗后脉如前状，表证仍在者，重汗之；下后脉如前状，里证仍在者，重下之。发狂谵语，脉沉细者死；厥逆蜷卧，脉浮洪者生。发热，脉浮洪者生，脉沉细者死。发汗后，脉平静者生，脉躁乱者死。（《伤寒五法》）

传经

太阳者，巨阳也，为诸阳之首。膀胱经病，若渴者，自入于本也，名曰传本。○太阳传阳明者，名曰循经传。为发汗不彻，利小便，余邪不尽，透入于里也。○太阳传少阳者，名曰越经传。为初受病，脉浮无汗，当用麻黄而不用之故也。○太阳传少阴者，名曰表里传。为得病急，当发汗而反下之，所以传也。○太阳传太阴者，名曰误下传。为初受病，脉缓有汗，当用桂枝而反下之所致也。○太阳传厥阴者，为三阴不至于首，惟厥阴与督脉上行，与太阳相接，名曰循经得度传。（《此事难知》）

伤寒传经，由表入里，邪气以渐传深。故一、二日始于太阳，二、三日传至阳明，三、四日少阳，四、五日太阴，五、六日少阴，六、七日厥阴，此论其常耳。变则不可拘以日数，其传至厥阴，为传经尽，不复再传。成氏曰：六日厥阴为传经尽，七日不愈者谓之再传，再自太阳传，十二日再至厥阴，十三日当愈。不愈者，谓之过经，言再过太阳经，谬矣。马仲化曰：自太阳以至厥阴，犹人由户升堂入室。厥阴复出传于太阳，奈有少阴、太阴、少阳、阳明以隔之，岂有遽出而传太阳之理？此斥再传之非，诚千载断案。惜乎释七日病衰，义犹未明，使后人不能绝无障蔽耳。然则邪气之入，果无自里而出于表者乎？无欲传之出，有欲愈之出也。《太阳篇》曰：欲自解者，必当先烦，乃有汗而解。何以知之？脉浮故知汗出解也。此以脉浮为邪气还表，知是向安之兆，不待更用汤药，邪自外散。散则复何传焉？须知里邪不出则已，出则欲愈，非复欲传也。或曰：《论》云太阳病，头痛至七日以上自愈者，以行其经尽故也。若欲再作经者，针足阳明，使经不传则愈。此非一日至六日，传遍三阳三阴经，至七日当愈，不愈则太阳之邪再传阳明者欤？曰：伤寒始于太阳，以次终于厥阴，为传经尽。诸经受病，凡七日自愈者，为行其经尽。太阳病，至七日头痛自愈者，以行太阳经尽故也。邪气行来，始终只在太阳一经，而尽其七日，当愈之数也。《论》云：发于阳者七日愈，以阳数七故也。若七日以上不愈，欲过太阳而作再经，当针足阳明，迎而夺之，使不传阳明则愈。细玩行其经尽之句，不曰传经尽，则仲景之意昭然。成氏谬以行其经尽为传遍六经，乃有自太阳再传之说耳。若果传遍六经，厥阴之邪再传太阳，太阳再传阳明，则于厥阴未传太阳之前，预针太阳矣，何必待欲传阳明，而后针阳明哉？或曰：《霍乱篇》有曰十三日愈，所以然者，经尽故也。此非伤寒六日传遍三阳三阴，后六日再传经尽，十三日当愈者欤？《太阳篇》有曰：伤寒十三日不解，过经谵语者，以有热也，当以汤下之。此非十二日再传经尽，十三日不愈，谓之过经者欤？曰经尽者，如太阳行其经尽之谓也。由太阳受病，于一日至七日，为行太阳经尽之例，推之则诸经皆可屈指而期矣。阳明受病于二日至八日自愈者，为行阳明经尽；少阳受病于三日至九日自愈者，为行少阳经尽；即四、五日至三阴经上，次第至十二日自愈者，为行厥阴经尽；十三日当大气皆去，精神爽慧之期也。故曰：若过十三日以上，不问尺寸，陷者大危。其曰三十日不解，过经谵语者，止以当解之期不解，乃过于经而入于里。谵语者，此为内实而结于里也，当以汤下之。此泛言过经，不专指何经也。何尝有再传经尽，谓之过经之旨哉？（闵芝庆）

闵氏六经传尽不再传之说，实本于《内经》病邪递传，一脏不两伤，两伤则死之理。谓传经，凡言日者，概不可以日数拘也。尤为破的。但亦有应申明者，《经》云一日太阳受之，不过云太阳病始于此一日耳。在太阳数十日不罢，皆可谓之在太阳一日分内也，故有始终生死于太阳者。此仲师设有过经不解专篇，乃为《伤寒论》不传经病言也。二日阳明受之者，亦以太阳传阳明之始为二日。在太阳者暂，即日传阳明，固阳明之二日也；在太阳者久，七、八日始传阳明，亦为阳明之二日也。其余各经递传，言三、四、五、六日，概如是矣。必言七日者，自太阳始受，病计至七日愈，藉日以明其递传之次耳。如人自此起，行至某处，七日之程，其行之迟速，至之先后，则不可计。闵氏以为七阳数也，仍似执论。余谓太阳病愈之日，即为七日，更觉明爽。是凡阳明受邪之日，皆为二日，不过计太阳始传于阳明之次耳。然则在阳明为久为暂，得愈之日，皆为八日，亦不必谓七日合阳数也。诸经得愈之日，亦皆如此。似不合《经》文，而深合于《经》旨也。何则？《经》文示天下万世以成宪，故不得不藉日以明其次第，使人知六经受病及愈日之纪也。其实病邪迁变，倏忽无常，何可以日计乎？知计日以言经，却不计日以察病，斯可与言遵经治病矣？及病邪已入厥阴，重言复传太阳，则合考《内经》、仲师之论，并无此说，可明其妄。盖人身内而脏腑，外而经络，邪无自厥阴得入太阳之道路，如邪已透表，则升散矣，焉有自里透表，复自表入里者哉？试问：古今来，自厥阴复传太阳者，何人曾治此病乎？今人患伤寒，病在三阳经，生死决矣，直中阴经者有之，传至阴经者已少，况六经传遍乎？以今人禀弱者多，世医操术不明者不少，不俟传遍已死矣，所以见治六经传遍之伤寒病者，寥寥也。《伤寒论》虽如是分别六经，而病者未必尽分疆画界。初得之时，两经皆病者，三经皆病者，甚多；此未尽而彼已传者，亦复不少；阳经未尽，亦有入于阴经者；又常见太、少两阴经俱病者；又常见三阴经俱病者。所以仲师设《合病篇》以论病，《并病篇》以论治也。合病、并病，虽独言三阳，乃举一隅也，岂不可推之三阴乎？若不能推，则虽有书充栋，亦无用矣。（魏荔彤）

传足经不传手经

世医谓伤寒传足经，不传手经。陶节庵辨其非，谓人身气血，昼夜循环不息，岂有不传手经之理。谓其伤足经不伤手经则可，若言传足经不传手经则非也。然思寒邪，何以只伤足经，不伤手经？其说犹有所未喻，终夜思之，始得其意。夫足之三阳，由头至足，足之三阴，由足至腹，人身背、面、前、后、两傍，直至于足，皆足六经主之。若手之三阳，不过始于手，终于头；手之三阴，不过始于腹，终于手。是手之六经所主，两手而已，其及头与胸者，亦无多也。况人之伤寒，多从头、面、背、足得之，未闻另有手感寒邪者。此节庵所以谓伤足不伤手也。（余傅山）

伤寒传变，止言足经，不言手经，其义本出《素问》，草窗刘氏不明其理，遂谬创伤寒传足不传手之说，谓足经所属水、木、土，水寒则冰，木寒则凋，土寒则坼，是皆不胜其寒也。手经所属金与火，金得寒则愈坚，火体极热，寒不能袭，所以伤寒只传足经，不传手经。巧言要誉，昧者称奇。夫人之金、火两脏，不过以五行之气各有所属耳，岂即真金真火不能毁伤者耶？斯言一出，遂起人疑，致有谓足经在下，手经在上，寒本阴邪，故传足也。有谓足之六经，皆东北方隅之气，手之六经，皆西南方隅之气，寒气中人，必在冬春，同气相求，故先自水经以及木、土，而金、火则无犯也。有谓无奇经，则无伤寒，奇经惟附于足也。纷纷议论，其说皆谬。夫人之血气，周身流注不息，岂传遇手经而邪有不入者哉？且寒之中人，必先皮毛，皮毛者肺之合也，故在外则有寒慄、鼻塞等证，在内则有咳喘、短气等证，谓不传于肺乎？其入手少阴、厥阴也，则有舌苔拂郁，神昏语乱等证，谓不传于心包络乎？其入手阳明也，则有泄泻、秘结等证，谓不传于大肠乎？其入手太阳也，则有癃闭、不化等证，谓不传于小肠乎？其入手少阳也，则有上下不通、痞、满、燥、实等证，谓不传于三焦乎？再观本节，三阴三阳，五脏六腑皆受病，岂手经不在内乎？然本《经》之不言手者何也？盖伤寒者，表邪也。欲求外证，但察周身上下脉络，惟足六经则尽之矣，手经无能遍也。且手经所至，足经无不至者，故但言足经，而手经在其中矣。此本《经》所以止言足者，为察

周身之表证也。义本易见，而疑辨至今，皆惑于刘氏之妄言耳。（张景岳）

前辈有伤足不伤手之说。夫心主营，肺主卫，风寒来伤营卫，即是手经矣。且大肠接胃，俱称阳明；小肠通膀胱，俱称太阳。伤则俱伤，何分手足？如大便硬，是大肠病，岂专指胃？小便不利，亦小肠病，岂专指膀胱？且汗为心液，如汗多亡阳，岂止坎中之阳，不干膻中之阳？不明仲景六经，故有传经之妄。（柯韵伯）

看目

凡治伤寒，先观两目。若见目赤，唇焦舌黑，脉洪数有力，大便实，大渴谵语者，属阳毒也，当下之。若见目黄，小便短涩，口渴恶热者，属湿热也，当分利之；若小水自利，大便色黑，少腹硬满而痛者，属蓄血也。痉病目赤，衄血，目瞑，两眦黄者，病欲愈也。开目见人属阳，闭目不欲见人属阴。睛明能识人者可治。睛昏不识人，或目睛上视，眼小目瞪，直视邪视，目睛正圆，戴眼反折，眼胞陷下者，皆死证也。目不了了者，睛不和，不明白，谓见一半不见一半也，此因邪热结实于内，上蒸于目。但大便得通，目自明矣。（《全生集》）

辨舌

凡看舌苔湿润者吉，燥涩者凶。舌苔白滑者，邪未入腑，当汗解之。黄苔燥渴者，邪已入腑，当下之。黑苔芒刺，燥渴亢极者，则难治也，亦当下之。若不燥渴，身不热，舌黑苔滑者，属阴寒也，当温之。若舌卷焦黑而燥者，属阳毒也，亦当下之。舌青苔滑，无热不渴者，属阴毒也，亦当温之。凡舌红者吉，青黑者凶。黑而紫者为阴寒，赤而紫者为阳热。舌乃心之苗，红色应南方火，本色见，故吉；黑属北方壬癸，肾水来克心火也，故凶。舌硬、舌卷、舌短、舌强者，皆难治。舌短缩，语言不清，神昏脉脱者，死。阴阳易，舌出数寸者，死。热病黑苔燥渴者，乃邪火内炎，故舌上易生苔刺，不在死例。（全生集）

按胸腹

胸者，半表半里也。先看病人目、舌，次问其胸前痛满与否。若不痛满，知邪尚在表也；若痛满未经下者，即半表半里证也；已经下者，即结胸证也。如邪在表，焉有胸痛胀满之理？故问其胸，可以知邪之传与未传也。〇腹者，阴也里也。既问其胸，次按其腹。若不胀痛，知邪尚未入里，邪若入里，则腹必胀痛矣。若腹满不减，痛甚不止者，此里实也，乃可攻之。若腹满时减，痛则绵绵者，里未实也，不可急攻。故按其腹，可以知邪之实与未实也。（陈养晦）

察形体

凡看病人，若身轻自能转动者，易治；身重不能转动者，难医。若身热口渴，揭去衣被，扬手掷足，脉来洪数有力者，此为阳证，法当下之；若身无热，欲盖衣被，蜷卧不渴，脉来沉细无力者，此为阴证，法当温之。若口噤难言，手足牵引者，曰风证；若叉手冒心者，此因发汗过多，曰虚证。若两手循衣摸床者，曰撮空，此为肝热乘于肺金，元气不能自主，神去魂乱也。若身如被杖，疼重如山，不能转侧者，此为阴毒；若身体重痛，手足难移，小水短涩者，此名风湿；若身汗如油，喘而不休，形体不仁，乍静乍乱，脉浮洪者，此为命绝。（《全生集》）

验二便

医者欲知病人脏腑寒热虚实，必要问其从内走出者，故凡病当验二便。以小便不利，小便赤，验其里热；以小便利，小便白，验里无热。以大便不通，大便硬，验其里热；以自下利，下利清谷，验其里寒。治病，以二便定人寒、热、燥、湿、虚、实，再无差误。例如大便干结，知其热矣，然有大便下利清水而为热者，人多忽之矣。小便黄赤，知其热矣，然有小便色白混浊而为热者，人多忽之矣。又如大便干结，知其热矣，亦有血枯津竭，用不得苦寒者。小便黄赤，知其热矣，亦有食滞中焦，溲黄混浊，用寒凉反不清，用辛温而清利者。（《伤寒大白》）

大肠、小肠俱属于胃，欲知胃之虚实，必于二便验之。小便利，屎定硬；小便不利，必大便初硬后溏。今人但知大便硬、大便难、不大便者为阳明病，亦知小便难、小便不利、小便数少、或不尿者皆阳明病乎？（柯韵伯）

阳经分经腑

三阳病在经者，可汗而已。凡言经者，皆邪舍于皮肤也。然经行皮之里，肉之内，邪之客于经也，有太阳之经，有阳明之经，有少阳之经，故可发、可解、可和。仲景云：三阳病在经者，不可下，下之为痞满，为结胸。〇三阳病入腑者，可下而已。凡言腑者，皆邪居于肠胃也。然腑主藏水谷，传糟粕，邪之入于腑也，有自太阳入腑者，有自阳明入腑者，有自少阳入腑者，故可下、可清、可攻。仲景云：三阳病在腑者，不可汗，汗之为谵语，为厥竭。经腑分明，则汗、下不致混乱也。（《伤寒五法》）

阴经分传中

邪自阳经而入阴经，谓之传经，可攻而已。凡言传经者，言邪自外入内，为实为热，不可用温药，误投必动阴血，是实其实也。〇邪不由阳经而径入阴经，谓之直中，可温而已。凡言直中者，言邪不从阳经而入，为虚为寒，不可用寒药，误投必致杀人，盖虚其虚也。能明传中，则理中、承气，各当其用矣。（《伤寒五法》）

太阳经腑病

太阳者，膀胱也。太阳在表，邪未入腑，则小便如常，口亦不渴，但头疼，发热恶寒，脊项强，无汗，此邪在太阳之经，当发表之；邪传入腑，外有表证，内见小便赤，口渴，名曰腑病，故用五苓散，以桂枝解经邪，以猪苓、茯苓去本腑之邪热也。（《伤寒五法》）

阳明经腑病

阳明经病者，表病里和也；腑病者，里病表和也；经腑同病者，表里俱病也。经病，见目痛鼻干，无便闭、谵语、恶热诸证，在经则不可下；腑病，见恶热自汗，便结，无头疼、恶风、恶寒诸证，入腑则不可汗。然则汗者，汗阳明之经，非汗阳明之腑；下者，下阳明之腑，非下阳明之经。故经腑病治不同，不可误以经为腑，以腑为经也。（《伤寒五法》）

三阴热病

三阳经，有阳证无阴证。三阴经，有阴证有虚证，人多知之；三阴经有阳证，则人不知也。夫热邪既传入阴经，则热深厥亦深，身反无热，脉反沉细。不知阳厥手足虽冷，犹能举动，不比阴厥手足冷而不得动移也。阳证身虽不热，口中必干，不比阴证之口中和也。阳证脉虽沉细，重按必细而数，不比阴证之脉沉细而迟也。更有大分别者，三阴寒病，神志清爽；三阴热病，神识昏迷。三阴寒病，口干不能饮水；三阴热病，口干必然消水。三阴寒病，二便清利；三阴热病，二便赤涩。一阴一阳，天壤各殊也。（《伤寒大白》）

表里虚实

自汗为表虚，无汗为表实；下利为里虚，便闭为里实。此定论也。若虚中有实，实中有虚，则又不可以常理论矣。何者？伤风自汗为表虚，倘热邪入腑，熏泄腠理而自汗者，实也。此表虚之中又有实也。伤寒无汗为表实，倘其人本虚而不能作汗者，虚也。此表实之中又有虚也。下利为里虚，倘传经入腑而下利肠垢者，实也。此里虚之中又有实也。便闭为里实，倘津液内竭，及老弱久病而便闭者，虚也。此里实之中又有虚也。若能审证确当，则可以万全，自无虚实颠倒之患矣。究而论之，麻黄为泻，但能泻表之实，不能泻里之实；桂枝为补，但能补表之虚，不能补里之虚；承气为泻，但能泻里之实，不能泻表之实；姜、附为补，但能补里之虚，不能补表之虚；调胃为泻，但能泻中焦之实，不能泻上、下焦之实；建中为补，但能补中焦之虚，不能补上、下焦之虚。此虚实用药之不同也。（《伤寒五法》）

表里分治

伤寒须分表里，表里不分，汗下差误，岂为上工！且如均是发热，身热不渴为表热，小柴胡汤加桂枝主之；厥而脉滑为里热，白虎汤加人参主之。均是水气，干呕微利，发热而咳为表水，小青龙汤主之；身凉表证罢，咳而胁下痛为里水，十枣汤主之。均是恶寒，有热恶寒者，发于阳也，麻黄、桂枝、小柴胡汤主之；无热恶寒者，发于阴也，附子汤、四逆汤主之。均是身痛，脉浮，发热，头痛身痛者，为表未解，麻黄汤主之；脉沉自利身痛者，为里未和，四逆汤主之。（王好古）

里中之里

伤寒之邪，三阳为表，三阴为里，人皆知之，而里中之里，人所不知也。何谓里中之里？阳明胃腑是也。三阳三阴之邪，一入胃腑，则无复传，故曰里中之里也。或谓三阴经脏也，阳明胃腑也，岂有腑深于脏者乎？答曰：阳明居乎中土，万物所归，无所复传，犹之谿谷，为众水之所趋也。夫以阳经与阴经较，则三阴为深；以阴经与胃腑较，则胃腑为尤深也。三阳三阴之经，环绕胃腑，处处可入。有自太阳入腑者，有自本经入腑者，有自少阳入腑者，有自太阴入腑者，有自少阴入腑者，有自厥阴入腑者。一入胃腑，则无复传，故曰里中之里也。治伤寒者，先明传经、直中，即于传经之中辨明表里，更于表里之中辨明里中之里。如此则触目洞然，治疗无不切中矣。（《医学心悟》）

阳证似阴

阳证者，热证也。使阳证而见阳热之象，人所易知；设阳病而反见阴寒之象，则人惑之矣。例如太阴病下利，日十余行，必自止，以脾家实，秽腐当去故也。又如少阴病四逆，其人或咳或悸，四逆散主之，少阴病自利清水，色纯青，而用大承气汤者，厥阴病手足厥冷，用吐之者，厥阴先发热而后发厥，用四逆散者，凡此皆是阳证似阴之候也。（《伤寒大白》）

阴证似阳

阴证者，不从阳经传人，寒邪直中三阴之谓也。夫阴证而见阴象，人人知之；设阴证而反见阳象，人则惑之矣。例如少阴病下利清谷，里寒外热，手足厥逆，脉微欲绝，身反不恶寒，其人面赤色，或咽痛者；又如厥阴伤寒，六、七日不下利，便发热而利，或大汗出，热不去，身体拘急，四肢疼痛者；与夫阴极发躁，欲坐泥水中者，凡此皆阴极似阳之证。然究其实，则大有分别。按：下利清谷，手足厥逆，已是阴证，且得脉微欲绝，则阴证更有确据。此之不恶寒，面赤色，乃是真阳外脱；此之咽痛，乃是虚阳上浮。再按：阳证，若大汗出，其热必去，身体当不拘急，四肢当不疼。今大汗出，热反不去，身体反拘急，四肢反痛，则此之汗，非表

邪之汗，乃是亡阳之汗；此之热，非阳邪之热，乃是虚阳外脱之热；此之拘急身痛，非表证之候，乃是亡阳之候矣。（《伤寒大白》）

凭脉不凭证

如《经》所谓结胸证，应下之；其脉浮者，不可下。此又非发热七、八日，虽脉浮数者，可下之证也。又如谵语，发潮热，脉滑而疾者，小承气汤主之；因与一升，明日不大便，脉反微涩者，不可更与承气汤。此又非汤入腹中转失气者，乃可攻之之证也。又如发热恶寒，脉微弱尺中迟者，俱不可汗。此又非在表宜汗之证也。此凭脉不凭证之治法也。（《伤寒类证》）

身寒厥冷，其脉滑数，按之鼓击于指下者，非真寒也，此则阳盛格阴也。身热脉数，按之不鼓击于指下者，非真热也，此乃阴盛格阳也。此所谓取脉不取证也。（陶节庵）

凭证不凭脉

伤寒必须审证施治，有脉与证相合者，则易于识别；若脉证不相符，却宜审的急缓治之。有但凭证而不凭脉者，有但凭脉而不凭证者。如《经》曰：脉浮大，心下硬，有热属脏者，攻之，不令发汗。此又非浮为在表之谓也。又如促脉为阳盛，若下利喘而汗出者，用葛根黄芩黄连汤；若厥冷脉促，为虚脱，非灸非温不可。此又非阳盛见促之谓也。又如阳明病，脉迟不恶寒，手足濈然汗出者，用大承气汤。此又非诸迟为寒之谓也。又如少阴病，始得之，反发热，脉沉者，宜麻黄附子细辛汤。此又非沉为在里之谓也。此凭证不凭脉之治法也。（《伤寒类证》）

脉沉当下，脉浮当汗，固其宜也。然脉浮亦有可下者，谓邪热入腑，为大便难也。若大便不难，岂敢下乎？脉沉亦有可汗者，谓少阴病，为身有热也。若身不热，岂可汗乎？此所谓取证不取

脉也。（陶节庵）

脉证不同

少阴脉沉，始得之，反发热，似乎太阳。有不同者，其热不翕翕然，证无头痛。〇少阴腹痛下利，与太阴相似。有不同者，太阴不渴，少阴则渴，手足有温、厥之殊。〇温病与痉病，皆与太阳相似。有不同者，痉脉沉细，温病不恶寒而渴。〇伤风与中暍相似。有不同者，伤风不渴，中暍则渴。〇伤寒与冬温相似。有不同者，伤寒脉浮紧，冬温脉不浮。〇时行传染与伤寒相似。有不同者，时行传染脉不浮，伤寒脉浮。〇中湿与痉病，脉沉细虽相似，而证有不同者，痉则身不疼，湿则身疼。〇暑脉虚细，又曰微弱，又曰弦细芤迟，诸如此者，与痉脉、湿脉相似，而证不同者，暑则自汗而渴，湿则不渴身疼，痉则身不疼。〇太阳中风见寒脉，用大青龙，其证与太阳伤寒相似。有不同者，中风见寒脉，则有烦躁；太阳伤寒，则无烦躁。〇太阳伤寒见风脉，用大青龙，其证与中寒湿相似。有不同者，伤寒见风脉则浮缓，寒湿则脉沉细。（黄仲理）

伤寒无补法辨

伤寒一证，惟元气虚者为最重。虚而不补，何以挽回？奈何近代医流，咸谓伤寒无补法。古无是说，惟陶节庵有云：伤寒汗、吐、下后，不可便用参、芪，使邪气得补，而热愈盛。此说盖本于孙真人之言，云：服承气汤得利差，慎不可补。其意谓因攻而愈者，本为实邪，故不宜妄用补药复助其邪耳。初非谓虚证，亦不宜补也。今人之患伤寒者，惟劳倦内伤、七情挟虚之类，十居七、八，传诵伤寒无补者十有八、九，果能堪乎？其有尤甚者，则医本无术，偏能惑人，但逢时病，则必曰寒邪未散，何可用补？

若将邪气补住，譬之关门赶贼。此言又不知出自何典？乱道异端。又有一辈曰：若据此脉证，诚然虚矣，本当从补，但其邪气未净，姑俟清楚，方可用也。岂知正不能复，则邪必日深，焉能清楚？元阳不支，则变生呼吸，安可再迟？此不知死活之流也。又有一辈曰：此本虚证，如何不补？用人参七、八分，以青、陈之类监制，自然无害，是徒知有补之名，无补之实，些须儿戏，何济安危？而尚可以一消一补自掣其肘乎？此不知轻重之徒也。即或有出奇言补者，亦必见势在垂危，然后曰快补快补。夫马到临崖，收缰已晚，补而无济，必又曰伤寒用参者无不死。是伤寒无补之说益坚，而众人之惑益不可破，虽有仪、秦，不能辩也。夫伤寒之邪，自外而入，而病有浅深轻重之不同者，亦总由主气之有强弱耳。故凡主强者，虽感亦轻，以邪气不能深入也；主弱者，虽轻必重，以中虚不能自固也。此其一表一里，邪正相为胜负，正胜则生，邪胜则死。倘以邪实正虚，而不知固本，将何以望其不败乎？矧补以治虚，非以治实，何为补住寒邪？补以补中，非以补外，何为关门赶贼？即曰强寇登堂矣。凡主弱者，避之不暇，敢关门乎？既能关门，主尚强也，贼闻主强，必然退遁，不遁即被擒矣。谓之捉贼，有何不可？夫病情、人事，理则相同，未有正胜而邪不退者。故主进一分，则贼退一步，谓之内托，谓之逐邪，又何不可？矧如仲景之小柴胡汤，以人参、柴胡并用；东垣之补中益气汤，以参、术、升、柴并用。盖一以散邪，一以固本，此自逐中有固，固中有逐，又岂皆补住关门之谓乎？（《景岳全书》）

汗出不彻有三义

汗出不彻，其故有三：如邪在经络筋骨，而汗出皮毛者，此邪深汗浅，卫解而营不解，一不彻也；或以十分之邪，而出五分

之汗，此邪重汗轻，二不彻也；或寒邪方去，犹未清楚，遽起露风，而因虚复感，此新旧相踵，三不彻也。（《景岳全书》）

伤寒三表法

伤寒者，危病也。治伤寒者，难事也。所以难者，亦惟其理有不明，而不得其要耳。所谓要者，亦惟正、邪二者之辨而已。使知正气之虚实，邪气之浅深，则尽之矣。夫寒邪外感，由表而入者，亦必由表而出之。故凡患伤寒者，必须得汗而解。但正胜邪者，邪入必浅，此元气之强也；邪胜正者，其感必深，此元气之弱也。邪有浅深，则表散有异；正有虚实，则攻补有异。此三表之法，不容不道也。何谓三表？盖邪浅者，逐之于藩篱，散在皮毛也；渐深者，逐之于户牖，散在经络也；更深者，逐之于堂室，散在脏腑也。故浅而实者，宜直散直逐之，无难也；虚而深者，宜托散，但强其主，而邪无不散也。今姑举其略：如麻黄汤、桂枝汤、参苏饮、羌活汤、麻桂饮之类，皆单逐外邪，肌表之散剂也；又如小柴胡汤、补中益气汤、三柴胡饮、四柴胡饮之类，皆兼顾邪正，经络之散剂也；再如理阴煎、大温中饮、六味回阳饮、十全大补汤之类，皆建中逐邪，脏腑之散剂也。呜呼！以散药而散于肌肤经络者，谁不知之？惟散于脏腑者，则知之少矣。以散为散者，谁不知之？惟不散之散，则微之又微矣。余因古人之未及，故特吐其散邪之精义有如此。（《景岳全书》）

补中散表法

补者，所以补中，何以亦能散表？盖阳虚者，即气虚也，气虚于中，安能达表？非补其气，肌能解乎？凡脉之微弱无力，或两寸之短小而多寒者，即其证也。此阳虚伤寒也。阴虚者，即血虚也，血虚于里，安能化液？非补其精，汗能生乎？凡脉之浮芤不实，或两尺无根而多热者，即其证也。此阴虚伤寒也。然补则补矣，仍当酌其剂量。譬之饮酒，能饮一勺，而与一升，宜乎其困也。使能饮一斗，而与一合，其真蚍蜉之撼大树耳。（《景岳全书》）

寒中散表法

寒中者，所以清火，何以亦能散表？盖阳盛阴衰者，即水衰火盛也。水涸于经，安能作汗？譬之干锅赤裂，润自何来？但加以水，则郁蒸沛然，而气化四达。夫汗自水生，亦犹是也。如前论补阴补阳者，乃助精气也；此论以水济火者，乃用寒凉也。盖补者补中之不足，济者制火之有余。凡此者，皆能解表，其功若一，而宜寒宜暖，其用不侔，是有不可不辨。（《景岳全书》）

汗有六要五忌

汗由液化，其出自阳，其源自阴。若肌肤闭密，营卫不行，非用辛散，则元府不开而汗不出，此其一也。又若火邪内燔，血干液涸，非用清凉，则阴血不滋而汗不出，此其二也。又若阴邪固闭，阳气不达，非用辛温，则凝结不开而汗不出，此其三也。又若营卫不足，根本内亏，非用峻补，则血气不充而汗不出，此其四也。又若邪在上焦，隔遮阳道，不施涌吐，则清气不升而汗不出，此其五也。又若邪入阳明，胃气壅塞，不行通下，则浊气不降而汗不出，此其六也。凡此皆取汗之道，是即所谓六要也。何谓五忌？一曰热在表者，内非实火，大忌寒凉，寒则阴邪凝滞不散，邪必日深，阳必日败，而汗不得出者死。二曰元气本弱，正不胜邪者，大忌消耗，尤忌畏补，消耗则正气日消，不补则邪气日强，而汗不能出者死。三曰实邪内结，伏火内炎者，大忌温补，温则愈燥，补则愈坚，而汗不得出者死。四曰中虚气弱者，大忌发散，散则气脱，气脱而汗不能出，气脱而汗不能收者死。五曰病非阳明实邪者，大忌通泻，泻则亡阴，阴虚则阳邪深陷，而汗不得出者死。是即所谓五忌也。能知六要，而避五忌，伤寒治法，尽于是矣。（《景岳全书》）

房室非阴证辨

阴证者，寒邪直入三阴之经。以三阳主气，气衰无力拒寒故也。今人都以房劳后得病，不分阴阳脉证，辄命曰阴证，致令病家讳言，亦可笑矣。房劳得病，乃挟虚感邪，有阳证，有阴证，非必尽为阴也。（《已任编》）

凡病先犯房室，后成伤寒，世医无不为阴证之名所惑，往往投以四逆等汤，促其暴亡，而诱之阴极莫救。盖犯房劳而病感者，其势不过比常较重，如发热则热之极，恶寒则寒之极，头痛则痛之极。所以然者，以阴虚阳往乘之，非阴盛无阳之比也。（喻嘉言）

俗以有房室而患伤寒者为阴证，概用姜、附，不思有房室者，阴已先亏，用姜、附更竭其阴，殆矣。仲景治伤寒用姜、附，乃寒邪直中之证，所谓无热恶寒发于阴，非房室之谓也。或问：房劳而得热病者，何以治之？予曰：房劳之人，阴已先亏，热邪乘虚陷入，与妇人热入血室同例，清热养阴，是其治法。（《怡堂散记》）

饮食宜忌

凡伤寒，饮食有宜忌者，有不宜忌者。若病伤寒而食不断者，以邪犹在表，未深入也；及其稍深，而在半表半里之间，则食渐减矣；再入胸膈胃口，则全不食矣。邪既在胃，则胃口不饥，所以伤寒不食者，或十日，或二十日，皆无足虑，不可强食，强食助邪。或伤寒新愈，胃气初醒，尤不可纵食，纵食则食复。此皆宜忌也。至有不宜忌者，则如劳倦内伤之人，偶感寒邪，亦必发热，本非真正伤寒外邪内陷之病，所以外虽发热，而内则饥馁，每多思食。奈何庸昧之辈，但见发热，则曰饿不死伤寒，不论虚实，一概禁之。常见欲食者，索之不得，而且加之以克伐寒凉，饥肠受剥，虚者益虚，及胃气既脱，反不欲食矣。既欲救之，已无可及。余每借食为药，所活多人，而见禁食受毙者，亦已不少，故详言之。若病人时时觉饿而索食者，此其邪不在脏，胃中空虚而然，必不可禁。但不宜纵耳。且因此可察虚实，关系非小，不可忽也。（《景岳全书》）

《内经》言人受气于谷，谷入于胃，以传于肺，五脏六腑，皆以受气。谷不入，半日则气衰，一日则气少。平人不食，七日而死。则食固人之不可一日无者也。有病怒狂者，生于阳也，夺其食则已。《内经》止此一条暂禁其食，余无禁食明文。仲圣《论》中，首列桂枝汤服药，啜稀粥以助药力。夫学莫精于长沙，病莫重于伤寒，其不禁食也如此。其他诸书，惟干霍乱一证，戒与谷食，亦别无禁食之语。予思六淫诸病，邪盛里实，痰气壅塞，湿热痞满，停食胀闷，是虽与之食而不能强之，食而不欲，焉用禁为？若受邪本轻，病不在胃，胃饥欲食，斯可与之食矣。乃医者，遇病初发热，不审病情，即禁谷食。虽产后、婴儿，稍有外证，并入饿乡，谷汤不令入口，七日不愈，则复禁之，虽病者饥极求食，而防之甚严，往往胃气大伤，轻病致重，仍与克削之药，质实尚可幸生，质虚多致危殆。盖人赖胃气以生，药亦赖胃气以运。胃中气馁，药性不行，迨至阴阳将脱，始言与谷，而病者恶闻食臭，不能咽矣。予谓：病人不饥，则不必与食；如饥而欲食，则不当禁。须知谷气内充，则精胜而邪却，惟宜少食，勿令饱食耳。昔张会卿著伤寒饮食宜忌一则，切言禁食之非；柯韵伯亦以近之医家，妄禁病人谷食，为害不浅。乃今维扬等处，不知作俑何人，习而不察，并为一谈，牢不可破。予故窃取前辈之意而发明之，犹望其地之贤能出而主持，以娇风俗之惑，庶几体上天好生之德，而不致遗人祸殃也已。（《赤崖医案》）

治法要略

仲景治法，悉本《内经》。按：岐伯曰：调治之方，必别阴阳。阳病治阴，阴病治阳，定其中外，各守其乡。外者外治，内者内治。从外之内者，治其外；从内之外者，调其内。从内之外而盛于外者，先调其内，后治其外；从外之内而盛于内者，先治其外，后调其内；中外不相及，则治主病。微者调之，其次平之，盛者夺之。寒热温凉，衰之以属，随其攸利。此大法也。仲景《论》中所称发热恶寒发于阳，无热恶寒发于阴者，是阴阳之别也。阳病用白虎、承气以存阴，阴病用附子、吴萸以扶阳。外者用麻、桂以治表，内者用硝、黄以治里。其于表里虚实，表热里寒，发表和表，攻里救里，病有浅深，治有次第，方有轻重，是以定其中外，各守其乡也。太阳、阳明并病小发汗，太阳、阳明合病用麻黄汤，是从外之内者治其外也。阳明病，发热汗出，不恶寒，反恶热，用栀子豉汤，是从内之外者调其内也。发汗不解，蒸蒸发热者，从内之外而盛于外，用调胃承气，是先调其内也。表未解而心下痞者，从外之内而盛于内，当先解表，乃可攻里，是先治其外后调其内也。中外不相及，是病在半表半里，大、小柴胡汤治主病也，此即所谓微者调之。其次平之，用白虎、栀豉、小承气之类。盛者夺之，用大承气、陷胸、抵当之类矣。所云观其脉证，知犯何逆，以法治之，则寒热温凉，衰之以属，随其攸利之谓也。且汗、吐、下，出于岐伯，而利水、清火、调补等法悉具。其曰：有邪者，渍形以为汗；在皮者，汗而发之；实者散而泻之。此汗家三法。中满者，泻之于内；血实者决之。是下之二法。高者因而越之，谓吐。下者引而竭之，谓利小便。慓悍者按而收之，是清火法。气虚宜掣引之，是调补法也。夫邪在皮毛，犹未伤形，故制麻黄汤急汗以发之；邪入肌肉，已伤其形，故制桂枝汤啜稀粥以解肌。是渍形以为汗。若邪正交争，内外皆实，寒热互呈，故制大青龙加石膏以泻火。是散而泻之也。吐剂有栀豉、瓜蒂，分胸中虚实之相殊；下剂有大、小承气，调胃、抵当，分气血浅深之不同；利水有猪苓、真武辈，寒热之悬绝；清火有石膏、芩、连辈，轻重之差等；阳气虚，加人参于附子、吴萸中以引阳；阴气虚，加人参于白虎、泻心中以引阴。诸法井然，质之岐伯，先圣后圣，其揆一也。（柯韵伯）

伤寒纲领，惟阴阳为最。此而有误，必致杀人。然有纯阳证，有纯阴证，是当定见分治也。又有阴阳相半证，如寒之即阴胜，热之即阳胜；或今日见阴而明日见阳者有之，今日见阳而明日变阴者亦有之。其在常人，最多此证，惟明哲者之能辨也。然以阴变阳者多吉，以阳变阴者多凶。○三阳之经病，但见表证，则不可攻里。或发表，或微解，或温散，或凉散，或温中托里而为不散之散，或补阴助阳而为云蒸雨化之散。（张景岳）

凡风寒初感，不论何经，总为表证，皆当发汗。即少阴亦可发汗，如麻黄附子细辛甘草汤等证是也。在传经愈深，不论何经，总为里证，皆不当发汗。即太阳亦不可发汗，如抵当汤、五苓散等证是也。知乎此，方可以言表里，不致以三阳定为表，三阴定为里，固执不通之论所惑也。（魏荔彤）

阳明经有急下三法，以救津液：一汗多津越于外；一腹满津结于内；一目睛不慧津枯于中。少阴经有急下三法，以救肾水：

一本经水竭；一木邪涌水；一土邪凌水。○治阴证，以救阳为主；治伤寒，以救阴为主。伤寒纵有阳虚当治，必看其人血肉充盛，阴分可受阳药者，方可回阳。若面黧舌黑，身如枯柴，一团邪火内燔者，则阴已先尽，何阳可回耶？故见厥除热，存津液元气于什一，已失之晚，况敢助阳劫阴乎？（喻嘉言）

直中之伤寒，阴液未伤，急宜救阳，故有真武、四逆诸方；热病之伤寒，烁伤阴液，只宜救阴，故姜、附不可犯。（许宣治）

伤寒邪传入里，胃气实，则大便闭结；胃气虚，则大便泄泻。夫胃气实，何以便闭？缘病人胃气本实，邪热入胃，熏蒸激搏，津液干枯，是以便硬而闭结矣。譬之以火烧土，自然坚硬，宜以承气汤下之。胃气虚，何以泄泻？缘病人胃气本虚，邪气入胃，邪正相搏，邪胜正负，于是正气下陷而泄泻矣。譬之淤泥泞淖，益以雨淋，则流荡涣散。宜以理中汤温补之。此因病人元气虚实，而兼以外邪参之，一定不移之法。（俞傅山）

余历试伤寒病，本是热证，治以寒药，延绵数日，忽然变为寒证，此中气大虚不堪寒凉，改用温剂获效。又或阳证当下，医下太过，亦变为寒，此为坏证，改用热剂方愈。谚谓官打见在，吏打当该是也。故治伤寒活法，今日见热证，即用凉药；明日见寒证，即用热药；又明日复见热证，仍复用凉药。全在变通，不可拘执。（吴篁池）

问曰：如何是入阴者可下？答曰：阳入于阴者可下，非入太阴、少阴、厥阴，乃入三阳也。三阳者，非太阳、少阳、阳明之三阳，乃胃与大、小二肠之三阳也。三阳皆为腑，以其受盛水谷，传导有形，故曰入于阴也。仲景云：已入腑者可下。此之谓也。○汗本亡阴，以其汗多，阳亦随阴而走；下本泻阳，以其下多，阴亦随阳而走。故曰：汗多亡阳，下多亡阴也。○《评热论》藏字，此藏物之藏，非五脏之脏也。三阳经入藏，物之藏，是可泄也。帝问治，岐伯对以治之各通其藏脉，病日衰已矣。复言其未满三日可汗而已，其满三日可泄而已。三阳受病，未入藏者可汗；已入藏者可泄。若认藏字为五脏之脏，则前后颠倒不通；若认藏字作藏物之藏，则前后辞理皆顺矣。仲景曰：已入于腑者可下。《校正》云：腑字当作藏字。何疑之有？（《此事难知》）

凡治伤寒之诀，起先惟恐传经，传经则变生；其后惟恐不传经，不传经则势笃。（《尚论篇》）

表证当汗，脉浮急汗之，脉沉缓汗之。里证当下，脉浮缓下之，脉沉急下之。三阳汗当急，而下当缓；三阴汗当缓，而下当急。汗有大汗解表、微汗解肌之殊，下有急下少与、微和渗利之别。（王好古）

五法大旨

仲景治有表里证，有两解表里者，有只解表而里自和者，有只和里而表自解者，与先救里后救表，先解表后攻里，遂成五法。（柯韵伯）

一曰发，药用辛甘。盖表中之表，腠理致密，非辛甘不能发散，故曰发。发者正表也。○二曰解，解则轻于发，药用辛凉。盖腠理既疏，恶寒已罢，邪将化热，非辛不能解肌，非凉不能解热，故曰解。解者解肌肉也。○三曰和，和又轻于解，药用辛者轻，而凉者重。盖表邪将罢，欲入于里而未深入于里，曰表不可，曰里又不可，半表半里，发解两难，故曰和。和者和其表里也。○四曰攻，攻则重于和，药用苦寒。为表已罢，邪入于腑，结于肠胃，非苦寒不能攻，故曰攻。攻者攻实热也。○五曰救，救则与攻不同，热则攻而寒则救，药用温热。盖邪不由阳经而入，径中三阴，名曰直中，内寒盛极，阳气衰危，故曰救。救者救阳危也。〇五法之中，所谓表者汗也，攻者下也。然仲景治伤寒有汗、吐、下三法，今独去吐法者何也？盖三法皆为逐邪，而设邪在表则汗之，邪在胃之上脘则吐之，邪在里则下之。汗之、吐之、下之，皆逐邪也可知。吐之一字，原为邪在胃之上脘而设也。夫邪在表禁吐，邪在里亦禁吐，至于半表半里，汗、吐、下三法皆禁。今世方书，皆以吐为邪在半表半里，使后人受害者多矣。吐法取效者，十无一、二，受害者十常八、九，医者口能言之，而实不敢轻用也，故不列于五法中。（陈养晦）

按：吐药不止栀子也，诸药皆可为之。惟要确审胸胃之邪是寒、是热、是食、是水、是痰、是气？因何阻滞，使胸胃阳气不伸？遂以当用之药而吐涌之，自可愈也。如欲吐寒，则以干姜、桂皮之类；吐热，则以栀子、苦茶之类；吐食，平胃、食盐之类；吐水，五苓、生姜之类；吐痰，稀涎、橘皮之类；吐气，流气、枳、朴之类。但形气弱者，药宜少，仍当佐以补中益气等升药为妥；形气壮者，药宜多，更佐以瓜蒂、藜芦等猛药更效。凡煎吐药汤及调散，或用酸米汤，或用白汤，或用稀米粥，须备十余钟，令病者顿服一钟，即用指探吐，药出再服一钟，亦随用指探吐，药出再服再吐，以顺溜快吐为度，则头额、身上自有微汗，所有病证轻减，即为中病，不必尽服余药。若过吐之，即使病尽除，恐损胸中阳气也。近世之医，以吐为古法不可用久矣，皆因仲景之道不彰，其法失传，无怪乎其不敢用也。夫不知其妙，而不敢用，犹之可也。若竟委之曰古法不可用，则不可也。盖邪之在上者，非吐不愈。若如俗工所云，使病者畏不敢服，因循生变，致轻者重，重者死，夫谁之咎与？抑知汗、吐、下三法，用之诚当，其证无不立时取效，后之业医者，又安可只言汗、下两法，而置吐法于不用，致使古法沦亡也？（《医宗金鉴》）

六经禁例

足太阳膀胱经禁下，若下之太早，必变证百出。足阳明胃经禁发汗、禁利小便，犯之则重损津液，脉必代结。足少阳胆经禁汗、禁下、禁利小便，汗则犯阳明，下则犯太阳，利小便则使生发之气陷入阴中。太阳经一禁，阳明经二禁，少阳经三禁，此定禁也。至三阴经则无定禁，但非胃实仍禁下耳。（喻嘉言）

六经正义

仲景于诸病之表里阴阳，分为六经，清理脉证之异同，寒热之虚实，使治病只在六经。夫一身之病，俱受六经范围者，犹周礼分六官以总百职也。若伤寒，不过是六经中一证，叔和不知仲景之六经，是经略之经，而非经络之经，妄引《内经》热病论作序例，以冠仲景之书，而混其六经之证治。夫热病之六经，专主经脉为病，但有表里之实热，并无表里之虚寒，虽因于伤寒，已变成热病，即温病之互名，但有可汗可泄之法，并无可温可补之例。夫仲景之六经，是分区地面，所该者广，凡风寒湿热，内伤外感，自表及里，寒热虚实，无所不包。所以六经提纲，各立一局，不为经络所拘，勿为风寒画定也。太阳为开，故以之主表，而以脉浮、恶寒、头项强痛为提纲。阳明为阖，故以之主里，而以胃实为提纲。少阳为枢，少阴亦为枢，故皆有半表半里证。少阳为阳枢，归重在半表，故以口苦、咽干、目眩为提纲；少阴为阴枢，故其欲寐不寐，欲吐不吐，亦半表半里证，归重在半里也。岂惟阳明主里，三阴亦皆主里，而阴阳异位，故所主各不同。阳明主里证之阳，阳道实，故以胃实属阳明；太阴主里证之阴，阴道虚，故以自利属太阴。太阴为开，又为阴中之至阴，故主里寒而自利；厥阴为阖，又为阴中之阳，故主里热而气逆；少阴为阴中之枢，故所主或寒或热之不同，或表或里之无定，与少阳相似也。请以地理喻，六经犹列国也。腰以上为三阳地面，三阳主外，而本乎里。心者三阳夹界之地也，内由心胸，外自巅顶，前至额颅，后至肩背，下及乎足，内合膀胱，是太阳地面。此经统理营卫，主一身之表证，犹近边御敌之国也。内自心胸，至胃及肠，外自头颅，由面及腹，下及于足，是阳明地面。由心至咽，出口颊，上耳目，斜至巅外，至胁内属胆，是少阳地面，犹畿甸矣。腰以下为三阴地面，三阴主里，而不及外。腹者，三阴夹界之地也。自腹由脾及二肠魄门，为太阴地面；自腹至两肾及膀胱溺道，为少阴地面；自腹由肝上膈至心，从胁肋下及于小肠宗筋，为厥阴地面。此经通三焦，主一身之里证，犹畿辅之国矣。太阴、阳明同居异治，犹周召分政之义也。六经之有正邪、客邪、合病、并病、属脾、属胃者，犹寇盗充斥，或在本境，或及邻国义之也。太阳地面最大，内邻少阴，外邻阳明，故病有相关。如小便不利，本膀胱病，少阴病而小便不利者，邪入太阳之界也。腰痛本肾病，太阳病而腰痛者，是邪及少阴之界也。六、七日不大便，反头痛身热者，是阳明热邪侵入太阳之界也。头项强痛兼鼻鸣、干呕者，是太阳风邪侵入阳明之界也。心胸是阳明地面，而为太阳之通衢，因太阳主营卫，心胸是营卫之本，营卫环周不休，犹边邑之吏民、士卒会于邦畿，往来不绝也。如喘而胸满者，是太阳外邪入阳明地面而骚扰，故称为太阳阳明合病。若头不痛，项不强，胸中痞硬，气冲咽喉不得息者，此邪不自太阳来，乃阳明热邪结于胸中，犹乱民聚于本境为患也。心为六经之主，故六经皆有心烦之证。如不头项强痛，则烦不属太阳；不往来寒热，则烦不属少阳；不见三阴证者，则烦不属三阴矣。故心愦愦，心惕惕，心中懊侬，一切虚烦，皆属阳明，以心居阳明地面也。阳明犹邦畿，故心腹皆居其地，邪在心为虚烦，在腹为实热。心为阳而属无形，腹为阴而属有形也。夫人身之病，动关心腹，阳邪聚于心，阴邪聚于腹。肝为阴中之阳，故能使阴邪上撞于心；阳明为在里之阳，故能使阳邪入聚于腹耳。更以兵法喻，兵法之要，在明地形，必先明六经之路，才知贼寇之所从来，知某方是某府来路，某方是某府去路。来路犹边关，三阳是也；去路是内境，三阴是也。六经来路各不同，太阳是大路，少阳是僻路，阳明是直路，太阴近路也，少阴后路也，厥阴邪路也。客邪多由三阳来，正邪多由三阴起，犹外寇自边关至，乱民自内地生也。明六经之地形，始得握百病之枢机；详六经之来路，乃能操治病之规则。如以证论，伤寒大寇也，病从外来；中风流寇也，病因旁及；杂病乱民也，病由中起。既认为何等之贼，又知为何地所起，发于其境，便御之本境，移祸邻郡，即两路夹攻。如邪入太阳地面，即汗而散之，犹陈利兵于要害，乘其未定而击之也。邪之轻者在卫，重者在营，尤重者在胸膈，犹寇之浅者在关外，深者在关上，尤深者在关内也。麻黄为关外之师，桂枝、葛根为关上之师，大青龙为关内之师。凡外寇不靖，内贼必起而应之，因立两解法，故有大、小青龙及桂枝、麻黄加减诸方。如前军无纪，致内乱蜂起，当重内轻外，因有五苓、十枣、陷胸、泻心、抵当等汤。邪入少阳地位，宜杂用表里寒热攻补之品，为防御解利之法。如偏僻小路，利于短兵，不利于矛戟；利于守备，不利于战争也。邪之轻者入腠理，重者入膜原，尤重者入脾胃。

小柴胡，腠理之剂也；大柴胡，膜原之剂也；小建中、半夏泻心、黄芩、黄连四方，少阳之脾剂也；柴胡加芒硝、加牡蛎二方，少阳之胃剂也。如太阳少阳有合并病，是一军犯太阳，一军犯少阳矣；用柴胡桂枝汤，是两路分击之师也。甚至三阳合病，是三面受敌矣，法在独取阳明。阳明之地面清肃，则太、少两路之阳邪不攻自解，但得内寇平而外患自息，此白虎所由奏捷耳。若阳邪不戢于内，用大承气以急下之，是攻邪以护主；若阴邪直入于中，用四逆汤以急救其里，是强主以逐寇也。阳明为内地，阳明界上，即太阳、少阳地面，邪入阳明之界，虽不犯太阳，太阳之师不得坐视而不救，故阳明之营卫病，即假麻、桂等方以汗之。邪近少阳地面，少阳之师不得高垒而不战，故阳明之腠理病，即假柴胡以解之。是知阳明之失守，非太阳不固，即少阳无备，所以每每两阳相合而为病也。若邪已在阳明地面，必出师奋击，以大逐其邪，不使稍留，故用瓜蒂、栀豉之吐法以迅扫之。若深入内地，不可复驱，则当清野千里，使无所剽掠，是又白虎得力处也。若邪在门庭，又当清宫除道，此三承气所由取胜。如茵陈、猪苓辈，又为失纪之师立法矣。太阴亦内地，少阴、厥阴为夹界，太阴居中州，虽外通三阳，而阴阳既以殊途，心腹更有膈膜之藩蔽。故寒水之邪，从太阳外属者轻，由少阴内授者重；风木之邪，自少阳来侵者轻，因厥阴上袭者重。如本经正邪，转属阳明而为实，犹师老势穷，可下之而愈。如阳明实邪，转属本经而成虚，则邪盛正虚，温补挽回者甚难。盖太阴、阳明，地面虽分，并无阻隔，元气有余，则邪入阳明，元气不足，则邪入太阴。但在阳明，则陈师鞠旅，可背城一战，取胜须臾；在太阴，则焚劫积蓄，仓廪空虚，无能御敌耳。厥阴之地，相火游行之区也，其本气则为少火。若风、寒、燥、湿之邪一入其境，悉化为热，即是壮火。其少火为一身之生机，而壮火为心腹之大患。且其地面通三焦，邪犯上焦，则气上撞心，心中疼热，消渴口烂，咽痛喉痹；逼于中焦，即手足厥冷，脉微欲绝，饥不欲食，食即吐蛔；移祸下焦，则热利下重，或便脓血，为害非浅，犹跋扈之师矣。仲景制乌梅丸，寒热并用，攻补兼施，为平治厥阴之主方，犹总督内地之大师也。其与之水以治消渴，茯苓甘草汤以治水，炙甘草汤以复脉，当归四逆以治厥，是间出锐师，分头以救上焦之心脏而安神明也。用白虎、承气辈，清胃而平中焦之实热；白头翁、四逆散，清胃而止下焦之热利，是分头以救腹中之阴，而扶胃脘之元气耳。胃为一府而分阴阳二经，少阴一经而兼阴阳两脏者，皆为根本之地故也。邪有阴阳两途，脏分阴阳二气，御阳邪犯少阴之阳，反发热心烦，咳渴咽痛；阳邪犯少阴之阴，则腹痛自利，或便脓血；阴邪犯少阴之阳，则身体骨节痛，手足逆冷，背恶寒而身蜷卧；阴邪犯少阴之阴，则恶寒呕吐，下利清谷，烦躁欲死。仲景制麻黄附子细辛、黄连阿胶、甘草桔梗、猪肤、半夏苦酒等汤，御阳邪犯少阴之阳也；其制桃花、猪苓等汤，御阳邪入少阴之阴也；附子、吴萸、四逆等汤，御阴邪犯少阴之阳也，通脉四逆、茯苓四逆、干姜附子等汤，御阴邪入少阴之阴也。少阴为六经之根本，而外通太阳，内接阳明，故初得之而反发热，与八、九日而一身手足尽热者，是少阴阳邪侵及太阳地面也；自利纯清水，心下痛，口燥舌干者，是少阴阳邪侵及阳明地面也。出太阳，则用麻黄为锐师，而督以附子；入阳明，则全用大承气而不设监制，是犹用向道，与本部不同法也。其阴邪侵入太阴，则用理中、四逆加人尿、猪胆，亦犹是矣。嗟乎！不思仲景所集，安能见病知源哉？（柯韵伯）

太阳提纲

太阳提纲，脉浮头项强痛恶寒八字，是太阳受病之正面，读者要知三阳之脉俱浮，三阳俱有头痛证，六经受寒，俱各恶寒，惟头项强痛，是太阳所独也。盖太阳为诸阳主气，头为诸阳之会，项为太阳之会故也。〇太阳之脉，从风则缓，从寒则紧，从湿则细，伤上则浮，伤下则沉。〇太阳以阳为主，若治不如法，阳盛则转属阳明，阳衰则转属少阳，阳虚则转属太阴，阳亡故转属少阴耳。〇《论》云：太阳病，发热，汗出，恶风，脉缓者，为中风。又云：太阳中风，脉浮紧，不汗出而烦躁。又云：阳明中风，脉浮弦大不得汗。合观之，不得以无汗为非中风矣。《论》云：太阳病，或未发热，或已发热，必恶寒体痛呕逆，脉阴阳俱紧者，名伤寒。而未尝言无汗。又云：头痛发热，身疼腰痛骨节疼痛，恶风无汗而喘者，麻黄汤主之。此不冠以伤寒，又不言恶寒。又云：伤寒脉浮，自汗出，微恶寒。合观之，不得以有汗为非伤寒矣。〇今人但据桂枝条之中风自汗，而不究伤寒亦有自汗出者；但以麻黄证之无汗为伤寒，而不究中风最多无汗者，谓伤寒脉浮紧，中风脉浮缓，而不知伤寒亦有浮缓，中风亦有浮紧者；知三阳脉浮，三阴脉沉，而不知三阴亦有浮脉，三阳亦有沉脉者；总是据一条之说，不理会全书耳。〇太阳阳虚，不能主外，内伤真阴之气便露出少阴底板；少阴阴虚，不能主内，外伤太阳之气便假借太阳面目。所以太阳病而脉反沉，用四逆以急救其里；少阴病而表反热，用麻、辛以微解其表，此表里轻重两解法也。〇发汗、利水，是治太阳两大法门，发汗分形层之次第，利水定三焦之高下，皆所以化太阳之气也。发汗有五法：麻黄汤，汗在皮肤，是发散外感之寒气；桂枝汤，汗在经络，是疏通血脉之精气；葛根汤，汗在肌肉，是升提津液之清气；大青龙，汗在胸中，是解散内扰之阳气；小青龙，汗在心下，是驱逐内蓄之水气。其治水有三法：干呕而咳，水入即吐，是水气在上焦，在上者汗而发之，小青龙、五苓散是也；心下痞硬满而痛，是水气在中焦，中满者泻之于内，十枣汤、陷胸汤是也；热入膀胱，小便不利，是水气在下焦，在下者引而竭之，桂枝去桂加茯苓、白术汤是也。〇凡伤寒之病，以阳为主，故最畏亡阳。而火逆之病，则以阴为主，故最怕阴竭。小便利者，为可治。是阴不虚，津液未亡，太阳膀胱之气化犹在也。阳盛阴虚，是火逆一证之纲领。阳盛则伤血，阴虚则亡津，又是《伤寒》一书之大纲领也。（柯韵伯）

太阳者，巨阳也，为六经之外藩，总经络而统营卫，故外邪得而袭之，有在经、在腑之异，有风伤卫、寒伤营、营卫俱伤之殊。不知所以为经、为腑者，汗、下因误施也；不辨所以为风、为寒者，解肌、发汗或错用也。夫传变既非一定，乃施治专于计日，又何免于倒行逆施耶？学者能分别风寒，体认营卫，印沙画土，经界井井，庶几表里不紊，可无临歧之惑矣。（周禹载）

凡风、寒、暑、湿、燥、热之伤，莫不始于太阳。故善治病者，治太阳而已，无余事矣。然辨证不明，辗转错谬，而其后遂莫之救也。仲景《伤寒论》于太阳故论之详而辨之审也。〇太阳以得汗而解。然有在表未尽之邪，有在里未去之邪，有虚而当补者，有过而宜救者，仲景之法备矣。（程扶生）

汗多亡阳，人皆知之矣。然人身之阳，部分各有所主。有卫外之阳，为周身营卫之主，此阳虚，遂有汗漏不止、恶寒身痛之证。有肾中之阳，为下焦真元之主，此阳虚，遂有发热、眩悸、瞤动欲擗地之证。有膻中之阳，为上焦心气之主，此阳虚，遂有叉手冒心、耳聋、奔豚之证。有胃中之阳，中焦水谷生化之主，此阳虚，遂有胀满、胃中不和而成心下痞之证。虽皆从发汗后所得，然救误者，须观其脉证，知犯何逆，以法治之，不得以多汗亡阳一证混治也。（程郊倩）

阳明提纲

阳明为传化之府，当更实更虚。食入，胃实而肠虚；食下，肠实而胃虚。若但实不虚，斯阳明病根矣。胃实不是阳明病，而阳明之为病，悉从胃家实得来，故以胃实为总纲也。然致病之由，有实于未病之先者；有实于得病之后者；有风寒外束，热不得越而实者；有妄吐、汗、下，重亡津液而实者；有从本经热盛而实者；有从他经热盛而实者。此只举病根在实，勿得即以胃实为可下之证。〇阳明为阖，凡里证不和者，又以阖病为主。不大便固阖也，不小便亦阖也。不能食，食难用饱；初欲食，反不能食，皆阖也。自汗出、盗汗出，表开而里阖也。反无汗，内外皆阖也。种种阖病，或然或否，故提纲独以胃实为正。胃实不是竟指燥屎坚硬，只对下利言，下利是胃家不实矣，故汗出解后，胃中不和而下利者，便不称阳明病。如胃中虚而不下利者，便属阳明。即初硬后溏者，总不失为胃家实也。所以然者，阳明、太阴同处中州，而所司各别。胃司纳，故以阳明主实；脾司输，故以太阴主利。是二经所由分也。〇太阳总纲以正面，阳明总纲以底板。其阳明之表，正面未尝不与太阳同，而病情异。如阳明病，脉迟、汗出多、微恶寒者，是阳明之桂枝证；阳明病，脉浮，无汗而喘者，是阳明之麻黄证。〇阳明之表有二：有外邪初伤之表，有内热达外之表。外邪之表，其证微恶寒，汗出多，或无汗而喘，只在一、二日间，此因风寒外来，故仲景亦用麻、桂二汤汗之。内热之表，在一、二日后，其证身热汗自出，不恶寒反恶热，此因内热外发，故仲景制栀豉汤因势吐之。后人认不出阳明表证，一、二日既不敢用麻、桂，二、三日后，又不知用栀豉，必待热深热极，始以白虎、承气投之，不知仲景治阳明之初法，废仲景之吐法。〇阳明之恶寒，二日自止，固与他经不同。其恶寒微，又不若太阳之甚。阳明在肌肉，必蒸蒸发热，或但热无寒，与太阳翕翕发热，寒束于皮毛之上者不同。阳明自汗，亦异于太阳中风之自汗而出之不利，有热搏之意，故其状曰漐漐。阳明自汗，多有波澜摇动之状，故名曰濈濈。太阳脉浮紧，热必不解；阳明脉浮而紧，必潮热。太阳脉但浮者，必无汗；阳明脉但浮，必盗汗出。二经表证、表脉如此。〇阳明虚烦，对胃家实热而言，是空虚之虚，不是虚弱之虚。〇三阳皆看阳明之转旋。三阴之不受邪者，藉胃为之蔽其外也，则胃不特为六经出路，而实为三阴外蔽矣。胃阳盛，则寒邪自解；胃阳虚，则寒邪深入阴经而为患；胃阳亡，则水浆不入而死。要知三阴受邪，关系不在太阳，而全在阳明。〇太阳以心胸为里，故用辛甘发散，助心胸之阳而开元腑之表，不得用苦寒以伤上焦之阳也，所以宜汗不宜吐。阳明以心胸为表，当用酸苦涌泄，引胃脘之阳而开胸中之表，不当用温散以伤中宫之津液也，故法当吐不当汗。盖阳明以胃实为里，不但发热、恶寒、汗出、身重、目痛、鼻干，谓之表，一切虚烦、虚热、口苦、咽干、舌苔、喘满、不得卧、消渴、小便不利，凡在胃之外者，悉属阳明之表，此栀豉汤为阳明解表之圣剂矣。〇太阳之表，当汗而不当吐；阳明之表，当吐而不当汗。太阳之里，当利小便而不当下；阳明之里，当下而不当利小便。〇上越、中清、下夺，是治阳明三大法；发汗、利小便，是阳明两大禁。然风寒初入阳明之表，即用麻黄、桂枝发汗者，以急于除热而存津液，与急下之法同。若脉浮、烦渴、小便不利，用猪苓汤利小便者，亦以清火而存津液也。又曰：汗多者，不可与猪苓汤。要知发汗、利小便，是治阳明权巧法门。〇太阳用五苓者，因寒水在心下，故有水逆之证，桂枝以散寒，白术以培土也。阳明用猪苓者，因热邪在胃中，故有自汗之证，滑石以滋土，阿胶以生津也。散以散寒，汤以润燥，用意微矣。〇阳明之有栀豉汤，犹太阳之有桂枝汤，既可以驱邪，亦可以救误。上焦得通，津液得下，胃气因和耳。〇治阳明内热之表有三法：热在上焦，用栀豉汤吐之，上焦得通，津液得下，胃家不实矣；热在中焦，用白虎汤清之，胃火得清，胃家不实矣；热在下焦，用猪苓汤利之，火从下泄，胃家不实矣。要知阳明之治表热，即是预治其里，三方皆润剂，所以存津液而不令胃实也。若因循葛根、升麻之谬，不察仲景治阳明之表矣。〇凡妄下必伤胃气。胃阳虚，则阳邪袭阴，故转属太阴；胃液涸，则两阳相搏，故转属阳明。属太阴，则腹满时痛而不实，阴道虚也；属阳明，则腹大实而痛，阳道实也。满而时痛，是下利之兆；大实而痛，是燥屎之征。桂枝加芍药，小试建中之剂；桂枝加大黄，微示调胃之方。〇阳明之病在胃实，当以下为正法矣。然阳明居中，诸病咸臻，故治法悉具。如多汗、无汗，分麻黄、桂枝；在胸、在腹，分瓜蒂、栀豉；初硬、燥坚，分大、小承气。即用汗、吐、下三法，亦有轻重浅深之不同。若大烦大渴而用白虎，瘀血发黄而用茵陈，小便不利而用猪苓，停饮不散而用五苓，食谷欲吐而用茱萸等法，莫不各有差等。以棋喻之，发汗是先着，涌吐是要着，清火是稳着，利水是闲着，温补是急着，攻下是末着。病至于攻下，无别着矣。故汗之得法，他着都不必用。其用吐法，虽是奇着，已是第二手矣。他着都非

正着，惟攻下为煞着，亦因从前之失着也。然诸法皆因清火而设，则清火是阳明之上着与？（柯韵伯）

凡《经》所谓阳明病，皆里实可下之证也。邪已入腑，无所复传，不下奚为？然不可下而下，与可下而不下，其失均也，亦安得下之而恰合机宜，动中窾要哉？是故有十余日不解仍宜缓下之证，有一、二日即宜急下之证，不必计日而语。然六经皆以胃为海，阳明入腑而议下，人所知也。太阳、少阳与夫三阴，皆有入腑而议下，人所不知。○阳明有腑证有经证，有在经之寒，亦有在经之热；有入腑之热，亦有入腑之寒。热入腑者，胃实是也；寒入腑者，不能食是也。人知阳明有经证不得妄攻下，须知阳明有腑寒亦不得妄攻下也。（程扶生）

阳明之邪，来路则由太阳，凡阳明证见八、九，太阳证有一、二未罢，即从太阳而不从阳明，可汗而不可下；去路则趋少阳，凡阳明证见八、九，少阳证略见一、二，即从少阳而不从阳明，汗下两不可用。惟邪已离太阳，未接少阳，恰在阳明界内，亟为攻下。不传他经，津液元气两无亏损，何快如之？（《尚论篇》）

阳明主里，内候胃中，外候肌肉，故有病经、病腑之分。如《论》中身热、烦渴、目痛、鼻干、不得眠、不恶寒、反恶热者，此阳明经病也；潮热、谵语、手足腋下濈然汗出、腹满痛、大便硬者，此阳明腑病也。而其候各有三：经病，则有邪已传阳明，而太阳之表未罢，兼见头痛、恶寒、无汗之太阳证者；有太阳之邪已罢，悉传阳明，但见壮热、有汗、心烦不眠、口渴引饮之阳明证者；有阳明之邪未已，复转少阳，兼见胸胁痛、寒热往来、口苦而呕、目眩、耳聋之少阳证者。腑病，则有太阳阳明，谓太阳病，或发汗、或吐、或下、或利小便，亡其津液，胃中干燥，太阳之邪乘胃燥而转属阳明，致小便反数，大便硬者，所谓脾约是也。有正阳阳明，谓阳气素盛，或有宿食，太阳之邪一传阳明，遂入胃腑，致大便不通者，所谓胃家实是也；有少阳阳明，谓病已到少阳，法当和解，而反发汗、利小便，亡其津液，胃中燥热复转属阳明，致大便结燥者，所谓大便难是也。其治阳明经病，则以葛根汤或桂枝加葛根汤发之，或以白虎汤清之，或以柴胡白虎汤和之，随其证而施之可也。其治阳明腑病，虽均为可下，然不无轻重之分，故或以三承气汤下之，或麻仁丸通之，或蜜煎胆汁导之，量其病而治之可也。此阳明病之大略也。兹以在经在腑二者，详疏于篇，俾读者易为分别，则临证施治自不紊矣。（《医宗金鉴》）

少阳提纲

少阳处半表半里，司三焦相火之游行。仲景特揭口苦、咽干、目眩为提纲，是取病机立法也。夫口、咽、目三者，脏腑精气之总窍，与天地之气相通者也，不可为表，不可为里，是表入里、里出表之路，所谓半表半里也。三者能开能阖，开之可见，阖之不见，为枢之象。苦干眩者，相火上走空窍而为病，风寒杂病咸有之，所以为少阳一经总纲也。〇少阳之表有二：脉弦细、头痛、发热、或呕而发热者，少阳伤寒也；耳聋、目眩、胸满而烦者，少阳中风也。此少阳风寒之表，而非少阳之表。阳明风寒之表，亦有麻、桂证；少阳风寒之表，不得用麻、桂之汗，亦不得用瓜蒂、栀豉之吐。发汗则谵语，吐下则惊悸，是少阳之和解，不特在半表而始宜也。少阳始感风寒，恶寒发热与太阳同，不得为半表。所以为半表者，寒热不齐，各相回避，一往一来，势若两分，为半表耳。〇寒热往来，病情见于外；苦喜不欲，病情得于内。看苦、喜、欲三字，非真呕真满，不能饮食也。看往、来二字，即见有不寒热时。寒热往来，胸胁苦满，是无形之表；心烦喜呕，默默不欲饮食，是无形之里。其或胸中烦而不呕，或渴，或腹中痛，或胁下痞硬，或心下悸，或小便不利，或咳者，此七证皆偏于里。惟微热为在表，皆属于无形。惟胁痛痞硬为有形，皆风寒通证。惟胁下痞硬属少阳，总是气分为病。非有热实可据，故从半表半里之治法。〇按：呕、渴虽六经俱有，而少阳阳明之病机，在呕、渴中分。渴则转属阳明，呕则仍在少阳。如伤寒呕多，虽有阳明证，不可攻，因三焦之气不通，病未离少阳也。服柴胡汤已渴者，属阳明也。此两阳之并合病，已过少阳也。〇东垣有少阳不可汗、吐、下、利小便四禁，然柴胡证中，口不渴，身有微热者，仍加桂枝以取汗；下后胸胁满微结，小便不利，渴而不呕，头汗出，往来寒热者，用柴胡桂枝干姜汤汗之；下后胸满烦惊，小便不利，谵语身重者，柴胡龙骨牡蛎汤中用大黄、茯苓以利二便；柴胡证具，而反下之，心下满而硬痛者，用大陷胸下之；医以丸药下之而不得利，已而微利，胸胁满而呕，日晡潮热者，用小柴胡加芒硝下之。是仲景于少阳经中已备汗、下、利小便法也。（柯韵伯）

少阳之里，即三阴也，故其位居半表里焉。半表则不当下，半里则不当汗、吐，故治有三禁，而法主和解。凡方中用栝蒌者，为其热也；用干姜者，为其寒也；用桂枝者，为其兼太阳也；用大黄者，为其兼阳明也；用芍药者，为其兼太阴也。学者当细绎其加减之法。（程扶生）

太阴提纲

按：太阴脉，布胃中，络于嗌，故腹满、嗌干，此热伤太阴之标，自阳部注经，非太阴本病也。仲景立本病为提纲，因太阴主内，又为阴中至阴，故不及嗌干之证。太阴为开，又阴道虚，太阴主脾，脾主湿，故提纲主腹满时痛、吐利，皆是里虚不固，湿胜外溢之证也。脾虚则胃亦虚，食不下者，胃不主内也。要知胃家不实，便是太阴病。〇脾胃同处腹中，故腹满为太阴、阳明俱有之证。在阳明是热实为患，在太阴是寒湿为眚。阳明腹满不敢轻下者，恐胃家不实，即转属太阴耳。世拘阳明传少阳之谬，反昧传太阴之义。〇热病腹满，是热郁太阴之经，病在表也；寒湿腹满，是寒生至阴之义，病在本也。脾热则阴精不输于肺，故嗌干；脾寒则不为胃行其津液，故下利。〇太阴脉浮为在表，当见四肢烦疼等证；沉为在里，当见腹满吐利等证。表有风邪可发汗，宜桂枝汤；里有寒邪当温之，宜四逆辈。太阳而脉沉者；因于寒，寒为阴邪，沉为阴脉也；太阴而脉浮者，因于风，风为阳邪，浮为阳脉也。当知脉从病变，不拘于经，故阳经有阴脉，阴经有阳脉也。世谓脉至三阴则俱沉，阴经不当发汗者，不审此耳。〇手足自温句，暗对身不发热言，非言太阴伤寒必当手足温也。夫病在三阳，尚有手足冷者，何况太阴？陶氏分太阴手足温，少阴手足寒，厥阴手足厥冷，是大背太阴手足烦疼，少阴一身手足尽热之义矣。凡伤于寒，则为病热。寒为阴，太阴为至阴，两阴相合，无热可发，惟四肢为阴阳之会，故尚温耳。〇太阳以阴为根，而太阴则以阳为本。太阳不敢妄汗，恐亡少阴之津也；太阴不敢轻下，恐伤阳明之气也。（柯韵伯）

太阴为病，《经》文止十数条耳，而温、清、散、下、和、补，法无不备，后人可以引伸类长矣。然太阴一经，多是寒邪入里，而热证为少，以热病皆发于少阴，而不发于太阴也。（程扶生）

六气之邪，感人虽同，人受之而生病各异者何也？盖以人之形有厚薄，气有盛衰，脏有寒热，所受之邪，每从其人之脏气而化，故生病各异也。是以或从虚化，或从实化，或从寒化，或从热化。譬诸水火，水盛则火灭，火盛则水耗，物盛从化，理固然也。诚知乎此，又何疑乎？阳邪传阴，变寒化热，而遂以为奇耶？自后汉迄今，千载以来，皆谓三阴寒邪不传，且以伤寒传经，阴邪谓为直中，抑知直中乃中寒之证，非传经之邪耶？是皆未曾熟读仲景之书，故有此误耳。如《论》中下利，腹胀满，身体疼痛者，先温其里，乃攻其表。温里宜四逆汤，攻表宜桂枝汤。此三阳阳邪传入太阴，邪从阴化之寒证也。如少阴病下利，白通汤主之。此太阴寒邪，传少阴之寒证也。如下利清谷，里寒外热，汗出而厥者，通脉四逆汤主之。此少阴寒邪，传厥阴之寒证也。皆历历可据，岂得谓伤寒阴不相传，无阳从阴化之理乎？（《医宗金鉴》）

少阴提纲

少阴一经，兼水火二气，寒热杂居。其寒也，证类太阴；其热也，证似太阳。故仲景以微细之病脉，欲寐之病情为提纲，立法于象外，使人求法于病中。凡病之寒热，与寒热之真假，仿此义以推之，真阴之虚实见矣。○少阳为阳枢，少阴为阴枢。弦为木象，弦而细者，阳之少也；微为水象，微而细者，阴之少也。少阴病则枢机不利，故欲寐也，与少阳喜呕同。呕者主出，阳主外也；寐者主入，阴主内也。喜呕是不得呕，欲寐是不得寐，皆在病人意中，得枢机之象如此。○但欲寐，即是不得眠。然但欲寐是病情，乃问而知之；不得眠是病形，可望而知之。欲寐是阴虚，不眠是烦躁，故治法不同。○太阴是阳明之里，阳明不恶寒，故太阴虽吐利腹满，而无恶寒证。少阴是太阳之里，太阳恶寒，故少阴吐利必恶寒，阴从阳也。○太阳是少阴之标，太阴是少阴之本。少阴阴虚，则移热于膀胱，故一身手足尽热而便血，从标也；少阴阳虚，则移寒于脾土而吐利，从本也。○太阳、少阴，皆有身痛、骨痛之表，水气为患之里。太阳则脉浮紧而身发热，用麻黄发汗，是振营卫之阳以和阴也；少阴则脉沉而手足寒，用附子温补，是扶坎宫之阳以配阴也。太阳之水，属上焦，小青龙汗而发之，阳水当从外散也；少阴之水，属下焦，真武温而利之，阴水当从下泄也。○同是恶寒蜷卧，利止手足温者可治；利不止手足逆冷者不治。时自烦，欲去衣被者可治；不烦而躁，四逆而脉不至者死。同是吐利，手足不逆冷，反发热者不死；烦躁四逆者死。同是呕吐，汗出大便数少者可治；自利，烦躁不得卧者死。盖阴阳互为其根，阴中无阳则死，独阴不生也。○三阳，惟少阳无承气证；三阴，惟少阴有承气证。盖少阳为阳枢，阳稍虚，邪便入于阴，故不可妄下以虚其阳；少阳为阴枢，阳有余，邪便伤其阴，故宜急下以存其阴。且少阳属木，邪在少阳，惟畏其克土，故无下证；少阴主水，邪在少阴，更畏有土制，故当紧下。盖真阴不可虚，强阳不可纵也。（柯韵伯）

肾中有真水，有真火。肾中真火，即坎内一画之阳伏藏于二耦之中者也。火弱则水泛，而阴邪所入，皆得凭肾中之寒水作滔天之势，故为咳、为呕、为下利、为四肢沉重、为背寒、为逆冷。仲景绝不虑夫外邪而妄用汗、下以伤其阳，惟以真武、四逆、附子诸汤，回肾中之真阳，使之坐镇北方，此即王冰所谓益火之原，以消阴翳法也。若肾中之真火不能自存，则必烦躁、多汗、面赤，证反似阳而死矣。肾中真水，即坎外二画之耦，周回于一奇之外者也。水弱则火炽，而热邪所入，悉得依肾中之阳火作蕴隆之患，故为心烦、为口燥、为咽痛、为不眠。仲景亦绝不虑夫外邪而妄施汗、下以伤其阴，惟以黄连阿胶、猪肤、猪苓诸汤，滋肾中之真阴，使之坐制南方，此即王冰所谓壮水之主，以制阳光法也。若肾中之真水不能营养，则必传入厥阴，热深厥深，咽痛者转为喉痹，呕咳者转吐痈脓，下利者转便脓血，甚者躁热、厥逆、昏不知人，肾气先绝而死也。故知仲景温经散寒之法与清热润燥之法，如四时日月，并行不悖也。（程扶生）

凡中阴之证，必先入少阴，一用表散，则孤阳飞越，乘汗而出，是以烦躁不安，妄见妄闻，谵言乱语。若误认为火证，而加以寒凉，立刻毙矣。若任其汗出不休，元阳不返窟宅，则阳气腾散，亦将毙矣。急宜驱阴回阳之法，又宜敛阳归根之法，如八味地黄汤加人参之属。愚意谓中阴之证，必先入少阴者，盖少阴属肾，与太阳膀胱经相为表里。因其人肾脏素虚，封藏不固，遂致太阳疏漏，寒邪易侵，表不固则邪直入于里，表里交虚，同声相应。肾为水脏，膀胱又为藏水之经，故中阴必先入肾者此耳。又曰：伤寒偏死肾虚人。良非虚语。（吴天士）

少阴肾经，水火之脏。邪伤其经，随人虚实，或从水化以为寒，或从火化以为热。水化为阴寒之邪，是其本也；火化为阳热之邪，是其标也。阴邪其脉沉细而微，阳邪其脉沉细而数。至其见证，亦各有别。阴邪但欲寐，身无热；阳邪虽欲寐，则多心烦。阴邪背恶寒，口中和；阳邪背恶寒，则口中燥。阴邪咽痛不肿；阳邪咽痛则肿。阴邪腹痛，下利清谷；阳邪腹痛，下利清水，或便脓血也。阴邪外热面色赤，里寒大便利，小便白；阳邪外寒手足厥，里热大便秘，小便赤。此少阴标本寒热之脉证也。凡从本之治，均宜温寒回阳；从标之治，均宜攻热救阴。回阳救阴，其机甚微，总在临证详究，辨别标本寒热，以急施其治，庶克有济，稍缓则不及矣。（《医宗金鉴》）

厥阴提纲

太阴厥阴，皆以里证为提纲。太阴为阴中之阴而主寒，故不渴；厥阴为阴中之阳而主热，故消渴也。太阴主湿土，土病则气陷下，湿邪入胃，故腹痛自利；厥阴主相火，火病则气上逆，火邪入心，故心中疼热也。太阴腹满而吐，食不下；厥阴饥不欲食，食即吐蛔。同是食不下，太阴则满，厥阴则饥；同是一吐，太阴则吐食，厥阴则吐蛔。此又属土、属木之别也。太阴为开，本自利，而下之则开折。胸下痞硬者，开折反阖也。厥阴为阖，气上逆，而下之则阖折。利不止者，阖折反开也。〇两阴交尽，名曰厥阴，又名阴之绝阳，是厥阴宜无热矣。然厥阴主肝，而胆藏肝内，则厥阴热证，皆少阳相火内发也。要知少阳、厥阴，同一相火，相火郁于内，是厥阴病出于表，为少阳病。少阳咽干，即厥阴消渴之机；胸胁气满，即气上撞心之兆；心烦即疼热之初；不欲食是饥不欲食之根；喜呕即吐蛔之渐。故少阳不解，转属厥阴而病危；厥阴病衰，转属少阳而欲愈。〇厥者必发热，热与厥相应，厥深热亦深，厥微热亦微，此四证，是厥阴伤寒之定局。先热后厥，厥热往来，厥多热少，热多厥少，此四证，是厥阴伤寒之变局。〇厥阴有晦朔具合之理，阴极阳生，故厥阴伤寒反以阳为主。厥少热多，是为生阳，故病当愈；厥多热少，是为死阴，故病为进。其热气有余者，或便脓血，或发痈脓，与《内经》煎厥不同。〇手足厥冷，脉微欲绝，是厥阴伤寒之外证；当归四逆，是厥阴伤寒之表药。夫阴寒如此而不用姜、附者，以相火寄于肝胆，外虽寒而脏不寒，故先厥者后必发热，手足愈冷，肝胆愈热，故厥深热亦深。所以伤寒初起，脉证如此者，不得遂认为虚寒，妄投姜、附以遗患也。〇本篇云：诸四逆厥者不可下。又曰：厥应下之，而反发汗者，必口伤烂赤。二义不同。诸四逆不可下，是指伤寒脉微欲绝，此时外寒切迫，内热未起。此当发汗，是指虚寒证言，故曰虚家亦然。应下之者，是脉滑而厥，内热闭郁，故曰厥深热亦深。若发汗，只能引火之升，不能逐热外散，故令口伤。所谓下之，是下其热，非下其实。泄利下重者，四逆散；欲饮水升者数，白虎汤。此厥阴之下药，所以下无形之邪也。若以承气汤下之，利不止矣。〇诊厥阴脉，以阳为主；治厥阴病，以阴为主。故当归四逆不去芍药，白头翁汤重用芩、连，乌梅丸用川连、黄柏，复脉汤用地黄、麦冬。所以然者，肝之相火，本少阳之生气，而少阳实出于坎宫之真阴。〇六经，惟厥阴最为难治。其本阴而标热，其体风木，其用相火。以其具合晦朔之理，阴之初尽，即阳之初出，所以一阳为纪，一阴为独，则厥阴病热，是少阳之相火使然也。火旺则水亏，故消渴；气有余便是火，故气上撞心，心中疼热；木盛则克土，故饥不欲食，是为风化；饥则胃中空虚，蛔闻食臭则出，故吐蛔。此厥阴之火证，非厥阴之伤寒也。《内经》曰：必伏其所主，而先其所因。或收，或散，或逆，或从，随所利而行之。调其中气，使之和平，是厥阴之治法也。（柯韵伯）

按：厥阴篇中，次第不一，有纯阳无阴之证，有纯阴无阳之证，有阴阳差多差少之证，有阳进欲愈阴进未愈之证，复有阴居八、九，阳居一、二之证。厥而发热，热深厥深，上攻而成喉痹，下攻而便脓血，此纯阳无阴之证也。脉微细欲绝，厥冷灸之不温，恶寒，大汗，大利，躁不得卧，与夫冷结关元，此纯阴无阳之证也。厥三日热亦三日，厥五日热亦五日，手足厥冷，而邪热在胸，火热在胃，此阴阳差多差少之证也。渴欲饮水，饥欲得食，脉滑而数，手足自温，此阳进欲愈之证也。默默不欲食，寸脉虽浮数尺脉自涩，呕吐涎沫，腹胀身疼，此阴进未愈之证也。下利清谷，里寒外热，呕而脉弱，小便复利，本自寒下，复误吐下，脉沉微厥，面反戴阳，此阴居八、九，阳居一、二之证也。大率阳脉阳证，当取用三阳经治法；阴脉阴证，当合用少阴经治法。厥阴病，见阳为易愈，见阴为难痊。其表里杂错不分，又必先温其里，后攻其表。设见咽喉不利，咳唾脓血，则温法不可用，仍宜先解其表矣。〇再按：厥阴经，原无下法，首条即先示戒云：下之利不止矣。盖厥阴多至下利，下利中复有死证。《金匮》云：五脏气绝于内，则下利不禁。此所以致戒不可下也。中间虽有用小承气一法，因胃有燥屎，微攻其胃，非攻其肠也。虽有厥应下之一语，乃对发汗而言，谓厥阴内解其热，不应外发其汗耳。岂可泥应下二字，遂犯厥阴之大戒耶？自晋迄今，伤寒失传，遇阳明二、三日内当下之证，及少阴二、三日急下之证，总不能下，至厥阴六、七日不当下之时，反行下之。在热深厥深之阳证，下之已迟，万一侥幸，不过为焦头烂额之客。在亡血脏虚之人，下之百无一生矣。（喻嘉言）

厥阴者，阴之尽也。厥字从屰从欠，谓阴之尽，而不足乎阳者也。又阴之尽，将上逆而接乎阳者也。《内经》谓一阴至绝处，却作朔晦是也。故热入厥阴者，得阳邪出表，不至内扰乎阴则愈；寒入厥阴者，得阳气来复，得以入而救阴则愈。皆以外阳接乎内阴为顺。盖厥阴一证，经虽属阴，总欲其气通于阳也。邪既入阴之尽，势必厥逆；内攻其里，势必下利。为喉痹，为脓血，皆阳胜之过也；为除中，为戴阳，皆阴盛之极也。世之治厥阴者，若涉大海，茫无津涯，吾为两言以蔽之：治厥者，曰辨其寒厥、热厥而已矣；治利者，曰辨其寒利、热利而已矣。至于为呕为哕，亦莫不有寒热之辨也。（程扶生）

恶寒

恶寒者，风寒客于营卫，非寒热之寒，又非恶风也，故不待见风而后怯寒，虽身大热，亦不欲去衣被，甚则向火增被不能遏其寒。所以然者，由阴气上入阳中，或阳微，或风虚相搏之所致也。恶寒属表，虽里证悉具，当先解表，乃可攻里。《经》云：发热恶寒发于阳，无热恶寒发于阴是也。恶寒虽属表，亦有虚实之分。若汗出恶寒，为表虚；无汗恶寒，为表实。表虚可解肌，表实可发汗。太阳病在表，故恶寒；少阳半在表半在里，亦微恶寒；阳明在里，本不恶寒，或恶寒者，与太阳合病也。三阴惟少阴有恶寒证，太阴、厥阴皆不恶寒。（《证治准绳》）

有太阳病，重发其汗，不发热而恶寒；又有脉微人，不应发汗，误汗之亦恶寒；更有卫气不足，表气虚，误汗之亦恶寒。以上乃过汗亡阳而恶寒也，治宜黄芪建中汤、玉屏风散。另有阴证恶寒，治宜温经，又各不同。（《伤寒大白》）

背恶寒有阴阳二证：少阴中寒，阴寒气盛，不耗津液，故口中和；三阳合病，阳气陷入，津液为涸，故舌干口燥。（余南村）

恶风

卫气者，所以温分肉，充皮肤，肥腠理，司开阖者也。风中于卫，则必恶风。恶风、恶寒俱为表证，但恶风比恶寒为轻耳。恶寒者，虽不当风，而时自怯寒；恶风者，居密室之中、帏幙之内，则无所畏。恶寒则有阴阳之分，恶风惟属阳耳。所以三阴无恶风之证。恶风虽在表，而治法不同。无汗恶风，为伤寒，当发汗；有汗恶风，为中风，当解肌；里证虽具，而恶风未罢，当先解其外也。又有发汗过多，与夫风湿相搏，皆有恶风之证。盖发汗过多，遂漏不止则亡阳，卫外不固，是以恶风也。风湿相搏，骨节疼烦，湿胜

自汗，皮腠不固，是以恶风也。由是观之，恶风属乎卫者可知矣。（黄仲理）

发热

太阳之发热，自表而入里之热；阳明之发热，自里而出表之热。太阳之汗出而热，汗自汗，热自热；阳明之汗出而热，热揣之有似汗，汗揣之有似热。（魏荔彤）

发热无汗，表邪不得外泄者，宜解表；发热有汗，里邪不得内解者，宜清里。（《伤寒大白》）

发热者，热无休止也；寒热者，寒已而热，热已而寒，相继而发也；潮热者，时热时止，如潮汛不失其时也；烦热者，发热而烦躁也。少阴、厥阴发热，谓之反发热。惟太阴无发热。（郑重光）

厥阴病，发热不死。发热亦死者，有三证：一躁不得卧；一厥不止；一汗出不止。（张三锡）

恶寒发热

凡伤寒在表，必发热恶寒二者兼备。若但发热而不恶寒，此传入阳经之表证，非在里也；若但恶寒而不发热，此直入阴经之里证，非在表也。夫阳经表邪，何为恶寒发热？阴经里邪，何为纯恶寒而不发热？缘阳经邪初伤表，元气未虚，气为寒郁而不得舒，积而成热，故恶寒兼发热也。阴经邪中直入，元气已虚而不能作热，故纯恶寒也。窃尝譬之，阳证犹炭之焰热，再以冷水沃之，则烟气冲起，阳证身热之象犹是也；阴证犹炭之未热，本无热焰，虽以冷水沃之，亦无烟气冲起，阴证身冷之象犹是也。（余傅山）

发热恶寒似伤寒者，有五：脉浮紧，发热恶寒者，是伤寒也；脉浮数，发热恶寒，或有病处者，是痈疖也；脉浮按之反涩，发热恶寒呕吐者，是伤食也；脉浮滑，发热恶寒咳嗽者，是风痰也；

脉浮弦，发热恶寒，或恶饮食者，是作疟也。（方易庐）

头痛

问曰：头痛何以是表证？答曰：三阳经脉上至于头，惟太阳经脉最长，其痛居多，故一见头痛，即是表证矣。又问曰：三阴经无头痛，厥阴经何有头痛也？答曰：三阴经脉至颈而还，惟厥阴与督脉会于巅顶，故有头痛。然厥阴头痛，必呕吐涎沫，内无热证，属直中也，当温之。伤寒传至厥阴，头痛脉浮，为欲愈。（陈养晦）

伤寒以头痛分三阳，阳明之头痛在额，然阳明主里，头痛非其本证。《内经》曰：伤寒一日，巨阳受之，以其脉连风府，故头项痛；七日太阳病衰，头痛少愈。二日阳明受之，其脉侠鼻络于目，故身热目痛，鼻干不得眠。是《内经》以头痛属太阳，不属阳明矣。仲景有阳明头痛二条：一曰阳明病，反无汗而小便利，二、三日呕而咳，手足厥者，必苦头痛；若不呕不咳，手足不厥者，头不痛。此头痛在二、三日，而不在得病之一日，且因于呕咳，而不因于初感也。一曰伤寒，不大便六、七日，头痛身热者，与承气汤。此头痛反在太阳病衰时，而因于不大便，即《内经》所谓䐜胀而头痛也。则阳明头痛，又与太阳迥别矣。（柯韵伯）

项强

发热恶风，项强者，属太阳。《论》曰：太阳病，项背强几几，反汗出恶风者，桂枝加葛根汤主之。又曰：太阳病，项背强几几，无汗而恶风者，葛根汤主之。此皆发散之剂，而轻重有不同者。盖汗出恶风为表虚，表虚者，可解肌；无汗恶风为表实，表实者，可发汗。是以治法不同也。（《证治准绳》）

身痛

身痛，六经俱有之证，有表，有里，有寒，有热，有风，有湿。

如太阳伤寒，营血不和身痛者，宜发汗；若汗后脉沉迟，身痛者，宜温之；中暍身痛者，白虎汤解之；里寒外热身痛者，当先救里，而后攻表。寒在三阴，则脉沉身痛；风在三阳，则肢节烦疼。太阳身痛，但拘急，中湿身痛，不可转侧；阴毒身痛，体如被杖。以此为别。（《证治准绳》）

身重

身重，有风温、有风湿、有风寒、有火逆、有三阳合病、有易病，虽所得不一，然悉属三阳，非若身疼兼有三阴里寒之证。（黄仲理）

面赤

伤寒面赤有数种：如太阳病，面色缘缘正赤者，此阳气怫郁在表，汗出不彻故也，当发其汗。阳明病，合面赤色者，不可攻之，谓表未解不可攻里也，宜解其肌。阳明内实，恶热不恶寒，或蒸蒸发热，或日晡潮热，谵语，便秘，脉沉数有力而面赤者，此属内热，宜下之。如表里俱热，口燥，舌干饮水，脉数面赤，里未实者，未可下，宜人参白虎汤清之。少阳病，邪在半表半里，脉弦数而面赤者，宜小柴胡汤和之。少阴病，下利清谷，里寒外热，脉沉细而面赤者，宜四逆汤温之。此阴寒内盛，逼其浮火上行于面，非真热也，误投寒药即死。（《全生集》）

喘

未发汗，因风寒而喘者，是麻黄证；下后微喘者，是桂枝加厚朴杏仁证；喘而汗出者，是葛根黄连黄芩证；汗后津液不足，饮水多而喘者，是五苓证。（柯韵伯）

无汗

伤寒无汗者九，不得汗者四，陶氏惟言寒邪一条，失之太简。《论》云：太阳伤寒，无汗，发热恶寒，身痛，脉浮紧，用麻黄汤；太阳中风，脉浮紧，无汗，烦躁，用大青龙汤；阳明病，头痛，鼻干，脉浮，无汗而喘，用麻黄汤。此皆寒邪在表之无汗，当发表者也。又云：阳明病无汗，身必发黄，用茵陈栀豉汤；阳明病无汗，渴欲饮水无表证者，用白虎汤。此皆热邪在里之无汗，当清里者也。又云：结胸证，但头汗出，用大陷胸汤；但头汗出，身发黄者，用茵陈蒿汤；心中懊侬，但头汗出，用栀子豉汤。此皆水饮内结之无汗也。又云：脉浮而迟，迟为无阳，不能作汗，身必痒者，此阳虚表邪不能作汗外解，治用扶元发汗者也。以上皆伤寒无汗之证也。他如呕恶胸闷，无汗脉滑，此痰结中焦，用二陈、导痰汤者；又有饱闷嗳气，发热无汗，右关滑大，此食滞中焦，胃阳不布，用平胃、保和散者；又有发热恶寒，无汗脉不出，此表邪内伏，用升阳散火汤者；又有发热无汗，寒凉抑遏，用温中升散者。总之，无汗之证，治用发散者居多。凡伤寒表证，必须汗解，不论日数，须善为发汗。要知麻黄、桂枝，但发冬月之寒邪无汗，不可用于三时热令；羌活、干葛、柴胡，能发在表无汗，不能发在里火闭无汗；滑石、石膏，能发在里火闭无汗，不能发在表无汗；淡豉、白蔻，能散中焦抑遏无汗，不能发皮毛闭郁无汗；枳壳、木通，能发大小便不通无汗，不能发表邪无汗；桑皮、地骨、桔梗，能发肺气壅遏无汗，不能发他经闭郁无汗。仲景发表加杏仁，妙在开肺之皮毛，亦发汗之良法也。（《伤寒大白》）

自汗

伤风，则恶风自汗；伤湿，则身重自汗；中暑，则脉虚自汗；中暍，则烦渴自汗；湿温，则妄言自汗；风温，则鼾睡自汗；霍乱，则吐利自汗；柔痉，则搐搦自汗；阳明，则恶热潮热自汗；阴虚，则身倦自汗；亡阳，则遂漏不止自汗。凡发热下利，汗不止者死；

汗出如油，喘不休者死；汗冷肢厥，脉脱者死。（《全生集》）

战汗

战与慄异，战由乎外，慄由乎内。凡伤寒欲解，将汗之时，若正气实，邪不能与之争，则但汗出而不作战。所谓不战，应知体不虚也。若其人本虚，邪与正争，微则为振，甚则为战，正胜邪则战汗而解。故凡邪正之争于外者，则为战，战其愈者也；邪正之争于内者，则为慄，慄其甚者也。《论》曰：阴中于邪，必内慄也。夫战为正气将复，慄则邪气肆强，故伤寒六、七日，有但栗不战竟成逆候者，此以正不胜邪而反为邪所胜，使非温补回阳，他焉能御？（张景岳）

战而汗解者，太阳也；不战有汗而解者，阳明也；不战无汗而解者，少阳也。（《此事难知》）

筋惕肉瞤

筋惕肉瞤，非常有之。《经》曰：阳气者，精则养神，柔则养筋。发汗过多，津液枯少，阳气大虚，筋肉失养，故惕惕而跳，瞤而动也。《论》云：太阳病，脉微弱，汗出恶风者，不可服大青龙汤，服之则厥逆，筋惕肉瞤，此为逆也。又云：太阳病发汗，汗出不解，其人仍发热，头眩，身瞤动，振振欲擗地者，真武汤主之。动气在左，不可发汗，发汗则头眩，汗出不止，筋惕肉瞤。此虽为逆，但止于发汗亡阳而表虚，治以温经益阳可矣。有因吐、下、发汗后，表里俱虚，而有此状者，又非若但发汗后所可同也。《论》云：伤寒吐、下后，发汗，虚烦，脉甚微，八、九日心下痞，胁下痛，气上冲咽喉，眩冒，筋脉动惕者，久而成痿。太阳病发汗复下之，表里俱虚，复加烧针，心烦面黄肤瞤者，为难治。此皆逆之甚者也。（《伤寒类证》）

协热利

表证未除，而误下之，外热未退，内利复作，故云协热下利。此热字，乃言表热，非言内热也。协者，协同之协，非挟藏之挟也。《明理论》曰：表邪传里，里虚协热则利，乃亦以表邪为言也。后学不明此义，止因协热二字，每每以表作里，以寒作热，但见下利，即认为热，且有不因误下，而妄用芩、连治表热者。表证得寒，热愈不退，乃致下利；或脾胃素弱，逢寒即泄者，既见下利，益云协热，其谬孰甚！独不观仲景桂枝人参汤，岂治内热之剂乎？寒热倒施，杀人多矣。（《景岳全书》）

结胸痞气

心下硬满而痛者，为实，为结胸；硬满不痛者，为虚，为痞气；不满不硬，但烦闷者，为支结。《保命集》云：脾不能行气于四脏，结而不散则为痞。大抵诸痞皆热，故攻痞之药皆寒。其有一加附子者，是以辛热佐寒凉，令开发痞之郁结，非攻寒也。（《证治准绳》）

伤寒结胸痞满，今医不分曾下与未下，遂皆呼为结胸，便与枳桔汤，反成真结胸矣。不知下早而胸满硬痛者为结胸；未经下者，非结胸也。胸虽满闷而不硬痛为痞气耳，乃表邪传至胸中，未入于腑，尚为在表，证属少阳部分，不可峻攻。（《全生集》）

大结胸，是水结在胸腹，故脉沉紧；小结胸，是痰结于心下，故脉浮滑。水结宜下，故用甘遂、葶、杏、硝、黄等下之；痰结宜消，故用黄连、栝蒌、半夏以消之。○水结、血结，俱是膀胱病，故皆少腹硬满。小便不利是水结，小便自利是血结。○水结胸胁，用陷胸汤，水郁折之也。热结心中，用栀豉汤，火郁发之也。（柯韵伯）

不问大、小结胸以及痞气支结，皆属于郁。郁则未有不结者，总以开郁为主，则痞结自散。又当审其兼证，诊其脉息，气郁，顺之调之；血郁，行之破之；痰郁，化之吐之；表郁，散之和之；里郁，攻之下之；热郁清之；寒郁温之；食郁消之；水郁利之。治痞结之能事毕矣。（刘松峰）

蓄血

蓄血证，与溺涩、燥屎证相似而不同，宜分别施治。伤寒少腹满，按之不痛，小便不利者，为溺涩也；若绕脐硬痛，小便短涩，大便不通者，此有燥屎也；若按之少腹硬痛，小便自利，或大便黑色者，为蓄血也。（程钟龄）

阳明有蓄血而喜忘者，证之甚也，宜抵当汤。太阳有热结膀胱如狂者，证之轻也，宜桃仁承气汤。（成无己）

蓄血，如狂在中，发狂在下。○抵当汤、丸，药味同剂，如何是二法？盖喜忘发狂，身黄屎黑者，疾之甚也；但少腹满硬，小便自利者，疾之轻也。故有汤、丸之别，丸者取其数少而缓也。（王好古）

衄血

衄者，鼻中出血是也。杂病衄者，责热在里；伤寒衄者，责热在表。何以言之？《经》曰：其人发烦目瞑，剧者必衄，衄乃解。所以然者，阳气重故也。又曰：阳盛欲衄，阴虚小便难，言衄为经中阳盛也。凡伤寒脉浮，鼻燥口干，但漱水不欲咽者，欲衄也。《经》曰：阳明病，口干鼻燥，能食者则衄。又不应发汗而强发之因致衄者。《经》曰：少阴病，但厥无汗，而强发之，必动其血，或从口鼻，或从目出，是名下厥上竭，为难治是也。衄家虽为邪热在经，而又不可发汗。《经》曰：衄家不可发汗，发汗则额上陷，脉紧急，直视不能眴，不得眠。所云桂枝、麻黄治衄者，非治衄也，是发散经中邪气尔。《经》曰：太阳病，脉浮紧，发热身无汗，

自衄者愈。是经中之邪随衄而解矣，不待桂、麻之发散也。（黄仲理）

发黄

湿热俱甚则发身黄，又邪风被火热其身必黄，又阳明病被火必发身黄者，此皆由内热火攻所致也。阳明病无汗，小便不利，心中懊憹，必发黄者，此由阳明热甚所致也。伤寒汗已，身目为黄者，以寒湿在里不解故也。大抵黄家属太阴，《经》云：太阴当发身黄。或少腹硬满，小便自利，其人如狂，又为蓄血之黄也。（成无己）

仲景治太阳发黄有二法：但头汗出，小便不利者，麻黄连翘赤豆汤汗之；小腹硬满，小便自利者，抵当汤下之。治阳明发黄亦有二法：但头汗，小便不利，腹满者，茵陈、大黄以下之；身热发黄，与误治而致者，栀子、柏皮以清之。总不用渗泄之剂，要知仲景治阳明，重在存津液，不欲利小便，惟恐胃中燥耳。〇太阳、阳明，俱有发黄证，但头汗而身无汗则热不外越，小便不利则热不下泄，故瘀热在里。然里有不同，肌肉是太阳之里，当汗而发之，故用麻黄连翘赤豆汤，为凉散法；心胸是太阳、阳明之里，当寒以胜之，故用栀子柏皮汤，乃清火法；肠胃是阳明之里，当泻之于内，故立茵陈蒿汤，是逐秽法。（柯韵伯）

目痛鼻干

问曰：目痛鼻干，何以是邪在肌肉？答曰：目鼻者，阳明所布之经络也。盖胃主肌肉，邪之侵入，必由皮毛而传肌肉，故目痛鼻干。至于他经，各行其道，何目痛鼻干之有？（陈养晦）

唇焦漱水不欲咽

唇焦漱水不欲咽，何以是邪在肌肉？答曰：唇者肌肉之本，唇干则思漱水以润之。然不欲咽者，知本腑无热，表病里和也。又问曰：表证既除，里证已见，或亦漱水而不咽者，治法从表乎？

从里乎？答曰：既无表证，里必有热，热则能消水，漱当咽。若不咽者，是内有瘀血也。何以别之？必外无表证，小腹硬满，小便自利，大便黑色是也。（陈养晦）

不得眠

问曰：不得眠，何以是阳明腑证？答曰：阴阳皆有之。其狂乱不得眠者，阳明胃热故也。《经》云：胃不和则卧不安。胃受热邪，故不和，不和故不眠也。若初时目痛鼻干，不得眠者，阳经病也，葛根汤主之。若蒸热自汗，燥渴脉洪，不得眠者，阳明经、腑同病，散漫之热也，白虎加人参汤主之。若潮热自汗，便闭谵语，不得眠者，阳明腑病，结聚之热也，调胃承气汤下之。又问曰：有汗下后，不得眠者何也？答曰：因汗下重亡津液，致虚烦不得眠，宜酸枣仁汤主之。若少阴脉沉细，自利厥逆，烦躁不得眠者，为难治也。（程锺龄）

潮热

问曰：潮热何以属阳明腑证？答曰：潮热者，如潮之汛，不失其时，今日午后发热，明日亦午后发热，故名潮热。若一日热发至晚者，便是发热；若寒热相间，便是往来寒热。仲景云：其热不潮，不可与承气汤。可见潮热合用承气汤也。又问曰：潮热固当下，设有表证，何以治之？答曰：潮热兼表，必先解表，然后攻里。若里证急者，则用大柴胡法，表里并治可也。（《医学心悟》）

口渴

凡中风伤寒，结热在里，热伤气分，必烦渴饮水。治有二法：表证已罢，而脉洪大，是热邪在阳明之半表里，用白虎加人参汤，清火以益气；表证未罢，而脉仍浮数，是寒邪在太阳之半表里，用五苓散，利水而发汗。○仲景治阳明渴饮有四法：本太阳转属者，五苓散微发汗以散水气；大烦燥渴，小便自利者，白虎汤加人参清火而生津；脉浮发热，小便不利者，猪苓汤滋阴而利水；小便不利腹满者，茵陈汤以泄满，令黄从小便出。病情不同，治法亦异。〇凡厥阴之渴，在未汗时；太阳之渴，在发汗后。（柯韵伯）

太阳无汗而渴，忌白虎；阳明有汗而渴，忌五苓。（葛逸圣）

三阴同属脏寒，少阴、厥阴有渴证，太阴独无渴证者，以其寒在中焦，总与龙雷之火无涉。少阴中有龙火，水底寒甚则龙升，故自利而渴；厥阴中有雷火，故有消渴。（程郊倩）

即以伤寒口渴言之，邪热入于胃腑，消耗津液，故渴。恐胃汁干，急下之以存津液。其次但云：欲饮水者，不可不与，不可多与，别无治法；纵有治者，徒知以芩、连、栀、柏、麦、味、花粉，甚则石膏、知母治之。此皆有形之水，以沃无形之火，安能滋肾中之真阴而止渴乎？若以六味地黄汤大剂服之，其渴立愈，何至传入少阴而成燥、实、坚之证乎？（《赵氏医贯》）

赵氏论治伤寒口渴，独重地黄滋阴，但伤寒末后之渴为虚热，初起之渴为实热，若以地黄腻膈之味施于伤寒初起口渴之证，则邪热凝滞，病气不消，其渴愈甚矣。且口渴属阳明气分之病，先生不分气血所属，竟云滋阴，不知邪热未去，虽曰进滋阴，无益于病。此仲景不设滋阴之方于口燥咽干条内者，良以滋阴乃治血虚之内伤，非治热之外感也。（《证因脉治》）

湿热则不渴，燥热则渴，此以渴、不渴分热之在湿、在燥也。热在血分则不渴，热在气分则渴，此以渴、不渴分热之在血、在气也。胃家痰食则渴而不消水，胃家邪热则渴而消水，此以消水、不消水分痰食、邪热也。实火口渴则脉实数，虚火口渴则脉虚数，此以脉之虚实分虚火、实火也。邪热在表则不渴，热邪在里则渴，此以渴不渴、分热之在表在里也。凡渴，皆属阳明气分之热，故干葛、石膏乃渴证必用之药。干葛宣发阳明之表热，石膏清解阳明之里热。有先用石膏渴不减、后用干葛而愈者，此阳明之表热也；有先用干葛渴不减、后用石膏而愈者，此阳明之里热也。同一阳明经病，同一阳明经药，而失分表里，则不见效。杂证口渴，有肺消、肾消；伤寒口渴，一惟阳明邪热。即有少阴口燥咽干而渴，厥阴消渴饮水，亦是阳明传入之热病也。另有三阴下利、寒证之假渴者，然虽渴而不消水，小便清白为异耳。（《伤寒大白》）

狂乱

问曰：狂乱何以属阳明腑病？答曰：重阴为颠，重阳为狂。诸经之狂，皆阳盛也。又太阳病不解，热结膀胱，其人如狂，此乃下焦蓄血，少腹当硬满，小便自利，大便黑色，虽则如狂，初不若发狂之甚也。又有以火劫汗，遂至亡阳，发为惊狂。是知如狂者，膀胱蓄血也；惊狂者，劫汗亡阳也；发狂者，阳明胃腑实热也。又问曰：寒证亦有发狂者，何也？答曰：此阴盛格阳。其人烦躁欲坐卧泥水中，是名阴躁，脉必沉迟，或见下利清谷诸寒证，急宜温补，不可误用寒凉也。（《医学心悟》）

如狂

如狂之证，或由失志，病在心也；或由悲忧，病在肺也；或由失精，病在肾也；或由劳倦思虑，病在肝脾也。此病伤于内，邪感于外，病随邪起，其证如狂，亦虚狂也。必外无黄赤之色、刚暴之气，内无胸腹之结、滑实之脉。虽不时躁扰，而禁之则止；口多妄诞，而声息不壮；或眼见虚空，或惊惶不定。察其上，则口无焦渴；察其下，则便无硬结。是皆精气受伤，神魂不守之故。与阳极为狂者，反如冰炭，妄行攻泻，必致杀人。（张景岳）

谵语郑声

谵语属阳，郑声属阴。《经》云：实则谵语，虚则郑声。谵语者，颠倒错乱，言出无伦；郑声者，郑重频烦，谆谆不已。此谵语、郑声虚实不同。二者本不难辨，但阳盛里实与阴盛格阳，皆能错语，须以他证别之。如大便秘，小便赤，身热烦渴而妄言者，乃里实也；若小便如常，大便洞下，或发躁，或反发热而妄言者，乃阴盛格阳也。里实宜下，调胃承气汤；热甚烦躁，大渴喜饮，宜白虎汤；阴盛格阳，宜白通汤、四逆汤、附子理中汤。（戴复庵）

狂言者，开目与人语，所语未尝见之事也；谵语者，合目自言，所言日用常见之事也；郑声者，声战无力，不相接续，造字出于喉中也。（《此事难知》）

谵语之由，又自不同，有火劫，有汗出，有下利，有下血，有燥屎在胃，有三阳合病，有过经，有亡阳。诸如此者，脉短则死，脉自和则愈。（《证治准绳》）

循衣摸床

循衣摸床，危恶之证也。一因太阳火劫取汗，致阳盛伤阴。阴若未竭，则小便利，多生；阴若已竭，则小便难，多死。一因阳明热极，汗、吐、下三法失宜，致成坏证，其热弥深。脉实者，堪下，则可治；脉弱者，不堪下，则难治。此已成危恶坏证，往往阴阳虚实，医莫能辨，无下手处，当以大剂独参、六味、干生地黄汤时时与之，每获生也。（《医宗金鉴》）

娄全善治循衣摸床，每以补益得愈。因其脉证之不足也。（程知）

手足汗

胃主四肢，为津液之主。今热聚于胃，致令手足汗出，乃津液之旁达也。《经》曰：手足漐漐汗出，大便难而谵语，宜下之。

又阳明中寒，不能食，小便不利，手足濈然汗出，此欲作痼瘕。二者俱手足汗出，一则大便初硬后溏，胃中冷，水谷不别，故不可下；一则大便难，谵语，为阳明证具，故宜下也。（《证治准绳》）

大便秘结

大便秘结，杂证门有实秘、虚秘、风秘、冷秘、热秘、气秘、血枯之分；外感门，审其表邪之解与未解，里热之结与不结，汗之多与不多，身之热与不热，下证之急与不急，屎之硬与不硬，津液之干与不干，脐腹之痛与不痛，脉之数与不数，以别可下、不可下，微下、急下，俟之、导之之法也。（《伤寒大白》）

寒热往来

太阳之身寒，在未发热时，如已发热，虽恶寒而身不再寒。阳明之身寒，恶寒只在初得之一日至二日，则恶寒自罢，便发热而反恶热。惟少阳之寒热，有往而复来之义，寒来便身寒恶寒而不恶热，热来便身热恶热而不恶寒，与太阳之如疟，发热恶寒而不恶热，阳明之如疟，潮热恶热而不恶寒者不相侔也。然寒为欲去之寒，热为新炽之热，寒热非实，故小柴胡汤只治热而不治寒，预备其虚而不攻其实也。小柴胡为半表设，而其证皆属于里，盖表证既去其半，则病机偏于向里也。惟寒热往来一证，尚为表邪未去，故独以柴胡一味主之，其他悉用里药。凡里证，属阳者多实热，属阴者多虚寒，而少阳为半里，偏于阳，偏于热，虽有虚有实，不尽属于虚也。仲景深以里虚为虑，故于半表未解时便用人参以固里。（柯韵伯）

寒热如疟与往来寒热，似是而实非。如疟者，止作有时，正与邪争则作，分则止；往来寒热，则止作无时，或往或来，日三、五发或十数发，此其与疟异也。（成无己）

目眩口苦

问曰：目眩、口苦，何以是半表半里证？答曰：目者，肝之窍也。胆附于肝。今少阳胆病，故目眩。苦者，胆之汁也。热泄胆汁，故口苦。凡目眩、口苦，俱是少阳半表半里证，当和解之。（《伤寒五法》）

耳聋

伤寒耳聋有二证：其一未持脉时，令其咳而不咳者，此必耳聋无闻也。此为重发汗虚故也，治以黄芪建中汤。其一少阳中风而耳无闻，邪在半表半里也，治以小柴胡汤。（《伤寒类证》）

胁满痛

胁居一身之半，故胁为少阳之枢。岐伯曰：中于胁则下少阳。此指少阳自病。然太阳之邪欲转属少阳，少阳之邪欲归迸阳明，皆从胁转。如伤寒四、五日，身热恶风，头项强，胁下满者，是太阳少阳并病，将转属少阳之机也；以小柴胡汤与之，所以断太阳之来路。如阳明病，发潮热，大便溏，小便自可，胸胁满而不去者，是少阳阳明并病，此转属阳明之始也；以小柴胡汤与之，所以开阳明之出路。（柯韵伯）

呕吐

问曰：呕吐何以是半表半里证？答曰：邪将入里，里气上冲，邪正分争，故呕吐。《论》云：伤寒三日，三阳为尽，三阴当受邪，其人反能食而不呕者，此为三阴不受邪也。由此观之，是知呕吐者，邪欲入阴之机。然犹在将入未入之间，故和解可愈也。亦有胃热而呕者，有胃寒而呕者，有停饮而呕者，有食积而呕者。病人口燥渴，呕吐黄水者，胃热也；呕吐清涎沫，口鼻气冷，手足厥冷者，胃寒也；渴饮水而复呕，咳引胁下痛者，停饮也；

呕吐饮食，胸膈胀痛，吞酸嗳腐者，食积也。以此为别。（程钟龄）

盗汗

盗汗者，谓睡而汗出也。杂病盗汗，责其阴虚；伤寒盗汗，由邪在半表半里使然也。《论》曰：太阳病，脉浮而动数，头痛发热，微盗汗出，反恶寒者，表未解也。又阳明里实而脉浮者，必盗汗。又三阳合病，目合则汗。是知盗汗邪在半表半里之间，而悉属和解明矣。（《证治准绳》）

头汗

头汗出有数种：如发黄，头汗出者，热不得越而上泄也；背强恶寒，头汗出者，寒湿客搏经络也；下血谵语，头汗出者，热入血室也；虚烦懊侬，头汗出者，邪客胸中，熏发于上也；水结胸，头汗出者，水气停蓄不得外行也；阳微结，与往来寒热，头汗出者，邪在半表半里也；发黄，鼻衄，小便难，头汗出者，邪风火热熏灼上炎也。外有二证，又为头汗出之逆。《经》云：关格不通，不得尿，头无汗者生，有汗者死。又湿家下之，头上汗出微喘，小便利者死，下利不止者亦死。以阳气上脱故也。（赵以德）

腹满痛

太阴病腹满证有三：有次第传经之邪；有直入本经之邪；有下后内陷之邪。不可不辨也。如腹满咽干者，此传经之阳邪也，法当下之；腹满而吐，食不下，自利益甚，时腹自痛，若下之必胸下结硬者，此直入本经之阴邪也，法当温之；如太阳病医反下之，因而腹满时痛者，此误下内陷之邪也，法当用桂枝加芍药汤，大实痛者，桂枝加大黄汤。（赵以德）

自利

自利者，不经攻下，自然注泄也。伤寒自利多种，有表邪传里，里虚协热而利；有不应下而下，内虚协热而利。又三阳合病，皆有自利。太阳阳明合病自利者，为邪在表也，故与葛根汤汗之；太阳少阳合病自利者，为邪在半表半里也，故与黄芩汤和之；阳明少阳合病自利者，为邪入腑也，故与承气汤下之。是三者所以异也。下利何以明其寒热耶？盖自利不渴者，属太阴，以其脏有寒故也；下利欲饮水者，以有热故也。大便溏，小便自可者，此为有热；自利，小便色白者，此为有寒。恶寒脉微，自利清谷，此为有寒；发热后重，泄色黄赤，此为有热。又自利以身凉脉小为顺，身热脉大为逆。少阴病脉紧，下利脉暴微，手足反温，脉紧反去者，此为欲解。下利脉大者为未止，脉微弱数者为欲止，虽发热不死。又自利有可温者，理中、白通诸四逆辈。又有利在下焦，温剂不应者，《经》曰理中者，理中焦。此利在下焦，宜石脂余粮汤；复不止者，当利其小便。又少阴病，自利清水，色纯青，心下必痛，口干燥与下利，三部脉皆平，按之心下硬，或脉沉而滑，或不欲食而谵语，或瘥后至年月日复发。凡此数者，皆肠胃有积结，而须攻泄。《经》曰通因通用者是也。又下利虽有表证，不可发汗，以下利为邪气内攻，走泄津液而胃虚。《经》曰下利不可攻表，汗出必胀满者是也。大抵五夺之中，下利为甚。《经》曰：下利日十余行，脉反实者死；发热，下利，厥不止者死；直视，谵语，下利者死；下利，手足厥冷，无脉，灸之不温，脉不还者死；少阴病自利，烦躁，不得卧者死。凡此数者，皆邪夺正气而下脱也。（黄仲理）

三阴俱有下利证：自利不渴者，属太阴，是脏有寒也；自利渴者，属少阴，以下焦虚寒，津液不升，故引水自救也；惟厥阴下利属于热，以厥阴主肝而司相火，肝旺则气上撞心，火郁则热

利下重，《经》云暴注下迫者是矣。（柯韵伯）

咽痛

太阳、阳明，咽痛各一，悉属阳证。少阴咽痛有六：阳热四证，治以猪肤汤、甘草汤、桔梗汤、苦酒汤；阴寒二证，治以桂枝干姜汤、真武汤、四逆汤。厥阴咽痛者一，亦阳证也，治以桔梗汤。夫咽痛皆是阳证，少阴内有二证属寒者，一以汗多亡阳，一以阴盛格阳也。成氏云：甘草汤，主治少阴热壅咽痛者；桔梗汤，主治少阴寒热相搏咽痛者；半夏散，主治少阴客寒挟痰咽痛者。吴氏云：凡阴证咽痛，用以上诸法。若阳证咽痛，当用甘露饮、元参汤。按：三阴里证咽痛者多，三阳表证咽痛者少。然太阳表寒外束里热，少阳里有郁热外冒表邪，阳明胃有积热外冒表邪，皆有咽痛。若无汗恶寒、脉浮紧者，太阳表证为重，宜先散表，羌活冲和汤加甘、桔；阳明里热者，用清胃汤加甘、桔；少阳里热者，用柴胡清肝饮。（《伤寒大白》）

伤寒他经，皆不言咽痛，惟少阴有咽痛之证，因少阴之脉循喉咙故也。非大热，则为大寒，治之一误，死生立判，不可概为风热而混治之。（郑重光）

目不明

问曰：目不明何以是里证？答曰：目为五脏精华之所系，五脏属阴，阴居于里，故言在里。况瞳子属肾，内热燔灼，则肾水枯涸，致目不能照物，当急下之以救肾水。（陈养晦）

烦躁

烦为烦扰而烦，躁为愤怒而躁。烦为阳，心病也；躁为阴，肾病也。烦字从火，躁字从足，其理可见。烦则热轻，躁则热重。所谓烦躁者，先烦后躁也。其不烦而躁者，阴躁也。有邪气在表

而烦躁者，有邪气在里而烦躁者，有因火劫而烦躁者，有阳虚而烦躁者，有阴盛格阳而烦躁者，须审证而治之。（郑重光）

躁烦与烦躁有别，躁者阴躁，烦者阳烦。躁烦者，言自躁而烦，是阴邪已外逼也；烦躁者，言自烦而躁，是阳气犹内争也。其轻重浅深宜审。（程郊倩）

六经皆有烦躁，而少阴更甚者，以真阴之虚也。盖阳甚则烦，阴极则躁，烦气属，躁属形。烦发于内，躁见于外，是形从气动也；先躁后烦，是气为形役也。不躁而烦，是阳和渐回，故可治；不烦而躁，是五脏之阳已竭，惟魄独居，故死。故少阴以烦为生机，躁为死兆。〇烦躁虽六经俱有，而多见于太阳、少阴者，太阳为真阴之标，少阴为真阴之本也。阴阳之标本，皆从烦躁见；烦躁之虚实，又从阴阳分。如未经汗下而烦躁，属太阳，是烦为阳盛，躁为阴虚矣；汗下后烦躁，属少阴，是烦为阳虚，躁为阴竭矣。（柯韵伯）

少阴、厥阴俱有烦躁。少阴之躁，由龙火不归，故用姜、附以回阳；厥阴之躁，惟雷火上逆，若用姜、附，是益其震烈耳，故厥阴之躁证多死。（王又原）

有汗之烦躁，里证也，宜清热；无汗之烦躁，表证也，宜散表；脉浮之烦躁，表证也，宜散表；脉伏之烦躁，伏邪也，宜升提；沉数之烦躁，里热也，宜清热；沉迟之烦躁，里寒也，宜温经。（《伤寒大白》）

不能言及言语难出

不能言及言语难出，其证有二：一则太阳风湿；一则少阴咽伤生疮。皆传经之邪，热气壅闭所致。（黄仲理）

厥逆

《论》言四逆与厥非一，或曰四逆，或曰厥，或曰厥逆、厥冷、厥寒，或曰手足逆冷、手足厥逆、手足厥冷，俱是言寒冷耳。故厥、逆二字，每每互言。然四肢与手足却有所分，以四字加逆字之上者，是通指手、足、臂、胫言也；以手足字加厥逆、厥冷等上及无手足字者，是独指手足言也。虽厥、逆俱为寒冷，却有阴阳之殊。热极而成厥逆，阳极似阴也，仲景以四逆散治之；寒极而成厥逆，独阴无阳也，仲景虽无四逆汤治四逆之条，但四逆汤之名，由四肢之冷而立，岂非逆、厥之不异乎？成氏既谓四逆为热，至少阴死证二条又谓四逆为寒，不自悖乎？是知四逆亦犹厥之有寒有热，但四肢通冷，比之手足独冷，则有间耳。故少阴病三条，二为死者，以四逆言；一为可治者，以厥冷言。可见四逆重于厥冷矣。成氏谓厥甚于逆，岂不谬哉？（王安道）

凡伤寒病，初起发热，煎熬津液，鼻干，口渴，便闭，渐至发厥者，不问知其为热也。若阳证忽变阴厥者，万中无一，从古至今无一也。盖阴厥得之阴证，一起便直中阴经，唇青面白，遍身冷汗，便利不渴，身倦多睡，醒则人事了了，与伤寒传经之热邪转入转深，人事昏愦者，万万不同。诸书类载阴阳二厥为一门，即明者犹为所混，况昧者乎？（《寓意草》）

按：阳厥、阴厥，其辨如前，此先哲之大法也。然愚则犹有所辨，如阴厥一证，既无阳证阳脉，而病寒若此，明是阴证，知此者无难，惟阳厥一证，有不得不辨者。夫厥由三阳所传，是为阳厥，此固然矣。即以传经者言之，又岂尽无阴证乎？故凡病真阳不足者，即阳中之阴厥也；脉弱无神者，即阳中之阴厥也；攻伐清凉太过者，即阳中之阴厥也。四肢为诸阳之本，使非有热结、烦渴、胀实等证，而见厥逆者，皆由阳气不足也。成无己曰：大抵厥逆为阴，主寒者多。又曰：厥为阴之盛也。故凡属夹虚伤寒，虽自阳经传入，

亦伤中之阴厥，勿谓其先有头痛、发热，自三阳传至，便为阳厥。为害不小。（张景岳）

脏厥蛔厥

厥有脏与蛔之别，脏厥者，肾脏之阳不行也；蛔厥者，胃腑之阳不行也。蛔厥者，蛔动则烦，而有静时，非若脏厥之躁，而无暂安时也。故厥同而证异。（程知）

舌卷囊缩

问曰：舌卷囊缩，何以是传经厥阴证？答曰：肝主筋，热邪内灼，则津液枯不能荣养于筋，故舌卷而囊缩，宜急下之。又问曰：直中证，亦舌卷囊缩何也？答曰：直中于寒，阳气衰微而敛缩，此冬令万物闭藏之象也。今内热消烁，此夏令津液干枯之象也。然直中证，脉必沉迟，或兼见下利清谷、口鼻气冷诸寒证；若邪传厥阴，必烦满消渴，或唇焦口燥、身如枯柴，形情不同。且直中证，舌虽短缩而润泽；邪传厥阴，则舌敛束如荔枝焦燥，毫无津液。又问曰：妇人之诊如何？答曰：妇人乳缩，男人囊缩，先验其舌，已自明白。（程钟龄）

脏结

结胸，是阳邪下陷，尚有证见于外，故有可下之理。脏结，是积渐凝结而为阴，五脏之阳已竭，外无烦躁潮热之阳，舌无黄黑芒刺之苔，虽有硬满之证，慎不可攻，理中、四逆辈温之，尚有可生之义。○脏结，有如结胸者，亦有如痞状者，因其人素有痞积在胁下，与下后心下痞不同。脐为立命之原，脐傍者，天枢之位，阳明脉之所合，少阳脉之所出。脾肝肾三脏之阴凝结于此，所以痛引少腹，入阴筋也。此阴常在，绝不见阳，阳气先绝，阴气继绝，故死。少腹者，厥阴之部，两阴交尽之处。阴筋者，宗筋也。今人多有阴筋上冲少腹而痛死者，名曰疝气，即是此类。然痛止便苏者，《金匮》所云入脏则死，入腑则愈也。治以茴香、吴萸等味而痊者，亦可明脏结之治法矣。（《来苏集》）

除中

除中者，脏寒应不能食，今反能食者是也。其证有二，悉属厥阴，一由误服黄芩汤而致者，必死；一则厥热相应，胃气在者必愈。恐暴热来出而复去者死，其热续在者生。（《伤寒类证》）

呃逆

呃逆，俗谓呃忒，发声于咽喉，轧轧然连续短促不长。古谓之哕，非也。哕与干呕无异，其声浊恶而长，比之呃忒，大有径庭矣。有因胃中实热失下而作，有因胃中痰饮而作，有因服寒药过多胃中虚冷而作。其气皆从胃起，冲至胸嗌之间而为呃。如胃热失下者，承气汤下之；胃虚有热者，橘皮竹茹汤清之；有痰饮者，橘皮半夏生姜汤加茯苓、枳实和之；胃冷者，橘皮干姜汤温之。若过服凉药，胃寒呃忒者，丁附理中汤主之；若其气自脐下直冲于胸嗌间而作呃者，病不在胃，因下虚误服寒药，冷极于下，迫其相火上冲，乃水极似火，阴证似阳也，急温其下，阳回而呃乃止。（《全生集》）

世有谓哕为呃逆、吃逆、噫气者，皆非也。盖哕之声，气自胃出于口，而有哕哕之声，壮而迫急也；呃逆之声，气自脐下冲上出口，而作格格之声，散而不续也。夫所谓呃逆者，即《论》中平脉篇所谓饲饲者，气噎结有声也。吃逆、噫气者，即今之所谓嗳气也。因饱食太急，比时作嗳，而不食臭，故名曰吃逆也；因过食伤食，过时作嗳，有食臭气，故名曰噫气也。哕、饲、嗳、噫，俱有声无物，虽均属气之上逆，然不无虚、实、寒、热、轻、重、

新、久之别也。甚至以咳逆为呃逆者，殊不知咳逆即今之喘嗽也，兹乃与呃逆混而为一，不可以不辨。（《医宗金鉴》）

坏病

病为医所坏，如器为工所损。审其原何脉证，作何治法，变何脉证，知汗、吐、下、温针坏之之故。何处为逆，即于何处为救，仲师不能代为区画于千载之上矣。○坏病之成，不必一误再误三误，但应与不与，不应与而与，以致病变，皆坏病也。即屡误而病未变，虽误又何坏乎？仍以本病之法治其误，而坏否亦同法也。坏由于误，误必救之，救其逆而反于顺也。（魏荔彤）

合病并病

余究心伤寒，初见合病、并病之说，殊有不明，而今始悉之。夫所谓合病者，乃二阳三阳同病，病之相合者也。并病者，如太阳先病不解，又并入阳明、少阳之类也。观仲景曰：二阳并病，太阳初得病时，发其汗，汗先出不彻，因转属阳明。若太阳证不罢者，不可下。按：此云转属阳明，则自太阳而来可知也。云太阳病证不罢，则二经皆病可知也。凡并病者，由浅而深，由此而彼，势使之必然也。此合病、并病之义，而不知者皆以此为罕见之证，又岂知今时之病则皆合病、并病耳。何以见之？盖凡诊伤寒，初未见有单经挨次相传者，亦未见有表证悉罢止有里证者。若欲依经如式求证，则未见有如式之病而方治可相符者。是不知合病、并病之义。（张景岳）

病有定体，故立六经而分司之；病有变迁，更求合、并而互参之。夫阴阳互根，气分神合。三阳之里，便是三阴；三阴之表，即是三阳。如太阳病而脉沉，便合少阴；少阴病而发热，便合太阳。阳明脉迟，即合太阴；太阴脉缓，即合阳明。少阳脉小，是合厥阴；

厥阴脉浮，是合少阳。虽无并、合之名，而有并、合之实。或阳得阴而解，阴得阳而解；或阳入阴而危，阴亡阳而逆。种种脉证不一，学者当于阴阳两证中察病势之合不合，更于三阳三阴中审其证之并不并，阴病治阳，阳病治阴，扶阳抑阴，泻阳补阴等法，用之恰当矣。三阳皆有发热证，三阴皆有下利证，如发热而下利，是阴阳合病也。阴阳合病，阳盛者属阳经，则下利为实热，如太阳阳明合病、阳明少阳合病、太阳少阳合病，必自下利，用葛根黄芩等汤是也。阴盛者属阴经，则下利为虚寒，如少阴病，吐利反发热者不死；少阴病，下利清谷，里寒外热，不恶寒而面色赤，用通脉四逆者是也。若阳与阳合，不合于阴，即是三阳合病，则不下利而自汗出，为白虎证也；阴与阴合，不合于阳，即是三阴合病，则不发热而吐利厥逆，为四逆病也。并病与合病稍异，合则一时并见，并则以次相乘，如太阳之头项强痛未罢，递见脉弦、眩冒、心下痞硬，是与少阳并病；更见谵语，即三阳并病矣。太阳与阳明并病，太阳证未罢者，从太阳而小发汗；太阳病已罢者，从阳明而下之。其机在恶寒发热而分也。若不于合并参之，安知病情之变迁若是，而为之施治哉？（柯韵伯）

百合病

百合病用百合，如《论》云太阳病桂枝证，亦病因药而得名也。后人见百脉一宗四字及列证庞杂，似乎百端凑合之病矣，不知一气为病，而一药为治，无取乎歧杂之见也。《本草》言：百合甘平无毒，主邪气。盖气病，则正气为邪气，治其气，而邪气复为正气矣。又云：利大、小便，补中益气，此百合病中所以为主药也。气之为病无二义，非实而不顺，即虚而不足。今一物而兼顺利与补益，则有余之邪气可泄，而不足之正气可充。道一以贯之，

君子多乎哉！（魏荔彤）

狐惑

狐惑，虫病也。虫因热生，热因虚生。然则狐惑者，阴虚血热之病也。狐性多疑，狐惑即疑惑也。心主血，阴虚则血耗而热生，血热则心烦而病作，神明之官，失于贞静，滋乎憧扰，所谓执狐疑之心者，此病也。惟其血分有热，而虫遂随上下皆生，虫为有情识之物，故能乱有情识之心脏而生狐疑。惟其为血化之物，故仍归于心。方以类聚，物以群分也。（魏荔彤）

阳毒阴毒

按：古方书谓阳毒者，阳气独盛，阴气暴衰，内外皆阳，故成阳毒；谓阴毒者，阴气独盛，阳气暴衰，内外皆阴，故成阴毒。二者，或伤寒初得，便成是证；或服药后变而成之。阳毒治以寒凉，阴毒治以温热，药如冰炭，何乃仲景以一方治之乎？其曰阴毒去雄黄、蜀椒，则反去其温热者矣。岂非一皆热毒伤于阴阳二经乎？（赵以德）

阴阳二毒，与阴阳二证迥异。考仲景书虽有阴毒之名，然其所叙之证，不过面目青、身痛如被杖、咽喉痛而已，并不言阴寒极甚之证。况其所治之方，亦不过升麻、甘草、当归、鳖甲而已，并不用大温热之药。是知仲景所谓阴毒者，非阴寒之病，乃是感天地之恶毒异气，入于阴经，故曰阴毒耳。后人遂以阴寒极甚之证，混入仲景证中，治用附子散等温药，窃谓阴寒极甚之证，或内伤冷物，或暴中阴寒，或过服凉药所致，固可名为阴毒，然终非仲景所以立名之本意也。（王安道）

动气

动气一证，即筑筑然动于脐傍，及左乳之下曰虚里者也。考之《难经》，则以脐之上、下、左、右分心、肾、肝、肺四脏而各列其证，在《伤寒论》所载亦详。成无己曰：动气者，脏气不治，正气内虚也。虽诸说如此，然皆未尽其要。盖动气之在脐傍者，皆本于下焦之阴分，凡病关格劳损者，多有此证。其动之微，则止于脐傍上下；其动之甚，则连及虚里心胁，真若舂舂连续而浑身皆振动者。此以天一无根，故气不能蓄藏而鼓动于下，诚真阴不守，大虚之候也。何以验之？但察于呼吸、饥饱之顷，可得其征。凡病此者，馁时更甚，饱时稍缓；呼出更甚，吸入稍缓。此虚甚者动必甚，虚微者动亦微，岂非虚实之明验乎？即病者虽常觉其振动，然无疼痒，尚不知为何故，医家弗能详察，亦不知为何病，此动气之不明者久矣。但动气之见于虚损者固多，而见于伤寒者亦不少，仲景但言其禁，而不言其治，此惟直救真阴以培根本，使其气有所归，无不获效。（张景岳）

两感

两感者，阴阳双传也。虽为死候，然虚而感之深者必死，实而感之浅者犹或可治。盖用药先后，发表攻里，本自不同。仲景云：太阳与少阴俱病，头疼恶寒，为太阳邪盛于表；口干而渴，为少阴邪盛于里也。阳明与太阴俱病，身热谵语，为阳明邪盛于表；不欲食腹满，为太阴邪盛于里也。少阳与厥阴俱病，则耳聋寒热、呕而口苦，为少阳邪盛于表；烦满囊缩，为厥阴邪盛于里也。三阳头疼身热、耳聋胁痛、恶寒而呕，邪在表者，固不可下；其三阴腹满干呕、口渴囊缩、谵语便实，邪在里者，可不下乎？《活人》引下利身疼痛，虚寒救里之法，而欲施于烦渴、腹满、囊缩、谵语实热之证，岂不差乎？原仲景所谓发表者，葛根麻黄是也；攻里者，调胃承气是也。《活人》却谓救里则是四逆，救表则是桂枝。

以救为攻，岂不相背？盖表里不可并攻，阴阳难同一治，用药之法，可不一定于胸中乎？（陶节庵）

先辈言两感者，感而复感也。老幼体弱，皆无此病，强壮者有之。盖体弱之人，一感已觉难任，慎重而调治焉，故热虽甚不死。强壮之人，恃其气血，不肯服药，病虽未作，邪实未除，数日之后，复感于寒，后至者入，前至者传，前至者传，后至者随，是于一日之间，太阳与少阴俱病，二日三日如之，六经皆受邪，水浆不入，不知人，六日死矣。余见病两感者数人，皆出强壮，皆系六日死，前辈称此病为打好汉，信然。东垣以表里齐受为两感，后世以感而复感为两感。然实有此二种，究竟齐受者急，复感者缓，后学并宜知之。（《怡堂散记》）

两感者，本表里之同病，似若皆以外感为言也，而实有未必尽然者，正以外内俱伤，便是两感。今见有少阴先溃于内，而太阳继之于外者，即纵情肆欲之两感也；太阴受伤于里，而阳明重感于表者，即劳倦竭力，饮食不调之两感也；厥阴气逆于脏，少阳复病于腑者，即七情不慎，疲筋败血之两感也。人知两感为伤寒，而不知伤寒之两感，内外俱困，病斯剧矣。或谓两感证之不多见者，盖亦见之不广，而义自未达耳。其如何治法，亦在乎知其由而救其本也。（钱祯）

夫两感病，既曰三日乃死，不在顷刻可知，极力救援，亦可冀其侥幸也。余每见头痛、恶寒、恶风、腰脊痛引周身等太阳证才见，即具少阴证者；阳明证才见，而腹满、不食、谵妄等证即具者；胁满、耳聋等象未齐，即兼囊缩、乳平者，皆在一两日间。不与攻击，亦不表汗，惟斟酌其藜藿膏粱老幼之殊，悉从内伤温补治法，往往获效。其有余波不罢，轻调本经，无不中肯。先辈立言，有置之不治者，有从外感治者，有从内伤治者，有先表后里者，有先里后表者，有表里齐行攻击者，有攻表攻里间施者，有攻后再行补益者，有见内外皆溃始行温补者，总总穿凿，法无可遵。岁之甲申，始得钱祯所论：原有各种内伤于前，继有外感于后，一着便成两感。玩味其言，先得我心之所同然者。（曹恒占）

阴阳易

男女交媾而病传焉，奇病也。其授者，者始因伤寒，而实种于欲火；其受者，因于欲火，而实发于阴虚。此阴阳易之病所由来也。裈裆者，男女阴阳之卫。卫乎外者，自能清乎内。感于无形者，治之以有形，取其隐内烧而服之。形气相感，小便即利，阴头微肿，浊阴走下窍，而清阳出上窍，欲火平而诸证自息矣。然更宜六味地黄汤合生脉散治之。（柯韵伯）

瘥复

伤寒新愈，起居作劳，因而复病，谓之劳复；强食谷食，因而复病，谓之食复；男女交接，复而自病，谓之房劳复；男女交接，相易为病，谓之阴阳易。盖因其人新瘥，余邪伏于脏腑，未经悉解，故犯之辄复也。学者于临证时，审其脉证而详辨之，则施治自无误矣。（《医宗金鉴》）

伤寒既愈复热者，其故有四：或以邪气方散，胃气未清，因而过食者，是为食复；或以表邪方解，原不甚虚，有过慎者，辄加温补，是误补而复。若此二者，所谓食入于阴，长气于阳，致卫气复闭，阳邪复聚而然。仍宜汗也。又或新病方瘳，失于调摄，或劳伤脾阴，因而复热者，是名劳复；或不慎房室，因而再感者，是名女劳复。若此二者，所谓阴虚者阳必凑之而然。或从补，或从汗，因时制宜，权其缓急，而治分虚实也。（张景岳）

伤寒瘥后，终不惺惺，精神欠爽，言语错谬，诸治不效，或潮热颊赤，或寒热似疟，都是发汗不彻，余邪在心包所致。（《得效方》）

感病善后法

凡病感者，须明善后之法。盖人之感后，元气已虚，邪热未净，补虚则热不可除，清热则虚不能任，即一半补虚一半清热，终属模糊不得要领。然舍补虚清热外，更无别法，当细辨之。补虚有二法：一补脾；一补胃。如疟痢后，脾气衰弱，饮食不能运化，宜补其脾；如伤寒后，胃中津液久耗，新者未生，宜补其胃。二者有霄壤之殊也。清热亦有二法：初病之热为实热，宜用苦寒药清之；病后之热为虚热，宜用甘寒药清之。二者亦有霄壤之殊也。人身天真之气，全在胃口，津液不足即是虚，生津液即是补虚，故以生津液之药合甘寒泻热之药，而治感后之虚热，如麦冬、生地、丹皮、人参、梨汁之属，皆为合法。设误投参、芪、苓、术补脾之药为补，岂不并邪热而补之乎？至于饮食之补，但取其气，不取其味。如五谷之气以养之，五菜之气以充之，人皆不知此理，急于用肥甘之味以补之，不知油腻阻滞经络，邪热不能外出矣。（喻嘉言）

选案

徐五宜先生长君，伤寒危甚，有人来言，病者早起，一晕竟绝。予问：病来几日？云：九日矣。胸尚热否？曰：但不冷耳。予曰：可救也。至则僵卧在床，口鼻无气，面青口噤，目闭手撒，唇色紫黑。予笑曰：此人不死。阴虚证误服白虎所致耳。切脉，两尺尚在。遂取人参一两，熟地二两，附子、炮姜各五钱，浓煎挖而灌之。尽剂目开，面色转红，不及一时，大叫冷甚，即发壮热，通身汗下而甦。此晚腹胀不便，予曰：无忧，大汗之后，虚不能出耳。再饮药即得解。次日诸证悉除，但多妄言怒骂，如有神灵，复投附子理中、建中而愈。（《己任编》）

方昱公伤寒九日，头痛脉浮，身如燔炭，发表多剂，终莫得汗。予曰：伤寒固当发汗，然辛散助热耗阴，汗为热隔，不能达外，惟有养其津液，使阴阳和而后雨泽降。试之诚然。（程华仲）

一妇患伤寒十余日，手足躁扰，口目瞤动，面白身冷，谵语发狂。其家以为疯，缚其手足。或以为虚，或以为寒，或辞不治。切其脉全无，问其证不知，按其身不热。余曰：此非参、附证即硝、黄证，出此入彼，死生立判。坐视良久，聆其声重而长，谛思若是虚寒证，到此脉脱之时，气息奄奄，那得有如许气力大呼疾声耶？即作大承气汤，牙关紧闭，挖灌下咽，黄昏便解黑粪，次早脉出身热，人事亦知。又服小陷胸汤二剂而愈。〇孝廉项恂如患伤寒，服发散药二帖，其病愈甚，昏热脉脱，急用参、芪、术各一两，附子三钱，姜、桂二钱，下午后，脉渐出，随投六、七剂，其病如故，更加舌肿唇烂，渴饮不绝。余曰：病是此病，药是此药，服之反甚，得无误乎？细视不瘥，又进数剂，病复如故，十余日，总不能言。幸其子深信不疑，跪恳救治。余曰：药已至矣，病终不转，奈何？更用八味丸料一斤，浓煎六碗，冰冷与饮。日夜服尽，舌消能伸，亦能言语识人。每日用药一剂，粥食数碗，大便不解，听其自然，至二十八、九日，腹始胀，遂以参、苓、芪、术、姜、桂、附子煎汁加大黄二钱，服后，额微汗出，手足躁扰。此正气虚极。又用大料温补一剂，遂安卧，夜解宿粪半桶。后用温补药百剂而愈。共计用人参五斤，附子三十枚。稍失调理，便发热脱颏，直至次年始健。（张锡驹）

黄长人犯房劳，病伤寒，守不服药之戒，身热已退十余日外，忽然昏沉战慄，手足如冰，医已合就姜附药矣。余见而骇之，诊毕再三辟其谬，病家自疑阴证，言之不入，只得与医约曰：此药入口，生死关系重大，吾与丈各立担承。医云：吾治伤寒三十年，不知甚么担承。余笑曰：有吾明眼在此，不忍见活人就毙。如不担承，待吾用药。以调胃承气汤，煎成热服半盏，少顷又服半盏，厥回人苏，前药服终，人事大清，浑身壮热，再与大柴胡一剂，热退身安。〇徐国祯伤寒六、七日，身热目赤，索水到前，复置不饮，异常大躁，门牖洞启，身卧地上。一医以承气与服。余诊其脉，洪大无伦，重按无力。谓曰：此参、附、干姜证，奈何认为下证耶？医曰：身热、目赤、躁急若此，再服参、附、干姜、踰垣上屋矣。余曰：阳欲暴脱，外显假热，内有真寒，姜、附尚恐不胜回阳之任，况敢以纯阴之药重劫其阳乎？观其水不欲咽，情已大露，岂水尚不欲咽，而反可咽硝、黄乎？天气燠蒸，必有大雨，顷刻一身大汗，不可救矣。惟用姜、附，所谓补中有发，一举两得，何可致疑？于是以附子、干姜各五钱，人参三钱，甘草二钱，煎成冷服，服后寒战戛齿，以重棉覆之，阳微之象始著。再剂微汗，热退而安。（喻嘉言）

医述卷四　伤寒析疑

倒　序

▲太阳病，脉浮紧，无汗，发热，身疼痛，八九日不解，表证仍在，此当发其汗。服汤已，微除，其人发烦，目瞑，剧者必衄，衄乃解。所以然者，阳气重故也。麻黄汤主之。

麻黄汤主之句，读当在发其汗之下。（吴灵稚）

麻黄汤主之五字，不当在阳气重之下。岂有衄乃解之后，而用麻黄汤之理乎？（张兼善）

解后复烦，烦见于内，此余邪未尽，故用桂枝更汗。微除复烦，是烦见于外，此大邪已解，故不可更汗。仲景每有倒句法，前辈随文衍义，谓当再用麻黄以散余邪，不知得衄乃解句，何处着落？○粗工不知倒序等法，又溺于风寒二字，而曰是虽热甚，邪犹在经，以麻黄治衄，是发散经中邪气耳。请问邪气寒乎、热乎？若寒邪，则血凝不流，焉得有衄？若热邪，则清降不遑，而敢升发耶？（柯韵伯）

▲伤寒，脉浮紧，不发汗，因致衄者，麻黄汤主之。

脉紧无汗者，当用麻黄汤发汗，则阳气得泄，阴血不伤；所谓夺汗者无血也。不发汗阳气内扰，阳络伤则衄血；是夺血者无汗也。若用麻黄汤再汗，液脱则毙矣。言不发汗因致衄，岂有因致衄更发汗之理乎？观少阴病无汗，而强发之，则血从口鼻而出，或从目出，能不慎哉！愚故急为校正，恐误人者多耳。（柯韵伯）

▲伤寒，不大便六七日，头痛有热者，与承气汤。其大便圊者，知不在里，仍在表也，当须发汗。若头痛者必衄。宜桂枝汤。

宜桂枝汤句，读当在发汗之下。（吴灵稚）

本条当有汗出证，故合用桂枝、承气。有热当作身热。大便圊，从宋本订正，恰合不大便句；他本作小便清者谬！宜桂枝句直接发汗来，不是用桂枝止衄，亦非用在已衄后也。勿以词害义可耳！○太阳衄血证，宜桂枝汤句，语意在当须发汗下；麻黄汤主之句，在当发其汗下；二句皆于结句补出，是倒序法也。夫桂枝乃行血之品，仲景用桂枝发汗，不是用桂枝止衄；是用在未衄时，非用在已衄后。且夺血者无汗，此理甚明。麻黄乃上升之品，夫既云衄乃解，又云自衄者愈，若复用升提之药，衄流不止可必矣。且衄家不可发汗，此禁甚明矣。（柯韵伯）

▲伤寒，心下有水气，咳而微喘，发热，不渴。服汤已，渴者，此寒去欲解也。小青龙汤主之。

小青龙汤主之句，读当在不渴之下。（吴灵稚）

小青龙主之，语意在服汤已上。岂有寒去欲解，反用燥热之剂，重亡津液，令渴不解乎？且云服汤已者是何汤耶？（柯韵伯）

小青龙汤主之句，是缴上文。他书曾易《经》文，今仍古本。（周禹载）

▲伤寒五六日，中风，往来寒热，胸胁苦满，默默不欲饮食，心烦喜呕，或胸中烦而不呕，或渴，或腹中痛，或胁下痞硬，或心下悸、小便不利，或不渴、身有微热，或咳者，小柴胡汤主之。

小柴胡汤主之句，读当在喜呕之下。（吴灵稚）

▲伤寒，十三日不解，过经谵语者，以有热也，当以汤下之。若小便利者，大便当硬，而反下利，脉调和者，知医以丸药下之，非其治也。若自下利者，脉当微厥，今反和者，此为内实也，调胃承气汤主之。

调胃承气汤主之句，读当在当以汤下之之下。（吴灵稚）

▲少阴病，二三日不已，至四五日，腹痛，小便不利，四肢沉重疼痛，自下利者，此为有水气，其人或咳，或小便利，或下利，或呕者，真武汤主之。

末句真武汤主之，语意直接有水气来。后三项，是真武加减证，不是主证。（柯韵伯）

▲少阴病，下利清谷，里寒外热，手足厥冷，脉微欲绝，身反不恶寒，其人面赤色，或腹痛，或干呕，或咽痛，或利止脉不出者，通脉四逆汤主之。

通脉四逆汤主之句，读当在其人面赤色之下。（吴灵稚）

▲少阴病，四逆，其人或咳、或悸、或小便不利、或腹中痛、或泄利下重者，四逆散主之。

四逆散主之句，读当在四逆之下。（吴灵稚）

▲少阴病，四逆，泄利下重，其人或咳、或悸、或小便不利、或腹中痛者，四逆散主之。

条中无主证，而皆是或然证，四逆下必有阙文。今以泄利下重四字，移至四逆下，则本方乃有纲目。或咳、或利、或小便不利，同小青龙证；厥而心悸，同茯苓甘草证；或咳、或利、或腹中痛、或小便不利，同真武证；种种是水气为患。不发汗利水者，泄利下重故也。泄利下重，又不用白头翁汤者，四逆故也。此少阴气

分之下剂，厥应下之者，即此方也。（柯韵伯）

错　简

▲趺阳脉浮而涩，少阴脉如经者，其病在脾，法当下利。何以知之？若脉浮大者，气实血虚也。今趺阳脉浮而弦，故知脾气不足，胃气虚也。以少阴脉弦而浮才见。此为调脉，故称如经也。若反滑而数者，故知当屎脓也。

按：若脉浮大者，气实血虚也二句，与上下文义不属，当删之。少阴脉弦而浮，岂可谓如经乎？当改沉滑二字。（《医宗金鉴》）

▲问曰：翕奄沉，名曰滑。何谓也？师曰：沉为纯阴，翕为正阳，阴阳和合，故令脉滑。关尺自平，阳明脉微沉，食饮自可，少阴脉微滑，滑者紧之浮名也，此为阴实。其人必股内汗出，阴下湿也。

按：滑者，紧之浮名也。此为阴实二句，与上下文义不属，当是错简。（《医宗金鉴》）

▲太阳病，小便利者，以饮水多，必心下悸；小便少者，必苦里急也。

以饮水多，接太阳病句。小便利者，接下句。（吴灵稚）

▲发汗后，不可更行桂枝汤，无汗而喘，（旧本有无字）大热者，可与麻黄杏仁甘草石膏汤。

▲下后，不可更行桂枝汤；若无汗而喘，大热者，可与麻黄杏仁甘草石膏汤。

二条无字，旧本讹在大热上。前辈因循不改，随文衍义，为后学之迷途。仲景每于汗下后，表不解者，用桂枝更汗，而不用麻黄。此则内外皆热，而不恶寒，必其用麻黄汤后，寒解而热反甚，与发汗解、半日许复烦、下后而微喘者不同。发汗而不得汗，或下之而仍不汗，喘不止，其阳气重者，若与桂枝加厚朴杏仁汤，下咽即毙矣。故于麻黄汤去桂枝之辛热，加石膏之辛寒，佐麻黄而发汗，助杏仁以定喘。一加一减，温解之方，转为凉散之剂矣。（柯韵伯）

▲伤寒，吐下后，发汗，虚烦，脉甚微，八九日心下痞硬、胁下痛、气上冲咽喉。眩冒，经脉动惕者，久而成痿。

按：八九日心下痞硬、胁下痛、气上冲咽喉三句，与上下文义不属。注家皆因有此三句，不得不支离蔓衍，牵强解释。每见此病，总因汗出过多，大伤津液而成，当用补气、补血、益筋、壮骨之药，经年始愈。三句必是错简，当删之。（《医宗金鉴》）

▲伤寒发热，啬啬恶寒，大渴欲饮水，其腹必满，自汗出，小便利，其病欲愈，此肝乘肺也，名曰横，刺期门。

此肝乘肺，读当在腹必满之下；自汗出小便利，当在刺期门之下。（吴灵稚）

▲太阳病，寸缓、关浮、尺弱，其人发热，汗出，复恶寒，不呕，但心下痞者，此以医下之也。如其不下者，病人不恶寒而渴者，此转属阳明也。小便数者，大便必硬，不更衣十日无所苦也。渴欲饮水，少少与饮之。但以法救之，渴者，宜五苓散。

但以法救之一节，读当在医下之也之下。（吴灵稚）

▲阳明病，脉浮而紧，咽燥口苦，腹满而喘，发热汗出，不恶寒，反恶热，身重。若发汗则躁，心愦愦，反谵语。若加烧针，必怵惕烦躁不得眠。若下之，则胃中空虚，客气动膈，心中懊侬。舌上苔者，栀子豉汤主之。

心中懊侬一节，读当在身重之下。（吴灵稚）

阳明病，脉浮而紧，咽燥口苦，腹满而喘，发热汗出，不恶寒，反恶热，身重，此处当接栀子豉汤主之句。若发汗三段，因不用此方，而妄治所致。仍当栀子豉汤主之。仲景但于结句一见，是省文法也。后人竟认栀子豉汤为汗、下救逆之剂，否则未汗、下前，仲景何法以治之乎？（柯韵伯）

▲病人无表里证，发热七八日，虽脉浮数者，可下之。假令已下，脉数不解，合热则消谷善饥，至六七日不大便者，有瘀血也，宜抵当汤。若脉数不解，而下利不止，必协热而便脓血也。

若脉数已下，读当在可下之之下。（吴灵稚）

▲伤寒，四五日，脉沉而喘满。沉为在里，而反发其汗，津液越出，大便则难。表虚里实，久则谵语。

表虚里实一句，读当在沉为在里之下。（吴灵稚）

▲汗出谵语者，以有燥屎在胃中，此为风也。须下之，过经乃可下之下；之若早，语言必乱，以表虚里实故也。下之则愈，宜大承气汤。

以表虚里实故也句，宜安在乃可下之句下。（程郊倩）

须下之接胃中句，下之则愈接须下之句。（吴灵稚）

下之则愈宜大承气汤九字，当在过经乃可下之之下，不当在于章末。观前章谵语燥屎，不云大承气汤下之，而云须下之，须字意义，欲而尚未也。至此，语言必乱。下早，表邪乘虚入胃故耳，反用大承气下之乎？（方咫园）

▲阳明病，谵语，有潮热，反不能食者，胃中必有燥屎五六枚也。宜大承气汤下之，若能食者，但硬耳。

按：宜大承气汤下之句，应在必有燥屎五六枚之下始合。若但便硬，即用大承气汤下之，殊失仲景慎重误下之旨，当移之。（《医宗金鉴》）

宜大承气汤下之，旧在但硬尔下，今正之。（《伤寒缵论》）

▲阳明病，下之，心中懊忱而烦，胃中有燥屎者，可攻之。腹微满，初头硬，后必溏，不可攻之。若有燥屎者，宜大承气汤。

末二句乃申上节，以决治意。（方中行）

阳明病，下之，心中懊忱而烦，胃中有燥屎者，可攻之，宜大承气汤。腹微满，初头硬，后必溏，不可攻之。

下后心中懊忱而烦，栀子豉证。若腹大满不通，是胃中燥屎上攻也；若微满，犹是栀子厚朴汤证。（柯韵伯）

▲三阳合病，腹满身重，难以转侧，口不仁而面垢，谵语遗尿。若发汗则谵语，下之则额上生汗、手足逆冷。若自汗出者，白虎汤主之。

若自汗出一节，读当在遗尿之下。（吴灵稚）

▲太阴之为病，腹满而吐，食不下，自利益甚，时腹自痛。若下之，必胸下结硬。

食不下，当接有自利句；自利益甚，当在末句。（吴灵稚）

按：吴人驹曰：自利益甚四字，当在必胸下结硬句之下，其说甚是。若在吐食不下句之下，则是已吐食不下，而自利益甚矣。仲景复曰若下之，无所谓也。（《医宗金鉴》）

▲少阴病，欲吐不吐，心烦，但欲寐，五六日自利而渴者，属少阴也，虚故饮水自救。若小便色白者，少阴病形悉具。小便白者，以下焦虚有寒，不能制水，故令色白也。

属少阴句，当在欲寐之下。（吴灵稚）

▲伤寒，发热四日，厥反三日，复热四日；厥少热多，其病当愈。四日至七日热不除者，其后必便脓血。

复热四日句，语意在其病当愈下。（柯韵伯）

传　误

▲脉双弦而迟者，必心下硬。脉大而紧者，阳中有阴也。可以下之，宜大承气汤。

世本俱作宜大承气汤，此传写之误也。按大柴胡方中，有半夏、生姜之辛温，涤饮散寒，故可以治阳中伏匿之阴邪。若大承气纯属苦寒，徒伐中土之冲和，则痞结下利之变，殆所必至矣。（《伤寒缵论》）

此段诸注，随文傅会。或疑可以下之者，原文也，后人赘以方，此论颇通。盖六经篇中言可下而不出方者甚多，意在临时施治者善体会耳。（《伤寒论义大全》）

▲脉双弦而迟者，必心下硬也。○脉大而紧者，阳中有阴也。

上二节，王叔和分类入可下之条，汇作一节，末有可以下之宜大承气汤句。今删正之，分作两节。（吴遵程）

▲阴阳相搏名曰动，阳动则汗出，阴动则发热。形冷恶寒者，此三焦伤也。若数脉见于关上，上下无头尾，如豆大，厥厥动摇者，名曰动也。

按：阳动则汗出二字，当是发热二字。阴动则发热二字，当是汗出二字。阳加于阳，岂有汗出之理？《素问》曰：阳加于阴谓之汗。遵《经》移之。（《医宗金鉴》）

▲假令脉来微去大，故名反，病在里也。脉来头小本大，故名覆，病在表也。上微头小者为阴盛，则汗出。下微本大者为阳盛，则为关格不通，不得尿。头无汗者可治，有汗者死。

按：脉来头小本大，当是脉来大去小。上微头小者，当是上微小者为阴盛。下微本大者，当是下微小者为阳盛。始与上下文

义相属。当改之、补之。（《医宗金鉴》）

▲寸口诸微亡阳，诸濡亡血，诸弱发热，诸紧为寒，诸乘寒者则为厥，郁冒不仁。以胃无谷气，脾涩不通，口急不能言，战而慄也。

按：诸濡亡血，当是诸濡卫虚。诸弱发热，当是诸弱营虚。濡浮而无力，候阳虚也。岂有亡血之理？弱沉而无力，候阴虚也。岂止发热而已！当改之。（《医宗金鉴》）

▲趺阳脉伏而涩，伏则吐逆，水谷不化，涩则食不得入，名曰关格。

按：水谷不化之化字，当是入字；若是化字，是能食也，何名曰格？食不得入，当是不得小便；若有小便，是水道通也，何名曰关？悉改之。（《医宗金鉴》）

▲寸口脉弱而迟，弱者卫气微，迟者营中寒。营为血，血寒则发热；卫为气，气微者心内饥，饥而虚满，不能食也。

按：条末心内饥，饥而虚满不能食句，此是论脾胃，不关营卫。故弱者卫气微，当是阳气微；迟者营中寒，当是脾中寒，上下文义始属。营为血，岂有血寒发热之理？卫为气，气微者皆不成文。今悉易之。当是阳气微，脾中寒者心内饥，阅下条言胃气有余自知。当改之。（《医宗金鉴》）

▲太阳病，下之，其脉促，不结胸者，此为欲解也。脉浮者，必结胸也。脉紧者，必咽痛。脉弦者，必两胁拘急。脉细数者，头痛未止。脉沉紧者，必欲呕。脉沉滑者，协热利。脉浮滑者，必下血。

按：脉促当是脉浮，始与不结胸为欲解之文义相属。脉浮当是脉促，始与论中结胸、胸满同义。脉紧当是脉细数，脉细数当

是脉紧，始同论中二经本脉。脉浮滑当是脉数滑，浮滑是论中白虎汤证之脉，数滑是论中下脓血之脉。均当改之。（《医宗金鉴》）

▲发汗后，身疼痛，脉沉迟者，桂枝去芍药、生姜，新加人参汤主之。

发汗后身疼是表虚，不得更兼辛散，故去生姜；沉为在里，迟为在脏，自当远阴寒，故去芍药；当存甘温之品以和营，更兼人参以通血脉。里和而表自解矣。名曰新加者，见表未解无补中法。今因脉沉迟而始用之，与用四逆汤治身疼、脉沉之法同义。○坊本作加芍药、生姜者误。（柯韵伯）

▲太阳中风，脉浮紧，发热恶寒，身疼痛，不汗出而烦躁者，大青龙汤主之。若脉微弱，汗出恶风者，不可服。服之则厥逆，筋惕肉瞤，此为逆也，大青龙汤主之。（以真武汤救之）。

末后旧本有大青龙汤主之六字。盖既曰不可服，服之为逆，则安得又复有大青龙汤主之之文？传写之误甚明。黄氏正之甚是。后人又因其更改致疑，并六字皆删之，删之则上编二十五条无凭证据，故存朱以备考。（魏荔彤）

汉之文法，用药诸方皆赘于条末，如大青龙汤证，既云脉微弱。汗出恶风者不可服，服之则厥逆，筋惕肉瞤，此为逆也，又以大青龙汤主之，皆此例也。（张兼善）

▲伤寒，脉浮缓，身不疼，但重，乍有轻时，无少阴证者，小青龙汤发之。

世本作大青龙汤发之，从《内编》改正。（张路玉）

小青龙汤，坊本俱作大青龙。余幼读古本，实是小青龙。观条中脉证，总非大青龙病，宜世人有伤风见寒之说。近并得友人张路玉一订其讹，喜其先得我心也。（程郊倩）

按：此条必有错误。脉浮缓，邪轻易散；身不疼，外邪已退；乍有轻时，病未入阴。又别无少阴等证，此病之最轻者，何必用青龙峻剂？此必另有主方，而误以青龙当之也。（徐灵胎）

▲伤寒，脉浮滑，此表有热，里有寒，白虎汤主之。

按：里有寒之寒字，当是热字。若是寒字，非白虎汤证也。宜改之。（《医宗金鉴》）

此条明有误字，寒字乃热字明矣。以脉较之，浮为表热，滑为里热，若以滑为里寒，则白虎安敢投之！岂有里寒而用白虎耶？（方戅园）

《经》文寒字，当作邪字解，亦热也。其说甚是。若是寒字，非白虎汤证矣。（王三阳）

《论》曰：伤寒脉浮滑，表有热，里有寒，白虎汤主之。久久不知其说，夫表有热，而遽用白虎，已属骤急，犹曰可也；里既有寒，而亦曰白虎，则断无是理矣。夫里寒外热，则外热为假热，里寒为真寒，乃内寒外热，水极似火，阴盛格阳证也。四逆、理中，尚虑不及，其何可以白虎为耶？因遍考诸解，皆不画一，不是顺文敷演，即是附会支吾。即喻子嘉言以寒为推原之辞，于理则通，于解则强。后爰会悟厥深热亦深、热甚兼寒化之旨，始有旁通。表里二字，传写参错无疑。（《医补》）

▲太阳病，寸缓、关浮、尺弱，其人发热汗出，复恶寒，不呕，但心下痞者，此以医下之也。如其不下者，病人不恶寒而渴者，此转属阳明也。小便数者，大便必硬，不更衣十日无所苦也。渴欲饮水，少少与之。但以法救之，渴者，宜五苓散。

按：但以法救之五字，当是若小便不利利五字，方与上文小便数及下文渴者之义相属。此条病势不急救之之文，殊觉无谓。昔王三阳亦云此处五苓散难用，不然，《经》文渴者之下当有缺文，当改之。（《医宗金鉴》）

▲伤寒五六日，头汗出，微恶寒，手足冷，心下满，口不欲食，大便硬，脉细者，此为阳微结，必有表，复有里也。脉沉，亦在里也。汗出，为阳微；假令纯阴结，不得复有外证，悉入在里，此为半在里半在外也。脉虽沉紧，不得为少阴病。所以然者，阴不得有汗，今头汗出，故知非少阴也，可与小柴胡汤；设不了了者，得屎而解。

按：脉细当是脉沉细。观本条下文脉沉亦在里也之亦字自知。脉虽沉紧之紧字，当是细字。本条上文并无紧字，如何说脉虽沉紧，虽字何所谓耶？必是传写之误。（《医宗金鉴》）

脱　佚

▲北方肾脉，其形何似？师曰：肾者，水也，名曰少阴。其脉沉滑，是肾脉也。肾病自得沉滑而濡者，愈也。

按：东、南、西方，皆有其文，惟缺北方，仿经文补之。（《医宗金鉴》）

▲太阳病，当恶寒发热。今自汗出，不恶寒发热，关上脉细数者，以医吐之过也。一二日吐之者，腹中饥，口不能食；三四日吐之者，不喜糜粥，欲食冷食，朝食暮吐，以医吐之所致，此为小逆。

按：欲食冷食之下，当有五、六日吐之者六字。若无此一句，则不喜糜粥、欲食冷食，与朝食暮吐之文不相联属。且以上文一二日、三四日之文细玩之，则可知必有五、六日吐之一句。

由浅及深之义也，当补之。（《医宗金鉴》）

▲太阳病，下之后，脉促、胸满者，桂枝去芍药汤主之。若微恶寒者，去芍药方中加附子汤主之。

按：微恶寒之上，当有汗出二字。若无此二字，乃表未解也，无加附子之理，当补之。（《医宗金鉴》）

▲太阳病不解，热结膀胱，其人如狂，血自下者，愈。其外不解者，尚未可攻，当先解外（宜桂枝汤）；外解已，但少腹急结者，乃可攻之，宜桃仁承气汤。

宜桂枝汤四字，从《金匮》增入。（《伤寒类方》）

▲太阳病，六七日，表证仍在，脉微而沉，反不结胸，其人如狂者，以热在下焦，少腹当硬满，小便自利者，下血乃愈。所以然者，以太阳随经，瘀热在里故也，抵当汤主之。

此亦病发于阳，误下热入之证也。表证仍在下，当有而反下之句。（柯韵伯）

▲发汗已，脉浮数，烦渴者，五苓散主之。

按：脉浮数之下，当有小便不利四字。若无此四字，则为阳明内热口燥之烦渴，是白虎汤证也。惟其小便不利而烦渴，斯为太阳水热瘀结之烦渴。始属五苓散证。若非小便不利而用五苓散，则犯重竭津液之禁矣。况太阳上篇类此证者数条，惟水入即吐一条，乃水不下行，故无小便不利之文。余皆有小便不利四字。今此四字必是传写之遗，当补之。（《医宗金鉴》）

▲伤寒，汗出而渴者，五苓散主之；不渴者，茯苓甘草汤主之。

▲汗出下，当有心下悸三字。不然，汗出而渴，是白虎汤证。汗后不渴而无他证，是病已瘥，可勿药矣。（柯韵伯）

▲心下痞，按之濡，其脉关上浮者，大黄黄连泻心汤主之。濡当作硬。按之濡下，当有大便，不恶寒，反恶热句，故立此汤。观泻心汤治痞，是攻补兼施，寒热并驰之剂，此则尽去温补，独任苦寒下泄之品，且用麻沸汤渍绞浓汁，而生用之，利于急下。如此而不言及热结当攻诸证，谬矣！夫按之濡为气痞，是无形也，则不当下。且结胸证，其脉浮大者，不可下，则心下痞而关上浮者，反可下乎？小结胸按之痛者，尚不用大黄，何此比陷胸汤更峻？是必有当急下之证比结胸更甚者，故制此峻攻之剂也。学者用古方治今病，如据此条脉证而用此方，下咽即死耳。勿以断简残文，尊为圣经，而曲护其说，以遗祸后人也。（柯韵伯）

▲心下痞，按之濡，其脉关上浮者，大黄黄连泻心汤主之。

按：按之濡，当是按之不濡。若按之濡，乃虚痞也，补之不暇，岂有用大黄泻之之理乎？当补之。（《医宗金鉴》）

▲病发热头痛，脉反沉，若不瘥，身体疼痛，当温其里，宜四逆汤。

按：身体疼痛之下，当有下利清谷四字。若无此四字，则当温其里之文竟无着落矣，未有表病而温里之理也。阅后《太阴篇》中云：伤寒医下之，续得下利清谷不止，身疼痛者，急当救里，宜四逆汤，其义益明。遵《经》补之。（《医宗金鉴》）

▲伤寒，脉浮缓，身不痛，但重，乍有轻时，无少阴证者，大青龙汤发之。

脉浮缓下，当有发热、恶寒、无汗、烦躁等证。盖脉浮缓，身不痛，见表证同轻。但身重，乍有轻时，见表证将罢。以无汗烦躁，故合用大青龙。无少阴证，仲景正为不汗出而烦躁之证，因少阴亦有发热恶寒无汗烦躁之证，与大青龙同，法当温补；若反与麻

黄之散，石膏之寒，真阳立亡矣。必细审其所不用，然后不失其所当用也。（柯韵伯）

▲伤寒，不大便六七日，头痛有热者，（未可）与承气汤。其小便清者，知不在里，仍在表也，当须发汗，若头痛者必衄。宜桂枝汤。

未可二字从《金匮》增入，《伤寒论》失此二字。（《伤寒类方》）

▲伤寒，若吐、若下后，七八日不解，热结在里，表里俱热，时时恶风，大渴，舌上干燥而烦，欲饮水数升者，白虎加人参汤主之。

按：伤寒之下，当有若汗二字。盖汗较吐下伤津液为多也。时时恶风，当是时汗恶风，若非汗字，则时时恶风是表不解，白虎汤在所禁也。《论》中谓发热无汗，表不解者，不可与白虎汤；渴欲饮水，无表证者，白虎加人参汤主之。细玩经文，自知当补之、改之。（《医宗金鉴》）

▲阳明病，脉迟，汗出多，微恶寒者，表未解也，可发汗，宜桂枝汤。

按：汗出多之下，当有发热二字。若无此二字，则脉迟、汗出多、微恶寒，乃表阳虚，属桂枝附子汤证也。岂有用桂枝汤发汗之理乎？当补之。（《医宗金鉴》）

▲阳明病，若脉浮发热、渴欲饮水、小便不利者，猪苓汤主之。

按：此浮字误也。《活人》云：脉浮者，五苓散；脉沉者，猪苓汤。则知此证脉字下脱一不字也。据《太阳篇》内五苓散，乃猪苓、泽泻、茯苓三味中加桂、白术也。《阳明篇》内猪苓汤，乃猪苓、泽泻、茯苓三味中加阿胶、滑石也。桂与白术味甘辛为阳，主外，阿胶、滑石味甘寒为阴，主内。奉议之言，亦可谓不失仲景之旨矣。第奉议欲区别二药分晓，不觉笔下以沉对浮，遂使后人致疑三阳证中不当言脉沉，更不复致疑经文之有阙也。(《证治准绳》)

▲少阴病，始得之，反发热，脉沉者，麻黄附子细辛汤主之。

本条当有无汗、恶寒证。(柯韵伯)

▲伤寒，厥而心下悸者，(以饮水多)，宜先治水，当服茯苓甘草汤，却治其厥。不尔，水渍入胃，必作利也。

按：厥而心下悸者之下，当有以饮水多四字。若无此四字，乃阴盛之厥悸，非停水之厥悸矣。何以即知是水，而曰宜先治水耶？当补之。(《医宗金鉴》)

▲伤寒，脉迟，六七日，而反与黄芩汤彻其热，脉迟为寒，今与黄芩汤复除其热，腹中应冷，当不能食，今反能食，此名除中，必死。

按：伤寒脉迟六七日之下，当有厥而下利四字。若无此四字，则非除中证也。况有此四字，始与下文反与黄芩汤之义相属，当补之。(《医宗金鉴》)

▲伤寒，发热，口中勃勃气出，头痛，目黄，衄不可制。贪水者，必呕；恶水者，厥。若下之，咽中生疮。假令手足温者，必下重，便脓血；头痛目黄者，若下之，则两目闭。贪水者，(下之其)脉必厥，其声嘤，咽喉塞；若发汗则战慄，阴阳俱虚。恶水者，若下之则里冷不嗜食，大便完谷出；若发汗则口中伤，舌上白苔，烦躁，脉数实，不大便六七日，后必便血。若发汗则小便自利也。

下之其三字，从《玉函经》增入。(《伤寒缵论》)

衍文

▲脉来缓，时一止复来者，名曰结。脉来数，时一止复来者，名曰促。阳盛则促，阴盛则结。此皆病脉。脉按之来缓，时一止复动者，名曰结。又脉来动而中止，更来小数，中有还者反动，名曰结阴也。

按：脉按之来缓，时一止复动至名曰结阴也数语，文义不顺。且前论促结之脉已明，衍文也，当删之。（《医宗金鉴》）

▲师曰：病人脉微而涩者，此为医所病也。大发其汗，又数大下之，其人亡血，病当恶寒，后乃发热无休止时，夏月盛热欲着复衣，冬月盛寒欲裸其身。所以然者，阳微则恶寒，阴弱则发热。此医发其汗，使阳气微，又大下之，令阴气弱。五月之时，阳气在表，胃中虚冷，以阳气内微不能胜冷，故欲着复衣。十一月之时，阳气在里，胃中烦热，以阴气内弱，不能胜热，故欲裸其身。又阴脉迟涩，故知血亡也。

按：又脉冷迟涩，故知血亡也二句，与上文义不属。衍文也，当删之。（《医宗金鉴》）

▲寸口脉浮大，而医下之，此为大逆。浮则无血，大则为寒，寒气相搏，则为肠鸣。医乃不知，而反饮冷水，令汗大出，水得寒气，冷必相搏，其人必饲。

按：令汗大出四字，当是衍文，宜删之。（《医宗金鉴》）

▲脉浮而数，浮为风，数为虚。风为热，虚为寒。风虚相搏，则洒淅恶寒也。

按：数为虚之虚字，应是热字。风为热，虚为寒二句，应是衍文。风虚相搏之虚字，亦应是热字，当改之、删之。（《医宗金鉴》）

▲脉阴阳俱紧，主于吐利，其脉独不解，紧去入安，此为欲解。若脉迟，至六七日不欲食，此为晚发，水停故也，为未解，食自可者，为欲解。

按：紧去入安之入字，当是人字。人安谓不吐利也，此为晚发、水停故也二句，与上下文义不属，应是衍文，当改之、删之。（《医宗金鉴》）

▲寸口脉缓而迟，缓则阳气长，其色鲜，其颜光，其声商，毛发长；迟则阴气盛，骨髓生，血满肌肉紧，鲜薄硬。阴阳相抱，营卫俱行，刚柔相得，名曰强也。

按：鲜薄硬三字不成句，应是衍文，当删之。（《医宗金鉴》）

▲发汗后，水药不得入口为逆。若更发汗，必吐下不止。

按：必吐、下不止之下字，衍文也，当删之。（《医宗金鉴》）

▲太阳病，脉浮而动数。浮则为风，数则为热，动则为痛，数则为虚。头痛发热，微盗汗出，而反恶寒者，表未解也。医反下之，动数变迟，膈内拒痛，胃中空虚，客气动膈，短气烦躁，心中懊憹，阳气内陷，心下因硬，则为结胸，大陷胸汤主之。若不结胸，但头汗出，余处无汗，剂颈而还，小便不利，身必发黄也。

按：数则为虚句，衍文也，当删之。（《医宗金鉴》）

▲汗家重发汗，必恍惚心乱，小便已阴疼。与禹余粮丸。

按：禹余粮丸为涩痢之药，与此证不合。与禹余粮丸五字，衍文也，当删之。（《医宗金鉴》）

▲发汗病不解，反恶寒者，虚故也。芍药甘草附子汤主之。

按：发汗病不解之不字，衍文也。发汗病不解，则当恶寒，何谓反恶寒？病解恶寒，始可谓虚，当删之。（《医宗金鉴》）

▲太阳病，先发汗不解，而复下之，脉浮者不愈。浮为在外，

而反下之，故令不愈。今脉浮，故知在外，当须解外则愈，宜桂枝汤。

条中有冗句者删之。如桂枝证云：先发汗不解，而复下之，脉浮者不愈，浮为在外，须解外则愈。何等直捷。在外下更加而反下之，故令不愈，今脉浮，故知在外等句，要知此等繁音不是汉人之笔，如病常自汗出条，亦从删例。（柯韵伯）

▲病常自汗出者，营气和，卫气不共营气和谐故尔。复发其汗，营卫和则愈，宜桂枝汤。

此段旧本多衍文，今删正。（吴遵程）

伤寒所致太阳病，痉、湿、暍，此三种宜应别论。

按：伤寒所致四字，甚无所谓，当删之。（《医宗金鉴》）

太阳病，发热无汗，反恶寒者，名曰刚痉。

按：反恶寒之反字，衍文也。刚痉证应恶寒，非反也。（《医宗金鉴》）

▲得病六七日，脉迟浮弱，恶风寒，手足温，医二三下之，不能食，而胁下满痛，面目及身黄，颈项强，小便难者，与柴胡汤后必下重。本渴而饮水呕者，柴胡汤不中与也，食谷者哕。

按：食谷者哕四字，衍文也。食谷呕者有之，从无食谷哕者之证，当删之。（《医宗金鉴》）

▲下利瘥后，至其年月复发者，以病不尽故也。当下之，宜大承气汤。

此条世本有宜大承气汤五字，衍文也。详未尽之邪，可以留伏经年而发，必系寒邪，寒邪惟可备急丸温下，不应大承气寒下也。设属热邪，必无经年久伏之理。（《伤寒缵论》）

此段成注亦就时令言法，正是叔和氏作《例》之本旨。病已周年，至期复发，仍用前药，愚不信为医圣原文。（魏荔彤）

字　讹

▲阳脉浮阴脉弱者，则血虚，血虚则筋急也。其脉沉者，营气微也。其脉浮而汗出如流珠者，卫气衰也。

按：阳脉浮，其脉浮之二浮字，当是濡字。若是浮字，则与卫气衰汗出如流珠之义不属。其脉沉之沉字，当是弱字。若是沉字，则与血虚营气微之义不属。当改之。（《医宗金鉴》）

▲若脉和，其人大烦，目重睑内际黄者，此为欲解也。

重当作眦，睑当作睑。（程扶生）

▲师曰：病家人来请云，病人发热烦极。明日师到，病人向壁卧，此热已去也。设令脉自不和，处言已愈。

按：不和应是自和，若不和如何言愈？当改之。（《医宗金鉴》）

▲寸口卫气盛名曰高，营气盛名曰章；高章相搏，名曰纲。卫气弱名曰惵，营气弱名曰卑，惵卑相搏，名曰损。卫气和名曰缓，营气和名曰迟，迟缓相搏，名曰沉。

按：名曰沉之沉字，应是强字。玩下文可知，当改之。（《医宗金鉴》）

▲趺阳脉紧而浮，浮为气，紧为寒；浮为腹满，紧为绞痛。浮紧相搏，肠鸣而转，转即气动，膈气乃下，少阴脉不出，其阴肿大而虚也。

按：阴肿大而虚之虚字，应改痛字。细玩自知。（《医宗金鉴》）

▲喘家作，桂枝汤加厚朴、杏子佳。

佳一作仁。（魏荔彤）

▲太阳病不解，脉阴阳俱停，必先振慄，汗出乃解。但阳脉微者，先汗出而解；阴脉微者，下之而解。若欲下之，宜调胃承气汤。

脉法无停字，疑是沉滞不起，即下微字之义。微字即上停字之意，与微弱不同，微弱则不当复汗下也。（《伤寒类方》）

▲太阳中风，下利呕逆，表解者，乃可攻之。其人漐漐汗出，发作有时，头痛，心下痞硬满，引胁下痛，干呕短气，汗出不恶寒者，此表解里未和也，十枣汤主之。

按：下利之下字，当是不字。若是下字，岂有上呕下利而用十枣汤峻剂攻之之理乎！惟其大便不利，痞硬满痛，始属里病。小便不利，呕逆短气，始属饮病，乃可峻攻。发作之作字，当是热字，始与太阳阳邪热饮之义相合。若无热汗出，乃少阴阴邪寒饮真武汤证也。且作字与上下句文义皆不相属，当改之。（《医宗金鉴》）

▲小青龙汤加减法内，若噎者，去麻黄加附子一枚。

噎古作饲，按《内经》无噎字，疑即呃逆之轻者。（《伤寒类方》）

▲太阳病，二三日，不能卧，但欲起，心下必结，脉微弱者，此本有寒分也。反下之，若利止，必作结胸：未止者，四日复下之，此作协热利也。

按：四日复下之之字，当是利字。上文利未止，岂有复下之理乎？当改之。（《医宗金鉴》）

▲伤寒，不大便六七日，头痛有热者，与承气汤。其小便清者，知不在里，仍在表也，当须发汗。若头痛者必衄，宜桂枝汤。

按：若头痛之若字，当是苦字。苦头痛方为必衄证。若是若字，则凡头痛皆能致衄矣，当改之。（《医宗金鉴》）

▲伤寒，发热，汗出不解，心下痞硬，呕吐而下利者，大柴胡汤主之。

按：下利之下字，当是不字。若是下字，岂有上吐下利，而犹以大柴胡汤下之者乎？当改之。（《医宗金鉴》）

▲太阳病，发热，脉沉而细者，名曰痓。

痓，强也。有作痉者，传写之误也。（《伤寒分经》）

▲阳明病，脉浮而紧者，必潮热，发作有时，但浮者，必盗汗出。

按：自汗是阳明证，盗汗是少阳证，盗汗当是自汗，文义始属。（《医宗金鉴》）

▲阳明中风，脉弦浮大，而短气，腹都满，胁下及心痛，久按之气不通，鼻干，不得汗，嗜卧，一身及面目悉黄，小便难，有潮热，时时哕，耳前后肿，刺之小瘥，外不解；病过十日，脉续浮者，与小柴胡汤。但浮无余证者，与麻黄汤。若不尿，腹满加哕者，不治。

按：续浮之浮字，当是弦字，始与小柴胡汤法之脉相合。若是浮字，则上之浮既宜小柴胡汤，而下之浮又用麻黄汤，不自相矛盾耶？当改之。（《医宗金鉴》）

▲伤寒，若吐、若下后不解，不大便五六日，上至十余日，日晡所发潮热，不恶寒，独语如见鬼状；若剧者，发则不识人，循衣摸床，惕而不安，微喘直视，脉弦者生，涩者死。微者，但发热，谵语者，大承气汤主之。若一服利，止后服。

按：脉弦者生之弦字，当是滑字。弦为阴负之脉，岂有必生之理？惟滑脉为阳，始有生理。况滑者通也，涩者塞也，凡物之理，未有不以通为生，而塞为死者。当改之。（《医宗金鉴》）

▲太阳病，过经十余日，心中温温欲吐而胸中痛，大便反溏，腹微满，郁郁微烦。先此时自极吐下者，与调胃承气汤。若不尔者，不可与；但欲呕，胸中痛，微溏者，此非柴胡证，以呕故知极吐下也。

温温当是嗢嗢。以呕之下当有阙文。（王宇泰）

▲本太阳病不解，转入少阳者，胁下硬满，干呕不能食，往来寒热，尚未吐下，脉沉紧者，与小柴胡汤。若已吐、下、发汗、温针，谵语，柴胡证罢，此为坏病。知犯何逆，以法治之。

按：脉沉紧，当是脉沉弦。若是沉紧，是寒实在胸当吐之证也。惟脉沉弦，方与上文之义相属，始可与小柴胡汤，当改之。（《医宗金鉴》）

▲伤寒五六日，头汗出，微恶寒，手足冷，心下满，口不欲食，大便硬，脉沉细者，此为阳微结，必有表，复有里也。脉沉，亦在里也。汗出，为阳微；假令纯阴结，不得复有外证，悉入在里，此为半在里半在外也。脉虽沉紧，不得为少阴病。所以然者，阴不得有汗，今头汗出，故知非少阴也，可与小柴胡汤；设不了了者，得屎而解。

按：脉细当是脉沉细。观本条下文，脉沉亦在里也之亦字自知，当补之。脉虽沉紧之紧字，当是细字。观本条上文并无紧字，如何说脉虽沉紧，此虽字又何所谓耶？当改之。（《医宗金鉴》）

▲形作伤寒，其脉不弦紧而弱。弱者必渴，被火者必谵语，弱者发热，脉浮，解之当汗出愈。

按：三弱字，当俱是数字。若是弱字，热从何有？不但文义不属，论中并无此说，当改之。（《医宗金鉴》）

▲二阳并病，太阳初得病时，发其汗，汗先出不彻，因转属阳明。续自微汗出，不恶寒。若太阳证不罢者，不可下，下之为逆；如此可小发汗。设面色缘缘正赤者，阳气怫郁在表，当解之、熏之。若发汗不彻，不足言，阳气怫郁不得越，当汗不汗，其人躁烦，不知痛处，乍在腹中，乍在四肢，按之不可得，其人短气，但坐，以汗出不彻故也，更发汗则愈。何以知汗出不彻？以脉涩故知也。

按：熏之二字，当是以汗二字，始与上下文义相属。（《医宗金鉴》）

▲三阳合病，脉浮大上关上，但欲眠睡，目合则汗。

按：浮大上之上字，当是弦字，始合论中三阳合病之脉。若是上字，则《经》论中从无两寸脉主三阳病之理。（《医宗金鉴》）

▲伤寒，始发热六日，厥反九日而利。凡厥利者，当不能食，今反能食者，恐为除中。食以索饼，不发热者，知胃气尚在，必愈。恐暴热来出而复去也。复三日脉之，其热续在者，期之旦日夜半愈。所以然者，本发热六日，厥反九日，复发热三日，并前六日，亦为九日，与厥相应，故期之旦日夜半愈。后三日脉之而脉数，其热不罢者，此为热气有余，必发痈脓也。

按：不发热者之不字，当是若字。若是不字，即是除中，何以下接恐暴热来出而复去之文耶？当改之。（《医宗金鉴》）

▲恶寒脉微而复利，利止，亡血也，四逆加人参汤主之。

按：利止亡血如何用大热补药？利止应是利不止，亡血应是亡阳，当改之。（《医宗金鉴》）

▲伤寒，本自寒下，医复吐下之，寒格更逆吐下。若食入口即吐，干姜黄连黄芩人参汤主之。

按：经论中并无寒下之病，亦无寒下之文，玩本条下文寒格更逆吐下，可知寒下之下字当是格字，文义始属。注家皆释胃寒下利，不但文义不属，且与芩、连之药不合，当改之。（《医宗金鉴》）

▲伤寒，脉微而厥，至七八日肤冷，其人躁无暂安时者，此为脏厥，非蛔厥也。蛔厥者，其人当吐蛔。今病者静而复时烦者，此为藏寒，蛔上入其膈，故烦，须臾复止。得食而呕又烦者，闻蛔食臭出，其人当自吐蛔。蛔厥者乌梅丸主之，又主久利。

按：此为藏寒之此字，当是非字。若是此字，即是藏厥。与辨蛔厥之义不属，当改之。（《医宗金鉴》）

▲伤寒五六日，不结胸，腹濡，脉虚，复厥者，不可下。此为亡血，下之死。

按：结胸二字，当是大便二字。不结胸，腹濡，脉虚，复厥，皆无可下之理。今曰不可下，何所谓也？当改之。（《医宗金鉴》）

▲问曰：人病有宿食者，何以别之？师曰：寸口脉浮而大，按之反涩，尺中亦微而涩，故知有宿食，当下之，宜大承气汤。

按：尺中微字，当是大字。若是微字，断无当下之理。（《医宗金鉴》）

注　辨

▲凡阴病见阳脉者生，阳病见阴脉者死。

起口用凡字，是开讲法，不是承接法。此与上文阴阳脉，文同而义则异也。阳脉指胃气言，所谓二十五阳者是也。五脏之阳和发见，故生。阴脉指真脏言，胃脘之阳，不至于手太阴，五脏之真阴发见，故死。要知上文沉、涩、弱、弦、迟是病脉，不是死脉，其见于阳病最多。若真脏脉至，如肝脉中外急，心脉坚而搏，肺脉大而浮，肾脉之如弹石，脾脉之如喙距，反见有余之象，岂可以阳脉名之？若以胃脉为迟，真阴为数，能不误人耶？（柯韵伯）

▲伤寒一日，太阳受之。脉若静者，为不传；颇欲吐，若躁烦，脉数急者，为传也。

《经》云一日太阳受之，二日阳明受之，三日少阳受之；四、五、六日三阴受之。与《洪范》一曰寿，二曰富，三曰康宁，四曰攸好德，五曰考终命，文法符同。实为标出六经证据，以为治疗张本。何尝教人以日数为拘也！后人以曰作日，自然如同暗镜，从古无人道及。或言日字不必看实。夫日实字也，安可作虚字用耶？（《医补》）

传者，即《内经》人伤于寒而传为热之传。乃太阳之气生热，而传于表，即发于阳者传七日之谓。非太阳与阳明、少阳经络相传之谓也。（柯韵伯）

▲伤寒二三日，阳明、少阳证不见者，为不传也。

伤寒一日太阳、二日阳明、三日少阳者，是言见证之期，非传经之日也。岐伯曰：邪中于面，则下阳明；中于项，则下太阳；中于颊，则下少阳；其中膺背两胁，亦中其经。盖太阳经部位最高，故一日发；阳明经部位次之，故二日发；少阳经部位又次之，故三日发。是气有高下，病有远近，适其至所为故也。夫三阳各受寒邪，不必自太阳始，诸家言三阳必自太阳传来者，未审斯义耳。（柯韵伯）

▲伤寒三日，三阳为尽，三阴当受邪。其人反能食而不呕，此为三阴不受邪也。

受寒三日，不见三阳表证，是其人阳气冲和，不与寒争，邪不得入，故三阳尽不受邪也。若阴虚而不能支，则三阴自受邪气。岐伯曰：中于阴者，从臂胻始。故三阴各自受邪，不必阳经传授。所谓太阴四日、少阴五日、厥阴六日者，亦以阴经之高下为见证之期，非六经以次相传之日也。（柯韵伯）

▲伤寒六七日，无大热，其人烦躁者，此为阳去入阴故也。

阴者指里而言，非指三阴也。或入太阳之本而热结膀胱，或入阳明之本而胃中干燥，或入少阳之本而胁下硬满，或入太阴而

暴烦下利，或入少阴而口燥舌干，或入厥阴而心中疼热，皆入阴之谓。（柯韵伯）

▲太阳病，头痛，至七日以上自愈者，以行其经尽故也。若欲作再经者，针足阳明，使经不传则愈。

旧说伤寒日传一经，六日至厥阴，七日再传太阳，八日再传阳明，谓之再经。自此说行，而仲景之堂无门可入矣。夫仲景未尝有日传一经之说，亦未有传至三阴而尚头痛者。曰头痛者，是未离太阳可知。曰行，则与传不同。曰其经，是指本经而非他经矣。发于阳者七日愈，是七日乃太阳一经行尽之期，不是六经传变之日。岐伯曰：七日太阳病衰，头痛少愈，有明证也。故不曰传足阳明，而曰欲作再经，是太阳过经不解，复病阳明而为并病也。针足阳明之交，截其传路，使邪气不得再入阳明之经，则太阳之余邪亦散，非归并阳明，使不犯少阳之谓也。（柯韵伯）

▲发汗后，水药不得入口为逆；若更发汗，必吐下不止。

此条从来诸家错会，扯入桂枝四禁，谓已用桂枝致逆，若更用桂枝，则其变愈大，粗疏极矣！盖为逆是言水逆，未尝说为凶逆也。且原文不云更与桂枝，而云更发汗者，见水药俱不得入，则中满已极，凡是表药，皆可令吐、下不止，不独桂枝当禁也。所以仲景于太阳水逆之证，全不用表药，惟用五苓以导水，服后随溉热汤以取汗，正与此条互相发明；设只单禁桂枝，将麻黄、葛根、柴胡等类在所不禁，而误用以致吐下不止，恬不知为犯禁矣。（《尚论篇》）

▲太阳病，发汗，汗出不解，其人仍发热，心下悸，头眩，身瞤动，振振欲擗地者，真武汤主之。

振振欲擗地五字，形容亡阳之状如绘。诸家不加细绎，妄取《诗经》注擗拊心貌为解，仲景论中心下悸欲得人按，与夫叉手自冒心，且与拊心之义不协，何得妄指耶？盖擗者，辟也，避也。汗出过多，卫气解散，其人似乎全无外廓，故振振然四顾彷徨，无可置身，思欲辟地而避处其内也。阴证似阳者，欲坐井中，避热就冷也。汗多亡阳者，欲入土中，避虚就实也。试观婴孩出汗过多，神虚畏怯，常合面偎入母怀者，岂非振振欲擗地之一验乎？（喻嘉言）

▲太阳病中风，以火劫发汗，邪风被火热，血气流溢，失其常度，两阳相熏灼，其身发黄。阳盛则欲衄，阴虚则小便难，阴阳俱虚竭，身体则枯燥，但头汗出，剂颈而还，腹满而喘，口干咽烂，或不大便，久则谵语，甚者至哕、手足躁扰、捻衣摸床。小便利者，其人可治。

按：此证乃阳邪挟火，扰乱阴分而亡其阴，与亡阳之证，天渊悬绝。观阳盛欲衄，身体枯燥等语，明是失汗所致。失汗则阳必内入，何反外亡耶？注家泥于阴阳俱虚竭一语，遂谓小便利者，阴未甚虚，则阳犹可回，是认可治为回阳，大失《经》旨。不知此证急驱其阳以存阴气之一线，尚恐不得，况可回阳以更劫其阴乎？且头汗乃阳邪上壅，不下通于阴，所以剂颈以下不能得汗。设见衄血，则邪从衄解，头间且无汗矣；设有汗，则邪从汗解，又不衄矣。后条火邪深入必圊血一证，亦谓身体枯燥而不得汗者，必致圊血。设有汗，更不圊血矣。读古人书，全要会意，岂有得汗而加衄血圊血之理哉！又岂有遍身无汗，而头汗为亡阳之理哉！（喻嘉言）

▲太阳病下之，其脉促，不结胸者，此为欲解也。脉浮者，必结胸也；脉紧者，必咽痛；脉弦者，必两胁拘急；脉细数者，头痛未止；脉沉紧者，必欲呕；脉沉滑者，协热利；脉浮滑者；必下血。

脉促，为阳邪上盛，反不结聚于胸，则阳邪未陷，可勃勃从表出矣，故为欲解也。脉浮者必结胸，即指促脉而申之，见脉促而加之以浮，邪气弥满于阳位，故必结胸也。浮字贯下四句，见浮而促必结胸，浮而紧必咽痛，浮而弦必两胁拘急，浮而细数必头痛未止，皆太阳本病之脉，故主病亦在太阳之本位。设脉见沉紧，则阳邪已入阴分，但入而未深，仍欲上冲作呕，其无结胸咽痛等证，从可知矣。只因《论》中省用一个促字、三个浮字，后之读者遂眩，谓紧为下焦，属在少阴，惑之甚矣！观本文下句即指出沉紧者必欲呕一语，正见前之紧字，是指浮紧而言也。沉紧方是阳邪入阴，上逆作呕，岂有浮紧咽痛，反为少阴寒邪上冲之理！明明太阳误下之脉证，何缘插入少阴，烁乱后人耶？至于滑脉居浮沉之间，亦与紧脉同推，故沉滑则阳邪入阴而主下利，浮滑则阳邪正在营分，扰动其血，而主下血也。夫太阳误下之脉，主病皆在阳、在表，即有沉紧、沉滑之殊，亦不得以里阴名之。仲景辨析之精，讵可杂以赘庞哉！（喻嘉言）

▲病发于阳，而反下之，热入因作结胸；病发于阴，而反下之，因作痞。所以成结胸者，以下之太早故也。

发阳发阴，二千年来未知其解。果如原注谓无热恶寒为阴，则中寒矣，下之有不立毙者乎？如《尚论》以寒伤营血为阴，则仲景痞结篇中，中风、中寒每每互言，未尝分属也。不知发于阴者，虽是阴证，但是阳经传入之邪，非直中阴经之谓。阳经传入，原为热证，至于阴经，未有不热深于内者。此所以去热入二字，而成千古之疑也。热证由阴传府，乃为可下；若在经而下，仍为误下，与三阳在经无异。故曰阳邪结于阳位，则结在胸；阴邪结于阴位，则结在心下，或偏旁也。阴经误下，何止成痞？以所结只在阴位，

不若阳邪势盛，所结必在阳位也。（周禹载）

阳者指外而言，形躯是也。阴者指内而言，胸中、心下是也。此指人身之外为阳内为阴，非指阴经之阴，亦非指阴证之阴。发阴、发阳，俱指发热；结胸与痞，俱是热证；作痞不言热入者，热原发于里也。误下而热不得散，因而痞硬，不可以发阴作无热解。若作痞谓非热证，泻心汤不得用芩、连、大黄矣。若栀子豉之心中懊侬，瓜蒂散之心中温温欲吐，与心下满而烦，黄连汤之胸中有热，皆是病发于阴。（柯韵伯）

▲伤寒发汗，若吐、若下解后，心下痞硬，噫气不除者，旋覆代赭石汤主之。

此条后贤不解，谓噫气为伏饮作逆，方注倡之，二家即和，不知何所据也？盖伏饮作逆之吐，有形之邪也；今噫而不吐，为无形之虚气上逆，何可混言哉！（魏荔彤）

▲伤寒六七日，发热，微恶寒，肢节烦疼，微呕，心下支结，外证未去者，柴胡桂枝汤主之。

心下支结者，邪结于心下之偏旁，不正中也。比小结胸之正在心下又较轻矣。伤寒至六七日宜经传已遍，乃发热、微恶寒、肢节烦疼、微呕，则邪尚在三阳之界，未入于里，虽心下支结，而外证未除，即不可用大陷胸汤，以大陷胸汤主里而不主表也；亦不可用小陷胸汤，以小陷胸汤主饮而不主表也。夫支结之邪，其在外者方盛，其陷入者原少，故但合用柴胡、桂枝和解二法，以治其表，表邪去而支结自开矣。后人谓支结乃支饮结于心下，梦语喃喃，吾不识支饮为何物也！（喻嘉言）

▲太阳病，项背强几几。

几几，鸟之短羽者，动则引颈。几几然，形容病人之颈项俱病，

俯仰不能自如之貌。（方中行）

《诗》云：赤舄几几。注：几几，安重貌。谓取自拘持，使低目不妄顾视。按此可以想见项背拘强之状，若作鸟羽释，则几当音殊，而于拘强之义，反不切矣。（《证治准绳》）

▲太阳病，三日，已发汗，若吐、若下、若温针，仍不解者，此为坏病，桂枝不中与也。观其脉证，知犯何逆，随证治之。

相传伤寒过经日久，二三十日不瘥者，谓之坏病。遂与过经不解之病无辨，此古今大误也。仲景止说病三日，即五、六日亦未说到；且此条止说太阳病，连少阳亦未说到，故谓桂枝偏表之法不可用。观太阳转入少阳之坏证，有柴胡证罢四字，可见此为桂枝证罢，故不可复用也。设桂枝证仍在，即不得谓之坏病，与《少阳篇》内柴胡证仍在者，此虽已下之不为逆，复与柴胡汤必蒸蒸而振，却发热汗出而解之文，又互相绾照也。岂有桂枝、柴胡之证尚未罢，而得指为坏病之理哉！故必细察其脉为何脉，证为何证，从前所误，今犯何逆，然后随其证而治之，始为当耳。（喻嘉言）

▲本太阳病不解，转入少阳者，胁下硬满，干呕，不能食，往来寒热，尚未吐下，脉沉紧者，与小柴胡汤。若已吐、下、发汗、温针，谵语，柴胡证罢，此为坏病。知犯何逆，以法治之。

按：上条太阳经之坏病也，此条少阳经之坏病也。两条文意互发，其旨甚明。叔和分汇，致滋疑惑。兹合而观之，乃知上条云桂枝汤不中与，则其所犯，要不离于太阳一经之误吐、误下、误发汗、误烧针之诸逆也。此条云柴胡汤不中与，则其所犯，要不离于少阳一经之误吐、误下、误发汗、误烧针之诸逆也。后人拟议何逆四治，见为创获，由兹观之，真呓语矣！（喻嘉言）

▲脉阳微而汗出少者，为自和也，汗出多者为太过。阳脉实，

因发其汗，出多者，亦为太过；太过为阳绝于里，亡津液，大便因硬也。

阳绝，即亡津液之互辞。仲景每于亡津液者悉名无阳，本文阳绝于里，亡津液，大便因硬甚明。注家认作汗多而阳亡于外，大谬！（喻嘉言）

无阳与亡阳不同。亡阳者，发散之过，阳气随汗液而亡失也；无阳者，真阳亏少，而无汗液之可散也。（程扶生）

▲阳明病，脉浮而紧者，必潮热发作有时；但浮者，必盗汗出。

▲阳明脉之浮紧，即太阳寒伤营之脉也；单浮，即太阳风伤卫之脉也。但传至阳明，仲景不欲以营卫辨证，而姑变其文耳。至于太阳证有未罢，各条虽悉，尚恐未明，再举潮热及盗汗，阳明之必至者辨之，确然无疑矣。从前注解皆是断章取义，而不会其大意，不知脉紧与潮热，脉浮与盗汗，非的对之证也，不过藉以辨阳明八、九，太阳一、二之候耳。至谓浮为阳盛，阳盛则阴虚，阴虚则盗汗出，节外生枝，几于说梦矣！（喻嘉言）

▲阳明病，若中寒，不能食，小便不利，手足濈然汗出，此欲作固瘕，必大便初硬后溏。所以然者，以胃中冷，水谷不别故也。

注谓固为坚固，瘕为积聚，大谬。盖大便初硬后溏，因成瘕泄，瘕泄即溏泄，久而不止，则曰固瘕也。（喻嘉言）

固瘕即初硬后溏之谓，肛门虽固结，而肠中不全干也。溏即水谷不别之象，以症瘕作解者谬矣。（柯韵伯）

▲病人无表里证，发热七八日，虽脉浮数者，可下之。假令已下，脉数不解，合热则消谷善饥，至六七日不大便者，有瘀血也，宜抵当汤。若脉数不解，而下利不止，必协热而便脓血也。

虽云无表里证，然发热脉浮数，表证尚在也。其所以可下者，以七八日为时既久，而发热脉数，则胃中热炽，津液尽亡，势不得不用下法，如大柴胡汤之类是也。若下后脉数不解，可知果胃中热炽，其候当消谷善饥，然谷食既多，则大便必多，乃至六七日竟不大便，其证非气结，而为血结明矣。所以亦宜于抵当汤也。若数不解，而下利不止，注谓用抵当汤下之，数仍不解，大谬。此乃对假令已下脉数不解五句之文，见已下脉数不解，反六七日不大便，则宜抵当以下其血；若已下脉数不解，而下利不止，则不宜抵当之峻攻，但当消息以清其血分热邪；若血分之邪不除，必协热而便脓血矣。（喻嘉言）

▲伤寒五六日，头汗出，微恶寒，手足冷，心下满，口不欲食，大便硬，脉细者，此为阳微结，必有表，复有里也。脉沉，亦在里也。汗出，为阳微；假令纯阴结，不得复有外证，悉入在里，此为半在里半在外也。脉虽沉紧，不得为少阴病。所以然者，阴不得有汗，今头汗出，故知非少阴也，可与小柴胡汤。设不了了者，得屎而解。

阳微结者，阳邪微结未尽散也。注作阳气衰微，故邪气结聚，大瘥！果尔，则头汗出为亡阳之证，非半表半里之证矣。果尔，则阴结又是阴气衰微矣。玩本文假令纯阴结等语，谓阳邪若不微结，纯是阴邪内结，则不得复有外证，其义甚明。得屎而解，即取大柴胡为和法之意也。（《尚论篇》）

▲大病瘥后，劳复者，枳实栀子豉汤主之。

劳复，乃起居作劳，后生余热之病。方注作女劳后，大谬！女劳复者，自犯伤寒后之大戒，多死少生，岂有反用上涌下泄之理耶？（喻嘉言）

▲病人脉已解，而日暮微烦，以病新瘥，人强与谷，脾胃气尚弱，不能消谷，故令微烦，损谷则愈。

脉已解者，阴阳和适，其无表里之邪可知也，日暮微烦者，日中卫气行阳，其不烦可知也，乃因脾胃气弱，不能消谷所致，损谷则脾胃渐趋于旺而自愈矣。注家牵扯日暮为阳明之旺时，故以损谷为当小下，不知此论瘥后之证，非论六经转阳明之证也。日暮，即《内经》日西而阳气已衰之意，所以不能消谷也。损谷当是减损谷食，以休养脾胃，不可引前条宿食例，轻用大黄，重伤脾胃也。（喻嘉言）

方　考

▲桂枝汤方，桂枝三两（去皮）。

按：桂枝汤方，原文有去皮二字。夫桂枝气味辛甘，全在于皮，若去皮是枯木矣，如何有解肌发汗之功耶？当删此二字。后仿此。（《医宗金鉴》）

▲太阳病，下之后，其气上冲者，可与桂枝汤，方用前法。若不上冲者，不可与之。

用前法，是啜稀热粥法，与后文依前法，如前法同。若谓汤中加下药，大谬！（柯韵伯）

▲服桂枝汤，或下之，仍头项强痛，翕翕发热，无汗，心下满微痛，小便不利者，桂枝汤去桂加茯苓白术汤主之。

按：去桂当是去芍药。此方去桂，将何以治仍头项痛、发热、无汗之表乎？细玩其服此汤曰余依桂枝汤法煎服，其义自见。服桂枝汤已，温覆令一时许，通身漐漐微似有汗，此服桂枝汤法也。若去桂则是白芍、甘草、茯苓、白术，并无辛甘走营卫之品，而曰余依桂枝汤法，无所谓也。且论中脉促、胸满、汗出、恶寒者，

用桂枝去芍药加附子汤主之，去芍药者为胸满也；今证虽稍异，而满则同，其为去芍药可知，当改之。（《医宗金鉴》）

凡方中有加减法，皆佐使之药，若去其君药，则当另立方名。今去桂枝而仍以桂枝为名，义不可解。殆以此方虽去桂枝，而意仍不离乎桂枝也。（《伤寒类方》）

▲太阳病，发热恶寒，热多寒少，脉微弱者，此无阳也；不可复发其汗，宜桂技二越婢一汤。

无阳乃无津液之通称，盖津为阳，血为阴也。无阳为脾胃衰，故不可更汗；然非汗则风寒终不解，惟取桂枝之二以治风邪，越脾之一以治郁热。越脾者，石膏之辛凉，以化胃之郁热，则热化津生，而脾气发越，得以行其胃液也。世本作“越婢”，言脾为小姑，比之女婢，若此则越字何所取义？二字便不贯矣。今从《外台》方正之。（张路玉）

按：本论无越婢证，亦无越婢汤，后人取《金匮》方补之，窃谓仲景言不可发汗，则必不用麻黄，言无阳是无胃脘之阳，亦必不用石膏，古方多有名同而药不同者，安可循名而不审其实也。此等脉证最多，宜用柴胡、桂枝为恰当。○按：喻嘉言云：越婢者，石膏之辛凉也。以此兼解其寒，柔缓之性，比女婢为过之。夫辛凉之品，岂治寒之剂？而金石之坚重，岂能柔缓如女婢哉！○按：《外台》云：越脾汤易此一字，便合《内经》脾气不濡、不能为胃行其津液之义。此起太阴之津，以滋阳明之液而发汗，如成氏所云发越脾气者是也。然必兼见烦渴之证，脉不微弱者宜之。（柯韵伯）

仲景一百一十三方，循《论》中所主治者榜而名之也。然其间差讹移易，为叔和所更张者不少，如桂枝二越婢一汤，及桂枝

麻黄各半汤等类是也。今特备载之，以待考。（程郊倩）

按：桂枝麻黄各半汤、桂枝二麻黄一汤、桂枝二越婢一汤三方，所谓一二各半之说，照方计算，并不对准，未知何故？或云：将本方各煎或一分或二分相和服，但方中又各药注明分两何也？存考。（徐灵胎）

▲桂枝去芍药加蜀漆龙骨牡蛎救逆汤。

蜀漆未详，若云常山之苗则谬！（柯韵伯）

▲太阳病，项背强几几，而汗出恶风者，桂枝加葛根汤主之。

方内旧本有麻黄者，误。（柯韵伯）

此汤成无已本有麻黄，非；有麻黄则为葛根汤矣。（《伤寒类方》）

十枣汤方，芫花、甘遂、大戟各等分，大枣十枚。

按：《神农本经》云：荛花味苦寒，主伤寒温疟，下十二经水，破积聚症瘕，荡涤肠中留癖饮食寒热邪气，利水道。仲景本方，取用此义，后人乃改芫花，何也？即曰芫花，《别录》亦云能消胸中痰水；然《本经》云：芫花味辛温，全与荛花不同。权移通用，殊非仲景立方本旨。（喻嘉言）

▲伤寒中风，医反下之，其人下利日数十行，完谷不化。腹中雷鸣，心下痞硬而满，干呕，心烦不得安。医见心下痞，谓病不尽，复下之，其痞益甚。此非结热，但以胃中虚，客气上逆，故使硬也。甘草泻心汤主之。

相传伊尹汤液，原有甘草泻心汤。此汤七味，今监本无人参，脱之也。（喻嘉言）

▲伤寒脉结代，心动悸者，炙甘草汤主之。

一百十三方未有用地黄、麦冬者，恐亦叔和所附。然以二味已载《神农本经》，为滋阴之上品，因《伤寒》一书故置之不用耳。

此或阳亢阴竭而然，复出补阴制阳之路，以开后学滋阴一法乎？〇方内旧本用麻仁者误。当用枣仁以安神，结代可和，而悸动可止矣。（柯韵伯）

▲伤寒，医以丸药大下之，身热不去，微烦者，栀子干姜汤主之。〇伤寒五六日，大下之后，身热不去，心中结痛者，未欲解也，栀子豉汤主之。

按：栀子干姜汤，当是栀子豉汤；栀子豉汤，当是栀子干姜汤。断无烦热用干姜，结痛用香豉之理，当移之。（《医宗金鉴》）

▲伤寒，身热发黄者，栀子柏皮汤主之。

按：此方之甘草，当是茵陈蒿，必传写之误也。（《医宗金鉴》）

▲小青龙汤方加减法内，若微利者，去麻黄加荛花如鸡子大，熬令赤色。

按：加荛花如鸡子大，此必传写之误。考《本草》荛花攻水，其力甚峻，五分可令人下行数十次，岂有治停饮之微利，用鸡子大之荛花乎？当改加茯苓四两。（《医宗金鉴》）

▲寒实结胸，无热证者，与三白小陷胸汤，为散亦可服。

太阳表热未除，而反下之，热邪与寒水相结，成热实结胸。太阴腹满时痛，而反下之，寒邪与寒药相结，成寒实结胸。无热证者，不四肢烦疼者也。名曰三白者，三物皆白，别于小陷胸也。旧本误作三物，以黄连、栝蒌投之，阴盛则亡矣。又误作白散，是二方矣。黄连、巴豆，寒热天渊，云亦可服，岂不误人！（柯韵伯）

▲寒实结胸，无热证者，与三物小陷胸汤，白散亦可服。

按：与三物小陷胸汤，当是三物白散。小陷胸汤四字当是错简。桔梗、贝母、巴豆三物，其色皆白，有三物白散之义，温而能攻，与寒实之理相合。小陷胸汤乃栝蒌、黄连，皆性寒之品，岂可以

治寒实结胸之证耶？亦可服三字亦衍文也，俱当删之。（《医宗金鉴》）

▲阳明病，自汗出。若发汗，小便自利者，此为津液内竭，大便虽硬，不可攻之；当须自欲大便，宜蜜煎导而通之。若土瓜根及猪胆汁皆可为导。

土瓜根方（缺）

按：土瓜即俗名赤雹也。《肘后方》治大便不通，采根捣汁，用筒吹入肛门内，此与猪胆汁方同义。《内台》方用土瓜根削如挺，纳入谷道中，误矣！盖蜜挺入谷道，能烊化而润大便；土瓜根不能烊化，削挺用之，恐失仲景制方之义。（《医宗金鉴》）

虚人当攻下而不可攻者，并宜导法。但须分别，津液枯者，用蜜导；热邪盛者，用胆导；湿热痰饮固结者，用麻油浸栝蒌根导。至于阴结便秘者，宜于蜜导中加姜汁、生附子末，或用酱生姜导之。此实补仲景之未逮也。（《伤寒缵论》）

▲趺阳脉浮而涩，浮则胃气强，涩则小便数，浮涩相搏，大便则难，其脾为约，麻仁丸主之。

成无己曰：约者，结约之约。胃强脾弱，约束津液，不得四布，但输膀胱，故小便数而大便硬，故曰脾约。与此丸以下脾之结燥，肠润结化，津液入胃，大便利、小便少而愈矣。愚切有疑焉：既曰约，脾弱不能运也；脾弱则土亏矣，必脾气之散、脾血之耗也。原其所由，必久病、大汗、大下之后，阴血枯槁，内火燔灼，热伤元气，必伤于脾，而成此证。伤元气者，肺金受火，气无所摄；伤脾者，肺为脾之子，肺耗则液竭，必窃母气以自救，金耗则木寡于畏，土欲不伤，不可得也。脾失转输之令，肺失传送之官，宜大便秘而难下，小便数而无藏蓄也。理宜滋养阴血，使阳火不炽，而金行清化，木邪有制，而土健运行，津液乃能入胃，则肠润而通矣。今以大黄为君，枳、朴为臣，虽有芍药养血，麻仁、杏仁之温润为之佐使，用之热盛而气实者，无有不安；若内热虽盛，而气不实者，虽得暂通，保无有脾愈弱而肠愈燥者乎？后之用此方者，慎勿胶柱而调瑟。（喻嘉言）

▲太阳病，过经十余日，反二三下之，后四五日，柴胡证仍在者，先与小柴胡汤。呕不止，心下急，郁郁微烦者，为未解也，与大柴胡汤下之则愈。

按：大柴胡是半表半里气分之下药，并不言大便。其心下急与心下痞硬，是胃口之病，而不在胃中。结热在里，非结实在胃。且下利则地道已通，仲景不用大黄之意晓然。若以下之二字妄加大黄，则十枣汤攻之二字，加何味乎？（柯韵伯）

按：许叔微曰：大柴胡汤，一方无大黄，一方有大黄。盖大黄荡涤蕴热，伤寒中要药。王叔和云：若不用大黄，恐不名大柴胡汤，且仲景曰下之则愈，若无大黄，将何以下心下之急乎？当从叔和为是。宜补之。（《医宗金鉴》）

▲少阴病，下利，咽痛，胸满，心烦者，猪肤汤主之。

肤乃是焊猪刮下黑皮。《礼运疏》云：革，肤内厚皮；肤，革外薄皮。语云肤浅，义取诸此。（喻嘉言）

猪肤以润少阴之燥，与用黑驴皮之意同。若以为焊猪皮外毛根薄肤，则签劣无力，且与熬香之说不符。但用外皮，去其内层之肥白者为是。（《尚论篇》）

▲四逆散：甘草、芍药、枳实、柴胡，右四味各十分，捣筛，白饮和服方寸匕，日三服。○咳者，加五味子、干姜各五分。○悸者，加桂枝五分。○小便不利者，加茯苓五分。○腹中痛者，

加附子一枝，炮令拆。〇泄利下重者，先以水五升，纳薤白三升，煮取三升，去滓，以散三方寸匕纳汤中，煮取一升半，分温再服。

此仿大柴胡之下法也。以少阴为阴枢，故去黄芩之大寒，姜、夏之辛散，加甘草以易大枣，良有深意。然服方寸匕，恐不济事。少阳心下悸者加茯苓，此加桂枝；少阳腹中痛者加芍药，此加附子。其法虽有阴阳之别，恐非泄利下重者宜加也。薤白性滑，能泄下焦阴阳气滞，然辛温太甚，荤气逼人，顿用三升，而入散三匕，只闻薤气，而不知药味矣。且加味俱用五分，而附子一枚，薤白三升。何多寡不同若是？不能不致疑于叔和编集之误耳！（柯韵伯）

▲脉浮而迟，表热里寒，下利清谷，四逆汤主之。

仲景凡治虚证以里为重，协热下利、脉微弱者，便用人参；汗后身疼、脉沉迟者，便加人参。此脉迟而利清谷，且不烦不咳，中气大虚，元气已脱，但温不补，何以救逆乎？观茯苓四逆之烦躁，且用人参，况通脉四逆，岂得无参？是必因本方之脱落耳。（柯韵伯）

▲下利清谷，里寒外热，汗出而厥者，通脉四逆汤主之。

按：本方以阴证似阳而设。证之异于四逆者，在不恶寒而面色赤；方之异于四逆者，若无参，当与桂枝加桂、加芍同矣。何更加以通脉之名？夫人参所以通血脉，安有脉欲绝而不用者？旧本乃于方后云：面赤色者加葱，利止脉不出者加参。岂非钞录者之疏失于本方，而蛇足于加法乎？且减法所云去者，去本方之所有也，而此云去葱、芍、桔者，是后人之加减可知矣。（柯韵伯）

▲手足厥冷，脉细欲绝者，当归四逆汤主之。

此条证为在里，当是四逆本方加当归，如茯苓四逆之例。若反用桂枝汤攻表，误矣。既名四逆汤，岂得无参、附？（柯韵伯）

▲伤寒六七日，大下后，寸脉沉而迟，手足厥逆，下部脉不至，

咽喉不利，唾脓血，泄利不止者，为难治。麻黄升麻汤主之。

▲伤寒六七日，大下后，寸脉沉而迟。夫寸为阳，主上焦，沉而迟，是无阳矣；沉为在里，则不当发汗，迟为脏寒，则不当清火；且下部脉不至，手足厥冷，泄利不止，是下焦之元阳已脱。又咽喉不利，吐脓血，是上焦之虚阳无依而将亡，故扰乱也。如用参、附以回阳，而阳不可回，故曰难治。则仲景不立方治也明矣！此用麻黄、升麻、桂枝以散之，汇集知母、天冬、黄芩、芍药、石膏等大寒之品以清之，以治阳实之法，治亡阳之证，是速其毙也。安可望其汗出而愈哉！用干姜一味之温，苓、术、甘、归之补，取玉竹以代人参，是犹攻金城高垒，而用老弱之师，且用药至十四味，犹广罗原野，冀获一兔，不论脉病之合否，而殆为妄谈欤？（柯韵伯）

▲阳毒之为病，面赤斑斑如锦文，咽喉痛，唾脓血，五日可治，七日不可治。升麻鳖甲汤主之。○阴毒之为病，面目青，身痛如被杖，咽喉痛，五日可治，七日不可治。升麻鳖甲汤去雄黄、蜀椒主之。

按：阳毒之为病，主以升麻鳖甲汤。盖升麻升透厉毒，鳖甲泄热守神，当归和血调营，甘草泻火解毒。正《内经》热淫于内，治以咸寒，佐以苦甘之旨。而内有蜀椒、雄黄，似当加于阴毒方中，或因传写之讹耳。一转移间，则于阳毒之义，尤为贴切，用者亦鲜疑畏矣。（《吴医汇讲》）

▲大病瘥后，劳复者，枳实栀子豉汤主之。若有宿食者，加大黄如博棋子大五六枚。○大病瘥后，从腰以下有水气者，牡蛎泽泻散主之。○伤寒解后，虚羸少气，气逆欲吐者，竹叶石膏汤主之。

叔和独以伤寒立论，故称伤寒为大病。既云大病，则瘥后当用调补法矣。如云劳复，是因劳而复，当补中益气，何得用栀豉以吐之？有宿食当消食利气，何以加大黄？若腰以下有水气，当温肾利水，何得用商陆、葶苈等峻利之剂？岂仲景法乎！且此等证候，仲景方中自有治法，如劳复，可用桂枝人参新加汤；宿食，可用栀子厚朴汤；腰下水气，可用猪苓、五苓，与桂枝去桂加苓术等汤；虚羸少气，可用桂枝人参汤治阳虚，炙甘草汤治阴虚。由此观之，仲景未尝无法，未尝无方，何须补续耶？后人不分此等方法是叔和插入，故曰但取仲景法，不取仲景方。夫仲景之方不足取，则仲景之法亦非法矣。（柯韵伯）

会　通

▲问曰：病有洒淅恶寒，而复发热者何？答曰：阴脉不足，阳往从之；阳脉不足，阴往乘之。曰：何谓阳不足？答曰：假令寸口脉微，名曰阳不足，阴气上入阳中，则洒淅恶寒也。曰：何谓阴不足？答曰：尺脉弱，名曰阴不足；阳气下陷入阴中，则发热也。

阳为阴乘，阳脉固见其不足，而阴脉亦不见其有余。阳虽微，尚能发热，不终恶寒，犹不失阳道实、阴道虚之定局耳。亡阳则阴不独存，治当扶阳为急，此补中益气之方为最巨也。（柯韵伯）

▲问曰：病有不战不汗出而解者，何也？答曰：其脉自微，此以曾经发汗，若吐、若下、若亡血，以内无津液，此阴阳自和，必自愈，故不战不汗出而解也。

内无津液，安能作汗？战由汗发，无汗故不战也。复用此字，

须着眼妄治之后，内无津液，阴阳岂能自和！必当调其阴阳，不然脉微则为亡阳，将转成阴证矣。（柯韵伯）

▲问曰：脉欲知病愈未愈者，何以别之？答曰：寸口、关上、尺中三处，大小、浮沉、迟数同等，虽有寒热不解者，此脉阴阳为和平，虽剧必愈。

阴阳和平，不是阴阳自和，不过是纯阴纯阳无驳杂之谓耳。究竟是病脉，是未愈时寒热不解之脉，虽剧当愈，非言不治自愈。正使人知此为阴阳偏胜之病，脉阳剧者当治阳，阴剧者当治阴，必调其阴阳，使其和平，失此不治，反加剧矣。（柯韵伯）

▲寸脉下不至关为阳绝，尺脉上不至关为阴绝，此皆不治，决死也。若计余命生死之期，期以月节克之也。

阴阳升降，以关为界；阳生于尺，而动于寸，阴生于寸，而动于尺，阴阳互根之义也。寸脉居上而治阳，尺脉主下而治阴，上下分司之义也。寸脉不至关，则阳不生阴，是为孤阳，阳亦将绝矣。尺脉不至关，则阴不生阳，是为孤阴，阴亦将绝矣。要知不至关，非脉竟不至，是将绝之兆，而非竟绝也，正示人以可续之机。此皆不治，言皆因前此失治以至此，非言不可治也，正欲人急治之意，是先一着看法。夫上部有脉，下部无脉，尚有吐法；上部无脉，下部有脉，尚为有根；即脉绝不至，尚有灸法。岂以不至关便为死脉哉！看余命生死句，则知治之而有余命，不为月节所克者多耳。此又深一层看法。脉以应月，每月有节，节者，月之关也，失时不治，则寸脉不至关者，遇月建之属阴，必克阳而死；尺脉不至关者，遇月建之阳支，则克阴而死。此是决死期之法，若治之得宜，则阴得阳解，阳得阴解，阴阳自和而愈矣。（柯韵伯）

▲欲自解者，必当先烦，乃有汗而解，何以知之？脉浮，故知汗出解也。

欲自解，便寓不可妄治意。诸经皆有烦，而太阳更甚，故有发烦、反烦、更烦、复烦、内烦等证。盖烦为阳邪内扰，汗为阳气外发，浮为阳盛之脉，脉浮则阳自内发，故可必其先烦。见其烦必当待其有汗，勿遽妄投汤剂也。汗出则阳胜，而寒邪自解矣。若烦而不得汗，或汗而不解，则审脉定证，麻黄、桂枝、青龙随所施而恰当矣。（柯韵伯）

▲太阳病，发汗后，大汗出，胃中干，烦躁不得眠，欲得饮水者，少与饮之，令胃气和则愈。

如饮水数升而不解者，又当与人参白虎汤矣。（柯韵伯）

▲太阳病，中风，以火劫发汗，邪风被火热，血气流溢，失其常度，两阳相熏灼，其身发黄。阳盛则欲衄，阴虚则小便难，阴阳俱虚竭，身体则枯燥。但头汗出，剂颈而还，腹满微喘，口干咽烂，或不大便，久则谵语，甚者至哕，手足躁扰，捻衣摸床。小便利者，其人可治。

以上诸证，莫非邪火逆乱，真阴立亡之象。推求其原，一皆血气流溢，失其常度，至于如此。邪风被火热之害，可胜言哉！此际欲治风而火势沸腾，欲治火而风势壅遏，何从治之？唯利小便一法，如猪苓汤类，可以导湿滋干，清热润燥，使小便得利，则丙火得泄，而太阳之邪风，亦从膀胱为去路，尚可治也。倘利之而不利，火无从出，危矣。（《后条辨》）

▲太阳病，二日，反躁，反熨其背，而大汗出，火热入胃，胃中水竭，躁烦，必发谵语，十余日，振栗自下利者，此为欲解也。故其汗从腰以下不得汗，欲小便不得，反呕，欲失溲，足下恶风；

大便硬，小便当数，而反不数，及多大便已，头卓然而痛，其人足心必热，谷气下流故也。

以上诸证，莫非阳强发厥，尽虚其下之象。推求其原，一皆火热入胃，胃中水竭，至于如此。熨背之害，可胜言哉！此时欲治风而风已上解，欲治火而火无出路，何从治之？唯通大便一法，可以彻邪去遏，润之、导之，及多大便已，然后下陷之阳邪，复上升而散，头卓然而痛，久郁之阳气，得下彻而通，其人足心必热，以邪气随谷气而出，无复壅遏，故曰谷气下流也。合而观之，上条病源，在血气流溢，失其常度，邪尚在经，故以利小便治之；此条病源，在火热入胃，胃中水竭，邪已入腑，故以通大便去之。从来未经指出，必欲待小便自利，大便自多。岂有邪火炽甚之时，而能使小便自利，大便自多也哉！（《后条辨》）

此节匀作五段看：太阳病句，是言病证；反熨其背，至谵语，是误治后变证；十余日三句，是推原以后不治病，势所必至，正见得一下可愈，意在言外；故其汗至反不数，是推原欲解不解，余邪未散，正气未复光景；及多至下流故也，是料定正气稍复欲愈，病轻之状。学者细认此篇见病势治法，跃然目前，然此必强壮之人，故能经此种种危候。文中不言脉理，意可想悟。倘遇素虚尺迟，安能保其生乎？（周禹载）

▲太阳病，以火熏之，不得汗，其人必躁；到经不解，必圊血，名为火邪。

此条名之曰为火邪，示禁也明且深矣。故喻氏治火邪，即治血之善方，洵为有得也矣。（魏荔彤）

▲大下之后，复发汗，小便不利者，亡津液故也。勿治之，得小便利，必自愈。〇凡病若发汗、若吐、若下、若亡血、亡津液，

阴阳自和者，必自愈。

发汗后，津液既亡，小便不利者，勿治之。是禁其勿利小便，非得其自愈之谓也。然以亡津液之人，勿生其津液，焉得小便利？欲小便利，治在益其津液也。其人亡血、亡津液，阴阳安能自和？欲其阴阳自和，必先调其阴阳之所自；阴自亡血，阳自亡津，益血生津，阴阳自和矣。要不益津液，小便必不得利；不益血生津，阴阳必不自和。凡看仲景书，当于无方处索方，不治处求治，才知仲景无死方，仲景无死法。（柯韵伯）

▲太阳病，医发汗，遂发热恶寒；因复下之，心下痞，表里俱虚，阴阳气并竭，无阳则阴独；复加烧针，因心烦，面色青黄，肤瞤者，难治。今色微黄，手足温者，易愈。

曰难治，然主治者之婆心，终不恝然。言易愈，虽表里俱虚，阴阳俱竭，仍当主治于回阳，急求复其正也。阴之竭不治而亦治，阳能生阴之义也。不出方者，当于治痞诸方升阳散阴者明其法，又何可一言以蔽之乎？（魏荔彤）

▲营气微者加烧针，则血留不行，更发热而躁烦也。

火为阳邪，必伤阴血，治此者当以救阴为主。（张路玉）

▲脉浮紧者，法当身疼痛，宜以汗解之。假令尺中脉迟者，不可发汗。何以知之？以营气不足，血少故也。

将欲攻表，先须照顾里虚。如里气不足者，或需待其自解，或人力之补助。（吴灵稚）

▲脉浮数者，法当汗出而愈。若下之，身重心悸者，不可发汗，当自汗出乃解。所以然者，尺中脉微，此里虚；须表里实，津液自和，便自汗出愈。

程注谓须用表和里实之法治之，亦足匡补仲景之法。而未出

方。愚谓建中、新加之属，可以酌用。要在升阳透表，温中和里而已。方、喻俱谓此证乃阴虚，则非愚所敢宗。（魏荔彤）

▲咽喉干燥者，不可发汗。○淋家不可发汗，发汗则便血。○疮家虽身疼痛，不可发汗，汗出则痓。○衄家不可发汗，汗出必额上陷，脉急紧，直视不能眴，不得眠。○亡血家不可发汗，发汗则寒栗而振。○汗家重发汗，必恍惚心乱，小便已阴疼。○咽中闭塞不可发汗，发汗则吐血，气欲绝，手足厥冷，欲得踡卧，不能自温。○咳而小便利，若失小便者，不可发汗，汗出则四肢厥冷。○诸脉得数动微弱者，不可发汗，发汗则大便难，腹中干，胃燥而烦。

咽喉干燥，不可发汗，常器之云：当与小柴胡汤；石顽曰：宜小建中汤。淋家不可发汗，发汗必便血，常云：当与猪苓汤；石顽曰：未汗者宜黄芪建中汤。疮家不可发汗，王日休云：当用小建中汤加归、芪；常云：误汗成痓者，宜桂枝加葛根汤；石顽曰：漏风发痓者，宜桂枝加附子汤。衄家不可发汗，许叔微云：当用黄芪建中汤，夺汗动血者，加犀角；吕沧洲云：宜小建中汤加葱豉。亡血家不可发汗，常云：当用小柴胡汤加芍药；石顽曰：宜黄芪建中汤，误汗振栗者，宜苓桂术甘汤加当归。咽中闭塞，不可发汗，庞安常云：当用甘草干姜。孙兆云：宜黄芪建中汤加葱、豉；误汗吐血者，宜炙甘草汤；厥冷者，宜当归四逆汤。咳而失小便者，不可发汗，郭白云云：当与甘草干姜汤，或当归四逆汤；石顽曰：未汗者，宜甘草干姜汤加葱、豉；误汗厥冷者，宜当归四逆汤；汗后小便反数者，宜茯苓甘草汤。诸脉得数动微弱者，不可发汗，郭云：当用小建中汤，王云：误汗烦躁便难者，宜炙甘草汤。汗家重发汗，小便已阴疼者，常云：宜禹余粮丸。（《伤寒缵论》）

▲未持脉时，病人叉手自冒心，师因教试令咳，而不咳者，此必两耳聋无闻也。所以然者，以重发汗，虚故如此。

阳虚耳聋，与少阳传经耳聋迥别。亟宜固阳为要。叉手冒心，加之耳聋，阳虚极矣！尝见汗后阳虚耳聋，诸医施治，不出小柴胡加减，屡服愈甚，必须大剂参、附，庶可挽回。（《伤寒缵论》）

▲病胁下素有痞，连在脐旁，痛引少腹入阴筋者，此名脏结，死。脏结无阳证，不往来寒热，其人反静，舌上苔滑者，不可攻也。

脏结之所以不可攻者，从来置之不讲，以为仲景未尝明言，后人无从知之。不知仲景言之甚明，人第不参讨耳。夫所谓不可攻者，乃垂戒之辞，正欲人详审其攻之之次第也。试思脏已结矣，匪攻而结胡由开耶？前篇谓其外不解者尚未可攻，又谓下利呕逆不可攻，又谓表解乃可攻痞，言之已悉。于此特出一诀，谓脏结无阳证，不往来寒热，其人反静，则证不在六经之表里，而在上下焦之两途，欲知其候，但观舌上有苔滑与否，有之则外感之阳热，挟痞气而反在下，素痞之阴寒，挟热势而反在上，此与里证已具，表证未除者，相去不远，但其阴阳悖逆，格拒不入，证转凶危耳。此而攻之，是速其痛引阴筋而死也！不攻则病不除，攻之则死。所以以攻为戒。是则调其阴阳，使之相入，而苔滑既退，然后攻之，则热邪外散，寒气内消，其脏结将自愈矣。（喻嘉言）

此条仲师不出方，惟有急以纯阳辛热之剂，开其闭结而回绝阳于一线，亦起死回生之法也。阅原文全无一毫热气，不知方喻二注，谓热在丹田，出于何书。思胁下、脐旁、少腹、阴筋俱为阴邪固冱之所，丹田四面受敌，何处容此热气着迹？姑存阙疑可耳。（魏荔彤）

▲下之后，复发汗，必振寒，脉微细。所以然者，内外俱虚故也。

误汗亡阳，误下亡阴，故内外俱虚。虽不出方，其用附子回阳，人参益阴，已有成法，不必赘也。（《伤寒缵论》）

▲阳明病，心下硬满者，不可攻之，攻之利遂不止者死，利止者愈。

此证乃正虚邪实，杂合水湿痰饮以成其硬满。仲师不出方，在人临时审谛而已。察其寒热虚实，宜于泻心诸方中求治法，不于承气诸方中求治法也。（魏荔彤）

▲食谷欲呕者，属阳明也，吴茱萸汤主之。得汤反剧者，属上焦也。

此条诸注未合。喻谓得汤转剧，属太阳，谬矣。程谓仍与吴茱萸，亦胶柱之见也。主治者见兹上热下寒之证，则有黄连炒吴萸、生姜易干姜一法，为温中而不僭上，或热因寒用，以猪胆为引，如用于理中汤之法，或亦有当乎？（魏荔彤）

▲阳明病，脉迟，食难用饱，饱则微烦，头眩，必小便难，此欲作谷疸，虽下之，腹满如故，所以然者，脉迟故也。

此迟乃兼涩之迟，非沉迟之迟。谓之虚而兼湿热则可，谓之虚寒则不可。治以除湿培土为君，清热消疸为臣佐，斯得仲师心法也。（魏荔彤）

▲阳明病，法多汗，反无汗，其身如虫行皮中状者，此以久虚故也。

阳明气血俱多，故多汗。其人久虚，故反无汗。此又当益津液，和营卫，使阴阳自和，而汗出也。（柯韵伯）

此胃热协寒邪郁于皮肤之证。言久虚者，明其所以不能透表之故，宜用桂枝二越脾一汤，非谓当用补也。（《伤寒缵论》）

按：此条论，仲景无治法。常器之云：可用桂枝加黄芪汤。

郭雍云：宜用桂枝麻黄各半汤。不知上二汤皆太阳经药，今系阳明无汗证，仍宜用葛根汤主之。（汪琥）

▲阳明病，口燥，但欲漱水不欲咽者，此必衄。○脉浮发热，口鼻干燥能食者，则衄。

二条但言病机，不及脉法，治宜桃仁承气、犀角地黄辈。（柯韵伯）

愚按邪入血分，热甚于经，故欲漱水；未入于府，故不欲咽。使此时以葛根汤汗之，不亦可以夺汗而无血乎？（周禹载）

脉浮发热，则在经而不在里；口鼻干燥，阳明经热炽矣。能食为风邪，风性上行，所以衄也。宜治以黄芩、芍药辈。（程扶生）

▲服柴胡汤已，渴者，属阳明也。以法治之。

喻氏因仲师不出方，更为之说，言用五苓、白虎等汤，贻害不浅。不知仲师所谓属阳明者，乃言服小柴胡汤，非治少阳、阳明不对也。乃服后，少阳、阳明之证虽可愈，而阳明之津液未必遽复，所以用小柴胡本有加减之法，立此令人勿惑于一渴而漫议小柴胡有误，终是顾虑阳明之津液，未能尽善所致耳。苟知此渴系胃中津亡之故，则用小柴胡汤时，已如法矣，何必又言以法治之乎？仲师所言以法者，岂有他法！试观小柴胡汤下，原有加减之法，明言若渴者，去半夏加人参、栝蒌根，则是《经》文本有成宪，诸注自不留心，而谬为自用。胃中津亡则渴，五苓用之，津益亡。胃中燥气作渴，迥非实热可比，白虎用之，虚且寒矣。（魏荔彤）

按：风寒之邪，传至少阳，起先不渴，里证未具也。及服柴胡汤而渴反加，则邪归阳明之府，断乎无疑。不言治法，而曰以法治之者，正以外证未罢，当用本汤去半夏加栝蒌法；里

多外少，当用大柴胡法；若全入里，则用小承气法，庶近病情。（周禹载）

▲伤寒，哕而腹满，视其前后，知何部不利，利之则愈。

愚按腹满固里证具，而哕则外邪未尽也。乃仲景竟云：视其前后何部不利，利之愈。岂圣人置表证不问耶？如利前谓五苓散，利后有大柴胡，则桂枝柴胡解外者也。若竟以承气为解，大失仲景两解立言之旨。（周禹载）

▲伤寒，脉弦细，头痛发热者，属少阳。少阳不可发汗，发汗则谵语，此属胃。胃和则愈，胃不和，则烦而悸。

此处云属胃，胃虚故也。和胃不曾出方。然玩胃不和则烦而悸，当是小建中汤。以下有二、三日心中悸而烦者，小建中汤主之之条也。（程郊倩）

少阳少血，虽有表证，不可发汗。发汗则津液越出，相火燥，必胃实而谵语，当与柴胡以和之。上焦得通，津液得下，胃气因和。若加烦躁，则为承气证矣。（柯韵伯）

▲少阴病，欲吐不吐，心烦，但欲寐，五六日自利而渴者，属少阴也，虚故引水自救。若小便色白者，少阴病形悉具；小便白者，以下焦虚有寒，不能制水，故令色白也。

欲吐不吐，心烦，肾气上逆之征也。自利而渴，加以口燥舌干，引水自救，似乎热证之形，然肾热则水道黄赤；若小便色白，又非肾热，乃下焦虚寒，不能制水，仍当从事温法。不可误认为热，而轻投寒下也。（喻嘉言）

▲病人脉阴阳俱紧，反汗出者，亡阳也。此属少阴，法当咽痛而复吐利。

亡阳者，虚阳不归其原，皆由少阴不藏所致。故上焦从火化

而咽痛呕吐，下焦从阴虚而下利不止也。宜八味肾气丸主之。（柯韵伯）

当用温经散寒之法，不言可知。（喻嘉言）

▲少阴病，脉微，不可发汗，亡阳故也。阳已虚，尺脉弱涩者，复不可下之。

当急行温法，又可见矣。（喻嘉言）

▲厥而脉紧，不可发汗，发汗则声乱、咽嘶、舌萎、声不得前。

以上四条，皆少阴经虚寒坏证也。仲景俱不出方。详少阴病欲吐不吐一条，宜真武汤。病人脉阴阳俱紧一条，宜附子汤加桔梗、赤石脂。少阴病脉微一条，宜白通加人尿、猪胆汁。此条厥而脉紧，则当用四逆汤温之。反误发汗，致声乱、咽嘶、舌萎，不可救矣。（张路玉）

▲少阴病，八九日，一身手足尽热者，以热在膀胱，必便血也。

宜当归四逆，和营透表，兼疏利膀胱为合法也。（张路玉）

▲少阴病，便脓血者，可刺。

若不用刺法，当从事白头翁汤；设更兼咽干，心烦不得卧，又须黄连阿胶汤为合法耳。（张路玉）

▲少阴病，下利，若利自止，恶寒而踡卧，手足温者，可治。

手足温者，乃真阳未离，急用白通、四逆之类，温经散寒，则邪退而真阳复矣。故曰可治。（沈明宗）

▲少阴病，恶寒而踡，时时自烦，欲去衣被者，可治。

设见躁逆闷乱，扰攘不安，手足厥冷，脉反躁急，或散大无伦者，皆死证也。（张路玉）

▲少阴病，咳而下利谵语者，被火气劫故也。小便必难，以

强责少阴汗也。

少阴属肾，主水者也。少阴受邪，不能主水，上攻则咳，下攻则利。邪从寒化，真武汤证也；邪从热化，猪苓汤证也。今被火气劫汗，则从热化，而转属于胃，故发谵语；津液内竭，故小便难。是皆由强发少阴之汗故也。欲救其阴，白虎、猪苓二汤，择而用之可耳。（《医宗金鉴》）

▲少阴病，咽中痛，半夏散及汤主之。

此必有恶寒欲呕证，故加桂枝以散寒，半夏以除呕，若夹相火，则辛温非所宜矣。（柯韵伯）

▲伤寒先厥后发热，下利必自止。而反汗出，咽中痛者，其喉为痹。发热无汗，而利必自止；若不止。必便脓血。便脓血者，其喉不痹。

喉痹者，桔梗汤；便脓血者，白头翁汤。（张路玉）

▲伤寒一二日至四五日而厥者，必发热。前热者，后必厥。厥深者，热亦深。厥微者，热亦微。厥应下之，而反发汗者，必口伤烂赤。

前云诸四逆厥者，不可下矣。此云厥应下之者，其辨甚微。盖先四逆而后厥，与先发热而后厥者，其来迥异。故彼云不可下，此云应下之者，以其热深厥深，当用苦寒之药，清解其在里之热，即名为下，从未闻有峻下之法也。（《尚论篇》）

一友云：厥应下之，下之为言，泄也。不指定承气言，故不出方。肝属阴而恶燥，凡酸咸润下之品，亦阴之泄也。此说非不可从，然细思之，仲景于《厥阴篇》，无一条无方者，其所以不出方者，皆有所伏，而欲人互得之也。岂于下之之条，欲人另自融会，当不其然，下利谵语条，小承气汤一方，在阳明原为和剂，以减去

芒硝，只下邪热，非下胃实，则里有邪热者，何不可互用也。（程郊倩）

此指热伤气而言，是胃热而不是胃实，非三承气所宜。厥微者，当用四逆散，芍药、枳实以攻里，柴胡、甘草以和表也。厥深者，当用白虎汤，参、甘、粳米以扶阳，石膏、知母以除热也。（柯韵伯）

▲伤寒热少厥微，指头寒，默默不欲食，烦躁，数日，小便利、色白者，此热除也。欲得食，其病为愈。若厥而呕，胸胁烦满者，其后必便血。○下利寸脉反浮数，尺中自涩者，必圊脓血。

此少阳半表半里证，微者小柴胡和之，深者大柴胡下之。（柯韵伯）

热不除而便血，可用犀角地黄汤。（郭雍）

此条与上条厥呕胸胁烦满者，虽有轻重之殊，而治法不异，并宜白头翁汤；脓血止，宜芍药甘草汤。（张路玉）

此条乃下利变脓血之候也。热利而得数脉，非反也，得浮脉则为反矣。论无治法，宜以仲师黄芩汤治之。（汪琥）

▲病者手足厥冷，言我不结胸，小腹满，按之痛者，此冷结在膀胱关元也。

当用温用灸可知。（喻嘉言）

▲下利清谷，不可攻表，汗出必胀满。

合用厚朴生姜半夏甘草人参汤，以温胃消胀为务也。（张路玉）

▲呕家有痈脓者，不须治呕，脓尽自愈。

此谓热气有余，必发痈脓，未有不呕者。然此为内实之呕，而非外邪之呕也。乃可以辛散之药投之乎？不言治法而曰脓尽自愈，则治法已善为人言之矣。总以热结多血之脏，无论在肺在胃，不离乎辛凉以开结，苦泄以排脓，甘寒以养正，使脓尽而呕自止耳。

（《伤寒论三注》）

呕家有脓，不须治呕，脓尽自愈者，此言胃脘痈也。盖阳明多气多血，故脓尽自能生肌长肉，而胃自完。若咳吐脓血而为肺痈，则多死少生，治亦惧其不愈矣。故《金匮》言始萌可救，脓成则死。（《医参》）

▲病人身大热，反欲得近衣者，热在皮肤，寒在骨髓也。身大寒，反不欲近衣者，寒在皮肤，热在骨髓也。

东垣云：当不从内外，从乎中治。谓以小柴胡和之。愚以为未传少阳，岂可先用此汤？身热畏寒属阳虚，身寒畏热属阴虚。阳虚者治宜黄芪建中，阴虚者治宜当归建中。（《伤寒论三注》）

问　难

▲从霜降以后，至春分以前，凡有触冒霜露，体中寒即病者，谓之伤寒也。

问：从霜降以后，至春分以前，凡有触冒者，名曰伤寒。余时则非伤寒也。其有曰立夏得洪大脉是其本位，其人身体苦疼重者，须发其汗，非伤寒而何？答：冬月伤时令之寒，春月伤时令之温，夏秋伤时令之暑、湿热，此四时之正病也。然夏秋亦有伤寒，冬春亦有伤暑、伤湿，乃四时之客病，所谓异气也。此仲景特于湿家不可发汗之外，另竖一义。盖以夏月得洪大脉，是心火之本脉，其人身体苦疼重，又似湿土之本病，恐后学误遵湿家不可发汗之条，故以此辨析之耳。见湿病，虽夏月脉必濡弱，不能洪大，且额上有汗，非如伤寒病腠理闭密，即在夏月亦必无汗之比也。又见洪大既为夏月本脉，断无当暑汗不出而身体疼重之理也。两相比照，则其疼重，仍系太阳经伤寒无疑。但在夏月受邪原微，见证亦轻，令人难辨，故于脉法中析此大疑，以昭成法。可见不但冬春正病，有汗为伤风，无汗为伤寒；即夏秋正病，有汗为伤暑、伤湿，无汗为伤寒，参脉辨证，了然明矣。（喻嘉言）

▲凡阴病见阳脉者生，阳病见阴脉者死。

问：凡阴病见阳脉者生，阳病见阴脉者死。而有曰：病人苦发热，身体疼，其人自卧，其脉沉而迟者，知其瘥也。曰沉、曰迟，非阴脉乎？岂亦有阳病见阴脉而愈耶？答：凡阴病见阳脉者生，阳病见阴脉者死。此二语乃伤寒脉法，吃紧大纲。至其比例详情，自非一端可尽。如厥阴中风，脉微浮为欲愈，不浮为未愈，是阴病贵得阳脉也。如谵言妄语，脉沉细者死，脉短者死，脉涩者死，是阳病恶见阴脉也。又如太阳蓄血病，六、七日表证仍在，脉微而沉，反不结胸，其人发狂者，下血乃愈。此亦阳病见阴脉；仲景复推出可生之路，见六、七日太阳之表证仍在，自当见大、浮、数、动、滑之脉，设其人脉微而沉，自当比动数变迟之条，而证成结胸，今乃反不结胸者，明是阳邪不结于太阳之经，而结于太阳之府也；膀胱蓄血，势必发狂而成死证，急下其血，庶结邪解而乃可愈耳。又如厥阴下利，寸脉反浮数，此阴病得阳脉，本当愈者，设其人尺中自涩，则是阳邪陷入阴中，其浮数之脉为血所持而不露也；然阳邪既陷入阴，寸脉不加浮数，则阳邪亦属有限；今寸脉反浮数，其在里之热炽盛难除，更可类推，故知其必圊脓血，而成半死半生之证也。合两条论之，上条可愈之故，全在阴脉见，脉既转阴，阳邪原有限也；下条难愈之故，全在阳脉见，阳邪既从血下出，阳邪不尽，血必不止，万一血尽而阳邪未尽，能免脱阴而死乎？可见阴病、阳病二语，特举其大纲，至微细听人自会耳。

大纲云者，谓证属于阴，其脉反阳，必能鼓勇以却敌；证属于阳，其脉反阴，必难婴城以固守。故得涩、弱、弦、微之脉者，其人气血精津未病先亏，小病且难胜，况能胜传经之热病哉！尊问疑阳病见阴脉亦有愈者，兹正大彻之关，但所引病人苦发热一段，此不过验病之法耳。谓病人苦发热身体疼，到诊脉时其人安卧，则不见有发热身疼之苦矣。加以脉沉而迟，表邪又未入里，其从外解无疑。所以知其瘥耳。（喻嘉言）

▲脉双弦而迟者，必心下硬也。脉大而紧者，阳中有阴也。可下之，宜大承气汤。

问：设遇此证，果可下否？答：脉双弦而迟，谓左右皆然，乃阴寒内凝，所以心下必硬，其脉其证，必因误下，邪未尽退，而反致其虚寒也。《论》云：脉双弦者，寒也。皆大下后虚脉。所以于结胸条论脉，谓太阳病脉浮而动数，医反下之，动数变迟，一以误下，而脉变双弦，一以误下，而脉变迟，可互证也。结胸条以其人邪结在胸，不得已用大陷胸汤，涤去胸间之邪，则与用大承气汤峻攻肠中之结者悬矣。然且谓脉浮大者不可下，下之则死，是并陷胸汤亦不可用也。垂戒甚明。双弦脉即欲用下，当仿用温药下之之例，今反谓宜大承气汤下之者何耶？至于脉大而紧者，阳中有阴，明谓伤风有寒，属大青龙汤证，其不可下更明矣。两段之文，迥不相蒙，叔和汇凑一处，指为可下之证，贻误千载，诚斯道之厄也！（喻嘉言）

▲脉来缓，时一止复来者，名曰结。脉来数，时一止复来者，名曰促。阳盛则促，阴盛则结。此皆病脉。

问：此之结促，与桂枝去芍药加附子之促，炙甘草汤之结，何处分别？曰：促结则同，而脉势之盛衰自异。彼之促者疲于奔而自憩，彼之结者不能前而代替，总非关于前途之阻也。此处之结促，曰阳盛阴盛；彼处之结促，是阳虚阴虚。此处曰病脉，彼处曰脉病。二脉虽有盛衰之别，然渐退则吉，渐进则凶，一也。（《伤寒分经》）

▲脉濡而弱，弱反在关，濡反在巅，微反在上，涩反在下，微则阳气不足，涩则无血，阳气反微，中风汗出，而反躁烦，涩则无血，厥而且寒，阳微发汗，躁不得眠。

问：此一节有阙文否？答：叔和以濡、弱、微、涩之脉见，为阳气与阴血两虚，分类于《不可汗》、《不可下》二编之首，推其所以不可汗、下之故，岂非以阳证阴脉乎？而阳证阴脉，大率归重在阳微一边。观下文云阳微发汗，躁不得眠；又云阳微不可下，下之则心下痞硬，瘥可睹矣。其中风汗出而反躁烦一语，最为扼要。见无汗之躁烦，用大青龙汤不对，且有亡阳之变，况于有汗之躁烦，其亡阳直在转盼间，此即用真武汤尚恐不及，何可更汗更下乎？本非阙文，但叔和未会仲景之意，类此不一而足，反觉重复缠扰，而令读者茫然耳。（喻嘉言）

▲太阳病，发汗后，大汗出、胃中干、躁烦不得眠，欲得饮水者，少少与饮之，令胃气和则愈；若脉浮、小便不利、微热、消渴者，五苓散主之。

或问：渴用白虎汤宜也，其用五苓散走津夜，何哉？答曰：白虎之治渴，为燥气设也，胃火烁肺之故；五苓之治渴，为湿气设也，阳水侮心之故。凡水津不能四布者，心火必不肯下行也，别在口虽干而舌不燥。（程郊倩）

胃中干而欲饮，此无水也，与水则愈。小便不利而欲饮，此蓄水也，利水则愈。同一渴而治法不同，盖由渴之象及渴之余证，

亦各不同也。（《伤寒类方》）

▲伤寒发热，汗出不解，心中痞硬，呕吐而下利者，大柴胡汤主之。〇太阳证，外病未除，而数下之，遂协热而利，利下不止，心下痞硬，表里不解者，桂枝人参汤主之。

或问：大柴胡汤，泻也；桂枝人参汤，补也；何为皆治下利、心下痞硬？曰：此非里热，乃下之早，因作痞。里虚协热而利，表又不解，故与桂枝人参汤和里解表。若夫伤寒发热汗出不解，心下痞硬，呕吐而下利者，表和而里病也；以心下痞硬，故为实，当以大柴胡下之。二者心下痞硬虽同，而虚实之证有别，故用药有攻补之异。〇又问：大柴胡若内烦里实者，固宜用也；其呕而下利者亦用之，何也？夫治病节目，虚实二者而已。里虚者虽便难而勿攻，里实者虽吐利而可下。《经》曰：汗多则便难脉迟，尚未可攻，以迟为不足，即里气未实故也。此以大柴胡主之。凡吐、利、心腹濡软为里虚；呕吐而下利，心下痞硬，为里实也，下之当然。况太阳病过经十余日，及二三日下之，后四五日柴胡证仍在者，先与小柴胡汤；呕不止，心下急，郁郁微烦者，为未解也，与大柴胡汤下之则愈。二节病证虽有参差，其里实同一机也。皆与大柴胡者，宜也。（张兼善）

问：此理中加桂枝也。设遇此证，解表用桂枝可也，协热利而用理中，人所不敢，仲景神明，必有妙义欤？答：太阳经表邪未解而误下，以致协热而利，心下痞硬，设腹中利止，则里邪可从里解，乃利下不止，是里邪漫无解期也。设胸中结开，则表邪可从表解，乃心下痞硬，是表邪漫无解期也。此际欲解表里之邪，全藉中气为敷布，夫既上下交征不已，中气且有立断之势，其能解邪开结乎？故舍桂枝人参汤无他法也。若以协热之故，更清其热，斯殆矣。余每用此法，病者得药，腹中即响若雷奔，顷之痞硬开，下利止，捷于反掌。可见握枢而运，真无为之上理矣。按泻心汤中治痞硬下利，用甘草干姜、人参各有其义，从未有用术之法也。此因下利不止，恐其人五脏气绝于内，不得已而用术，故不曰桂枝理中汤，而更其名曰桂枝人参汤，岂非谓表邪未尽，不可用术立法耶？（喻嘉言）

▲发汗后，身疼痛，脉沉迟者，桂枝加芍药生姜各一两人参三两新加汤主之。

问：相传仲景全方止得一百一十二道，因有新加一汤，故名为一百一十三方，其说然欤？答曰：此后人之呓语也。仲景意中，明明桂枝汤不欲与人参并用，以桂枝能解肌表之邪、人参反固肌表之邪故也。然在误汗误下以后，表里差错，正气虚微，余邪不解，则有不得不用之证。如上编太阳病外证未除，而数下之，遂协热而利，心下痞硬，表里不解，用桂枝理中汤，乃革去理中之名，但曰桂枝人参汤者，即此意也。人参尚主半表，故曰新加。理中则全不主表，故革其名。凡此皆仲景精微之蕴也。然桂枝人参汤中去芍药者，以误下而邪入于阴，芍药主阴，不能散阳邪也。桂枝新加汤中倍芍药者，以误汗而阳虚邪凑，恐阳孤无偶，用芍药以和之，俾不至散乱也。故用法必识立法之意，斯用之各当矣。（喻嘉言）

此条喻注，谓在表寒邪未尽，何其谬乎？桂枝人参之固表，芍药之酸收，无一为治表之品，仲师不若是之戆也。或谓喻意以为三者皆治其里，而表自解；然究未明此证系营血自生之寒，凝聚为害，故为含糊影响之说而已。苟明乎姜、桂、芍药之用，为阳药入营阴，而以人参大力者负之而趋，则不必支离其语，而大白矣。通则不痛，痛则不通，今痛则阴凝而不通也。在表为浮，在里为沉，今沉而不浮，则非在表之邪未尽也。阳为数为浮，阴为迟为沉，今阳凝则沉迟兼见，是必不可以表言也。不明此证身疼痛、脉沉迟之义而遵用仲师之方犹可也，苟信喻注在表寒邪未尽之言，而复发其汗，则误人多矣。（魏荔彤）

▲发汗后，不可更行桂枝汤。汗出而喘，无大热者，可与麻黄杏仁甘草石膏汤主之。

问：发汗后，桂枝既不可行，麻黄可行耶？无大热，石膏可行耶？义不可知也。答：治伤寒先分营卫受邪，桂枝、麻黄二汤，一彼一此，划然中分，果真为麻黄汤证，断无混用桂枝之理。故发汗以后，得汗而热少除，但喘尚未除者，更与麻杏石甘汤治之则愈。此中颇有奥义，盖太阳之邪虽从汗解，其热邪袭入肺中者，无由得解，所以热虽少止，喘仍不止，故用麻黄发肺邪，杏仁下肺气，甘草缓肺急，石膏清肺热，即以治足太阳膀胱经药，通治手太阴肺经，为天造地设之良法也。倘更误行桂枝，能不壅塞肺气，而吐痈脓乎？（喻嘉言）

▲太阳病，发热恶寒，热多寒少，脉微弱者，此无阳也，不可发汗，宜桂枝二越婢一汤。

问：脉微弱者，此无阳也，不可发汗；方中桂枝、麻黄、石膏、生姜，能不发汗耶？答：太阳病，风伤卫则用桂枝汤解肌，寒伤营则用麻黄汤发汗，风寒两伤营卫，而加烦躁，则用大青龙汤峻发其汗，此定法也。于中复有最难用法一证，如太阳病，发热恶寒，热多寒少，谓风多寒少也；风多则麻黄汤为不可用，寒少则桂枝汤又不能去寒，加以脉见微弱，其人胃中复无津液，是汗之固万万不可，欲不汗，其微寒终不外散，虽有桂枝二麻黄一之法，施于此证，尚不中窾。何者？桂枝二麻黄一，但可治热多寒少，而不可治脉微弱故耳。于是更改麻黄一为越婢一，示微发于不发之中。越婢者，不过麻黄、石膏二物，形容其发散之柔缓，较女婢尤为过之，正可胜微寒之任耳。所以然者，以石膏能解阳明之热，热解则津液复生，而不名无阳，此天然妙合之法，仲景之精义也。（喻嘉言）

▲伤寒，脉浮，医以火迫劫之，亡阳，必惊狂，起卧不安者，桂枝去芍药加蜀漆龙骨牡蛎救逆汤主之。

或问：汗液，阴也，误发而何以亡阳？方中所用诸药，俱阳品也，又何以能益阴生液？答曰：汗液虽为阴，然实由阳化，故汗出而阳微。诸药虽为阳，然生阳即所以安阴，阳气聚则阴敛生津，阳气散则阴扰耗津，阴阳相济者吉，相悖者凶。○问：龙、蛎治水邪之品，何以复能治火邪？答曰：水邪侵扰于心下，用其涩以成淡渗之功；火邪扰乱于心中，用其涩以奏收摄之效。盖心阳被火邪迫而出亡，患在发越，不用芍药之酸，恐其不足以扶阳，易以龙、蛎之涩，喜其足以收阳，阳不发越于躯外作汗，则复收于心内生液矣。心液既足，神复安矣。（魏荔彤）

此与少阴汗出之亡阳迥别。盖少阴之亡阳，乃亡其阴中之阳，故用四逆辈，回其阳于肾中。此乃以火逼汗，亡其阳中之阳，故用安神之品，镇其阳于心中。各有至理，不可易也。（徐灵胎）

▲伤寒，心下有水气，咳而微喘，发热不渴；服汤已，渴者，此寒去欲解也，小青龙汤主之。

问：既寒去欲解，不用药可矣。必用小青龙何也？答：伤寒心下有水气，咳而微喘，此水寒相搏，而伤其肺也。伤寒故发热，水停心下故不渴，内水与外寒相得益彰矣。今服汤已，而渴，明是表药之甘温，克胜其外袭之寒，所以知证为欲解也。然尚未解者，外寒为内水所持，开解最难，故必更用小青龙以逐之，令其寒从外出，水从下出，斯一举而开解无余耳。不然，纵外寒渐散，其水气之射肺中者，无由得出，异日能不为喘喝乎？（喻嘉言）

▲太阳病，脉浮紧，无汗，发热，身疼痛，八九日不解，表证仍在，此当发其汗。服药已，微除，其人发烦、目瞑，剧者必衄，衄乃解；所以然者，阳气重故也。麻黄汤主之。

问：衄家不可发汗，衄而已解，不用麻黄可也，何复用耶？答：衄家不可发汗者，乃不病之人，平素惯衄，及病伤寒，则不可发汗，所谓夺血者无汗。若强发其汗，徒动其血，如下厥上竭之类也。伤寒之人，寒气深重，其热亦重，热迫血行，因而致衄；衄乃解者，不过少解其烦瞑，未能解其深重之寒也，故必再用麻黄汤以发其未尽之沉滞，一以尽彻其邪，一以免其再衄，此定法也。仲景复申二法，其一云：太阳病，脉浮紧，发热，身无汗，自衄者愈；此则不用麻黄汤也。曰身无汗，必系已用麻黄汤而未得汗，然亦足以推发其势，而致自衄也。以其人既无发烦、目瞑之证，则一衄而邪从外解矣。何苦复用麻黄汤耶？其一云：伤寒脉浮紧，不发汗，因致衄者，麻黄汤主之。此因全不发其汗，因而致衄，是一衄不能尽彻其邪，仍当用麻黄汤以发之，邪始彻也。参二条以会用法之意，了无疑惑矣。（喻嘉言）

▲问曰：证象阳旦，按法治之而增剧，厥逆，咽中干，两胫拘急而谵语。师言：夜半手足当温，两脚当伸。后如师言，何以知此？答曰：寸口脉浮而大，浮则为风，大则为虚。风则生微热，虚则两胫挛。病证象桂枝，因加附子参其间，增桂令汗出，附子温经，亡阳故也。厥逆，咽中干，烦躁，阳明内结，谵语烦乱，

更饮甘草干姜汤，夜半阳气还，两足当热，胫尚微拘急；重与芍药甘草汤，尔乃胫伸，以承气汤微溏，则止其谵语，故知病可愈。

问曰：证象阳旦，成注谓是桂枝之别名；方注谓阳以风言，旦，晓也，似中风分晓，以不啻中风，故设难详申其义。一主药，一主证，二家未知孰是？答曰：主药则既名桂枝，云何别名阳旦？是必一百一十三方，方方皆有别名然后可。主证则既似中风，复云不啻中风，果为何证？且训旦为晓，尤为牵强不通。二家如此等大关系处，尚且昏昏，后学安得不面墙耶？夫仲景之圆机活法，妙在阳旦、阴旦二汤。阳旦者，天日晴暖以及春夏温热之称也；阴旦者，风雨晦冥以及秋冬凉寒之称也。只一桂枝汤，遇时令温热，则加黄芩名阳旦汤；遇时令凉寒，则加桂名阴旦汤。后世失传，纷纷谓桂枝不宜于春夏者，皆由不识此义耳。即如此证，既象阳旦，又云按法治之，即是按用桂枝加黄芩之法也。所以病人得之便厥，明明误在黄芩助其阴寒。若单服桂枝汤，何至是耶？故仲景即行阴旦之法，以救其失。观增桂令汗出一语，岂不昭昭耶？阴旦不足，更加附子温经，即咽中干，阳明内结，谵语烦乱，浑不为意，且重饮甘草干姜汤，以俟夜半阳回足热，后果如其言。岂非先有所试乎？惟黄芩入口而便厥，未几，即以桂、附、干姜尾其后，固知其厥不久，所以断云夜半手足当温，况咽干谵语，热证相错，其非重阴沍寒可知，故才得足温，即便以和阴为务，何其审哉！（喻嘉言）

喻注谓阳旦乃桂枝汤中加黄芩，此无据之说，恐不足信。又谓古法失传，既失传矣，何从而知之？或问：阳旦、阴旦之说，林北海先生亦言喻说甚佳，子乃不从，何也？答曰：圣人曾言之矣，不征不信，不信故不从。又问：子之说阳旦为桂枝加附子，非加黄芩，何所征信乎？答曰：征信于仲师之原文，一曰反与桂枝汤；又曰证象阳旦，按法治之而增剧；又曰病证象桂枝，因加附子参其间，增桂令汗出，附子温经，亡阳故也。则知桂枝汤非别，乃阳旦之桂枝汤也。阳旦之桂枝非别，即因加附子参其间者也。此所以从之无疑也。又问：子言桂枝阳旦汤，为加附子。桂枝之阴旦汤，将何所加乎？答曰：阴旦之名，亦喻注中所有，未暇详考。别有征信，何敢言之？阙疑可耳。（魏荔彤）

▲服桂枝汤，大汗出后，大烦渴不解，脉洪大者，白虎加人参汤主之。

言服桂枝，即服加附子参其间增桂令汗出之阳旦桂枝也。或问：子何以知此为加附子之阳旦汤？答曰：于大汗出后，大烦渴知之也。大汗出者，以附子参其间，增桂枝令汗出也；大烦渴者，即胃病津亡，谵语之轻者也。苟非加附子，但服桂枝，乃敛汗固表之药，何以大汗出？内有芍药收阴敛液，何至大烦渴乎？故知为阳旦之桂枝汤也。即前条仲师原文曰证象阳旦，又曰证象桂枝，可知言服桂枝即服阳旦之桂枝汤无疑也。○或问：即如子言，然彼条救误，用甘草干姜汤，此条何忽用白虎加人参乎？答曰：以诊别之，彼条脉浮，此条脉洪大，中阳强弱已不同矣。又以证别之，彼条自汗出，此条大汗出；彼条烦躁，此条大烦而渴；彼条虽咽干而不能大饮水，此条渴欲得水以救焚；彼皆中虚阳浮，此皆中实热盛，何可同日而语乎？（魏荔彤）

▲伤寒，脉浮、发热、无汗，其表不解者，不可与白虎汤。渴欲饮水，无表证者，白虎加人参汤主之。○伤寒无大热，口燥渴，心烦，背微恶寒者，白虎加人参汤主之。○伤寒病，若吐、若下后，七八日不解，热结在里，表里俱热，时时恶风、大渴、舌上干燥

而烦、欲饮水数升者，白虎加人参汤主之。

问：白虎汤，仲景以表不解者不可与，时时恶风，背上恶寒者，此有表也，以白虎汤主之何也？盖石膏辛凉，解足阳明经热，为舌燥烦渴之圣药；且时时恶风者，时或恶而不常也；背上恶寒者，但觉微恶而不甚也；所以于盛热燥渴而用，则无疑矣。若夫表证恶寒，常在背上，而不燥渴者，切不可误用也。（吴绶）

▲伤寒，脉浮滑，此表有热，里有寒，白虎汤主之。

问：伤寒，脉浮滑，此表有热，里有寒，白虎汤主之。寒字误耶？浮滑之脉，不应有寒也。答：脉滑为里热，浮滑则表亦热，所以仲景白虎汤证又云，热结在里，表里俱热，可为互证矣。寒字勿泥，即谓外感之寒入里，而生其里热亦可。（喻嘉言）

▲本太阳病不解，转入少阳者，胁下硬满，干呕不能食，往来寒热，尚未吐下，脉沉紧者，与小柴胡汤。太阳中风，下利呕逆，表解者，乃可攻之。其人漐漐汗出，发作有时，头痛，心下痞硬满，引胁下痛，干呕短气，汗出不恶寒，此表解里未和也，十枣汤主之。

或问：干呕胁痛，小柴胡、十枣汤皆有之，一和解，一攻伐，何也？盖小柴胡证，邪在半表半里间，外有寒热往来，内有干呕诸病，所以不可攻下，宜和解以散表里之邪。十枣汤证，外无寒热，其人漐漐汗出，此表已解也；但头痛、心下痞硬满、引胁下痛、干呕短气者，邪热内蓄，而有伏饮，是里未和也，与十枣汤以下热逐饮。有表证而干呕胁痛者，乃柴胡汤证也；无表证而干呕胁痛者，即十枣汤证也。（张兼善）

▲阳明病，心下硬满者，不可攻之。○阳明病，不吐不下，心烦者，与调胃承气汤。

问：硬满似重于心烦，何心烦可下，而硬满不可下也？答：

心下，正胸膈之间，而兼太阳。故硬满为太阳、阳明之候，不可攻之；攻之利遂不止者，死。至于心烦一证，乃津液内耗，大率当调其胃，然尚有重伤津液之虑，若不由吐下所致，是津液未亏，反见心烦者，其为邪热灼胃审矣。当用调胃承气，夫复何疑！然曰与，亦是少少和胃以安津液之法，非下法也。（喻嘉言）

▲阳明病，若中寒，不能食，小便不利，手足濈然汗出，此欲作固瘕。必大便初硬后溏。所以然者，以胃中冷，水谷不别故也。

门人问：濈然汗出而病解，乃手足濈然汗出者，反作固瘕，何手足不宜于汗耶？答曰：前代之业医者，皆极大聪明学问之人，故仲景书为中人以上举一隅能以三隅反者设也。胃气虚寒之人，外邪入之，必转增其热；胃热故膀胱亦热，气化不行，小便因之不利；小便不利，而尽注于大肠，则为洞泄，即末条之下利清谷者是也。小便不利，乘胃热而渗于脾，则四肢先见黄色，乃至遍身发黄而成谷疸者是也。今手足濈然得汗，则脾中之湿热行，而色黄谷疸之患可免；但汗从手足而出，水热之气未得遍泄于周身，不过少分大肠奔迫之势，故不为洞泄，而为瘕泄耳。无病之人，小便不行，尚渍为他病，况伤寒证极赤极热之小便，停蓄不行，能无此三种之变耶？一溯其源，而轻重自分矣。（喻嘉言）

▲阳明病，发热汗出，此为热越，不能发黄也。但头汗出，身无汗，剂颈而还，小便不利，渴饮水浆者，此为瘀热在里，身必发黄。茵陈蒿汤主之。

问：白虎证亦身热烦渴引饮，小便不利，何以不发黄？答曰：白虎证与发黄证相近，遍身汗出，此为热越，白虎证也；头面汗出，颈以下都无汗，发黄证也。又问：太阳病，一身尽痛，发热，身如熏黄者，何也？答曰：此太阳中湿也。仲景云：伤寒发汗已，

身目为黄；所以然者，以寒湿在里，不解故也。（喻嘉言）

▲发汗多，若重发汗者，亡其阳。谵语，脉短者，死；脉自和者，不死。

门人问：亡阳而谵语，四逆汤可用乎？答曰：仲景不言方，而子欲言之，曷不详之仲景耶？盖亡阳固必急回其阳，然邪传阳明，胃热之炽否，津液之竭否，里证之实否，俱不可知，设不辨悉，欲回其阳，先竭其阴，竟何益哉！此仲景不言方，乃其所以圣也。然得子此问，而仲景之妙义愈彰。（《尚论篇》）

▲阳明病，谵语有潮热，反不能食者，胃中必有燥屎五六枚也。若能食者，但硬耳。宜大承气汤下之。

或问：《经》言胃中有燥屎五六枚，何如？答曰：夫胃为受纳之司，大肠为传导之府，燥屎岂有在胃中哉？故《经》言谷消水去形亡也，以是知在大肠，而不在胃也明矣。（《此事难知》）

▲腹满不减，减不足言，当下之，宜大承气汤。

或谓：减不足言，复曰当下之，何也？此古之文法如是也。言腹满不减，当下之，宜大承气汤，此满而不减之谓也。若时满时减者，不可以当下而论，是减不足言也。然承气汤当缀腹满不减处，未可续于减不足言之下，如《太阳篇》中云：伤寒，不大便六七日，头痛有热者，与承气汤。其小便清者，知不在里，仍在表也，当须发汗。若头痛者，必衄，宜桂枝汤。缘桂枝为发汗而设，非为治衄也。其减不足言之说，亦不外是。（张兼善）

▲趺阳脉浮而涩，浮则胃气强，涩则小便数，浮涩相搏，大便则难，其脾为约，麻仁丸主之。

门人问：脾约一证，胃强脾弱，脾不为胃行其津液，如懦夫受悍妻之约束，岂不为家之索乎？余曰：何以见之？曰：仲景云，趺阳脉浮而涩，浮则胃气强，涩则小便数，浮涩相搏，大便则难，其脾为约，麻仁丸主之。以是知胃强脾弱也。余曰：脾弱即当补矣，何为麻仁丸中，反用大黄、枳实、厚朴乎？子辈日聆师说，而腹笥从前相仍之陋，甚非所望也。仲景说胃强，原未说脾弱；况其所谓胃强者，正是因脾之强而强。盖约者省约也，脾气过强，将三、五日胃中所受之谷，省约为一、二弹丸而出，全是脾土过燥，致令肠胃中之津液日渐干枯，所以大便则难也。设脾弱即当便泄矣，岂有反难之理乎？相传脾弱不能约束胃中之水，何以反能约束胃中之谷耶？在阳明例中，凡宜攻下者，惟恐邪未入胃，大便弗硬，又恐初硬后溏，不可妄攻，若欲攻之，先与小承气，试其转失气方可攻，皆是虑夫脾气之弱，故尔踌躇也。若夫脾约之证，在太阳已即当下矣，更何待阳明耶？子辈附会前人，以脾约为脾弱，将指吴起之杀妻者为懦夫乎？有悖圣言矣。（《尚论篇》）

▲汗出多，则热愈；汗出少，则便难。

问：汗多则热愈；凡桂枝、麻黄二汤，俱取微似有汗，不令汗多。汗少则便难；汗少则津液未竭，何为便难也？答：太阳病，非汗不解，然汗法中，每伏亡阳、漏风种种危候，所以服桂枝、麻黄汤，但微取似汗，虑夫阳气索薄之人，得药而汗出不止也。至于阳明胃经，为津液之府，邪热内入，津液随即外越者最多，不但阳气素虚不可过汗，即阳气素实，亦不可过汗，所以阳明致戒云：阳明实，因发其汗，出多者，亦为太过，太过为阳绝于里，亡津液，大便因硬也。从前不解阳绝为何事，不知正指津液内竭而言，即无阳之互文也。所云汗多则热愈，汗少则便难，乃脉法后段，推原所以当下之故，谓服药得汗，腠理既开，两三日内，仍觉漐漐微汗，则邪服而热除，不传里矣。若汗才得而腠理随闭，则热邪不服而传里，热既传里，津液必耗而便难，故宜攻下，以存津液。观下文复云脉迟尚未可攻，又戒其勿误攻，以重伤津液也。要知此三语总顶属府者，不令溲数，而为阳明病下注脚耳。（喻嘉言）

▲伤寒，阳脉涩，阴脉弦，法当腹中急痛，先用小建中汤；不瘥者，小柴胡汤主之。

或问：腹痛，前以小建中温之，后以小柴胡凉之，仲景岂姑试之乎？曰：非也。不瘥者，但未愈，非更甚也。先以建中解肌而发表，止痛在芍药；继以柴胡补中而达邪，止痛在人参。按柴胡汤加减法，腹中痛者，去黄芩加芍药，其功倍于建中，岂有温凉之异乎？阳脉仍涩，故用人参以助桂枝；阴脉仍弦，故用柴胡以助芍药。若一服瘥，又何必更用人参之温补、柴胡之升降乎？仲景有一证用两方者，如用麻黄汗解，半日复烦，用桂枝更汗同法。然皆设法御病，非必然也。先麻黄，继桂枝，是从外之内法；先建中，继柴胡，是从内之外法。（柯韵伯）

▲血弱气尽，腠理开，邪气因入，与正气相搏，结于胁下。正邪分争，往来寒热，休作有时，默默不欲饮食，脏腑相连，其痛必下，邪高痛下，故使呕也，小柴胡汤主之。

问：血弱气尽一节，有脏腑相连，其痛必下，邪高痛下，故使呕也。高指表耶？下指胁耶？答：高不指表，下不指胁。要知此乃为妇人经水适来适断之词，经水适断之后，岂非血弱气尽乎？因少阳热邪尽入血室，逼其经血妄行，致成此证。盖少阳胆藏于厥阴肝叶之内，脏腑相连，与太阳、阳明两阳各为一区，不与少阴、太阴相连者迥殊。所以太阳、阳明之腑邪，不能袭入于脏，而少阳之腑邪与脏相连，漫无界限，其热邪之在胁者，迫血妄行，必痛连腹中，见经血虽止，而腹痛犹不止耳。高指胁也，下指腹也。邪在两胁，已搏饮上逆；痛在腹中，又浊气上干。所以其证呕逆特甚，但不可因其痛在腹中，遂指为厥阴见证，误用吴茱萸等汤治呕，桂枝大黄等汤治痛，仍用小柴胡汤治其腑，不治其脏。此是吃紧叮咛，言外见脏腑，同治必领腑邪入脏矣。仲景不能尽所欲言，但以小柴胡汤主之一语，砥柱狂澜也。（喻嘉言）

▲小柴胡汤方去滓复煎。

问：小柴胡汤去滓复煎，必有其义。答：用小柴胡汤必去滓复煎，此仲景法中之法，原有奥义。盖少阳经用药，有汗、吐、下三禁，故但取小柴胡汤以和之。然一药之中，柴胡欲出表，黄芩欲入里，半夏欲驱痰，纷纭而动，不和甚矣。故去滓复煎，使其药性合而为一，漫无异同，俾其不至偾事耳。又，和非和于表，亦非和于里，乃和于中也。是必煎至最熟，令药气并停胃中，少顷随胃气以敷布表里，而表里之邪不觉潜消默夺。所以方中既用人参、甘草，复加生姜、大枣，不厌其复，全借胃中天真之气为斡旋，所谓大力者负之而走耳。试即以仲景印仲景，三黄附子汤中，以其人阳邪入阴而热炽，非三黄不能除热；其人复真阳内微而阴盛，非附子不能回阳。然必各煎后，乃得以各行其事，而复煎以共行其事之义，不亦彰彰乎？（喻嘉言）

▲三阳合病，脉浮大，上关上，但欲眠睡，目合则汗。

或谓：此证属《少阳篇》中，亦可用小柴胡否？答曰：可用。夫三阳合病，其邪发见于脉：浮者太阳也，大者阳明也，上关上者少阳也。但欲眠睡，目合则汗，此胆有热，脉证相符，故出于《少阳篇》中。盖浮脉无证不可汗，大脉无证不可下，浮大之脉，具上关，知三阳合病，热在胆也。胆居半表半里，用小柴胡亦当。（张兼善）

▲少阴病，始得之，反发热，脉沉者，麻黄附子细辛汤主之。

或问：论传经之邪，自三阳传至太阴，太阴则传少阴；此不言传经，而言始得之，何也？答曰：传经者，古人明理立法之意如此，安可执一而论哉！夫三阳伤寒，多自太阳入，次第而传至厥阴者，固有也。其三阴伤寒，亦有自利不渴，始自太阴而入者。今少阴病始得之，反发热，正由自入，故云始得之。缘少阴无身热，今身有热，故言反发热，以不当发热而热也。为初病邪浅，故与麻黄附子细辛汤以发散之。

按：六经中，但少阴证难辨，此条要看一反字，是以阴证虽云不用麻黄，今既始得之，反发热，脉沉，所以用麻黄附子细辛汤温散之耳。（张兼善）

▲少阴病，下利，脉微者，与白虎汤；利不止，厥逆无脉，干呕烦者，白通加猪胆汁汤主之。

或问：白通汤及白通加猪胆汁汤，真武汤与通脉四逆汤，皆为少阴下利而设，除用姜、附相同，余药各异，何也？答曰。病殊则药异。少阴下利，寒气已甚，非姜、附不能治。此下利之理无殊，至兼证不一，则用药当各从其宜。如白通汤用姜、附以散寒止利，则加葱白以通调阳气。若利而干呕烦者，寒气太甚，内为格拒，而姜、附非烦者之所宜，必呕而不纳，故加人尿、猪胆汁咸苦性寒之物，并候温冷服之，自纳而不阻；至其病所，则冷体既消，热性便发。又真武汤治少阴病，二三日不已，至四五日，腹满，小便不利，四肢沉重疼痛，自下利者，为有水气。夫水气者，即寒湿也，肾主之。肾病不能制水，水饮停蓄为水气。《经》曰：脾恶湿，甘先入脾；茯苓、白术之甘，以益脾逐水。寒湿所胜，平以辛热；湿淫所胜，佐以酸辛；故用附子、芍药、生姜之酸辛，以温经散湿。通脉四逆，治少阴下利清谷，里寒外热；手足厥逆，脉微欲绝者为里寒；身热恶寒，面色赤者，为外热；此阴盛于内，格阳于外，而不相通，与通脉四逆汤，以散阴通阳。四证具云下利，而兼有或为之证不一，是以用药大同而小异也。（张兼善）

▲少阴病，得之二三日，口燥咽干者，急下之，宜大承气汤。○少阴病，自利清水，色纯青，心下必痛，口干燥者，急下之，宜大承气汤。○少阴病，六七日，腹胀不大便者，急下之，宜大承气汤。

问：观急字似不宜缓，其证不过口干燥，而且病为少阴，少阴又不过二三日，非十余日之大满大实，有此神见，而便用承气耶？答：少阴病，得之二三日，即口燥咽干，其人肾水素竭可知。故宜急下以救肾水，少缓须臾，瓮干杯罄，救无及矣。所以阳明有急下三法以救津液，少阴有急下三法以救肾水。皆动关性命，如救头燃，何商量等待之有耶？此与大满大实之条，天渊悬绝，所当辨之于早矣。（喻嘉言）

或问：承气汤，阳明当下之证宜用，今少阴病亦用之，何也？盖胃为水谷之海，主养四旁；四旁有病，皆能传入。胃土燥则肾水干，以二三日即口燥咽干，是热之深、传之速也，故急下以全肾水。夫土实则水清，故自利清水而口干燥，此胃土燥热而然；下利色青。青，肝也，乃肝传肾，缘肾之经脉从肺出络心，注胸中，由是而心下痛，故急下以去胃热，逐肾邪。其六七日腹胀不大便，以入腑之邪壅甚，胃土胜则肾水涸，故急下以逐胃热，滋肾水。盖阳明与少阴皆有急下之条，证虽不同，其入腑之理则一也。（张兼善）

▲太阳病，欲解时，从巳至未上。○阳明病，欲解时，从申

至戌上。○少阳病，欲解时，从寅至辰上。○太阴病，欲解时，从亥至丑上。○少阴病，欲解时，从子至寅上。○厥阴病，欲解时，从丑至卯上。

问：阳病从寅而解于戌，阴病从亥而解于寅，是阳得阳解、阴得阴解。而有曰阳病解于夜半，阴病解于日中，何也？答：阳得阳解、阴得阴解者，此从其经气之旺也。如少阳旺于寅卯辰，太阳旺于巳午未，阳明旺于申酉戌，太阴旺于亥子丑，少阴旺于子丑寅，厥阴旺于丑寅卯是也。各经皆从其旺，少阴独从其生者，少阴肾中内藏真阳，子时一阳生，葭管飞灰，早已春回旸谷。丑时二阳，寅时三阳，阳进阴必退，阳长阴必消也。且天一生水，子水生地，即是旺地，故少阴欲解独从之也。然三阳之解，从寅卯而始；三阴之解，从寅卯而终。寅为生人之首，卯为天地之门户，亦阴阳如环之理也。但三阳之旺时九，各不相袭；三阴之旺时五，逐位相连。可见阳行健，其道长，故不相及；阴行钝，其道促，故皆相蹑也。于此见仲景析义之精矣。至阳病解于夜半，阴病解于日中者，《内经》之旨，取阳见阴、阴见阳，两相和协之义。先圣后圣，岂非一揆也哉！（喻嘉言）

阙　疑

▲太阳病，脉浮而动数，浮则为风，数则为热，动则为痛，数则为虚；头痛发热，微盗汗出，而反恶寒者，表未解也。医反下之，动数变迟，膈内拒痛，胃中空虚，客气动膈，短气躁烦，心中懊憹，阳气内陷，心下因硬，则为结胸，大陷胸汤主之。

按：太阳病在表，未曾解表而攻里，可谓虚矣。况所得之脉皆浮而动数，今复误下，动数变迟矣；又曰胃中空虚，又曰短气烦躁，虚之甚矣。借曰阳气内陷，心下因硬，而可迅攻之乎？岂陷胸之力反缓于承气，一下再下，可不畏其重虚乎？且《经》明曰：结胸脉浮大者，不可下，下者死。又曰：结胸证悉具，烦躁者死。今曰脉浮，又曰烦躁，大陷胸果可用乎？（朱丹溪）

▲太阳病，重发汗，而复下之，不大便五六日，舌上燥而渴，日晡所小有潮热，从心下至少腹，硬满而不可近者，大陷胸汤主之。

按：太阳病已重发汗，表则虚矣。若复下之，里又虚矣。不大便五六日，可见津液之耗矣。虽有硬痛，而可以迅攻之乎？若曰潮热于申酉系阳明，属调胃承气证，既又曰少有潮热，犹可疑待之间，将无他法以缓取之乎？（朱丹溪）

结胸证，仲景治用大陷胸汤。余见惟伤寒本病，不因误下，而实邪传里，心下硬满，痛连少腹，手不可近，或燥渴谵语，便硬，脉实者所宜也。其余太、少表邪未解，下早而致者，表邪犹在，再用陷胸，是一误再误，诚所未敢。不若以痞满门诸法酌而施之。（张景岳）

▲厥阴中风，脉微浮，为欲愈；不浮，为未愈。

有厥阴中风欲愈脉，则应有未愈证。夫以风木之脏，值风木主气时，复中于风，则变端必有更甚于他经者，不得一焉，不能无阙文之憾。○仲景分别六经，各经俱有中风、伤寒脉证治法。叔和时，《太阳篇》存者多而失者少，他经存者少而失者多；《阳明篇》尚有中风脉证二条，少阳经只证一条，而不及脉；三阴但有中风欲愈脉，俱无中风脉证。以《伤寒论》为全书，不亦疏乎？（柯韵伯）

▲病在阳，应以汗解之；反以冷水潠之，若灌之，其热被劫

不得去，弥更益烦，肉上粟起，意欲饮水，反不渴者，服文蛤散；若不瘥者，与五苓散；身热皮粟不解，欲引衣自覆者，若以水噀之、洗之，益令热被劫不能出，当汗而不汗则烦；假令汗出已，腹中痛，与芍药三两如上法。〇太阳病二日反躁云云。（见《会通》）〇下之后，复发汗，昼日烦躁不得眠，夜而安静，不呕不渴。无表证，脉沉微，身无大热者，干姜附子汤主之。〇发汗，若下之，病仍不解，烦躁者，茯苓四逆汤主之。〇伤寒，腹满谵语，寸口脉浮而紧，此肝乘脾也，名曰纵，刺期门。〇伤寒发热，啬啬恶寒云云。〇病人无表里证，发热七八日云云。（俱见《错简》）〇脉浮而芤，浮为阳，芤为阴，浮芤相搏，胃气生热，其阳则绝。〇阳明病，反无汗而小便利，二三日呕而咳，手足厥者，必苦头痛；若不咳不呕，手足不厥者，头不痛。〇阳明病，但头眩，不恶寒，故能食而咳，其人咽必痛；若不咳者，咽不痛。〇少阴病，吐利，手足逆冷，烦躁欲死者，吴茱萸汤主之。〇伤寒脉浮，自汗出，小便数，心烦，微恶寒，脚挛急，反与桂枝汤，欲攻其表，此误也，得之便厥。咽中干，烦躁吐逆者，作甘草干姜汤与之，以复其阳。若厥愈足温者，更作芍药甘草汤与之，其脚即伸。若胃气不和，谵语者，少与调胃承气汤。若重发汗，复加烧针者，四逆汤主之。〇问曰证象阳旦云云。（见《问难》）〇伤寒六七日，大下后，寸脉沉而迟，手足厥逆云云。（见《方考》）〇伤寒八九日，下之，胸满烦惊，小便不利，谵语，一身尽重，不可转侧者，柴胡加龙骨牡蛎汤主之。〇微数之脉，慎不可灸，因火为邪，则为烦逆，追虚逐实，血散脉中，火气虽微，内攻有力，焦骨伤筋，血难复也。〇脉浮宜以汗解，用火灸之，邪无从出，因火而盛，病从腰以下，必重而痹，名火逆也。〇伤寒脉浮，医以火迫劫之云云。（《见问难》）

〇湿家下之，额上汗出，微喘，小便利者，死；若下利不止者，亦死。〇太阳中暍者，身热疼重，而脉微弱，此亦夏月伤冷水，水行皮中所致也。〇脉濡而弱，弱反在关，濡反在巅，微反在上，涩反在下；微则阳气不足，涩则无血，阳气反微，中风汗出，而反躁烦；涩则无血，厥而且寒，阳微发汗，躁不得眠。〇脉濡而弱，弱反在关，濡反在巅；弦反在上，微反在下；弦为阳运，微为阴寒；上实下虚，意欲得温；微弦为虚，不可发汗，发汗则寒栗不能自还。〇厥而脉紧，不可发汗，发汗则声乱，咽嘶舌萎，声不得前。〇咳者则剧，数吐涎沫，咽中必干，小便不利，心中饥烦，晬时而发，其形似疟，有寒无热，虚而寒栗，咳而发汗，踡而苦满，腹中复坚。〇脉濡而弱，弱反在关，濡反在巅踡；微反在上，涩反在下；微则阳气不足，涩则无血，阳气反微，中风汗出，而反躁烦；涩则无血，厥而且寒；阳微不可下，下之则心下痞硬。〇脉濡而弱，弱反在关，濡反在巅；弦反在上，微反在下；弦为阳运，微为阴寒；上实下虚，意欲得温；微弦为虚，虚者不可下也。〇脉濡而弱，弱反在关，濡反在巅；浮反在上，数反在下；浮为阳虚，数为无血；浮为虚，数为热；浮为虚，自汗出而恶寒；数为痛，振寒而栗。微弱在关，胸下为急，喘汗而不得呼吸，呼吸之中，痛在于胁，振寒相搏，形如疟状，医反下之，故令脉数发热，狂走见鬼，心下为痞，小便淋漓，少腹甚硬，小便则尿血也。〇脉濡而紧，濡则卫气微，紧则营中寒。阳微卫中风，发热而恶寒。营紧胃气冷，微呕心内烦。医为有大热，解肌而发汗。亡阳虚烦躁，心下苦痞坚。表里俱虚竭，卒起而头眩。客热在皮肤，怅快不得眠。不知胃气冷，紧寒在关元。技巧无所施。汲水灌其身。客热因时罢，栗栗而振寒。重被而覆之，汗出而冒巅。体惕而又振，小便为微难。寒气因水发，清谷不容间。呕变反肠出，颠倒不得安。手足为微逆，身冷而内烦。迟欲从后救，安可复追还？○脉浮而大，浮为气实，大为血虚；血虚为无阴，孤阳独下阴部者，小便当亦而难，胞中当虚；今反小便利而大汗出，法应卫家当微；今反更实，津液四射，营竭血尽，干烦而不得眠，血薄肉消，而成暴液；医复以毒药攻其胃，此为重虚。客阳去有期，必下如污泥而死。○伤寒，脉阴阳俱紧，恶寒发热，则脉欲厥。厥者脉初来大，渐渐小，更来渐渐大，是其候也。如此者恶寒，甚者翕翕汗出，喉中痛。若热多者，目赤脉多，睛不慧；医复发之，咽中则伤；若复下之，则两目闭，寒多便清谷，热多便脓血；若熏之则身发黄；若熨之则咽燥。若小便利者可救之，若小便难者为危殆。○伤寒发热，口中勃勃气出云云。（见《脱佚》）○微则为咳，咳则吐涎，下之则咳止而利因不休；利不休，则胸中如虫啮，粥入则出，小便不利，两胁拘急，喘息为难，颈背相引，臂则不仁，极寒，反汗出，身冷若冰，眼睛不慧，语言不休，而谷气多入，此为除中。口虽欲言，舌不得前。○脉数者，久数不止，止则邪结，正气不能复，正气却结于脏，故邪气浮之与皮毛相得。脉数者不可下，下之必烦，利不止。○伤寒发热，头痛微汗出，发汗则不识人；熏之则喘，不得小便，心腹满；下之则短气，小便难，头痛背强；加温针则衄。○下利脉大者，虚也，以强下之故也。设脉浮革，因尔肠鸣者，属当归四逆汤。

仲景《伤寒论》，篇篇可法。但成于汉末，传写多讹，错简亦复不少，如论中下利、呕逆，用十枣汤峻剂攻之；阳重衄血，以麻黄汤发之；发汗病解，反恶寒，病解之中多一不字；心下痞，按之濡，濡字之上，少一不字之类。诸家遵经注解，不得不穿凿附会，致令千古不可多得之书，不能传信于世，良可惜也。今加正误，一一列明，每条凡小字旁上者，原文也；旁下者，改正之文也；居中者，原文所有。或移上，或移下，或他处移入，及原文所无而补之者也。字上加口，删去者也。尤有整节舛谬者，三十五条，证不与脉符，药不与病合，虽有是方，世无其病，即有其病，虽用是药，承讹袭谬，无济实用。然其中尚有可采之句，所以各篇不动《经》文，强加注释，复录原文附于卷末，以志阙疑云。（《医宗金鉴》）

《可不可》诸篇，谓为医圣原文，有数可疑：原文言简意赅，斯则辞多而仍意未尽，一也；故作趁韵语句，且有似五言诗者，六经论中，无此体裁，二也；可不可之故，有引六经中原文者，有云已见《伤寒论》某篇中者，不相画一，三也；多用反字，却无反意，如云脉濡而弱，弱反在关，濡反在巅之类，岂濡宜在关而弱宜在巅耶？在巅二字，亦医圣言，脉所未见，四也；诸可下内，概用大承气，医圣言下之多有不出方者，盖自大柴胡、调胃、大、小三承气、陷胸、泻心、抵当等法，皆言下也，今可下不可下，但言下大便，已觉其义不备，况下大便，亦非一大承气可该，并不详晰，何须专论，五也；至于诸注，大约傅会成文，其说可稍通顺，若加攻驳，则不胜龃龉，焉能起九原之人而问之乎？六也；方注摘冗长者六段，以为伦类不清，不为立注，以愚观之，此伦类不清四字，可该四篇全义，七也；可吐、可汗、可下大法定时令，犹是作例故智，更为胶柱鼓瑟，八也。（魏荔彤）

叔和之增入者，《辨脉》、《平脉》，与《可汗》、《可下》等篇而已。其六经等篇，必非叔和所能赞辞也。但厥阴经中，下利呕哕诸条，却是叔和因其有厥逆而附，遂并无厥逆而同类者，亦附之耳。（《溯洄集》）

六淫首重伤寒，《素问》虽启其端，未穷其旨，后汉张仲景著《伤寒论》，阐其底蕴，详其治法，诚医林之宝筏。第其书文词古奥，且流传日久，既多散亡，而王叔和之编，林亿之校，成无己之注，复多乖舛，致使学者门径难窥，读之懵懂，赖有后起英贤，各具巨眼，一一为之订证。惜乎希珍散见，未能罗列一区，难于泛览。不辞冒昧，谨将诸家注释细加寻绎，凡《论》中所有倒序、错简、传误、脱佚、衍文、字讹及注谬、方乖，经前贤拈出，补移删改，辨正考订，与夫会通、问难、阙疑者，谨录若干条，分为十一篇，汇成一卷，读者庶可触目了然耳。○或问相传《素问》非出轩岐，乃战国时人所撰，依托其名，而《伤寒论》义理，比《素问》反深，其讹错反多者，何也？予曰：悉乎哉问也！曩闻老医方星岩云：《伤寒论》非仲景自作之书，乃伊尹之言，而祖述之也。故其书较《素问》尤为古奥，洵非汉文所有，且自序与本论词气亦复各别，其出两手可知矣。按伊尹原著有《汤液》，仲景自序中已有勤求古训、博采众方之语，又考皇甫谧云：仲景论广《伊尹汤液》为数十卷，用之多验。由此观之，方氏之言，当有所本，姑附记之，以质明哲。后学程文囿识。

医述卷五　杂证汇参

伤　风

经义

风者，百病之长也。今风寒客于人，使人毫毛毕直，皮肤闭而为热。当是之时，可汗而发也。○邪风之至，疾如风雨。○虚邪贼风，避之有时。○伤于风者，上先受之。（《素问》）

哲言

风为百病之长。盖六气之中，惟风能全兼五气，如兼寒曰风寒，兼暑曰暑风，兼湿曰风湿，兼燥曰风燥，兼火曰风火。盖因风能鼓荡此五气而伤人，其余五气，则不能互相全兼，如寒不能兼暑与火，暑亦不兼寒，湿不兼燥，燥不兼湿，火不兼寒。由此观之，病之因乎风而起者自多也。然风能兼寒，寒不兼风，如冬寒之时，即密室之中，人若裸卧，必犯伤寒之病。此本无风气侵入，乃伤于寒而不兼风者也。风能兼寒者，因风中本有寒气。盖巽为风，风之性本寒，即巽卦之初爻属阴是也。因风能流动鼓荡，其用属阳，是合乎巽之二爻、三爻皆阳爻也。如溽暑之时，若使数人扇一人，其人必致汗孔闭，头痛、恶寒、骨节疼，伤寒之病作矣。斯时天地间固无一些寒气，实因所扇之风，风中却有寒气，故令人受之，寒疾顿作，此乃因伤风而兼伤寒者也。故有但伤寒而不伤风之证，亦有因伤风而致兼伤寒之证，又有但伤风而不伤寒之证，有因伤风而或兼风温、风湿、风燥、风火等证，更有暑、湿、燥、火四气各自致伤而绝不兼风之证。柯韵伯所注伤寒云：伤风之重者，即属伤寒，亦有无汗、脉紧、骨节疼诸证。此书所以能独开仲景生面也。至仲景所著《伤寒》书，本以寒为主，因风能兼寒，故以风陪说，互相发明耳。学者看书，不可不知此理。若夫脏腑一切内外诸风，各有见证，具载《内经》，尤当详考。（《临证指南》）

伤风之病，本由外感，但邪甚而深者，遍传经络，即为伤寒；邪轻而浅者，止犯皮毛，即为伤风。皮毛为肺之合，上通于鼻。故在外则为鼻塞声重，或为头痛寒热；在内则为咳嗽，甚则为痰为喘。有寒胜而受风者，必无汗；热胜而受风者，必多汗。强者，数日邪散则愈；弱者，邪不易解，延绵不除。盖风邪伤人，必在肩后颈根大杼、风门、肺俞之间，由兹达肺最近。凡体质薄弱，邪尤易犯。但知昼夜密护其处，勿使受凉，则可免患。（张景岳）

更衣脱帽，沐浴当风，皮毛之间卒然受邪，内舍于肺者，外因也；衣被过厚，上焦壅热，内热生风，似乎伤风者，内因也。肺家素有痰热，复受风邪束缚，内火不得舒泄，谓之寒暄，此表里两因之实证也；有平昔元气虚弱，表疏腠松，略有不谨，即显风证者，此表里两因之虚证也。○风循经络，亦有六经传变。初起头疼身热与伤寒同，但伤风必鼻塞流涕，且多恶风，居暖室中则坦然自如；伤寒恶寒，虽近烈火，仍复怕寒。伤风在表有汗，而手足微烦；伤寒在表无汗，而手足微冷。伤风在里，肺热而皮肤发疹；伤寒在里，胃热而肌肉发斑，皆各异也。（《证治汇补》）

伤风一证，诸家皆与感冒四气并中风条混治，惟陈无择别立伤风一门，且依《伤寒》以太阳为始，分注六经，可谓详晰。但风本外邪，诸方例用发表，然受病之源，亦有不同。若表虚受风，专用发表，必致汗多亡阳。若内挟痰热，宜内外交治，亦不可专于解表。或曰：此云表虚，与伤寒中风表虚同欤？曰：不同也。彼以太阳中风，而于有汗无汗分虚实，实者加麻黄，虚者加葛根，俱解表也，此云表虚者，当固卫气而散风邪者也。（刘宗厚）

邪之所凑，其气必虚。故治风者，不患无以驱之，而患无以御之；不畏风之不去，而畏风之复来。何则？发散太过，元府不闭故也。昧者不知托里固表之法，遍试风药以驱之，去者自去，来者自来，邪气留连，终无解期矣。（柯韵伯）

伤风虽小病，然谚云不愈即成劳，盖由乎金、水二脏不足，阳气不能卫外也。《经》曰：伤于风者，上先受之。故必头痛。仲景云：阳浮者热自发，阴弱者汗自出。故必发热、自汗。盖风者天之阳，卫者人之阳，风伤于卫，以类相从也。治法当审内因、外因为的。外因有余，秋冬辛温，春夏辛凉，解肌表而从汗散；内因不足，固其卫气，兼解风邪。要知邪之所凑，其正必虚。倘徒事驱逐，则已受之邪，从此而去；未来之邪，何时而已耶？若既表散之后，病仍如故，此血气不充，营卫失和，当调和营卫为主。勿谓小病轻忽，药饵误投，由浅入深，侵淫脏腑，变成劳瘵，莫可治疗。（《冯氏锦囊》）

脉候

左寸关浮弦有力者，伤风也；右寸关洪滑有力者，伤暖也；右寸关濡弱无力者，兼虚也。（《证治汇补》）

选案

石开晓病伤风咳嗽，未尝发热，自觉急迫欲死，呼吸不续，面赤躁扰，脉大而空。谓曰：此证全似伤寒戴阳证，何伤风小恙亦有之？急用参、附等药温补下元，收回阳气。不然，子丑时大汗脱阳而死矣。渠不以为然，及日落，阳不用事，慌乱不支，汗出如雨，忙服前药，稍定；再剂汗止神安，嗽俱不作。询其所由，云服麻黄药四剂，遂尔躁急欲死。然后知伤风亦有戴阳证，与伤寒无别。因其人平素下虚，是以真阳易于上越耳。（喻嘉言）

暑

经义

气虚身热，得之伤暑。〇后夏至日为病暑。暑当与汗皆出，勿止。〇因于暑汗，烦则喘喝，静则多言。（《素问》）

哲言

太阳中暍，发热恶寒，身重疼痛，其脉弦细芤迟，小便已洒洒然毛耸，手足逆冷，小有劳身即热，口开，前板齿燥。若发其汗则恶寒甚；加温针则发热甚；数下之则淋甚。〇太阳中暍者，热是也。汗出恶寒，身热而渴，白虎加人参汤主之。〇太阳中暍，身热疼重而脉微弱，此以夏月伤冷水，水行皮中所致也。一物瓜蒂散主之。（《金匮》）

人知冬不藏精者致病，不知夏不藏精者更甚焉。尝见怯弱之人，而当酷暑，每云气欲闷绝。可知中暍而死者，直因气之闷绝也。夫人值摇精，恒多气促，与当暑之气闷不甚相远。《经》曰热伤气，又曰壮火食气。余故曰：夏令之炎威，甚于冬令之寒，苟不藏精，壮者至秋发为伏暑，怯者即中暍而死。（《吴医汇讲》）

伤暑与伤寒，身皆发热，不可不辨明施治。盖寒伤形，暑伤气。

伤寒则恶寒而脉浮紧，伤暑则不恶寒而脉虚。《经》曰：脉盛身寒，得之伤寒；脉虚身热，得之伤暑。（《赤水玄珠》）

暑证变幻无常。彼暴中之激烈，扁鹊不及攦指而投咀；久伏之毒深，长桑莫能隔肤而见脏。即寻常之感，亦难于知觉，非若伤寒之有定期定证可据可疗者，不拘表里，不以渐次，不论脏腑。冒暑从口鼻入，直入心包，先烦闷后身热；入肝则眩晕顽麻；入脾则昏睡不觉；入肺则喘咳痿躄；入肾则消渴。中暑归心，神昏卒倒；暑伤肉分，周身烦躁，或如针刺，或有赤肿；暑入肠胃，腹痛霍乱吐泻；暑伏三焦，变出寒热不定，膨胀中满，疟痢下血。治法，清内火为主，解表兼之。寒之中人乘其虚，暑则虚实并中，而实者更剧。盖强盛之人，内有伏火，加之外火相合，故焦灼为甚。经虚处，寒栖之；经实处，暑栖之。寒凌其弱，暑亲其类也。藜藿常被寒，膏粱独能御，暑则不问膏粱、藜藿，咸能侮之。虽广厦累冰，轻罗纨绮，一犯其烈焰，讵能却之乎？是以知暑气之毒甚于寒。乃古人专以寒为杀厉之气，而不及暑者，何也？试观伤寒至七、八日方危，暑病则有危在二、三日间，甚至朝发暮殆，尤有顷刻忽作，拯救不及者，如暑风、干霍乱之类是也。且暑证多歧，中热、中暍、中内、中外、为厥、为风、为颠痫，即发则泄泻霍乱，积久后发则疟痢疮疡。种种病名，皆暑为厉，则杀厉之气，视寒岂少哉！（《温热暑疫全书》）

暑有八证：脉虚、自汗、身热、背寒、面垢、烦渴、手足微冷、体重是也。〇阳暑者，因暑受热也。在仲景谓之中暍。凡盛暑烈日之时，或于长途，或于田野，不辞劳苦，以致热邪伤阴，而病为头疼烦热、大渴大汗、脉浮气喘，或无气以动等证。此以暑月受热，故名阳暑。治宜察气之虚实、火之微甚，或补或清，与阴暑之治不同。○阴暑者，因暑受寒也。凡人之畏暑贪凉，或于深堂大厦，或于风地树阴，或乍热乍寒之时不谨衣被，以致寒邪袭于肌表，而病为发热头痛、无汗恶寒、肢体酸痛等证。此名阴暑，即伤寒也。治宜温散。又有不慎口腹，过食生冷，以致寒凉伤脏，而为呕吐、泻利、腹痛等证。此寒邪在内，亦阴暑之属。治宜温中。○凡中暑热者，人皆知为阳证，而不知阳中有阴也。盖外中暑热，而内亦热者，方是阳证；若内本无热，而因热伤气，但气虚于中者，便有伏阴之象。故凡治暑热之证，最当辨其阴阳虚实。若脉虚无力，证见恶寒、呕恶、腹痛、泄泻、不喜凉饮、息短气促之类，皆阳中之阴证也。治当专顾元气，惟独参汤最妙。若兼微呕恶寒者，宜加炮姜，甚者养中煎、理中汤、理阴煎随宜用之；若虚寒之甚，则舍时从证，桂、附皆所必用，勿因暑热之名而执用寒凉，再伐阳气。○夏月盛暑之时，必令身有微汗，此养身之道也。若必使快然无汗，则阴胜于阳，多致疾矣。观之《经》曰：暑当与汗皆出，勿止。是言暑汗之勿宜止也。又曰：夏暑汗不出者，秋成风疟。是言暑汗不出之为病也。此夏月之汗宜否，盖可知矣。（张景岳）

暑为阳邪，故蒸热；暑必兼湿，故自汗。暑邪干心则烦，干肺则渴，干脾则吐利，上蒸于头则重而痛，暑伤气故倦怠。夏至日后病热为暑，暑者，相火行令也。人感之自口鼻而入，伤心包络之经，暑喜伤心故也；其脉虚，或浮大而散，或弦细芤迟，盖热伤气，则气消而脉虚弱。治法宜清心、利小便、补真气为要，热渴者并宜滋水。盖渴则阳气内伐，热舍于肾，令人骨乏无力，总由火盛则金病水衰，肾与膀胱俱竭。当急救之，补肺气以滋水之上源，生脉散既扶元气，复保肺生津耳。（《冯氏锦囊》）

中暑中暍，脉虚脉沉，无汗有汗，发热不热，作渴不渴，或泻不泻，饮寒饮热，须辨其阴阳虚实，不可泛投寒凉。盖夏月伏阴在内，古人用附子大顺散温补阳气，厥有旨哉！何今之老弱，夏月反服香薷饮，以为解暑，复伤元气，无不招引暑邪，以致不起。至若清暑益气汤，内有泽泻、神曲、苍术、黄柏之类，必果湿热壅滞，方可用之，否则反损其阴。用当审察。（薛立斋）

洁古云：静而得之为中暑，动而得之为中热。中暑者阴证也，中热者阳证也。东垣云：避暑于深堂大厦得之者，名曰中暑。其病头痛恶寒，身形拘急，肢痛烦心，肤热无汗。此为房室之阴寒所遏，使周身阳气不得伸越。大顺散主之。若行人农夫于日中劳役得之者，名曰中热。其病头痛恶热，肌肤大热，渴饮汗泄，无气以动。此为天热，外伤肺气。苍术白虎汤主之窃谓暑热者，夏之令也。人或劳动，或饥饿，元气亏乏，不足以御天令之亢极，于是受伤而为病，名曰中暑，亦名中热，其实一也。今乃以动静所得分之，何哉？夫中暑热者，固多在劳役之人。劳役则虚，虚则邪入，邪入则病；不虚则天令虽亢，亦无由以伤之。彼避暑于深堂大厦，所得头痛、恶寒等证者，盖感冒风凉耳。其所以烦心与肌热者，非暑邪也，乃身中阳气被外邪所遏而作也。既非暑邪，其可以中暑名乎？治则辛温发散可也。夫大顺散一方，本为冒暑引饮过多，脾胃受湿，呕吐水谷不分，脏腑不调所立，盖温中药也。若以此药治静而得之之证，吾恐不能解表，反增内烦矣。世俗不明，类曰夏月阴气在内，大顺散为必用之药。夫阴气，非寒气也。盖夏月阳气发泄于外，而阴气则在内耳。岂竟视阴气为寒气，而用温热之药乎？阴果为寒，何以夏日则饮水乎？然则苍术白虎汤，岂可视为通行之药？必参之治暑诸方，随所见证而用之。若夫所

谓静而得之之证，虽当夏月，却非暑病，宜分出之，勿使后人有似同而异之惑。（王安道）

古称静而得之为中暑，动而得之为中热，暑阴而热阳也。不思暑字以日为首，正言热气之袭人耳。夏日烈烈，为太阳之亢气，人触之则生暑病；至于静而得之者，乃纳凉于深堂水阁，大扇风车，嗜食瓜果，致生寒疾。或头痛身痛，发热恶寒者，外感于寒也；或呕吐腹痛，四肢厥冷者，直中于寒也。与暑证有何干涉？大抵辨暑证法，以自汗、口渴、烦心、溺赤、身热、脉虚为的。然有伤暑、中暑、闭暑之不同：伤暑者，感之轻者也。其证烦热口渴，益元散主之。中暑者，感之重者也。其证汗大出，昏闷不醒，或心烦喘喝。妄言昏闷之际，先以消暑丸灌之；醒后验其暑气之轻重，轻者益元散，重者白虎汤。闭暑者，内伏暑气而外为风寒所闭。其证头痛身痛，发热恶寒者，风寒也；口渴烦心者，暑也。四味香薷饮加荆芥、秦艽主之。（程钟龄）

天之暑热一动，地之湿浊自腾，人在蒸淫热迫之中，若正气设或有隙，则邪从口鼻吸入，气分先阻，上焦清肃不行，输化之机失其常度，水谷之精微亦蕴结而为湿也。故暑病必挟湿者，即此义耳。前人有因动因静之分，或伤或中之候，以及入心入肝、为疟为痢、中痧霍乱、暴厥、卒死，种种传变之原，各有精义可参。想大江以南，地卑气薄，湿胜热蒸，当此时候，更须防患。昔李笠翁所谓使天只有三时而无夏，则人之病也必稀。此语最确。盖暑湿之伤，骤者在当时为患，缓者于秋后为伏气之疾。其候也，脉色必滞，口舌必腻，或有微寒，或单发热，热时脘痞气窒，渴闷烦冤，每至午后则甚，入暮更剧，热至天明得汗，则诸恙稍缓，日日如是，必要两三候外，日减一日，方得全解。倘元气不支，或调理非法，不治者甚多。然是病比之伤寒，其势觉缓；比之疟疾，寒热又不分明。变幻与伤寒无二，愈期反觉淹缠。若表之，汗不易彻；攻之，便易溏泻；过清，则肢冷呕恶；过温，则唇齿燥裂。每遇秋来，最多是证，求之古训，不载者多，独《己任编》名之曰秋时晚发。感证似疟，当以感证之法治之。要知伏气为病，四时皆有，但不比风寒之邪一汗而解，温热之气投凉即安。夫暑与湿，为熏蒸黏腻之邪也，最难骤愈。若治不中窾，暑热从阳上熏而伤阴化燥，湿邪从阴下沉而伤阳变浊，以致神昏耳聋、舌干龈血、脘痞呕恶、洞泄肢冷，棘手之候丛生，竟至溃败莫救。先生宗刘河间《三焦论》立法，认明暑湿二气何者为重？再究其病实在营气何分？大凡六气伤人，因人而化，阴虚者火旺，邪归营分为多；阳虚者湿胜，邪伤气分为多。一则耐清，一则耐温，脏性之阴阳，从此可知也。于是在上者，以辛凉微苦，如竹叶、连翘、杏仁、薄荷之类；在中者，以苦辛宣通，如半夏泻心之类；在下者，以温行寒，性质重开下，如桂苓甘露饮之类。此皆治三焦之大意也。或有所夹，又须通变。至于治气分，有寒温之别，寒者宗诸白虎法及天水散意；温者从乎二陈汤及正气散法。理营分，知清补之宜，清者如犀角地黄加入心之品；补者有三才、复脉等方。又如湿热沉混之苍术石膏汤，气血两燔之玉女法，开闭逐秽与牛黄、至宝、紫雪等剂，扶虚进参附、两仪诸法，随其变幻，审其阴阳，运用之妙，存乎一心也。（《临证指南》）

风者，阳也。暑者，热也。《经》曰：诸暴强直，皆属于风；诸风眩掉，皆属于肝。又曰：暑胜则地热；风胜则动。陈无择曰：暑喜归心，心中之使人噎闷，昏不知人；入肝则眩晕顽痹。戴氏曰：夏月卒倒，不省人事，名曰暑风。王节斋曰：治暑之法，清心、利小便最好。由此观之，则治暑风之法，惟以清暑驱风为第一要着，虽见搐搦等证，不可作世俗惊风治之。风暑除，搐搦自定。（方星岩）

暑厥即暍病，兼手足厥冷，与伤寒发厥义同。（《医学入门》）

大概兼恶寒发热而渐厥者，为心脾中暑证也；不恶寒但恶热而渐厥者，为膀胱中暍证也。若但恶寒不发热而渐厥者，为夏月感寒阴证也，不与暑、暍证同类。〇中暑宜解暑和中，中暍宜泻火益元，伤暑宜补元气，冒暑宜清利二便。（《证治汇补》）

暑证临死必抽掣。虽云暑伤气，然久必亡阴耗液，筋无所养，则搐搦矣。〇暑证死后身青与阴证之身青不同，阴证身青，乃血凝；暑证则口鼻必流血。（《见闻录》）

人知清暑，我知益气，以暑伤气也。益气不独金能敌火，凡气之上腾为津为液者，回下即肾中之水，水足，火淫自却矣。（程郊倩）

暑热伤气，益气而暑自消；暑热伤阴，益阴而暑自退。（《会心录》）

中暍，用白虎汤，热伤形也；用人参白虎汤，兼伤无形之气也。中暑，用生脉散，暑伤无形之气也；用清暑益气汤，暑伤于气，兼挟风热，乘虚而伤其经也。伤暑，用十味香薷饮，风热湿杂合，而伤形气也。偏于表则变香薷饮为消暑十全；偏于里则变香薷饮为六和汤。此夏月鼎峙三法也。其用消暑丸者，上盛之湿泛滥而为痞满也；用益元散者，下盛之热阻滞而为溺涩也；用大顺散者，水果内伤于脾也；用冷香饮者，冷食内伤于胃也；用来复丹者，阴气固结于下也；用五苓散者，阳气遏绝于内也。〇触热劳形，卒然倒仆，方书用热土置当脐，聚溺其腹，捣蒜汁注鼻，立法最精。然未经阐发，世都不解。殊不知此虽酷烈为患，良由其人真元素亏，加以时火亢极，鼓激命门，虚阳欻然[1]离根，非藉热土、热溺不能护卫其阳；用蒜汁注鼻者，取蒜以开窍，温散其郁闭之热也。若与冷水灌之，则气随焰息而绝矣。（《张氏医通》）

夏月人身之阳以汗而外泄，人身之阴以热而内耗，阴阳两俱不足。仲师于中暍病禁用汗、下、温针者，盖汗则伤其阳，下则伤其阴，温针则引火热内攻故也。而其用药，但取甘寒生津保肺、固阳益阴为治。《灵枢》有云：阴阳俱不足，补阳则阴竭，泻阴则阳亡。盖谓阳以阴为宅，补阳须不伤其阴；阴以阳为根，泻阴须不动其阳。夫既阴阳俱不足，则补泻未可轻言，才有补泻，必造其偏，如重阴、重阳之属。所以过用甘温，恐犯补阳之戒；过用苦寒，恐犯泻阴之戒。但用一甘一寒，阴阳两无偏胜之药，清解暑热而平治之，所以为百代之宗也。○暑伤气，才中人即恹恹[2]短气，有似乎虚，故清暑益气兼而行之。不知者，妄行温补，致令暑邪深入血分而成衄、痢，其害无穷。○伤寒夹阴，误用阳旦汤，得之便厥；伤暑夹阴，误用香薷饮，入喉便瘖。后贤于香薷饮中加参、芪、白术、陈皮、木瓜，兼治内伤，诚有见也。○体中多湿之人，外暑蒸动内湿，二气交通，最易中暑。所以肥人湿多，夏月百计避暑，反为暑所中者，不能避身之湿，即不能避天之暑也。益元散，驱湿从小便出，夏月服之解暑。然体盛湿多则宜之；清癯无湿之人，津液为时火所耗，当用生脉散充其津液。若妄利小水，竭其下泉，枯槁立至。○元丰朝萃集经验医方，于中暑一门独详。其取用小半夏茯苓汤，不治其暑，颛治其湿；又以半夏、

1 欻然：忽然。欻，音 xū。

2 恹恹：形容患病者精神疲乏。恹，音 yān。

茯苓少加甘草名消暑丸，见消暑在消其湿耳。其香薷饮，用香薷、扁豆、厚朴为主方，热盛则去扁豆加黄连，治其心火；湿甚则去黄连加茯苓、甘草，治其脾湿。其缩脾饮，则以脾为湿所浸淫而重滞，于扁豆、葛根、甘草队中佐以乌梅、砂仁、草果，以快脾而去脾所恶之湿；甚则用大顺散、来复丹以治暑证之多泻利者，又即缩脾之意而推之也。其枇杷叶散，则以胃为湿所窃据而浊秽，故用香薷、枇杷叶、丁香、白茅香[1]之辛香以安胃而去胃所恶之臭；甚则用冷香饮子以治暑证之多呕吐者，又即枇杷叶散而推之也。后来诸贤以益虚继之，河间之桂苓甘露饮，用五苓、三石，意在生津液以益胃之虚。子和之桂苓甘露饮，用人参、甘草、葛根、藿香、木香，意在益虚之中又兼去湿；或用十味香薷饮，于局方五味中增人参、黄芪、白术、陈皮、木瓜，益虚以去湿热。乃至东垣之清暑益气汤、人参黄芪汤，又补中实卫以去其湿热也。中暑必显躁烦热闷。东垣仿仲景竹叶石膏汤之制，方名清燥汤，仍以去湿为首务。夫燥与湿相反者也，而清燥亦务除湿，非东垣具过人之识，不及此矣。又如益元散之去湿，而加辰砂则并去其热；五苓散之去湿，而加人参则益虚，加辰砂减桂则去热；白虎汤加人参则益虚，加苍术则胜湿。合之局方则大备矣。然尚有未备者，昌观暑风一证，其卒倒类乎中风，而不可从风门索治。《百一选方》虽有大黄龙丸，初不为暑风立法，然有中暍昏死，灌之立苏，则其方亦可得治暑风之一斑矣。傥其人阴血素亏，暑毒深入血分者，《良方》复有地榆散治中暑昏迷，不省人事，但用平常凉血之药，清解深入血分之暑风。而美其名为泼火散者，益见暑风为心火暴

1　白茅香：状如茅根，香甚烈，其根甘平无毒，可辟恶气，散寒湿。

甚，煎熬真阴，舍清心凉血之外，无可泼灭耳。○凡治中暑病，不辨内伤外感、动静劳逸，一概袭用成方者，医之罪也。○凡治中暑病，不兼治其湿者，医之过也。○凡治中暑病，遇无汗者，必以得汗为正。若但清其内，不解其外，医之罪也。（《医门法律》）

脉候

伤暑之脉，《内经》曰脉虚身热，得之伤暑。《甲乙经》曰热伤气而不伤形，所以脉虚者是也。若《难经》曰其脉浮大而散，殊有未然。夫浮大而散，乃心之本脉，非病脉也。仲景不言，但补其偏，曰弦、细、芤、迟，芤即虚豁也；弦、细、迟，即热伤气之应也。其水行皮中之脉，则曰微弱，见脉为水湿所持，阳气不行也。统而言之曰虚，分而言之曰弦、细、芤、迟、微弱。其不以浮大之脉混入虚脉之中，称为病暑之脉，虑何周耶？（喻嘉言）

选案

一儿患吐泻，烦躁，搐搦。或以为惊，或以为风。余见其口燥，手指茶壶，腹中雷鸣。曰：易治也。借笼中三味药足矣。乃用黄连五分，甘草三分，人参五分，水煎冷服。下咽顷刻即睡而安。或曰：黄连、甘草解毒善矣，又加人参谓何？余曰：若不用参，此儿当病气弱数日，得参明日复如无病人。次日果然。（《赵氏医贯》）

湿

经义

伤于湿者，下先受之。○地之湿气感则害皮肉筋脉。○故阳受风气，阴受湿气。○湿伤肉，风胜湿。○中盛藏满，气胜伤恐者，声如从室中言，是中气之湿也。〇秋伤于湿，上逆而咳，发为痿厥。〇因于湿，首如裹，湿热不攘，大筋软短，小筋弛长，软短为拘，弛长为痿。〇汗出见湿。乃生痤疿。〇湿胜则濡泻。〇诸湿肿满，皆属于脾。〇诸痉项强，皆属于湿。〇脾苦湿，急食苦以燥之。〇湿淫于内，治以苦热，佐以酸淡，以苦燥之，以淡泄之。（《素问》）

哲言

湿家之为病，一身尽疼，发热，身色如熏黄也。〇湿家，其人但头汗出，背强，欲得被覆向火。若下之早则哕，或胸满，小便不利。舌上如苔者，以丹田有热，胸中有寒；渴欲得水，而不能饮，则口燥烦也。〇湿家下之，额上汗出，微喘，小便利者死；若下利不止者亦死。〇风湿相搏，一身尽疼痛，法当汗出而解。值天阴雨不止，医云此可发汗，汗之病不愈者，何也？盖发其汗，汗大出者，但风气去，湿气在，是故不愈也。若治风湿者，发其汗，但微微似欲汗出者，风湿俱去也。（《金匮》）

有天之湿，雨、露、雾是也，天本乎气，故先中表之营卫；有地之湿，水、泥是也，地本乎形，故先伤皮肉、筋骨、血脉；有饮食之湿，酒、饮、乳酪是也，胃为水谷之海，故伤于脾胃；有汗液之湿，汗液亦气化也，止感于外；有人气之湿，太阴湿土之所化也，乃动于中。（《证治准绳》）

《经》曰：伤于湿者，下先受之。言地湿之中人，先中其履地之足，然后渐及于上者也。曰：湿流关节。言地湿之中人，流入四肢百节，犹未入于脏腑者也。曰：阴受湿气。言地湿之中人，已入于太阴脾土，未入于阳明胃土者也。曰：湿上甚为热。此则下受之湿，袭入三阳，胸背头面之间，从上焦之阳，而变为热者也。湿至上甚而变热，其证夏月为多。盖夏月地之湿气，上合于天之热气，日之暑气，结为炎蒸。人身应之，头面赤肿，疮疖丛生，疫邪窍踞。其由来自非一日矣。〇瘦人身中，以湿为宝，有湿则润，无湿则燥。（喻嘉言）

湿为无住着之邪，必依附于物而后行。外感之湿，非附于风寒，不能中于表；内蕴之湿，非附于寒热，不能肆于里。（魏荔彤）

湿为土气，火热能生湿土，故夏热则万物湿润，秋凉则万物干燥。湿病不自生，因热怫郁，不能宣行水道，故停滞而生也。况脾土脆弱之人，易于感冒。人只知风寒之威严，不知暑湿之炎烈，感人于冥冥之中也。湿证有二：湿热证多，湿寒证少。当以脉证辨之：如脉滑数，小便赤涩，引饮，自汗，为湿热证也；小便清白，大便泻利，身疼无汗，为寒湿证也。（贾真孙）

湿气伤人，在上则头重目黄，鼻塞声重；在中则痞闷不舒；在下则足胫跗肿；在经络则日晡发热；在肌肉则肿满如泥；在肢节则屈伸强硬；在隧道则重着不移；在皮肤则顽麻；在气血则倦怠；在肺为喘满咳嗽；在脾为痰涎肿胀；在肝为胁满㿗疝；在肾为腰疼阴汗；入腑则泄泻肠鸣，呕吐淋浊；入脏则昏迷不省，直视郑声。（《证治汇补》）

补编

湿家病，身疼发热，面黄而喘，头痛鼻塞而烦，其脉大，自能饮食，腹中和无病。病在头，中寒湿，故鼻塞，内药鼻中则愈。〇湿家身烦疼，可与麻黄加术汤，发其汗为宜，慎不可以火攻之。〇湿家一身尽疼，发热，日晡所剧者，名曰风湿。此病伤于汗出当风，或久伤取冷所至也。可与麻黄杏仁薏苡甘草汤。〇风湿，脉浮身重，汗出恶风者，防己黄芪汤主之。〇伤寒八、九日，风湿相搏，身体疼烦，不能自转侧，不呕不渴，脉浮虚而涩者，桂枝附子汤主之。若大便坚，小便自利者，去桂枝加白术汤主之。○风湿相搏，骨节疼烦，掣痛不得屈伸，近之则痛剧，汗出气短，小便不利，恶风不欲去衣，身微肿者，甘草附子汤主之。(《金匮》)

湿有自外感得者，坐卧卑湿，身受雨水也；有自内伤得者，生冷茶酒，纵恣无度，又脾虚胃虚，不能防制也。有伤风湿者，有伤热湿者，有伤寒湿者，有伤暑湿者，有中湿㖞邪不遂、舌强语涩、昏不知人，状类中风者。湿在表在上宜发汗，在里在下宜渗泄，里虚者宜实脾，挟风者宜解肌，挟寒者宜温散。(《医方集解》)

湿病有外因、内因之不同，湿热、寒湿之各别。外因之湿，有感天地之气者，则雨露水土；有中阴湿之气者，则卧地湿衣，多伤人皮肉筋脉者也。内因之湿，有由于饮食者，则酒酪炙煿；有由于停积者，则生冷瓜果，多伤人脏腑脾胃者也。其见证也，在肌表则为发热，为恶寒，为自汗；在经络则为痹重，为筋骨疼痛，为腰痛不能转侧，为四肢痿弱酸痛；在肌肉则为麻木胕肿，为黄疸，为按肉如泥；在脏腑则为呕恶胀满，为小水秘涩黄赤，为大便泄泻，为后重癞疝等证。然在外者为轻，在内者为重，及其甚也，则未有表湿而不连脏者、里湿而不连经者。况湿从内生，多由气血之虚，水不化气，阴不从阳而然。即湿从外入，亦由邪之所凑，其气必虚之故。若泥于治湿不利小便非其治之旨，岂不犯虚虚之戒耶？夫湿从土化，分旺四季。故土近东南，则火土合气，而湿以化热，必脉滑数、小便赤、大便秘、引饮自汗者，方是热证，治宜清利，如四苓散、大小分清饮、茵陈饮之类。土近西北，则水土合德，而湿以化寒，必脉细迟、小便清、大便泄、身痛无汗者，方是寒证，治宜温燥，如五苓散、理中汤、金匮肾气汤之类。大抵湿中有火，则湿热熏蒸而停郁为热；湿中无火，则湿气不化而留聚为寒。且内湿之证，属阴虚者，因湿生热，则精血内耗而湿热反羁留不动；属阳虚者，因湿化寒，则真火内败而寒湿更积蓄不消。确知其为阴虚生湿也，须壮水补阴，则真水运行而邪湿必无所容；确知其为阳虚生湿也，须益火补阳，则阳气流通阴湿不攻而自走。可见内伤、外感之证，皆由元气虚弱，致湿邪内而发之，外而袭之。《经》曰：壮者气行则已，怯者着而为病。盖脾元健运，则散精于肺而肤腠坚固，外湿无由而入；肾气充实，则阴阳调和而升降有度，内湿何自而生？不然，徒知表汗、燥湿、利便之法，而不惜人元气，将见肿胀、泄泻之证变矣。（《会心录》）

治天之湿，当同司天法，湿上甚而热者，平以苦温，佐以甘辛，以汗为效而止；治地之湿，当同在泉法，湿淫于内，治以苦热，佐以酸淡，以苦燥之，以淡泄之；治饮食之湿，在中夺之，在上吐之，在下引而竭之；汗液之湿，同司天者治。惟人气属太阴脾土所化之湿，在气交之分，与前四治有同有异。何者？土兼四气，寒、热、温、凉，升、降、浮、沉，备在其中。脾胃者，阴阳异位，更实更虚，更逆更从。是故阳盛则木胜，合为风湿；至阳盛则火胜，合为湿热；阴盛则金胜，合为燥湿；至阴盛则水胜，合为寒湿。为兼四气，故淫泆上、下、中、外，无处不到。大率在上则呕吐、头重、胸满；在外则身体重肿；在下则足胫胕肿；在中则腹胀、中满痞塞。当分上、下、中、外而治，随其所兼寒、热、温、凉，以为佐使。至若先因乘克，以致脾虚津积而成湿者，则先治其胜克之邪；或脾胃本虚而生湿者，则以补虚为主；或郁热而成湿者，则以清热为要。或脾胃之湿，淫泆流于四脏、筋骨、皮肉、血脉之间者，所治之药，各有所入，能入于此者，不能入于彼。且湿

淫为病，《内经》所论叠出于各篇，《本草》治湿亦不一而见，丹溪止归重苍术一味，岂理也哉！（《证治准绳》）

诸家论湿，但云湿流关节止耳，至湿上甚为热之旨，从未言及。今悉论之：湿上甚为热，《内经》竖一义云汗出如故而止，妙不容言。盖湿上甚为热，即所谓地气上为云也；汗出如故，即所谓天气下为雨也。天气下为雨，而地气之上升者，已解散不存矣。○湿上甚为热，其人小便必不利。盖膀胱之气化，先为湿热所壅而不行，是以既上之湿，难于下趋。《经》又云：治湿不利小便，非其治也。可见治上甚之湿热，利其小便即为第一义矣。然有阳实、阳虚二候：阳实者，小便色赤而痛，利其小便，则上焦遏郁之阳气通，其湿热自从膀胱下注而出矣；阳虚者，小便色白，不时淋漓而多汗，一切利药即不得施，若误施之，即犯虚虚之戒，不可不辨。○《金匮》治上焦之湿，本《内经》湿上甚为热之义，而分轻重二证。《内经》原有上者下之之法，邪从下而上，必驱之使从下而出，一定之理也。其证轻者，但搐其黄水从清阳之鼻窍而出；则其重者，必驱其黄水从前、后二阴之窍而出，所可意会也。但下法之难，不推其所以不可汗之故，即不得其所以用下之权。仲景以其头摇、口噤、背张，几几阳之欲亡，若更发其汗，重虚卫外之阳，恶寒必转甚；若发汗已，其脉如蛇，真阳脱离，顷刻死矣。由是推之，湿上甚为热之重者，非用下法难以更生，而下法必以温药下之，庶几湿去而阳不随之俱去耳。○湿家不可发汗，以身本多汗，易至亡阳。湿温之证，误发其汗，名曰重暍，故为深戒。若久冒风凉，以水灌汗，抑郁其阳者，不微汗之，病无从解。○阳气素虚之人，至夏月必且益虚，阳气不充于身，而阴湿得以据之，此而以治湿之常药施之，其虚阳必随湿而俱去，有死而已。

故阳虚湿盛，舍助阳别无驱湿之法。〇在表之湿，有可汗者，用附子合桂枝汤驱之外出；在里之湿，有可下者，用附子合细辛、大黄驱之下出；在中之湿，用附子合白术温中燥脾。（喻嘉言）

湿为重浊有质之邪。从外受者，皆由地气之升腾；从内生者，皆由脾阳之不运。虽云雾露雨湿上先受之，地中潮湿下先受之，然雾露雨湿，亦必由地气上升而致。若地气不升，则天气不降，皆成燥证矣，何湿之有？其伤人也，或从上，或从下，或遍体皆受，此论外感之湿邪着于肌躯者也。此未入于脏腑，治法宜于表散，但不可大汗耳。若兼风者，微微散之；兼寒者，佐以温药；兼热者，佐以清药。此言外受之湿也。然水流湿，火就燥，有同气相感之理。如饮食不节，脾家有湿，则外感肌躯之湿亦渐次入于脏腑矣。亦有湿从内生者，必膏粱酒醴过度，或嗜饮茶汤，或食生冷瓜果及甜腻之物。总宜辨其体质阴阳，斯可以知寒热虚实之治。若其人色苍而瘦，肌肉坚结者，其体属阳，外感湿邪，必易化热；若内生之湿，多因膏粱酒醴，必患湿热之证。若其人色白而肥，肌肉柔软者，其体属阴，外感湿邪，不易化热；若内生之湿，多因茶汤生冷，必患寒湿之证。若湿阻上焦者，用开肺气，佐淡渗通膀胱，是即启上闸，开支河，导水势下行之理也；若脾阳不运，湿滞中焦者，用术、朴、姜、半之属温运之，苓、泽、腹皮、滑石等渗泄之，亦犹低洼湿处，必得烈日晒之，或以燥土培之，或开沟渠以泄之耳。以苦辛寒治湿热，以苦辛温治寒湿，概以淡渗佐之，或加风药，甘、酸、腻、浊，在所不用。总之肾阳充旺，脾土健运，自无寒湿；肺金清肃之气下降，膀胱之气化通调，自无湿热。若失治变幻，则有肿胀、黄疸、泄泻、淋闭、痰饮等证，俱于各门参之可也。（《临证指南》）

治湿病之里，以利小水为第一义；治湿病之表，以取微汗为第一义。（魏荔彤）

治湿之法，理脾、清热、利小便为主；风湿相搏，宜从表治。故曰：治湿不宜热，不宜寒。风胜湿，燥胜湿，淡渗湿，三者尽之矣。〇脾虚多中湿，脾本喜燥恶湿者也。惟脾土衰弱，失健运之堤防，湿气停聚不化，使䐜胀四肢，渍透皮肉，喘满上逆，昏不知人。故治湿不知理脾，非其治也。〇湿胜化热者，不可以热治而用寒药，使湿愈重；热胜蒸湿者，不可以湿治而用燥药，使热愈甚。然则初受湿者，当以利水为要，使湿不致成热也；久而湿化为热者，当以清热为要，使热不致蒸湿也。（《证治汇补》）

又有湿热而挟阴虚者，在膏粱辈每多患此。大抵体肥痰盛之人，则外盛中空；加以阴虚，则上实下虚，而治法与寻常湿热迥殊。若用风药胜湿，则虚火易于僭上；若用淡渗利水，则阴津易于脱亡；专于燥湿，必致真阴耗竭；纯于滋阴，反助痰湿上壅。务使润燥合宜，刚柔协济，始克有赖，如清燥汤、虎潜丸等方，皆为合剂。（张路玉）

治湿之法，古人云：宜理脾、清热、利小便为上。故曰：治湿不利小便，非其治也。此固然矣。然湿热之证，多宜清利，寒湿之证，不宜清利，何也？盖凡湿兼寒者，未有不由阳气之虚，而利多伤气，则阳气更虚，能无害乎？但微寒微虚者，即温而利之，自无不可；若大寒大虚者，则必不宜利。此寒湿之证，有所当忌者也。再有湿热之证，亦有忌利者，以湿热伤阴者也。阴气既伤，而复利之，则邪热未清，而精血已耗。如汗多而渴、热燥而烦、小水干赤、中气不足、溲便如膏之类，切勿利之，以致重损津液，害必甚矣。故凡治阳虚者，只宜补阳，阳胜则燥，而阴湿自退；

阴虚者，只宜壮水，真水既行，则邪湿自无所容矣。此阴阳二证，俱有不宜利者，不可不察。（张景岳）

凡风药可以胜湿，泄小便可以引湿，通大便可以逐湿，吐痰涎可以祛湿。湿而有热，苦寒之剂燥之；湿而有寒，辛热之剂除之。（李时珍）

湿在上，宜防风，风能胜湿，犹湿衣悬透风处则易干也；湿在中，宜苍术，犹地上有湿，灰多则渗干也；湿在下，宜利小便，犹欲地干，必开水沟也；湿在周身，宜乌药、羌活等；湿在两臂，宜桑条、威灵仙等；湿在两股，宜牛膝、防己、萆薢等。分其部位而治之，何患不效？（沈金鳌）

脾弱湿伤者，二陈、平胃之类主之；湿盛濡泄者，五苓、六一之类主之；水肿发黄者，五皮、茵陈之类主之。若湿流关节，则非前药所宜，无窍不入，惟风为能。故凡关节之病，非风药不能到也。（吴鹤皋）

脉候

脉浮而缓、濡而小者，皆外湿；沉而缓、细而微者，皆内湿。又迟缓为寒湿，洪缓为湿热，弦缓为风湿。（《证治汇补》）

燥

经义

西方生燥，燥生金。〇清气太来，燥之胜也。〇诸涩枯涸，干劲皴揭，皆属于燥[1]。燥胜则干。（《素问》）

1　此非《内经》原文，系刘完素之论。

哲言

涩，物湿则滑泽，干则涩滞，燥湿相反故也。枯，不荣生也。涸，无水液也。干，不滋润也。劲，不柔和也。春秋相反，燥湿不同故也。皴揭，皮肤启裂也。乾为天而为燥金；坤为地而为湿土。天地相反，燥湿异同故也。（《原病式》）

燥者金之气，有冷燥，有热燥。冷燥者，晴空凛冽而枯槁；热燥者，晴空焦熯而干枯。（《黄帝逸典》）

肥人气虚生寒，寒生湿，湿生痰；瘦人血虚生热，热生火，火生燥。故肥人多寒湿，瘦人多热燥。○燥是阳明之化，虽因于风热所成，然究其原，皆本于血虚、津液不足所致者为多。何也？盖阴血虚则不能荣运百体，津液衰则无以滋养三焦，由是邪热怫郁，而燥变多端。燥于外，则皮肤皴揭；燥于内，则精血枯涸；燥于上，则咽鼻干焦；燥于下，则便溺闭结。治之者，外以滋益之，内以培养之，在上清解之，在下通润之，务使水液自生，而燥热不容不退矣。（朱丹溪）

风燥，由肝血不能荣筋，故筋急爪裂；火燥，由脾多伏火，故唇揭便秘；血燥，由心血失散，故头多白屑、发脱须落；虚燥，由肾阴虚涸，故小便数、咽干喉肿。此皆燥之因也。（《证治汇补》）

凡物近火则润，离火则燥，犹金之投入烈火而化为液。故燥证多有反似痿弱之证者，热伤阴血也。（张路玉）

燥之与湿，有霄壤之殊。燥者天之气也，湿者地之气也。水流湿，火就燥，各从其类。春月地气动而湿胜，秋月天气肃而燥胜，故春分以后之湿，秋分以后之燥，各司其政。今指秋月之燥为湿，是必指夏月之热为寒然后可，奈何《内经》病机一十九条，独遗燥气，他凡秋伤于燥，皆谓秋伤于湿，历代诸贤，随文作解，弗察其讹，昌特正之。大意谓春伤于风，夏伤于暑，长夏伤于湿，秋伤于燥，冬伤于寒。觉六气配四时之旨，与五运不相背戾，而千古之大疑，始一决也。○《病机》云：诸涩枯涸，干劲皴揭，皆属于燥。燥金虽为秋令，虽属阴经，然异于寒湿，同于火热。火热胜则金衰，火热胜则风炽，风能胜湿，热能耗液，转令阳实阴虚，故风、火、热之气，胜于水土而为燥也。○诸气膹郁之属于肺者，属于肺之燥，非属于肺之湿也。苟肺气不燥，则诸气禀清肃之令而周身四达，亦胡致膹郁耶？诸痿喘呕之属于上者，上亦指肺不指心也。若统上焦心肺并言，则心病不主痿喘及呕也。惟肺燥甚，则肺叶痿而不用，肺气逆而喘鸣，食难过膈而呕出。三者皆燥证之极者也。○肺为娇脏，寒冷所伤者十之二、三，火热所伤者十之七、八。寒冷所伤，不过裹束其外；火热所伤，则更销烁其中，所以为害倍烈也。然火热伤肺，以致诸气膹郁、诸痿喘呕而成燥证，只因《内经》脱遗燥证，后之无识者竞以燥治燥，恬于操刃，曾罔顾阴气之消亡耳。○《经》云：心移热于肺，传为膈消。肺燥之由来者远矣，苟其人肾水足以上升而交于心，则心火下降而交于肾不传于肺矣，心火不传于肺，曾何伤燥之虞哉？即肾水或见不足，其肠胃津血足以协济上供，肺亦不致过伤也。若夫中、下之泽尽竭，而高源之水犹得措于不倾，则必无之事矣。○《阴阳别论》云：二阳之病发心脾，有不得隐曲，男子少精，女子不月；其传为风消，其传为息贲者，死不治。此亦肺燥所由来而未经揭出者。然其始但不利于隐曲之事耳，其继则胃之燥传入于脾，而为风消；大肠之燥传入于肺，而为息贲。是则胃肠合心脾以共成肺金之燥，三脏二腑阴气消亡殆尽，尚可救疗乎？○风热燥甚，怫郁在表，而里气平者，善伸数欠，经脉拘急，或时恶寒，或筋惕而搐，脉浮数而弦；若风热燥并郁甚于里，则必为烦满闷结。故燥有表、里、气、血之分也。○肝主筋，风气自甚，燥热加之，则液聚于胸膈，不荣于筋脉而筋燥，故劲强紧急而口噤，或瘛疭、昏冒、僵仆也。○燥病必渴，而渴之所属各不同，有心肺气厥而渴，有肝痹而渴，有脾热而渴，有肾热而渴，有胃与大肠热结而渴，有小肠瘅热而渴，有因病疟而渴，有因素食肥甘而渴，有因醉饮入房而渴，有因远行劳倦遇大热而渴，有因伤害胃干而渴，有因风而渴。五脏部分不同，病之所遇各异，其为燥热亡液则一也。（喻嘉言）

补编

休治风兮休治燥，治得火时风燥了。燥之为病，皆属燥金之化。然能令金燥者，火也。《系辞》云：燥万物者莫熯乎火。夫金为阴之主，为水之源，而受燥气，寒水生化之源竭绝于上，而不能灌溉周身，荣养百骸，色干而无润泽皮肤者，有自来矣。或大病克犯太过，或吐利津液内亡，或误饵金石补阳燥剂，皆能偏助阳火而损真阴。阴中伏火，日渐煎熬，血液衰耗，燥热转甚。法宜甘寒滋润，甘能生血，寒能胜热。阴得滋而火杀，液得润而燥除，源泉下降，精血上荣，阴液宣通，内神藏而外色泽矣。（张子和）

肺金被火，固已乏气，而营竭肝伤，血分更增其燥，以致虚阳失养，郁成枯火，火莫能降，只随腥涎浊瘀窾而上攻。凡心肺所贮气血之膈，无复润泽而枯焦也。此际之火，既莫能攻，而虚又莫能补，故养营保肺，首在生津，甘凉濡润，无非以补法为溉法。此《普济》门中之甘露也。○燥万物者莫如金，金令降；滋万物者莫如木，木令升。凡金令之不从其燥者，全赖木气之升，能致五脏之蒸溽到肺而成津液也。故木气升，则五脏之气奉春令而俱升；木气降，则五脏之气奉秋令而俱降，降则五脏之气不得上承，自然下蚀。凡土邪陷下而克水，火淫寡畏而熯金，皆职于此。金以蒸溽不到，而加火淫，遂成燥金。津液之源已竭于上，周身百骸，谁为之灌溉者？是则一燥无不燥矣。降令多，升令少，而湿热之邪，遂盛于下部而成痿软。盖湿热为物，升则化，不升则不化，欲救金体之燥，须从木令之升，但使五脏各有升令之奉，则土能生金，金能生水，水能制火。虽其间有补有泻，皆可以此一字为循环法，所谓少阳为枢者此也。曰清燥者，谓能致津液故也。（程郊倩）

燥证有外因者，六淫之一也；有内因者，血液之枯也。外因之燥，非雨露愆期，即秋日暴烈；非南方不毛，即北方风劲，气偏阳亢而燥生。从皮毛而入者，则肺受之，肺受燥气，咳嗽咽痛之证见矣；从口而入者，则胃受之，胃受燥气，结胸便秘之证见矣。喻嘉言谓：秋伤于燥，冬生咳嗽。议论发前人之未发，而清燥一方，可为治燥之灵丹。至于结胸、便秘，世俗多以伤寒混治，不知燥则生火，津液耗而肠胃干矣。若内伤之燥，本于肾水之亏，精血之弱，真阴之涸。在肺则清肃之令不行，咳逆口渴，皮聚毛落矣；在肝则将军之性不敛，胁痛暴怒，筋急拘挛；在脾则生血之原不运，蓄瘀便结，皮肤不泽矣。欲治其燥，先贵乎润；欲救其脾，先滋乎肾。诚以肾主水而藏脏腑之精，养百骸而为性命之本。若肾阴充足，则四脏可以灌溉，燥无自而生也。第水日亏而火日炽，决非清凉之味可疗，须用六味归芍汤合生脉散为主治，肺燥则加沙参、天冬、梨汁之属；肝燥则加丹参、枣仁、乳汁之属；脾燥则加柏子仁、甘蔗汁之属。此燥病之正治也。倘久病而气因精虚，参、芪、河车及八味等汤，亦宜急投。盖阳生则阴长，气化则血润，此燥病之反治也。虽然草木之枯，得雨滋荣，人身之燥，非血不泽，参乳汤救燥病之根，活命饮治燥病之原，又何必纷纷而他求耶？经云：诸涩枯涸，干劲皴揭，皆属于燥[1]。又曰：燥胜则干。其为血液之涸，已明效大验。即如隔病之枯，胃之燥也；消病之渴，肺之燥也；爪甲之焦，筋之燥也；产后之痉，血之燥也；而敢谓治燥为易哉？（《会心录》）

燥为干涩不通之疾，内伤外感宜分。外感者，由于天时风热过胜，或因深秋偏亢之邪，始必伤人上焦气分，治以辛凉甘润肺胃为先，喻氏清燥救肺汤及玉竹、门冬、桑叶、薄荷、梨皮、甘草之类。内伤者，乃人之本病精血下夺而成，或因偏饵燥剂所致，病从下焦阴分先起，治以纯阴静药柔养肝肾为宜，大补地黄丸、六味丸之类。要知是证大忌者苦涩，最喜者甘柔。若气分失治，则延及于血；下病失治，则槁及乎上。喘咳、痿厥、三消、噎隔，根萌总由此致。津液结者，必佐辛通之气味；精血竭者，必藉血肉之滋填。在表佐风药而成功；在腑以缓通为要务。古之滋燥养营汤、润肠丸、五仁汤、琼玉膏、一炁丹、牛羊乳汁等法，各有专司也。（《临证指南》）

夫燥有脏腑之燥，有血脉之燥。燥在上，必乘肺经，故上逆而咳，宜《千金》五味子汤；若外内合邪，宜《千金》麦门冬汤。燥在下，必乘大肠，故大便燥结，然须分邪实、津耗、血枯三者为治：邪实者，则烦渴躁闷腹胀，用通幽汤、麻仁丸；津耗者，屡欲便而不可得圊，欲了而不了，外用蜜煎导；血枯者，呕逆食不下，大便燥结如栗，用生料六味丸去山萸加生首乌、当归、苁蓉、桃仁。燥在血分，多见风证，木无所畏也。燥本火之余，故以滋

1　此非《内经》原文，系刘完素之论。

燥养营汤治外，大补地黄汤治内，润燥养阴为第一义。火热亢盛，津液耗竭，不能荣养百骸，手足痿弱，不能收持，反似湿痹之证，养阴药中必加黄柏以苦坚之，如虎潜丸之类。若误作风治则殆矣。（张路玉）

风燥一证，辨治尤难。盖燥为秋气，令不独行，必假风寒之威，而令乃振，病乃发也。然考之于《经》，则不曰秋伤于燥，而言秋伤于湿，何也？夫秋令本燥，以长夏湿土郁蒸之余气渐渍身中，随秋令收敛而伏于肺胃之间，直待秋深燥令大行，与湿不能相容，至冬而为咳嗽也。此证有肺燥、胃湿两难分解之势。古方中惟《千金》麦门冬汤、《千金》五味子汤独得其秘。不知者，以为敛散不分、燥润杂出，则又置而不用，总未达分解风燥之义耳。喻氏不明湿气内伏燥令外伤之意，直云《内经》独遗长夏伤于湿句，致令秋伤于燥误为伤湿，殊失《内经》精微之奥矣。（《伤寒析义》）

治风燥莫如养血，治燥热莫如壮水。更有冷燥一证，虽见便秘燥结，实由阴寒过极，如阳和之水，遇隆冬而成层冰燥裂也。古方有半硫丸之设，意深远矣。（冯楚瞻）

壮水以制火，清金以润燥，人所共知；补脾以生肺，资母以益子，人所不晓。每见余师治燥用二冬、二地为君，加山药等，无不应手而效。（方星岩）

润燥，以玉竹、麦冬、沙参为最，地、归不能及也。（《三秋病机》）

治燥病者，补肾水阴寒之虚，泻心火阳热之实，除肠中燥热之甚，济胃中津液之衰，使道路散而不结，津液生而不枯，气血利而不涩，则病日已矣。○凡秋月燥病，误以为湿治者，操刃之事也。从前未明，咎犹可诿，今明知故犯，伤人必多。孽镜当前，悔之无及。○凡治燥病，燥在气而治血，燥在血而治气，燥在表而治里，燥在里而治表。药不适病，医之过也。〇凡治杂病，有兼带燥证者，误用燥药，转成其燥，因致危困者，医之罪也。〇凡治燥病，须分肝肺二脏见证，肝脏见证，治其肺犹可也；若肺脏见证，反治其肝，则坐误矣，医之罪也。〇凡治燥病，不深达治燥之旨，但用润剂润燥，虽不重伤，亦误时日，只名粗工，所当戒也。（《医门法律》）

脉候

燥有内外诸证，不能尽述，而脉之微、细、涩、小则一，间有虚、大、数、疾、浮、芤等状。以意察之，重按无有不涩、不细、不微者，则知诸燥之证，皆肺金之一气，亦不出肺金之一脉也。（张路玉）

选案

江仲连冒寒发热，两颔壅肿如升子大，臂膊磊块无数，不食不便，狂躁发渴，诊脉浮数无序。医作伤寒发毒治。予曰：误矣，此燥逐风生也。用大剂疏肝益肾汤。五剂肿退，便解；十剂热除，食进；再用补中益气汤加麦冬、五味子调理而痊。（《己任编》）

附方

活命饮　人参二钱，锅焦一两。

参乳汤　人参一钱，人乳一杯。

温　热

经义

冬伤于寒，春必病温。〇冬不藏精，春必病温[1]，〇凡病伤

1　此非《内经》原文，是后人引伸之说。

寒而成温者，先夏至日为病温。〇太阳之脉，色荣颧骨，热病也。荣未交，曰今且得汗，待时而已；与厥阴脉争见者，死期不过三日，其热病内连肾。少阳之脉，色荣颊前，热病也。荣未交，曰今且得汗，待时而已；与少阴脉争见者，死期不过三日。〇帝曰：有病温者，汗出辄复热，而脉躁疾，不为汗衰，狂言不能食，病名为何？岐伯曰：病名阴阳交，交者死也。帝曰：愿闻其说。岐伯曰：人所以汗出者，皆生于谷，谷生于精。今邪气交争于骨肉而得汗者，是邪却而精胜也。精胜，则当能食而不复热。复热者，邪气也。汗者，精气也。今汗出而辄复热者，是邪盛也。不能食者，精无俾也。病而留者，其寿可立而倾也。（《素问》）

热病不可刺者有九：一曰汗不出，大颧发赤，哕者死；二曰泄而腹满甚者死；三曰目不明，热不已者死；四曰老人婴儿，热而腹满者死；五曰汗不出，呕下血者死；六曰舌本烂，热不已者死，七曰咳而衄，汗不出，出不至足者死；八曰髓热者死；九曰热而痉者死。（《灵枢》）

哲言

发热而渴，不恶寒者，为温病。〇发汗已，身灼热者，名曰风温。风温为病，脉阴阳俱浮，自汗出，身重多眠睡，鼻息必鼾，语言难出。若被下者，小便不利，直视失溲；若被火者，微发黄色，剧如惊痫状，时瘛疭；若火熏之，一逆尚引日，再逆促命期。（张仲景）

仲景书详于治伤寒，略于治温，以法度俱错出于治伤寒中耳。后人未解义例，故春温一证，漫无成法可师，而况触冒寒邪之病少，感发温气之病多；寒病之伤人什之三，温病之伤人什之七。古今缺典，莫此为大。昌特会《内经》之旨，以畅发仲景不宣之奥。

厥旨维何?《内经》云：冬伤于寒，春必病温。此一大例也。又云：冬不藏精，春必病温。此一大例也。既冬伤于寒，又冬不藏精，至春月同时病发，此一大例也。举此三例，以论温证，而详其治，然后与三阳三阴之例先后合符。盖冬伤于寒，邪藏肌肤，即邪中三阳之谓也；冬不藏精，邪入阴脏，即邪中三阴之谓也。阳分之邪，浅而易疗；阴分之邪，深而难愈。所以病温之人，有发表三、五次而外证不除者，攻里三、五次而内证不除者，以为在表也，又似在里，以为在里也，又似在表，用温热则阴立亡，用寒凉则阳随绝。凡伤寒之种种危候，温证皆得有之，亦以正虚邪盛，不能胜其任耳。至于热证，尤为什中八、九。缘真阴为热邪久耗，无以制亢阳而燎原不熄也。以故病温之人，邪退而阴气犹存一线者，方可得生。然多骨瘦皮干，津枯肉烁，经年善调，始复未病之体。实缘医者于此一证，茫然不识病之所在，用药不当，邪无从解，留连辗转，莫必其命。○冬伤于寒，藏于肌肤，感春月之温气而始发。肌肤者，阳明胃经之所主也。阳明经中久郁之热，一旦发出而外达于太阳，有略恶寒而即发热者；有大热而全不恶寒者；有表未除而里已先实者；有邪久住太阳一经者；有从阳明而外达于太阳者；有从太阳复传阳明，不传他经者；有自三阴传入胃腑者；有从太阳循经遍传三阴，如冬月伤寒之例者。大率太阳、阳明二经，是邪所蟠据之地。在太阳，则寒伤营之证十不一见；在阳明，则谵语发斑，衄血蓄血，发黄脾约等热证每每兼见。而凡发表不远热之法，适以增温病之困阨耳。况于治太阳经之证，其法度不与冬月相同。盖春月风伤卫之证或有之，而寒伤营之证则无矣；且由阳明而达太阳者，多不尽由太阳而阳明少阳也。似此，则温证之分经用法，比之伤寒大有不同。而世方屈指云：某日某经，某日传经已尽。究竟于受病之经，不能摸索以求良治。所谓一盲而引众盲，相将入火坑也。○人身至冬月，阳气潜藏于至阴之中，《内经》教人于此时若伏若匿，重藏精也。故谓冬不藏精，春必病温。见病所由来，为一定之理，必然之事。盖以精动则关开气泄，寒风得入之矣。关屡开，气屡泄，则寒风屡入之矣。而肾主闭藏者，因是认贼作子，贼亦无门可出，弥甚相安，及至春月，地气上升，肝木用事，肝主疏泄，木主风，于是吸引肾邪，勃勃内动，而劫其家宝矣。然邪入既深，不能遽出，但觉愦愦无奈。其发热也，全在骨髓之间，自觉极热，而扪之反不烙手，任行表散，汗出而邪不出，徒伤津液，以取危困。其候比之冬伤于寒一例，则倍重矣。○按冬不藏精之例，乃《内经》之例，非仲景之例也。然观仲景之论温证第一条，已启发其端矣。其曰：发汗已，身灼热者，名曰风温。风温为病，脉阴阳俱浮，自汗出，身重，多眠睡，鼻息必鼾，语言难出。若被下者，小便不利，直视失溲；若被火者，微发黄色，剧如惊痫状，时瘛疭；若火熏之，一逆尚引日，再逆促命期。此一段至理，千古若明若昧，不思既名温病，即是时行外感，何又汗之、下之、火之俱为逆耶？盖热邪久蓄少阴，肾中精水既为素伤，重加汗、下、火劫阴之法，乃为逆耳。其自汗出，身重，多眠睡，鼻息鼾，语言难者，一一皆少阴之本证也。膀胱为肾之府，故少阴证具。若被下，则膀胱之阴亦伤，而直视失溲者，肾精不上荣，肾气欲外夺也。若被火劫则阴愈亏，而邪愈无制，甚则如惊痫状，而时为瘛疭也。一逆再逆，言汗、下、火之误，可一不可二，非汗而又下而又汗之为再误也。由此观之，冬不藏精之温证，显然昭著矣。○按：发汗已，身灼热者，名曰风温。此语将冬不藏精之温证，形容殆尽。盖凡外感之邪，发汗已则身热自退；惟风温之证，发汗已身始灼热者，明明始先热在骨髓，发汗已，然后透出肌表也。至于风温二字，取义更微，与《内经》劳风之义颇同。劳风者，劳其肾而生风也。然则冬不藏精之人，讵非劳其肾而风先内炽欤？故才一发汗，即带出自汗、身重、多眠、鼻鼾、语难诸多肾经之证；设不发汗，则诸证尚隐伏，不尽透出也。夫肾中之风邪内炽，而以外感汗、下及火攻之法治之，岂不促其亡耶？后人不知风温为何病，反谓温证之外更有风温、湿温、温毒、温疫。观其言曰重感于风，变为风温，则是外受之邪，与身重、鼻鼾、多眠、少语之故绝不相涉，可知是梦中说梦也。客有难昌者曰：《内经》论冬伤于寒，寒毒藏于肌肤，感春月之温气始发，故名曰温病，未尝言寒毒感藏于骨髓，今谓冬不藏精者，寒邪藏于骨髓，或未尽然耶！昌应之曰：此正《内经》之言，非余之臆说也。黄帝问温疟舍于何脏？岐伯曰：温疟得之冬中于风，寒气藏于骨髓之中，至春则阳气大发，邪气不能自出，因遇大暑，脑髓烁，肌肉消，腠理发泄，或有所用力，邪气与汗皆出。此病藏于肾，其气先从内出之于外也。如是者，阴虚而阳盛，阳盛则热矣；衰则气复反入，入则阳虚，阳虚则寒矣。故先热而后寒，名曰温疟。由是观之，温疟且然，而况于温病乎？〇按：冬既伤于寒，又不藏精，至春月两邪同发，则冬伤于寒者，阳分受邪，太阳膀胱经主之；冬不藏精者，阴分受邪，少阴肾经主之。与两感伤寒证中，一日太阳受之，即与少阴俱病，则头痛、口干、烦满而渴之例，纤毫不差。但伤寒证自外入内，转入转深，故三日传遍六经；温证自内达外，既从太阳之户牖而出，势不能传遍他经，表里只在此二经者为恒也。所以温证两感之例，原有可生之理。昌治金鉴一则，先以麻黄附子细辛汤汗之，次以附子泻心汤下之，两剂而愈。可见仲景法度森森具列，在人之善用也。〇按：冬伤于寒，又不藏精，春月病发，全似半表半里之证，乃以半表半里药用之，病不除而反增，所以者何？此证乃太阳少阴互为标本，与少阳之半表半里绝不相涉也。然随经用药，个中之妙，难以言传。盖两经俱病，从太阳汗之，则动少阴之血；从少阴温之，则助太阳之邪。仲景且谓其两感于寒者，必不免于死，况经粗工之手，尚有活命之理耶？所云治有先后，发表攻里，本自不同。此十二字秘诀，乃两感传心之要，即治温病万全之规。圣言煌煌，学者苟能参透此关，其治两感之温证，十全八、九矣。〇按：温热病亦有先见表证而后传里者。盖温热自内达外，热郁腠理，不得外泄，遂复还里，而成可攻之证，非如伤寒从表而始也。伤寒从表而始，故误攻而生变者多；温证未必从表始，故攻之亦不为大逆。然郁热必从外泄为易，误攻而引邪深入，终非法也。〇按：温热病，表证间见，而里病为多，故少有不渴者，法当以治里为主，而解肌兼之；亦有治里而表自解者。其间有误攻里而致害者，乃春夏暴寒所中之疫证，邪纯在表，未入于里故也，不可与温热病同论。〇按：温病，或有新中风寒者，或有表气虚不禁风寒者，卫虚则恶风，营虚则恶寒，又不可因是遂指为非温病也。然即有之，亦必微而不甚。除太阳一经，则必无之矣。〇按：温热病，原无风伤卫、寒伤营之例，原无取于桂麻二方也。表药中即败毒散、参苏饮等方，亦止可用于春令未热之时，若过时而发之，尚嫌其药性之带温，况于桂、麻之辛热乎？然仲景不言桂、麻为不可用者，有二说焉：一者以剔出桂、麻则三阴绝无表药也；一者以桂、麻用之不当，在冬月已屡致戒，春月更可无赘也。后之纷纷訾议桂、麻之热者，未尝计及于冬不藏精之治耳。惟知春夏有不得不用也，庶知仲景立方之神哉！○按：仲景治温证，凡用表法，皆用桂枝汤，以示微发于不发之意也；凡用下法，皆用大承气汤，以示急下无所疑之意也。不知者，鲜不以为表在所轻，而里在所重。殊大不然。盖表里无可轩轾。所以然者，只虑热邪久据阳明，胃中津液先伤，故当汗，惟恐过于汗反重伤其津液；当下，惟恐不急于下以亟存其津液也。○仲景于冬月太阳中风之证，而用桂枝为例，不为春月之病温者设也。春月病温，用桂枝势必佐之以辛凉。而不藏精之温，属在少阴，不得不用桂枝之温解之，以少阴本阴标寒，邪入其界，非温不散也。岂惟桂枝，甚则麻黄附子在所必用。所贵倍加阴药以辅之，如芍药、地黄、猪胆汁之类是也。今人未达此理，但知恶药性之温，概以羌活、柴、葛为表，则治太阳而遗少阴，屡表而病不除，究竟莫可奈何，而病者无幸矣。○按：伤寒少阴证，乃从三阳经传入者。此证乃少阴与膀胱一脏一腑自受之邪，故三阳传入之例多不合。惟两感之例，一日太阳受之，即与少阴俱病，其例吻合。然仲景又不立治法，但曰治有先后，发表攻里，本自不同。是则一药之中，决无兼治两经笼统之法矣。而治有先后，于义何居？昌尝思之，传经之邪，先表后里；直中之邪，但先其里。温证之邪，里重于表；两感之邪，表里不可预拟，惟先其偏重处。假如其人阴水将竭，真阳发露，外见种种躁扰之证，加以再治太阳之邪，顷刻亡阳而死矣。是必先温其在经之阳，兼益其阴，以培阳之基，然后乃治其太阳之邪，犹为庶几也。此则与少阴宜温之例合也。又如其人平素消瘦，兼以内郁之邪灼其肾水，外见鼻煤、舌黑种种枯槁之象，加以再治太阳，顷刻亡阴而死矣。是必急下以救将绝之水，水液既回，然后乃治太阳之邪，犹为庶几也。此则与少阴宜下之例合也。又如其人邪发于太阳经者，极其势迫，大热恶寒，头疼如劈，腰脊、颈项强痛莫移，胸高气喘，种种危急，温之则发斑发狂，下之则结胸谵语，计惟有先从太阳经桂枝之法解之，解已，然后或温或下，以去其在阴之邪也。此则当用太阳经之表例，而与少阴可汗之例略同也。讵非先后攻发之可预拟者耶？但两感伤寒之攻里，单取攻下，原不兼温；而两感温证之攻里，亡阳之候颇多，不得不兼温与下而并拟之也。此又变例而从病情者也。○神哉！仲景之书，既详不藏精之证，又出不藏精之治，特未显然挈示，后人不维其义耳。即如桂枝一汤，本为太阳中风设也，而汗、下、和、温已具于一方之内。至于温法，尤为独详，如加附子，加人参、白术、干姜、甘草，加桂心、茯苓、蜀漆、红花等类，岂太阳表证中所宜有乎？惟病有不得不先温经，又不得不兼散邪者，故以诸多温经之法隶于桂枝项下，一方而两擅其用，与麻黄附子细辛汤同意。凡遇冬不藏精之证，表里之邪交炽，阴阳之气素亏者，按法用之裕如也。（喻嘉言）

叔和云：从立春节后，其中无暴大寒，又不冰雪，有人壮热为病者，此属春时阳气发外，冬时伏寒变为温病。变字大妙，嘉言以为非，予独以为确。寒气内伏，郁久而发，自成热矣。伤寒，寒也，暂袭营间，不久而为大热，况迟之又久耶？为热乃自然之理，但不言变不足以教天下也。然何以不言热而言温？以春行温令故也。如李明之所云：冬伤于寒者，冬行春令也。当冬而温，火胜而水亏矣。水既亏，则所胜妄行，土有余也；所生受病，金不足也；所不胜者侮之，火太过也。火土合德，湿热相助，故为温病。然由明之所言，是冬温而感之即病者也，非伏寒也，非变也。不然必无冬温一证也。而后可既有冬温，则有是气，已有是证矣。由其言以悉冬温，便可垂论不磨。若论春温，不免贻昧千古矣。

《经》曰：逆冬气，则少阴不藏，不藏则寒邪得而入之。伤于肌肤，伏于骨髓，始知冬为藏精之时。惟逆冬气，遂使少阴之经气不闭，复遭非时之暖，致令开泄，忽然严寒骤返，不免受伤。故受伤者仍是寒邪也。因先被温令开泄，似乎喜寒，且所伤不甚，故不即病而潜伏于少阴也。然所以不病于冬而病于春者，因水在冬为旺时，邪伏于经，俛首而不敢抗，郁久成热；至行春令，开发腠理，阳气外泄，肾水内亏，木当生发，孰为鼓舞？孰为滋养？生化之源既绝，木何赖以生乎？身之所存者温也，故为温病。余故以彼论冬时之感温非是，而此论冬月之伏寒最精。○凡温病之发，因暴寒者居多；热病之发，兼暑暍者为甚。热病由出之途自阳明，温病由出之途自少阳。虽所合之经不一，要不离乎阳明少阳者，各因时令之气也。○喻嘉言《尚论》温病云云，予谓温病无阴阳之分。何也？冬有温气，先开发人之腠理，而寒得以袭之，所谓邪之所凑，其气必虚。惟不藏精之人而后虚也，虚则寒伤其经。经必少阴者，以少阴脏本虚也。然所伤原微，且冬月寒水当令，其权方盛，微邪不敢抗衡。但卧榻之侧，岂容他人鼾睡？惟有阻彼生意，暗烁精髓，至春时强木长，而水不足以供其资，始则当春而温，木旺水亏，所郁升发，火气燔灼，病温而已矣。其所伤者，寒也；所病者，温也；所伏者，少阴也；所发者，少阳也。故病必有阳而无阴，药必用寒而远热，黄芩汤其主治也。则嘉言之论温有阴有阳，如伤寒三阴经可用辛热者，予曰否。否，不然也。○门人问曰：伤者寒也，何以病温？答曰：伤寒非病寒乎？何以热也？寒郁营间，不一、二日而成大热，况伏藏于内者数十日之久耶？夫既邪伤肌肉，何以得入少阴？盖惟不藏精，则少阴先病，故邪伤者，少阴也。春属木，则自内发出，无论兼太阳、阳明，总无不由少阳。何也？彼少阳行春令也。然既从少阴矣，何仲景专云太阳病？盖太阳与少阴相表里，故以发热为太阳也。因不恶寒，明无表证，则其热自内出，无外邪郁之也。然则仲景复言太少合病者，见发热不恶寒，或兼有耳聋胁满证也；言三阳合病者，以脉大属阳明，而多眠则热聚于胆也。不言法者，总以黄芩汤为主治也。乃嘉言复谓有发表三、五次，而外证不除；攻里三、五次，而里证不除；以为在表也，又似在里；以为在里也，又似在表。此与温疫证感天地人湿气、热气、尸气，邪入口鼻，混淆三焦者相近；与春温全不相涉也。愚故及之，以破后学之惑。〇门人复问曰：春温亦间有一、二表证乎？曰：有之。伏气之病，虽感于冬，然安保风之伤人，不在伏气将发未发之时乎？但兼外感者，必先头痛、恶寒而后热不已，此新邪引出旧邪来也；或往来寒热，头痛而呕，稍愈后浑身壮热为病者，此正气又虚，伏发更重也。总之，无外证者，以黄芩汤为主治；兼外感者，必加柴胡，或以本经药轻解，必无发汗之理。故仲景云：发汗已，身灼热者，名曰风温。谓误用辛热之药，既辛散以劫其阴，复增热以助其阳，遂使热更炽，脉俱浮。有如此之危证，以及误下、误火，严加戒谕者，舍黄芩汤，别无治法也。（周禹载）

温病，热自内出，发热而渴，不恶寒；风温，内外热交加之，自汗、身重、多眠诸证。此有轻重、死生之分，医者当以有汗、无汗为辨别之大要，亦即以可汗、不可汗为救治之大权。晋、唐以还，名贤辈出，纷纷议论，似犹未识温病与风温为何病，汪机谓春温之证有三，吴绶谓风温为伤寒坏证，云岐子谓汗下不愈而过经者为温病。此皆叔和更感异气，变为他病，当依坏病而治之之语，为作俑也。夫误治不愈之病，为坏病也。温病、风温，当春令而发，岂是坏病？若必待过经不愈，始辨其为温病，则病温者万无一生矣。且《内经》所谓温病，即为热病。以身热言，则谓之热；以时令言，则谓之温。故曰：凡病伤寒而成温者，先夏至日为病温；后夏至日为病暑。王叔和不曰风温重于温病，而曰暑病热重于温。又曰：五、六月为寒所折，热病则重。恐暑月所发之热，未必重于春时所发之热；而暑月所冒之寒，更未必重于春时所发之热也。朱奉议曰：夏至以前，发热恶寒，头痛体痛，脉浮紧者，温病也，则是误以夏至前伤寒为温病矣。李东垣曰：冬伤于寒，冬行春令也。不寒而温，火胜水亏也。寒水之令，复行于春，时强木长，故为温病。则是误以冬伤于温，至春复寒为温病矣。奉议又谓：风温治在少阴、厥阴，不可发汗。此语洵足翼《经》而制风温六方，陶节庵宗之。然惟栝蒌根汤允当耳。其余葳蕤、知母诸汤，用葳蕤、知母、石膏、白薇善矣，不知何故用麻黄、羌活发汗药？又不知何故合用白芷、升麻阳明药？又不知何故杂用木香、南星辛燥药？岂其欲以风温与温病、温疫、冬温数者同治欤？若防已汤之用防己、白术，无乃误以风温为湿温欤？王海藏谓：葳蕤汤有麻黄，不可用，宜用白术汤。然则白术汤果可治风温欤？刘河间以寒药治热病，为得《内经》饮寒水，乃刺之，必寒衣之，居止寒处，身寒而止之义，而于温病、风温漫无分别。且欲以三十方尽伤寒之变证，以一下尽治热之大法，则亦未免粗疏也。庞安常和解，因时于夏至前后，一以和解为主，颇得治在少阳、厥阴之旨。盖亦有见于风温之难治，而迁延以需变也；而顷刻危亡者，则有所不救矣。然则风温遂不可治乎？曰：贵辨之早耳！治不可逆，逆则坏，坏则不救矣。《刺热论》曰：病虽未发，见赤者，刺之，名曰治未病。又曰：热甚，为五十九刺。

仲师之青龙、白虎，神矣！得此意而推之，可以应用于不穷。盖治温病，宜于发散中重加清凉；治风温，不可于清凉中重加发散也。（程扶生）

冬伤于寒，春必病温者，重在冬不藏精也。盖烦劳多欲之人，阴精久耗，入春则里气大泄，木火内燃，燔燎之势直从里发。始见必壮热烦冤，口干舌燥，主治以存津液为第一。黄芩汤坚阴却邪，即此义也。再者，在内之温邪欲发，在外之新邪又加，葱豉汤最为捷径。至于因循贻误，或因气燥津枯，或致阴伤液涸，挽救诸法，如人参白虎汤、黄连阿胶汤、玉女煎、复脉法；余则治痉厥以甘药缓肝，昏闭用幽芳开窍，热痰之投温胆，蓄血而论通瘀。〇风为天之阳气，温乃化热之邪，两阳熏灼，先伤上焦，种种变幻情状，不外手三阴为病薮，头胀、汗出、身热、咳嗽，必然并见，当与辛凉轻剂清解为先，大忌辛温消散，劫烁津液。太阴无肃化之权，救逆则有蔗汁、芦根、玉竹、门冬之类；若苦寒沉降，损伤胃口，阳明失循序之司，救逆则有复脉、建中之类。此证骤变则为痉厥，缓变则为虚劳；主治之方，总以甘药为要，兼寒兼温，在人通变可也。（《临证指南》）

温邪上受，首先犯肺，逆传心包。肺主气属卫，心主血属营。辨营卫气血，虽与伤寒同，若论治法，则与伤寒异。盖伤寒之邪，留恋在表，然后化热入里；温邪则变热最速。未传心包，邪尚在肺，肺主气，其合皮毛，初用辛凉轻剂，挟风加薄荷、牛蒡之属，挟湿加芦根、滑石之流。或透风于热外，或渗湿于热下，不与热相搏，势必孤矣。不尔，风挟温热而燥生，清窍必干，水主之气不能上荣，两阳相劫也。湿与温合，蒸郁而蒙痹于上，清窍为之壅塞，浊邪害清也。其病有类伤寒，但伤寒多变证，温热虽久，总在一经不移。

○前言辛凉散风，甘淡驱湿，若病不解，是渐欲人营也。营分受热，则血液被劫，心神不安，夜寤无寐，或斑点隐隐，即撤去气药。如从风热陷入者，用犀角、竹叶之属；从湿热陷入者，用犀角、花露之品参入凉血清热方中。若加烦躁、大便不通，金汁亦可加入；老年或素体寒者，以人中黄代之，急急透斑为要。若斑出热不解者，胃津亡也，主以甘寒，重则如玉女煎，轻则如梨皮、蔗浆。或其人肾水素亏，虽未及下焦，先自彷徨矣，必验之于舌，于甘寒之中加入咸寒，务在先安未受邪之地，恐其陷入耳。若其邪始终在气分留连者，可冀其战汗透邪，法宜益胃，令邪与汗并，热达腠开，邪从汗出。解后胃气空虚，当肤冷一昼夜，待胃气还，自温暖如常矣。盖战汗而解，邪退正虚，阳从汗泄，故渐肤冷。此时宜令病者安卧，以待阳气来复，旁人勿惊惶呼唤，扰其元神。但诊其脉，若虚软和缓，虽倦卧不语，汗出肤冷，却非脱证；若脉急疾，躁扰不卧，便为脱证矣。更有邪盛正虚，不能一战而解，停一二日，再战汗出而愈者，不可不知。○再论气病有不传血分，而邪留三焦，亦如伤寒中少阳病者。彼则和解表里之半，此则分消上下之势，随证变法，如杏、朴、苓等，或温胆汤之走泄。因其仍在气分，犹可望其战汗之门户、转疟之机括。○大凡看法，卫之后方言气，营之后方言血。在卫，汗之可也；到气，才可清气；乍入营分，犹可透热仍转气分而解，如犀角、元参、羚羊等是也；已入于血，就恐耗血动血，亟须凉血养血，如生地、丹皮、阿胶、赤芍等是也。若不循缓急之法，虑其动手便错耳。且吾吴湿邪害人最广，如面色白者，须要顾其阳气，湿胜则阳微也；法应清凉，用到十分之六七，即不可过，恐湿热一去，阳亦微也。面色苍者，须要顾其津液，清凉到十分之六七，往往热减身寒者，不可便云虚寒而骤投补剂，恐炉烟虽熄，灰中有火也。须细察精详，少少与之，慎勿直率而往。○又有酒客，里湿素盛，外邪入里，与之相搏，在阳旺之躯，胃湿恒多；在阴盛之体，脾湿不少。然其化热则一。热病救阴犹易，通阳最难。救阴不在补血，而在养津与汗；通阳不在温，而在利小便。○再论三焦之邪，不从外解，必成里结。里结者何在？阳明胃与大肠也，固须用下法。但伤寒热邪在里，劫灼津液，下之宜猛；此多湿邪内搏，下之宜轻。伤寒大便溏，为邪已尽，不可再下；湿温大便溏，为邪未尽，必大便硬，不可再攻，以矢燥为无湿矣。再人之体，脘在腹上，位处于中，按之痛，或自痛，或痞胀，当用苦泄，以其入腹近也。○妇人病温，与男子同，但多胎前产后，及经水适来适断。凡胎前病，古人皆用四物加减，恐邪害妊也。如热极，用井底泥，蓝布浸冷，覆盖腹上，皆是护胎之意，但要看其邪之可解处。用血腻之药不灵，又当审察，不可固执。然须步步保护胎元，恐正损邪陷也。至于产后，方书谓慎用苦寒，恐伤其阴。然亦要辨其邪能从上中解者，稍从证用之，亦无妨，不过勿犯下焦。且属虚体，当如虚怯人病邪而治，况产后当血气沸腾之际，最多空窦，邪易乘虚内陷，为难治也。○再若经水适来适断，邪陷少阳血室，仲景立小柴胡汤，提出所陷热邪，参、枣扶持胃气，以冲脉隶属阳明也。此惟虚者为合法。若邪热陷入，与血搏结者，又当宗陶氏小柴胡去参、枣，加生地、桃仁、山楂肉、丹皮或犀角等。若本经血结，少腹满痛者，则用本方去甘药加延胡、归尾、桃仁之属，气滞加香附、陈皮、枳壳等。然热陷血室之证，多有谵语如狂，与阳明胃热相似，此种病机，最须辨别。（《指南续刻》）

温病如何？《经》曰：不恶寒而渴者是也。不恶寒，则知其表无寒邪矣；曰渴，则知其肾水干枯矣。盖缘其人内素有火，冬时触冒寒邪，惟其有火在内，寒邪不能深入，伏藏于肌肤，自冬至春，历时既久，火为寒郁，肾水煎枯。盖甲木，阳木也，藉癸水而生。肾水既枯，至此时强木旺，无为发生滋润之本，故发热而渴。海藏谓新邪唤出旧邪，非也。若复有所感，表当恶寒矣。予以地黄汤滋其肾水，以柴胡舒其木郁，随手而应。(《赵氏医贯》)

《内经》论伤寒而反发热者，有三义：有当时即发者，曰人伤于寒，则为病热也；有过时发热者，曰冬伤于寒，春必病温也；有随时易名者，曰凡病伤寒而成温者，先夏至日为病温，后夏至日为病暑也。夫病温暑，当时即病者，不必论。凡病伤寒而成者，虽由于冬时之伤寒，而根实种于其人之郁火。内经曰：藏于精者，春不病温。此明冬伤于寒，春必病温之源。先夏至为病温，后夏至为病暑。此明冬不藏精，夏亦病温之故。夫人伤于寒，则为病热，其恒耳。此至春夏而病者，以其人肾阳有余，好行淫欲，不避寒冷，尔时虽外伤于寒，而阳气足御，但知身着寒，而不为寒所病。然表寒虽不得内侵，而虚阳亦不得外散，乃下陷入阴中，故身不知热，而亦不发热，所云阳病者，上行极而下也。冬时收藏之令，阳不遽发，寒愈久而阳愈匿，阳日盛而阴愈虚。若寒日少而蓄热浅，则阳火应春气而病温；寒日多而郁热深，则阳火应夏气而病暑。此阴消阳炽，从内而达于外也。《内经》之论脉证治法甚详，学者多不得其要领，仲景独挈发热而渴不恶寒为提纲，洞悉温病之底蕴，证治散见六经。如伤寒发热，不渴，服汤已。渴者，是伤寒、温病之关。寒去而热罢，即伤寒欲解证；寒去而热不解，是温病发见矣。如服桂枝汤大汗出后，大烦渴不解，脉洪大者，即是温势猖獗，用白虎加人参，预保元气于清火之时，是凡病伤寒而成温者之正法也。如服柴胡汤已，渴者，属阳明也，以法治之。夫柴胡汤有参、甘、姜、枣，皆生津之品，服已反渴，是微寒之剂不足以解温邪，少阳相火直走阳明也，是当用白虎加人参法。若柴胡加人参法，非其治矣。且温邪有浅深，治法有轻重。如阳明病脉浮发热，渴欲饮水，小便不利者，猪苓汤主之；瘀热在里，不得越，身体发黄，渴欲饮水，小便不利者，茵陈蒿汤主之。少阴病，得之二三日，口燥咽干者，大承气汤急下之。厥阴病，下利欲饮水者，白头翁汤主之。此仲景治温之大略也。夫温与暑，偶感天气而病者轻，因不藏精者其病重，此为自伤。若再感风土之异气，此三气相合而成温疫也。（柯韵伯）

《内经》冬不藏精，春必病温一语，是指天时，非指人事也。试观天明则日月不明，邪害空窍之句，意可见矣。夫一日之中，昼明而夜晦者，即藏精也；一岁之中，春生而冬藏者，亦藏精也。使人夜不晦，入冬不藏，人物能无夭札疵疠乎？且冬伤于寒，至春而病温者少；冬不藏精，至春而病温者多。盖寒乃冬令之正气，人知畏避，故病少；若冬阳开泄，天暖而雷，乃为淫气，人鲜忌惮，故病多。管窥如此，未识然否？（方星岩）

《经》曰：冬伤于寒，春必温病。《云笈七签》中改作冬伤于汗。甚妙！盖言冬时过暖以致汗出，则来年必病温。余细体验之，良然。冬日严寒，来春并无温疫，以其应春而寒，得时令之正故耳。且人伤于寒，岂能稽留在身，俟周年而后病耶？（刘松峰）

脉候

热病已，得汗而脉尚躁盛，此阴脉之极也，死；其得汗而脉静者，生。热病脉尚躁盛，而不得汗者，此阳脉之极也，死；脉躁

盛，得汗静者，生。（《灵枢》）

温病之脉，行在诸经，不知何经之动也？各随其经所在而取之。（《难经》）

温热怫郁，自内达外，非如伤寒从表而始。不悟此理，乃于温热病而求浮紧之脉，不亦疏乎？〇寒病传经，故脉日变；温热不传经，故脉不变。寒病脉浮洪有力者易治，芤细无力者难治，无脉者不治。温热则不然，温有一二部无脉者，暑热有三四部无脉者，被火所逼而藏伏耳，于病无妨。（周禹载）

选案

张子春夏月途行受热，延医服药二十余日，水浆不入，大便不通，唇焦舌黑，骨立皮干，目合肢冷，诊脉模糊。此因邪热熏灼，津血已枯，形肉已脱，亡可立待。贫士既无力服参，若仅以草木根皮滋养气血，何能速生？索我枯鱼矣。《经》云：精不足者，补之以味。古人猪肤汤、羊肉汤，可法也。属市猪肉四两，粳米三合，煮候融化，滤汁一碗，又取梨汁一杯，蜜半杯，与米肉汁相间。一昼夜呷尽，目微开，手足微动，喉间微作呻吟。次日，其伴求立方。予曰：此便是方，既效矣，可再行之。即此养其胃气，以生津液；濡其燥火，以回阴血，勿他求也。如是者三日，唇舌转润，退去黑壳一层，始开目能言，是夜便下燥屎，脉稍应指。再与六味汤加减，匝月而愈。夫医者意也，《经》云食肉则复，又云谷肉果菜，食养尽之，医贵变通，不胶于古，亦不离于古，乃可与言仁术。（汪赤崖）

附方

辛凉透表　治温热病邪从皮毛而入，初起发热，头昏，口燥，肢软，脉浮滑，舌淡微苔等证。苏梗、薄荷、杏仁、桑叶、甘草、桔梗、橘红、黄卷、通草，夹暑湿加滑石、香薷；咽喉不利加牛蒡。〇肺主皮毛，邪从皮毛而入，故用苏、薄、杏、桑之辛以解表。病初起即口燥，此内有积热，故用甘、桔、橘、卷以和里。加通草者，淡泻通利，使郁热从小便而出，亦轻清分消之法耳。〇肺为娇脏，部位最高，受戕最先，宜味淡轻扬，少佐微辛，正合《经》言肺欲辛之旨。此在上者治其上之法也。若羌、防等药，乃发散太阳风寒表邪，与此何关?《温热篇》云：误用辛温表散，是为重虚其表，灼劫津液；若加火熏，为再逆促命期矣。

芳香解秽　治温热病邪从口鼻而入，初起发热头昏，口燥肢软，呕恶胸满，脉浮滑，舌微白苔而兼淡黄等证，淡豉、苏梗、藿香、薄荷、郁金、橘红、甘草、桔梗、通草，引加鲜姜汁。〇兼暑湿加滑石、香薷；咽喉不利加牛蒡。〇大肠与肺为表里，同开窍于鼻；胃与脾为表里，同开窍于口。秽浊传染，口鼻吸受，故用芳香轻淡以开泄之。〇前方用辛凉，此方用芳香，皆汗法也。但此汗由于内清凉而气和畅，则阴汁未伤，元府开而汗自溢出矣。若辛温强汗，非徒无益，而又害之。〇伤寒用姜则煎之，取其能散表寒也；温热则用姜汁，惟取其去秽恶，不欲其走表也。虽同一用姜，而其法则异。

清里保津　治温热病邪伤卫而将伤营，壮热头眩，口渴心烦，脉滑数，舌苔黄白等证，葛根、薄荷、连翘、花粉、黄卷、牛蒡、桔梗、橘红、通草，引加淡竹叶、竹茹。〇无汗加紫苏、淡豉；兼暑湿加滑石、绿豆皮；呕恶加芦根、姜汁。〇口渴心烦，舌黄脉数，热势入里，肺津胃汁受灼矣。然犹未至于伤营，故仍从气分清散之，而加滋润之品，以充其化源。

分泻三焦　治温热病邪漫延三焦气分，时热时退，头眩耳鸣，目眦痛连耳后，烦渴胸满，脉弦数，舌苔黄白而干等证，桑叶、薄荷、橘红、花粉、枳壳、郁金、蒌皮、连翘、茯苓、猪苓，引加淡竹叶。○无汗加苏梗、香豉；呕恶加半夏、姜汁；兼暑湿加滑石、绿豆皮。○伤寒足少阳胆证也，治宜和解表里；温热手少阳三焦证也，治宜分消上下。治足少阳，禁吐、汗、下，亦禁利小便者，以胆无出路，惟有和之一法耳。此则三焦气分阻闭，宜以泻为主，桑、薄、橘、竹、花粉，泻上焦也；枳、郁、蒌、连，泻中焦也；二苓，泻下焦也。三焦分消，则邪无地容矣。

泄卫透营　治温热邪已伤营，壮热烦渴，筋骨酸痛，寝不能寐，脉洪数，舌绛苔黄而燥等证，连翘、花粉、知母、黄芩、黑栀、白薇、丹皮、赤芍、郁金、橘皮、银花，引加梨汁、蔗浆。○呕恶加芦根；昏愦加犀角、菖蒲；口苦耳聋加柴胡，转疟亦加之。○表邪入里，自肺系渐干包络，已伤营矣。身痛者，热逼筋骨，津液受伤也，慎勿认作表邪而投散剂。是方也，治以清凉，冀其转气透表，俾邪从汗泄，犹可战汗而解。方内用郁、橘、银花者，以其热熏膻中，浊蒙清窍，乃凉膈中兼芳香开泄法也。

凉膈泻心　治温热邪入心包，热渴，昏谵狂乱，或舌短语涩，口鼻失血，或昏愦而不知渴，脉洪疾促，舌紫苔黄，或有断纹芒刺等证，黄芩、黄连、生地、丹皮、石膏、知母、元参、黑栀、羚角、木通、金汁，引加竹叶心。○虚者加人参；口鼻失血，加犀角，重者加大青；内陷络闭，痉厥瘛疭，加至宝丹。○热入心包，清窍闭锢，火旺则水衰，故用苦寒之味，泻阳救阴也。

涤腑解毒　治温热邪入胃腑，热渴，腹满便秘，或发狂斑黄，肢厥，脉洪疾有力，舌焦或有断纹芒刺等证，黄芩、黄连、黄柏、石膏、黑栀、木通、大黄、金汁（如无，用人中黄代），痞胀加槟榔；

发狂加吞苦参丸；发斑失血加生地、犀角、桃仁；发黄加茵陈。〇胃属土，汗出热甚液干，故便秘；水不制火，故狂乱；热郁于中，而溢于表，故发黄；热蕴胃腑，透入营中，故发斑。不急下之，则阴水涸矣。病势未急，不可轻投；病势已急，切勿姑息。

以上七方，治邪自外入浅深之法。因证用方，随机应变，非以日数拘次第也。

表里双解　治温热邪自内出，初起寒战发热，头痛昏眩，烦渴痞满，脉实数，舌黄或白如积粉边绛等证，苏叶、杏仁、薄荷、香豉、连翘、花粉、甘草、橘皮、桔梗、猪苓、通草，呕恶加姜汁；兼暑湿加滑石、绿豆、香薷；咽喉不利加牛蒡。〇邪伏膜原，久化为热，因感而发，外达肌肤，其来也暴。是方苏、薄、杏、豉以解表；连翘、花粉以清里；甘、桔、橘皮以调中；猪苓、通草以分利。内外蕴伏，自此廓清。若误用辛温，发汗劫津，益助火邪，贻患匪轻。〇或曰：初起寒战，非感寒邪，何以若是？不知此之恶寒，由火郁于内，热甚生风，冲突元气，所以凛凛恶寒如疟之战栗，非真寒也。人每因此心疑，先投温散，岂知以风扇火，更助炎威，不能愈疾，反益疾矣。

清腑润燥　治温热病邪从膜原入胃，壮热头眩，烦渴痞满，喜冷恶热，脉滑数，舌苔黄燥等证，黄芩、知母、连翘、花粉、黑栀、赤芍、犀角、枳壳、香豉、郁金，引加梨汁、蔗浆。〇呕恶加芦根、姜汁；大渴加石膏；兼暑湿加益元散、绿豆皮；神愦加白薇、银花、菖蒲。〇邪由膜原入胃，胃有上下两口，虚而善受，邪入最易。邪入尚未结实，不宜骤攻，故用清解之法，以照顾津液，冀其战汗透表。热蕴则气郁，少加辛香以开泄之。

泻阳救阴　治温热病邪入腑结实，热渴痞满，便秘狂妄，或斑黄肢厥，脉洪疾有力，舌黑芒刺等证，黄芩、黄连、黄柏、石膏、大黄、枳壳、厚朴、黑栀、木通、犀角、金汁（如无，用人中黄代），大便燥结加元明粉；狂乱兼吞苦参丸；发斑失血加生地、桃仁；内陷昏闭瘛疭加至宝丹。〇热甚液枯，故口渴便秘；热结于中，故神昏脉疾；阳盛而阴失位，故四肢厥冷。斯时不攻，是犹养虎贻患矣。此方与前涤腑解毒同意，攻之余邪未尽者，延之一日，又复攻之，则邪荡涤净矣。或有证固当攻，奈元神将惫，欲攻不可者，须重加人参以驾驭之，亦冀挽于万一，不可坐视待毙也。

以上三方，治邪自内出之法也。自外入者渐，自内出者暴，故治法不同。

和阴清燥　治温热下后，病仍未衰，壮热神昏，烦渴脉急，舌焦等证，生地、元参、洋参、知母、麦冬、连翘、黄芩、芍药、黑栀、甘草、寒水石，引加桂圆、大枣。〇热甚昏乱，鼻煤，加川连、犀角、黄柏。〇温热病久，表里皆热，不分脏腑经络矣。下后正气渐亏，阴水几涸。是方也，生地、元参清心肾之火；黄芩、芍药清肝胆之火；寒水、知母清脾胃之火；麦冬、连翘清肺肠之火；更加栀子泻三焦之火，使之曲折下行；草、枣、参、圆和中扶正。此泻热润燥之通剂也。不论病从外入，与自内出，下后延缠不解者，通用此方治之。

苦泄宣通　治温热邪并中焦，胸膈痞满，懊侬干恶，脉沉实数，舌苔黄浊等证，厚朴、枳壳、橘皮、半夏、蒌仁、连翘、黄芩、郁金、茯苓、甘草，引加芦根、姜汁。〇燥热加黄连；烦渴加花粉、知母；腹胀加大黄、槟榔；噎逆加柿蒂、刀豆子。〇浊秽之气，自上而下，漫处三焦。此则并陷中脘，气阻不宣，故痞满懊侬。是方也，合小陷胸、半夏泻心二法，所以开其郁结而泻其热也。〇治伤寒，必燥结便秘方可任攻；治温热则不然。凡中有湿邪，便必不结，故但见痞满腹胀，即当下之，勿拘燥粪。何也？盖下其热，非攻其结也。

清中固脱　治温热邪迫下利，烦躁不安，垢秽无度，甚见脓血，脉沉数，舌苔焦黄等证，黄连、阿胶、黄芩、黄柏、黑栀、人参、茯苓、白芍、甘草，引加大枣、莲子。〇久利脓血，加白头翁、地榆、乌梅，甚者加余粮、石脂。〇病在下焦，热迫大肠，《经》云暴注下迫者是矣。利甚不止，元神欲惫，故用寒以清热，补以保元，涩以固脱，此救急之法也。

扶胃透汗　治温热病体虚不能战汗，形倦脉濡等证，人参（多寡酌用，另炖冲药服）。元气素弱之人，而患温热之候，邪欲外出，气从中馁，不能外达，故藉人参大力以助之，则邪气一涌而出矣。前人参苏饮、败毒散，此表汗剂中用参也；小柴胡汤、人参白虎汤、竹叶石膏汤，是和解剂中用参也；黄龙汤，是下剂中用参也。人参之功，无往不利，世人不知其妙，疑而不用，或用之不早，诚可惜也。喻嘉言《寓意草》言之甚详，医者宜究心焉。

养阴扶正　治温热病久正虚，余邪未清，或病愈而神犹昏，神清而热不退，虚烦盗汗，脉数无力，舌浊未净等证，地黄、阿胶、人参、麦冬、五味、当归、白芍、玉竹、茯神、丹皮、女贞，引加竹心叶、鸡子黄。〇神愦加郁金、远志、柏子仁；潮热虚烦，加鳖甲、青蒿、料豆。〇正旺则邪自余。此方滋阴清补最稳。〇温热病后，先宜滋阴，以津液受灼也。若早补阳，恐余热复炽，所谓炉烟虽熄，灰中有火也。若真元大亏，则不拘常法。

荷蜜饮　退热如神。荷叶露一杯，蜜汁三匙，绿豆一两。绿豆煎汤，入露蜜内，温服。

疫

经义

帝曰：余闻五疫之至，皆相染易，无问大小，病状相似，不施救疗，如何可得不相移易者？岐伯曰：不相染者，正气存内，邪不可干，避其毒气，天牝从来，复得其往，气出于脑，即不干邪。气出于脑，即室先想心如日；将入疫室，先想青气，自肝而出，左行于东，化作林木；次想白气，自肺而出，右行于西，化作戈甲；次想赤气，自心而出，南行于上，化作焰明；次想黑气，自肾而出，北行于下，化作水；次想黄气，自脾而出，存于中央，化作土。五气护身之毕，以想头上如北斗之煌煌，然后可入疫室。（《灵枢》）

哲言

疫疠之邪，从口鼻而入，舍于伏脊之内，去表不远，附近于胃，乃表里之分界，即《内经》所谓“横连膜原”者也。其热淫不正之气，若本气充者，邪不易入；适有内因，便乘外因。感之浅者，俟有触而发；感之深者，中而即发。其始阳格于内，营卫运行之机阻抑于表，遂觉凛凛恶寒，甚则四肢厥逆，渐至阳气郁极而通，厥回而中外皆热，昏昧不爽，壮热自汗。此时邪伏膜原，纵使有汗，热不得解，必俟邪溃自内达表，表里相通，振慄大汗，邪方外出。此名战汗，脉静身凉而愈也。若伏邪未尽，必复发热，其热有轻有重，因所感之浅深，元气之盛衰也。至于发出，方显变证，或从外解，或从内陷，外解则顺，内陷则逆，更有先后、表里不同。有先表后里者；有先里后表者；有但表不里者；有但里不表者；有表而里再表者；有里而表再里者；有表里分传者；有表多于里者；有里多于表者；此为九传。从外解者，有发斑、战汗、自汗、盗汗、狂汗等证；从内陷者，有痞闷、胀满、腹痛、便闭、热结旁流、协热下利、呕吐、谵语、舌黄黑苔芒刺等证。因证而知变，因变而知治，此言其略也。或曰：子言伤寒与瘟疫有霄壤之隔，今用三承气及抵当诸汤，皆伤寒方也。既用其方，必同其证，子何言之异也？曰：夫伤寒必有感冒之因，或单衣露风，或强力入水，或当筵出浴，随觉肌肤粟起，继而四肢拘急，恶风恶寒，头痛身疼，发热。脉浮紧，无汗，为伤寒；浮缓，有汗，为伤风。至于瘟疫初起，原无感冒之因，忽觉寒凛以后，但热而不恶寒。然亦有所触而发者，或饥饱劳碌，或焦思气郁，皆能触动其邪。但不因所触，无故自发者居多。且伤寒之邪，自毛窍入；瘟疫之邪，自口鼻入。伤寒感而即发；瘟疫多感久而后发。伤寒感邪在经，以经传经；瘟疫感邪在内，内溢于经，经不自传。伤寒感发甚暴；瘟疫多淹缠二三日，或渐加重。伤寒初起，以发表为先；瘟疫初起，以疏利为主。伤寒投剂，得汗即解；瘟疫发散，虽汗不解。伤寒投剂，可使立汗；瘟疫汗解，俟其内溃，汗出自然，不可以期。伤寒解以自汗；瘟疫解以战汗。伤寒汗解在前；瘟疫汗解在后。伤寒发斑，则病笃；瘟疫发斑，则病衰；伤寒不传染；瘟疫传染。各自不同。其所同者，其邪皆能传胃，至是同归于一，故皆用承气辈导邪而出，始异而终同也。但伤寒之邪，自肌表一迳传里，如浮云之过太虚，原无根蒂，有进无退，故下后即能脱然；瘟疫之邪，始则匿于膜原，根深蒂固，发时与营卫并交，客邪经由之处，营卫未有不被其伤者，因其伤故曰溃，然不溃则不传，不传则邪不出，邪不出则疾不瘳，故瘟疫下后，多有不能顿解者。又瘟邪每有表里分传者，一半向外传，则邪留于肌肉；一半向内传，则邪留于胃家。邪留于胃，故里气结滞；里气结滞，表气因而不通，于是肌肉之邪不能即达于表。下后，里气一通，表气亦顺，向郁肌肉之邪方能尽发于表，或斑、或汗，然后脱然。虽曰终同，及细较之，而终又有不同者矣。○邪之着人，如饮酒然，凡人醉则脉必洪数，气高身热，面目俱赤，常也。及言其变，各有不同，有醉后妄言妄动者；有虽沉醉而神思不乱者；有醉后应面赤而反白者；应委弱而反刚强者；应壮热而反寒慄者；有易醉易醒者；有难醉难醒者；有呵欠嚏喷者；有头眩眼花者。态度百出，总因其气血虚实不同，脏腑禀赋各异，更兼过饮少饮。考其情状，各自不同，至论其醉则一也。但解其酒，诸态如失。人受邪气，始则昼夜发热，日晡益甚，头疼身痛，舌上白苔，渐加烦渴，常也。及言其变，各自不同，或纯发热；或发热而兼凛凛；或先恶寒而后发热，后渐寒少热多，以至纯热者；或昼夜发热；或但潮热，余时热稍缓者；有从外解者；有从内传者；有呕吐哕者；有喘嗽者；有蛔厥者；有浮肿者；有黄苔、黑苔者；有口燥、舌裂、芒刺紫赤者；有鼻如烟煤者；有发黄、发斑及蓄血、吐衄、大小便血、汗血、嗽血、齿血者；有发颐疙瘩疮者；有首尾能食者；有绝谷者；有潜消者；有无故反复者；有愈后饮食胜常者；有愈后退爪脱发者。至论恶证种种，因其气血虚实之殊，脏腑禀赋之异，更兼感重感轻。考其证候，各自不同，至论受邪则一也。第逐其邪，诸证如失。○瘟邪为病，有从战汗、自汗、盗汗、狂汗而解者；有自汗淋漓，热渴反甚，终得战汗方解者；有表以汗解，里有余邪，不因他故，越三五日前证复发者；有无汗竟传于胃者；有胃气壅遏，必因下乃得战汗而解者；有发黄因下而愈者；有发黄因下而斑出者；有竟从发斑而愈者；有里证急，虽有斑，非下不愈者；又或男子适逢淫欲，或向来下元空虚，邪热乘虚陷于下焦，气道不通，以致小便闭塞，少腹胀满，每至夜发热者；或原有他病，一隅之亏，邪乘所损而传者。大抵邪行如水，洼处受之，传变不常，因人而使。○伤寒阴阳二证，方书皆对待言之，凡论阳证，即继阴证，读者以为阴阳二证，世间均有之病，所以临证之际，先将阴阳二证存于胸次，甚有不辨脉证，但窥其人多蓄少艾。或房事后得病，便疑为阴证，殊不知瘟病之至，虽僧尼、寡妇、室女、童男、旷夫、阉宦，皆不得免，与房欲何与焉？即使欲后感瘟，不过体虚，较壮者为难治耳，终是阳证，与阴证何与焉？瘟疫传入胃家，阳气内郁，不能外布，即便四逆。《经》曰：厥微热亦微，厥深热亦深。甚至冷过肘膝，脉沉而微；剧则通身冰冷，脉微欲绝，总为阳厥。夫瘟疫热病也，阴自何来？世间岂有阴证之瘟疫乎？○凡邪之所客有行伏，故治法有难易，取效有迟速。所谓行邪者，如正伤寒，始自太阳，或传阳明、少阳，或自三阳入胃，如行人经由某地，本无定处。在经汗解，在胃下愈，药到便可获效。所谓伏邪者，瘟疫之邪伏于膜原，如鸟栖巢，如兽藏穴，营卫所不关，药石所不及，至其发也，邪势渐张，内侵于腑，外淫于经，诸证渐显，然后可得而治之。方其浸淫之际，邪毒尚在膜原，此时但可疏利，使伏邪易出。邪毒既离膜原，乃观其变，或出表，或入里；然后可导邪使去。初发之时，毒势方张，莫之能御，不惟不能即瘳，病证且反加重，病家更医，医家不解，亦自惊疑。不知先时感受邪甚则病甚，邪微则病微，病之轻重，非关于医。所以瘟邪方张，势不可遏，但使邪毒速离膜原为贵。治法全在后段工夫，识得表、里、虚、实、轻、重、缓、急，投剂不瘥，可以万全，即使感之重者，按法治之，亦无殒命之理。若夫久病枯极，酒色耗竭，耆耄风烛，更加瘟疫，自是难支，又不可同日而语。○诸窍乃人身之户牖，邪自窍入，必由窍出。《经》

曰：未入于腑者，可汗而已；已入于腑者，可下而已。麻征君汗、吐、下三法，总是导引其邪从门户出，可为大纲。瘟疫首尾一属于热，独不言清热者，盖热因邪而发，但治其邪，而热自已。夫邪之与热，若形影相依，形亡而影未有独存者。若纯用寒凉，专务清热，既无导引之能，焉能使邪从窍而出？是忘其本，徒治其标，何异捕影！○瘟邪始结膜原，气并为热，胃本无病，及邪传胃，烦渴口燥，舌干苔刺，气喷如火，心腹痞满，午后潮热，此应下之证也。殊不知热不自成，皆由邪在胃家，阻碍正气，郁而不通，留积而成。必投承气逐去其邪，气行火泄，而热自已。若概用寒凉，何异扬汤止沸？今医好用黄连解毒、泻心等汤，热谓淫所胜，治以寒凉，反指大黄能泄损元气，黄连清热，更无下泄之患。凡遇热证，大剂与之，其病转剧，犹言服黄连热不能清，数也。不知黄连苦而性滞，寒而气燥，与大黄虽均为寒药，但大黄走而不守，黄连守而不走，一燥一润，一通一塞，相去甚远。瘟疫首尾以通行为治，若用黄连，反招闭塞之害，邪毒何由泄？病根何由拔耶？○瘟疫可下者，约三十余证，不必悉具，但见舌黄、心腹痞满，便于达原饮中加大黄下之。余邪入胃，仍用小承气汤彻其余毒。大凡客邪贵乎早治，乘人气血未乱，津液未耗，投剂不至掣肘，早拔病根为要。但要量人之虚实，度邪之轻重，察病之缓急，揣邪气离膜原之多寡，然后投药，无太过不及之弊，勿拘拘于下不厌迟之说。应下之证，见下无结粪，或以为下早，或以为不应下之误，殊不知承气本为逐邪而设，非专为结粪而设也。必俟其粪结，血液为热所搏，变证叠起，是犹养虎贻患，医之咎也。况多有溏粪失下，但蒸作极臭如败酱，如藕泥，临死不结者，岂徒孜孜粪结而后行哉？试观老人血液衰少，多生燥结；病后血气未复，亦多燥结。

所谓不更衣十日，无所苦者，有何妨害？以是知燥结不致损人，邪毒之为殒命也。○疫证心下胀满，乃邪毒传于胸胃，以致升降之气不利，因而胀满，实为客邪累及本气。但得客邪一除，本气自然升降，胀满立消，所谓一窍通而诸窍皆通，向所郁于胸胃之邪，由此而下，譬若河道阻塞，前舟既行，余舟连尾而下矣。若纯用破气之品，津液愈耗，热结愈固，滞气无门而出，瘟毒无路而泄，乃望其宽胸利膈，惑矣。○凡人大劳、大欲，及大病、久病，气血两虚，阴阳并竭，名为四损。此际又加疫邪，并为难治。以正气先亏，邪气日陷，猝难得解。谚云：伤寒偏死下虚人。正谓此也。凡遇此证，不可以常法正治，当从其损而调之。○病有纯虚纯实，非补即泻。设遇既虚且实者，补泻间用，当详孰先孰后，从少从多，可缓可急，随证调之。○病有先虚后实者，宜先补后泻；先实后虚者，宜先泻后补。所谓先虚后实者，或因他病先亏，或因年高体弱，或因先有劳倦，或因新产下血过多，或旧有吐血、崩漏等证。瘟疫将发，触动旧疾，并宜先补后泻，初投补剂一二帖，觉虚证稍退，便宜治邪。若补多助邪，祸害随至。所谓先实后虚者，瘟邪应下失下，血液为热搏尽。原邪尚在，宜急攻邪，邪退六七，宜急补正，虚回五六，慎勿再补，多补则邪复起矣。攻后虚证见者，方可用补，若意度其虚，误用补剂，贻害不浅。○有邪不除，淹缠日久，必至尫羸。庸医望之，辄用补剂，殊不知邪去而正气得通，何患虚之不复？今投补剂，邪气日锢，正气日郁，转郁转热，转热转瘦，转瘦转补，乃至骨立而毙，犹言补之不及数也。终身不悟，杀人多矣。○瘟疫，热病也。邪气内郁，阳气不得宣布，积阳为火，阴血每为热搏。解后余焰尚在，阴血未复，大忌参、芪、白术，得之反助其壅；余邪留伏，不惟目下淹缠，日后必变生他证，皆骤补之为害也。若解后阴枯血燥者，宜清燥养营汤。大抵瘟疫愈后，调理之剂投之不当，不如节饮食静养为上。〇向谓伤寒无补法者，以伤寒、瘟疫均是客邪。彼伤于寒者，乃感天地之正气，尚嫌其填实而不可补；今瘟疫乃感天地之毒气，补之壅裹其毒，则邪火愈炽，故误补尤甚。此言其常也。及言其变，则又有应补者，或日久失下，真阴受伤；或久病先亏；或先受大劳；或老人枯竭。此类皆当补泻兼施。设独泻而增虚证者，急宜峻补；补后虚证不退，及加变证者危。〇孕妇瘟疫，设遇下证，即随证施治，毋惑于安胎之说，反用补剂，致令邪火壅郁，热毒愈炽，胎愈不安。惟用承气逐去其邪，火毒消弭，炎熇顿转清凉，人安而胎自固，孰谓大黄非安胎之药乎？但宜早而不宜迟，若待腹痛如锥，腰痛如折，胎欲堕矣，药亦无及。或问孕妇而投承气，设邪未逐，先损其胎，奈何？予曰：结粪、瘀热，肠胃间事也；胎附于脊，肠胃之外，子宫内事也。药先入胃，瘀热既通，胎无热逼，而得所养，兴利除害于返掌之间，何患之有？但毒药治病，衰其大半而止，慎勿过剂。（吴又可）

圣王御世，春无愆阳，夏无伏阴，秋无凄风，冬无苦雨，乃至民无夭札，物无疵疠，太和之气，弥满乾坤，安有所谓瘟疫哉？然而《周礼》傩[1]以逐疫，方相氏掌之，则瘟疫之由来，古有之矣。乡人傩，孔子朝服而致其诚敬，盖以正气充塞其间，俾疫气潜消，乃位育之实功耳。古人元旦汲清泉，以饮芳香之药；上巳采兰草，以袭芳香之气，重涤秽也。张仲景著《伤寒论》，欲明冬寒、春温、夏秋暑热之正，自不能并入疫病，以混常法，然至理已毕具于脉

1　傩：音 nuó。指旧时迎神赛会，是一种驱逐疫鬼的活动。

法中。叔和不为细绎，究竟所指之疫，仍为伤寒、伤温、伤暑热之正病耳。夫四时不正之气，感之者因而致病，初不名疫也。因病致死，病气、尸气混合不正之气，斯为疫矣。所以饥馑兵凶之际，疫病盛行，大率春夏之交为甚。盖温暑湿热之气，交结互蒸，人在其中，无隙可避。病者当之，魄汗淋漓。一人病气，足充一室，况于沿门阖境。种种恶秽，人受之者，亲上亲下，病从其类，有必然之势。如世俗所称"大头瘟"者，头面、腮颐肿如瓜瓠者是也；所称"虾蟆瘟"者，喉痹失音，颈筋胀大者是也；所称"瓜瓤瘟"者，胸高胁起，呕汁如血者是也；所称"疙瘩瘟"者，遍身红肿，发块如瘤者是也；所称"绞肠瘟"者，腹鸣干呕，水泻不通者是也；所称"软脚瘟"者，便清泻白，足重难移者是也；小儿痘疮尤多。以上疫证，不明治法，咸委劫运，良可伤悼！大率温、疫、痘、疹，古昔无传，予幸微窥仲景一斑。其《脉法篇》云：寸口脉阴阳俱紧者，至脐筑湫痛，命将难全。凡二百六十九字，阐发奥理，全非伤寒中所有事，乃论疫邪从入之门，变病之总。篇中大意，谓人之鼻气通于天，故阳中雾露之邪者，为清邪，从鼻息而上入于阳，入则发热头痛，项强颈挛，正与俗称大头瘟、虾蟆瘟之说符也。人之口气通于地，故阴中水土之邪，为饮食浊味，从口舌而下入于阴，入则其人必先内慄，足膝逆冷，便溺妄出，清便下重，脐筑湫痛，正与俗称绞肠瘟、软脚瘟之说符也。然从鼻从口所入之邪，必先注于中焦，以次分布上下，故中焦受邪，因而不治则胃中为浊，营卫不通，血凝不流，其酿变即俗称瓜瓤瘟、疙瘩瘟等证，则又阳毒痈脓、阴毒遍身青紫之类也。此三焦定位之邪也。若三焦邪混为一，内外不通，藏气熏蒸，上焦怫郁，则口烂食断。卫气前通者，因热作使，游行经络、脏腑，则为痈脓；营气前通者，因召客邪，嚏出声嗢咽塞，热壅不行，则下血如豚肝。然以营卫渐通，故非危候。若上焦之阳、下焦之阴，两不相接，则脾气于中难以独运，斯五液注下，下焦不阖，而命难全矣。伤寒之邪，先行身之背，次行身之前，次行身之侧，由外廓而入；瘟疫之邪，则直行中道，流布三焦。上焦为清阳，故清邪从之上入；下焦为浊阴，故浊邪从之下入；中焦为阴阳交界，凡清浊之邪，必从此区分。甚者，三焦相混，上行极而下，下行极而上，故声嗢、咽塞、口烂、食断者，亦复下血如豚肝，非定中上不及下、中下不及上也。伤寒邪中外廓，故一表即散；疫邪行在中道，故表之不散。伤寒邪入胃府，则腹满便硬，故不可攻下；疫邪在三焦，散漫不收，下之复合，此与治伤寒表里诸法有何干涉？治法，未病前预饮芳香，则邪不能入，此为上也；邪既入，则以逐秽为第一义。上焦如雾，升而逐之，兼以解毒；中焦如沤，疏而逐之，兼以解毒；下焦如渎，决而逐之，兼以解毒。营卫既通，乘势追拔，勿令潜滋。或问：春、夏、秋蒸气成疫，岂冬温独非疫耶？余曰：冬月过温，肾气不藏，感而成病，正与不藏精之春温无异。计此时有春无冬，三气即得交蒸成疫，然遇朔风骤发，则蒸气化为乌有矣。是以东南冬月，患正伤寒者少，患冬温及痘疮者多；西北则秋冬春皆患正伤寒，殊无瘟疫、痘疮之患。此何以故？西北土高地燥，即春夏，气难上升，何况冬月之凝沍；东南土地卑湿，为雾露之区，蛇龙之窟，其温热之气，得风以播之，尚有可耐，设旦暮无风，水中之鱼，衣中之虱，且为飞扬，况于人乎？蒸气中，原杂诸秽，益以病气、尸气，无分老少，触之即病，此时朔风了不可得，故其气转积转暴，虽有熏风，但能送热，不能解凉。叔和以夏应大热而反大寒为疫，岂知大寒正疫气消弭之候乎？（喻嘉言）

《说文》云：疫者，民皆病也，厉鬼为灾。《礼记》云：孟春之月，先王掩骼埋胔[1]，正以是月天气下降，地气上升，诚恐胔骼秽恶之气有害人物，故掩埋之。盖以人在气交之中，如鱼在水，一毫渣滓混杂不得。设川泽泼灰，池塘入油，鱼鲜有得生者。人受疫气，何以异此？（林北海）

一辨气：风寒之气，从外入内，初病无臭气触人，必待数日传阳腑证之时，亦只作腐气，不作尸气。瘟疫之气，从中蒸达于外，初病即有臭气触人，轻则盈于床帐，重则蒸然一室，且专作尸气，不作腐气，以人身脏腑气血津液，得生气则香，得败气则臭。瘟疫，败气也，人受之自脏腑蒸出于肌表，气血津液逢蒸而败，因败而溢，溢出有盛衰，充塞有远近也。五行原各有臭气：木臊、金腥、心焦、脾香、肾腐，以臭得其正，皆可指而名之。若瘟疫，乃天地之杂气，非臊、腥、焦、香、腐，其触人不可名状，非善者不能辨之。辨之既明，治之毋惑，知为瘟疫，而非伤寒，则凡于头痛发热诸表证，不得误用辛温发散；于舌黄烦渴诸里证，当清、当下者，亦不得迟回瞻顾矣。〇二辨色：风寒主收敛，敛则急，色多绷急光洁；瘟疫主蒸散，散则缓，色多松缓垢晦。人受蒸气，则津液上溢于面，头目之间，故多垢滞，或如油腻，或如烟熏。望之可憎者，皆瘟疫之色也。〇三辨舌：风寒在表，舌多无苔，即有白苔，亦薄而滑，渐传入里，方由白而黄，由黄而燥，由燥而黑。瘟疫一见头痛发热，舌上即有白苔，且厚而不滑，或色兼淡黄，或粗如积粉；若传经入胃，则兼二三色。又有白苔即燥与至黑不燥者，大抵疫邪入胃，舌苔颇类风寒，以兼湿之故，而不作燥耳。惟在表时，舌苔白厚，

1 胔：音 zì，肉腐也。

异于伤寒。能辨于在表时不用辛温发散，入里时而用清凉攻下，斯得矣。〇四辨神：风寒之邪伤人，令人心知所苦，而神自清，如头痛、寒热之作，皆自知之；至传里入胃，始神昏谵语。缘风寒为天地正气，人气与之乖忤而后成病，故其气不昏人神识也。瘟疫初起，令人神情异常，大概烦躁者居多，或如痴如醉，扰乱惊悸，问其所苦，则不自知，间有神清而能自主者，亦多梦寐不安，闭目即有所见，此即谵妄之根。缘瘟疫为天地邪气，中人人病，中物物伤，故其气专昏人神志也。〇五辨脉：瘟疫之脉，传变后与风寒颇同，初起时与风寒迥异。风寒从皮毛而入，一二日脉多浮，或兼紧、兼缓、兼洪而皆浮，迨传入里，始不见浮，其至数亦清楚而不模糊；瘟疫从中道而变，自里出表，一二日脉多沉，迨至里出表，脉始不沉，或兼弦、兼大而皆不浮，其至数则模糊而不清楚。其初起，脉沉迟，勿作阴寒断，沉者邪在里也，迟者邪在阴分也。脉象同于阴寒，而气色、舌苔、神情不同。或数而无力，亦勿作虚视，缘热蒸气散，故脉不能鼓指，但当解热，不宜补气。受病之因不同，故同脉而异断也。〇时疫兼寒，能令病势增剧；兼风，反令病势易解。以寒主凝泣，则疫邪内郁，郁一分，病势增重一分；风主游扬，则疫邪外疏，疏一分，病势解散一分。〇时疫，有似疟、转疟、兼疟之不同，用药亦异。似疟者，寒热往来，或一日二三度发，或一日一发而无定时。时疫初起多有之。转疟者，时疫已经汗、下，余邪不解，复作寒热，转成疟状。时疫末路多有之。兼疟者，乃寒暑时疫合病，其证寒热有期，疟证全具，但热多寒少，燥渴昏愦。秋令多有之。所以然者，因疫邪盘踞膜原，欲出表而不能透达，欲陷里而未得空隙，故见半表半里之证也。治宜达原饮加柴胡为主。〇时疫与疟证，不甚相远。疫乃湿、温二气合病，疟乃风、寒、暑、湿四气合病，其邪气之杂而不纯，相类也。疟邪横连膜原，时疫亦盘踞膜原，其受邪之处，亦相类也。但时疫之温气发，则为亢阳，故宜下、宜清之证多；疟之暑气伏，则为郁滞，故宜宣、宜利之证多。所以疫之初起方用达原饮，与疟之初起方用清脾饮，药品亦多相类。至其传变，则缓急轻重，迥乎不同也。〇时疫必得汗下而后解。脾虚者表不能作汗，里不任攻下。或得汗矣，而气随汗脱；得下矣，而气从下脱。治此者，汗勿强汗，发表兼扶元养正，人参败毒散是也；下勿轻下，攻里必兼固气生津，黄龙汤是也。其外证无大分别，惟脉不任按耳。然邪有进退，当其病进邪张之时，脉亦寻按有力，不可泥也，必合气色、神情、脉证相参。如面色萎黄，神情倦怠，气息微促，及心悸耳鸣，皆脾虚中气不振之象。〇时疫夹脾虚者为难治，夹肾虚者更难。时疫属热证，肾虚则手足厥冷；时疫属实邪，肾虚则眩晕惊悸，腰膝痿软。肾虚之中，又当审其阳虚阴虚：疫邪必待汗下而后解，阳虚者，一经汗下，则脱绝之证随见；阴虚者，一经汗下，则枯竭之证随见；必须时时谛察。凡在表时，见有腰痛异常，小便频数，膝胫痿软，表药中须加人参，阳虚兼杜仲，阴虚兼熟地，以照顾肾气。若入里，当下必以黄龙汤为主；当清必以人参白虎汤为主。或屡清屡下而热更甚，舌燥无苔或有黑苔愈清愈长，或有燥苔愈下愈燥，察其阳明无实邪可据，治以六味地黄汤加知、柏。所谓寒之不寒，责其无水，壮水之主，以制阳光者，此也。倘仍不应，或合生脉散滋水之源；或合四物汤益血之海。似此热势燎原，非杯水所能拯救，须大作汤液，药味必以两许，汤液必以斗计，方有济耳。（戴麟郊）

伤寒之邪，自表传里；温热之邪，自里达表；疫疠之邪，自

阳明中道随表里虚实而发，不循经络传次，故不能一发便尽。（《张氏医通》）

瘟疫，邪从口鼻而入，故多带阳明证者，以手阳明属大肠，与肺为表里，开窍于鼻；足阳明属胃，开窍于口也。其不可治者，属下元虚耳。（缪仲淳）

伤寒由表入里，故少阳证见则病甚；时疫由中出表，故少阳证见则病退。斯二者皆以耳聋验之。○病至少阳即尽者，耳聋而愈；病至阳明方尽者，发斑而愈；病至太阳始尽者，自汗、狂汗、战汗而愈。（《医参》）

瘟疫本即伤寒，无非外邪之病，但染时气少长率相似者，即谓之瘟疫。古云：瘟疫因春时温气而发，郁热自内达外，初非寒伤于表，治法于正伤寒不同。此说固若近理，而实有未然。盖瘟疫若非表证，何以必汗而后解？故余谓：其先受寒邪，再触则发，理势然也。但时有寒热，证有阴阳，谓因证因时则可，谓非寒伤于表则不可。○古云：瘟病在三阳者多，三阴者少。然亦不可拘泥，若见阴证、阴脉，是即三阴病也。宜辨而治之。○凡治伤寒瘟疫表证，初感速宜取汗，所谓汗不宜迟也。然取汗之法，当察其元气病气之虚实：若表证已具，而元未太亏者，但以辛平之剂，散之可也；若兼杂证，则当察其寒、热、温、凉，酌宜施治；若身虽大热，而脉见虚弱者，必不易汗，此即当详察补法，酌而治之。倘不知标本，而概行强散，营竭必死。○凡治伤寒瘟疫，有宜吐者，必其上焦有滞，或食、或痰结于胸膈，而邪不得散者，当吐也；或寒邪浊气内陷膈间，而为痞为痛者，当吐也。盖吐中自有发散之意。若中气虚寒，脉弱无力，及气短虚烦不安者，皆不可吐。凡用吐药，中病即止，不必尽剂。○凡治伤寒瘟疫，有宜清利者，盖火实者宜清，气实者宜行，食滞者宜消，痰盛者宜化，皆所谓清利也。凡此数者，滞去则气行，而表邪自解。然此宜用于邪实等证，而本非虚证之所宜。其有虚中挟实者，不妨少为兼用，此中权度，自有其宜也。〇凡治伤寒瘟疫，有宜下者，必阳明邪实而秘结腹满者，或元气素强而胃气素实者，方可下之。若大便虽数日不行，而无胀满之状，或连日不食，而脐腹坦然者，此其阳明胃腑本无实邪，不可妄下以泄中气。盖诸误之害，下为尤甚，不可忽也。〇凡治伤寒瘟疫，有宜温者，为其寒邪凝滞，阳不胜阴，非温不能行，非温不能复也。如寒在经者，以邪在表也，宜用温散；寒在脏者，以阳气虚也，或宜温补，或止温中。然用温法，但察其外虽热而内无热者，便是假热，宜温不宜凉也；病虽热而元气虚者，亦是假热，宜温不宜凉也。真热者谁不得而知之，惟假热为难辨耳。大都实证多真热，虚证多假热。真假不识，误人不浅。〇凡治伤寒瘟疫，用补之法，与用攻用散者不同。盖攻散所以去实邪，其力峻，其效速，故取效在一二剂之间，而此不效，必其用之不善也。至若补者，所以补虚，其力柔，其功缓，但察其服补无碍，或略见相投，便是得力，轻者二三剂，重者十余剂，方得见功。若不知此理，但于一二剂间未见速效，庸谗起，惑乱生，全功尽弃矣。（张景岳）

古人言“温”而不言“瘟”，特所言之“温”与“瘟”相同，则“温”“瘟”为一病也明矣。后人加以“疒”字，变“温”为“瘟”，是就病之名目而言，岂可以“温”、“瘟”为两证乎？其曰春温、夏温、秋温、冬温，总属强立名色，其实皆因四时感“瘟”气而成病耳。其曰风温、湿温、温疟、温暑者，即瘟病而兼风、湿、暑、疟也。其曰瘟毒者，言瘟病之甚者也。其曰热病者，就瘟病之发于夏者而言也。至于晚发之说，更属不经。夫冬月寒厉之气，感之即病，哪容藏于肌肤半年无恙，至来岁春夏而始发者乎？此必无之理也。至于“疫”字，传以民皆疾解之，以其为病，延门阖户皆同，如徭役然。去“彳”加“疒”，不过取其与疾字相关耳。须知疫病所赅甚广，瘟疫者不过疫中之一证耳。此外尚有藏疫、杂疫之殊，而瘟疫书中，却遗此二条，强分瘟病、疫病而各立方施治。及细按其方论，漫无差别，不可从也。吁！“瘟疫”二字，尚不明其义意，又奚以治瘟疫哉？〇《景岳全书》各门讲解俱极精详，惟将伤寒、瘟疫二证搅作一团，未曾分晰。夫瘟疫与伤寒迥乎不同，治法亦异，何谓温疫本即伤寒乎？夫既曰本即伤寒，再立瘟疫一门，岂非赘瘤乎？且既曰本即伤寒，而又曰染时气而病，吾不知先伤于寒而后为时气所染乎？抑染时气而后为寒所伤乎？抑二者并集于一人之身乎？总缘伤寒、瘟疫，原未看清。犹做文者，认题不真，下笔便错，虽词藻绚烂而不中肯綮，总属尘饭土羹。最不敢从者，发汗峻补二条。抑知瘟疫岂强汗之所能解，而峻补岂可施于热毒之人乎？惟汗、下后，或显虚证，或虚人久病而感瘟者，补法亦自不可少也。〇吴又可之《瘟疫论》，世所盛行，其中达原饮固为治瘟疫之良方，第言瘟邪浮越于某经者，即加某经之药，止有三阳在表治法。至于邪之传里者，仅有入阳明胃腑一条，三阴略而不及。夫云邪伏膜原，自内达外，不似伤寒之按次传经则可，若曰邪总不入三阴，是将脏腑经络划然中断，而人身之营卫，扞格而不通矣。每见患瘟疫者，腹满便实，自利发黄，四肢厥逆，非传入足太阴经乎？舌干口燥，咽痛，但欲寐，非传入足少阴经乎？烦满囊缩，冲逆动摇，胁肋诸痛，非传入足厥阴经乎？不特此也，有患在皮毛而哮喘咳嗽者，此邪之入肺也；

有患在神志而昏冒喜笑者，此邪之入心也。是则五脏六腑，瘟邪传变，无所不到，谓瘟邪止在三阳经，必无是理。（《说疫》）

疫疠一证，邪从口鼻而入，直行中道，流布三焦，非比伤寒六经可表、可下。夫疫为秽浊之气，古人所以饮芳香采兰草者，重涤秽也。及其传变，上行极而下，下行极而上，是以邪在上焦者为喉哑，为口糜；若逆传膻中者，为神昏舌绛，为喉痛丹疹。治法：清解之中，必佐芳香宣窍逐秽，如犀角、菖蒲、银花、郁金等类，兼进至宝丹，从表透里，以有灵之物，内通心窍，搜剔幽隐。若邪入营中，三焦相混，热愈结，邪愈深者，理宜咸苦大制之法，仍恐性速直走在下，故用元参、金银花露、金汁、栝蒌皮轻扬理上，所谓仿古法而不泥其法者也。考是证，惟张景岳、喻嘉言、吴又可论之最详。然宗张、喻二氏，恐有遗邪留患，若宗吴氏，又恐邪去正伤，惟在临证权衡，无盛盛，无虚虚而遗人夭殃，方不愧为司命矣。（《临证指南》）

认疫若何？于闻见中但有两三人病情相同者，便要留心。留心若何？病有怪怪奇奇，不近情理，较诸伤寒、风温、湿温、温热、暑暍等门迥乎大异者，即疫也。脉证不必大凉，而服大凉之药，似有害而终无害者，即疫也。脉证可进温补，而投温补之剂，始似安而终不安者，即疫也。○春温、夏热、秋燥、冬寒，固病之常。若夫疫者，秽恶之气，互相传染，吴又可论之详矣。惟吴氏谓从口鼻而入，即踞膜原；愚谓既由口鼻吸受，肺为出入之门户，无有不先犯肺者。疫皆热毒，肺金所畏，每见此证之身热，先有憎寒者，肺先病也；继而充斥三焦，或有径入心包者。所云厉气，无非郁热。是以喻西昌所讲“瘟”“温”二字，未尝区别，盖亦有见乎此耳。况所云上焦如雾，升逐解毒；中焦如沤，疏逐解毒；下焦如渎，决逐解毒。总不脱一“毒”字者，其为郁热，意在言表矣。更有患此病者，纵饮冷水，亦能汗解，此非热毒之明验乎？至于疫邪虽解，而肺蓄余热，每多咳呛、肌热、自汗等证，亦所谓肺先受病而未愈之明征也。又有大旱之年，水涸日烈，河水每多热毒，饮其水者，多发疫痢，以痢门常法治之无效，余于治痢方中加以贯众之苦寒解毒，无不应手。此亦热毒之一验也。〇治疫之法，总以“毒”字为提纲，凭他如妖似怪，自能体会无疑。君如不信，试观古今治疫之方，何莫非以解毒为主？吴又可之专用大黄，非解毒乎？张路玉之酷喜人中黄，而以童便配葱、豉为起手方，非解毒乎？叶天士之银花、金汁必同用犀角、黄连、生甘草等味，十方九用，非解毒乎？故喻氏有要言不繁，观其旨，上中下则有升、疏、决之异，而独于“解毒”一言，叠叠紧接，不分彼此，岂非反复叮咛，示人真谛也哉？（《吴医汇讲》）

疫病是天地不正之异气，四时皆有，能传染于人，以气感召，从口鼻而入，不比风寒乃天地之正气，从皮毛而入，不传染于人者也。又与疟相似，但疟乃天地暑热之正气，呆在少阳一经，寒热各半，不比疫病起始凛凛恶寒，继而大热，昼夜不退。寅卯二时，是疫病交关之所，此时热可暂退，过此又发大热矣。疫病亦有间日发寒热者，但发时寒短热长，不呵欠，不鼓颔为异耳。医家大病，概认作伤寒施治，误谓邪从毛窍而入，药进羌、防，以散太阳之邪；又为谓少阳、阳明二经，药进柴、葛，以散少阳、阳明之邪。不知疫邪从口鼻而入，多在膜原，表散不惟疫邪不能解，反耗津液元气，邪反乘虚入里，或传厥阴，人事昏沉，而元气败坏，血液耗灼，未有不死者矣。余创立救阴解疫毒一方，初病即用，意谓先补正气，正旺则内脏坚固，邪无由而入；阴回则津液内生，邪不攻而自走，即仲景建中汤之意也。且内有甘草、黑豆、银花、黄泥之属，解热毒之邪于扶正之中，又何患热不退而病不痊耶？若其人本体素虚，救阴不效，则从用八味以救阳；其人本体脾虚，救阴不效，则从用补中、异功以救土，此又法之变也。〇厉气之来，从鼻而入者，则伏于膜原；从口而入者，则干于胃腑。其间体实而受邪者，有之；体虚而受邪者，有之，本热而假寒者，有之；本寒而假热者，有之。非可尽投膏黄，纯用芩、连而专以丹溪、河间为法者也。盖时疫之初发，与伤寒似同而实异，时疫之传，与伤寒似异而实同。当其邪在三阳也，恶寒壮热，头痛身痛，口渴引饮，呕吐下利，脉大而数。达原饮乃驱邪离散直达巢穴之药，白虎、承气乃辛凉推荡清火逐邪之剂，惟壮实之体宜之。倘遇内虚之辈，白虎失其过寒，承气失其过攻。至于邪陷三阴，脏气受敌，见证神昏目定，撮空捻指，谵妄舌黑，脉沉细而数，种种恶证叠出，元气由邪热而亏，胃气由邪热而耗，脏气由邪热而伤。不知变计，徒拘攻下一法，虚虚之戒，可不慎欤？余兄广期谓：疫病乃热毒为害，治以逐疫解毒为第一义。因立乾一老人汤一方，除疫毒而退热邪，正与喻氏所谓升逐、疏逐、决逐兼以解毒之意同，可称治疫之圣药也。（《会心录》）

疫邪来路两条，去路三条，治法五条尽矣。何为来路两条？有在天者，此非其时而有其气，邪从经络而入，则为头痛发热、咳嗽发颐、大头之类；有在人者，此互相传染，邪从口鼻而入，则为憎寒壮热、胸膈满闷、口吐黄涎之类。所谓来路两条者此也。何为出路三条？在天之疫，从经络而入者，宜分寒热，用辛温、辛凉之药以散邪，如香苏散、普济消毒饮，俾其邪仍从经络而出也；在人之疫，从口鼻而入者，宜芳香之药以解秽，如神术散、正气散，俾其邪仍从口鼻而出也；至于经络、口鼻所受之邪，传入脏腑，渐至潮热谵语、腹满胀痛，是毒气归内，疏通肠胃，始解其毒，法当下之，其大便行者，则清之，下后而余热不尽者，亦清之。所谓去路三条者此也。何为治法五条？曰发散，曰解秽，曰清，曰下，曰补，所谓治法五条者此也。（程钟龄）

饥荒多疫，气候失和，加以饮食失节，以身之虚，逢天之虚，则病作矣。万历壬午，久旱民饥，热疫流行，初起寒热拘挛，次变斑黄、狂躁，死者相继。治用人参败毒散先发其表，次用人参柴胡汤以和解。右脉大于左，自汗，胸腹不胀，无表里证见者，治用补中益气汤，活者甚多。此中气先因饥馁受亏，已属内伤不足，若用正伤寒之法大汗、大下，岂不杀人？〇疫病当分天时寒暄、燥湿，病者虚实、安逸，因时制宜，不可拘泥。如天时久旱，燥令流行，民多热疫，忌用燥剂，治宜解毒润燥；天久淫雨，湿令流行，民多寒疫，忌用润剂，治宜燥湿理脾。（《医学六要》）

大饥之后，必有大疫。疫邪中人，从口鼻而入，舍于膜原。方书虽有寒疫、热疫两种，而热疫恒多，最为真阴之贼。其见证也，始则头眩目胀，或痛或不痛，腰腿酸软，胸闷口渴，或但口干而不渴，微恶寒，或有汗，或无汗；继则不恶寒，而但热无汗，午前热微，午后热炽。初治用达原饮一二剂，感轻者可愈，否则壮热口干、舌黑谵语等证渐见。时师见热不退，头疼腰酸无汗，则曰表未解也，三阳经表药全施；见舌黑，谵语烦躁，则曰里证急也，白虎、承气杂进。呜呼！危矣。此证初起，用达原饮不解，即当出入于六味饮、甘露饮、疏肝益肾汤等方，大剂与之，少加柴胡为向导。（虚者，可用人参）奏效虽迟，稳当之至。其有壮盛之人，服前药四、五日，仍不从内外解者，诊其脉果沉数有力，则于三承气汤中酌其宜而下之；下后胸仍不宽，用小陷胸汤和之。若频用表药，则阴气耗；早用下药，则阴液亡，汗终不出，热势更甚。此时急进大剂养阴之品，尚可回生，否则未有不陨命者。大抵疫病初起之脉，不似伤风、伤寒之浮紧；内即大热，脉象亦不大数；更有一种手足逆冷，类伤寒、伤风之初起者，断不可妄进热剂。《经》云：热深厥亦深，热微厥亦微。正谓此也。何以辨之？风寒手足冷，则必恶风寒，甚则战慄，喜近火日，引衣被自覆；疫证手足虽冷，绝不畏凉，且不乐近衣被，试扪其前后心烙手可知矣。但用药只宜甘寒以养阴退阳，勿投苦寒以伤胃气。高鼓峰云：阴气外溢则得汗，阴血下润则便通，法不离乎三承气，而稳当过之。余遵此以治热病，无不应手，即接治他医误药败证，亦多有生者。至于用药之轻重，及有兼证变证等事，则在临证时，看老、少、强、弱，宜攻、宜补，酌而用之。圆机之士，当不须余之多赘也。（郭恕先）

脉候

瘟病怫热在中，脉多见于肌肉之分，而不甚浮；若热郁少阴，则脉沉伏欲绝，非阴脉也，乃阳邪所闭耳。〇瘟病内外皆热，其脉不洪不数，但指下沉伏小急，不可误认虚寒而以温药治之，益其热也。所以伤寒多从脉，瘟疫多从证。盖伤寒邪从外入，循经传也；瘟病邪从内炽，溢于经也。〇诊瘟病，脉洪长滑数者轻；重则脉沉；甚则闭绝。此辨瘟病脉之要诀。（杨栗山）

选案

一人病瘟发热，烦渴思饮冷水。医者以为凡病须忌生冷，病者苦索弗予，遂至两目火迸，咽喉焦燥，昼夜不寐，目中见鬼。

乘隙匍匐窍取井水一盆，置之枕旁，饮一杯，顿觉清凉；二杯，鬼物潜消；三杯，咽喉声出；四杯，筋骨舒畅；饮至六杯，不知盏落枕旁，竟尔熟睡，俄而大汗如雨，衣被湿透，脱然而愈。盖因其人瘦而多火，始则加之以热，经络枯燥；继而邪气传表，不能作正汗而解。今得冷饮，表里和润，所谓除弊便是兴利矣。○卖卜施幼声，六月患疫，口燥舌干，咽喉肿痛，心腹胀满，渴思冰水，小便赤涩。下证悉备，但通身如冰，指甲青黑，六脉如丝。医者不究里证热极，但引《全生集》以为阳证但手足厥逆，若冷过肘膝，便是阴证。今已通身冰冷，比之冷过肘膝更甚；且陶氏以脉分阴、阳二证，全在有力、无力，今脉微欲绝，比之无力更甚，此阴证而得阴脉之极。其诸阳证，竟置不问，欲投附子理中汤。予以脉证相参，此阳证之最者。盖因热极，气道壅闭，乃至脉微欲绝，此脉厥也；阳郁则四肢厥逆，今阳亢已极，以致通身冰冷，此体厥也；六脉如无者，群龙无首之象，证亦危矣。嘱其急投承气。疑而不服，叠延三医，皆言阴证，卜之从阴则吉。竟进理中汤，下咽如火，烦躁逾时而殁。（吴又可）

胡日度头面浮肿。医谓脾虚，用六君子汤数剂，头大如桶，膊大如斗。有知为大头时证者，用九味羌活汤，口不能言，舌枯而缩，牙关闭紧，汤药不入，自早至午，眼翻而厥，鼻气如火，出入有声。予用石膏四两，元参一两，花粉五钱，黄芩、麦冬、荆芥各三钱，甘草、茯苓、陈皮、神曲各一钱。煎成，牙抉不开，以匙挑灌鼻窍，渗入喉中，顷渗半瓯，牙门露隙，从牙隙又灌半瓯。煎二剂成，渐灌渐醒。至一鼓，忽舌吐出，众惊取视，乃舌上所生之壳，中空外实；五鼓始知人事；三日后，肿处干绉，从头褪下如面釜一具。此后耳、鼻、唇、颐、手、膊，次第大块而下，

一如盦面之形。（程华仲）

泰和二年四月间，民多疫疠。初觉憎寒发热，次传头面肿盛，目不能开，喘促，咽喉不利，舌干口燥。俗云：大头天行，染之多死。东垣曰：身半以上，天之气也。邪热客于心肺之间，上攻头面而为肿盛。制方名普济消毒饮，服之皆愈，人谓仙方。（《东垣十书》）

洪德敷女，于初冬发热，头痛，胸满不食。服发散消导药，至第六日，身痛腹疼，欲圊不得，口鼻上唇忽起黑色成片，光亮如漆，与玳瑁无异，医骇辞去。石顽诊之，喘汗脉促，神气昏愦。虽证脉俱危，喜其黑色四围红晕鲜泽，许以可治。先与葛根芩连汤，加犀角、连翘、荆芥、防风、紫荆，以人中黄解其肌表毒邪；俟其黑色发透，乃以凉膈散加人中黄、紫荆皮、犀角，微下二次；又与犀角地黄汤加人中黄调理而安。此证书所不载，惟庞安常有“玳瑁瘟”之名，而治法未备，人罕能识。（《张氏医通》）

附方

乾一老人汤　料豆、金银花、生甘草、鲜黄土。

新制救疫汤　料豆、绿豆、扁豆、赤小豆、生甘草、金银花、玉竹、生首乌、当归、丹皮、贝母、鲜黄土、生姜。

斑疹痧痦

斑疹

有伤寒发斑，有时气发斑，有阳毒发斑，有温毒发斑，四证之中，温毒为重。皆因热邪在表，不当下而下之，乘虚入胃；或热邪在里，不得疏泄，二者皆能发斑。（《三因方》）

时疫传染多发斑。大抵汗后热不净，烦躁脉伏，便是发斑之候。

斑证吐泻者吉，谓毒气上下俱出也。（《医学六要》）

或朵如锦纹者，为斑；隐隐见红点者，为疹。盖胃热失下，冲入少阳，则助相火而成斑；冲入少阴，则助君火而成疹。〇凡斑疹欲出未出之际，宜服升麻葛根汤以透其毒，不可便服寒剂以攻其热，又不可发汗、攻下虚其表里之气。如内热甚，加黄连、犀角、青黛、知母、石膏、芩、柏、元参之类；若斑势稍退，潮热谵语，不大便，可用大柴胡汤，或调胃承气汤下之。（汪讱庵）

斑证，轻如疹子，重如锦纹。致病之由，虽分数种，然总因邪毒不解而然。如当汗不汗，则表邪不解；当下不下，则里邪不解；当清不清，则火盛不解；当补不补，则无力不解；或下之太早，则邪陷不解；或阳证误用温补，则阳亢不解；或阴证误用寒凉，则阴凝不解。凡邪毒不解，则直入阴分，郁而成热，乃致液涸血枯，斑见肌表。〇成无己曰：热则伤血。热不散则里实表虚，热邪乘虚出于皮肤而为斑也。不可发汗，重令开泄，更增斑斓也。予则以为不然。盖凡伤寒之邪，本自外而入，深入不解，则又自内而出，此其表里相乘，势所必至，原非表虚证也。但使内外通达，则邪必由表而解矣。（《景岳全书》）

凡斑疹初见，须用纸捻照看胸、背、两胁，点大而在皮肤之上者为斑；或云头隐隐，或琐碎小粒者为疹。方书谓斑色红者属胃热，紫者热极，黑者胃烂。亦必看外证所合，方可断之。然春夏之间，湿病俱发斑疹，须辨其色。如色淡肢清，口不甚渴，脉不洪数，非虚斑即阴斑也。或胸腹微见数点，面赤足冷，或下利清谷，此阴盛格阳于上也，当温之。若斑色紫点小者，心包热也；点大而紫者，胃中热也；黑斑而光亮者，热胜毒盛也。虽属不治，若其人气血充者，或有可救；黑而晦者必死；黑而隐隐，四旁赤色者，此火郁内伏，大用清凉透发，间有转红可救者。夫斑属血，疹属气，斑疹皆是邪气外露之象，发出神情清爽为外解里和，如斑疹出而神昏者，此正不胜邪而内陷，或胃津内涸之候也。〇斑由失表而致者，当求之汗；失下而致者，必取乎攻。火甚清之，毒甚化之。营气虚者，助其虚而和之、托之。至于阴斑之说，甚少。痧者，疹之通称，有头粒而如粟状；瘾者，即疹之属，肿而易痒。须知出要周匀，没宜徐缓。致病不外乎太阴、阳明，故缪氏专以脾胃论，精且切也。治宜辛凉、甘寒、苦寒、咸寒、淡渗等法。（叶天士）

内伤发斑，形如蚊迹，多在手足，初起无头痛、身热等证，乃劳役过度，胃气虚极，火游于外，或他证汗、下后，中气虚乏，邪无所归，散于肌表。治宜大建中汤，不可妄施凉药。〇阴证发斑，点稀色淡，如蚊迹状，不似阳斑之红显也。良由肾气虚寒，阴盛于下，迫其无根之火浮游于上。若误作热证而用清凉，危殆立至。治宜八味汤，阴火收藏，而斑自退。（《明医指掌》）

蚊迹类斑，谬误认作斑治，杀人甚速。辨法先红后黄者，蚊迹也；先淡后红者，斑也；蚊迹多见于手足；斑多见于胸腹。（朱丹溪）

斑无头粒，如蚊迹、蚤痕，重者如锦纹；疹有头粒，或见或隐。斑发于阳明，疹发于太阴。疹之所由，乃肺为热灼，故红点见于皮毛，与湿疹白色而无红点者不同。盖疹，感病也，时行也，四时不正之气与膈间素有之火合而灼肺也。或君火、相火之所致，或寒、暖、暑、湿之气合而为病。其证寒热呕恶，目多眵痕，耳冷尻冷；其脉或沉而数，或伏而不起，发后始见洪数者是也。再论治法，斑为胃实，故见点便忌升提，急急清凉化毒。尤虑胃烂，烂则色变紫黑而危。疹为心包伏热熏肺而出，故首尾但宜清凉解托，凉膈散去硝、黄是其主方，有表证加荆、防、前胡之属。不用羌活者，因无太阳证也；兼骨节疼痛，始可加入。脉大汗多，兼阳明证，可加葛根；往来寒热，兼少阳证，可加柴胡。暑令合益元散，寒令合香苏饮。火旺清之，用黄连、石膏必兼甘、桔；末后滋阴，甘、桔仍不可去。更有要语，但有一毫胸次未宽，便为疹毒未透；首尾无汗，须发一身水泡，膈热方清；虚者忌芪、术，可加人参。治疹之法如此，治斑之法，诸书详尽，不必多赘。（王协中）

斑为三焦无根之火，疹属心脾湿热之火，其上侵于肺则一也。○赤疹因热气乘之，稍凉则消；白疹因寒气折之，稍暖则消。似白似赤，微黄隐于肌肉之间，四肢重着，此脾经风热挟湿也，多因沐后感风与汗出解衣而得。（《医学入门》）

疹有头粒，或如粟米，或如蚊迹，或随出随没，或没而又出。又有红点隐密于皮肤不透出者，为瘾疹；颗粒显透于皮肤者，为沙疹。证各不同，而初起必兼鼻塞流涕，声重咳嗽，头疼胸闷，发热自汗；更有风邪壅肺，气急鼻扇，咳不能卧。先用润肺利邪之剂。后变潮热而头不疼，胸膈已快，惟咳嗽气急如故，此因本气素虚。肺邪虽解，阴虚火旺，脉数大者，宜滋阴清肺，不可误投参、芪酸敛。（《证治汇补》）

丹痧

丹痧一证，方书未有详言，余究心是证之所由来，不外乎风、寒、温、热、时厉之气而已。故解表清热，各有所宜，治之得当，愈不移时，治失其宜，祸生反掌，无非宜散宜清之两途。其证初起，凛凛恶寒，身热不甚，并有壮热仍兼憎寒者，斯时虽咽痛烦渴，先须解表透达，即或宜兼清散，总以散字为重。所谓火郁发之也。

苟漫用寒凉，则外邪益闭，内火益焰，咽痛愈剧，溃腐日甚矣。不明是理，反云如此凉药，尚且火势勃然，不察失散之误，犹谓寒之未及，愈凉愈遏，以致内陷而毙者有之。或云：是证专宜表散。所见亦偏，盖初起寒热之时，散为先务，俾汗畅而丹痧透发，若无恶寒等证，则外闭之风寒已解，内蕴之邪火方张，寒凉泄热，是所宜投，热尽而病自愈矣。若仍执辛散之方，则火得风而愈炽，肿势反增，腐亦滋蔓，必至滴水下咽，痛如刀割。间有议用清凉者，乃以郁遏诽之：炎热燎原，杀人最暴，此偏于散之为害也。彼言散之宜，此言散之祸；彼言寒之祸，此言寒之宜。要于先后次第之间，随机权变，斯各中其窍耳。再按：此证愈后，每有四肢酸痛难以屈伸之状，盖由火烁阴伤而络失所养，法宜滋阴，勿同痹证施治。（《吴医汇讲》）

白痦

白痦一证，考古方书无专条论及，间有斑疹门中发明一二，究未能尽其底蕴。今温热证中，每多发出如粞如粟，色白形尖者，谓之白痦。有初病即见者；有见而即愈者；有见而危殆者，有病经日久，斑疹已见，补泻已施之后，仍然发此而愈者。世俗泛称时气，殊不知致病之由既异，治疗之法不同，不可不与斑、疹详辨而审处之也。盖伤寒传经热病，汗出不彻，邪热转属阳明，或由经入腑，受热蒸灼，营伤血热不散，而里实表虚，热气乘虚出于肤腠，稀如蚊迹，稠如锦纹者，为斑；时行风热之气，侵入肺虚血热之体，失于清透，伤及手太阴血分，乘虚出于皮肤，如沙如粟而色红琐碎者，为疹。或岁当火运，复感时厉之毒，即咽痛而成丹痧及烂喉痧之类，为最剧者也。至于白痦一证，则温暑病中兼湿为多。盖伏气之发，本从内出，然必因外感，及人身素蕴之湿，与外触之邪互相蒸发，上甚为热。初病治法，设不用清透、渗解，则肺为热伤，气从中馁，不能振邪外解，热渐陷于营分；转投清营、滋化，热势稍缓，而肺气亦得藉以自复，所留之湿，仍从上焦气分寻隙而出，于是发为白瘖。以肺主气，故多发于肩背、胸臆。白为肺之色，光润为湿之余气，至此而邪始尽泄也。若其人根本已虚，无气蒸达，多有延为衰脱者。故此证以元气未漓[1]，色润晶莹有神者，为吉；枯白乏泽，空壳稀散者，为气竭而凶。总以形色之枯润，卜其气液之竭否。大抵此证在春末夏初暑湿之令为甚，秋冬则间有之。要不出乎手经受病，仍从手经发泄，不比足经之邪可从下解也。夫肺为主气之脏，气旺则邪从外解，上泄而病愈；气衰则邪正并竭，虽发必朽白无神而难治。观《内经》暑与湿同推，仲圣痉、湿、暍合论，益知温暑证中多夹湿邪，更无疑矣。〇再有一种白瘖小粒，如水晶色者，此湿热伤肺，邪虽出而气液枯也，必得甘药补之。或未至久延，伤及气液，及湿郁卫分，汗出不彻之故，当理气分之邪。若白如枯骨者，多凶，为气液竭也。（《吴医汇讲》）

脉候

凡斑既出，须得脉洪数有力，身温足暖者可治；若脉小足冷，元气虚弱者难治。（周禹载）

选案

一人内寒外热，六脉沉细，肩背、胸胁斑出数点，随出随隐，语言狂乱。乃阳为阴逼，上入于肺，传之皮毛，故肌表虽热，以手按之，须臾冷透如冰。与姜附等药数剂，大汗而愈。（许

1　漓：薄也。在此引申为“衰弱”之意。

叔微）

一人脉虚自汗，误与真武汤，遂至神昏脉伏，肌热灼指。此营热致斑，非阳病阴脉可比。先与白虎加入参汤化其斑，复以桃仁承气下之而愈。（吕沧州）

胡虎臣元气素虚，时常感冒，予与补中益气汤即愈。一日，发斑遍身，兼见焦黑。医谓阳证误温不救。予曰：非也，此胃气虚极，一身之火游行于外。与人参五钱，黄芪、麦冬各二钱，五味、花粉、丹皮、木通、元参、贝母、荆芥各七分，服之而愈。（程华仲）

医述卷六　杂证汇参

中　风

经义

风中五脏六腑之俞，亦为脏腑之风；各入其门户所中，则为偏风。〇三阳三阴发病，为偏枯痿易，四肢不举。〇汗出偏沮，使人偏枯。〇偏枯、痿厥，肥贵人，高粱之疾也。〇内夺而厥，则为喑痱。〇胃脉沉鼓涩，胃外鼓大，心脉小坚急，皆鬲偏枯。男子发左，女子发右。不喑舌转，可治，三十日起。其从者，喑，三岁起。年不满二十者，三岁死。〇急虚身中卒至，五脏绝闭，脉道不通，气不往来，譬于堕溺，不可为期。（《素问》）

邪之中于人也，无有常。中于阴，则溜于腑；中于阳，则溜于经。〇中于面，则下阳明；中于项，则下太阳；中于颊，则下少阳。其中于膺、背、两胁，亦中其经。〇中于阴者，常从臂胻始，其阴皮薄，其肉淖泽，故俱受于风，独伤其阴。〇虚邪客于身半，其入深，内居营卫，营卫稍衰，则真气去，邪气独留，发为偏枯；其邪气浅者，脉偏痛。〇痱之为病，身无痛者，四肢不收，智乱不甚，其言微知，可治；甚则不能言，不可治也。〇偏枯，身偏不用而痛，言不变，志不乱，病在分腠之间。巨针取之，益其不足，

损其有余，乃可复也。（《灵枢》）

哲言

夫风之为病，当半身不遂，但臂不遂者，此为痹。脉微而数，中风使然。○寸口脉浮而紧，紧则为寒，浮则为虚，寒虚相搏，邪在皮肤。浮者血虚。络脉空虚，贼邪不泻，或左或右，邪气反缓，正气即急，正气引邪，㖞僻不遂。邪在于络，肌肤不仁；邪在于经，即重不胜；邪入于腑，即不识人；邪入于脏，舌即难言，口吐涎。○侯氏黑散，治大风四肢烦重，心中恶寒不足者。（《金匮》）

《内经》曰：风者，百病之长也，至其变化，乃为他病。故有偏风、脑风、目风、漏风、首风、肠风、泄风，又有肺风、心风、肝风、脾风、肾风、胃风、劳风等证。（《医学正传》）

风中于人，曰卒中，曰暴仆，曰暴喑，曰蒙昧，曰口眼㖞僻，曰手足瘫痪，曰不省人事，曰言语謇涩，曰痰涎壅盛。（《古今医鉴》）

卒然仆倒者，《经》称为击仆，世称为卒中，乃初中之证也。口眼㖞斜，半身不遂，《经》称为偏枯，世称为瘫痪及腲腿风，乃中倒后之证也。舌强不言，唇吻不收，《经》称为痱病，世称为风懿，亦中倒后之证也。（《得效方》）

《宝鉴》云：凡人初觉大指、次指麻木不仁，或不用者，三年内有中风之疾。宜先服愈风汤、天麻丸，此治未病之法也。薛己云：预防之理，当养气血、节饮食、戒七情、远帏幕可也。若服前方，以为预防，适所以招风取中也。（《证治准绳》）

自古论中风者，悉主于外感，而刘、李诸子，则主于内伤。今详此病，盖因先伤于内，而后感于外，相兼成病者也。但有标本轻重不同耳。百病皆有因有证，因则为本，证则为标。古论中风者，言其证也；诸子论中风者，言其因也。岂可以一证歧而为二哉？故古人所论外感风邪者，未必不由本体虚弱，营卫失调之所致；诸子所论火盛、气虚、湿痰者，未必绝无风邪外侵之所作。若无风邪外侵，则因火、因气、因湿，各为他证，岂有暴仆、暴喑、口眼㖞斜、手足不遂、昏不识人之候乎？治法，外感重者，宜先祛外邪，而后补正气；内伤重者，宜先补正气，而后祛外邪。或以风药为君，而补药为佐使；或以补药为君，而风药为佐使。全在活法，量标本轻重而治之。（《赤水玄珠》）

风为阳邪，人身卫外之阳不固，阳邪乘阳，尤为易入。即如偏枯不仁，要皆阳气虚馁，不能充灌所致。又如中风卒倒，其阳虚更审。设非阳虚，其人必轻矫便捷，何得卒倒耶？仲景之谓脉微而数，微者，指阳之微也；数者，指风之炽也。所出诸脉、诸证，字字皆本阳虚为言。然非仲景之言，乃《内经》之言也。《内经》谓：天明则日月不明，邪害空窍。可见风性善走，空窍阳虚，则风居空窍，渐入腑脏，此惟离照当空，群邪始得毕散。若胸中之阳不治，风必不出矣。扁鹊谓虢太子尸厥之病曰：上有绝阳之络，下有破阴之纽。见五络之络于头者，皆为阳络，而邪阻绝于上，其阳之根于阴，阴阳相纽之处，而正复破散于下，故为是病。古人立言之精若此。仲景以后，医脉斩焉中断，后贤之特起者，如河间则主火为训，是火召风入，火为本，风为标矣；东垣则主气为训，是气召风入，气为本，风为标矣；丹溪则主痰为训，是痰召风入，痰为本，风为标矣。然一人之身，每多兼三者而有之，曷不曰阳虚邪害空窍为本，而风从外入者，必挟身中素有之邪，或火、或气、或痰而为标耶？仲景所重在驱风之中，兼填空窍，为第一义也。空窍一实，庶风出而不复入，其病瘳矣。古方有候氏黑散深得此意，仲景取为主方，后人目睹其方，心炫其指，讵知仲景所为心折者，原有所本，乃遵《内经》久塞其空是良工之语耶？○中络，邪止入卫，犹在经脉之外，故但肌肤不仁；中经，则邪入于营脉之中，骨肉皆失所养，故躯壳为之重着，然犹在躯壳之间；至入腑入脏，则离躯壳而内入，邪中深矣。腑邪必归于胃者，胃为六腑之总司也。风入胃中，胃热必盛，蒸其津液，结为痰涎，壅塞隧道，堵其神气出入之窍，故不识人。诸脏受邪至盛，必进入于心，而乱其神明，神明无主，则舌纵难言，廉泉开而流涎沫也。○风邪从外入者，必躯之使从外出。然挟虚者，非补虚则风不出；挟火者，非清热则风不出；挟气者，非开郁则风不出；挟湿者，非导湿则风不出；挟痰者，非豁痰则风不出。河间、东垣、丹溪各举一端，以互明其治，后学不知变通，但宗一家为主治，倘一病兼此五者，成方果安在哉？况不治其所有，反治其所无，岂不伤人乎？○治中风，一如治伤寒，不但邪在三阳，引入三阴，为犯大禁，即邪在太阳，引入阳明、少阳，亦为犯禁也。故风初中络，即不可引之入经；中经，即不可引之入腑；中腑，即不可引之入脏。引邪深入，酿患无穷。（喻嘉言）

人有卒暴僵仆，或偏枯，或四肢不举，或不知人，或死，或则不死者，世以中风呼之，方书以中风治之。余考之《内经》，则曰：风之伤人也，或为寒热，或为寒中，或为热中，或为疠风，或为偏枯，或为风痱。其卒暴僵仆、不知人、四肢不举者，并无所论。及观《千金方》，则引岐伯曰：中风大法有四：一曰偏枯，二曰风痱，三曰风懿，四曰风痹。《金匮》中风篇云云。由是观之，知卒暴僵仆、不知人、偏枯、四肢不举等证，固为因风而致者矣，故用大、小续命诸汤散治之。及河间、东垣、丹溪出，所论始与昔人异矣。河间主乎火，东垣主乎气，丹溪主乎湿，反以风为虚象。

以予观之，昔人三子之论，皆不可偏废，但三子以相类中风之病，视为真中风而立论，故使后人狐疑耳。殊不知因于风者，真中风也；因于火、气、湿者，类中风也。望、闻、问、切之间，辨之为风，则从昔人以治之；辨之为火、气、湿，则从三子以治之。如此庶乎析理明而用法当矣。（《赵氏医贯》）

中风有三：中腑、中脏、中血脉也。中腑者，中在表也。外有六经之形证，治与伤寒同。中脏者，中在里也。其证眩仆昏迷，痰如曳锯，治分闭、脱二证。闭证，咬牙握手，治当疏通；脱证，手撒脾绝，眼合肝绝，口张心绝，声如鼾肺绝，遗尿肾绝，治当温补。间有寒痰壅塞，介乎闭、脱之间，不便骤补者，用半夏、橘红浓煎，以姜汁对冲，灌之即苏，然后按证调之。中血脉者，中在经络之中，口眼㖞斜，半身不遂，方书虽有左右之分，然总皆血气之虚，计惟补益，不必泥也。（程钟龄）

《机要》云：中腑宜汗，中脏宜下。此腑、脏二字，实是指经、腑言。腑无汗法，入脏亦岂有下法？五脏者，藏精气而不泻，故满而不能实；六腑者，传化物而不藏，故实而不能满。此脏宜补腑宜通之要旨也。考长沙三百九十七法，邪归中土，乃可议下。其少阴急下三条，指转入阳明腑者言，仍是土郁夺之之义。如已脏真失守，而复泻之，是虚虚也。古于汗、下之法，禁例綦严，岂宜如是之倒行逆施乎？观其论中腑曰脉浮恶风寒，则明是中经；论中脏曰大便秘结，则明是中腑。辨明正误，庶于立言之旨有合云。（《吴医汇讲》）

风邪中人，本皆表证，考之《内经》所载诸风，皆指外邪为言，并无神魂昏愦、直视僵仆、口眼㖞斜、牙紧言謇、失音烦乱、摇头吐沫、痰涎壅盛、半身不遂、瘫痪拘挛、抽搐遗尿等说。可见此等证候，原非外感风邪，总由内伤血气也。夫风自外入者，必有表证，方可治以疏散。而今之所谓中风者，但见卒倒昏迷，无论有无表邪，有无寒热，及有无筋骨疼痛等证，便皆谓之中风，误亦甚矣。虽《热病篇》有偏枯一证，曰：身偏不用而痛。此以痛痹为言，非今之所谓中风也。《阴阳别论》曰：三阴三阳发病，为偏枯痿易，四肢不举。此以经病为言，亦非所谓风也。继自越人、仲景，亦皆以外感言风，初未尝以非风言风也。迨至华元化所言五脏之风，稍与《内经》不同，始有吐沫、身直、口噤、筋急、舌强不能言、手足不遂等说。然犹不甚相远。再自隋唐以来，巢氏《病源》，孙氏《千金》，以至宋元诸家，所列风证日多日详，是风非风，始混乱莫辨，而愈失其真矣。○风，有真风、类风，不可不辨。凡风寒之中于外者，乃为风邪，如《九宫八风篇》之风占病候，《岁露论》之虚风实风，《金匮真言论》之四时风证，《风论》之脏腑中风，《玉机真脏论》之风痹、风瘅，《痹论》、《贼风篇》之风邪为痹，《疟论》、《岁露论》之疟生于风，《评热病论》之风厥、劳风，《骨空论》之大风，《热病篇》之风痉，《病能论》之酒风，是皆外感风邪之病也。其有不由外感，而亦名为风者，如病机所云诸暴强直，皆属于风；诸风掉眩，皆属于肝之类，是皆属风而实非外中之风也。夫既无所中，何谓之属？此以五运之气，各有所主，如诸湿肿满，皆属于脾；诸寒收引，皆属于肾。是皆以所属为言，而风之属于肝者，即此谓也。盖肝藏血，其主风，肝病则血病而筋失所养，筋病则掉眩强直之类无所不至。夫中风者，真风也；属风者，木邪也。真风者，外感之表证；属风者，内伤之里证，即厥逆内夺之属也。后世不能明辨，遂致方论混传，表里误治，千古之弊，莫此为甚。○历代相传治中风之方，皆以续命等汤为主，考其所自，则始于《金匮要略》附方中，然必宋时校正所增，而非仲景本方也。隋唐以来，孙氏《千金》乃有小续命、大续命、西川续命、排风等汤，后世宗之。夫续命汤以麻黄为君，姜、桂并用，本发散外邪之佳方也；至小续命等汤，则复加黄芩以兼桂、附，虽曰相制，而水火冰炭，道本不同。其他无论，独怪乎河间、东垣、丹溪三子者，既于中风门皆言此病非风矣，而何于本门皆首列小续命汤，而附以加减之法？何前后之言不相应耶？○非风一证，即时人所谓中风也。此证多见卒倒昏愦，本皆内伤积损而然，原非外感所致，而古今相传，咸以中风名之，其误甚矣。余欲易去中风二字，拟名类风，又拟名属风，然类风、属风仍与风字相近，故竟以非风名之，庶乎使人易晓。○今人之所谓中风者，则以《内经》之厥逆悉指为风，延误至今，未有辨者。虽丹溪云今世所谓风病，大率与痿证混治。此说固亦有之，然何不云误以厥逆为风也？惟徐东皋云痉厥类风，言若近之，殊亦未善。使果风、厥相类，则临是证曰风可也，曰厥亦可也，疑似未决，将从风乎？从厥乎？不知《经》言风自风，厥自厥，风之与厥，一表一里，岂得相类？后人不察《经》义，悉以厥为风而从风治，以风药而散厥证，所散者非元气乎？因致真气愈伤，真阴愈耗，是速其死矣。若知厥非外感，与风无涉，此名之不可不正，而证之不可不辨也。凡非风等证，其为强直掉眩者，皆肝邪风木之化也；其为四肢不用，痰涎壅盛者，皆胃败脾虚之候也。然虽曰东方之实，又岂果肝气之有余耶？正以肝邪之见，本由脾肾之虚。使脾胃不虚，则肝木虽强，必无乘脾之患；使肾水不虚，则肝木得养，又何强直之虞？所谓胃气者，即二十五阳也，非独指阳明为言也；所谓肾水者，即五脏六腑之精也，非独指少阴为言也。然则真阳败者，真脏见；真阴败者，亦真脏见。所谓真脏者，即肝邪也，即无胃气也。此即非风、类风病之大本也。○河间曰：此非肝木之风，亦非外中于风。东垣亦曰：此非外来之邪，乃本气自病。夫既皆曰非风，而又皆曰中腑、中脏，不知所中者为何物，则分明又指为风矣。夫曰将息失宜，又曰气衰所致，本皆言其虚也，而治法皆用汗下，则分明又作实邪矣。名目混乱，泾渭不分，曰是曰非，含糊可否，致后学茫然不得其要，反滋千古疑窦，深可慨也！○凡非风卒倒等证，无非气脱而然。何也？盖人之死生，全由乎气，气聚则生，气散则死。凡病此者，多以素不知慎，或七情内伤，或酒色过度，先伤五脏之真阴。此致病之本也。再或内外劳伤，复有所触，以损一时之元气；或以年力衰迈，气血将离，则积损为颓。此发病之因也。盖其阴亏于前，而阳损于后，阴陷于下，而阳乏于上，以致阴阳相失，精气不交，所以忽而昏愦，卒然仆倒。此非阳气暴脱之候乎？故其为病，或为汗出者，营卫之气脱也；或为遗尿者，命门之气脱也；或口开不合者，阳明经气之脱也；或口角流涎者，太阴脏气之脱也；或四肢瘫软者，肝脾之气败也；或昏倦无知，言语不出者，神败于心，精败于肾也。凡此皆冲任气脱，形神俱败而然。故必于中年之后，乃有此证。何今人见此，无不指为风痰，而治从消散？不知风痰实邪为病，何遽暴绝若此？且既暴绝如此，尚堪几多消散？人犹不悟，良可哀也！凡治此证，若无痰气阻塞，必须大剂参、附峻补元气，以先其急；随用地黄、当归、枸杞之类，填补真阴，以培其本。盖精即气之根，《经》曰精化为气，舍是他求，无实济矣。（张景岳）

窃怪中风一证，古法相传，皆谓六淫之邪，外风之袭，药投三化、续命、愈风等汤。后人守定此法，岂料指鹿为马？何医学之不明而愚昧如是耶？即有识之士，以类风辨之，以真风目之。然类风者，犹有似于风，真风者，则实指为风，不能舍六淫之外，而又有所谓风也。今中风之证，其果六淫之风乎哉？又谓中风，须分闭、脱两种，闭则有六经之证，脱则有五绝之险。夫脱为五绝之险是矣，而闭兼六经之证，亦不外仲景《伤寒》之所谓中风，脉浮缓，自汗出，而发热也。今中风之证，其果仲景之所谓中风乎哉？盖外风为阳邪，其中人也，必先皮毛而入，决不比阴邪不从阳经而直中三阴之速。设中属外风，则当入《伤寒》一门，何必于伤寒之外而又立中风之条？风邪最轻，从无直中伤人之患，何中风疾发有顷刻垂绝之危？仲景《伤寒》，于中风证脉言之极详，何未闻将中病同发明于伤寒中风之内？以此辨之，则向之所谓风为真风，谓证兼六经者，其何说之辞。况《经》谓虚邪偏客身半，未尝云实；营卫衰则真气去，明是云虚；其言微知可治，甚则不能言，不可治，从根本而验生死。又何尝言及外风与六经之形证耶？明张景岳直辟前人之误，断以非风之名，可谓发千古之未发。奈病家卒不知信，医家卒不知从，旁人卒不知解，有令人读是书而不禁三叹者矣。风自内生，属东方之木气，气动便是火，火动便是风。分而言之，有三者之名，合而言之，则有一无二之别。且风亦不过气之逆、火之炽耳，并非气之外别有火，火之外别有风也。第此火发于肾，虚多而实少；此风根于气，阴亏而阳弱。是以中证之发，大约精血内亏，元气内败者，为此证之旨。亏在阴，则虚火无制；亏在阳，则真气无根。若证之轻者，乃一半精气未败，尚可挽回于万一，苏后必半身不遂，《经》谓偏枯者此也。口眼㖞斜者，筋无血养也；舌喑不能言者，脾肾元亏，不能上达舌本也；口流涎沫者，脾亏不能摄津，肾亏不能藏液也；口噤不开者，阳明之筋虚，火灼而劲急，真气寒而拘挛也。治法：五绝证见，用参附汤、参术汤、大补元煎之类，以救垂绝；偏中证见，用地黄饮子、八味、生脉汤之类，以扶余生。脾肾大亏，用六君子汤、四君子汤、归脾汤之类，以回中焦之谷气；肝血大亏，用人参养荣汤、归芍地黄汤之类，以生肝木之汁。倘内有燥热，风火相煽，亦令人暴厥。盖火之有余，水之不足；阳之有余，阴之不足。中年之后，始有是证；三旬以前，从无是患；形体丰肥，每遭此祸；质弱清癯，仅见此厄。不亦精血亏、真气衰之明验乎。（《会心录》）

类中风者，乃真阴不守，水衰火盛，风从火出，离其故宫，飞扬飘越，卒然仆倒，其人两肾腰胯及脐下必冰冷如铁。盖别病必他脏先病，穷到肾经，惟中风竟是肾经与命门无形之水火自病。当其发病之际，必有一股虚气，从两肾中间上夹脊，穿昆仑，过泥丸，直到命门。命门为三阴三阳聚处，此气一冲，三阴三阳之气突然而散，遂外不省人事，而在内脏腑之气亦随之而去，手撒、眼合、遗尿、声鼾、口开等证，相随而来矣。〇每验小儿惊证、产后痉证、类中风证，悉属火燥生风。风从内出，非自外来，所谓风淫末疾也。医家不知风从火出，杂用羌、防、辛、芷，劫风燥血，则火得风而转烈，阴被燥而必亡。（《己任编》）

中风之风，乃内虚暗风，系阴阳两虚，五脏本气自病，为内夺暴厥也。与外来风邪迥别。急者，参、芪、术、附固本为先；缓者，顺气化痰以治其标，补阳养阴以固其本。阴虚甚者偏于阴，阳虚甚者偏于阳，阴阳两虚甚者，气血峻补。虽外有风候之假象，不治自愈。〇中脏阴寒之证，药宜纯阳，忌用阴药。盖略兼阴药，则阳药便难见效，甚有益令阳亡。试思无阴则阳无以化，当此依希之阳，能经阴药之化乎？所以参、术、芪、附等汤，不入地黄、当归者此耳。〇有少壮中风不治者，男子乃色欲过多，下元水亏，不能制火；女人乃产后、经后，去血过多，不能配气，适因忿怒动火，气无所附，故随火而发越矣。阴也，血也，岂不为阳气之根本乎？《经》曰：肾气内夺，则舌喑足废。大概以气药治风犹可，以风药治气则不可；以血药治风、以气药治痰均可，以风药治血、以痰药治气均不可也。（《冯氏锦囊》）

风为百病之长，证有真中、类中、中经络、血脉、脏腑之分；治有攻风、劫痰、养血、润燥、补气、培元之法。盖真中之病，南少北多。其类中之证，河间立论：因烦劳则五志过极，动火而卒中。东垣立论：因元气不足，则邪凑之。丹溪云：东南气温多湿，由湿生痰，痰生热，热生风。三者皆辩明类中之由也。类者伪也，近代不分真伪，每用祛风豁痰，虚证实治，不啻枘凿[1]之殊矣。今叶氏发明内风，乃身中阳气之变动。肝为风木之脏，因精血衰耗，水不涵木，木少滋荣，故肝阳偏亢，内风时起。治以滋液熄风，濡养营络，补阴潜阳，如虎潜、固本、复脉之类。若阴阳并损，无阴则阳无以化，故以温柔濡润之通补，如地黄饮子、还少丹之类。更有风木过动，中土受戕，不能御其所胜，如不寐不食，卫疏汗泄，饮食变痰，治以六君、玉屏风、茯苓饮、酸枣仁汤之类。或风阳上僭，痰火阻窍，神识不清，则有至宝丹芳香宣窍，或辛凉清上痰火。至于审证，有体纵不收，耳聋目瞀，口开眼合，撒手遗尿，失音鼾睡，此本实先拨，阴阳枢纽不交，与暴脱无异，并非外中之风，乃纯虚证也。故急用大剂参附以回阳，恐纯刚难受，必佐阴药，以挽回万一。若肢体拘挛，半身不遂，口眼㖞斜，舌强言謇，

1　枘凿：方枘圆凿，形容格格不入。

二便不爽，此本体先虚，风阳夹痰火壅塞，以致营卫脉络失和。急则先用开关，继则益气养血，佐以消痰清火，宣通经隧，气充血盈，脉络通利，则病可愈。（《临证指南》）

风自火出，故热则风生。试观天道，每遇伊郁之极，则发大风，必然之理。故中风之证，多生于内热。若血凉水足，风自何生？风不必皆由外感，常从内生，不可不知。（《折肱漫录》）

中风大纲有三：曰气衰，曰火暴，曰痰逆。河间之地黄饮子，为下虚上盛，阴火暴逆而设；东垣之三生饮，为脾肺气衰，痰积于中而设；丹溪之星香、二陈，为形盛气阻，痰盛于外而设。总皆阳虚邪害空窍所致。

肥人多中风者，以其气盛于外而歉于内也。肺为气出入之道，人胖气必急，急则肺气盛，肺金克肝木，胆为肝之腑，故痰涎壅盛，治法先须理气。〇治风之法，初当顺气，久当活血。若不顺气遽用乌、附，若不活血遽用羌、防，未见其能治也。然顺气则可，破气、泻气则不可。（戴复庵）

中风，大便必然结燥，盖由痰热郁结于中。宜服润肠丸，使大便常润，则风亦易愈。此釜底抽薪之法，屡试验者。（汪双泉）

中风自汗，小便不利，不可利之。既已自汗，则津液外亡，小便自少。若复利之，使营卫枯竭，无以制火，则烦热愈甚。当俟热退汗止，小便自行。〇中风多食，其因有二：一由肝木盛，木盛则克脾土，脾受敌，故求助于食，当泻肝安脾；一因脾气盛，脾盛则克肾水，水亏不能制火，故食多，宜安土滋水。（张洁古）

中风多养，《经》曰：诸养为虚，血不荣于肌腠故也。当服滋补药以养阴血，血和肌润，痒自不作。（薛立斋）

中风之证，成于跌后者居多。〇凡中风，不可有呵欠之证，

有之多死。(《见闻录》)

凡治外中于风，不辨内挟何邪，误执一家方书，冀图弋获，其失必多，医之过也。〇凡风初中经络，不行外散，反从内夺，引邪深入者，医之过也。〇凡治中风，四肢不举，不辨虚实，妄行补泻者，医之过也。(《医门法律》)

半身不遂

痱，废也，即偏枯之邪气深者也。痱与偏枯是二疾：偏枯，身偏痛，言不变，志不乱，邪在分腠之间，即中腑也；痱病，身无痛，手足不遂，言喑志乱，邪入于里，即中脏也。(《医学纲目》)

偏枯，与痿异。偏枯者，手足脉道为邪气阻塞而然；痿则阳明虚，宗筋纵，带脉不引而然。痱有言变、志乱之证，痿则无之。盖痱发于击仆之暴，痿发于怠惰之渐，是两证也。(娄全善)

《内经》言偏枯者不一，曰汗出偏沮；曰阳盛阴不足；曰胃脉内外大小不一；曰心脉小坚急；曰肾水虚。《灵枢》叙偏枯于《热病篇》中，皆不言风，皆不言其本于何邪，岂非以七情、饥饱、房室，凡能虚其脏气，致营卫经脉痹而不通者，皆可以言邪耶？〇四肢不举，有虚有实。阳明虚，则宗筋失润，不能束骨而利机关；阳明实，则腠理致密，加以风邪内淫，正气自不周流也。(喻嘉言)

朱丹溪曰：半身不遂，大率多痰，在左属死血与无血，在右属痰与气虚。其说似乎近理，而不知其有不然也。夫人身气血，本不相离，焉有以左为血病右为痰气耶？盖丹溪之意，以为肝属木而位左，肺属金而位右，肺主气也；脾属土而寄位西南，故亦在右而脾主湿与痰也。然此以五行方位之序言其理耳，岂曰西无木，东无金乎？且各经皆有左右，五脏皆有血气，即如胃之大络，

乃出于左乳之下，则脾胃之气亦出于左，又岂左非脾，右非肝，左必血病，右必痰气乎？（张景岳）

按：半身不遂，与四肢不举大有分别。四肢不举者，有虚有实；半身不遂，悉作实邪。夫一人之身，岂有半边虚而半边不虚者乎？此证当与口眼㖞斜同看，非外感六淫之邪，即内伤痰火死血。（《证因脉治》）

人之四肢，如木之枝干也；人之气血荣养，如木之浆水灌溉也。人有半身不遂而迁延不死者，如木之根本未坏，而一边之枝干先萎耳；人有形容肥壮，忽然倒仆即毙者，如木之根本已绝，枝叶虽荣，犹枯杨生华，遇风摧折矣。（《赵氏医贯》）

卒仆、偏枯之证，虽有多因，未有不因真气不周而病者，故黄芪为必用之君药，防风为必用之臣药。黄芪，助真气者也；防风，载黄芪，助真气以周于身者也，亦有治风之功焉。（戴复庵）

凡偏枯半身不遂之证，虽属痰滞经络，然其原大抵本于气虚。盖气不运行，故痰因之而滞也。治宜重用参、芪大补为主，以行痰药佐之，久服自效。常见此证服参、芪多者，迟以岁月，必然复旧，否则终身不痊。（汪双泉）

口眼㖞斜

口目㖞斜者，多属胃土，然有筋、脉之分焉。《经》云：足之阳明、手之太阳筋急，则口目为僻眦急，不能卒视，此胃土之筋为㖞斜也。又云：胃足阳明之脉，挟口环唇，所生病者，口㖞唇斜，此胃土之脉为㖞斜也。（《证治准绳》）

口眼㖞斜，有筋病，有脉病，且形骸之病，有拘处必有缓处，有缓处必有拘处，要见病在缓处与拘处，明白不得混也。而筋病在拘处，脉病在缓处，筋病则左以左治，右以右治；脉病则左以

右治，右以左治，失之则千里矣。大都脉病之㖞斜，人皆知之，筋病之㖞斜，识者鲜矣。（卢不远）

七窍，惟口目㖞斜，而耳鼻独无此病者，何也？盖动则风生，静则风息，天地之常理也。考之易象，有足相符者，震巽主动，坤艮主静，动者皆属木，静者皆属土。观卦者，视之理也。视者，目之用也。目之上纲则眨，下纲则不眨，故观卦上巽而下坤。颐卦者，养之理也。养者，口之用也。口之下颔则嚼，上颔则不嚼，故颐卦上艮而下震。口目常动，故风生焉；耳鼻常静，故风息焉。当思目虽斜，而目之眶眦未尝斜；口虽㖞，而口之辅车未尝㖞，此经之受病，非窍之受病明矣。（《儒门事亲》）

肝木主风，脾湿为痰，风与痰之中人，原不分于左右，但过损精血，左半先亏，而右半饮食所生之痰，与皮毛所入之风，以渐积于空虚之府，而骤发始觉耳。风脉劲疾，痰脉软滑。惟劲疾，故病则大筋短缩，即舌筋亦短而謇于言；小筋弛长，故从左而㖞于右，从左㖞右，即可知左畔之小筋弛而不张也。若左之筋张，则左㖞矣。凡治一偏之病，法宜从阴引阳，从阳引阴，从左引右，从右引左。盖观树木之偏枯者，将溉其枯者乎？抑溉其未枯者使其荣茂，而因以条畅其枯者乎？（喻嘉言）

口噤

口噤者，足阳明之病也，颊车穴主之。盖阳明经络，挟口环唇，循颊车。而诸阳筋脉，皆上于头，三阳之筋，并络颔颊，夹于口。风寒乘虚而客其经，则筋挛急，牙关紧，因而口噤；又有风热太甚，风喜伤肝，热能燥物，是以筋燥劲迫，因而口噤。此皆实邪为病，中风门之闭证也。若在脱证，即诸阳之气脱去，形骸管束无主，故口开舌纵不收矣。（《冯氏锦囊》）

不语

瘖者，不能言也。心脉系舌根，脾脉系舌旁，肝脉络舌本，少阴之脉循喉咙挟舌本。四经之脉，皆上于舌，邪中其经，则痰涎闭其脉道，舌本不能转运而为之瘖矣。有喉瘖者，劳嗽失音，喉中声嘶，舌本无患也；中风而瘖者，舌喉俱病，音声不能发于会厌也。盖心为声音之主，肺为声音之户，肾为声音之根。《经》云：三焦之气，通于喉咙，气弱则不能上通矣。治者能于根本用力，则丹田之气自能振作，故古人每以独参汤、地黄饮子奏效也。然中风不语之证有六：有失音不语者；有舌强不语者；有神昏不语者；有口噤不语者；有舌纵语涩者；有舌麻言謇者；可不详欤？（《冯氏锦囊》）

太阴所谓入中为瘖者，阳盛已衰，故为瘖也。内夺而厥，则为瘖痱，此肾虚也。少阴不至者厥也。夫肾藏精，主下焦，地道冲、任二脉系焉。二脉与少阴肾之大络同出肾，下起于胞中，为十二经脉之海。冲脉之上行者，渗诸阳，灌诸经；下行者，渗诸阳，灌诸络。因肾虚而肾络与胞络内绝，不通于上，则瘖；肾脉不上循喉咙挟舌本，则不能言；二络不通于下，则痱厥矣。（《证治准绳》）

凡中暑、中寒、中湿、痰厥、气厥、食厥、热厥、虚晕等证，皆卒倒不语，但中风必有㖞斜、搐搦、偏枯之证为异。（《医学入门》）

痰

凡非风之多痰者，悉由中虚而然。夫痰即水也，其本在肾，其标在脾。在肾以水不归原，水泛为痰也；在脾以饮食不化，土不制水也。强壮之人，任多饮食，则随食随化，未见为痰；不能食者，反能生痰，此脾虚不能化食，而食即化痰也。故凡病虚劳者，其痰必多，病至垂危，其痰益甚，正以脾气愈虚，则食不能化，而水液尽为痰耳。可见病之实痰无几，而痰之宜伐者亦无几。故治痰者，必当温脾强肾以治其本，使根本渐充，则痰将不治而自去矣。○俗云：痰在周身，为病莫测。凡瘫痪、瘛疭、半身不遂等证，皆伏痰留滞而然，不去痰滞，病何由愈？余曰：汝知痰之所自乎？凡经络之痰，即津血之所化也，使果营卫调和，则津自津，血自血，何痰之有？惟是元阳亏损，神机耗败，则水中无气，津凝血败，皆化为痰耳。此果痰也，果精血也，岂精血之外而别有所谓痰者耶？若谓痰在经络，非攻不去，则必并精血而尽去之可乎？否则安有独攻其痰，而精血不损者乎？精血复伤，元气愈竭，随去随生，痰必愈甚。此治痰者不能尽，而所尽者惟元气耳。（《景岳全书》）

人参续元气于垂绝，附子返真火于须臾，力可回天。方中益以干姜，所谓霹雳者，形其力之速也。喻子非之，似亦过矣。人之有生，全赖一点真阳，病既急虚暴绝，敢不亟援乎？世之卒中，而以开痰利窍成功者，有几人哉？幸而有此汹涌之痰，元气尚未尽绝，必欲令其与命相依之痰去尽，然后始行补救，则不可得之数也。万无痰去气存之事也。请问果由痰而致中乎？由中而致痰乎？因痰为患而致急虚乎？因急虚命绝而致痰上气尽乎？常见急虚卒中者，二便更迭遗出，然则必将曰中尿矣、中屎矣。是则急虚卒中，及阴寒真中者，非大施温补，无能为也。但患其势急骤，煎烹犹恐不及，术附、姜附、芪附，皆可备急一时。平素阳虚者，即以肉桂、杜仲、故纸继之；阴虚者，即以熟地、当归、枸杞、山萸继之；至于鹿茸、河车、鹿胶、蛤蚧血肉之属，皆可阴阳双补，消息迭进。总以温补大剂，顾其脾肾，自然水到渠成。略有疑畏，

则不可与言至德至巧也。（《医补》）

脉候

寸口脉迟而缓，迟则为寒，缓则为虚。营缓则为亡血，卫缓则为中风。（《金匮》）

非风之脉，迟缓可生，急数弦大者死。（张景岳）

中风之脉，最忌伏涩不调，尤忌坚大急疾。（张路玉）

选案

唐柳太后病风，脉沉欲脱，汤药无及。以黄芪、防风煮汤数十斛，置床下熏之，得苏。更药而愈。（许胤宗）

王守道风噤不语，以炽炭烧地，洒以药汤，置病者于上，须臾小苏。（王克明）

王用之卒中昏愦，口眼㖞斜，痰涌脉伏。此真气虚而风邪所乘。以三生饮一两，加人参一两，煎服即苏。若遗尿手撒、口开鼾睡，为不治。用前饮亦有得生者，前饮行经络，治寒痰，有斩关夺旗之功。然必用人参驾驭其间，补助真气，否则不为无益，适足取败。观先哲芪附、参附等汤，其义可见。（薛立斋）

徽商汪华泉，忽然昏仆，遗尿手撒，汗出如珠。众皆以绝证既见，决无生理。余曰：手撒脾绝，遗尿肾绝，法在不治，惟大进参附，或冀万一。遂以人参三两，熟附五钱，煎浓灌下，至晚汗减。复煎人参二两，芪、术、附各五钱，是夜服尽，身体能动。再以参附膏加姜汁、竹沥，连进三日，神气渐爽，调养百日而安。（《医宗必读》）

附方

治中风口噤方　用苏合香丸，或南星、冰片末，或乌梅肉擦牙。〇皂角、生半夏末，搐鼻。〇又用甘草，比中指节数截，油浸火炙，以物斡开牙关，令咬定甘草，可人行十里许时又换一截，灌药极效。

治中风口眼㖞斜方　用酒煮桂，取汁，布浸拓面，左㖞拓右，右㖞拓左。〇又法，先烧皂角烟熏之，逐去外邪；次烧乳香熏之，顺其血脉。

又方　用大鳝鱼一条，针刺头上血，右㖞涂左，左㖞涂右，正即洗去。其鳝取血后放之。

类　中

中寒

中寒之证，不拘冬夏，或外中天地之寒，或内伤饮食之冷。元阳既虚，肤腠空豁，寒邪直入三阴之经，其病骤发，非若伤寒之邪循经渐入之缓也。（王安道）

肾中真阳，得水以济之，留恋不脱，得土以堤之，蛰藏不露，除施泄之外，屹然不动。手足之阳，为之役使，流走周身，固护腠理而捍卫于外；脾中之阳，法天之健，消化饮食，传布津液而运行于内；胸中之阳，法日之驭，离照当空，消除阴曀而宣布于上。此三者丰亨有象，肾中真阳，安享太和。惟在外在上在中之阳，衰微不振，阴气乃始有权。或肤冷不温，渐至肌硬不柔，卫外之阳不用矣；或饮食不化，渐至呕泄痞胀，脾中之阳不用矣；或当膺阻碍，渐至窒塞不开，胸中之阳不用矣。乃取水土所封之阳，出而任事，头面得阳而戴赤，肌肤得阳而熯燥，脾胃得阳而除中，即不中寒，其能久乎？〇每见病者阴邪横发，上干清道，必显畏寒腹痛、下利上呕、自汗淋漓、肉瞤筋惕等证，即忙把住关门，行真武坐镇之法，不使龙雷升腾霄汉，其人获安。倘失此不治，顷之，浊阴从胸而上入者，咽喉肿痹，舌胀睛突；浊阴从背而上入者，颈筋粗大，头项若冰，转盼浑身青紫而死，谓非地气加天之劫厄乎？惟是陡进附子、干姜纯阳之药，亟驱阴邪下从阴窍而出，非与迅扫浊阴之气返还地界同义乎？然必尽驱阳隙之阴，不使少留，乃得收功再造，非与一洗天界余氛，俾返冲和同义乎？〇寒中少阴，行其严令，埋没微阳，肌肤冻慄，无汗而丧神守，急用附子、干姜加葱白以散寒，加猪胆汁引入阴分。然恐药力不胜，熨葱、灼艾，外内协攻，乃足破其坚凝。少缓须臾，必无及矣。此一难也。〇若其人真阳素扰，腠理素疏，阴盛于内，必逼其阳亡于外，魄汗淋漓，脊项强硬，用附子、干姜、猪胆汁，即不可加葱艾熨灼，恐助其散，令气随汗脱，而阳无由内返也。宜扑止其汗，陡进前药，随加固护腠理。不尔，恐其阳复越。此二难也。〇用附子干姜，胜阴复阳，取飞骑突入重围，搴旗树帜，使既散之阳，望帜争趋，顷之复合耳。不知此义者，加增药味，和合成汤，反牵制其雄入之势，必至迂缓无功。此三难也。〇其次，前药中须首加当归、肉桂兼理其营，以寒邪中入，先伤营血故也。不尔，药偏于卫，弗及于营，与病即不相当，必非胜算。此四难也。〇其次，前药中即须加人参、甘草，调元转饷，收功帷幄。不尔，姜附之猛，直将犯上无等矣。此五难也。〇用前药二三剂后，觉其阳明在躬，运动颇轻，神情颇悦，更加黄芪、白术、五味、白芍，大队阴阳平补。盖重阴见晛，浪子初归，斯时摇摇靡定，怠缓不为善后，必堕前功。此六难也。〇用群队之药，以培阴护阳，其人即素有热痰，阳出早已从阴而变寒，至此，无形之阴寒虽散，而有形之寒痰阻塞窍隧者，无由遽转为热，姜、附固可勿施，其牛黄、竹沥一切寒凉，断不可用。若因其素有热痰，妄投寒剂，则阴复用事，阳即躁扰，必堕前功。此七难也。〇前用平补后，已示销兵放马，偃武崇文之意，兹后纵有顽痰留积经络，但宜甘寒助气开通，不宜辛辣助热壅塞。盖辛辣始先不得已而用其毒，阳既安堵，即宜休养其阴，何得喜功生事，转生他患？此八难也。〇凡治阴寒暴病，慫用清凉药者，百无一活。医杀之也。〇凡治暴寒病，胸无真见，虽用辛热，或以渐投，或行监制，时不待人，倏然而逝。医之罪也。〇凡医起一阴病，即可免一劫厄。其不能起人卒病，而求幸免劫厄，自不可得。世有蔼蔼吉人，其择术当何如耶？（《医门法律》）

薛氏治寒淫于内，神脱脉绝，药不能下，炒盐艾附子熨脐，以散寒回阳。又以口接气，附子作饼，热贴脐间，所谓蒸脐法。（《己任编》）

中暑

暑风者，夏月卒倒，不省人事者是也。有因火者，有因痰者。火，君相二火也；暑，天地二火也；痰者，人身之痰饮也。因暑气鼓激其痰，塞碍心之窍隧，以致手足不知动掉而卒倒也。（张子和）

中暑卒倒如中风者，乃暑气鼓激其痰，壅塞心包，肾水素亏，不胜时火燔灼也。其证喘喝而无痰声。若中风，则必手足搐引，痰涌喉中，甚则声如曳锯。以此辨之，庶无差误。（张路玉）

面垢闷倒，昏不知人，冷汗自出，手足微冷，或吐或泻，或喘或渴，先以苏合丸或来复丹研末，白汤灌下，或研蒜水灌之，皆取其通窍也。俟其稍苏，更以香薷、扁豆、厚朴之属煎服。

夏令受热，神迷若惊，此为暑厥，热邪闭塞窍隧所致。其邪入络与中络同法，牛黄丸、至宝丹，芳香利窍可效。醒后，清凉血分，如连翘、竹叶、元参、生地、二冬之属。此证大忌风药。初病暑热伤气，竹叶石膏汤，或清肺轻剂。大凡热深厥深，四肢厥冷，但看面垢齿燥，二便不通，或泻不爽，勿误认为伤寒而用温药。（《临证指南》）

中湿

风、寒、暑、湿，皆能中人，惟湿气积久，留滞关节，非如风、寒、暑之暴也。其证关节重痛，浮肿喘满，腹胀烦闷，昏不知人，其脉沉缓，或沉微细。治宜除湿。（《证治准绳》）

凡治中湿之候，即当固护其阳。若以风药胜湿，是为操刃；即以温药理脾，亦为待毙。医之罪也。（《医门法律》）

中恶

中恶之证，因冒犯不正之气，忽然手足逆冷，肌肤粟起，头面青黑，精神不守，或错言妄语，牙紧口噤，或头旋晕倒，昏不知人。此是卒厥。客忤、飞尸、鬼击、吊死问丧、入庙登冢，多有此病。先以苏合香丸灌之，苏后再以调气散和平胃散与服。（《证治准绳》）

中气

中气之证，气逆为病也。盖七情皆能为中，因怒而中者尤多。大略与中风相似，风与气亦自难辨。但风中身温，气中身冷；风中多痰涎，气中无痰涎；风中脉浮应人迎，气中脉沉应气口。先以苏合香丸灌之，候醒继进八味顺气散、木香调气散；余痰未平，宜四七汤、星香散。若其人体实痰气上逆，关格不通，或大便结秘者，宜三和丸。（《证治准绳》）

中食

中食之证，忽然厥逆昏迷，口不能言，肢不能举，状似中风。此因饮食过伤、醉饱之后，或感风寒，或着气恼，以致填塞胸中，胃气不行，阴阳痞隔，升降不通。人多不识，误作中风、中气，投以祛风行气之药，重伤胃气，死可立待。先煎姜盐汤探吐其食，视其风寒尚在者，以藿香正气散解之；气滞不行者，以顺气散调之。吐后别无他证，只用平胃散加苓、夏、曲、蘖调理。如遇此病，须审问明白，如是饮食所伤，但觉胸膈痞闷，吞酸嗳腐，气口脉紧盛者，作食滞治。（《证治准绳》）

中七情

因喜所伤而卒倒无知者，名曰中喜。〇因暴怒而卒中者，名曰中怒。《经》曰：阳气者，大怒则形气绝而血菀于上，使人薄厥。〇因忧思过度而神冒卒倒者，名曰中忧。《经》云：忧思不乐，遂成厥逆。〇因思想过度而神昧卒倒者，名曰中思。〇因悲哀而卒中者，名曰中悲。〇骤因恐惧而志暴脱，神无所依而昏冒卒倒者，名曰中恐。〇因惊骇而卒倒者，名曰中惊。（罗赤诚）

选案

一人忽昏晕仆地，手足冰冷，面色青惨，牙关紧闭。此中恶也。先令以热尿浇其面，尿毕又换一人，频浇四、五回，抹净面孔，抉开齿缝，以甘草一段，令其咬住，用姜汤化苏合丸灌之。醒后，再用六君子汤，加姜汁以回正气；加虎威骨、鹿角霜以驱邪祟；麝香以开窍辟邪。寻愈。〇在湄兄令姐，忽昏晕仆地，口眼微㖞，左手抬不上头，口角交涎。医作中风治，不效。诊气口脉盛坚。问初起曾吃冷物否？答云：某日吃面冷了，便觉腹中不舒，次早即晕倒。问此日腹仍痛否？答曰：仍痛。余曰：此非中风，乃食厥也。方用麦芽、枳、朴、陈皮、半夏、香砂、炮姜。在兄问伤食何以口眼㖞斜，手不能提，与中风无二？余曰：食填太阴，必生痰涎，随气而升，壅塞心包，心乃一身之主，包络受伤，则周

身脉络俱闭而不流行，故五官、四肢俱着而为病也。服药嗳气，胸膈顿宽，不复昏晕，口眼俱正，手亦便利如常。（吴天士）

虚 劳

经义

阳虚则外寒，阴虚则内热。○肝虚，则目䀮䀮无所见，耳无所闻，善恐，如人将捕之。○心虚，则胸腹大，胁下与腰相引而痛。○脾虚，则腹满肠鸣，飧泄，食不化。○肺虚，则少气不能报息，耳聋嗌干。○肾虚，则胸中痛，大腹小腹痛，清厥，意不乐。（《素问》）

五脏，主藏精者也，不可伤，伤则失守而阴虚，阴虚则无气，无气则死矣。○精脱者，耳聋；气脱者，目不明；津脱者，腠理开，汗大泄；液脱者，骨属屈伸不利，色夭，脑髓消，胫酸，耳数鸣；血脱者，色白，夭然不泽。（《灵枢》）

一损损于皮毛，则皮聚而毛落；二损损于血脉，血脉虚少，不能荣于五脏六腑；三损损于肌肉，肌肉消瘦，饮食不能为肌肤；四损损于筋，筋缓不能自收持；五损损于骨，骨痿不能起于床。○损其肺者，益其气；损其心者，调其营卫；损其脾者，调其饮食，适其寒温；损其肝者，缓其中；损其肾者，益其精。（《难经》）

哲言

男子面色薄者，主渴及亡血；卒喘悸，脉浮者，里虚也。○男子脉虚沉弦，无寒热，短气里急，小便不利，面色白，时目瞑兼衄，少腹满，此为劳使之然。○劳之为病，其脉浮大，手足烦，春夏剧，秋冬瘥，阴寒精自出，酸削不能行。○男子脉浮弱而涩，为无子，精气清冷。〇人年五、六十，其病脉大者，痹侠背行，若肠鸣，马刀侠瘿者，皆为劳得之。〇脉沉小迟，名脱气。其人疾行则喘喝，手足逆寒，腹满，甚则溏泄，食不消化也。（《金匮》）

按：脉浮者，里虚也。当是衍文。〇按：阴寒精自出之寒字，当是虚字，是传写之讹。〇按：若肠鸣三字，与上下文不属，必是错简，当删之。侠瘿之瘿字，当是瘰字，且先劳后瘰、先瘰后劳者有之，从未见劳瘿先后病也，当改之。（《医宗金鉴》）

男子之劳，起于伤精；女子之劳，起于经闭；童儿之劳，得于母胎。（《明医指掌》）

肾气虚者，脾气必弱；脾气弱者，肾气必虚。盖肾为先天祖气，脾为后天生气，而生气必宗于祖气也。（《冯氏锦囊》）

卫虚则外寒而栗，营虚则内热而咳；营虚则咳伤肺而唾腥，卫虚则寒入脾而吐涎沫。（程扶生）

冷劳者，由于气血不足，脏腑虚寒，以致脐下冷痛，手足时寒，妇人月水失常，饮食不消，或时呕吐，寒热，骨节酸疼，肌肤羸瘦，面色萎黄者是也。〇热劳者，由于心肺内热，伤于气血，以致心神烦躁，颊赤头痛，眼涩唇干，口舌生疮，神思昏倦，四肢壮热，饮食无味，怔忡盗汗，肢体酸痛，或寒热往来者是也。当审其所因，调补气血，其证自减。〇骨蒸劳者，由于积热内附骨髓而名，其形羸瘦，泄利食少，肢体无力。传于肾，则盗汗不止，腰膝酸痛，梦鬼交侵；传于心，则心神怯悸，颊赤寒热；传于肺，则胸满短气，咳嗽吐痰，皮肤甲错；传于肝，则两目昏暗，胁痛忿怒。五脏既病，则难治疗。立斋云：前证多因经行、胎产，或饮食、七情内伤脾胃所致，或病后失调而成。（胡慎柔）

骨蒸，以多汗为易治，气虚血尚未竭也。若干热无汗，为难治，

气血内涸不能外通也。（张路玉）

或问：阴虚何以发热？曰：凡人昼则气行于阳，夜则气行于阴，阳入阴则寐者，是火归于水中，而成既济之象，故无病。阴既虚矣，阳入而无阴以制之，则阳浮散，自内而出，身体皆热，其热自内而生也。（《证治准绳》）

凡虚损之由，无非酒色、劳倦、七情、饮食所致。或先伤其气，气伤必及于精；或先伤其精，精伤必及于气。但精气在人，无非谓之阴分，盖阴为天一之根，形质之祖，故凡损在形质者，总曰阴虚，此大目也。若分而言之，则有阴中之阴虚者，其病为发热躁烦、头红面赤、唇干舌燥、咽痛口疮、吐血衄血、便血尿血、大便燥结、小水痛涩等证。有阴中之阳虚者，其病为怯寒憔悴、气短神疲、头晕目眩、呕恶食少、腹痛飧泄、二便不禁等证，甚至咳嗽吐痰、遗精盗汗、气喘声瘖、筋骨疼痛、心神恍惚、肌肉尽削、梦与鬼交、妇人月闭等证。则无论阴阳，凡病至极，总由真阴之败耳。然真阴所居，惟肾为主，盖肾为精血之海，而人之生气，即同天地之阳气，无非自下而上，所以肾为五脏之本。故肾水亏，则肝失所滋而血燥生；肾水亏，则水不归源而脾痰起；肾水亏，则心肾不交而神色败；肾水亏，则盗伤肺气而喘嗽频；肾水亏，则孤阳无主而虚火炽。凡劳伤等证，使非伤及根本，何以危笃至此？故凡病甚于上者，必其竭甚于下也。余故曰：虚邪之至，害必归阴；五脏之伤，穷必及肾。穷而至此，吾末如之何也矣！〇凡损伤元气者，本皆虚证，古人以虚损、劳瘵各分门类，病若有异，亦所宜辨。盖虚损之谓，或有发见于一证，或有困惫于暂时，凡在经在脏，但伤元气，则无非虚损病也。至若劳瘵之有不同者，则或以骨蒸，或以干嗽，甚至吐血吐痰，营卫俱败，尫羸日甚，此其积渐有日，本末俱竭而然。但虚损之虚，有在阴分，有在阳分，然病未深，多宜温补；若劳瘵之虚，深在阴中之阴分，多有不宜温补者。然凡治虚证，宜温补者，病多易治；不宜温补者，病多难治。比虚劳若乎有异，而不知劳瘵之损，即损之深而虚之甚者耳。〇虚损，颧赤唇红者，阴虚于下，逼阳于上也；口多干渴者，肾水不足，引水自救也；音哑声不出者，由肾气之竭，盖声出于喉而根于肾也；气息喘急者，阴虚肺槁，气无所归也；喉干咽痛者，真水下亏，虚火上浮也；不眠恍惚者，血不养心，神不能藏也；时多烦躁者，阳中无阴，柔不济刚也；易生嗔怒，或筋急酸痛者，水亏木燥，肝失所资也；饮食不甘，肌肉渐削者，脾元失守，化机日败也；心下跳动，怔忡不息者，气不归精也；盗汗不止者，有火则阴不能守，无火则阳不能固也；多痰或如清水，或多白沫者，水泛为痰，脾虚不能制水也；骨痛如折者，肾主骨，真阴败竭也；腰胁痛者，肝肾虚也；膝下冷者，命门衰绝，火不归原也；小水黄涩淋沥者，真阴亏竭，气不化水也；足心如烙者，虚火烁阴，涌泉涸竭也。〇劳损之病，本属阴虚，阴虚必血少，指爪为血之余，故于诊候之际，但见其指爪干黄，觉有枯槁之色，则其发肤营气，具在吾目中矣。〇似损非损之证，惟外感寒邪者乃有之。盖以外邪初感，不为解散，误作内伤，或用清凉，或用清导，以致寒邪伏留不散，而为寒热往来，或为潮热咳嗽，证似劳损，若用治损之法，则滋阴等剂愈以留邪，非损成损矣。余尝治愈数人，皆其证也。欲辨此者，但当详察表里，而审其致病之由。盖虚损之证，必有所因，而外感之邪，其来则骤。若外证，身有疼痛，微汗则热退，无汗则复热，或见大声咳嗽，脉虽弦紧，而不甚数，或兼和缓，虽病至一两月，邪有不解，病不退者，本非劳损，毋误治也。〇虚损既成，不补将何以复？有不能服人参、熟地及诸补药者，此为虚不受补，何以望生？若劳损失血之后，嗽不能止，而痰多甚者，此以脾肺虚极，饮食无能化血，随食成痰。此虽非血，而实血之类也。《经》曰：白血出者死。故凡痰之最多最浊者，不可治。左右者，阴阳之道路。其有不得左右，眠难转侧者，此其阴阳之气有所偏竭而然，多不可治。虚损原无外邪，所以病虽至困，终不愦乱。其有患虚证而谵妄失伦者，心脏之败，神去之兆也；劳嗽音哑，声不能出，或喘急气促者，肺脏之败也；劳嗽肌肉尽脱者，脾脏之败也；筋为罢极之本，凡病虚损，多有筋骨疼痛，若痛极不可忍者，乃血竭不能荣筋，肝脏之败也；劳损既久，再及大便泄泻，不能禁止者，肾脏之败也。（张景岳）

虚劳之病，皆由内伤。如酒伤肺，则湿热熏蒸，肺阴销烁；色伤肾，则精室空虚，相火无制；思虑伤心，则血耗而火易上炎；劳倦伤脾，则热生而内戕真阴。惟忿怒伤肝有二：郁怒，则肝火内炽而灼血；大怒，则肝火上升而吐血。此五者皆劳其精血也。〇阴虚内热而成虚劳，大约伤于酒色为多。然有童子未室而患此证者，或由先天不足，或禀母气阴虚。其师尼、寡妇、室女，气血郁结，以致寒热如疟，朝凉暮热，饮食不思，经期不准，或致闭绝而成此病者，多由郁火内蒸所致也。〇虚劳之证，多因肾水真阴虚极，水不摄火，火因上炎，以致面赤唇红，口鼻出血，齿痛齿衄。虽亦龙火上僭，然与虚阳上浮者不同，纵有下部恶寒足冷，总由阴虚火升，非真正阳衰而然，故其溺必黄赤，脉必带数。设误用桂、附引火归原之法，是抱薪救火，上焦愈热，咳喘燥渴益甚，咽痛喉烂诸证至矣。〇气虚者，面白无神，言语轻微，四肢无力，脉来微弱；阳虚者，体冷畏寒，手足逆冷，溺清便溏，脉沉小迟。

此二者，能服参、芪，温补可治，斯气虚阳虚之证也。虽血脱者，亦有补气之法，乃指卒暴失血，素非血虚之人，如新产之类耳。（《吴医汇讲》）

今医谓吐血为虚劳之病，大谬。夫吐血有数种，大概咳者成劳，不咳者不成劳。间有吐血偶咳者，当其吐血之时，狼狈颇甚，吐止即痊，皆不成劳。何也？其血止则周身无病，饮食如故，而精神生矣。即使亡血之后，或阴虚内热，或筋骨疼痛，皆可服药而痊。若咳嗽，则血止而病仍在，日嗽夜嗽，痰壅气升，多则三年，少则一年而死矣。盖咳嗽不止，则肾中之元气震荡不安，肺为肾之母，母病则子亦病故也。又肺为五脏之华盖，《经》云：谷气入胃，以传于肺，五脏六腑皆以受气。是则脏腑皆取精于肺，肺病，则不能输精于脏腑，一年而脏腑皆枯，三年而脏腑竭矣，故咳嗽为真劳不治之疾也。然亦有咳嗽而不死者，其嗽有时稍缓，饮食起居不变，又其人善于调摄，间或一发，静养即愈。此乃百中难得一者也。更有不咳之人，血证屡发，肝竭肺伤，渐变咳嗽，久而亦死。此则不善调摄，以轻变重也。执此以决血证之死生，百不一失矣。（徐灵胎）

《内经》有所劳倦，此言当辨。或劳于力作，或劳于思虑，或劳于房帏，皆劳也。即劳矣，同一形气衰少，而所以致劳之因则异。劳于力作者，当逸之以安闲，而甘其饮食，和其气血；劳于思虑者，当屏思却虑，药之以养心；劳于房帏者，当远房帏，滋肾水，尤当照顾脾土。（《怡堂散记》）

肾水既实，则阴精上奉于心肺，故东方之木气不实，而西方之金气不虚，此子能令母实，使金得以平木也。是故水日以盛，而火日以亏，此阴精所奉于上，而令人寿也。若夫肾水一虚，则无以制南方之心火，故东方实而西方虚，其命门与包络之相火，皆挟心火之势而来侮所不胜之水，使水日亏而火日盛，此阳精所降于下，故令人夭折也。（虞天民）

近世阴虚火动之疾，患者十无一活，何也？盖其始也，饮食如常，起居如故，惟痰嗽一二声，自谓无恙，讳疾忌医，滋蔓日久，倒卧于床，不可复救。余意揆之，方疾之始，必致谨于三事而后可。三事维何？一要遇明医；二要肯服药；三要守禁戒。三事缺一，不可治也。（《医鉴》）

劳瘵既久，其气必伤，不能运化精微，痰瘀稽留，变幻生虫。在肝为毛虫，食人筋膜；在心为羽虫，食人血脉；在脾为倮虫，食人肌肉；在肺为介虫，食人肤膏；在肾为鳞虫，食人骨髓。（《医学正传》）

传尸九虫，六虫传代，三虫不传，蛔、蛔、寸白也。六虫所致，或五脏种毒而生，或亲戚习染而传。大率一旬之中，遍行四穴，周而复始，三日一食，五日一退。方其作苦，虫之食也；退则还穴醉睡，一醉五日，其病乍静，俟其退醉之时，乃可用药。一虫在身，占十二穴，六虫共占七十二穴。一月之中，上旬十日，从心至头游四穴，虫头向上；中旬十日，从心至脐游四穴，虫头向内；下旬十日，从脐至足游四穴，虫头向下。阳日长雄，阴日长雌。食脏腑脂膏，其虫色白。五脏六腑一经食损，即皮聚毛脱，妇人月信不行，血脉皆损；七十日后，食人血肉，其虫黄赤，饮食不为肌肤，筋缓不能收持；一百二十日外，血肉食尽，其虫色紫，即食精髓，传于肾中，其虫色黑，食髓即骨痿不能起床。诸虫久则生毛，毛色杂花，钟孕五脏五行之气，传之三人，即自能飞，传入肾经，不可救治。利药下虫，验其虫色白，可三十日服药补之；

其虫黄赤，可六十日服药补之；其虫紫黑，此病已深，可百二十日服药补之。六十日内，治者十得七、八；八十日内，治者十得三、四；过此已往，未知全生。（《道德经》）

虚劳，粪门生疖，名曰瘘疮。脉不数者，尚不可为，况脉数乎？盖肺为吸门司上，大肠为肛门司下，肺与大肠，脏腑相通，肺为气之主，阳气当升，虚则下陷，所谓物极则反。今病内热燔灼，肺气久伤，故下陷肛门而生瘘疮，肺伤极矣，非药能济，此即《经》云陷脉为瘘之病也。（汪石山）

虚劳，起于斫丧，肝肾过伤，多致亡血失精，阴竭而死；起于郁结，内火灼津，多致血结干咳，发痈而死；起于药误，脾胃受病俱多，每至饮食减少，喘嗽泄泻而死。若面色不衰，肌肉日瘦，外如无病，内实虚伤，俗名桃花疰，以阴火乘于阳位，不但销烁阳分之津液，而阴分之津液反竭力上供阳火之销烁，故肌肉日削，而面色愈加鲜泽也。（《张氏医通》）

补编

夫失精家，少腹弦急，阴头寒，目眩，发落，脉极虚芤迟，为清谷亡血失精；脉得诸芤动微紧，男子失精，女子梦交，桂枝龙骨牡蛎汤主之。〇虚劳里急，悸衄，腹中痛，梦遗失精，四肢酸疼，手足烦热，咽干口燥，小建中汤主之。〇虚劳里急，诸不足，黄芪建中汤主之。〇虚劳腰痛，少腹拘急，小便不利者，八味肾气丸主之。〇虚劳，虚烦不得眠，酸棘仁汤主之。〇五劳虚极，羸瘦腹满，不能饮食，食伤，忧伤，饮伤，房室伤，饥伤，经络营卫气伤，内有干血，肌肤甲错，两目黯黑，缓中补虚，大黄䗪虫丸主之。〇虚劳诸不足，风气百疾，薯蓣丸主之。〇千金翼炙甘草汤，治虚劳不足，汗出而闷，脉结悸，行动如常，不出百日，危急者，十一日死。

○肘后獭肝散，治冷劳。又主鬼疰，一门传染。（《金匮》）

按：缓中补虚四字，当在不能饮食之下，必传写之讹。（《医宗金鉴》）

劳瘵主乎阴虚者，盖自子至巳属阳，自午至亥属阴，阴虚则热在午后子前。寤属阳，寐属阴，阴虚则汗从寐时盗出也。升属阳，降属阴，阴虚则气不降，气不降则痰涎上逆，而连绵不绝也。脉浮属阳，沉属阴，阴虚则浮之洪大，沉之空虚也。此皆阴虚之证，主以四物、知、柏。世医遵用不效者，何哉？盖阴虚火必上炎，芎、归气辛味温，非滋降虚火之药，且川芎辛窜，尤非虚炎短乏者所宜；地黄泥膈，亦非胃热食少痰多者所宜。知、柏苦辛大寒，虽曰滋阴，其实燥而耗血；虽曰降火，其实苦先入心，久而增气，反能助火。至其败胃，所不待言。（朱丹溪）

劳者劳也，劳损其气血之谓也。既劳损其气血，则大虚矣，故名虚劳。既名为虚为劳，则当补当养，不待言矣。奈何近世治此证者，若忘其名为虚劳，竟易其名为火劳，绝无补养之功，一以清火为事，且不独易其名为火劳，更认其证为实火，不但清火为事，更以降气为先，清则元参、花粉、知、柏，恣用不休，且更有芩、连者；降则桑皮、白前、苏子、旋覆，信手轻投，且更有用枳壳、葡子者。虚劳必吐血，止血则曰茜根、小蓟；虚劳必咳嗽，止嗽则曰紫菀、百部、枇杷叶；虚劳必吐痰，消痰则曰麦冬、贝母；虚劳必潮热，退热则曰青蒿、鳖甲、地骨皮、银柴胡。服之至脾损腹胀，食少作泻，则以谷芽、石斛为助脾之灵丹；服之使肺损气喘，不能侧卧，则以百合、沙参为保肺之神剂。服之无效，更多服之，多服不惟无效，且濒于危，尤令服之不已，使气血日亏，真元削尽，脉仅一丝，气存一息，犹曰有火不可补。呜呼！

补固不可，死独可乎？在丹溪医学多精到处，独以六味知柏为治劳之方，实足贻祸于后世。然犹未若此日用如许清降损真之毒药也。不知其出自何书？得何传受？一见失血、咳嗽、发热等证，动以此种套药投之，一医有然，更数医皆然，庸流有然，即名医亦无不然。使患此证者，以为此外更无他法，安心守定此药，直服至死而后已。屡死而医若罔闻，终不知变计，良可叹矣！余值此证，惟是脉已细数，形消肉脱，两侧不能卧者，肝肺损，脾肾绝，不能复救，亦付之无可如何而已。否则相其虚之轻重而补之养之，往往得生，不可谓非明效大验矣。而医者犹必曰有火不可补，病人亦自谓有火不可补，要知此有火不可补五字，便是必死不可救五字。试思世之以清降治劳者多矣，其远者勿论，即耳目所及者，细数之，千百人中有一二得生者乎？盖有之矣，我未之见也。（吴天士）

夫人之虚，不属于气，即属于血，五脏六腑莫能外焉。而独举脾肾者，水为万物之元，土为万物之母，二脏安和，一身皆治，百疾不生。夫脾具土德，脾安则土为金母，金实水源，且土不凌水，水其安位，故脾安则肾愈安；肾兼水火，肾安则水不挟肝上泛而凌湿土，火能益土运行而化精微，故肾安则脾愈安。孙思邈云：补脾不如补肾。许学士云：补肾不如补脾。两先生深知二脏为人生之根本，有相赞之功能，故其说似背，而其旨实同也。救肾者，必本于阴血，血主濡之，血属阴，主下降，虚则上升，当敛而抑之，六味丸是也；救脾者，必本于阳气，气主煦之，气为阳，主上升，虚则下陷，当升而举之，补中汤是也。近世治劳，专以四物汤加知柏，不知秋冬之气非所以生万物者也。丹溪有言：实火可泻，虚火可补。劳证之火，虚乎？实乎？泻之可乎？矫其偏者，辄以桂、附为家常茶饭，此惟火衰者宜之。若血虚气热之人，能无助火为害哉？大抵虚劳之证，疑难不少，如补脾保肺，法当兼行，然脾喜温燥，肺喜清润，保肺则碍脾，补脾则碍肺，惟燥热而甚，能食而不泻者，润肺当急，而补脾之药亦不可缺也。倘虚羸而其食少泻多，虽喘嗽不安，但以补脾为急，而清润之品宜戒矣。脾有生肺之能，肺无扶脾之力，故补脾之药尤要于保肺也。又如补肾理脾，法当兼行，然方欲以甘寒补肾，其人食减，恐不利于脾；方欲以辛温快脾，其人阴伤，恐愈耗其水。两者并衡而较重脾者，以脾土上交于心，下交于肾故也。若肾大虚，而势困笃者，又不可拘，随时活法可耳。又如无阳则阴无以生，无阴则阳无以化，宜不可偏也。然东垣曰：甘温能除大热。又曰：血脱补气，独阴不长，虚者必补以人参之甘温，阳生阴长之理也。且虚劳受补者可治，不受补者不治，故葛可久治劳十方，用参者七；丹溪专主滋阴，治劳方案，用参者亦十之七。自好古肺热伤肺、节斋服参必死之说印定眼目，甘用苦寒，直至上呕下泄，犹不悔悟，良可悲已！不知肺热脉实者，与参诚不相宜，若火来乘金，脉虚金伤者，非参不保。前哲有言曰：土旺则金生，勿拘拘于保肺；水壮则火熄，毋汲汲于清心。可谓洞达《经》旨，深窥根本之治者也。（李士材）

治虚有三本：肺、脾、肾是也。肺为五脏之天，脾为百骸之母，肾为性命之根，治虚之道毕矣。夫东垣论脾胃为四家之首，丹溪法滋阴为劳证之宗，立斋究明补火，谓太阳一照，阴火自弥。斯三先生皆振古之贤，然皆主于一偏，而不获全体之用。是《脾胃论》出于东垣，则无弊，若执东垣以治者，未免以燥剂补土，有损于清肃之金。滋阴之说出于丹溪，已有弊，若执丹溪以治者，全以苦寒降火，有碍于中州之化。至于阳常有余，阴常不足，此实一偏之见，后人沿习成风，凡遇阴虚阳亢之疾，辄以知柏补肾清金，未能生水，而反灭火。夫肾者坎也，一阳陷于二阴，二阴者真水也，一阳者真火也。肾中真水生肝木，肝木生心火；肾中真火生脾土，脾土生肺金。生人之本，从下而起，如羲皇之画卦然。肾脏合水火二气而为脏腑之根，真水不可灭，真火独可熄乎？然又有执立斋补火之说，动用苁蓉、鹿茸、桂、附等类，而不顾其人之有无郁火郁热，更不虑其曾经伤肺与否？夫虚火可补，理固诚然，如补中益气汤用参、芪、术、草之甘温以除大热。苟非清阳下陷，犹不敢轻加升、柴，而辛热太过之品，乃反施之郁火郁热之证，奚啻抱薪救火乎？予惟执两端以用中，合三部以平调，一曰清金保肺，无犯中州之土。此用丹溪而不泥于丹溪也。一曰培土调中，不损至高之气。此用东垣而不泥于东垣也。一曰金行清化，水自流长，乃合金水于一致也。但主脾主肾，先贤颇有发明，而清金保肺一着，尚未有透达其精微者，故予于论肺独详。此治劳之三本宜究也。（何德修）

虚劳之证，《金匮》叙于血痹之下，可见劳则必劳其精血也。营血伤，则内热起，五心常热，目中生花见火，耳内蛙聒蝉鸣，乃至饮食不为肌肤，怠惰嗜卧，骨软足酸，营行日迟，卫行日疾，营血为卫气所迫，不能内守，而脱出于外，或吐或衄，或出二阴之窍，血出既多，火热迸入，逼迫煎熬，漫无休止，营血有立尽而已。更有劳之之极，而血痹不行者，血不脱于外，而但蓄于内，蓄之日久，周身日走之隧道悉痹不流，惟就干涸，皮鲜滑泽，面无荣润，于是气之所过，血不为动，徒蒸血为热，或日晡，或子午，始必干热，俟热蒸气散，微汗而热解，热蒸不已，瘵病成焉。亦有始因脱血，后遂血痹者，血虚血少，艰于流布，发热致痹尤易易也。《内经》凡言虚病，不及于劳，然于大骨枯槁，大肉陷下，胸中气高，五脏各见危证，则固已言之。秦越人始发虚损之论，谓虚而感寒，则损其阳，阳虚则阴盛，损则自上而下；虚而感热，则损其阴，阴虚则阳盛，损则自下而上。自上而下者，过于胃，则不可治；自下而上者，过于脾，则不可治。盖饮食多，自能生血，饮食少，则血不生，血不生则阴不足以配阳，势必五脏齐损。越人归重脾胃，旨哉言矣。至《金匮》之文，大意谓精生于谷，谷入少而不生其血，血自不能化精。《内经》于精不足者，必补之以味，补以味而节其劳，则精贮渐富，大命不倾，所以垂训十则，皆以无病男子精血两虚为言，而虚劳之候，焕若指掌矣。故血不化精，则血痹矣，血痹则营虚，营虚则发热，热久则蒸其所瘀之血化而为虫，遂成传尸瘵证。故狐惑之证，声哑嗄，劳瘵之证，亦声哑嗄，是则声哑者，气管为虫所蚀明矣。仲景于男子平人，谆谆致戒，无非谓营卫之道，纳谷为实。居常调营卫，以安其谷，寿命之本，积精自刚；居常节嗜欲，以生其精，至病之甫成，脉才见端。惟恃建中、复脉为主治，皆稼穑作甘之善药，一遵精不足者，补之以味之旨也。后人诸方，千蹊万径，以治虚劳，何反十无一全？及其痹不行，仲景亟驱其旧，生其新，几希于劳瘵将成未成之间，诚有一无二之圣法。试观童子脏腑脆嫩，才有寒热积滞，易于结癖成疳，待其血痹不行，气蒸发热，即不可为；女子血干经闭，发热不止，劳瘵之候更多，待其势成，治之无及。傥能服膺仲景几先之哲，吃力于瘵病将成未成之界，其活人之功，皆是起白骨而予以全生矣。〇虚损病，亦有易复难复两候：因病至虚者，缓调自复；因虚致损者，虚上加虚，卒难复也。故因病致虚，东垣、丹溪法在所必用；若虚上加虚而至于损，元气索然，

丹溪每用人参膏至十余斤，多有得生者。（喻嘉言）

虚损伤阴，本由五脏，虽五脏各有所主，然证治有可分者，有不可分者。如诸气之损，其治在肺；神明之损，其治在心；饮食肌肉之损，其治在脾；诸血筋膜之损，其治在肝；精髓之损，其治在肾。此其可分者也。然气主于肺，而化于精；神主于心，而化于气；肌肉主于脾，而土生于火；诸血藏于肝，而生化于脾胃；精髓主于肾，而受之于五脏。此其不可分者也。及乎既甚，则标本相传，连及脏腑，此又方之不可执也。故凡补虚之法，但当明其阴阳升降、寒热温凉之性，精中有气、气中有精之因。且凡上焦阳气不足者，必下陷于肾，当取之至阴之下；下焦真阴不足者，多飞越于上，可不引之归原乎？治病求本，方为尽善。（张景岳）

先天之阳虚，补命门；后天之阳虚，温胃气。先天之阴虚，补肾水；后天之阴虚，补心肝。〇古称劳役发热为劳发者，盖谓辛劳不能收摄，以致元阳浮越于外，即东垣所谓内伤也。若一发散，不更元阳脱尽？若一苦寒，不更虚阳顿亡？〇真阴不足，则孤阳无依，火易浮越，故宜甘温甜静之剂以养之，酸咸敛纳之味以藏之。人但知气有余便是火，不知火有余即是气，或为喘满，或为烦闷。有余者，病气也。病气之有余，正气之不足也。凡饮食之滞气，可以利之、行之、顺之、理之。若浮越之阳气，惟宜导之、纳之、敛之、塞之，以补为消。此气乃生身之本，非同饮食之滞也。若用顺气之药，适足以走泄元气；辛燥之药，反足以耗竭津液；即芎、归、陈皮之类，辛香而润，亦可引动无根之气，升越失走之火。其元气既伤，胃气必弱，香美之食，入口未甘，何况异味药饵？虽有开胃扶脾之益，保无伤脾倒胃之虞？故尤宜切忌也。〇极虚之证，对面人事不清，而户外之事反能知之，及见亡人鬼怪者，此皆阳亡之象，名曰游魂。速为补虚敛纳，神魂安，见闻灭矣。〇虚证临危，索肉饭饱食而逝者，此脾虚津华竭绝，肉食力小，不能挽之。盖脾虚则求助于谷食，津涸则求救于脂膏，斯时惟浓厚参汤，庶乎可挽。若谷肉之物，止填有迹之空虚，焉能补无形之竭绝哉？（冯楚瞻）

历医劳瘵，多用参苓白术散取效，但要知佐使、轻重及因时加减。若专用四物汤，十死八、九，此盖泥于丹溪之言，而不知通变者也。劳瘵有因劳苦得之，有因色欲得之，不可一例而治。或用东垣补中之法，或用丹溪滋阴之剂，要当随证酌施。但予用补中者多，用滋阴者百中二、三耳。（吴篁池）

常观劳瘵，世人专用补肾药多误，此病宜以培补脾胃为主。盖脾胃旺，则能进饮食，饮食进，则能化生精血，久之肾自实矣。不先补脾胃而补肾，不知知、柏、地黄、龟版之类，安能生精添髓？如此治法，可谓舍本求末也。〇夫火之与气，异名同体，气之顺行无逆者为气，若郁而不伸，或血衰不能配气，于是积激妄行而成火矣。常观痰火之证，喘急身热，医用寒凉过甚，元气渐衰，喘定身凉，以为将愈之候，延至五、七日，忽尔元脱而死。夫喘定者，乃元气下陷，不能涌上也；身凉者，乃元气衰竭，不能运于肌肤也。凡遇此等证候，须防有变，速以参、芪补元气药救之，不可轻许为愈。（余傅山）

似伤风咳嗽之病，误作外感医治，表散清凉，必成劳瘵。盖肺虚不能外卫皮毛，以致伤风咳嗽，宜用温肺汤，固肺气为主。若用寒凉，则肺气益虚，肺虚则不能生肾水，水枯则相火旺，相火旺则骨髓蒸干，劳之所由作也。又有劳病不作泻者，阴虚骨髓皆枯也。善食者，胃中火盛，非多食压火不住也。〇虚损之病，命门火旺，肾水不足，阳明化燥火，肝气即胃气，木燥土干，心火炎上，金无养，水无生。五火交炽之时，若用知柏滋阴降火，是犹干锅炼红，倾一杯之水，击动火势，立地碎裂矣。若脉带缓，胃气未绝，犹可调理，用四君加山药，引入脾经，单补脾阴，脾旺则土生金，金生水，水升而火自降，此隔三之治也。若脉见紧数、短数、细数者，皆不可治。（周慎齐）

虚损病久，皆属脾虚，脾虚则肺先受之，肺病不能管摄一身，脾病则四肢不用，惟以保元气为主，总从脾胃施治，勿用血药，纵有火不必去火，有痰不必治痰。〇损病六脉俱数，声哑口疮，昼夜发热。《经》云：数则脾气虚，真阴虚也。此第三关矣。四君、保元投之不应，改用四君加黄芪、山药、莲肉、白芍、五味、麦冬，煎去头煎，服二煎三煎，此为养脾阴秘法。服十余日，发热渐退，口疮渐好。若用丸剂，如参苓白术散，亦去头煎，晒干为末，陈米糊丸。盖煎去头煎则燥气尽，遂成甘淡之味，淡养胃气，甘养脾阴。师师相受之语，毋轻忽焉。（胡慎柔）

虚劳两字，世皆笼统言之，不知证有不同，治有相反。予闻慎柔之教云：损病自上而下，劳病自下而上。损病传脾至肾者不治，劳病传脾至肺者不治。以劳法治损多泄泻，以损法治劳必喘促。如此之泾渭不明，懵焉以怯病该之，其能免于南辕北辙乎？丹溪立相火之论，惟以四物滋阴，阴阳之义，久为晦塞。立斋出，医学方得一变；慎斋再出，医学始得再变；至慎柔，乃集先贤之法，以虚损、劳瘵分为两门，而金篦家始煌然添一炬矣。又《原气论》以先后天分阴阳，即以先后天立治法。窃谓先天固有损者，非后天损之无以致病，治先天者，治后天耳，岂能舍后天而治先天乎？（石瑞章）

凡劳瘵病，若上焦痰火喘嗽，不能卧，下焦大便稀溏者，多不可治。欲用寒凉润肺，则中焦胃气下陷而益泻矣；欲用甘温补脾，则上焦肺气益燥而愈嗽矣。治上妨下，治下妨上，有所掣制，难于用药。若只见一截病，上喘嗽而大便坚，下溏泻而不嗽喘，如此者则可治也。何也？大便坚，不畏寒凉；不嗽喘，不忌温补。医得施其技，药得展其能。又常治痰火嗽病，醒则少定，睡则愈嗽。缘醒则动，动则与火为体而不逆，故嗽定；睡则静，静则与火为敌而拒逆，故嗽作。又凡劳瘵，常试服得人参者可治，服参而嗽喘甚者不可治，以上焦火盛故也。（汪双泉）

王节斋云：凡酒色过度，损伤肺肾真阴者，不可过服参、芪，服多者死。盖恐阳旺而阴消也。自此说行，而世之治阴虚咳嗽者，视参、芪如砒鸩，以知、柏为灵丹，使患此者百无一生，良可悲也！盖病起于房劳，真阴亏损，火炎刑金，故咳，当先以六味汤之类补其真阴，使水升火降，随以参、芪救肺之品补肾之母，使金水相生，则病易愈矣。世之用寒凉者，固不足齿，间有知用参、芪者，不知先壮水以制火，遽投参、芪以补阳，反使阳愈旺而金益受伤。此不知先后着也。（《赵氏医贯》）

真阴虚而发热者，十之六、七亦与外感无异。火逆冲上，则头胀微痛；火热壅肺，则有时鼻塞；阴虚阳陷入里，则洒淅恶寒；阴虚阳无所附，则浮越肌表而发热。但其发时必在午后，先寒后热，热至寅卯时，盗汗出而身凉；亦有无寒而但热者，然必见肾虚证状，或兼唇红颧赤，口渴烦躁、六脉搏数或虚数无力。此宜大剂滋阴，如保阴、六味之属。若误为外感而表之，则魄汗淋漓，诸虚蜂起矣。○阴水不足，肺受火侮，津液凝浊，不生血而生痰，此当润剂滋阴，使上逆之火得返其宅，痰自清矣。○虚劳之可受参、芪者，肺必无热，肺脉按之而虚，必不数。故有土旺而生金，勿拘拘于保肺之说，古人每用之而奏功。今则火已烁金而咳矣，火蒸津液而化为痰矣，君相亢甚而血随上逆矣，犹引阳生阴长，虚火可补之说，漫用参、芪，因之阳火愈旺，金益受伤，所以好古有肺热还伤肺、节斋有服参必死之叮咛也。○《经》云：肾者主水，受五脏六腑之精而藏之。精藏于此，气化于此，精即阴中之水也，气即阴中之火也。故命门之水火，为十二脏之化源，火不畏其衰，水独畏其少。所以保阴、六味、左归之属，皆甘寒滋水添精之品，补阴以配阳，正王太仆所谓壮水之主以制阳光，丹溪所谓滋其阴则火自降。譬之残灯火焰，添油则焰光自小。然须制大其剂，长久服之，以阴无速补之法也。○《金匮》论治肝补脾，肝虚则用此法，此指肝之阳虚而言，非指肝之阴虚火旺而言也。肝之阳虚而不能升，升则胃乏生发之气，脾无健运之力，而水无土制，肾水之阴寒得以上制心阳，周身阴盛阳衰而纯乎降令，则肺阴之金气盛行，肝阳之生气愈病矣。必得补土之阳，以制肾水之阴寒，则心阳无水以克而火盛，火盛则肺金阴气不行，不至阴肃降令从右行左，以伤发生之气，则肝木之阳气自必畅茂条达矣。古方用逍遥散，治木郁土中，以宣阳气，是肝之阳虚而用治肝补脾之法者也。乃后人用以治阴虚火旺之肝病，则以升令之太过者，而复升之，宜其有升无降而至厥逆矣。盖一阴一阳，可不明辨哉？其治阴虚火旺之肝病，如血虚宜滋水，虚则补其母也；火旺宜苦泄，实则泻其子也；气升上逆则降气，以金制木也。其与治肝补脾之法正相反，岂可混治耶？（《吴医汇讲》）

损证，越人有上损从阳、下损从阴之义，其于针砭莫治者，调以甘药。《金匮》遵之而立建中汤，建其中气，俾饮食增而脾胃旺，充血生精，复其真元之不足，但用稼穑作甘之本味，而酸、辛、咸、苦在所不用。然但能治上焦阳分之损，不足以培下焦真阴之本也。先生引伸三才、固本、天真、大造、桂枝龙骨牡蛎、复脉等汤，以及固摄诸方，平补足三阴法，兼治五脏之虚，可为损证之一助。即如东垣、丹溪辈，于损不肯复者，每以参、术为主，意谓有形精血难复，急培无形之气为要旨，亦即仲景建中诸汤而扩充者也。久虚不复谓之损，损极不复谓之劳，三者相继而成也。大凡因烦劳伤气者，用治上治中，有甘凉补肺胃之清津，柔剂养心脾之营液，或甘温气味建立中宫。因纵欲伤精者，当治下而兼治八脉，又须知填补精血、精气之分，益火、滋阴之异，或静摄任阴，温理奇阳。若因他证失调，蔓延而致者，当认明原委而调之，以分其体质之阴阳为要领，上、中、下见证为着想，传变至先后天为生死断诀。〇《经》云：劳者温之。夫劳则形体震动，阳气先伤，此温字乃温养之义，非温热竞进之谓。劳伤久不复元为损，《内经》有损者益之之文，益者补益也，凡补药，气皆温，味皆甘，以培生生初阳，是劳损主治法则。（《临证指南》）

虚劳有虚而无火者，名虚寒；虚而有火者，名虚火。同一言虚，而虚寒虚火实分天壤。治虚寒宜温补，忌滋阴；治虚火宜滋阴，忌温补。然虚劳之证，后天有形致病者易治，先天无形致病者难治。治先天不足之证，要分别真阳虚、真阴虚。真阳不足者，阳虚无火也，当补阳；真阴不足者，阴虚火旺也，当补阴。人身阴阳水火，平则生，偏则病，偏极则死。夫阳虚则阴偏旺，阴偏旺则阳愈虚，阳至绝，则独阴亦随之而绝矣；阴虚则阳偏旺，阳偏旺则阴愈虚，阴至绝，则孤阳亦随之而绝矣。有真阴不足，服滋阴药则变虚寒，服温补药又变虚火者，此阴水既竭，阳火亦虚，不耐滋阴之死证也；

有真阳不足，服温补药则变虚火，服滋阴药又变虚寒者，此阳火既竭，阴水亦亏，不耐温补之死证也。有虚寒用温补不变虚火，到底虚寒而死者，此有阴无阳，独阴不长之死证也；有虚火用滋阴不变虚寒，到底虚火而死者，此独阳无阴，孤阳不生之死证也。以上先天阴阳不足，水火偏胜之虚劳也。至若后天劳损之证，则有精、血、气三者之不同，然究其实，亦惟虚寒、虚火两条。血虚有火者，人皆知之，气虚有火者，人都忽之。气虚无火者，当温补其气；气虚有火者，则补气药中须加清凉。血虚无火者，当补其血；血虚有火者，则滋阴药中须加清火。《内经》云：阴虚生内热。治当壮水之主以制阳光，非言虚寒可用温补者。东垣云：虚火可补，参、芪之属。此言后天饮食劳倦，虚阳发热之火，非言先天肾虚之火也。世人皆因错解《内经》劳者温之、形不足者温之以气，误认温字为热，不知形不足者温之以气，但言温润和养以培元气，非言用温热之药；精不足者补之以味，但言用滋阴补其阴精，非言荤腥厚味也。（《证因脉治》）

凡虚劳病，多有发热者，须辨其因之内外、脉之阴阳、时之早晚而定其治。若用通套退热之药，诛伐无过，乃至热久血干津竭，十死不救，医之罪也。〇凡虚劳病，多有夺血而无汗者，若认为阳实而责其汗，必动其血，是名下厥上竭，医杀之也。〇凡虚劳病，最防脾气下溜。若过用寒凉，致下利清谷者，医之罪也。〇凡治劳瘵发热，乘其初成，胃气尚可胜药，急以峻剂加入人参，导血开囊，退热行瘀，全生保命。所关甚大，迟则其人胃虚气馁，羸瘠不堪，即医良法妙，亦何为哉？此非医罪，绳趋尺步，昧于行权，隐忍不言，欲图侥幸，反为罪也。〇凡小儿五疳，即大人五劳，幼科知用五疳成方，而不知五劳曲折次第，初起者，治之可以得效，胃虚者，服之有死而已。盖胆草、芦荟、胡连，极苦大寒，儿不能胜耳。大方亦然，谓五脏有虚劳、实劳，恣用苦寒，罪莫逃也。○尝富后贫，名曰脱营；尝贵后贱，名曰失精。脱营、失精，非病关格，即病虚劳，宜以渐治其气之结、血之凝，乃至流动充满，成功千日可也。医不如此，用补用清，总不合法，身轻骨瘦，精神其能久居乎？此非医罪，迁延贻误薄乎云尔？（《医门法律》）

脉候

夫男子平人，脉大为劳，极虚亦为劳。（《金匮》）

久病形肉俱脱，脉似和缓，亦多不治。《经》曰：形肉已脱，九候虽调犹死。（《冯氏锦囊》）

劳脉，或弦或大。大而无力为阳虚，弦而无力为阴虚。大者易治，血气未衰，可敛而正也；弦者难治，气血已耗，滋补殊难也。如脉细而数、濡而散者，皆不治。（《证治汇补》）

凡脉，细数肾虚，弦数肝虚，短数肺虚，散数心虚。此为病重之脉，有胃气则生，无胃气则死。（周慎斋）

虚损之脉，无论浮、沉、大、小，但渐缓则有生意。若弦甚者，病必甚；数甚者，病必危。若弦细而加紧数，百无一生。（张景岳）

劳瘵之脉，有力可治，无力难治。脉大有力，是有火也；细数无力，是无火也。有火，则元气虽损，犹有根基，尚可措手；无火，则元气颓败，根基无存，虽工巧将何所施哉？（余傅山）

久病，脉大、小、洪、细、沉、浮、弦、滑，或寸浮尺沉，或尺浮寸沉，但有病脉，反属可治；如浮、中、沉俱和缓，体倦者，决死。且看其面色光润，此精神皆发于外，决难疗矣。（胡慎柔）

病有脉细弱，服参、芪愈弱者，何也？良由火盛销耗元气，服补剂愈助火，故脉愈弱，而病益增。〇病有脉细小不能服参、芪，脉浮大反能服之，何也？思脉者血气之周流也，脉细小者，血衰气无所附而亦衰矣。其原由于血衰，阴气先损，阴损而服阳药，则阴愈损。脉浮大者，多阳脉，参、芪合证，屡试皆然。（余午亭）

附方

青囊取虫药　追一切劳虫。啄木鸟一只，朱砂四两，精猪肉四两。猪肉切作豆大，拌和朱砂，俟鸟饥时与食，击死，盐泥固，济火煅，埋地一昼夜取出，银器内研末。空心，无灰酒入麝香少许调服，置病人于帐内，四下紧闭，用铁钳候于口边，虫出钳入沸油煎之，随进稀粥，服嘉禾饮。

大造丸　治虚损甚效。紫河车、山药，二味为丸。

试传尸法　用乳香熏病人手，仰掌，帛覆其上，良久手背出毛寸许，白黄可治，红者稍难，青黑者死。若熏之无毛者，属寻常虚劳也。又法，烧安息香烟，病人吸之，嗽不止，传尸也。不嗽，非也。

又方　传尸鬼疰，使人汗漓沉默，无处不恶，渐顿至死，旁传灭门。急治獭肝一具，阴干取末，水调，方寸匕，日三服。

血　证

经义

中焦受气取汁，变化而赤，是谓血[1]。〇诸血者皆属于心。〇不远热，则热至，血溢、血泄之病生。（《素问》）

1　此段经文出自《灵枢·决气篇》

营卫者，精气也。血者，神气也。血之与气，异名同类焉，故夺血者无汗，夺汗者无血。（《灵枢》）

哲言

病人胸满唇痿，舌青口燥，但欲漱水不欲咽，无寒热，脉微大来迟，腹不满，其人言我满，为有瘀血。〇病者如热状，烦满，口干燥而渴，其脉反无热，此为阴伏，是瘀血也，当下之。（《金匮》）

涕、唾、精、津、汗、血、液，七般灵物总属阴。（《道经》）

血之与气，异名同类，虽有阴阳清浊之分，然总由水谷精微所化。其始也，混然一区，未分清浊；得脾气之鼓运，上蒸于肺而为气；气不耗，下归于肾而为精；精不泄，复归于肝而为血；血不泻，统归于心，得离火之化，而为真血，以奉生身，莫贵乎此。（张路玉）

人身之中，气为卫，血为营。《经》曰：营者，水谷之精气也，调和于五脏，洒陈于六腑，乃能入于脉也。生化于心，总统于脾，藏受于肝，宣布于肺，施泄于肾，灌溉一身。目得之而能视，耳得之而能听，手得之而能摄，掌得之而能握，足得之而能步，脏得之而能液，腑得之而能气，出入升降，濡润宣通，靡不由此。饮食日滋，故能阳生阴长，取汁变化而赤，为血也。注之于脉，充则实，少则涩；生旺则诸经恃其长养，衰竭则百脉由此空虚；血盛则形盛，血弱则形衰。血者难成而易亏，可不谨养乎？阴气一伤，诸变立至，妄行于上，则吐衄；衰涸于中，则虚劳；妄返于下，则便红；移热膀胱，则溺血；渗透肠间，则为肠风；阴虚阳搏，则为崩中；湿蒸热瘀，则为滞下；热极腐化，则为脓血；火极似水，色多紫黑；热胜于阴，发为疮疡；湿滞于血，则为瘾疹；

凝涩于皮肤，则为冷痹；蓄之在上，则喜忘；蓄之在下，则如狂；跌仆损伤，则瘀恶内聚。若分部位，身半以上，同天之阳；身半以下，同地之阴。此特举其所显之证而言也。（《玉机微义》）

人身之血，内行于脉络，外充于皮毛，渗透于肌肉，滋养于筋骨，故百体平和，则运动无碍。若气滞则血滞，气逆则血逆，得热则动，得寒则凝，衰耗则运行不周，渗透不遍，而外邪易侵矣。（孙一奎）

血本阴精，不宜动也，而动则为病；血主营气，不宜损也，而损则为病。盖动者多由于火，火盛则逼血妄行；损者多由于气，气伤则血无以存。故有以七情而动火者，有以七情而伤气者，有以劳倦、色欲而动火者，有以劳倦、色欲而伤阴者。或外邪不解，而热郁于经；或纵饮不节，而火动于胃；或中气虚寒，则不能收摄而注陷于下；或阴盛格阳，则火不归原而泛溢于上。是皆动血之因也。故妄行于上，则见于七窍；流注于下，则出于二阴。或壅瘀于经络，则发为痈疽；或郁结于肠脏，则留为症块；或乘风热，则为斑为疹；或滞阴寒，则为痛为痹。此皆血病之证也。若七情劳倦不知节，潜消暗铄不知养，生意本亏，而耗伤弗觉，则为营气之羸，为形体之敝。此以真阴不足，亦无非血病也。（张景岳）

血证，热积肺胃者，必胸满脉实；大怒气逆者，必面青脉弦。阳虚而血外走者，必虚冷恶寒；阴虚而火上亢者，必喘咳内热。劳心不能生血者，必烦心躁闷；劳力不能摄血者，必自汗倦怠。郁结伤脾者，则忧恚少食；劳伤肺气者，则久咳无痰。气虚不统者，血必散漫；积瘀停蓄者，血必成块。热郁在上者，其血必紫；虚炎下起者，其血必鲜。感寒泣血者，血必黑黯；肺脏生痈者，血必兼脓。先痰带血者，由于痰火积热；先血兼痰者，由于阴虚火猖。饮食饱闷而吐血者，必食伤胃脘而不运；饮酒过醉而吐血者，必酒伤清道而妄行。〇大概血病于内，瘀则易治，干则难医。血走于外，下流为顺，上溢为逆。凡血证，身无潮热者轻，身有潮热者重，九窍出血，身热不得卧者死。（《证治汇补》）

血行清道出于鼻，血行浊道出于口；咳血、衄血出于肺，呕血出于肝，吐血出于胃，涎血出于脾，咯血出于心，唾血出于肾。耳血曰衈，鼻血曰衄，肤血曰血汗，口鼻俱出曰脑衄，九窍皆出曰大衄。便血清者，属营虚有热；浊者属热与湿。色鲜者属火，黑者火之极也。血与泄物并下者，属有积，或络脉伤也。尿血因房劳过度，阴虚火动，营血妄行，血色黑黯，面色枯白，尺脉沉迟者，此下元虚冷，所谓阳虚阴必走也。有呕吐紫黑血者，《原病式》云：此非冷凝，由热甚销烁而为稠浊，热甚则水化制之，故色见紫黑也。汗血由大喜伤心，喜则气散，血随气行也。下血由气虚肠薄，故血渗入而下出也。〇嗽出痰内有血者，名咳血。其因有二：热壅于肺者易治，不过凉之而已；久嗽损于肺者难治，此已成劳也。痰中带血丝者，此阴虚火动，劳伤肺脏也。盖血虽生于心，统于脾，藏于肝，然实宣布于肺。静则归经，热则妄行。火伤肺络，血随咳出者，为咳血；吐出多者，为吐血。若喉中常有血腥，一咯血即出，或鲜或紫，或细屑者，谓之咯血；若鲜红随唾而出者，谓之唾血。二者皆出于肾。更有口中津唾，皆是紫黑血水，如猪血之色，晦而不鲜，形瘦体热盗汗者，此为怫郁所致也。然唾血责在下焦，盖阳火煎迫而为之也。肾主唾，足少阴少血多气，故其证为难治。然咯血亦病最重难治者，以肺经气多血少。又肺者，金象，为清肃下降之脏，金为火制，迫而上行，乃为咯血，逆之甚矣。《经》曰：上气见血，及闻病音，谓喘而咯血且咳嗽也。是以吐血、衄血，血去虽多，然从肝、胃、大肠而来，三经气血俱多，故身凉脉静无害；咳血、咯血，是从心、肺、肾而来，三经皆气多血少，气多则火易升，血少则火易炽，故渐见脉洪而数，身热咳嗽，失血虽少，多致不起。（冯楚瞻）

失血或从口鼻，或从二便，或暴吐即止，或久吐不已，或始终鲜红，或到底紫黑。大抵经络之血，与脉络之血有互相出入之义。如血从口鼻暴出即止，乃脉络之血，非经络之血；若大吐不已，自然振动经络之血也。血从二便，始而络血，久则亦动经血也。始终鲜红，乃是络血；到底紫黑，亦是络中积血，或负重所致，或斗狠受伤，而经络之瘀血返之于脉络中也。故脉络之血，易生而易败也。（《医学阶梯》）

耳中出血，由郁怒所伤，内动少阳风热，致血沸腾，上冲清道，有升无降故也。〇脐中出血，由胃中元阴受伤，阴血被火煎熬，上下不能转运，有失传度之令，故从胃窍出也。（罗赤诚）

血汗者，汗出而色红染衣，亦谓之红汗。《内经》以为少阴所至，河间以为胆受热而血妄行，《本草》以为大喜伤心，喜则气散，而血随气行。原虽不同，治之则一。（李东垣）

补编

气之性，善升而易散。育与固，养气之妙法。惟静存守中，善养气者矣。血之性，善降而易凝。和与温，养血之妙法。惟运动调中，善养血者矣。（《吴医汇讲》）

治实火之血，顺气为先，气行则血自止；治虚火之血，养正为先，气壮则血自摄。（《医方集解》）

活血必先顺气，气降而血自流行；温血必先温气，气暖而血自运动；养血必先养气，气旺而血自滋生。〇脾为后天之本，三阴之首也，脾气健，则元气旺而阴自固；肾为先天之本，三阴之蒂也，肾水足，则龙火潜而阴自安。故血证有脾虚者，当补脾以统其血；有肾虚者，当壮水以制其阳；有肾中阳虚者，当益火以引其归。能于三法而寻绎之，调摄血门，思过半矣。○劳伤误用寒凉，则胸满膈痛，血愈郁矣；阴火误用燥热，则血愈枯，劳瘵成矣。坠堕闪挫，气逆血郁，误行补涩，则瘀蓄于胃，心下胀满，食入即吐，名曰血逆；瘀蓄于脾，则腹大膨胀，渐成中满，名曰血蛊。（《证治汇补》）

血证有四：曰虚、曰瘀、曰热、曰寒。治法有五：曰补、曰下、曰破、曰凉、曰温。血虚者，其证朝凉暮热，手足心热，皮肤甲错，唇白，女子则月事前后不调，脉细无力，法宜补之。血瘀者，其证在上则烦躁，漱水不欲咽，在下则如狂，谵语，发黄，舌黑，小腹满，小便长，大便黑，法宜下之；女子则经停腹痛，产后小腹胀痛不可按，法宜破之。血热者，其证吐、衄、咳、咯、溺血，午后发热，女子则月事先期而来，脉弦而数，法宜凉之。血寒者，其证麻木疲软，皮肤不泽，手足清冷，心腹怕寒，腹有块痛，得热则止，女子则月事后期而至，脉细而缓，法宜温之。又有吐、衄、便血，久而不止，因血不能附气，失于归经者，当温脾、肾二经。脾虚不统摄者，用姜附以温中焦；肾虚不归经者，用桂附以温命门。皆温之之法也。（《医学六要》）

凡治血病，须明血出何经，不可概曰吐衄多是火载血上，错经妄行，过用寒凉。夫火者，无形之气也，非水可比，安能称载？盖血随气行，气和则血循经，气逆则血乱溢。气有余即是火。气逆而血妄行，兼于火化，因此为甚。《经》曰：怒则气逆，甚则呕血。东垣曰：血妄行上出于口鼻者，皆气逆也。况血得寒则凝，得热则行，见黑则止。即此观之，治血若不调气，而纯以寒凉是施，则血不归经，为寒所滞，虽暂止而复来也。且脾统血，寒凉伤脾，不能约束，其变可胜言哉？（《赤水玄珠》）

治血须知其要。血动之由，惟火惟气耳。察火者，察其有火无火；察气者，察其气虚气实。知此四者，治血之法无余义矣。○凡火不盛，气不逆，而血动不止者，乃其元阴受损，营气失守，病在根本而然。《经》曰：起居不节，用力过度，则络脉伤。阳络伤，则血外溢，血外溢则吐衄；阴络伤，则血内溢，血内溢则后血。此二言者，最得损伤失血之源。故凡治损伤，无火无气而血不止者，不宜妄用寒凉以伐生气，又不宜妄用辛燥以动阳气，但宜纯甘至静之品，培之养之，以完固损伤，则不待治血而自安矣。○血证治法，凡肺病者，宜清降不宜升浮；心病者，宜养营不宜耗散；脾病者，宜温中不宜酸寒；肝病者，或宜疏利，或宜甘缓，不宜秘滞；肾病者，或宜壮水，或宜滋阴，不宜香燥克伐；胃病者，或宜大泻，或宜大补，当察兼证虚实，勿谓阳明证尽可攻也。○治血之药，凡为君为臣，或宜专用，或宜相兼。病有浅深，方有轻重。其间参合之妙，固由乎人，而性用之殊，当知其类。○血虚之治，有主者，宜熟地、当归、枸杞之属；血虚之治，有佐者，宜山药、山萸、杜仲、枣仁之属。血有虚而微热者，宜凉补之，以生地、麦冬、芍药、沙参、阿胶之属；血有因于气虚者，宜补其气，以参、芪、白术之属；血有因于气实者，宜行之降之，以青陈皮、枳壳、乌药、木香、香附之属；血有虚而滞者，宜补之活之，以当归、牛膝、川芎、醇酒之属；血有寒滞不化，及火不归原者，宜温之，以桂、附、干姜之属；血有乱动不安者，宜清之和之，以丹皮、丹参、童便、茅根、侧柏、藕汁、黑墨之属；

血有大热者，宜寒之泻之，以芩、连、知、柏、元参、栀子、石膏、龙胆、苦参、犀角、青黛、槐花之属；血有蓄而结者，宜破之逐之，以桃仁、红花、苏木、延胡、三棱、莪术、五灵脂、大黄之属；血有陷者，宜举之，以升麻、柴胡之属；血有燥者，宜润之，以酥酪、蜂蜜、天冬、柏子仁、苁蓉、当归之属；血有滑者，宜涩之止之，以棕灰、发灰、白芨、蒲黄、百草霜、五味子、乌梅、地榆、文蛤、续断、椿白皮之属；血有涩者，宜利之，以牛膝、车前、泽泻、木通、瞿麦、益母、滑石之属；血有病于风湿者，宜散之燥之，以荆、防、葛根、秦艽、苍白术之属。〇治血之剂，古人多以四物汤为主，然亦有宜与不宜者。盖补血行血无如当归，但当归之性动而滑，凡因火动血者忌之，因火而嗽，因湿而滑者皆忌之。行血散血无如川芎，然川芎之性升而散，凡火载血上行者忌之，气虚多汗，火不归原者皆忌之。生血凉血无如生地，敛血清血无如芍药，然二物皆凉，非阳虚脾弱者所宜；脉弱身凉，多呕便溏者，皆非宜也。故凡用四物汤以治血者，不可不察其宜否之性。〇褚氏曰：喉有窍，咳血杀人；肠有窍，便血杀人。便血犹可治，咳血不可医。饮溲溺者，百不一死；服寒凉者，百不一生。血虽阴类，运之者其阳和乎？愚谓：褚氏之说，真元理之法，不可不知。至若溲溺之用，则但于邪热上炎者，藉以降火，是诚善矣。其若伤在脾胃，或阳虚阴胜等证，则非所宜，勿谓百不一死可概用也。（张景岳）

书云：气有生血之功，补血不如补气。此言阴络伤，血内溢，血虚无火之证，非言阳络伤，血外溢，血虚有火之证也。夫曰阴络伤，血内溢，言下泄、下脱之血也；阳络伤，血外溢，言上冲咳血、吐血、鼻衄、牙衄之血也。夫阴络所伤之血，血去则火亦去，此血虚无火者也；阳络所伤之血，血去则火愈旺，此血虚有火者也。故血脱益气之法，但可施之于阴络所伤无火之血，难施之于阳络所伤，血去火旺，劳瘵骨蒸，脉数内热之人。此等关头，从来差误。进思血之阴络、阳络，但当分别有火、无火，亦不必拘于上溢、下脱。例如咳血、吐血，上溢之血也。若其人面色白，脉沉迟，此阳虚不能摄血也，古人有用血脱益气胃药收功者。又阳明大肠有火而发肠红便血，此下脱之血也，古人有用黄柏、槐米以治者。总之，无论上溢下泄，惟审其血去有火者，即为阳络所伤之血，但宜凉血养血；血去无火者，即为阴络所伤之血，乃可血脱益气也。（《证因脉治》）

凡内伤暴吐血者，出如涌泉，口鼻皆流，须臾不救即死。急用人参一两为末，入飞罗面一钱，新汲水调服；或用独参汤补气。不入血药何也？盖有形之血不能速生，无形之气所当急固，无形自能生有形也。若真阴失守，虚阳泛上，亦大吐血，又须八味地黄汤固其真阴，以引火归元，正不宜用人参。及火既引归，人参又所不禁。〇凡失血后，必大发热，古方当归补血汤，用黄芪一两，当归六钱，名曰补血，而以黄芪为君，阳旺能生阴血也。不明此理，见其大热、六脉洪大，误用发散，或以其象白虎汤证，误用白虎，立危。〇凡治血证，前后调理，须按三经用药，心生血，脾统血，肝藏血。归脾汤，三经之方也。远志、枣仁，补肝以生心火；茯神，补心以生脾土；参、芪、甘草，补脾以固肺气；木香者，香先入脾，总欲使血归于脾耳，有郁怒伤肝，思虑伤脾者尤宜。（《赵氏医贯》）

仲景云：误发少阴汗，动其经血者，下竭上厥为难治。不知下竭者，阴血竭于下也；上厥者，阴气逆于上也。盖气之与血，两相维附，气不得血则散而无统；血不得气则凝而不流。故阴火动，而阴气不得不上奔，阴气上奔，而阴血不得不从之上溢，血既上溢，其随血之气散于胸中，不得复返本位，则上厥矣。阴气上逆，势必龙雷之火应之，血不尽竭不止也，气不尽厥亦不止也。仲景所以断为难治者，非谓不治也。吾为大辟其扃，则以健脾中之阳气为第一义。健脾之阳，一举有三善：一者脾中之阳气旺，如天青日朗而龙雷之火潜伏也；一者脾中之阳气旺，而胸中窒塞之阴气如太空不留纤翳也；一者脾中之阳气旺，而饮食运化精微，复生其下竭之血也。今方书妄引久嗽成劳，痰中带血之阳证，不敢用健脾。增咳为例，不思咯血即有咳嗽，不过气逆上厥之咳，气下则不咳矣，况原无咳嗽者乎？古方治龙雷之火，每用桂附引火归元之法，然施于暴血之证，可暂而不可常。盖已亏之血，恐不能制其悍，而未动之血，恐不可滋其扰耳。此以崇土为先，土厚则浊阴不升，而血患自息。（喻嘉言）

失血一证，名目不一，三因之来路宜详。外因，阳邪为多。盖阴分先虚，易受天之风热燥火也。至于阴邪为患，不过十中之一二耳。其治法，总以手三阴为要领，究其病在心营肺卫如何。内因，不出乎嗔怒郁勃之激伤肝脏，劳形苦志而耗损心脾，及恣情纵欲以戕贼肾脏之真阴真阳。又当以足三阴为要领，再审其乘侮制化如何。不内外因者，为饮食之偏好及努力坠堕之伤。治分脏腑经络之异。要知外因而起者，必有感候为先；内因而起者，必有里证可据。大凡理肺卫者，用甘凉肃降，如沙参、麦冬、玉竹、川斛等类。治心营者，以轻清滋养，如生地、元参、丹参、连翘等类。若风淫津涸，加以甘寒，如芦根、蔗汁之品；温淫火壮，参入苦寒，如黄芩、石膏之品；暑逼气分，佐滑石、荷叶之开解；在营，与银花、犀角之清芳；秋令选纯甘以清燥；冬时益清补以助藏。凡此为外因之大略也。所云阴邪为患者，旧有麻黄人参芍药汤，先生有桂枝加减法。内因伤损，其治更繁，若嗔怒而动及肝阳，血随气逆者，用缪氏气为血帅法，如苏子、郁金、桑叶、丹皮、贝母之类也；若郁勃日久而伤及肝阴，木火内燃阳络者，用柔肝育阴法，如胶黄、生地、麦冬、白芍、甘草之类也；若烦劳不息而偏损心脾，气不摄血者，用甘温培固法，如保元汤、归脾汤之类也；若纵欲而竭其肾真，或阳亢阴腾，或阴伤阳越者，有从阴从阳法，如青铅、六味、肉桂、七味并加童便之类也；若精竭海空，气泛血涌者，急固真元，大补精血，如人参、枸杞、熟地、紫石英、河车之类也。凡此为内因之大略也。至于不内外因，如烟辛泄肺，酒热戕胃，皆能助火动血，法有治上治中，如苇茎汤、甘露饮、茅根、藕汁等剂；坠堕之伤，由血瘀而泛者，先宜导下，后宜通补；若努力为患，属劳伤之根，阳动则络松血溢，治与虚损有间，滋阴补气，最忌凝涩，如当归建中汤、旋覆花汤，取其有循经入络之能。凡此为不内外因之大略也。但血之所主司者，乃心、肝、脾三脏；血之所生化者，莫如阳明胃府。若胃有不和，当先治胃。仁斋云：一切血证，经久不愈，每以胃药收功。有薄味调养胃阴者，如麦冬汤及沙参、扁豆、茯神、石斛之类；有甘温建立中阳者，如人参建中汤及四君加减之类；有滋阴而不碍胃，甘守津还者，如复脉汤加减之类。其余补土生金、镇肝益胃、补脾疏胃、安神理胃、肾胃相关等法，一遇胃不加餐，不饥难运，每从此义见长，源源生化不息。（《临证指南》）

血溢、血泻诸蓄妄证，其始也，宜以行血破瘀之剂折其锐气，而后区别治之。或问失血复下，虚何以当？答曰：血既妄行，迷失故道，不去蓄利瘀，则以妄为常，曷以御之？且去者自去，生

者自生，何虚之有？失血家用下剂，盖施之于蓄妄之初；亡血虚家不可下，盖戒之于亡失之后。（滑伯仁）

凡蓄血有上、中、下三焦之别，血蓄上焦则善忘，宜犀角地黄汤；血蓄中焦则胸满身黄，漱水不欲咽，宜桃仁承气汤；血蓄下焦则如狂，粪黑，小腹硬满，宜抵当汤丸。（王好古）

凡瘀血之证，今人但知闪挫则有瘀血，不知有因火载血上行，或吐或衄，病者自忍而蓄滞于中；或因医药寒凉，而冰凝于内；或因忧思过度，而致营血郁滞不行；或因怒伤，血逆上不得越下，不归经而留积于胸膈之间者。此皆瘀血之因也。亦有跌仆闪挫，当时不觉，至于气衰之际，不时举发，医见吐血，妄为虚损，反用补药，气得其助，病虽暂缓，气日愈衰，病日愈深，致成窠囊不治矣。〇或问痰挟瘀血，何以验之？予曰：子知有痰挟瘀血，不知有瘀血挟痰。如先因伤血，血逆则气滞，气滞则生痰，与血相聚，名曰瘀血挟痰。患处按之则痛而不移，其证或吐或衄，或大便黑，其脉轻举则滑重按则涩。治宜导痰破血，先用导痰汤，如苍术、香附、枳壳、白芥子开郁导痰；次用芎、归、桃仁、红花、苏木、丹皮、莪术以破其血。若素有郁痰，后因血滞，与痰相聚，名曰痰挟瘀血。患处则痛而少移，其证或为胀闷，或为寒热，其脉轻举则芤重按则滑。治宜先破其血，而后消痰，或消痰破血二者兼治。医或误补及寒凉之剂，致病邪郁久而成窠囊。其窠囊之验，患处则痛而不能转侧，或肺膜间偏热偏肿，咳喘痰臭，丹溪云：痰挟瘀血，遂成窠囊者不治。正此谓也。（罗赤诚）

人有足上毛孔标血如线，流而不止即死，急以热醋三升，以足浸之；用人参一两，当归三两，穿山甲一片炒末，参归汤调服。此证乃酒色不禁所致，方书不载，此方神效。脐中出血，亦是奇证，用六味汤加骨碎补饮之即愈。齿血亦以此方投治。盖脐、齿俱是肾经之位，出血皆是肾火外越，六味汤滋其水，则火自息；骨碎补专补骨中之漏也。〇舌血如泉者，乃心火旺极，血不藏也。用六味汤加槐花。〇七孔流血者，亦肾经虚热也。用六味汤加麦冬、五味子、骨碎补。（《石室秘录》）

脉候

安卧脉盛，谓之脱血。（《素问》）

病人面无血色，无寒热，脉沉弦者，衄；浮弱，手按之绝者，下血；烦咳者，必吐血。（《金匮》）

脉得诸濡弱为亡血，芤为失血，涩为少血，牢为蓄血。沉、弱、滑、小者生，实、大、弦、牢者死，关尺之脉弦细如循刀刃者死。（《证治汇补》）

诸见血，身热脉大者难治；身凉脉静者易治。（李东垣）

选案

刘公远性爱煿炙，又因心境不舒，淘饮烧酒，脾胃受伤，土中火发。始但盗汗怔忡，心包合并为眚，久则水竭金衰，皮毛孔窍时出红汗，染衣皆赤，传为怪证。予谓：此脾胃阴血与离宫火液相化，随气营运，达于腠理，与吐血无异。与加减清心莲子饮，一剂止，三剂痊。〇李康候久耽声色，头眩屡日，忽发丛中滴血不已，医疑怪证，辞去。予谓：此肾水枯竭，相火无制，合五脏虚火相煽，而炎于高巅，何怪之有？与六味汤加车前、牛膝、血余，一剂而止。〇一妇忿怒莫泄，干呕不已，口中努出血疱，自早至午长如碗大，遮满口外，呼吸不通，诸医无措。予令煎黄连浓汁，井中浸冷蘸涂，饭顷小去大半，再入海石少许同煎，徐涂徐咽，消归无有。此心火暴激之病也。易用消遥散加丹皮、茱萸、炒黄

连立愈。（程华仲）

一妇脚肚作痒，爬之，毛孔内鲜血一线流出，直射四、五尺远，樽盛盈樽，碗盛盈碗，昏晕仆地。余曰：此血箭也。令将百草霜厚敷患处，以布缚住，与补中益气汤加黄连、生地、白芍灌下，人事渐苏，血止，再剂而愈。（周禹载）

吐咳血

经义

阳明司天，咳不止，而白血出者死。○怒则气逆，甚则呕血。（《素问》）

哲言

夫吐血，咳逆上气，其脉数而有热，不得卧者死。○酒客咳者，必吐血。此因极饮所致。（《金匮》）

心主血而不能藏，夜则复归于肝；肝藏血而不能主，昼则听命于心。心为君，肝为相，君火一动，相火从之，相火一动，六经之火从之，火动则血随以动，火升则血随以升。（《明医指掌》）

涎唾中有少血散漫者，此肾中相火炎上之血也。若血如红缕，从痰中咳出者，此肺络受热伤之血也；若咳出白血，浅红色似肉似肺者，必死。（朱丹溪）

失血于口者，有咽、喉之异。盖上焦出纳之门户，惟咽、喉二窍而已。咽为胃之上窍，故由于咽者必出于胃；喉为肺之上窍，故由于喉者必出于肺。然喉连于肺，而实统五脏之清道；咽连于胃，而实统六腑之浊道。此其出于肺者，人知病在五脏，而不知其出于胃者，亦多有由于脏也。《经》曰：五脏者，皆禀气于胃。胃者，五脏之本也。然则五脏之气，皆禀于胃，而五脏之病，独不及于胃乎？今见吐血之证，古人云呕血者出于胃，而岂知其亦由于脏也。盖凡胃火盛而大吐者，此本胃家之病，无待言也。至若怒则气逆，甚则呕血者，亦出于胃，此气逆在肝，木邪乘胃而然也。又知欲火上炎，甚则呕血者，亦出于胃，此火发源泉，阴邪乘胃而然也。由此观之，则凡五志之火，皆能及胃，而血出于咽者，岂止胃家之病？但咳而出者，必出于喉，出于喉者，当察五脏；呕咯而出者，必出于咽，出于咽者，则五脏六腑皆能及之。且胃以水谷之海，为多气多血之府，而实为冲任血海之源，故凡血枯经闭者，当求生血之源，源在胃也；呕血吐血者，当求动血之源，源在脏也。〇凡咳血、嗽血者，诸家皆言其出于肺；咯血、唾血者，皆言其出于肾。是岂足以尽之？而不知咳、嗽、咯、唾等血，无不有关于肾也。何也？盖肾脉从肾上贯肝膈，入肺中，循喉咙，夹舌本，其支者，从肺出，络心，注胸中。此肺肾相连，而病则俱病矣。且血本精类，而肾主五液，故凡病血者，虽有五脏之辨，然无不由于水亏，水亏则火盛，火盛则刑金，金病则肺燥，肺燥则络伤而嗽血，液涸而成痰。此其病标固在肺，而病本则在肾也。苟欲舍肾而治血，终非治之善者，第肾中自有水火，水虚本不能滋养，火虚尤不能化生，有善窥水火之微者，则洞垣之目无过是矣。（张景岳）

心无血养则生热，热气熏胸中，以致金畏热而不敢降，一呼一吸，仅在分寸间作潜伏状，火既熏蒸于下，气复促逼于上，凡筋膜间之若津若液，皆被火煎成血，而随燥气上升，咳、吐、咯间，莫不带红。欲求血之不枯、液之不竭，不可得也。惟宜保定心肺之气，取生养于甘凉，使液足于上，降下荫及营阴而益水，燥热门中雾露之溉也。〇制火者，不独水也，血足亦令焰息。血，阴类也。阴虚之人，水亏不能滋木，营血必伤。所以阳火独治，而不得血润，则必吸动肾水以自救，无奈滴水不能济盛火，反从火化而升煎成血。咯血云出于肾者此也。（程郊倩）

吐血一证，人惟知气逆血溢，火升血泛，不知血在脏腑，另有膈膜隔定，其血不能渗溢。夫膈膜者，极薄极脆，凡有所伤则破，破则血溢于上矣。（刘默生）

补编

吐血不止者，柏叶汤主之。〇心气不足，吐血、衄血，泻心汤主之。（《金匮》）

按：心气不足二字，当是有余二字。若是不足，如何用此方治之？必是传写之讹。（《医宗金鉴》）

治吐血有三诀：宜行血不宜止血。血不循经络者，气逆上壅也。行血则循经络，不止自止；止之则血凝，血凝则发热、恶食，病日痼矣。宜补肝不宜伐肝。《经》曰：五脏者，藏精气而不泻者也。肝藏血，吐血者，肝失其职也。养肝则肝气平，而血有所归；伐肝则肝虚不能藏血，血愈不止矣。宜降气不宜降火。气有余便是火，气降则火降，火降则气不上升，血随气行而无溢出上窍之患矣。降火必用寒凉，反伤胃气，胃气伤则脾不能统血，血愈不能归经矣。（缪仲淳）

《经》曰中焦取汁，化而为赤，是谓血。又曰奉心化赤而为血。是血虽生于心藏于肝，而实由于中焦水谷之精微化生者也。医者一见血证，便以为热，概用清凉，初病火旺者，服之亦愈；若中气虚弱之人，屡发屡服，未有不伤脾土者也。脾土一伤，绝其化源，而不毙者鲜矣。凡痰中带血，或吐一、二口不多者，乃络脉之血，最易伤人。《经》曰：阳络伤，血外溢。若不咳嗽，尚可医治；血虽止而咳不止，虽仙莫救。间有生者，或富贵有力，信任明医，十中可得一、二；若贫贱之人，百无一生。其有大吐数碗，乃冲任之血充肤热肉渗皮毛者也，能食无嗽喘证，虽多无伤，调理亦易。颇有自少吐至老者，亦有倾盆而来不可遏止，一、二日即死者。要之，少者，经络之血，经络通脏腑，虽少最深；多者，皮肤之血，皮肤在外，虽多亦浅。俗医以为多者属胃血，少者属脏血，不知脏者藏也，不可以伤。真藏之血，若吐一口，不出五日即死，尚奚治焉？夫吐血虽属伤阴，治宜滋阴养血，然亦有阳虚不能摄血而外溢者，宜用参、苓、芪、术补气摄血。若阳虚已极，畏寒足冷，饮食不进，呕吐泄泻者，急用姜、桂、附子，勿泥吐血属火，而概用滋阴也。（吴仁斋）

痰中带血，多属脾经，须分痰血先后施治。先见血而后嗽痰者，此相火上炎，煎熬成痰，治宜降火为主。若用消痰之药，则血溢而不止。先痰嗽而后见血者，是极热生痰，载血上行，治宜消痰为要。若用止血之药，则痰滞而不行。（《证治汇补》）

气有余便是火，血随气上，补水则火自降，顺气则血不逆。阿胶、牛膝、丹皮，补水之药也；苏子、橘红、沉香，顺气之药也。童便者，引血归下窍，兼有行瘀之能；藕汁者，达血使无滞，而有止涩之力。（《原病式》）

吐血之后，当以胃药收功。此语最好。予用参苓白术散煎去头渣，服二、三渣，或为丸药，亦煎去头渣，甚效。（周慎斋）

脉候

肺脉搏坚而长，当病唾血。○心脉微涩，为血溢。○秋脉不及，

则令人喘，呼吸少气而咳，上气见血。（《素问》）

选案

张芝园性嗜生冷，复受寒邪，自用消散，忽然吐血，又用清凉，已濒于危，诊脉微迟，身凉面白，视其血，黑而臭。此胃气不能传化，阳虚阴走耳。用木香理中汤，霍然。〇王周益失血，每岁一发，服理中汤颇效，近发服之无功。予谓：血证服理中，乃阳虚阴走，行浊道而出于胃者。此乃肾阴失守，夹肝气而冲于肺，肺不能纳，故犯清道而咳逆并至也。与生地、丹皮、归尾、山药、茯苓、麦冬、五味、泽泻，加柴胡少许，立安。（程华仲）

黄湛侯素有失血证，晨起陡暴一口，倾血一盆，喉间气涌，神思飘荡，壮热如蒸，颈筋粗劲，诊脉尺中甚乱。此犯房劳，自不用命也。验血色如太阳之红，谓曰：少阴之脉，系舌本。少阴者，肾也。今肾家之血汹涌而出，舌本已硬，无法可救，不得已用丸药一服，镇安元气，若得气转丹田，尚可缓图。因煎参汤，下黑锡丹三十粒，喉间汩汩有声，渐下入腹，顷之，舌柔能言。亟用润下之剂以继前药，遂与阿胶一两，溶化，分三次，半日服尽，身热渐退，颈筋渐消，进粥与补肾药，多加秋石而愈。（喻嘉言）

鲍献书年二十余，每晨洗面，口觉血腥，吐血三口，因延至午后洗面，其吐亦然，诸医莫晓其故，诊脉滑数，两寸特甚。予曰：头面诸阳之会，阴虚则阳亢，阳亢则血不循经，因洗扐而透下咽喉也。理宜滋阴凉血，则阴分不虚，阳分不亢，阴阳平和，血循经络，喉血自无。乃用四物汤加丹皮、红花生血凉血为君，黄柏滋肾为臣，麦冬清肺为佐，荆芥、泽兰清头面为使，少加童便降火。服十剂血减半。或议去红花、丹皮、童便，血吐如初，仍加前味

服之而愈。（余午亭）

一人体素强，年近七旬，忽呕血，脉弦强，与清热平肝之剂，血遂止。一月后，胸中泛泛，又吐数口，服药又止。一夕吐出肝一块，重两许，再吐如棋子大者五、六枚，遂困顿不食，数日而逝。〇一妇久嗽咯血，内热人困，病已数月，诊脉弦数无力。余曰：此火盛灼金。夏令火旺，与泻火保金之剂，守至秋金得令，再望生机。所服人参、麦冬、丹皮、茯苓、紫菀、百合之类。一日，吐出肺两块，状如熟猪肺，胸中隐痛，再用前药不应而逝。（《怡堂散记》）

倪孝廉年逾四旬，素多思虑伤脾，时有呕吐之证，遇劳即发。余以理阴兼温胃饮，随饮即愈。于暑末时，因劳心吐泄血如掌大，或紫或红，其多可畏。医云：此因劳而火起心脾，兼以暑令，二火相济所致。与犀角、地黄、童便、黄连、知母，服药两剂，其吐愈甚，脉益紧数，困惫垂危。其子恳视，形势俱剧，乃用人参、熟地、干姜、炙甘草大剂与之。初服毫不为动，次服呕恶稍止，复加附子、炮姜各二钱，人参、熟地各一两，白术四钱，炙甘草一钱，茯苓二钱，黄昏与服，竟得大睡，四鼓复进，呕止血亦止。遂大加温补调理而痊。余初用此药，同道见之惊骇莫测，及其既愈，乃始心服，曰：向使不有公在，必为寒凉所毙。夫童便最能动呕，犀角、知、连最能败脾。时当二火，而证非二火，此以劳倦伤脾，而脾胃阳虚，气不摄血，再用寒凉，脾必败矣。后有数人皆同此证，悉用此法活之，故并记焉。（张景岳）

附方

补膜丸　治吐血止后，胃膜破损。白芨灰、丝绵灰、鱼膘灰，三味等分为末，蜜丸。

治失血方　用女人顶发两许，洗净风干，装瓦瓶内，泥封，针刺数眼，火炼，冷透取灰研末，每服二钱，藕、墨、童便三汁和匀，炖服。

衄血

经义

阳络伤，血外溢，血外溢则衄血。○脾移热于肝，则为惊衄。（《素问》）

哲言

师曰：尺脉浮，目睛晕黄，衄未止；晕黄去，目睛慧了，知衄今止。○从春至夏衄者，太阳；从秋至冬衄者，阳明。（《金匮》）

血从鼻出者，谓之鼻衄；从汗孔出者，谓之肌衄；从齿龈出者，谓之齿衄；从舌出者，谓之舌衄；从委中出者，谓之腘衄。（《医学入门》）

吐血出于胃，吐行浊道；衄血出于经，衄行清道。喉与咽二者不同也。盖经者走经之血，走而不守，随气而行。火性急速，故随经直犯清道而出于鼻。其不出于鼻者，则夹火凌金，渗入肺窍而出于咽，为咳咯也。胃者守营之血，守而不走，存于胃中。胃气有伤，不能摄血，故令人呕吐，从喉而出于口也。（《赵氏医贯》）

衄血一证，诸家但谓其出于肺，盖以鼻为肺之窍也。不知鼻为手足阳明之正经，而手足太阳亦皆至鼻，故仲景曰：太阳病，脉浮紧，发热身无汗，自衄者愈。此太阳之衄也。《原病式》曰：阳热怫郁于足阳明，而上热则血妄行而为衄。此阳明之衄也。若以愚见，则凡鼻衄之血，必自山根以上、精明之次而来，而精明一穴，乃手足太阳、足阳明、阴阳跷五脉之会，此诸经皆能为衄也。然行于脊背者，无如足太阳为最；行于胸腹者，无如足阳明为最；而尤有最者，则又惟冲脉为十二经之血海。冲之上俞，出足太阳之大杼；冲之下俞，会足阳明之气街。故太阳阳明之至，而冲脉无不至矣；冲脉之至，则十二经无不至矣。所以衄之微者，不过一经之近，而衄之甚者，则通身形色尽脱，岂特手太阴一经而病至如是耶？（张景岳）

耳衄者，有肝肾二经之殊。不肿不疼者，为少阴之虚；暴出疼肿者，为厥阴之火也。眼衄亦属厥阴，以卒视无所见者，为实火；常流血泪者，乃风热也。有诸窍血齐涌出者，多缘跌仆骤伤，或服毒药所致。若因肝肾疲极，五脏内崩而致者，多不可治。舌衄，乃手厥阴心包之火旺，以舌尖破碎者为虚火，胀大满口者，夹龙雷之势上侮心主也。涎中见血为唾衄，足太阴经气不约也。汗孔出血为肌衄，足阳明经气不固也。（《张氏医通》）

补编

衄家不可发汗，汗出额上陷，脉紧急，直视不能眴，不得眠。（《金匮》）

衄之为患，总由乎火。外因六淫之变化，内因五志之掀腾，气血错乱，阴阳相乘，天人交感之处，虚实攸分矣。若风寒壅盛于经，阳气郁而迫营者，宜参麻黄、桂枝证之大意；若风温、暑热怫郁，而动血外溢者，当用辛凉清润等剂；若火邪极甚而载血上泛者，药有苦寒、咸寒之分。此外因主治法也。至于烦冗曲运，耗及木火之营，肝脏厥阳化火风而上灼者，甘咸柔婉，理所必需；多劳过欲，病及天一之真，阳浮引阴血而冒上窍者，滋潜厚味，法从峻补。血脱则挽回元气，格阳则导火归原。因酒，用和阳消

毒之剂；因努力，用培中益下之方。此内因主治法也。（《临证指南》）

肺开窍于鼻，能为衄血。然肺经多气少血，惟冲任二脉为血之海，附于阳明；阳明之经，上交鼻额，又为多血少气之乡。所以火起冲任，血流阳明，此衄血又属胃经也。大抵劳伤元气，阴虚火动，逆于肺而衄者，宜凉血益气；逆于胃而衄者，宜清胃生脉。如六脉弦细而涩，面色枯白不泽者，此脱血大虚而挟寒，宜甘温补血；如六脉洪大而虚，面赤心动善惊者，此心火上炎而血溢，宜甘寒凉血。有下虚上盛而衄者，当辛温以补命门；有上焦积热而衄者，当寒凉以清心肺。衄后眩晕者，用十全大补汤；衄流不止者，用百草霜，或人中白、胎发灰、山栀末，再以韭根、葱白捣如枣核塞鼻中，或用湿纸搭顶门，或用大蒜捣贴足心，皆法之验而可试者。（《证治汇补》）

衄血虽多由于火，而惟阴虚者为尤多，正以劳损伤阴，则水不制火，最能动冲任阴分之血。但察其脉之滑实有力，及素无伤损者，当作火治；若脉来洪大无力，或弦或芤，或细数无神，而素多酒色内伤者，此皆阴虚之证，当专以补阴为主。若有微火者，自当兼清以治其标；若虽见虚热，而无真确阳证，则但用甘平之剂温养真阴，务令阴气完固，乃可拔本塞源，永无后患。〇衄血有格阳证者，以阴亏于下，而阳浮于上。但察其六脉细微，全无热证，或脉见浮虚豁大，上热下寒，而衄不止者，治宜益火之原，古有八味汤，余有镇阴煎，其效尤捷。此证不惟内伤有之，即伤寒亦有之，然必素多斫丧，损及真阴者，乃见此证。〇血从齿缝牙龈中出者，名为齿衄，此手足阳明二经及足少阴之病。盖手阳明入下齿中，足阳明入上齿中，又肾主骨，齿者骨之所终也。此虽皆为齿病，然血出于经，则惟阳明为最，故凡阳明火盛，则为口臭，为牙根腐烂肿痛，或血出如涌而齿不动摇。必其人素好肥甘辛热之物，或善饮胃强者，多有此证，宜内服抽薪饮、清胃饮、清胃散，外以冰玉散敷之；阳明实热，便闭不通而齿衄不止者，宜调胃承气汤下之。肾水不足，口不臭，牙不痛，但齿摇不坚，或微痛不甚，而牙缝时多出血者，此肾阴不固，虚火偶动而然，但宜壮肾，以六味丸、左归丸主之；或阳虚于下，而虚火上浮者，宜八味丸主之。阴虚有火而病为齿衄者，其证或多燥渴，或见消瘦，或小水短涩而热，或六脉浮大而豁，此虽阳明有余，而亦少阴不足，宜玉女煎主之，然必便实乃可用之。若便滑或脉细恶寒，则亦有格阳而然者，当以前吐血条中格阳法治之。〇舌上无故出血如缕者，以心脾肾之脉皆及于舌，诸经有火皆能令舌出血，用蒲黄炒末敷之，或炒槐花末糁之，或冰玉散敷之，甚者须用汤剂以清三阴之火。（张景岳）

毛窍出血，名曰肌衄，乃阳气怫郁于内，不能敷扬于外，以致阴血上乘阳分，留淫腠理，不得归经，故从毛窍而出。治宜开郁清气凉血。若相火内动而乘阴分，以致血热沸腾，治宜滋阴降火。前人主乎肺热，以肺主皮毛故也。（《冯氏锦囊》）

乳胀流血名乳衄，起初流血，续出黄水，黑逍遥散治之。（许宣治）

选案

侄女十岁，因齿动摇，以苎麻摘之，血出不止，以小盆盛之，一日夜积十一盆，用末药止其处，少顷，复从口中吐出，身亦不倦，亦事之稀觏也。可见人身之血，不可测量。诊脉洪大有力。以三制将军末二钱，用枳壳汤少加童便调下，夜半去黑粪数块，其血顿止。后见一男子，齿根出血盈盆，一月一发，百治不效，每发则昏昧。知其人好饮，投以前剂而安。又一老妪患此，一发五七日，每日血出约有升余。投以前剂亦安。但所下皆有黑粪，是知此疾多由阳明热盛所致。缘冲任二脉，皆附阳明，阳明多气多血，故发如潮涌。急则治标，故投以釜底抽薪之法，应手而愈。要知肾虚血出者，其血必点滴，齿则攸攸而疼，必不如此之暴甚。有余不足，最要详察。（孙一奎）

一少年患伤寒，七日，忽尔鼻衄，以为将解之兆，自辰至申，所衄斗余，鼻息、脉息俱已将脱，身冷如冰，目视俱直，而犹涓涓不绝，呼吸垂危。其父母号呼求救。余急投镇阴煎，一剂衄止身温，渐次调理而愈。自后凡治此证，无不应响。（张景岳）

江蕃仲耳中出血，涓涓不止，医以八味汤加黑铅坠之，更甚，复与二剂蒲黄止涩之品，气促将危。予谓：胃为肾关，肾炎血当走胃，乃不从胃而从耳者，因心包之火引之而然也。心包引肾火而出于耳，诸经所过之地，其血尽随之上泛。桂、附淆乱经隧，止涩斩犯气机，死期迫矣。改用滋肾清心之剂，两服而瘥。是知耳亦通于心耳。（程华仲）

一妇年四十，久不乳，忽内热头昏，两乳作胀，以手捻出鲜血，医用逍遥、归脾，胀甚，血出愈多。诊脉弦大，此肝热也。余用生地、丹皮、白芍、青皮、泽兰、车前、山栀、麦芽，三剂平，四剂愈。（许宣治）

附方

治鼻衄法　用手指掐太溪穴，其血即止。穴在足里踝动脉陷处。〇又法用麻线一条，两头各拴五两重锡一块，挂在颈后，两头垂与脐平，少顷血即止。

便　血

经义

阴络伤，血内溢，血内溢则后血。○结阴者，便血一升，再结二升，三结三升。（《素问》）

哲言

邪在五脏，则阴脉不和，阴脉不和，则血留之。结阴之病，以阴气内结，不得外行，血无所禀，渗入肠间，故便血也。（骆龙吉）

纯下清血者，风也；色如烟尘者，湿也；色黯者，寒也；鲜红者，热也；糟粕相混者，食积也；遇劳频发者，内伤元气也；后重便减者，湿毒蕴滞也；后重便增者，脾元下陷也；跌伤便黑者，瘀也；先吐后便者，顺也。（《见闻录》）

肠风、脏毒、便血、肠澼四者，证虽相似而各有辨。肠风，由邪气外入，随感随见，所下清血而色鲜，必在粪前；脏毒，由蕴积热毒，久而始见，所下浊血而色黯，必在粪后；便血，由湿热虚风，所下之血或清或浊，亦不论粪前粪后；肠澼，则客气盛而正气衰，所以血与水谷齐出，不可不详审而治。○无故忽然泻下恶血，名曰心绝，难治。（《仁斋直指》）

人身之血，有阴有阳。阳血者，顺气而行，循流脉中，调和五脏，洒陈六腑，谓之营血；阴血者，居于络脉，专守脏腑，滋养神气，濡润筋骨。若其脏感内外之邪伤，则或循经之阳血，至其伤处，为邪所阻，漏泄经外；或居络之阴血，因着留之邪辟裂而出，则皆渗入肠胃而泄矣。俗见下血，率以肠风名之，不知风乃六淫中之一耳，或风有从肠胃经脉而入客者，或肝经风木之邪内乘于肠胃者，则可谓之肠风。其他不因风邪，而肠胃感受火、热二淫，与寒、燥、湿怫郁其气，及饮食用力过度，伤其阴络之血者，亦谓之肠风可乎？许学士谓：下清血，色鲜者，肠风也；血浊而色黯者，脏毒也；肛门射如血线者，脉痔也。滑伯仁云：肠风，则足阳明积热久而为风，风有以动之也；脏毒，则足太阴积热久而生湿，从而下流也。风则阳受之，湿则阴受之。《三因方》五痔、脏毒、肠风之辨甚详。脏毒、肠风之血，出于肠脏间；五痔之血，出于肛门蚀孔处。治各不同。（《证治准绳》）

肠风下血者何也？凡人肠皆有脂裹之，脂厚则肠实而安，肠中本无血，缘有风，或有热，以消其脂，则肠遂薄，而身中之血乃得渗入耳。

便血与肠澼，本非同类。盖便血者，大便多实，而血自下也；肠澼者，因泻利而见脓血，即痢疾也。且便血有夙疾，而肠澼惟新邪，尤为易辨。须详察大便之燥、泄如何？庶不致误。然多酒之人，必多溏泄，亦多便血，又不可因泄而作肠澼也。○大便下血，多由肠胃之火。盖大肠、小肠皆属于胃，但血在便前者，其来近，或在广肠，或在肛门；血在便后者，其来远，或在小肠，或在于胃。虽血之妄行由火者多，然有脾胃阳虚而不能统血者；有气陷而血亦陷者；有便久滑泄而血因以动者；有风邪结于阴分而为便血者。大都有火者多因血热，无火者多因虚滑，治者当知虚实之要。（张景岳）

补编

下血，先便后血，此远血也，黄土汤主之。○下血，先血后便，此近血也，赤小豆当归散主之。（《金匮》）

下血因火者，宜清热为主，惟约营煎最佳，次则地榆散、槐花散。若热在脾胃小肠之间，而火之甚者，宜抽薪饮；若素以阳脏多火，而脏毒下血，久不愈者，宜防风黄芩丸；酒毒淫热结蓄大肠下血者，宜约营煎、槐角丸。若但以寒湿下血者，宜二术煎，或四君子汤，或葛花解酲汤。脾胃气虚，而大便下血者，其血不甚鲜红，或紫或黑，此阳败而然，故多无热证。盖脾统血，脾虚则不能收摄；脾化血，脾虚则不能运化。是皆血无所主，因而脱陷妄行，速宜温补脾胃，以寿脾煎、理中汤、养中煎、归脾汤；气陷不举而血不止者，宜补中益气汤、举元煎。〇血滑不止者，或因病久而滑，或因年衰而滑，或因气虚而滑，或因误用攻击以致气陷而滑。凡动血之初，多由于火，及火邪既衰，而仍不止者，非虚即滑也。凡此皆当以固涩为主，宜胜金丸、香梅丸。然血滑不止，多由气虚，宜以人参汤送之，或补中益气汤、归脾汤、举元煎、理中汤加乌梅、文蛤、五味子之类主之。（张景岳）

便血一证，古有肠风、脏毒、脉痔之分，其见不外乎风淫肠胃、湿热伤脾二义，不若《内经》谓阴络伤及结阴之旨为精切，仲景之先便后血、先血后便之文尤简括也。阴络即脏腑隶下之络，结阴是阴不随阳之征，以先后分别其血之远近，就远近可决其脏腑之性情，庶不致气失统摄，血无所归，如漏卮不已耳。肺病致燥涩，宜润宜降，如桑麻丸及天冬、地黄、银花、柿饼之类；心病则火燃血沸，宜清宜化，如竹叶地黄汤及补心丹之类；脾病必湿滑，宜燥宜升，如茅术理中汤及益气汤之类；肝病有风阳痛迫，宜柔宜泄，如驻车丸及甘酸和缓之剂；肾病见形消腰折，宜补宜填，如虎潜丸及理阴煎之剂；胆逆则木火煽营，有桑叶、山栀、柏子、丹皮之清养；大肠为燥腑，每多湿热风淫，如辛凉苦燥之治；胃为水谷之海，多气多血之乡，脏病腑病无不兼之，宜补宜和，应寒应热，难以拘执。若努力损伤者，通补为主；膏粱蕴积者，清疏为宜。痔疮则滋燥兼投，中毒须知寒热。余如黑地黄丸以治脾湿肾燥；天真丸以大补真气真精；平胃、地榆之升降脾胃；归脾之守补心脾；斑龙[1]以温煦奇督；建中之救复生阳；枳、术之疏补中土；禹粮、赤脂以堵截阳明；五仁汤复从前之肠液；养荣法善病后之元虚。此皆祖古方而运以匠心，为后学之津梁也。（《临证指南》）

便血下久，则涣散无统，药中须兼用乌梅为妙。盖乌梅味酸，酸以收之，如今人染红用红花，非此不得颜色。〇肠风下血，用炮姜佐血药者，以血见黑则止，亦水火既济之理。

脉候

尺脉芤涩，关脉微缓，俱为便血。脉小留连者生，数疾浮大者死。右关沉紧，是饮食伤脾，不能摄血而下走也；右寸浮洪，是积热肺经，下传大肠而便血也。（《证治汇补》）

选案

一人患肠风下血，久服四物、芩、连、槐花，屡发不止，面色萎黄，诊脉浮缓。此土虚风湿交乘也。治用苍术、茯苓、参、芪、升、柴、防风，四剂而血止，改用十全大补汤调理而愈。（李士材）

韩晋度患痛泻下血，或用香连丸，遂饮食艰进，少腹急结，小便癃闭，面色萎黄，昼夜去血五十余度，脉沉细紧，所下之血瘀晦如苋汁。与理中汤加肉桂，一剂溺通，少腹即宽，再剂血减食进，四剂泻止三、四次，更与补中益气加炮姜而康。（张路玉）

1　斑龙：即斑龙丸。组成：鹿角霜、鹿角胶、菟丝子、柏子仁、熟地黄、白茯苓、补骨脂。见《医统方》。

附方

治肠风下血方　用猪肠一根洗净，装入炒槐花，两头线扎，瓦罐醋煮，杵丸，每服三十丸，温酒送下，奇验。

又方　用豆腐浆加醋二、三匙，空心服之。腐浆清火，醋敛血故耳。

又方　用臭椿树根皮、党参二味，等分，烘干研末，大枣煮去皮核，取肉杵丸，每早服三钱，开水下，治便血日久，神效。

溺　血

经义

胞移热于膀胱，则癃、溺血。○悲哀太甚，则胞络绝，胞络绝则阳气内动，发为心下崩，数溲血也。（《素问》）

哲言

溺血所出之由有三，从溺孔出者二，从精孔出者一。（张景岳）

溺血全无疼痛，血从精窍而出，非若血淋茎痛血从溺窍而出也。（《证治汇补》）

溺血者，盖心主血与小肠合，血之流行，周遍经络，循环脏腑，若热聚于膀胱，血渗入脬，故从小便而出也。（钱仲阳）

《经》云：悲哀太甚，则胞络绝，阳气内动，发为心下崩，数溲血也。又云：胞移热于膀胱，则癃、溺血。是溺血未有不本于热者。陈无择以为心肾气结所致，不思血虽主于心，其四脏孰无血以为养？所尿之血，岂拘于心肾气结者哉？推之五脏，凡有损伤妄行之血，皆得如心下崩者，渗于胞中；五脏之热，皆得如膀胱之移热者，传于下焦。何以言之？肺金者，肾水之母，恃之通调水道，下输膀胱者也。肺有损伤，妄行之血若气逆上者，既为呕血矣，气不逆上，如之何不从水道下降入于胞中耶？其热亦直抵肾与膀胱可知也。脾土者，胜水之贼邪也。水精不布，则壅成湿热，陷下伤于水道，肾与膀胱俱受其害，害则阴络伤，伤则血散入胞中矣。肝属阳，主生化，主疏泄，主藏血；肾属阴，血闭藏而不固，必渗入胞中，正与《内经》所谓肝伤血枯，时时前后血者类也。大抵溲血、淋血、便血三者，虽前后阴所出之窍有不同，然于受病则一，故治分标本亦一也。维引导佐使，各走其乡者，少异耳。（《证治准绳》）

大便下血不死；小便下血多死；年过七旬，服药无效。（许宣治）

补编

溺孔之血，其来近者，出自膀胱，其证溺时必孔道涩痛，小水热赤不利。此多以酒色欲念，致动下焦之火而然。常见相火妄动，逆而不通者，微则淋浊，甚则见血。《经》曰：胞移热于膀胱，则癃、溺血。治宜清利膀胱之火。○溺孔之血，其来远者，出自小肠，其证溺孔不痛，血随溺出，或痛隐于脐腹，或热见于脏腑。盖小肠与心为表里，此丙火气化之原，清浊所由分也。无论焦心劳力，厚味酒浆，而上中二焦之火，凡从清道以降者，必皆由小肠以达膀胱，治须随证察因，以清脏腑致火之原。○精道之血，必自精宫血海而出于命门。盖肾者主水，受五脏六腑之精而藏之。凡劳伤五脏，或五志之火，致令冲任动血者，多从精道而出。何以辨之？但辨在小肠者，必从溺孔出；病在命门者，必从精孔出。凡于小腹下，精泄处，觉酸痛而出者，即是命门之病。治法与水道不同，盖水道之血宜利，精道之血不宜利；涩痛不通者宜利，血滑不痛者不宜利也。（张景岳）

尿血，虚者居多，有火亦能作痛，当与血淋同治。清之不愈，专究乎虚，上则主于心脾，下则从乎肝肾，久则主于八脉。（《临证指南》）

溺血治法：暴病实火，宜甘寒清火；房劳虚损，宜滋阴补肾；病久中枯，非清心静养不可治也。（《证治汇补》）

肾阴亏损，下焦结热，血随溺出，用六味汤加牛膝以镇阳。〇溺血日久，屡用清利药不效，补中益气汤加车前良验。（《见闻录》）

脉候

溲血形脱，脉小劲者逆也，脉搏者亦逆也。（《证治准绳》）

选案

予治一人溺血，二、三年一发，服补中益气汤加黄柏、山栀，数剂而止。又治一人尿血成条，药皆不应而逝。（许宣治）

内弟顾元叔溺血，溺孔疼痛，周身麻木，头旋眼黑，手足心经脉绌急酸麻，脉弦细数，两尺搏坚。与生料六味汤加牛膝、门冬，服之辄效，但不时举发，复以六味汤合生脉散，用河车熬膏丸服而痊。〇一商夏月过饮烧酒，溺血，服益元散、六味汤，均不效。予用导赤散，三啜而愈。〇宋孝先年七十余，溺血点滴涩痛，诸药不效，云是壮岁鳏居，绝欲太早之故。令以绿豆，水浸捣汁，微温，日服一碗而愈。煮熟即不应。（《张氏医通》）

医述卷七　杂证汇参

脾　胃

经义

脾胃者，仓廪之官，五味出焉。〇平人之常，气禀于胃。人无胃气曰逆，逆者死。〇脾与胃，以膜相连耳，而能为之行其津液。〇饮食劳倦则伤脾。〇脾病者，善饥，肉痿，身重，足不收，行善瘛，脚下痛；虚则腹满，肠鸣，飧泄，食不化。（《素问》）

人受气于谷，谷入于胃，以传于肺，五脏六腑，皆赖以受气；其清者为营，浊者为卫。（《灵枢》）

哲言

胃中元气盛，则能食而不伤，过时而不饥。脾胃俱旺，则能食而肥。脾胃俱虚，则不能食而瘦；或少食而肥，虽肥而四肢不举，盖脾实而邪气盛也。又有善食而瘦者，胃伏火邪于气分则能食，脾虚则肌肉削，即食㑊也。夫饮食不节则胃病，胃病则气短，精神少而生热；胃既病，则脾无所禀受，故亦从而病焉。形体劳役则脾病，脾病则怠惰嗜卧，四肢不收，大便泄泻；脾既病，则胃不能独行津液，故亦从而病焉。大抵脾胃虚弱，阳气不能生长，是春夏之令不行，五脏之气不生，此阴盛阳虚之证。大法云：汗之则愈。用辛甘之药，当升当浮，使生长之气旺。言其汗者，非正发汗也，为助阳也。〇《经》言：人以胃气为本。盖人受水谷之气以生，所谓清气、营气、卫气、春升之气，皆胃气之别称也。夫胃为水谷之海，饮食入胃，游溢精气，上输于脾，脾气散精，上归于肺，通调水道，下输膀胱，水精四布，五经并行，合于四时五脏阴阳，揆度以为常也。若饮食失节，寒温不适，则脾胃乃伤。喜怒忧恐，损耗元气。脾胃既衰，元气不足，而心火独盛。心火者阴火也，起于下焦，其系系于心，心不主令，相火代之。相火者，下焦包络之火，元气之贼也。火与元气不两立，一胜则一负。脾胃气虚，则下流于肾，阴火得以乘其土位，故气高而喘，身热而烦，其脉洪大而头痛，或渴不止，其皮肤不任风寒而生寒热，此皆脾胃之气不足所致也。然与外感风寒之证颇同而实异：内伤脾胃，乃伤其气；外感风寒，乃伤其形。伤其外为有余，有余者泻之；伤其内为不足，不足者补之。内伤不足，苟误认外感有余，而反泻之，则虚其虚也。惟当以辛甘温之剂，补其中而升其阳，甘寒以泻其火则愈矣。《经》曰：劳者温之，损者温之。又云：甘温能除大热。大忌苦寒，损其脾胃。（李东垣）

人以水谷为本，脾胃为养生之本，东垣独知其义，发为《脾胃论》，垂惠后世，开导末学之功诚非小矣。独怪其论中有矛盾之谈，如曰：饮食失节，寒温不适，脾胃乃伤。此因喜怒忧恐，损耗元气，资助心火，心不主令，相火代之；相火者，下焦包络之火，元气之贼也；火与元气不两立，火胜则乘其土位，所以为病。若此数语，则大见矛盾矣。观其前条，则虑阳气之受伤，故曰大忌苦寒之药。此节又云火胜之为病，更当何法以治之？夫元气既损，多见生阳日缩，神气日消，何以反助心火？脾胃属土，得火则生，何谓火乘土位？且人之元气，本贵清和，寒固能病，热亦能病。然热伤元气，而因劳动火者，固常有之。若因劳犯寒，而寒伤脾胃者，尤酷尤甚。第热证显而寒证隐，故热证易见，而寒证不觉也。真热证犹易辨，而假热证尤不易辨也。矧元气属阳，火其类也，而热为同气，邪犹可制；阴为阳贼，寒其仇也，而生机被伐，无不速亡。故《经》云少火生气，未闻少寒生气也；又云避风如避箭，未闻避热如避箭也。由此观之，则何不曰寒与元气不两立，而反云火与元气不两立呼？再考补中益气等方，每用升、柴，此即培养春生之意；而每用芩、连，亦即制火之意。第以二、三分之芩、连，固未必即败阳气；而以五、七分之参、术，果即能斡旋元气呼？〇脾胃有病，自宜治脾胃。然脾为土脏，灌溉四旁，是以五脏中皆有脾气，而脾胃中，亦皆有五脏之气，此其互为相使，有可分而不可分者在焉。故善治脾胃者，能调五脏，即所以治脾胃也。能治脾胃，而使食进胃强，即所以安五脏也。今人止知参、苓、枳、术、山楂、麦芽、神曲、厚朴之类，乃为脾胃之药，而不知风寒湿热，皆能犯脾，饮食劳倦，皆能伤脾。如：风邪胜者，宜散之；寒邪胜者，宜温之；热邪胜者，宜寒之；湿邪胜者，宜燥之；饮食停积者，宜行之；劳倦内伤者，宜补之。然脏腑虽分十一，而同有阴阳，同此血气。矧太阴常多血少气，阳明常多血多气，使此中之血瘀，则承气、抵当之类，总属脾胃之药；使此中之血虚，则四物、五物、理阴、五福之类，又孰非脾胃之药乎？再若五脏之邪，皆通脾胃，如肝邪之犯脾者，肝脾俱实，单平肝气可也；肝强脾弱，舍肝而救脾可也；心邪之犯脾者，心火炽盛，清火可也；心火不足，补火以生土可也。肺邪之犯脾者，肺气壅塞，当泄肺以苏脾之滞；肺气不足，当补肺以防脾之虚。肾邪之犯脾者，脾虚则水能反克，救脾为主；肾虚则启闭无权，壮肾为先。至若胃司受纳，脾主运化，若能纳而不化，此脾虚之兆易见；若既不能纳，又不能运，此脾胃之气俱已大亏，即速用十全大补、六味回阳等剂，尤恐不及，而尚欲楂、苓、枳、术，冀为脾胃之永赖乎？是以脾胃受伤，但使能去其伤者，即是脾胃之药。此中理奥机圆，诚有非言能尽悉者也。（张景岳）

脾胃之论，莫详于东垣。所著补中益气、调中益气、升阳益胃等汤，诚补前人之未备。察其立方之意，因以内伤劳倦为主；又因脾乃太阴湿土，且胃阳衰者居多，故用参、芪以补中，二术以燥湿，升、柴升下陷之清阳，陈皮、木香理中宫之气滞，脾胃合治，用之得宜，效诚桴鼓。盖东垣之法，不过详于治脾，略于治胃耳。后人宗其意，竟将脾胃总论，即以治脾之药笼统治胃。今观叶氏书，始知脾胃当分析而论。盖胃属戊土，脾属己土，戊阳己阴，阴阳之性有别也。脏宜藏，腑宜通，脏腑之体用有殊也。若脾阳不足，胃有寒湿，一脏一腑，皆宜于温燥升运者，自当恪遵东垣之法。若脾阳不亏，胃有燥火，则当遵叶氏养胃阴之法。观其立论云：纳食主胃，运化主脾；脾宜升则健，胃宜降则和。又云：太阴湿土，得阳始运；阳明燥土，得阴自安，以脾喜刚燥，胃喜柔润也。仲景急下存津，其治在胃；东垣大升阳气，其治在脾。此等议论，实超出千古。故凡遇禀质木火之体，患燥热之证，或病后热伤津液，以致虚痞不食，舌绛咽干，烦渴不寐，肌燥熇热，便不通爽，此九窍不和，都属胃病，岂可以芪、术、升、柴治之乎？所谓胃宜降则和者，非辛开苦降，亦非苦寒下夺，以损胃气，不过甘平，或甘凉濡润，以养胃阴，则津液来复，使之通降而已矣。此义即宗《内经》所谓六腑者，传化物而不藏，以通为用之理也。

总之，脾胃之病，虚实寒热，宜燥宜润，固当详别，其于升降二字，尤为紧要。盖脾气下陷固病，即不下陷，但不健运，已病矣。胃气上逆固病，即不上逆，但不通降，亦病矣。（《临证指南》）

东垣治脾胃之法，莫精于升降。夫升降之法易知，而升降之理难明。《经》曰：脾胃者，仓廪之官，五味出焉。盖脾主运化，其用在于无形，其属土，地气上腾，然后能载物，故健行而不息，是脾之宜升也明矣。胃者，水谷之海，容受糟粕，其主纳，纳则贵下行，譬如水之性莫不就下，是胃之宜降也又明矣。又曰：清气在下，则生飧泄；浊气在上，则生䐜胀。夫清气何？盖指脾气而言，不然何以在下则飧泄也？其浊气何？盖指胃气而言，不然何以在上则䐜胀也？是非可为脾升胃降之一确证欤。由此而推，如仲圣所立青龙、越脾等方，即谓升脾之清气也可；所立三承气诸方，即谓降胃之浊气也无不可。（《吴医汇讲》）

阴阳交而天地泰，精气合而人身安，人身一小天地，精气二字从米，是精气皆生于米也。故曰：得谷者昌，失谷者亡。人之所恃以生者，精气也，卫气也，营气也。精气从肾所生，卫气从肺所生，营气从肝、心所生，三者之气，虽各有所自，然合而一之，则均以脾胃为本。《经》曰：脾者孤脏，以灌四旁。又曰：五脏者，皆禀气于胃。故古人有补肾不如补脾之论也。（《冯氏锦囊》）

凡病颠倒难明，必从脾胃调理。〇清阳下降，则水火不交而成痞；心肺为邪火所迫，渐至血枯。《经》云：地气上为云，天气下为雨。人身阳气升腾，则气降而为血，故补肾以滋阴，不若补脾以升阳。〇东垣云：补肾不若补脾。论水生木而言，试观江、河、塘、海场，未见生木；木赖土生，土先克水，滋生元气，则木有生生之意。（周慎斋）

脾虚少食，弗可克伐，补之自然能食。东方之仇木宜安，恐木实则侮土而厥张。西方之子金宜顾，恐子虚则窃母气以自救。至若下焦少火，实为生气之元。中央土虚，必须补母。（罗谦甫）

余于脾胃，分别阴阳水火而调之。如不思食，此属阳明胃土受病，须补少阴心火，归脾汤补心火以生胃土也。能食不化，此属太阴脾土受病，须补少阳相火，八味丸补相火以生脾土也。若理中汤用干姜，所以制土中之水也。建中汤用白芍，所以制土中之木也。黄芪汤所以益土之子，使其不食母气也。六味丸所以壮水之主也，八味丸所以益火之原也。（赵养葵）

今人只知脾胃虚则当补，补之不应，则补其母，如是足矣。而不知更有妙处，补肾是也。脾土克肾水，不相为用，如何反补其所胜，以滋肝木乎？曰：不然，此其妙正在相克处也。五行以相克为用，今且以水与土言之，水不得土，何处发生？何处安着？土不得水，却是一个燥坌物事，如何生出万物来？水土相滋，动植化生，此造化相克之妙。而医家所以谓脾为太阴湿土，“湿”之一字，分明土全赖水为用也。故曰：补脾必先补肾。至于肾精不足，则又须补之以味，故古人又谓补肾不若补脾。二言各有妙理，不可偏废也。（王宇泰）

水者，先天之本，水旺则阴精充而上奉，故可永年，则补肾宜急也。土为后天之本，土衰则阳精败而下陷，故当夭折，则补脾宜急也。薛立斋深明此义，多以六味地黄汤壮水，为奉上之计，兼以补中益气汤扶土，为降下之防。〇今之明者，知保脾矣。然四君之甘温，能守而不能走，或以二陈燥湿，或以木香破滞，或以砂仁醒脾，或以神曲去旧生新，补而兼之以行，则补者方可成功。若不明此，而一于补，则脾胃湿热，固结不散，呕吐泻利，胸膈

饱闷，其能免乎？（查了吾）

中州为元气之母。俗云气无补法，此为气实者言之。如脾虚正气不行，邪着为病，当调理中州，复其健运之职，则浊气降而痞满除。如不补气，气何由行？〇补脾胃药内，必用心经药者，以火能生土也，故古方用益智仁，正合此意。（朱丹溪）

常见脾虚之人，大病之后，补以参、术则腹胀，消以枳、朴则便泻，惟用焦术以健脾，加丹参以生新血，佐鸡内金、五谷虫、砂仁、陈皮、茯苓、麦芽、锅粑粉以化食，每每获效。（吴篁池）

阴虚火动，脾胃衰弱；阴者水也，脾胃者土也。土虽喜燥，然太燥则草木枯槁；水虽喜润，然太润则草木湿烂。是以补脾滋肾之剂，务在燥湿得宜耳。〇脾虚气短，不能以续，变作喘促，尚用降气定喘之药；脾虚卫气不行，变为浮肿，尚用耗气利水之药；脾虚郁滞，变作寒热，尚用外感表散之药，虚而益虚，真气尽矣。（喻嘉言）

脾旺则饮食运动，脾衰则运动迟难。凡人食后神倦欲睡者，脾气馁而不能运动故也。（《证治汇补》）

胃中之阳，能化津液以归肺者，全藉脾阴转输之力。脾阴不足，则胃中之火，莫非心火，壅而上行，生金者从此刑金。脾阴得复，胃中之心火自平也。（程郊倩）

不问阴阳与冷热，先将脾胃与调和。（严用和）

百凡治病，胃气实者，攻之则去，而疾易愈。胃气虚者，攻之不去。盖胃本虚，攻之而胃气益弱，反不能行其药力，而病所以自如也，非药不能去病也，胃气不行药力故也；若峻攻之，则元气伤而病益甚；若不知机，攻尽元气则死矣。如虚热者，服寒凉之药，而热反盛，何也？《经》曰：服寒而反热者奈何？岐伯曰：

不味旺，是以反也。胃气实者，虽有病不攻自愈。故中医用药，亦常效焉。观夫藜藿常病不药自愈可知矣。故云：治病不察脾胃之虚实，不足以为太医。（《见闻录》）

脉候

脾气伤者，脉浮大而无力；胃气伤者，脉沉弱而难寻，此皆不足之脉，易于寻按者也。更有脉大、饱闷，有似食滞，此乃脾虚而见假象，即洪大之脉阴必伤，坚强之脉胃必损也。（《证治汇补》）

附方

八仙糕　调理脾胃之仙方。茯苓、山药、苡仁、莲子、砂仁、芡实、扁豆、谷芽。八味制末，加炒陈米一升，磨粉和入，再加洋糖，做成糕样，早晏随食

饮　食

经义

人以水谷为本，故人绝水谷则死。○食气入胃，散精于肝，淫气于筋。食气入胃，浊气归心，淫精于脉，脉气流经，经气归于肺，肺朝百脉，输精于皮毛；毛脉合精，行气于元腑，腑精神明，留于四脏，气归于权衡。饮入于胃，游溢精气，上输于脾，脾气散精，上归于肺，通调水道，下输膀胱；水精四布，五经并行。○食入于阴，长气于阳。○饮食自倍，肠胃乃伤。○水谷之邪气感，则害于六腑。○胃者，水谷之海，六腑之大源也。五味入口，藏于胃，以养五脏气。○五味入胃，各归所喜。故酸先入肝，苦先入心，甘先入脾，辛先入肺，咸先入肾。久而增气，物化之常也。

气增而久，夭之由也。〇肝色青，宜食甘，粳米、牛肉、枣、葵皆甘。心色赤，宜食酸，小豆、犬肉、李、韭皆酸。肺色白，宜食苦，麦、羊肉、杏、薤皆苦。脾色黄，宜食咸，大豆、豕肉、栗、藿皆咸。肾色黑，宜食辛，黄黍、鸡肉、桃、葱皆辛。辛散，酸收，甘缓，苦坚，咸软。毒药攻邪，五谷为养，五果为助，五畜为益，五菜为充，气味合而服之，以补精益气。〇辛走气，气病无多食辛；咸走血，血病无多食咸；苦走骨，骨病无多食苦；甘走肉，肉病无多食甘；酸走筋，筋病无多食酸。〇阴之所生，本在五味；阴之五宫，伤在五味。味过于酸，肝气以津，脾气乃绝；味过于咸，大骨气劳，短肌，心气抑；味过于甘，心气喘满，色黑，肾气不衡；味过于苦，脾气不濡，胃气乃厚；味过于辛，筋脉沮弛，精神乃央。〇多食咸，则脉凝泣而变色；多食苦，则皮槁而毛拔；多食辛，则筋急而爪枯；多食酸，则肉胝皱而唇揭；多食甘，则骨痛而发落。（《素问》）

帝曰：怯士之得酒，怒不避勇士者，何脏使然？少俞曰：酒者，水谷之精，熟谷之液也；其气慓悍，其入于胃中则胃胀，气上逆满于胸中，肝浮胆横；当是之时，固比于勇士，气衰则悔，名曰酒悖也。（《灵枢》）

哲言

《经》云：水谷之寒热感则害于六腑。又云：阴气者，静则神藏，躁则消亡。饮食自倍，肠胃乃伤。此乃浑言之也。分之为二：饮也，食也。饮者水也，无形也。《经》又云：因而大饮则气逆，形寒饮冷则伤肺。肺病则为喘咳、为肿、为泻，轻则发汗，利小便，使上下分消其湿；重而蓄积为满者，利下之。食者物也，有形也。《经》云：因而饱食，筋脉横解，肠为痔。又云：食伤太阴厥阴，气口大于人迎两三倍者，或呕吐、痞满，或下利肠。治分寒热轻重，轻则内消，重则除下，亦有宜吐者。《经》云：在上者因而越之。然不可过剂，过则反伤脾胃。盖先因饮食自伤，又加之以药过，脾胃复伤，气愈不化，食愈难消矣。（李东垣）

水谷入胃，其浊者为渣滓，下出幽门，达大小肠而为粪，出于谷道；其清者化而为气，上升于肺；其至清而至精者，由肺灌溉乎四体，而为汗液津唾，助血脉，益气力，为生生不息之运用也；其清中之浊者，下入膀胱而为尿，出于小便；其未入而在膀胱之外者，尚为浊气，既入而在膀胱之内者，即化为水也。（《医学正传》）

百谷入胃，虽酸、苦、甘、辛、咸、淡者，味必变酸，而酸为木味，谷初入胃，亦若春生故耳。吾见食入顷而吐者必酸，再顷之必苦矣。苦是夏令，而味已二变矣。又再之必甘，是化成之天也。于兹时，清者为气、为津、为液、为髓、为血，浊者为便、为溺，已判然于其间。得秋味辛散，则内外上下，各得其所。若不及秋辛者，其溲如蜜，是失四变矣。若气血各归其道，是得冬藏，其味合咸；而汗，而血，而眵，而涕，而溲，皆咸者，是五变其味，谷化成始成终者也。《经》谓仓廪之官，五味出焉者，此之谓乎。（卢不远）

伤饮

酒为水谷之液，血亦水谷之液；酒入中焦，必求同类，故直走血分。《经》曰：饮酒者，卫气先行皮肤，先充络脉，此之谓也。然血者神气也，血属阴而性和；酒者淫气也，酒属阳而性悍。凡酒入血分，血欲静而酒动之，血欲藏而酒逐之，故饮酒者，身面皆赤，此入血之征，亦散血之征也。○酒本狂药，大损真阴，惟少饮之，未必无益，多饮之，难免无伤，而耽饮之，则受其害者，十之八九焉。且凡人之禀赋，脏有阴阳，而酒之性质，亦有阴阳。盖酒成于酿，其性则热，汁化于水，其质则寒。若阴虚者纵饮之，则质不足以滋阴，而性偏动火，故热者愈热，而病为吐血、衄血、便血、尿血、喘嗽、躁烦、狂悖等证，此酒性伤阴而然也。若阳虚者纵饮之，则性不足以扶阳，而质留为水，故寒者愈寒，而病为鼓胀、泄泻、腹痛、吞酸、少食、亡阳、暴脱等证，此酒质伤阳而然也。故纵酒者，既能伤阴，尤能伤阳，害有如此。（张景岳）

夫酒者清冽之物，不随浊秽下行，惟喜渗入者也。渗入之区，先从胃入胆，胆为清净之腑，同气相求，然胆之摄受无几；其次从胃入肠，膀胱渗之，化溺为多。逮至化溺，则所存者，酒之余质，其烈性，惟胆独当之。每见善饮者，必浅斟缓酌，以俟腹中之渗，若连飞数觥，则倾囊而出耳。（喻嘉言）

酒者，五谷之津液，米曲之华英，虽能益人，亦能损人，何者？酒有大热大毒。大寒凝海，惟酒不冰，是其热也；饮之易昏，易人本性，是其毒也。若避风寒，宣血脉，消邪气，引药势，无过于酒也。若醉饮过度，盆倾斗量，毒气攻心，穿肠腐胁，神昏志谬，目不见人，此则丧生之本也。（《医方类聚》）

补编

酒者，大热有毒，气味俱阳，乃无形之物也。若伤之，止当发散，汗出则愈，其次莫如利小便，使上下分消其湿。今治酒病，用酒症丸，及牵牛、大黄下之，是无形元气受病，反下有形阴血，乖误甚矣。（《兰室秘藏》）

治酒病，宜发汗。若利小便，炎焰不肯下行。故曰：火郁则发之，以辛温散之，是从其体性也。是知利小便，则湿去热不去。若动大便，尤为疏陋。盖大便者有形之物，酒者无形之物，从汗发之，是为近理，湿热俱去。故治以苦温，发其火也；佐以苦寒，除其湿也。〇按酒之为物，气热而质湿，饮之而昏醉易狂者热也，宜以汗去之；既醒则热去而湿留，止宜利小便而已。二者酌而用之，葛花解酲汤备矣。（王好古）

酒性虽热，体同于水。东垣乃谓饮者无形之物，此亦不能无疑；既待发汗利小便以去之，其可谓无形之物乎？（朱丹溪）

《准绳》书中，载有人伤酒发热，治以补剂加葛根，犹不禁其散，极言鸡距子之妙。赵以德治酒病，用鸡距子而愈，即此物也。苏州呼为“密六曲”，徽州呼为“金钩子”，九月有之。（《折肱漫录》）

伤食

食之欲也，思盐梅之状，则辄有所唾，而不能禁；见盘肴之盛，则若有所吞，而不能遏。饥思啖牛，渴思饮海，故欲之于人也如贼，人之于欲也如战。（谭子）

食物有三化：烹煮糜烂曰火化，细嚼缓咽曰口化，蒸变传送曰胃化。（秦西水）

宜少毋食多，宜饥毋食饱，宜迟毋食速，宜热毋食冷，宜零毋食顿，宜软毋食硬。此六者，调理脾胃之要法也。（《冯氏锦囊》）

恶食者，心下痞闷，见食恶食，甚则恶闻食臭。不能食者，心下不痞满，自不能食。饥不欲食者，心下自不嗜食，若饥状。（《医阶辨证》）

冷食伤血，热食伤气，饱食伤胃，饥食伤脾；着气而食伤肝，食而着气伤脾；不意食而食伤脾，倍于常而食伤肠胃。〇人寤食而寐则否者何？人目张则卫气出外，目闭则卫气入内。卫气出外，主一身之动静云为，而脏腑空虚，故须饮食以助之；卫气入内，

则百骸皆逸，其气默行于脏腑，故不食。是以寤食而寐则否也。（《医参》）

食则易饥，非火也。盖脾胃以气为主，气属阳，脾胃之阳已虚，又被苦寒之药，以泻其阳，则阳愈虚，而内空竭，须假谷气以扶助之，故易饥而欲食，食亦不生饥肉也。《经》曰：饮食自倍，肠胃乃伤。又曰：饮食不为肌肤。其斯之谓欤？（汪石山）

胃主受纳，脾司运化，故不食皆为中土受病。然胃之土，体阳而用阴；脾之土，体阴而用阳。胃实则痞满、气胀，胃虚则饮食不甘；胃热则饥不能食，胃寒则胀满不食。〇夫胃满则肠虚，肠满则胃虚，更实更虚，其气乃居。若醉饱过度，或感风寒，或着气恼，以致填塞胸中，胃气不行，忽然厥逆昏迷，口不能言，肢不能举，此名食厥。（《张氏医通》）

有胃气则生，无胃气则死。故诸病若能食者，势虽重尚可挽救；不能食者，势虽轻必致延剧。然有当禁食与不当禁食之两途：如伤寒邪传阳明，胃有燥热昏谵者；又如干霍乱之上下不通；或正值吐泻之际；或斑痧未透于表；或瘟疫邪客膜原；或疟邪交战之时；或六淫之邪，充塞弥漫，呕恶痞胀；或伤食恶食等证，凡此禁其谷食可也。其余诸证不食者，当责之胃阳虚、胃阴虚，或湿热阻气，或命门火衰。要知淡饮淡粥，人皆恶之；或辛或咸，人所喜也。或其人素好之物，亦可酌而投之，以醒胃气，惟酸腻甜浊不可进。（《临证指南》）

补编

下利不欲食者，有宿食也，当下之。〇宿食在上脘，当吐之，宜瓜蒂散。（《金匮》）

食在上者吐之。《经》曰：上部有脉，下部无脉，其人当吐不吐者死。盖阳火之根，本于地下；阴水之源，本于天上，故曰水出高源。食填闷乱，则两寸必盛；源塞流穷，则两尺自绝。吐去上焦之物，则金能生水，而肝木发生之气，亦得畅达耳。○食在中者消之。食既下膈入胃，则不可吐，强吐之亦不能尽出；又不宜遽用下药，下早则伤中气，而清纯冲和之气，并为之下陷矣。故杂病酒积，下早每作痞气，当健脾消导为主。○食在下者下之。如有食积，肠腹绞痛，手不可按者，不得不下。寒积用热药下之，热积用寒药下之。（《证治准绳》）

凡水谷入胃，随阳道而上升，则化液化精；随阴道而下溜，只完水完谷。○脾气不健，水谷挟冷而填及太阴，非真实可知。此处邪正分争扰攘，甚而拒关，则阴阳之往来于上下者，遂惊惶错乱，各抵关而奔还，势使然也。乱实起于中焦，故乃抚其中焦，但求复我少火之阳，不必袪彼冷食之伤，以既伤在食，不可更伤以药，此清净画一之治也。○食填太阴，抑遏少阳之气，碍其升路，则腹之胀痛，多连及胁。食填胃口，阻住膻中之气，碍其降路，则腹之胀痛，多连及心。部署虽殊，总宜酌以卑监之土则温之，敦阜之土则平之。○五味入胃，五脏皆争欲得之，所恃为之作陈平，而各归其所喜。攻使得长养于五脏者，胃肠之力也。胃肠一虚，即为失宰，以致所喜非所得，所得非所喜，口中滋味，何由得美？稼穑既不作甘，又何由归形归化，以补精益气欤？所以滋味一失，寒热辄生，以中气虚寒，阳从外徙，无有定处故也。意欲招回此阳，使得温里宣外，仍宰厥职，则非理中不可。○脾虚不磨，由胃阳之不运也。凡阳虚者，诸阴皆得凑之，冷食之伤，阴邪内犯，而寒中也。故散寒行滞，燥湿舒脾，可以兼施，要莫外于温者为是也。（程郊倩）

饮食虽入中焦，其变化精微，实赖少火上蒸。中年之后，大病之余，元阳亏损，不能熟腐水谷，因而衰馁，易于停食，作痞作痛，为呕为泻，宜补火生土。譬之釜底加薪，水谷易熟也。（《玉机微义》）

虚人饮食所伤，及外感暴病新愈之后，当用六君子汤，理胃为主。内伤劳倦，及久病之后，当用补中益气汤，理脾为主。理脾则百病不生，不理脾则诸病续起。〇老人、虚人，易于伤食，或膨胀痞闷，或腹满作泻，当消补兼施，宜常服资生丸。〇伤食后，健脾须用枳术丸，合天行健之意。健者动也，内有枳实之动，能助脾之消磨运动耳。（李东垣）

夫饥饿不饮食与饮食太过，虽皆失节，然必明其二者之分：饥饿胃虚，此为不足；饮食停滞，此为有余。惟其不足，故宜补益；惟其有余，故宜消导，人之盛衰不同也。又有物滞气伤，必须补益消导兼行者；亦有物暂滞而气不甚伤，宜消导独行，不须补益者；亦有既停滞而复自化，不须消导，但当补益者。易老枳术丸，虽曰消导，固有补益之意存乎其间。若有形之物，非枳术丸所能去，则备急丸之属推逐而去之。观此则知消导补益之理矣。（朱丹溪）

当今方家，以平胃散出入增减，为调脾胃之准绳。盖平胃者，胃中高阜，则使平之，一平即止，不可过剂，过剂则反成坎矣。而枳术丸尤甚，今人以此丸为补脾之药，朝服暮饵，更益橘、半、香、砂，则又甚矣。至若山楂、神曲、麦芽，世常用之，山楂能化肉积，产妇儿枕痛者，煎服立化。不可轻用曲蘖者，以米与水在瓷缸中，藉曲以酿成酒，藉蘖以酿成糖；人身脾胃非瓷缸比，原有化食之能，今食不化，其所能者病也，只补助其能而自化。（《赵氏医贯》）

食填太阴，须健脾胃，候胃气转动，自能消化；如用克伐，非惟无益，而元气反耗矣。仲景制理中治中，实为祖方也。（王协中）

凡饮食不消，胸膈胀闷，须加行气药于消导剂中。予常治胸膈痞滞，饮食胀闷，用白术、陈皮、枳实、楂肉，加香、砂为丸，服之少顷，呕气数声，胸膈即宽，饮食即进，此皆行气之功。固虽伤于热食，须用芩、连，亦必加香、砂方效。不然，食方凝结，又益以寒凉，食安得行，气安得化，因成脾泄中满者多矣。（余傅山）

伤食，医多妄下，使清气下陷，则浊气不得下降，反生膜胀。故东垣治以补中益气汤，升其下陷之清气，则浊气自降。〇俗有以食消食之法，以饭肉等所伤之物，烧灰为末，用酒或陈皮汤下颇效。此物不甚伤脾，可用。有以酒药烧灰服者，又有服生酒药者，最为峻厉，不宜用。（《折肱漫录》）

凡消食之药，丸、散优于汤液。盖无形之气，以无形散之；有形之积，以有形消之。（许宣治）

脉候

脉紧如转索无常者，有宿食也。〇脉数而滑，实也，此有宿食，下之愈。（《金匮》）

伤食，脉有滑、涩之异。脾虚不能鼓运，胃虚不能熟腐，故其脉不滑而涩。若人迎紧盛，气口滑者，停食感冒也。（《张氏医通》）

选案

吴成章弟，八岁，发热闷乱，大便不通，医作感证治。予曰：此得之伤食，因发散太过，遂成虚热，风药燥血，故不便耳。先用六味汤加苁蓉，下黑矢十数枚；后用补中益气汤，诸证悉除。此伤食妄投发散，血燥肠枯，所伤之食愈秘而不出也。（高鼓峰）

一人病停食，医投消导药，将食逼坠少腹，其痛异常，便终不出，坐则一囊坠下，卧则倒入腹中，脉沉迟细，唇舌灰白，用补中益气汤加姜、桂，便出痛愈。〇一儿发热七昼夜不退，昏睡不食，幼科看过，总不退热，虑其动惊。余视其儿，目闭颊红，唇紫舌黄，腹硬拒按，此火邪由食遏而成，清之则食不化，表之徒伤元气，方用厚朴、枳壳、山楂、麦芽、草果、大黄，服药二时，大解三次，热退卧安，早起即索饮食，嬉戏如常。（吴天士）

噎隔反胃

经义

三阳结，谓之隔。○二阳发病，其传为隔。○隔则闭绝，上下不通，则暴忧之病也。（《素问》）

气为上隔者，食饮入而还出；虫为下隔者，食晬时乃出。（《灵枢》）

哲言

《经》言：二阳结谓之消；三阳结，谓之隔。此传写之文互误也。《经》言热中、消中矣，未有不兼数溲者，于胃与大肠何与乎？至于饮食不下，隔塞不通，言之屡矣，未有及小肠、膀胱者，故知隔之为病，于三阳无与也。小肠、膀胱主液，结则液枯竭，故急攘水谷之气以自救，而液究不生，则数溲矣，是以消当责之三阳也。胃主纳谷，大肠主出谷；结在胃则不纳，结在大肠则难出。食入即吐者，病在胃之上口也。食入徐吐者，病在胃之下口也。朝食暮吐者，病在大肠之上口也。且隔噎垂毙，必有大便如羊屎者，是大肠结之明证也，是以隔当责之二阳也。（《医参》）

此病不在外，不在内，不属冷，不属热，不是实，不是虚，多缘忧思恚怒，动气伤神，动则诸证随见，气静痰平。手扪之，不得疾之所在；目视之，不知色之所因；耳听之，不知音之所发。

故针灸药石，皆不获效，乃神思间病，惟内观自养可治。（张鸡峰）

噎食一证，在《内经》惟曰三阳结谓之隔。三阳者，谓大肠、小肠、膀胱也；结谓结热也。小肠热结，则血脉燥；大肠热结，则后不圊；膀胱热结，则津液涸。三阳既结，则前后闷塞。下既不通，必反上行，此所以噎食不下，纵下而复出也。胃为水谷之海，日受其新，以易其陈，一日一便，乃常度也。今病噎者，三五七日不便，是乖其度也明矣。岂非三阳俱结于下，广肠枯涸，所食之物，为咽所拒，纵入太仓，还出咽嗌，此阳火不下，推而上行也。《经》曰：人迎四盛以上为格阳。王太仆云：阳盛之极，故格拒而食不得入。《正理论》云：格则吐逆。故隔亦当为格。后世强分五噎，又分十隔，其派既多，其惑滋甚。人之溢食，未必遽然，或伤酒食，或胃热欲吐，或冒风欲吐，医不察本，火里烧姜，汤中煮桂，若曰温胃，胃本不寒，若曰补胃，胃本不虚，设如伤饮，止可逐饮，伤食，止可逐食，岂可言虚，便将热补？《素问》三阳热结分明一句，到了难从，不过抽薪，扬汤止沸，愈治愈增，岁月弥深，为医所误。人言可下，退阳养阴，张眼吐舌，恐伤元气，肠宜通畅，肠既不通，遂成噎病。或云：忧恚气结，亦可下乎？余曰：忧恚盘礴，便同大郁，仓公下法，废来千年，今代刘河间治隔噎，用承气三汤，独超元箸。（《儒门事亲》）

噎隔、反胃二证，丹溪谓其名虽不同，病出一体，然实有不同也。盖反胃者，食犹能入，入而反出；噎隔者，隔塞不通，食不得下。食入反出者，以阳虚不能化也，可补可温，其治犹易；食不得下者，以气结不能行也，或开或助，治有两难，此其轻重之有不同也。且反胃多能食，噎隔不能食，故噎隔之病，则病于胸臆上焦，而反胃之病，则病于中、下二焦，此其见证之有不同也。所以反胃之治，宜益火之原，以助化功；噎隔之治，宜调养心脾，以舒结气，此其证既不同，诊治亦当分类也。〇噎隔多有便结不通者，《经》曰三阳结谓之隔。子和曰：三阳者，大肠、小肠、膀胱也；结谓热结也。三阳既结，则前后闭涩，下既不通，必反上行，所以噎食不下，纵下而复出，此阳火不下，推而上行也。愚按：此说不然。夫结之为义，《内经》原非言热，如曰阴阳结邪，多阴少阳，曰石水；又曰思则气结，是岂以结为热耶？且热则流通，寒则凝结；凡霜凝冰结，惟寒冽有之，而热则无也。矧《经》言三阳结者，止言小肠、膀胱，与大肠无涉。盖三阳者太阳也，手太阳小肠、足太阳膀胱。小肠属火，膀胱属水；火不化则阳气不行，而传导失职；水不化则阴气不行，而清浊不分，此皆致结之由也。子和不察，遂以三阳之结，尽言为热，岂理也哉！然人之病结者，本非一端：气能结，血亦能结，阳能结，阴亦能结，余非曰结必皆寒，而全无热也。但阴结阳结；证自不同。夫阳结者热结也，因火盛烁阴，所以干结，此惟表邪传里，及阳明实热者乃有之。然热结者，必有烦渴发热等证，洪大滑实等脉，最易辨也。若下有结闭，而上无热证，此阴结耳。正以命门无火，气不化精，所以凝结于下，而治节不行。此惟内伤血气，败及真阴者，乃有之也。内伤至此，而犹云为热，岂必使元阳尽去，别有生生之道乎！〇噎隔，古人多认为寒。自河间治用承气，子和以三阳之结，尽论为热。余味此言，不能无惑。盖噎隔由于枯槁，本非实热，承气尚可用乎？酒食过多者，未必遂成噎隔，而隔病又岂皆素热之人乎？丹溪承二子之说，辟《局方》之非，所叙病原，固难缕辨，第以此证，而力指为热，能无谬乎？且云燥热之剂，随手得快。夫燥热既能奏效，岂真火证乎？盖脾土恶湿，故燥之可也；火能生土，故热之亦可也。温燥扶阳，此自脾家正治，而必欲非之，似属矫矣。又如脾胃清和能受能运之说，此实至理，第余之所谓清和者则不同。盖丹溪所言者，惟恐火之盛；余之所言者，惟恐阳之衰。请以天人之理证之，夫天人之所同赖者，惟此阳气而已。故《经》曰：天气清净，光明者也。又曰：阳气者，若天与日，失其所，则折寿而不彰，故天运当以日光明。由此言之，阳气胜则温暖光明，非清和乎？阴气胜，则风霾晦暝，非不清和乎？且春夏万物之盛，非阳盛之化乎？秋冬万物之衰，非阳衰之兆乎？人之饮食，朝入口而午化尽，午入胃而暮化尽，此其中焦之热，亦何异大烹之鼎；使朝食而午不饥，午食而晚不饥，饮食化迟，便是阳亏之候。矧乎全不能行，全不能化者，医且犹云有火，岂必并此化源，尽行扑灭而后可，亦堪嗟矣！〇反胃本属火虚。盖食入于胃，使果胃暖脾强，则无不化，何至复出。诸家有谓其有痰者，有谓其有热者，不知痰饮之留，正因胃虚，而完谷复出，岂犹有热？观王太仆曰：内格呕逆，食不得入，是有火也；病呕而吐，食入反出，是无火也。此言诚尽之矣。然无火之由，有三焦之辨：寒在上焦，则多为恶心欲吐，此胃阳虚也；寒在中焦，则食入不化，每至中脘少顷复出，此脾阳虚也；寒在下焦，则朝食暮吐，暮食朝吐，乃食入幽门，丙火不能传化，故久而复出，此命阳虚也。使不知病本所在，混行猜摸，而妄祈奏效，所以难也。〇凡治噎隔，当以脾肾为主。盖脾主运化，而脾之大络布于胸膈；肾主津液，而肾之气化，主乎二阴。故上焦之噎隔，其责在脾；下焦之闭结，其责在肾。治脾者宜从温养，治肾者宜从滋润，舍此二法，他无捷径矣。〇一用温补以治噎隔，人必疑其壅滞，而且嫌其迂缓。不知中气败证，此其为甚，使非速救根本，则脾气何由再健。设用补而噎塞愈甚，必须千方百计，务从元气中酌其所宜，庶可保全。若用补虽未见功，但得无碍，便是相投。且此病最不易治，既能受补，必须多服，方得渐效，不可性急，致疑以自误也。○治反胃，当辨新久，及所致之因。或酷饮无度，伤于酒湿；或纵食生冷，败其真阳；或七情忧郁，竭其中气。无非伤损胃气而然。必以扶助正气，健脾养胃为主。但新病胃气未坏，饮食未消，则当兼去其滞；逆气未调，则当兼解其郁。若病久体弱，则当专用温补，不可妄行峻利，重伤胃气。○反胃多有便闭者，此其上出，固因下之不通也；然下之不通，又何非上之不化乎？盖脾胃气虚，然后治节不行，而无以生血，血涸于下，所以闭结不通，此真阴枯槁证也。必使血气渐充，脏腑渐润，方是救本之治。若徒为目前之计，推之逐之，虽见暂通，而真阴愈竭矣。（张景岳）

噎隔之病，气郁居多，然亦有阴血不足者，以其酒色是耽，胃中之火沸腾，则肺金先受邪矣，金主降令，火凌于肺，津液成浊，况又下竭肾水，将何摄伏其火以下行耶？《经》曰：肾开窍于二阴。阴血既亏，则大便燥结，结则下焦闭，而气反上冲，幽门不通，上冲吸门，肺主出气，肾主纳气，虚则失司乃职，是有阳无阴，有升无降也。故守真、子和、丹溪，皆以火热为言，戒用刚燥，其意深矣。然用药必假滋润为主，阴血生则大便润，润则下焦开，开则气降，肾司乃职，而病寻愈矣。噫！用药之法，固为详悉，然人不能铁石其心，痛断酒色，则虽日饮琼浆，亦莫能以致其生也。（孙一奎）

论噎隔，丹溪谓得之七情六淫，遂有火热炎上之化，多升少降，津液不布，积而为痰为饮。被劫暂快，不久复作，前药再行，积成其热，血液衰耗，胃脘干槁。其槁在上，近咽之下，水饮可行，食物难入，入亦不多，名之曰噎；其槁在下，与胃相近，食虽可入，良久复出，名之曰隔，亦曰反胃，大便秘少，若羊矢然。必外避六淫，内节七情，饮食自养，滋血生津，以润肠胃，则金无畏火之炎，肾有生水之渐，气清血和，则脾气健运，而食消传化矣。此论甚妙，但噎隔、翻胃，分别欠明。余独喜其“火热炎上之化，肾有生水之渐”二句，深中病源。惜其见犹未真，惟以润血为主，而不直探先天之原，立方以四物，牛、羊乳之类，加竹沥、韭汁化痰化瘀，皆治标而不治本也。岂知《内经》原无多语，惟曰三阳结谓之隔。然而三阳何以致结，皆肾之病也。盖肾主五液，又主二便，与膀胱为一脏一腑。肾水既干，阳火偏盛，熬煎津液，三阳热结，则前后闭涩，下既不通，必反于上，直犯清道，上冲吸门，所以噎食不下也。何为水饮可入，食物难下？盖食入于阴，长气于阳，引动胃口之火，故难入；水者阴类也，同气相投，故可入。口吐白沫者，所饮之水沸而上腾也。粪如羊矢者，食入者少，肠亦干小而不宽大也。此证多是年高得之，又必其人不绝色欲。盖老人天真已绝，只有孤阳，故宜养阴为主。王太仆云：食入既出，是无水也；食久反出，是无火也。无水者壮水之主；无火者益火之原。褚侍中云：上病疗下，直须以六味丸料，大剂煎饮，久服可挽一、二。又须绝嗜欲，远房帏，薄滋味可也。（赵养葵）

饮食之际，气或阻塞曰噎。心下隔拒，或食到膈间，不得下行曰隔。良久复出曰翻胃。丹溪合而为一，固为未尽。《医贯》竟以噎隔为上脘干枯不纳食，而以呕吐归之反胃，则亦不尽其理。噎隔亦有食入而吐者，但不同于翻胃之每食必出。翻胃只吐原物，噎隔则或食、或痰、或白沫酸水。初病不吐，久之屡作，或吐糟粕，非痰、非食、非血，若酱汁然者，此上脘下脘枯槁，皆噎隔也。

〇肠胃最喜润泽，试以羊、豕之肚观之，必是滑腻稠黏，如液如脂，如膏如泽，人胃亦如是，所谓阴也。隔证之人，其肠胃必枯槁，绝无滑腻稠黏，是胃阴亡也。阴亡地气绝矣，地气绝，则天气从何处生乎？故多死。〇治隔证者，或以为胃虚而用温补，或以为开郁而用香燥，必至死而后已。不知此乃关门枯槁，肾水不能上达。《经》曰：肾乃胃之关。关门不利，升降息矣。故肾旺则胃阴充足，胃阴充足则思食，当用六味加归、芍养之；或血燥肠枯，有黑矢积叠胃底，又当以熟地、归、芍、桃仁、麻仁润之。如其气血未衰，方内加大黄以助药力，大肠润利，胃自开矣。〇又有一种便利且溏，每食必吐，是名翻胃。王太仆云：食久反出，是无火也；八味丸主之。此验证全在大便，如便干结，即非无火，一味滋润如前法。（《己任编》）

愚按：隔证病在上焦，而其原实在下焦。饮食下咽，至膈不能直下，随即吐出，乃贲门为病。血液干枯，胃口收小，初病饮食尚可入，病久浆粥俱难下。盖血液枯槁，津液不润，凝结顽痰，而阻塞胃脘者有之；气结不行，血滞成瘀，而阻塞胃脘者有之。第贲门之槁，顽痰之聚，瘀血之阻，皆由忧思过度则气结，气结则施化不行，酒色过度则伤阴，阴伤则精血耗竭，运守失职，而脾中之生意枯；五液无主，而胃中之津液涸，虚阳上泛，挟冲、任二脉，直上阳明，贲门终日为火燔燎，不槁不已，是以隔塞不通，食不得入矣。虽然，隔证之食不得入为有火，与反胃之食久复出为无火，迥乎不同。而隔证之火，其根实发乎肾。若肾中水亏，不能摄伏阳光，而虚火不藏者，治宜壮水之主，从阴引阳，则焰光自敛。若肾中火亏，不能生化元气，而龙火不归者，治宜益火之原，补阳生阴，则真气上升。如是则血液有生动之机，贲门有滋养之润，胃司受纳，而脾司传化矣。若刘氏下以咸寒，损胃尤烈。严氏分为五隔，惑人失从。不若养血益气，以通肠胃，补阴助阳，以救本原，则大便润而小便通，下既宣通，必无上冲贲门之患也。奈何庸工泥于气结不行，阻碍道路之故，妄投辛香破气、化痰清火之药，谓病生于郁结，而骤开之，或得效于顷刻，终必至于就毙。余阅历数十载，见年少无此患，年老有此证，其为气血之亏，水火之弱，上焦之枯，肠胃之燥，已明效大验。治此者，不急求脾肾根本而补救之，反从事于开关，诡异以为捷径，医亦愚矣！（《会心录》）

噎隔，多因五志过极，或纵情嗜欲，或恣意酒食，以致阳气内结，阴血内枯而成。治宜调养心脾，以舒结气；填精益血，以滋枯燥。反胃，乃胃中无阳，不能容受食物，命门火衰，不能熏蒸脾土，以致饮食入胃，不能运化，而为朝食暮吐，暮食朝吐。治宜益火之原，以消阴翳；补土通阳，以温脾胃。故噎隔反胃，各为立法以治之。其阳气结于上，阴液亏于下，而为噎隔者，用通阳开痞、通补胃府，以及进退黄连附子泻心诸法，上热下寒为治。其肝阴胃汁枯槁及烦劳阳亢，肺胃津衰而成噎隔者，用酸甘济阴，及润燥清燥为主。其液亏气滞，及阳衰血瘀而成者，用理气逐瘀，兼通血络为主。其胃阳虚，及忧郁痰阻而成者，用通补胃腑，辛热开浊，以及苦降辛通，佐以利痰清隔为主。其肝郁气逆而成者，两通厥阴阳明为治。其酒热郁伤肺胃，气不降而成者，用轻剂清降，及苦辛寒开肺为治。○是证每因血枯气衰所致，凡香燥消涩之药，久在禁内。案中虽有一二仿用辛热，而亦必谛审其为阳微浊踞者。其余或苦辛泄滞，而兼润养；或酸甘化液，而直滋清；或郁闷于气分，而推扬谷气；或劳伤于血分，而宣通淤浊，总以调化机关，

和润血脉为主。“阳气结于上，阴液衰于下”二语，实为是证之确论也。（《临证指南》）

古方治噎隔，多以止吐之剂，不思：吐，湿证也，宜燥；噎隔，燥证也，宜润。《经》云：三阳结谓之隔。结，结热也，热甚则物干。凡噎隔，不出“胃脘干槁”四字。槁在上脘，水饮可行，食物难入；槁在下脘，食虽可入，久而复出。胃既槁矣，复以燥药投之，不愈益其燥乎？是以大、小半夏二汤，在噎隔门为禁剂也。予尝用启隔散以开其关，佐以四君子汤，调理脾胃，挟郁者参用逍遥散。虽然，药逍遥而人不逍遥，亦无益也。张鸡峰云：此乃神思间病，法当内观静养。斯言深中病情，然其间有挟虫、挟血、挟痰、挟食而为患者，又当按法兼治，不可忽也。（《医学心悟》）

咽嗌闭塞，胸膈满闷，似属气滞；然有服耗气药过多，中气不运而致者，又当补气。大便燥热，结如羊矢，似属血热；然有服通利药过多，血液衰竭而致者，又当补血。（刘宗厚）

噎隔，古方多以热剂治之，殊不知隔噎之证，断乎无寒。或谓隔噎因于气郁，故用辛热以散之；不思气郁者，因气虚而郁，非实也。气既因虚而郁，郁久成热，若再用辛热耗气，则是虚者益虚，热者益热，其何以为救治之道哉！（徐春甫）

此证之所以疑难者：方欲健脾理痰，恐燥剂妨于津液；方欲养血生津，恐润剂碍于中州。审其阴伤火旺者，当以养血为亟；脾伤阴盛者，当以温补为先。更有忧恚盘礴，火郁闭结，神犹未衰，脉犹有力，当以仓公、河间之法下之，关扃自通。（《医宗必读》）

古人指噎隔为津液干枯，故水液可行；干物梗塞，为槁在上焦。愚窃疑之，若果津枯，何以食才下咽，涎随上涌乎？故知膈咽之间，交通之气不得降者，皆冲脉上行，逆气所作也。惟气逆故水液不能居润下之常，随气而上逆耳。若用润下之剂，岂不反益其逆乎？宜六君子汤加减为是。〇大抵噎隔之人，体肥痰逆者可治，枯瘪津衰者，多不可治。〇反胃初愈，切不可与粥饮。每日与独参汤，少加炒陈米，不时煎服，旬日后方可小试稀糜。往往即食饭者，多致复病而危。（张路玉）

三阳结而服润剂，如未吐涎则可；若涎涌而食不下，润药不能润肠，反滋其液，是速其毙也。如欲服药，究竟以六君为是。脾喜燥而恶湿，胃液不行，肠如何润？〇粪如羊矢者，为三阳结，治在肠。大便溏而食哽者，治在胃。（许宣治）

过饮热酒，多成隔证，今人皆知，而所以然之理未达也。盖隔有二种：一者上脘之艰于纳；一者下脘之艰于出耳。然人之胃中，全是一团冲和之气，所以上脘清阳居多，不觉其热，下脘浊阴居多，不觉其寒。即时令大热，而胃中之气，不变为热，时令大寒，而胃中之气，不变为寒，气惟冲和。故但能容食，不能化食，必藉脾中之阳气入胃，而运化之机始显，此身中自然之造化也。曲蘖之性，极能升腾，日饮沸酒不辍，势必将下脘之气，转升于上、中二脘，而幽门之口，闭而不通者有之。且热酒从喉而入，日将上脘泡灼，渐有腐熟之象，而生气不存，窄隘有加，止能纳水，不能纳谷者有之。此其所以多成隔证也。（喻嘉言）

梅核隔者，喉中如有物，膈间作痛，死血居多。治宜昆布、当归、桃仁、韭汁、童便，甚者加大黄。有因痰结者，宜涤痰丸。《医鉴》谓或结于咽喉，时觉有所妨碍，吐之不出，咽之不下，由于气郁痰结而然者，正指此也。然此证总属有形之物，非血即痰。若气则无形，其非梅核隔可知矣。（沈金鳌）

年满六旬者难治。粪如羊矢者不治。大吐白沫者不治。胸腹

嘈痛如刀割者死。不绝酒色，及忧恚者危。（《证治汇补》）

脉候

血虚者，左脉无力。气虚者，右脉无力。痰凝者，寸关沉滑而大。气滞者，寸关沉伏而涩。火气冲逆者，脉来数大。瘀血积滞者，脉来芤涩。小弱而涩者反胃，紧滑而革者噎隔。（《证治汇补》）

选案

倪庆云，病隔气，粒米不入，始吐清水，次吐绿水，次吐黑水，次吐臭水，呼吸将绝。余曰：伲今一昼夜，先服理中汤六剂，来早转方，一剂全安。渠家曰：病已至此，滴水不入，安能服药六剂乎？既有妙方，何不即投，必先与理中汤，然后乃用，何也？余曰：《金匮》有云：病人噫气不除者，旋覆代赭石汤主之。吾于此病，分别用之者有二：一者以黑水为胃底之水，臭水为肠中之水，此水且出，则胃中之津液久已不存，不敢用半夏以燥其胃也。一者以将绝之气，止存一丝，以代赭坠之，恐其立断。必先以理中分理阴阳，使气易于降下，然后代赭得以奏勣。进药三剂，病者言内气稍接，但恐太急，俟明日再服，后旦转方为妥。次早余持前药一盏，勉令服之；曰：吾即立地转方，顷刻见效，再有何说？乃用旋覆花一味煎汤，调代赭石末二匙与之，药才入口，其气已转入丹田矣。病者因脱衣触冷复呕，与前药立止。饥甚食粥六盏，复呕，与前药立止。又因怒复呕，与前药立止。后不复呕，但困倦之极，服补药二十剂，丸药一斤，将息二月，始能出户，方悔从前少服理中二剂耳。（喻嘉言）

罗景思，患噎隔三月，渐致滴水难入，已将入木。予见其目珠尚觉活动，不忍坐观，与法制元明粉泡水一匙，俟其润下，又进一匙，连进数匙，喉间有声，自辰至未，服下一盏，腹内响动，少顷二便忽通，试与米饮半盏不吐，但觉胸腹火热难过，此在先多服温补诸药之害。再与黄连、生地、元参、花粉、天冬、丹皮、甘草、银花二剂，胸腹松快，食饮无妨。徐以六味加归、芍调理而愈。〇项苇庵臬台请致后，偶有怫郁，二便不通，食不下咽，诸医议虚议实，俱莫奏功。余按其胃脉沉伏而实，乃曰：三阳热结，前后闭塞，下既不通，所以噎食不下，当用河间法，下以承气。医咸咋舌。余曰：项老先生，干系不小，诸君若有妙论，何不担承？又复默然。项君曰：羊叔子岂是鸩人，吾当服华仲药耳。余亦欣然与饮，竟获全安。〇王子久，患噎隔，诸开关法，无隙可乘。予用雪梨一枚，剖作四棱，纳入巴豆十二粒，皮纸封裹，外加泥团煨红，取起剔去巴豆，将梨捣汁与饮，少顷即便走气，上下宽舒，随以八仙糕粉数分，和米饮与之，渐渐气回。再与回天饮一服，徐又少与糕粉米饮，两日后，令啜稀粥，调理三月而痊。〇刘梅溪，始患消渴，服地黄汤颇效；久而噎塞，改用开郁之剂，二证齐甚。吐皆饮食宿物带痰涎而出，饥渴之极，毫不能下，小便点滴成膏，粪如羊矢，六脉全无，意谓消噎合并，当水源涸绝，何以痰涎宿秽，吐出愈多？此必心脾之郁未能畅达耳。以归脾汤去白术、木香，加茱萸、黄连、二冬、菖蒲，一服吐止脉出。易以回天饮，二十服而瘳。（程华仲）

张文仲，患反胃，每食羹粥诸物，须臾吐出，御医不能疗，疲困欲绝。忽一卫士云：驴溺极验。遂服二合，止吐一半；再服，食粥便定。次日奏知宫中，五六人患此证者，服之俱瘥。此物稍有毒，服时不可过多，须热饮之，病深者七日效。（《本事方》）

朱彦真，病酒隔，呕逆不食，每日惟饮热酒一、二觥，少顷即作酸呕出，膈间大痛，杂治经年不效。良由平昔好饮热酒所致。

此即丹溪所谓好饮热酒，死血留于胃口之候。授以人参散，方用人参一两，煎成加麝香半分，冰片三厘，三剂便能进食。盖冰麝善散胃口之痰与瘀血耳。改服柏子仁汤，半月而安。二方出自云岐，人多未识。〇秦伯源，噎隔呕逆，形神枯槁，情志郁抑。门人邹恒友，令用啄木鸟入麝香熬膏，时嗅其气，以通其结；内服逍遥散加香、砂，以散其郁，数剂患除。陈君用噎隔，亦用此法治愈。又一农人患噎隔，呕涎如赤豆水，此属血瘀于内，方用桂苓饮加当归、桃仁、丹皮、牛膝，用黑糖䗪虫浆调服，下溏黑如污泥。盖农人努力受伤，血郁于内，但攻其积血，呕逆自已。（《张氏医通》）

附方

启隔散　通治噎隔开关之剂，屡效。沙参、丹参、茯苓、川贝母、杵头糠、郁金、砂仁壳、荷叶蒂。

治隔气开关方　用荔枝一个去核，蜒蝣一条，将冰片数厘，糁蜒蝣上，仍将荔枝肉包好，放在壳内，用线扎定。令病人含在口中，有冷涎水渗出，徐徐咽下；时许蜒化，连壳吐去。服一次可进饮食，勿使病者知，恐嫌秽也。

又方　此证由于肠枯血燥，故粪如羊矢者不治。此方生血润肠最妙。牛乳、羊乳、人乳。不拘分量，可以常服。

元霜　用黑铅一斤，烊成薄饼，中穿一孔，以绳系之。将醋半瓮，以铅饼悬瓮中，离醋寸许，瓮口用皮纸箬子札紧，砖石压之，放阴处。数日取起，饼上有霜拭下。每铅一斤，取霜二两。治噎隔每服五分，白汤送下。治痰火咳嗽，每服三分。

秘传隔噎膏　效如神丹，须心平气和，勿求速勣。人乳、牛乳、芦根汁、人参汁、龙眼肉汁、蔗汁、梨汁、姜汁。七味等分，惟姜汁少许，隔汤熬成膏，微下炼蜜，徐徐频服。

呕吐（附吐矢）

经义

诸痿喘呕，皆属于上。○诸逆冲上，皆属于火。○太阴所谓食则呕者，物盛满而上溢，故呕也。○少阳所至，为呕涌。（《素问》）

足厥阴肝所生病者，胸满，呕逆。○善呕，呕有苦，长太息，邪在胆，逆在胃。胆液泄，则口苦，胃气逆，则呕苦，故曰呕胆。（《灵枢》）

哲言

食刹则吐，谓之呕。食入则吐，谓之暴吐。食已则吐，谓之呕吐。食久则吐，谓之反胃。食再则吐，谓之翻胃。○呕者声与物俱出；吐者有物无声；哕者有声无物。（李东垣）

恶心者无声无物，但心中兀兀然无奈，欲吐不吐，欲呕不呕，虽曰恶心，实非心经之病，皆在胃口上也。（《活人书》）

身背皆热，肘臂牵痛，气逆不续，膈间厌闷，食入即呕，名曰漏气。○下焦实热，二便不通，气逆不续，呕逆不禁，名曰走哺。（《准绳》）

呕为火气炎上，特其一耳。有痰隔中焦，食不得下者；有气逆者；有寒气郁于胃口者；有食滞胃脘，则新食不得下而反出者；有胃中有火与痰而呕者；有久病胃虚，不纳谷者。（朱丹溪）

胃气不和而呕吐，人所共知。然有胃寒胃热，痰饮宿食，及风邪入胃，气逆冲上，数种之异，可不究其所自来哉。（杨仁斋）

呕吐一证，挟寒则喜热恶寒，肢冷脉小；挟热则喜冷恶热，燥渴脉洪。气滞者胀满不通；痰饮者遇冷即发。呕苦知邪在胆；

吐酸识火入肝。呕涎水虽属痰饮，尚疑虫证；吐酸腐无非食滞，更防火患。吐清水是土之卑监；吐绿水是木之发生。黑水从胃底翻出；臭水是肠中逆来。（《证治汇补》）

吐清水，其因有五：身受寒气，口食生冷而作者，胃寒也；食少而吐清水者，气虚也；食后而吐清水者，宿食也；胸膈间辘辘有声者，痰饮也；心腹间时时作痛者，虫也。宜辨而治之。（徐春甫）

凡胃虚作呕者，其证不一，当知所辨。若胃脘不胀者，非实邪也。胸膈不痛者，非气逆也。内无热躁者，非火证也。外无寒热者，非表邪也。无食无火，而忽为呕吐者，胃虚也。呕吐无常，而时作时止者，胃虚也。食无所停，而闻食则呕者，胃虚也。气无所逆，而闻气则呕者，胃虚也。或身背微寒食饮即呕者，胃虚也。或吞酸嗳腐，时苦恶心，兀兀泛泛，冷咽靡定者，胃虚也。或因病误治，妄用克伐寒凉，本无呕而致呕者，胃虚也。或朝食暮吐，暮食朝吐，食入中焦而不化者，胃虚也。食入下焦而不化者，土母无阳，命门虚也。凡此虚证，必皆宜补，是固然矣。然胃土非火不生，非暖不化，是土寒者即土虚也，土虚者即火虚也。故曰脾喜暖而恶寒，土恶湿而喜燥。所以东垣《脾胃论》特著温补之法，盖特为胃气而设也。（张景岳）

补编

病人欲吐者，不可下之。〇呕而胸满者，茱萸汤主之。〇干呕，吐涎沫，头痛者，茱萸汤主之。〇呕而肠鸣，心下痞者，半夏泻心汤主之。〇干呕而利者，黄芩加半夏生姜汤主之。〇诸呕吐，谷不得下者，小半夏汤主之。〇呕吐而病在膈上，后思水者解，急与之。思水者，猪苓散主之。〇呕而脉弱，小便复利，身有微热，见厥者难治，四逆汤主之。〇呕而发热者，小柴胡汤主之。〇胃反，呕吐者，大半夏汤主之。〇胃反，吐而渴欲饮水者，茯苓泽泻汤主之。〇食已即吐者，大黄甘草汤主之。〇吐后，渴饮得水而贪饮者，文蛤汤主之。〇干呕吐逆，吐涎沫，半夏干姜散主之。〇病人胸中似喘不喘，似呕不呕，似哕不哕，彻心中愦愦然无奈者，生姜半夏汤主之。（《金匮》）

吐有三因：气、积、寒也。上焦吐者从于气，气者天之阳也。脉浮而洪，头晕不已，气上冲胸，食已即吐，渴欲饮水，当降气和中。中焦吐者从于积，有阴有阳，气食相假。脉浮而弦，胸中痞闷，或先痛后吐，或先吐后痛，当祛积和气。下焦吐者从于寒，地道也。脉沉而迟，四肢清冷，朝食暮吐，暮食朝吐，小便清利，大便不通，当通其闭塞，温其寒气。（张洁古）

上焦之吐，多由气闭，责诸胃阳不能上升也，治在温胃。下焦之吐，多由阴逆，责诸肾阳不能下镇也，治在纳火。（程郊倩）

仲景云：病人欲吐不吐者，不可下。又用大黄治食已即吐，何也？曰：欲吐者，其病在上，因而越之可也。逆之使下，则必抑塞，愦乱益甚，故禁之。若既吐矣，吐而不已，有升无降，则当逆而折之，引令下行，无速于大黄，故不禁也。（王宇泰）

呕吐而大小便不秘，利药所当忌也。若大小肠、膀胱热结不通，上为呕吐隔食，若不用利药开通发泄，则呕吐何由止乎！古人用三乙承气汤，正是此意。〇凡呕家，禁服栝蒌、桃仁。一切有油之物，皆犯胃作吐。（朱丹溪）

食入即出，是无水也。盖肾司闭藏之令，肾水既绝，则不能纳气，气不归原，逆于膈上，故呕而食出也，宜六味丸。食久反出，吐出原物，全不化腐，此肾阳虚不能温养脾土也，宜八味丸。

凡寒在上焦，则多为恶心，或泛泛欲吐者，此胃阳虚也。水到咽喉即呕者，乃脾胃本亏，机关不利也，宜六君子汤加砂仁、炮姜。食后冷涎不已，随即吐出者，宜六君子汤加丁香、益智仁。〇邪在胆经，木乘于胃，吐逆而胆汁上溢，所以呕苦也，宜吴萸、黄连、茯苓、泽泻、生姜。（《见闻录》）

又有一种肝火之证，呕而不食，所呕酸水、或苦水、或青绿水，亦作心痛，此是木火郁结。木郁达之，火郁发之，用萸、连浓煎细呷，再服逍遥散，愈后以六味丸调理。（《赵氏医贯》）

呕吐用沉香者，取其沉重下行，使肾纳气，气不泛上，吐自止矣。（查了吾）

理中汤加胡椒，能治胃寒呕吐，胡椒乃胃家药也，若加附子则不验。（方星岩）

凡呕家夹热者，不利于香、砂、橘、半，服干姜黄连黄芩人参汤而晏如。（柯韵伯）

有呕吐诸药不止，乃蛔在胸膈，见药则动，动则不纳，药出而蛔不出。宜于治呕药中，加入川椒，蛔见椒则伏。（《证治准绳》）

久吐不止，用脾胃药须加姜、枣，盖姜、枣能和脾胃也。（王协中）

呕家圣药是生姜，《千金》之说信矣。气逆作呕，生姜散之。痰水作呕，半夏逐之。然惟治寒呕则佳，若治热呕不可无乌梅。（《医鉴》）

治呕吐，古方通以半夏、生姜为正剂。独东垣云：生姜止呕，但治表实气壅。若胃虚谷气不行，惟当补胃调中，推扬谷气。故服小半夏汤不愈者，服大半夏汤立愈。若吐而诸药不效，必加镇重以坠之；吐而中气久虚，必借谷食以和之。（《医宗必读》）

胃中虚热，谷气久虚而为呕吐者，但得五谷之阴以和之，则呕吐自止。五谷属阴，其汤皆能止呕，不必用药。（李东垣）

凡治胃虚呕吐，最须详审气味。盖邪实胃强者，无论气味优劣，皆可容受。惟胃虚气弱者，则有宜否之辨。盖气虚者，最畏不堪之气，不但腥臊之气不能受，即微香微郁，并饮食之气亦不能受。胃弱者，最畏不堪之味，非惟苦劣之味不能受，即微咸微苦，并五谷正味亦不能受。此胃虚之呕，所以最重气味。使或略有不投，则入口便吐。故凡治阳虚呕吐等证，则一切香散咸酸辛味，悉以意测；测有不妥，切不可用。但补其阳，阳回则呕自止。（《景岳全书》）

呕吐一证，《内经》、《金匮》论之详矣。乃后人但以胃火、胃寒、痰食、气滞立论，不思胃司纳食，主乎通降，求其所以不降而上逆呕吐者，皆由于肝气冲逆，阻胃之降而然也。故《灵枢》云：足厥阴肝所生病者，胸满呕逆。况五行生克，木动则必犯土，胃病治肝，不过隔一之治。试观安胃丸、理中安蛔丸，所用椒、梅，及胃虚客气上逆之旋覆、代赭，此皆胃药乎？抑肝药乎？治法以泄肝安胃为纲领，用药以苦辛为主，以酸佐之。如肝犯胃，而胃阳不衰有火者，泄肝则用芩、连、楝之苦寒。如胃阳衰者，稍减苦寒而用苦辛酸热，此其大旨也。若肝阴胃汁皆虚，肝风扰胃呕吐者，则以柔剂，滋液养胃，熄风镇逆。若胃阳虚，浊阴上逆者，则用辛热通之，微佐苦降。若但胃阳虚，而肝木不甚亢者，则专理胃阳，稍佐椒、梅。若因呕伤，寒郁化热，劫灼胃津者，则用温胆汤加减。若久呕延及肝肾皆虚，冲气上逆者，则用温通柔润之补下焦。若热邪内结者，则用泻心法。若肝火冲逆伤肺者，则用养金制木，滋水制火之剂。总之，治胃之法，全在温通。虚则必用人参，药味皆属和平。治肝之法，药味错杂，或寒热互用，或苦辛酸咸并投。盖因厥阴有相火内寄，治法不得不然耳。（《临证指南》）

脉候

上部有脉，下部无脉，其人当吐不吐者死。（《难经》）

凡呕吐，见歇至脉者，不治。

选案

王御九仲君，因惊受病，时方晚膳，欲吐不出，遂绝粒不食，向后醇酒膏腴，略无阻碍，惟谷气毫不可犯，犯之辄呕。吴中名师，不识何病，各逞臆见，补泻杂陈。两三月来，湿面亦得相安，但完谷一试，虽极糜烂，立时返出。偶遇一人言：此病非药可治。令用生鹅血乘热饮之，一服即效。此虽未见方书，揆之理无妨碍。遂宰一鹅取血，热饮下咽，汩汩有声，忍之再三，少顷呕出瘀血升许，中有血块数枚，是夜小试稀糜，竟不吐出。其后渐能用饭，从少至多，无借汤药而愈。谛思此病，几不可解，胃既不安稼穑，何反胜任血肉之味？且饮鹅血，何以呕出宿瘀顿愈？因考本草言鹅性凉，利五脏。《千金》云：射工毒虫，鹅能食之。可知其有祛风、杀虫、解毒、散血之功。故用其血以开其结，确有至理。更推其受病之源，因惊所致，惊则气乱，载血上逆，而兀兀欲吐，若彼时吐出，却无菀积阻逆之患。今胃气阻逆，谷神得不困惫乎？其血肉可啖者，正赖脂膏以利脏腑之气耳。然脏腑之气，非谷不安。而安谷全赖乎血，血者神气也。故取善消谷气之血，乘其生气未离，直透关钥，引领宿积之瘀一涌而胸次荡然，真补中寓泻之良法也。详鹅血可以激发胃中宿瘀，则生鸭血未为不可，生黄牛血亦未为不可。总取以血攻血，而无峻攻伤胃之虞。（张路玉）

一产妇病呕吐，勺水不入，脉细如丝，手足厥冷，阳将绝矣。而又水逆，奈何？乃用人参、附子为末，煎陈皮水，和陈米汁作丸，令含口中，俟其自化，化已复含。尽一日之久，吐觉稍定。再进附子理中汤，手足渐温。第吐不能全止，自觉有物，从少腹上冲咽喉即吐，此肾气上逆也，改用八味汤加人参而愈。（汪广期）

一人患呕吐，诸药不效，但吃井水一口即止，后用白术茯苓汤治愈。此即《金匮》“呕吐思水者解，急与之”之意也，可信先贤之言不诬。（娄全善）

邻子十岁，从戏台倒跌而下，呕吐苦水，以盆盛之，绿如菜汁。余曰：此胆倒也。跌翻而下，胆汁倾出，汁尽死矣。方用温胆汤加枣仁、赭石，正其胆腑，可名正胆汤，一服吐止。忆昔曾见此证，不知其治，遂不救。（许宣治）

附方

止呕吐方　治胃虚呕吐饮食。用炒陈仓米、伏龙肝二味，长流水煎服。甚者加人参更效。

附：吐矢

吐矢一证，古书未载。大约其标在胃，其本在肾，幽门失开阖之职也。《经》曰：饮入于胃，游溢精气，上输于脾，脾气散精，上归于肺。食气入胃，散精于肝，淫气于筋。食气入胃，浊气归心，淫精于脉。果清者上升而营运精微，浊者下降而变化糟粕，安得秽浊之物，直逆幽门，反从清道出哉！无如肾水虚，则无形之火而冲逆者，其常也。无形之火，挟有形秽物而冲逆者，其变也。喻氏有地气加天之说，得毋与此证隐隐有合。而倒行逆施，于理法之所无而病情之所有者，其为幽门关锁之地为病，胃气亏于中，而肾气亏于下者耶。不然隔噎之吐，未见吐矢也；反胃之吐，未见吐矢也；脱淤之吐，未见吐矢也；更有呕酸苦汁，痰饮蛔虫，未见吐矢也。兹则阴阳错乱，清浊混淆，为医家所不及逆料者。洵为幽门无权，胃液空虚，肾火迫之，不足以敌其直奔之势从小肠入胃，糟粕随之，已可知矣。治非救胃则救肾，非正治则逆治。《经》曰：肾者胃之关，开窍于二阴。又曰：清阳出上窍，浊阴出下窍。必待肾阴回而虚火藏，大便通而机关利，清阳升而浊阴降，此理之所必然者。（《会心录》）

附案

西商赵谷猷，患吐粪证，医治三年，百药不效。延予时，见其啖面，余问：吐否？曰：面食下咽，觉腹中响动，食自上而下，粪自下而上吐出，不胜其苦。检方皆治气逆坠下之剂。予曰：吐证固属气逆，然降下之品，仅降其饮食，而粪仍自上，肠胃中如水车辘轳，何时止息？世不解肾者胃之关，关门不利，肾实主之；且肾开窍于二阴，顺气之药，徒耗肾阴，恶能有济。方用熟地、山萸、五味、金樱、芡实镇其中宫，茯苓、白术、巴戟天，肉桂、牛膝行其逆气。服二日吐止，服二十日不再复矣。（程华仲）

吞　酸

经义

诸呕吐酸，皆属于热。○少阳之胜，呕酸善饥。（《素问》）

哲言

酸者，肝木之味也。由火盛制金，不能平木，则肝木自甚，故为酸。如饮食热，则易于酸也。或言吐酸为寒者，误也。又如酒之味苦性热，饮之则令人色赤气粗，喜怒如狂，烦渴呕吐，皆

热证也。其吐必酸，为热明矣。（刘河间）

吐酸之属于热者，与造酒相似，凉则甘，热则酸。（朱丹溪）

吐酸者，甚则酸水浸其心，令上下牙酸涩，不能相对，以辛热疗之必减。酸者收气也，西方金旺也。寒水乃金之子，子能令母实，故用热剂泻其子，以泻肺之实。若以病机之法，作热攻之，误矣。杂病醋心，浊气不降，欲为中满，寒药岂能治乎？（李东垣）

凡吞酸尽属肝木，曲直作酸也。河间主热，东垣主寒；东垣言其因，河间言其化。盖寒则阳气不舒，郁而为热，热则酸矣。然亦有不因寒而酸者，木气郁甚，熏蒸湿土而成也。又有饮食太过，胃脘填塞，脾气不运而酸者，是怫郁之极，湿热蒸变，如酒缸太热则酸也。然总是木气所致，若非木气，即寒、即热、即饱、即怫郁，亦不酸，以酸为木气也。〇又有一种，饮食入胃，即成酸味，此必伤寒久疟，胃阴未复。当以淡味滋养真阴，而后可治也。（《己任编》）

吐酸，诸言为热者，岂不各有其说。在刘河间则曰：如饮食热则易酸。在戴元礼则曰：如谷肉在器，热易为酸。又有相传者曰：观之造酒，凉作则甘，热作则酸。岂非酸由热乎？诸说如此，宛然可信。但凡察病者，当察其理；察理者，当察其真。即如饮食之酸由乎热，似近理矣。然食在釜中，使能化而不能酸者，此以火力强，而速化无留也。若起置器中，必久而后酸，此停积而酸，非因热而酸也。尝见水浆冷积既久未有不酸者，此岂热耶？因不行也。又云：造酒者热作则酸，亦似近理。然必于二三日后，郁热不开，然后成酸，未有热作及时，而遂致酸也。且人之胃气，原自大热，所以三餐入胃，俱能倾刻消化。若如造酒者，必待竟日而后成，则日不再餐，胃气能无惫乎？若必如冷作之不酸，方云无火，则饮食之化，亦须旬日，此其胃中阳气不已竭乎？是可见胃气本宜暖，稍凉不可也。酒瓮本宜疏，郁闷不可也。故酒瓮之化，亦安能如胃气之速；而胃气之健，又安可同酒瓮之迟乎？人之饮食入胃，惟速化为贵。若胃中阳气不衰，健运如常，何酸之有？使火力不到，则其化必迟；食化既迟，则停积不行，而为酸为腐，此酸即败之渐也。故凡病吞酸者，多见饮食不快，渐至中满、痞隔、泄泻等证，岂非脾胃阳虚之病，而犹认为火，能无误乎？（张景岳）

或问：吞酸，《素问》以为热，东垣又以为寒，何也？曰：吐酸与吞酸不同。吐酸者，吐出酸水如醋，乃平时津液，随上升之气，郁而成积，积久生热，故从木化，遂作酸味，非热而何？其有郁积之久，不能自涌而出，伏于肺胃之间，咯不得上，咽不得下，肌表得风寒，则内热愈郁，酸味刺心，肌表温暖，腠理开发，或得香热汤丸，津液得行，亦可暂解，非寒而何？《素问》言热，言其本也；东垣言寒，言其末也。但东垣不言外得风寒，而作收气立说，欲泻肺金之实，未合《经》旨。余尝治吞酸，用连、萸各制，随时令为佐使，以苍术、茯苓为辅，汤浸蒸饼为丸吞之，教以淡食自养，则病易安。（《局方发挥》）

吐酸者，吐出酸水如醋，夹痰居多，痰郁水亦郁，自成酸矣。一遇上升之气，则痰与水并出。盖未有酸水而无痰者也。治用二陈汤，加栀子、姜炒黄连、苍白术，少加吴萸为引经。凡治酸必少用吴萸者，盖因其性而折之也。（虞天民）

肝为尽阴，胆无别窍，故胃中水谷，一有所积，辄遏肝胆之火，曲直而不得伸，癖以是成，热由此郁。木中有此郁热之火，金畏而不敢平，胜我者不能平，我胜者不得去，湿热无从宣泄，此吐酸之所由来也。法宜寒因热用，于木中泻去火邪，使金无所畏而木可平；用热性引入肝胆，使辛有所宣而郁可达。金行从左，何木令之不条耶？（程郊倩）

凡积滞中焦，久郁成热，因而作酸者，此酸之属于热也。若客寒犯胃，顷刻成酸，本无郁热，因寒所化者，此酸之属于寒也。○吞酸虽小疾，然可暂不可久，久而不愈，为噎隔反胃之渐。若脉两关俱弦者，尤宜慎防，以木来凌土故耳。（《证治汇补》）

病转入胃，煎熬津液，变成酸汁，胃口有如醋瓮。胃中之热，有如曲蘖，谷饮一入，顷刻酿成酢味矣。有时新谷方咽，旧谷即为迸出，若互换者；缘新谷芳甘未变，胃爱而受之，其酸腐之余，自不能留也。夫人身天真之气，全在胃口，今暗从火化，津液升腾屑越，已非细故。况土曰稼穑，作甘者也；木曰曲直，作酸者也。甘反作酸，木来侮土，故驱其酸，而反其甘，惟有用刚药一法。刚药者，气味俱雄之药，能变胃而不受胃变者也。但可用刚中之柔，不可用柔中之刚，如六味加桂、附，柔中之刚也。于六味作酸药中，入二味止酸药，当乎不当乎？刚中之柔，如连理汤丸是也。刚非过刚，更有柔以济其刚，可收去酸之绩矣。（喻嘉言）

吞酸，多属脾虚木旺。证见面色萎黄，胸膈不利。世医每投清气化痰之药，多致便泻食少而危。此证当用六君子汤，加炮姜、木香、吴茱萸。若脾肾俱虚者，宜用六君子汤，加肉蔻、补骨脂。中气虚弱者，宜用理中汤，加吴茱萸。其有郁火，服连理汤不应者，宜用补中益气汤，加木香、炮姜，送左金丸。中气虚寒者，宜用附子理中汤。（薛立斋）

脉候

吐酸之脉：弦滑为痰滞于内，浮紧为寒束于外；沉迟为中寒，

洪数为火盛。（《医鉴》）

选案

方含光，患吐酸。医以平肝降气治之，久而饮食亦吐，二便渐稀。又以噎隔将成，恣用香燥，关窍愈塞。予谓：始患吐酸者，肝木郁也；吐及饮食者，肝郁下克脾土也；二便渐稀者，土虚不能传化也。初缘肾水枯竭，肝木无以滋生，酿成郁闷。是时但与滋肾舒肝之剂，亦易为力，奈何用气分重药，益其煎熬耶？以回天饮煎进代茶，一日便通，两日吐止，三日全安。（程华仲）

吴维师内，患胃脘痛，体中忽热忽止，觉有气逆左胁上，呕吐酸水，饮食俱出。或疑停滞，或疑感邪，或疑寒凝，或疑痰积。诊脉弦数，重按则濡，乃火郁肝血燥耳。与以归、芍、地黄、柴胡、枣仁、山药、萸肉、丹皮、山栀、茯苓、泽泻顿安。胃口犹觉劣劣，用加味归脾汤，及滋肝补肾丸而愈。○沈孟嘉妻，患吞酸膈痛，肌肉枯削，几于绝粒，诊脉细数，此肝木乘脾也。先投六君子汤加炮姜，觉酸减半。继用补中益气汤，加半夏、炮姜，酸去膈痛亦除。次用归脾汤，吞八味丸而愈。（《己任编》）

一人心前作辣，医用滋阴之剂反甚。又云是火，服黄连更增腹胀，食不过膈，吐出则辣稍解，小便不利，面青唇黄，语轻气乏，脉息沉细，舌苔色黑，此阴寒之极也。其病虽在上焦，其源由于肾阳下衰，不能上蒸脾土，而熟腐五谷，以致食入不化，停塞胃脘，故尔作酸，终不传化下行，故复吐出。反用黄连寒其脾土，安望其能健运乎？必须温养脾土，使春阳发舒，庶可生物，而无寒凝之患。方用桂、附、炮姜、白术、茯苓、炙甘草、木香、陈皮、人参，服药四剂，食能过膈，辣亦减半。去木香加黄、熟地，服之而愈。（吴天士）

呃

经义

胃为气逆，为哕，为恐。〇病深者，其声哕。〇若有七诊之病，其脉候亦败者死矣，必发哕噫。（《素问》）

帝曰：人之哕者，何气使然？岐伯曰：谷入于胃，胃气上注于肺。今有故寒气，与新谷气，俱还入胃，新故相乱，真邪相攻，气并相逆，复出于胃，故为哕。〇哕，以草刺鼻，令嚏而已；无息而疾迎引之，立已；大惊之，亦可已。（《灵枢》）

哲言

干呕即哕之微，哕即干呕之甚。呕声轻小而短，哕声重大而长。呕为轻，哕为重。（《溯洄集》）

呃在中焦，谷气不运，其声短小，得食即发。呃在下焦，真气不足，其声长大，不食亦然。（《医方集解》）

哕者，呃逆也，非咳逆也。咳逆者，咳嗽之甚者也，非呃逆也。干呕者，无物之吐，即呕也，非哕也。噫者，饱食之息，即嗳气也，非咳逆也。〇呃由气逆，气逆于下，则直冲于上，无气则无呃，无阳亦无呃，此病呃之源，所以必由于气也。欲得其象，不见雨中之雷，水中之浡乎？夫阳为阴蔽，所以为雷而轰轰不已者，此火为雷之本，火即气也。气为水覆，所以为浡而汩汩不已者，此气为浡之本，气即阳也。然病在气分，本非一端，而呃之大要，亦惟三者而已：一曰寒呃，二曰热呃，三曰虚脱之呃。寒呃可温可散，寒去则气自舒；热呃可降可清，火静而气自平；惟虚脱之呃，则诚危矣。〇凡呃虽由气逆，然有兼寒者，有兼热者，有因食滞而逆者，有因气滞而逆者，有因中气虚而逆者，有因阴气竭而逆者，但察其因而治其气，自无不愈。若轻易之呃，或偶然之呃，气顺则已，本不必治。惟屡呃为患及呃之甚者，必其气有大逆，或脾肾元气大有亏竭而然。然实呃不难治，而惟元气败竭者，乃最危之候也。（张景岳）

《经》云：木敷者，其叶发；病深者，其声哕。有此二者，毒药不及，短针无取。观之呃证，诚非细故，如气逆，及阳明腑实而呃者，疏之通之则止，为患尚轻。倘病重，肾气衰败而呃者，大非所宜。胃呃短而促；肾呃缓而迟，以此分别甚明。景岳云：逆气象阳如雷，为阴蔽而轰轰然。足见治呃，又非可纯用热药耳。（《见闻录》）

《经》云，哕，以草刺鼻，令嚏而已；无息而疾迎引之，立已；大惊之，亦可已。详此三者，正治呃逆之妙法。今人用纸捻刺鼻取嚏，则呃逆立止。或闭口鼻气，使之无息，亦立已。或作冤盗贼大惊之，亦可已。此以哕为呃逆，正得《经》旨。谓之哕者，呃声之重也。谓之呃者，哕声之轻也。皆因病声之轻重而名之也。呃声频密相连者为实，可治。若半时呃一声者为虚，难治。呃至八九声，气不回者；呃逆小便秘涩或腹满者；脉见沉微散者；泻痢后呃逆；及伤寒结胸发黄而呃逆者，俱难治。（娄全善）

呃证总属乎火，即胃寒诸证，亦必火为寒遏而然。若纯由乎寒，必不相激而逆上矣。（余午亭）

呃逆，须辨寒热，寒热不辨，用药立毙。凡呃声有力而连续者，虽有手足厥逆，而大便必坚，定属火热，下之则愈。若胃中无实火，何以激搏其声而冲逆乎？其呃声低怯，而不能达于咽喉者，虽无厥逆，定属虚寒，苟非丁、附，必无生理。若胃中稍有阳气，何致音声馁怯而不振乎？设误以柿蒂、芦根辈治之，仓扁不能复

图矣。（张石顽）

呃逆，皆是寒热二气相搏使然，故治亦多用寒热相兼之剂，如丁香、柿蒂并投之类。试观平人冷呃，令其思想则止，思则脾火气乘，而胃气和矣。（刘宗厚）

凡伤寒热病，阳明胃实，过期失下，清气不升，浊气不降，以致气不宣通而发呃者，仲景云：哕而腹满，视其前后，知何部不利，利之即愈。又有因饮食太多，填塞胸中，而气不得升降者；又有因痰闭于上，火起于下，而气不能伸越者，此皆实证也，宜详辨而治之。（方星岩）

呃逆，气病也，气自脐下直冲，上出于口而作声之谓也。《经》曰：诸逆冲上，皆属于火。古人悉以胃弱言之，而不及火，惟以丁香、柿蒂等药治之，未审孰为降火，孰为补虚。人之阴气依胃为养，胃土损伤，则木来侮之。阴为火乘，不得内守，木挟所乘之火，直冲清道而上，言胃弱者，阴弱也。（《丹溪心法》）

呃逆，古无是名，《内经》本谓之哕，因其呃呃连声，故今以呃逆名之。然所因不一：有胃中虚冷，阴凝阳滞而为呃者，当用仲景橘皮汤、生姜半夏汤。有胃中虚阳上逆而为呃者，当用仲景橘皮竹茹汤。有中焦脾胃虚寒，气逆而为呃者，宜理中汤加丁香，或温胃饮加丁香。有下焦虚寒，阳气竭而为呃者，正以元阳无力，易为抑遏，不能畅达而然，宜景岳归气饮，或理阴煎加丁香。有食滞而呃者，宜加减二陈加山楂、乌药，或大和中饮加干姜、木香之属。先生又谓：肺气郁痹，及阳虚浊阴上逆，亦能为呃。每以开上焦之痹，及理阳驱阴，从中调治，可补前人之不逮。丹溪谓呃逆属于肝肾之阴虚者，其气从脐下直冲，上出于口，断续作声，必由相火炎上，挟其冲气，乃能逆上为呃，用大补阴丸，峻补真阴，承制相火。东垣又谓阴火上冲，而吸气不得入，胃脉反逆，阴中伏阳即为呃，用滋肾丸以泻阴中伏热。二法均为至当，审证参用可也。（《临证指南》）

凡修炼家，无非欲其气血流通。惟华佗五禽图，差为不妄，有得呃逆证，作虎形立止，非其验耶？（《聊斋志异》）

脉候

火呃脉数有力，寒呃脉迟无力，痰呃脉滑，虚呃脉虚，瘀呃脉芤沉涩。（《证治汇补》）

选案

一人伤寒将愈，忽患呃逆，百药无效。偶用皂角末吹鼻，得嚏即止；少时又呃，又吹又止；凡百余次，渐疏而愈。此与《灵枢》草刺鼻嚏之法恰合。（《医学纲目》）

一女因怒致呃，发则神昏。视其质实，意为膈上有痰，怒气抑郁，痰热相搏，气不得降，非吐不可。用参芦煎饮，大吐顽痰而安。盖女子多郁，肝主怒，肺主气，怒则气上，肝木侮肺，是以呃逆神昏。痰去、气降、火平，金安其位，胃得其和，因而疾愈。（丹溪）

一人呃逆连声，脉来有力，因相争肝木受邪。思金能克木，用铁二斤，烧红水淬，饮之即愈。（周慎斋）

一人患呃逆，诸药不效，或教食青果，其呃遂止。按：青果味酸甘涩，本草言其开胃止呃者，亦下气之故也。（方星岩）

附方

呃证服药法　用箸一双，十字架于碗上，麻线扎紧，将药倾入，令病人自持碗，于箸架之四空处，每空吸药一口，圆转挨次吸去，不要换手，良验。

三　消

经义

二阳结，谓之消。○心移寒于肺，肺消。肺消者，饮一溲二，死不治。○心移热于肺，传为膈消。○瘅成为消中。（《素问》）

胃中热，则消谷，令人心悬善饥。（《灵枢》）

哲言

消证有三：渴而多饮，为上消，肺热也；心移热于肺，传为膈消是也。多食善饥，为中消，胃热也；瘅成为消中是也。渴而小便数，如膏，为下消；肾热而水亏也。○消证以渴为主，而分气血，故血分亦有渴者。淋证以淋为主，而分气血，故血分有不渴者。（汪讱庵）

消病有三：曰消渴，曰消中，曰消肾。又有五石过度之人，真气既竭，石性独留，阳道兴强，不交精泄，谓之强中。消渴轻也，消中甚焉，消肾又甚焉，若强中则其毙可待矣。（《仁斋直指》）

八卦之中，离能烜物；五行之中，火能焚物；六气之中，火能消物。故火之为用，燔木则消而为炭，焚土则消而为伏龙肝，炼金则消而为汁，煅石则消而为灰，煮水则消而为汤，煎海则消而为盐，干汞则消而为粉，熬锡则消而为丹。故泽中之潦，涸于炎晖；鼎中之水，干于壮火。盖五脏，心为君火正化，肾为君火对化；三焦为相火正化，胆为相火对化。得其平，则烹炼饮食，糟粕去焉；不得其平，则燔灼脏腑，津液竭焉。故入水无物不长，入火无物不消。夫火甚于上，为膈膜之消；甚于中，为肠胃之消；甚于下，为膏液之消；甚于外，为肌肉之消。上甚不已，则消及肺；中甚不已，则消及脾；下甚不已，则消及肝肾；外甚不已，则消及筋骨。四脏消尽，则心自焚而死矣。故《素问》有消瘅、消中、消渴、风消、膈消、肺消之说。消之证不同，归之火则一也。消瘅者，众消之总名。消中者，善饥之通称。消渴者，善饮之同谓。惟风消、膈消、肺消三说，不可不分。风消者，二阳之病也。又曰：二阳结谓之消。此肠胃之消也。善食而瘦者，名曰食㑊，此肌肉之消也。膈消者，心移热于肺，传为膈消，此膈膜之消也。肺消者，心移寒于肺，饮一溲二者死。膈消不为寒所薄，阳气得宣散于外，故可治；肺消为寒所薄，阳气自溃于中，故不可治，此消及于肺脏者也。又若脾风传之肾，名曰疝瘕。少腹冤热而痛，出白，名曰蛊，此膏液之消也。夫消者必渴，渴者有三：有肥甘之渴，有石药之渴，有火燥之渴。肥者令人内热，甘者令人中满，故其气上溢，传为消渴，此肥甘之渴也。夫石药之气悍，适足滋热，与热气相遇，必内伤脾，此药石之渴也。阳明司天，四之气，嗌干引饮；少阳司天，三之气，炎暑至，民病渴；太阳司天，甚则渴而饮水；少阴之复，渴而欲饮；少阳之复，嗌络焦槁，渴饮水浆；又伤寒五日，少阴受之，口燥舌干而渴；肾热病者，苦渴数饮；此皆燥热之渴也。膏粱之人，多肥甘、石药之渴；藜藿之人，多燥热之渴，二者虽殊，其实一也。（张子和）

造化之机，水火而已。水火宜平不宜偏，宜交不宜分。水为湿为寒，火为热为燥。火性炎上，水性润下，故火宜在下，水宜在上，则易交也。交为既济，不交为未济。不交之极，则分离而死矣。消渴证不交，火偏盛也。水气证不交，水偏盛也。制其偏而使之交，治之良法也。（何伯斋）

五脏、五志之火，皆有真液以养之，故凝聚不动。而真液犹赖肾之阴精，胃之津液，交灌不竭。若肾胃之水不继，则五脏之

真阴随耗，五志之火翕然内动，上、中、下三消之病作矣。（《见闻录》）

消渴之患，常始于微，而成于著；始于胃，而极于肺肾。始如以水沃焦，水入犹能消之；继则以水投石，水去而石自若。至于饮一溲一、饮一溲二，则燥火劫其真阴，操立尽之术，而势成熇熇矣。〇肾者胃之关也。关门不开，则水无输泄，而为肿满；关门不闭，则水无底止，而为消渴。（喻嘉言）

消病之始，皆由不节嗜欲，不慎喜怒，膏粱炮炙，酒酪潼乳，湿热之气，浸淫燔灼，郁成燥热，气不宣平，故其传变之形，为饮水多而小便多，曰消渴；此胃中津液干枯，不能上荣舌本也。为善饥多食而渴，小便数而消瘦，曰消中；此胃中热极，所食之物，随火而化也。为渴而饮水不绝，腿消瘦而小便有脂液，曰肾消；是燥热并及于胃底、大小二肠，故脂液凝浊，清浊不能分疏也。三消之证，上、中可治，下消难治；饮一溲一犹可治，饮一溲二不可治矣。又消久小便作甘者，其病为重；更有浮在溺面，如猪脂，如烛泪者，此精不禁，而真元竭矣。大抵水在天地与人身，皆有甘有咸，甘为生气，咸为死气，小便本咸而反甘，是生气泄也，是脾气下陷入于肾也，土克水故死。（《己任编》）

消渴小便甜者，医多不知其故。《洪范》曰：稼穑作甘。人之食后，滋味皆甜。若肾气强盛，则上蒸化成精气，其次为脂膏，又其次为血肉，其余则为小便，故小便色黄者，血之余气也。咸者味之正也。若肾气虚冷，则无力蒸化，谷气尽下而为小便，故味甘而不变，其色清冷，则肌肤枯槁也。犹如乳母，谷气上泄而为乳汁，其味甜；消渴病者，谷气下泄而为小便，其味亦甜，此皆精气不实于内也。且肺为五脏之华盖，暖气上蒸则肺润；若下元虚冷，则阳气不能上升，故肺干而渴。《易》于否卦言之矣，乾上坤下，阳无阴不降，阴无阳不升，上下不交，而成痞也。譬如釜中有水，以火暖之，以版覆之，则暖气上腾，故版能润；若无火力，则水气不能上升，版不得润。火力者，肾之强盛也。常须温补肾气，饮食得火力则润上，可免干渴之患。（许学士）

消有阴阳，不可不察。如多渴者，曰消渴；善饥者，曰消谷；小便淋浊如膏者，曰肾消。凡此者，多由于火，火盛则阴虚，是皆阳消之证也。至于阴消之义，则未有知之者。盖消者消烁也，亦消耗也，凡阴阳血气之属，日见消失者，皆谓之消，故不可尽以火证为言。如《气厥论》曰：心移寒于肺，为肺消，饮一溲二，死不治。此正以元气之衰，而金寒水冷，故水不化气，而气悉化水，岂非阳虚之阴证乎？又如《邪气脏腑病形篇》言：五脏之脉细小者，皆为消瘅。岂以细小之脉，而为有余之阳证乎？此《内经》阴消之义，固已显然言之。故凡治消证，必当察其脉气病形，但见本元亏竭，及假火等证，必当速救根本，以资化源。若但知为火，而专务清凉，未有不败者矣。（张景岳）

凡消病日久，能食者，末传脑疽背疮；不能食者，末传中满鼓胀，皆不治之证也。（《圣济总录》）

或问：末传痈疽者何故？此火邪胜也，其疮痛甚，或溃赤水是也。末传中满者何故？此上、中二消，治之太急，寒药伤胃，所谓上热未除，中寒复起也。（李东垣）

消渴宜慎有三：一、饮酒；二、房劳；三、咸食面食，及炙煿之物。能慎此三者，虽不服药，亦可自愈。（《千金方》）

上消心火亢极，肺金受囚，饮一溲二者死。中消胃阳独旺，脾阴困败，下利而厥，食已善饥者死。下消肾阴枯涸，邪火煎熬，

精溺时泄，如油如脂者死。（《医学六要》）

论治

男子消渴，小便反多，以饮一斗，小便一斗，肾气圆主之。〇渴欲饮水不止者，文蛤散主之。〇脉浮，小便不利，发热消渴者，宜利小便，发汗，五苓散主之。〇小便不利者，有水气，其人苦渴，栝蒌瞿麦圆主之。〇渴欲饮水，口干燥者，白虎加人参汤主之。〇脉浮发热，渴欲饮水，小便不利者，猪苓汤主之。（《金匮》）

治消渴者，补肾水阴寒之虚，泻心火阳热之实，除肠胃燥热之甚，济身中津液之衰，使道路散而不结，津液生而不枯，气血利而不涩，则病自已矣。（《儒门事亲》）

瘅成为消中，胃热极深极炽，以故能食易饥多渴，诸家咸谓宜用承气汤下之，不知渐积之热，素蕴之火，无取急下，下之亦不去，徒损肠胃，转增其困耳。然则欲除胃中火热，必如之何而后可？昌谓久蒸大黄，与甘草合用，则缓急互调；与人参合用，则攻补兼施，庶几可图三年之艾。〇下消之火，水中之火也，下之则愈燔；中消之火，竭泽之火也，下之则愈伤；上消之火，燎原之火也，水从天降可灭，徒攻肠胃无益。夫地气上为云，然后天气下为雨，地气不上，天能雨乎？故亟升地气，以慰三农，与亟升肾气，以溉三焦，皆事理之必然者耳。（喻嘉言）

治消之法，无分上、中、下，当先治肾为急。惟六味、八味，及加减八味丸，随证而服，降其心火，滋其肾水；白虎、承气，皆非所宜。或问：有服地黄汤，而渴仍不止者，何也？曰：心肺位近，制小其服；肾肝位远，制大其服。如上消中消，可以用前丸缓治。若下消已极，大渴大燥，须加减八味丸料一斤，内肉桂一两，水煎六、七碗，恣意冷服，熟睡而渴病如失矣。（《赵氏医贯》）

三消之证，皆燥热结聚也。大法：治上消者，宜润其肺，兼清其胃，二冬汤主之；治中消者，宜清其胃，兼滋其肾，生地八物汤主之；治下消者，宜滋其肾，兼补其肺，地黄汤、生脉散并主之。夫上消清胃者，使胃火不得伤肺也；中消滋肾者，使相火不得攻胃也；下消清肺者，滋上源以生水也。三消之治，不必专执本经，但滋其化源，则病易痊矣。（程钟龄）

三消一证，古人以上消属肺、中消属胃、下消属肾，而多从火治，是固然矣。以余论之，三焦之火，多有病本于肾，而无不由乎命门者。夫命门为水火之府，凡水亏固能为消为渴，而火亏亦能为消为渴者，何也？盖水不济火，则火不归原，故有火游于肺，而为上消者；有火游于胃，而为中消者；有火烁于肾，而为下消者，是皆真阴不足，水亏于下之证也。又有阳不化气，则水精不布，水不得火，则有降无升，所以直入膀胱，而饮一溲二，以致泉源不滋，天壤枯涸者，是皆真阳不升，火消于下之证也。阴虚之消，治宜壮水，固有言之者；阳虚之消，谓宜补火，则人必不信。不知釜底加薪，氤氲彻顶，槁禾得雨，生意归巅，此无他，皆阳气之使然也。余因消证多虚，难堪剥削，若不求其因，而再伐其生气，则消者愈消，无从复矣。〇渴虽云火，亦有数种当辨：如实热之渴，火有余也；亡阴之渴，水不足也。故凡大泻、大汗、大劳、大病、新产失血、痈疽大溃、过食咸味之后，皆能作渴，皆由亡阴亡液而然，本非热证，不得误认为火。总之渴而喜冷，脉实便结者，固火证也。其有冷饮入腹，则滞沃不行；或口虽作渴，而但喜热饮；及脉弱便溏者，皆非火证。矧复有口虽干而不欲饮者，此干也，非渴也，若作渴治，能无误乎？治法：凡火盛于上者，宜清肺清胃；水亏于下者，宜补脾补肾。若阳虚而阴无以生，气虚而精无以化者，

使非水火并济，何益之有？（张景岳）

三消一证，虽有上、中、下之分，其实不越阴亏阳亢，津涸热淫而已。考古治法，惟仲景之肾气丸，助真火蒸化，上升津液；《本事方》之神效散，取水中咸寒之物，遂其性而治之，可谓具通天手眼，万世准绳矣。如病在中上者，膈膜之地，而成燎原之场，用景岳玉女煎，六味加二冬、龟甲，一清阳明之热以滋少阴，一救心肺之阴而顾真液。如元阳变动而为消烁者，用河间甘露饮，生津清热，润燥养阴，甘缓和阳。至于壮水以制阳光，则有六味之补三阴，而加车前、牛膝，导引肝肾。斟酌变通，斯诚善矣。（《临证指南》）

消渴初起，宜养肺清心，久则宜滋肾养脾。盖五藏之津液，皆本乎肾，故肾暖则气上升而肺润，肾冷则气不升而肺枯，故肾气丸为消渴之良方。又五藏之精华，悉运乎脾，脾旺则心肾相交，脾健而津液自化，故参苓白术散为收功之神药。（《证治汇补》）

治渴必须益血。盖血即津液所化，津液既少，其血必虚。凡吐血之后，必多发渴，益知渴病生于血虚也。（王宇泰）

小便不利而渴，内有湿也；小便自利而渴，内有燥也。湿者泄之，燥者润之。（李东垣）

有汗而渴者，以辛润之；无汗而渴者，以苦坚之。（朱丹溪）

凡治初得消渴，不急生津补水，降火彻热，用药无当，迁延误人，医之罪也。〇凡治中消病成，不急救金、水二脏，泉之竭矣，不云自中，医之罪也。〇凡治肺消，而以地黄丸治其血分；肾消，而以白虎汤治其气分，执一不通，病不能除，医之罪也。〇凡消渴少愈，不亟回枯泽槁，听其土燥不生，致酿疮疽无救，医之罪也。〇凡治消渴，用寒凉太过，乃至水胜火湮，犹不知反，渐成肿满

不救，医之罪也。（《医门法律》）

脉候

帝曰：消瘅虚实何如？岐伯曰：脉实大，病久可治；脉悬小坚，病久不可治。（《素问》）

趺阳脉浮而数，浮即为气，数则消谷而大坚，气盛则溲数，溲数即坚，坚数相搏，即为消渴。（《金匮》）

按："而大坚句"不成文。"大"字下，当有"便"字，当补之。（《医宗金鉴》）

胃脉浮数者，消谷；肺脉滑数者，消渴。大率数大者生，细微者死；沉小者生，牢实者死。（《证治汇补》）

选案

山左周公，年逾四旬，因案牍积劳致疾，神困食减，时多恐惧，通宵不寐，半年有余，上焦无渴，不嗜汤水，或有少饮，则沃然不行，然每夜必去溺二、三升，莫知其所从来，且半皆如膏浊，尫羸至极。诊脉犹缓，肌肉未脱。知其胃气尚存，乃定归脾汤去木香，及大补元煎之属，一以养阳，一以养阴，出入间服，至三百余剂，计用人参二十斤，乃得全愈。此神消于上、精消于下之证也。可见消有阴阳，不得尽言为火，姑记此案为鉴。（张景岳）

朱麟生，病消渴，后渴少止，反加躁急，足膝痿弱。予用白茯苓丸加犀角。医曰：肾病而以犀角、黄连治心，毋乃倒乎？予曰：肾者胃之关，胃热下传于肾，则关门大开，心之阳火，得以直降于肾。《经》云：阳精所降，其人夭。今病者心火烁肾，燥不能濡，用犀角、黄连入肾，对治其下降之阳光，岂为倒乎？服之果效，再更地黄汤加犀角，肌泽而起。（喻嘉言）

嘈　杂

证治总论

嘈杂一证，或作或止，其为病也，腹中空空，若无一物，似饥非饥，似辣非辣，似痛非痛，胸膈懊侬，莫可名状。或得食暂止，或食已复嘈，或兼恶心，而渐见胃脘作痛。此证有火嘈，有痰嘈，有酸水浸心而嘈。大抵食已即饥，或虽食不饱者，火嘈也，治宜清火。痰多气滞，似饥非饥，不喜食者，痰嘈也，宜兼化痰。酸水浸心而嘈者，戚戚膨膨，食少无味，此脾气虚寒，水谷不化也，治宜温胃健脾。又有误用消伐等药，脾胃亏损，血少嘈杂者，中虚则烦杂不饥，脾弱则食不运化，此宜专养脾胃。（张景岳）

有因恣食无节，蓄积痰饮，滞于中宫，而为嘈杂者，属于痰也。有因病后，每于夜分，心嘈如饥，殊难容忍者，此阴虚血少，或阳气下陷，阴火沸腾，属于气血虚而有火也。（《证治汇补》）

五更嘈者，乃思虑伤血所致。（朱丹溪）

嘈有虚实真伪，其病总在于胃。《经》云：饮入于胃，游溢精气，上输于脾。又云：脾与胃，以膜相连耳，而能为之行其津液。盖脾属阴，主乎血；胃属阳，主乎气。胃易燥，全赖脾阴以和之；脾易湿，必赖胃阳以运之。若脾阴一虚，则胃家饮食游溢之精气，全输于脾，不能稍留津液以自润，则胃过于燥而有火矣。故欲得食以自资，稍迟则嘈愈甚，得食则嘈暂止。失治则延成便闭、三消、噎隔等证。治当补脾阴，养营血，兼补胃阴，甘凉濡润，或稍佐微酸，此乃脾阴之虚，而致胃家之燥也。更有热病之后，胃气虽渐复，津液尚未充，亦有是证，但以饮食调之，可以自愈。此二种，乃为虚嘈证也。所谓实嘈者，年岁壮盛，脾胃生发之气，与肾阳充旺，食易消磨，多食易饥而嘈，得食即止，此非病也，不必服药。以上皆是真嘈证也。所云伪者，因胃有痰火，以致饮食输化不清，证见恶心、吞酸、微烦、眩晕、少寐、似饥非饥，虽饱食亦不能止，此乃痰火为患；治宜清胃，稍佐降痰，苦寒腻滞之药，不宜多用。又有胃阳衰微，积饮内聚，凄凄戚戚，似酸非酸，似辣非辣，饮食减少，此属脾胃阳虚；治宜温通，仿痰饮门治之。此二种，乃似嘈之伪证也。俗云心嘈者，误也；心但有烦而无嘈，胃但有嘈而无烦，不可不辨明也。（《临证指南》）

脉候

嘈杂：有痰因火动者，脉滑而数；有食郁作热者，脉数而大；有因湿痰者，脉沉而滑；有因气郁者，脉沉而涩。（《证治汇补》）

关 格

经义

人迎一盛，病在少阳，二盛病在太阳，三盛病在阳明，四盛以上为格阳。寸口一盛，病在厥阴，二盛病在少阴，三盛病在太阴，四盛以上为关阴。人迎与寸口俱盛，四倍以上，为关格。关格之脉羸不能极于天地之精气则死矣。（《素问》）

五脏不和，则九窍不通；六腑不和，则留结为痈。邪在六腑，则阳脉不和；阳脉不和，则气留之；气留之，则阳脉盛矣。邪在五脏，则阴脉不和；阴脉不和，则血留之；血留之，则阴脉盛矣。阴气太盛，则阳气不得相荣也，故曰格。阳气太盛，则阴气不得相荣也，故曰关。阴阳俱盛，不得相荣也，故曰关格。关格者，不得尽其命而死矣。〇上鱼为溢，为外关内格。入尺为覆，为内

关外格。（《难经》）

哲言

寸口脉浮而大，浮为虚，大为实；在尺为关，在寸为格；关则不得小便，格则吐逆。〇心脉洪大而长，上微头小者，则汗出；下微本大者，则关格不通，不得尿。头无汗者可治，有汗者死。〇趺阳脉伏而涩，伏则吐逆，水谷不化，涩则食不得入，名曰关格。（张仲景）

关则不得小便，格则吐逆。关者甚热之气，格者甚寒之气。是关者无出之由，格者无入之理。寒在胸中，遏绝不入；热在下焦，填塞不出。（张洁古）

关格者，谓膈中觉有所碍，欲升不升，欲降不降，欲食不食，此为气之横格。（戴复庵）

走哺，由下不通，浊气上冲，而饮食不得入。关格，由上下阴阳之气倒置，上不得入，下不得出。（《医阶辨证》）

关格一证，在《内经》本言脉体，以明阴阳离绝之故。自秦越人以尺寸言关格，已失本经之意矣。又仲景曰：在尺为关，在寸为格；关则不得小便，格则吐逆。故后世自叔和、东垣以来，无不以此相传，而竟置关格一证于乌有矣。再至丹溪，则曰此证多死。寒在上，热在下，脉两寸俱盛四倍以上，法当吐以提其气之横格。愚谓两寸俱盛四倍，又安得为寒在上耶？且脉大如此，则浮豁无根，其虚可知，又堪吐乎？谬而谬又，莫此为甚！夫《内经》云人迎寸口，既非尺寸之谓，而曰吐逆者，特隔食一证耳；曰不得小便者，特癃闭一证耳。二证自有本条，其与关格何涉？数子且然，况其他乎？〇《经》曰：人迎四盛以上为格阳；寸口四盛以上为关阴；人迎与寸口俱盛，四倍以上，为关格。此关格之证，以脉言，不以病言也。今人患此颇多，而人多不知，但其两手之脉，浮弦数极，大至四倍以上者，便是此证。其病必虚里跳动，而气喘不已；此之喘状，多无咳嗽，但觉胸膈舂舂，似胀非胀，似短非短，微劳则喘甚，多言亦喘甚，甚至遍身振振，慌张不定。此必情欲之伤，以致元气无根，孤阳离剧之候也，多不可治。（张景岳）

按：《内经》所言，人迎与寸口俱盛，四倍以上为关格。是以阳经取决于人迎，阴经取决于寸口也。越人云：上鱼为溢，为外关内格；入尺为覆，为内关外格。仲景亦谓在尺为关，在寸为格；关则不得小便，格则吐逆。皆以阳分取决于寸口，阴分取决于尺内也。《难经》又言：上部有脉，下部无脉，其人当吐不吐者死；仲景又有趺阳脉伏而涩，伏则吐逆，水谷不化，涩则食不得入，名曰关格。则知关格之脉证不一也。而马仲化释《内经》，谓关格之义，非隔食、癃闭之证。张介宾直将越人、仲景之言，一概非之，独执人迎在颈，为阳明之表脉，遂诋东垣、丹溪皆仍叔和《脉经》左为人迎、右为气口之谬。呜呼！《内经》固为圣经，确宜遵从，而越人、仲景之书，未尝不为圣经也。盖人迎气口，所以分表里之阴阳；寸口尺内，所以分上下之阴阳也。人一身表里上下之气化，皆肺所司，血脉皆心所主，故凡气血之盛衰，靡不变见于气口，气口实为肺经之一脉，不过分其部位，以候他脏之气耳。即如仲景所指趺阳少阴，虽主于足，然未尝不于关尺推之；则《内经》所言人迎气口，候之左右亦无不可也。故释《内经》之关格，但当言是表里阴阳痞绝之候，不当与上吐下闭之关格混同立论则可；若言上吐下闭，当称隔食癃闭，不得名为关格则不可。或言关格之证，其脉未必皆然则可；若言关格之脉，必无在尺在寸之

分则不可。（《张氏医通》）

关格之为病，世多不得其解，不知《内经》分人迎、寸口，其言早已明析。人迎统三阳，寸口统三阴；统三阳者胃也，统三阴者肺也。阳曰格，言其阻；阴曰关，言其闭。经未明言，所患何证，犹为难测。仲景为解曰：关则不得小便，格则吐逆，则明显易解矣。阳明主纳水谷，三阳同阻于阳明，水谷何由入？太阴主调水道，三阴同闭于太阴，水道何由调？治者不从肺胃求责，或以为阳反在下，阴反在上；或以为阳格乎阴，阴拒乎阳；或谓阴阳不交，各造其偏，均未得谛当也。〇关格一证，前本仲景之说为解，其实仲景所言，但关格中之一病耳。谓吐逆不得小便，为非关格，不可也。以为遂足以尽关格之病，亦不可也。阴阳本自贯通，关格则阴阳各聚于一区。《内经》言脉不言证，其所包者广可知。故凡阴阳两不相顾，而病多分见者，皆关格之类也。〇阴病救阴，阳病救阳，阴阳同病，则阴阳同救。阴阳皆病，而分见者，其将何以措手乎？由是言之，吐逆不得小便，但为关格之先兆。他如干霍乱之欲吐不得吐，欲泻不得泻，或一身而寒热各半，或一病而阴阳混淆者，皆关格之类，而不得为真关格。真关格者，无药可医，不得尽期而死。（《医参》）

补编

关格虽有数种，然总由肝郁为病，以肝主疏泄故也。治用逍遥散，加山栀、车前以降逆，柴胡以升木郁，乃和解之意。（陈士铎）

关格者，暴病也。大小便秘，渴饮呕吐，唇燥面赤，脉息沉伏，此寒从少阴而入，阴盛于下，逼阳于上。须以白通汤，寒因热用，和人尿、猪胆咸苦之物于温热药中，其气相从，可去拒格之寒也。服药脉渐出者生，乍出者死。（《赵氏医贯》）

《内经》曰：病久则传化，上下不并，良医弗为。此正指关格而言也。不并犹言不交也，阳在上者不能下，阴在下者不能上，则天地不交，而运化之机缄穷矣。欲降其阳则阴伤，欲升其阴则阳败，故古人立方，不治其寒热，而以通达窍者宜之。（《见闻录》）

关格所伤，根本已甚，药饵固不可废。如精虚者，当补其精；气虚者，当益其气。然必须远居别室，静养澄心，假以岁月，斯可保全。若不绝谢人事，但靠药饵，终无济也。（张景岳）

关格之证，自《灵》、《素》以及《难经》、仲景脉法，皆深言之，然无其方也。后世以无成方依傍，其中元言奥义，总不参研，空存其名久矣。惟云岐子述其阴阳反背之状，传其所试九方。其谓阴阳易位，病名关格。胸膈以上，阳气常在，则热为主病；身半以下，阴气常在，则寒为主病。胸中有寒，以热药治之；丹田有热，以寒药治之。若胸中寒热兼有，以主客之法治之。治主当缓，治客当急。此从《伤寒论》胸中有寒，丹田有热立说，实非关格本证。所引《内经》运气治主客之法，亦属无据。至于《灵》、《素》、《难经》、《金匮》之文，绝不体会，所定诸方，浑入后人恶劣窠臼。方中小疵，杂用二陈、五苓、枳壳、厚朴、槟榔、木香是也。方中大疵，杂用片脑、麝香、附子、皂角、牵牛、大黄、朴硝是也。夫阴阳不交，各造其偏，而谓阴反在上阳反在下，可乎？九死一生之证，而以霸术劫夺其阴阳，可乎？仲景之以趺阳为诊者，正欲人调其营卫，不偏阴偏阳，一味冲和无忤，听胃气之自为敷布，得协于平也。岂一蹴所能几耶？故不问其关于何而开，格于何而通，一惟求之于中，握枢而运。治吐逆之格，由中而渐透于上；治不溲之关，由中而渐透于下；治格而且关，由中而渐透于上下。姑立进退黄连汤一方，要未可为中人道也。○黄连汤者，仲景治伤寒之方也；以其胃中有邪气，阻遏阴阳升降之机，而不交于中土，于是阴不得升，而独治于下，为下寒，腹中痛；阳不得降，而独治于上，为胸中热，欲呕吐，与此汤以升降阴阳固然矣。而湿家下之，舌上如苔者，丹田有热，胸中有寒，亦用此汤何耶？盖伤寒分表、里、中三治，表里之邪俱盛，则从中而和之，故有小柴胡之和法。饮入胃中，听胃气之升者，带柴胡出表；胃气之降者，带黄芩入里，一和而表里之邪尽服，不相扞格矣。至于丹田胸中之邪，则在于上下，而不为表里，即变柴胡汤为黄连汤，和其上下。饮入胃中，亦听胃气之上下敷布，故不问其上热下寒，上寒下热，皆可治之也。夫表里之邪，则用柴胡、黄芩；上下之邪，则用桂枝、黄连。表里之邪，则用生姜以散之；上下之邪，则用干姜以开之。仲景圣法昭然矣。昌欲进退其上下之法，求之于中，握枢而运，以渐透于上下。格则吐逆，进而用此方为宜。盖太阳主开，太阳不开，则胸间窒塞，食不得入，入亦复出，以桂枝为太阳经药，和营卫而行阳道，故能开之也。至于五志厥阳之火上入，桂枝又不可用矣，用之则以火济火，头有汗而阳脱矣。其关则不得小便，退之之法，从胃气以透入阴分，桂枝亦在所不取。但胃之关门已闭，少阴主阖，少阴之气不上，胃之关门必不开。《经》曰：肾气独沉。又曰：肾气不衡。夫真气之在肾中，犹权衡也，有权有衡，则关门时开时阖。有权无衡，则关门有阖无开矣，小溲亦何从而出耶？是则肾气丸，要亦退之之中所有事矣。肾气交于胃，则关门开，交于心，则厥阳之火随之下伏，有不得不用之时矣。○凡治关格病，不知批郄导窾，但冀止呕利溲，亟治其标，技穷力竭，无益反损，医之罪也。○凡治关格病，不参人迎、趺阳、太冲，独持寸口，已属疏略。若并寸口阴阳之辨懵然，医之罪也。

○凡治关格病，不辨脉之阳虚阳实，阴虚阴实，而进退其治，盲人适路，不辨东西，医之罪也。○凡治关格病，不从王道，辄投霸术，逞己之能，促人之死，医之罪也。（《医门法律》）

附方

进退黄连汤　黄连姜汁炒一钱五分、干姜炮一钱五分、人参人乳拌蒸一钱五分、桂枝一钱、半夏姜制一钱五分、大枣二枚。进法：用本方六味俱不制，水三茶盏，煎一盏半，温服。退法：不用桂枝，黄连减半，或加肉桂五分，如上逐味制熟，煎服法同。朝服八味丸三钱，半饥服煎剂。

资液救焚汤　治五志厥阳之火。生地黄取汁二钱、麦门冬取汁二钱、人参人乳拌蒸一钱五分、胡麻仁炒研一钱、柏子仁炒七分、甘草炙一钱、五味子四分、紫石英敲碎一钱、阿胶一钱、寒水石敲碎一钱、滑石敲碎一钱、犀角磨汁三分、生姜汁三匙。上除四汁、阿胶，其八味用水四茶杯，缓火煎至一杯半；去渣、入四汁、阿胶，再煎至胶烊化；斟出，调牛黄五厘。日中分二、三次热服。空朝先服八味丸三钱。

郁

经义

诸气膹郁，皆属于肺。○木郁达之，火郁发之，土郁夺之，金郁泄之，水郁折之。然调其气，过者折之，以其畏也，所谓泻之。（《素问》）

哲言

流水不腐，户枢不蝼，动也。形气亦然，形不动，则精不流，

精不流，则气郁矣。（《吕氏》）

郁者，结聚而不得发越，当升者不得升，当降者不得降，当变化者不得变化，所以传化失常，而病作矣。（滑伯仁）

气血冲和，百病不生，一有怫郁，百病生焉。其因有六：曰气，曰湿，曰热，曰痰，曰血，曰食。气郁则生湿，湿郁则成热，热郁则成痰，痰郁则血不行，血郁则食不化，六者相因为病也。○气郁者，胸胁疼痛，其脉沉涩。湿郁者，关节疼痛，天阴则发，其脉沉细。热郁者，瞀闷烦心，小便赤涩，其脉沉数。痰郁者，动则喘急，脉沉而滑。血郁者，四肢无力，能食便血，脉沉而芤。食郁者，嗳酸腹满，不能饮食，右脉紧盛。或七情之抑郁，或寒热之交侵，或雨湿之浸淫，或酒浆之积聚，而成郁疾；又如热郁而成痰，痰郁而成癖，血郁而成瘕，食郁而成痞满，此必然之理也。（朱丹溪）

有本气自郁而生病者：心郁则昏昧健忘；肝郁则胁胀嗳气；脾郁则中满不食；肺郁则干咳无痰；肾郁则腰胀淋浊，不能久立；胆郁则口苦晡热，怔忡不定。（《证治汇补》）

七情不快，郁久成病：或为虚怯，或为噎隔，或为痞满，或为腹胀，或为胁痛；女子则经闭堕胎，带下崩中。可见百病兼郁如此。（何伯斋）

补编

木郁达之，谓吐之令其条达也。火郁发之，谓汗之令其疏散也。土郁夺之，谓下之令无壅滞也。金郁泄之，谓渗泄解表，利小便也。水郁折之，谓抑之制其冲逆也。（王太仆）

郁者，郁塞不通也。一有所郁，通之而已。《经》有五法，皆所以通之，特其所以通之之法不一也。如条达者，木之性也。

木性受郁，则不能条达矣。枝叶过密，而虫转生，因而枯瘁，非芟之、剔之，不顺其性也，故《经》言达之。达之者，伐肝即所以补肝也。炎上者，火之性也，火性受郁，则不能炎上矣。如鸣灰堆然，盦[1]则火气不升而将熄矣，非拨之、吹之，不顺其性也，故《经》言发之。发之者，升散无取乎逆折也。至于土郁，如径之塞，如山之崩，而碍往来，非畚插除之不可也，故《经》言夺之。若夫金郁，如铸钟及鸣钲然，失于过厚者，则无声，必须刮磨，然后应律，故《经》言泄之。或开肺窍，或通汗孔，或利水道，皆所以泄之也。水性流行，本当无郁，或堤防阻焉，污秽塞焉，虑其横决，多其曲折以缓之，言分消也。汗、下、利酌而用之，不拘一法也。（《医参》）

《内经》"木郁达之"五句，治郁之法也；"然调其气"一句，治郁之余法也；"过者折之"三句，调气之余法也。夫五法者，《经》虽为病由五运之郁所致而立，然扩而充之，则未尝不可也。且凡病之起，多由乎郁；郁者，滞而不通之义。或因所乘而为郁，或不因所乘，而本气自郁，皆郁也，岂惟五运之变，能使然哉！木郁达之；达者，通畅之也。如肝性急，怒气逆，胠胁或胀，火时上炎，治以苦寒辛散而不愈者，则用升发之药，加以厥阴报使而从治之。又如久风入中为飧泄，及不因外风之入，而清气在下为飧泄者，则以轻扬之剂，举而散之。此皆达之之法也。王氏谓吐之令其条达，为木郁达之。东垣谓食塞胸中，食为坤土，胸为金位，金主杀伐，与坤土俱在于上而旺于天，金能克木，故肝木生发之气，伏于地下，非木郁而何？吐去上焦阴土之物，木得舒

1 盦：音 ān，古代一种盛食物的器具。

畅，则郁结去矣，此木郁达之也。窃意王氏以吐训达，不能使人无疑。以为肺金盛而抑制肝木欤？则泻肺气举肝气可矣，不必吐也。以为脾胃浊气下流，而少阳清气不升欤？则益胃升阳可矣，不必吐也。虽然木郁固有吐之之理，今以“吐”字总该“达”字，则凡木郁皆当用吐矣，其可乎哉？至于东垣所谓食塞肺分，为金与土旺于上而克木，又不能使人无疑。夫金之克木，五行之常道，固不待夫物伤而后能也。且既为物所伤，岂有反旺之理？若曰吐去其物，以伸木气，乃是反为木郁而施治，非为食伤而施治矣。夫食塞胸中而用吐，正《内经》所谓其高者因而越之之义耳，恐不劳引木郁之说以汩之也。火郁发之；发者，汗之也，升举之也。如腠理外闭，邪热怫郁，则解表取汗以散之。又如龙火郁甚于内，非苦寒沉降可治，则用升浮之药，佐以甘温，顺其性而从治之，如升阳散火汤是也。此皆发之之法也。土郁夺之；夺者，攻下也，劫而衰之也。如邪热入胃，用咸寒之剂，以攻去之。又如中满腹胀，湿热内甚，其人壮气实者，则攻下之。其或势盛而不能顿除者，则劫夺其势而使之衰。又如湿热为痢，有非轻剂可治者，则或攻或劫，以致其平。此皆夺之之法也。金郁泄之；泄者，渗泄而利小便也，疏通其气也。如肺金为肾水上源，金受火烁，其令不行，源郁而渗道闭矣，宜肃清金化滋以利之。又如肺气膹郁，胸满仰息，非利肺气不足以疏通之。此皆泄之之法也。王氏谓渗泄解表利小便，为金郁泄之。夫渗泄利小便，固为泄金郁矣，其“解表”二字，莫晓其意，得非以人之皮毛属肺，其受邪为金郁，而解表为泄之乎？窃谓如此，则凡筋病便是木郁，肉病便是土郁耶？且解表间于渗泄、利小便之中，是渗泄、利小便为二治矣。若以渗泄为滋肺生水，以利小便为直治膀胱，既责不在肺，何为金郁乎？

是亦不通。故予易之曰：渗泄而利小便也。水郁折之；折者，制御也，伐而挫之，渐杀其势也。如肿胀之病，水气淫溢，而渗道以塞。夫水之所不胜者土也，今土气衰弱，不能制之，故反受其侮，治当实其脾土，资其运化。俾土可以制水而不敢犯，则渗道达而后愈也。或病势既旺，非上法所能遽制，则用渗水之药，以伐而挫之；或去菀陈莝、开鬼门、洁净府，三治备举迭用，以渐平之。王氏所谓抑之，制其冲逆，正欲折挫其泛滥之势也。夫实土者守也，泄水者攻也，兼三治者，广略而决胜也，虽俱为治水之法，然不审病之虚实、久近、浅深，杂焉而妄施之，其不倾踣者寡矣。且夫五郁之病，固有法以治之矣，然邪气久客，正气必损；今邪气虽去，正气岂能遽平？苟不平调正气，使各安其位，复其常于治郁之余，则犹未足以尽其妙。故又曰：然调其气，苟调之而其气犹或过而未服，则当益其所不胜以制之。如木过者，当益金，金能制木，则木斯服矣。所不胜者，所畏者也。故曰：过者折之，以其畏也。夫制物者，物之所欲也；制于物者，物之所不欲也；顺其欲则喜，逆其欲则恶。今逆之以所恶，故曰，所谓泻之。王氏以咸泻肾、酸泻肝之类为说，未尽厥旨。（王安道）

《经》云：木郁达之。释者以达为宣吐；又云，用柴胡、川芎条达之。愚谓此不过随文训释，而于达之之意，犹有未尽。夫木郁即肝郁也。《素问》云：治病必求其本。郁证之起，必有所因，求其所因而治之，则郁自解；郁解，而达自在其中矣。矧木郁之证，妇人居多，其情性偏执；肝病变幻多端，总宜从其性，适其宜，而致中和，即为达也。彼若吐若升，止可以言实，未可以言虚。今人柔脆者恒多，岂可概施升吐哉？若火土金水四郁，古人注释，虽于经义未悖，然亦止可以言实、言外因，未可以言虚、言内因也。

盖因郁致疾，不特外感六淫，而于情志为更多，治当求其所因，则郁自解；郁解，则发、夺、泄、折，俱在其中矣。因者，病之本；本之为言，根也，源也。（《吴医汇讲》）

木郁宜达。若气陷不举者，发即达也；气壅不开者，夺即达也；气秘不行者，泄亦达也；气乱不调者，折亦达也。火郁当发。若元阳被抑，则达非发乎？脏腑留结，则夺非发乎？肤窍闭塞，则泄非发乎？津液不化，则折非发乎？且夺者，挽回之谓，大实，非大攻不足以荡邪；大虚，非大补不足以夺命，是皆所谓夺也。折者，折中之谓，火实则阳亢阴虚，火虚则气不化水，制作随宜，是皆所谓折也。○凡五气之郁，则诸病皆有，此因病而郁也。至若情志之郁，则总由乎心，此因郁而病也。第自古言郁者，但知解郁顺气，通作实邪论治，兹予辨其三证，庶可无误。盖一曰怒郁，二曰思郁，三曰忧郁。如怒郁者，方其大怒气逆之时，则实邪在肝，多见气满腹胀，所当平也。及其怒后而逆气已去，惟中气受伤矣，既无胀满疼痛等证，而或为倦怠，或为少食，此以木邪克土，损在脾矣。是可不知培养而仍加消伐，则所伐者其谁乎？此怒郁之有先后，亦有虚实，所当辨治者如此。○又若思郁者，则惟旷女嫠妇，及灯窗困厄，积疑任怨者皆有之。思则气结，结于心而伤于脾也。及其既甚，则上连肺胃，而为咳喘，为失血，为隔噎，为呕吐；下连肝肾，则为带浊，为崩淋，为不月，为劳损。若初病而气结为滞者，宜顺宜开；久病而损及中气者，宜修宜补。然以情病者，非情不解，其在女子，必得顺遂而后可释；或以怒胜思，亦可暂解。其在男子，使非有能屈能伸，达观上智者，终不易却也。○又若忧郁者，多以衣食之累，利害之牵，及悲忧惊恐而致者。盖悲则气消，忧则气沉，必伤脾肺；惊则气乱，恐则气下，必伤肝肾。此其戚戚悠悠，精气但有消索，神志不振，心脾日以耗伤，凡此皆阳消之证，尚何实邪？而再加解散，其与鹭鸶脚上割股者，何异也！（张景岳）

东方生木，木者生生之气，木郁则火亦郁矣。火郁则土郁，土郁则金郁，金郁则水郁，此五行相因，自然之理。予以一方治其木郁，而诸郁皆愈。一方者何？逍遥散是也。方中柴胡、薄荷二味最妙，盖木喜风，风摇则舒畅。甚者加黄连以治心火；吴萸气臊，肝之气亦臊，同气相求，而佐金以制木，此左金之所以得名也。然犹未也。一服之后，继用六味地黄汤，加柴胡、芍药以滋肾水，俾水能生木。逍遥散，风以散之也；地黄汤，雨以润之也。木火之郁既舒，木不克土，土亦滋润，无燥熇之病，金水自相生矣。予谓一法可通五法者如此，岂惟是哉！推之大之，其益无穷。凡寒热往来，似疟非疟，吐酸嘈杂，胸胠胁痛，小腹胀闷，黄疸瘟疫，疝气飧泄等证，皆对证之方也。推而至于伤风、伤寒、伤湿，除直中外，凡外感者，俱作郁看，以逍遥散加减出入，无不获效。如小柴胡汤、四逆散、羌活汤，大同小异，然不若此方之响应也。神而明之，变而通之，存乎人耳！（《赵氏医贯》）

《内经》论“木郁达之”五句，治郁之法最详。所谓郁者，清气不升，浊气不降也。然清浊升降，皆出于肺，使太阴失治节之令，不惟生气不升，收气亦不降，上下不交，而郁成矣。故《经》云：太阴不收，肺气焦满。又云：诸气膹郁，皆属于肺。然肺气之布必由胃气之输，胃气之运必本三焦之化，甚至为痛、为呕、为胀、为利，莫非胃气不宣，三焦失职所致。故五郁之中，金木尤甚。前人用逍遥散调肝之郁，兼清火滋阴；用泻白散清肺之郁，兼润燥降逆。要以木郁上冲即为火，金郁敛涩即为燥也。（季楚重）

郁之为病，非止一端：有郁久而生病者，有病久而生郁者，有误药而成郁者。故凡病属郁，古人立越鞠丸以治之。王节斋云：气虚者，兼用四君；血虚者，兼用四物；挟痰者，兼用二陈，得其要矣。（罗赤诚）

郁证，多缘于志虑不伸，气先受病，故越鞠、四七，始而立也。郁之既久，火邪耗血，岂苍术、香附辈能久服乎？是逍遥、归脾继而设也。然郁证多患于妇人，《经》谓二阳之病发心脾，及思想无穷，所愿不得，皆能致病。为证不一：或发热头痛者有之，喘嗽气乏者有之，经闭不调者有之，狂癫失志者有之，火炎失血者有之，骨蒸劳瘵者有之，蠹疽生虫者有之。治法总不离乎逍遥、归脾、左金、越鞠、四七等方，参究新久虚实选用。（张路玉）

归脾汤，治脾而开郁；逍遥散，治肝而疏郁，二方为治郁妙剂，他药恐消耗元气，宜慎用之。（《折肱漫录》）

郁证主于开郁，开郁不过行气，行气则用香燥。然有香燥过多，因而窍不润泽，气终不行，郁终不开者，宜用养血药以润其窍，利其经，香附、川芎不足恃也。（吴篁池）

治郁之法，多以调中为要者，盖脾胃居中，心肺在上，肾肝处下，四脏所受之邪过于中者，中先受之。况饮食不节，寒暑不调，停痰积饮，而脾胃亦先受伤，所以中焦致郁恒多也。治宜开发运动，鼓舞中州，则三阴、三阳之郁，不攻自解矣。（《证治汇补》）

《经》言五郁之发，乃因五运之气太过不及，遂有胜复之变。由此观之，天地且有郁，况于人乎！故六气着人，皆能郁而致病。如伤寒之邪郁于营卫，暑湿之蕴于三焦，疫邪之客于膜原，风、寒、湿三气，杂感而成痹证。总之，邪不解散即谓之郁，此外感六气而成者也。七情之郁，如思伤脾、怒伤肝之类，其原总由于心，情志不遂，则郁而成病，其证心脾肝胆为多。治有清泄上焦郁火，或宣畅少阳，或开降肺气，及通补肝胃、泄胆补脾、宣通脉络诸法。若热郁至阴，则用咸补苦泄。夫郁则气滞，久必化热，热郁则津液耗而不流，升降之机失其常度，初伤气分，久延血分，而为郁劳沉疴。用药以苦辛凉润宣通，不投燥热敛涩呆补，此治疗之大法也。且郁则气滞，其滞或在形躯，或在脏腑，必有不舒之证。盖气本无形，郁则气聚，似有形而实无质，如胸膈似阻，心下虚痞，胁胀背胀，脘闷不食，气瘕攻冲，筋脉不舒等候。医家误认有形之滞，破气攻削，迨至愈治愈剧，转方又属呆补，此不死于病，而死于药矣。不知情志之郁，由于隐曲不伸，故气之升降开阖，枢机不利，虽《内经》有泄、折、达、发、夺五郁之治，犹虑难全。故《疏五过论》有尝富后贫，故贵脱势，总属难治之例。盖郁证全在病者能移情易性，医者构思灵巧，不重在攻补，而在乎用苦泄热而不损胃，用辛理气而不破气，用滑润濡燥涩而不滋腻气机，用宣通而不揠苗助长，庶几倖成。若必欲求十全之治，则惟道家有言，欲要长生，先学短死，此乃治郁之金丹也。（《临证指南》）

诸病久则气滞血凝而成郁结，治之各因其证，兼以解郁，郁滞一开，则气血通畅，而诸病自愈矣。今医治久病，每用本病之药而不效者，皆郁之故也。医不悟此，妄变他方，愈变愈讹，而病剧矣。此郁之治，当熟知也。（徐春甫）

脉候

郁火脉，极难看，大抵多弦涩凝滞，缘火不透发，则经脉俱为所遏，故多沉伏不出耳。（《己任编》）

凡沉细脉，人皆以为寒，或见其体弱，又误认为虚，不知郁脉沉细，前人已言之矣。（方星岩）

古人皆以结、促为郁脉，使必待此而后为郁，则郁证不多见矣。凡诊郁证，但见气血不顺，而脉不平和者，皆郁也。（张景岳）

郁脉，虽多沉伏结促，不为患也，所虑在牢革弦强不和耳。盖沉、伏、结、促，有气可散，气通则和。若牢革弦强，则正气先伤，无气可散，即从事调补，尚难克效，况复误行耗气之药乎！所以郁证得弦强脉者，往往多成虚损也。（张路玉）

凡抑郁之病，用开郁药，而脉反洪大者，可不必虑，此病气已开也。（罗赤诚）

选案

予壮年因忧郁致疾，状如劳瘵，遍服补养诸方，其病愈重。后遇一名医，视之曰：尔乃郁疾，非虚损也。用越鞠丸治愈。（《东阳文集》）

一妇无子致郁，经不行者三月，病患腹痛恶心，医云有孕，安胎行气止痛，服药不效。凡未申时即发寒热，腹中有块如弹子大者二、三十枚，翻腾作痛，行动水声漉漉，痛极呕吐酸水，吐尽则块平，而寒热除，痛亦不作，明日依然。又作疟治转剧。予诊左弦尺涩，右濡弱，尺同左。谓曰：此郁病也，岂有涩脉成孕之理。方以二陈、香附、山栀、抚芎、延胡、当归、红花，药进痛止，药止痛发，调治一月，不能除根。因令就黄古潭先生诊视，曰：此郁火病也，其原起于肝胆，肝主谋虑，胆主决断，谋虑不决则郁生，郁生则木盛，木盛则凌脾，脾伤则不能运化精微而生气血，故月水不来；金失母养，降令不行，木寡于畏，侮所不胜，故直犯清道而作吐，吐后诸证皆减者，木升而火熄也。方用黄芪五钱，柴胡三钱，白芍二钱，甘草一钱，陈皮、贝母、枳实各五分，姜三片，一服而寒热除，再服而痛减吐止，水声亦绝。其夫喜曰：

何神速也？复请命于先生，曰：寒热者，少阳胆也；吐酸者，厥阴肝也；痛而腹块翻腾者，火盛激动其水，如锅中汤泡沸腾也。吐多则肺金愈伤，故用黄芪补肺金为君，使得以制肝木；柴胡泻肝为臣，升发其胆火。《经》曰：木郁达之。夫木性上升者也，郁则不升，故用柴胡升发肝胆之清气，使冲开其郁结；过者折之，以其畏也，所谓泻之；补肺制肝，正谓此也。损其肝者缓其中，甘草缓中为佐；木位之主，其泻以酸，白芍于土中泻木为佐。病久生郁，郁久生涎，贝母、陈皮、枳实，开郁逐涎为使。然后金得其正，木得其平，土得其安，由是病去而愈速。前方用山栀降下之药，火势正炽，岂区区寒凉所能抑哉？轻者正治，重则从其性而升之，治病要识此意。（孙一奎）

一人久抱忧郁，如痴如呆，忽笑忽哭，口中喃喃，不思饮食，家人偶持炭过，大喜夺食，后遂为常，每日必食斤许，医用化痰清心之剂无功。予谓郁伤肝木，木火自焚，渐成焦腐，炭为木烬，同类相求。病可治者，喜在食则胃气犹存，但补心肝之气血，而去其痰涎自愈。（程仲华）

医述卷八　杂证汇参

疟

经义

夏伤于暑，秋为痎疟。○夏暑汗不出者，秋成风疟。（《素问》）

哲言

牡疟，但寒不热，无汗寒栗，头痛，病属太阳。瘅疟，但热不寒，烦热自汗，病属阳明。风疟，先热后寒，恶风自汗，头痛，病属少阳。湿疟，先寒后热，身重呕逆，病属太阳。痎疟，寒热间日一作，或三日一作，缠绵不已，病属少阴、厥阴。（《医阶辨证》）

身后为太阳，太阳者，膀胱寒水也。身前为阳明，阳明者，大肠燥金也。少阳之邪在其中，近后膀胱寒水则恶寒，近前阳明燥金则发热，故为寒热往来也。（李东垣）

疟病之寒战，乃内热将作，火冲其气，故凛凛而寒，非真冷也，不得以热药治之。（《己任编》）

疟发必有寒有热，有寒热之往来，适在少阳所主之界。偏阴则多寒，偏阳则多热，即其纯热无寒，而为瘅疟、温疟；纯寒无热，而为牡疟。要皆自少阳而造其极偏，补偏救弊，亦必返还少阳之界，阴阳两协于和而后愈也。疟邪如傀儡，少阳则提傀儡之线索，

操纵进退，一惟少阳主张。（喻嘉言）

凡疟因于暑，人皆知之，不知夏令炎热，此自正气之宜，而人有畏热者，每多避暑贪凉，此因暑受寒，所以致疟。《经》曰：夏暑汗不出者，秋成风疟。义可知也。然又惟禀质薄弱，或劳倦过伤者，尤易感邪，此所以受邪有浅深，而为病有轻重。第以病因暑致，故曰受暑，而不知暑有阴阳，疟惟阴暑为病耳。至其病变，则有为寒证者，有为热证者，有宜散者，有宜敛者，有宜温者，有宜清者，其要在标本虚实，因证制宜斯尽善矣。其有云伤暑，而认暑为火者；有云脾寒，而执以为寒者，皆偏见也。〇凡疟发在夏至后秋分前者，病在阳分，其病浅。发在秋分后冬至前者，病在阴分，其病深。发在子后午前者，此阳分病也，易愈。发在午后子前者，此阴分病也，难愈。〇凡疟自阴渐阳，自迟渐早者，由重而轻也。自阳渐阴，自早渐迟者，由轻而重也。凡感邪深者，其发必迟，必使渐早渐近，方是佳兆。故治此疾者，春夏为易，秋冬为难。（《景岳全书》）

疟有一日一发者，有间日一发者。昔人谓一日者轻，间日者重，以为卫气不胜邪，非积二日，不能逐出风府也。然有间日一发而轻者，则邪微病微，必积二日，方能与卫气交争，迸出风府，不得以重论。〇疟邪与瘟疫相似，但疫重而疟轻耳。（《医参》）

谚云：少不可弱，老不可疟。盖少年欲火正旺，阴水愈亏，老年气血衰微，不能任其寒热凌虐之状耳。（《见闻录》）

或问有疟发时而脉歇至，人事昏谵，疟退则神清而脉不歇至者，何也？答曰：疟发之时，邪气阻滞，则正气不能周流，故脉歇至。疟止邪散，正气复，则脉舒，故如常。疟发昏谵者，由热甚乱其神明故耳。（方星岩）

补编

疟疾有风、寒、暑、湿不同，治疗有汗、吐、下各异，方术百千，不能尽述。独无痰不成疟，无食不成疟，深得致疟之因。无汗要有汗，散邪为主；有汗要无汗，扶正为主，深得治疟之法。（《赵氏医贯》）

疟病一门，《巢氏病原》妄分五脏。后人谓其发明《内经》，深信不疑，而不知疟邪不从脏发。《内经》所无之理，巢氏臆言之耳。陈无择三因之说踵矣。乃谓夏伤于暑，秋为痎疟者，不可专以此论，何其甘悖圣言耶？至论内因，抄袭巢氏心、肝、脾、肺、肾五疟立言，仍是巴人下里之音矣。张子和治疟，喜用汗、吐、下三法，自夸本于长沙。讵知仲景所谓汗下者，但从少阳之和法而进退其间，不从伤寒之汗下起见也。其可吐者，或用瓜蒂，或用常山苗，各有深义，亦岂漫然而吐之耶？且子和谓治平之时，其民夷静，虽用砒石毒药，以热治热，亦能取效，是何言欤？至东垣、丹溪，确遵《内经》夏伤于暑，秋必痎疟之论，多所发明。而谓吴楚闽广之人，患疟甚多，阳气素盛之处，其地卑湿，长夏之时，人多患暍疟霍乱泻痢，伤湿热也，此语诚为聪明绝世矣。然于《内经》之旨，尚隔一层。《内经》运气，暑与湿同推，不分彼此，曾何分南北乎？且丹溪所论十二经，皆能为病，固即《刺疟篇》之旨，曷不遵《金匮》推足少阳一经为主，坐令多歧亡羊耶。方书俱以温疟为伤寒坏病，与风疟大同，此言出于何典？至于牡疟，总无其名，统括于寒疟之内，误指寒疟为脏寒之极，故无热有寒，用姜、桂、附子温之。又有更其名为牝疟者，云久受寒湿，阴盛阳虚，不能制阴，所以寒多不热，凄怆振振，亦行温热之法，直是杀人不转睫矣。又谓暑疟即瘅疟，呕者用缩脾等药，从无有救少阳木火之邪如救焚者，适燕而南其指，抑何生民之不幸耶？○弦数者风发也，以饮食消息止之。仲景既云弦数者多热矣，复申一义云，弦数者风发，见多热不已，必至于极热，热极则生风，风生则肝木侮土，而传其热于胃，坐耗津液，阳愈偏而不返。此未可徒求之于药也，须以饮食消息而止其炽热，即梨汁、蔗浆生津止渴之属，正《内经》风淫于内，治以甘寒之旨也。（喻嘉言）

凡治疟当知标本，有标则治标，无标则治本，此最为治疟之肯綮。盖标以邪气言，本以正气言，夫邪正相争，所以病疟。凡疟之初起，本由邪盛，此当治邪，固无疑也。若或表散已过，久而不愈，则于邪正之间，有不可不辨矣。盖有邪者，证必猖炽，脉必弦紧，或头痛未除，或汗出未透。凡属形证有余者，即其病虽已久，亦必有邪未清，但觉有邪，犹宜兼标为治。若汗出已多，邪解已透，别无实证实脉可据，而犹不愈者，必由正气全虚，或以质弱，或以年衰，此当专治其本，但使元气恢复，则无不愈。设或不明标本，无论有邪、无邪，而但知攻疟，则害多矣！○治疟之法，若其久而汗多，腠理开泄，阳不能固者，必补敛之。无汗则腠理致密，邪不能解，必发散之。故曰：有汗要无汗，扶正为主。无汗要有汗，散邪为主，此大法也。盖疟本外邪，非汗不解，若不知善解其邪，而妄用劫剂，多致胃气受伤，宜以补剂为主，加减取汗。若邪在阴分，则下体最难得汗，补药力到，自然汗出至足，方是佳兆。○凡寒邪之自外入者，得汗即解，如伤寒之类是也。而惟瘟疟之候，则病有深浅不同，如病瘟者，虽有大汗，而热仍不退。病疟者，屡发屡汗，而疟犹不止。此其所感者深，故不能以一、二汗而即愈，或通身如洗而邪犹不能透。若此者，但当察其强弱，仍渐次再汗之，方得邪解。故不可谓汗后必无邪也，此但当以脉之紧与不紧，头身之痛与不痛，寒热之甚与不甚为辨耳。○古称治疟，凡将发之时，与正发之际，慎勿施治，必待阴阳并极，势平之后，然后治之；或于未发之先，迎而夺之。此说殊似不然，予近治疟，每迎其锐而击之，最捷最效。是可见古法之有不必泥者。（《景岳全书》）

疟由伏邪而成，当辨其六气中所伤何气，六经中病涉何经，若小柴胡专主少阳，岂能兼括哉？此证春冬间有，惟夏秋暑湿为患者居多。暑必挟湿，专伤气分，须分别其上焦中焦暑湿二气，何者为重？若暑热重者，专究上焦肺脏清气，疟发必热重寒微，唇舌绛赤，烦渴喜饮，其脉色自有阳胜之候，当宗桂枝白虎，及天水散加辛凉之品为治。若湿邪重者，当议中焦脾胃阳气，疟发虽热势蒸燔，然舌必有腻苔，渴喜暖汤，胸脘痞胀，呕恶，其脉色自有阳气不舒之状，当宗正气散及二陈汤去甘草加杏、蔻、生姜之类主之。必要阳盛于阴，而后配和阳之剂，方无贻累。倘证象两兼，则两法兼之可也。大凡是证，若邪轻正不甚虚者，寒热相等，而作止有时。若邪重正怯者，寒热模糊，来势必混而不分。邪浅则一日一发，稍深则间日一发，最深则三日一发，古称为三阴大疟，以肝脾肾三脏之见证为要领。其补泻寒温，亦不离仲景治三阴之法为根蒂，可知阳经轻浅之方，治之无益也。所云移早则邪达于阳，移晏则邪陷于阴，阴阳胜复，于此可参。若久而不已，必有他虞。太阴之虚浮胀满，有通补之理中汤，开腑之五苓散。少阴之痿弱成劳，有滋阴之复脉汤，温养之升奇法。厥阴之厥逆吐蛔，及邪结为疟母，有乌梅丸与鳖甲煎法。又如心经疟久，必动其营，则为烦渴见红，肺经疟久，必伤其津，则为胃秘肠痹，一则滋阴为主，一则清降为宜。或暑湿格拒三焦，而呕逆不纳者，宗半夏泻心法。秽浊蒙蔽膻中，而清灵昧甚者，用牛黄清心丸。心阳暴脱，有龙、蛎之救逆。胃虚呕呃，有旋覆、代赭之成方。至于表散和解，通阳补气，滋阴化营，搜邪入络，动药劫截，辛酸两和，营卫并补，及阳疟之后养胃阴，阴疟之后理脾阳等法，已全备矣。〇治疟用乌梅，以酸泄木安土之意。用常山、草果，乃劫其太阴之寒，使二邪不相并也。用人参、生姜曰露姜饮，一以固元，一以散邪，取通神明去秽恶之气。疟邪既久，深入血分，或结疟母，宜鳖甲煎丸煎方活血通络。（《临证指南》）

少阳证知可解者，寒热日不移时而作，邪未退也。若用柴胡而移其时，早移于晏，晏移于早，气移于血，血移于气，是邪无可容之地，知可解也。（王好古）

疟者，阴阳交争，寒热互作，用药须半生、半熟，半冷、半热，乃收十全之功。（《得效方》）

治疟药煎好，须露一宿服。盖疟者暑气为病，暑得露即解。（缪仲淳）

疟病须待热退身凉，方可饮食，切勿带热饮食，恐停积不消，而成痞成鼓者有之。（《万病回春》）

凡治疟不求邪之所在，辄行大汗、大下，伤人正气者，医之罪也。〇凡用截疟之法，不俟疟势稍衰，辄求速止者，医之罪也。〇凡用吐法，妄施恶劣之药，并各种丸药，伤人脏腑者，医之罪也。（《医门法律》）

瘅疟

师曰：阴气孤绝，阳气独发，则热而少气烦冤，手足热而欲呕，名曰瘅疟。若但热不寒者，邪气内藏于心，外舍分肉之间，令人销铄肌肉。（《金匮》）

瘅疟一证，在《内经》曰：肺素有热，气盛于身，发则阳气盛，阳气盛而不衰，故致销铄肌肉者，命曰瘅疟，自与诸疟不同。治法有三：如热邪内蓄而表邪未解者，则当散以辛凉；如热因邪致，表虽解而火独盛者，则当清以苦寒，此皆治其有余也。若邪火虽盛，而气血已衰，真阴自耗者，急宜壮水固元，若但知泻火，则阴日亡，必致不救。（《景岳全书》）

温疟

温疟者，其脉如平，身无寒，但热，骨节疼烦，时呕，白虎加桂枝汤主之。（《金匮》）

《内经》所称先热后寒之温疟有二：一者先伤于风，后伤于寒，风为阳邪，寒为阴邪，先阳后阴，故先热后寒。此以风寒两伤营卫之法治之，初无难也。其一为冬感风寒，深藏骨髓，内舍于肾，至春夏时令大热而始发。其发也，疟邪从肾出之于外而大热，俟其疟势外衰，复返于肾，而阴精与之相持，乃始为寒。设不知壮水之主，急救其阴，十数发而阴精尽矣，阴精尽则真火自焚，洒洒时惊，目乱无精，顷之死矣。所以伤寒偏死下虚人，谓邪入少阴，无阴精以御之也。而温疟之惨，岂有异哉！（喻嘉言）

温疟有三，总属阳盛，而浅深之邪不同。仲景所言于《金匮》者，温疟之一也。《素问》又有温疟二证，证不同而因亦异。仲景所言者二证，但热不寒之疟也，一曰瘅疟，一曰温疟。《内经》所言者二证，先热后寒之疟也，俱曰温疟，此以寒热之有无、先后为分晰者也。仲景所名瘅疟，但热不寒之热，热根生于心，而热气舍于分肉；至于温疟之但热不寒之热，则不渴，阳郁于表之热，故脉如平，此二证，其热大分浅深也。《内经》所言之第一种温疟，其先热后寒之热，亦如仲景所言之温疟，不过阳郁于表之热，特寒热之次序，稍变于常疟耳，其发亦以时变，而仍不失其常，亦热之浅者也。至《内经》所言第二种之温疟，则又似同于仲景所言之瘅疟矣。然先热后寒，与瘅疟之但热不寒又不同。盖寒热之见于外不同，而积热生于里有同耳，何以谓之同于瘅疟？以仲景所言瘅疟有夙热，而《内经》所言温疟，亦有夙热者也。仲景所言夙热藏于心脏，《内经》所言夙热藏于肾脏也。疟病原非脏邪，以热在脏为疟之根，如疟母在肝脏，为疟之母，俱系于脏，而以脏言。而疟则究非脏病，故热藏于心，即根于心；热藏于肾，即根于肾，此俱热之深者也。○《内经》言温疟有二，喻氏引以发明《金匮》之未备，但未言方出治。予总以白虎汤主之，治心火于少阴，与治肾火于少阴，亦相去不远也。气虚加人参，津亡加生地，血虚加归、芍，热甚在心加黄连，在肾加黄柏，俱不出阳盛救阴之法也。（魏荔彤）

牡疟

疟多寒者，名曰牡疟。蜀漆散主之。（《金匮》）

疟多寒者，寒多于热，如三七、二八之分，非纯寒无热也。若纯寒无热，则为阴证，而非疟证矣。（喻嘉言）

牡者阳物也，则牡疟者，亦阳胜阴亏之疾也。阳胜阴亏，何不治其阳，而以蜀漆散治其湿？则其人热甚于内，而素有水饮，所谓夏伤于暑者，热也；长夏伤于湿者，湿也。湿为水邪，必犯心脏；心名牡脏，为诸阳之主，水邪挟热干犯于心，故名牡疟。蜀漆，吐药也；和浆水以助其吐，非益其湿也；以云母、龙骨镇其心，驱其邪，俱寓治水之义也。此仲景于牡疟之治，明湿邪之浸淫，将使热邪得留恋，去湿正所以去热也。（魏荔彤）

牝疟

瘅疟独热，温疟先热，牝疟无热，诸疟皆先寒后热。（《三因方》）

邪气内藏于心，则但热而不寒，是为瘅疟。邪气伏藏于肾，故多寒而少热，则为牝疟。以邪气伏结，则阳气不行于外，故外寒积聚津液以成痰是以多寒。方用蜀漆和浆水吐之，以发越阳气；龙骨以固敛阴津；云母性温而升，祛湿运痰。方后有云：湿疟加蜀漆半分。坊本误作温疟，大谬。此条本以邪伏髓海，谓之牝疟，赵以德不辨亥豕[1]，注为邪在心而为牡；喻嘉言亦仍其误而述之，非智者之一失欤。（张路玉）

牝疟无热，《内经》并无此说。惟《金匮》云：疟多寒者名曰牡疟，亦非全无热也。果全无热而止见寒栗，此真寒阳虚证耳，安得谓之疟耶？（张景岳）

阴疟

疟邪入于阴分，宜用血药，引出阳分，如芎、归、红花、升麻之类。其不用别甲、首乌者，更恐引邪深陷少厥之界耳。（方星岩）

疟发在酉时者，五发内俱当用香红饮。方用香附、益母草、红花、当归、人参、生姜。古人用升提法，转出阳分，不过言其理当如是耳。时人执此法，愈提则阴愈虚，且凡属夜病，若俱要见阳而愈，则亦不胜其升提矣。（《己任编》）

胎疟

疟疾一证，《内经》详言之，先贤备述之。至于人生初次发疟，名为胎疟，古人未有发明。患者延缠难愈，或变虚咳，或变浮肿，

1　亥豕：指字讹的意思。

体实之人亦成疟母。盖疟乃暑邪伏于膜原之间，呆在少阳之界，不同伤寒、温疫转里之险。常发疟者，数发之后，邪无所容，即从毛窍熟径而出。若胎疟之作，隧道少疏通之机，毛窍非熟由之路，缠绵不已，正气受亏，正愈虚邪愈陷。予悟此理，初发投小柴胡汤加减数剂，阴虚者用救阴补元之法，阳虚者用温养元阳之法，俱重加人参，俾营卫气盛，则膜原留连之邪，急走隧道，肌腠虽非熟径，自有不能不出之势矣。（汪蕴谷）

三日疟

痎疟者，老疟也。以其隔三日一发，缠绵不去也。（娄全善）

或问胎疟之故，既得闻命矣，乃三日疟尤难愈于胎疟，抑又何也？余曰：膜原之界限，宜分阴阳浅深之不同；营卫之气血，亦分阴阳盛衰之各异。在膜原之浅者，阳盛于阴，阳盛则正强而邪弱，随卫气出入而疟难久留。在膜原之深者，阴盛于阳，阴盛则邪胜而正弱，居营气之间，而疟多伏藏。所以邪中浅者一日作，深者间日作，极深者间二日作。汪机云：三日一发者，非入脏也，由气血盛衰而然，气血强健，邪无容留矣。可见邪伏膜原之深界，离肌腠之路远，宜阳分助气之药，加血药引入阴分，方可挈起。如是则气血日盛，邪不攻而自走也。此证初发，用补中益气汤合桂枝汤，升其陷于阴经之邪。久发肾阴虚者，用六味汤合生脉散，补其真水；肾阳虚者，用养营汤、八味汤，补其真火；脾胃虚者，用四君子汤，或六君子汤，补其脾土。总之，此证本于根原内空，卫阳不密，邪有隙而可乘，惟重加参、术煎汤，吞八味丸，久服自有神功。血亏者加当归；气弱者加黄芪；阴虚火盛者，二母汤吞六味丸，阴虚火盛而胃滞者，二母汤吞独何丸，治法不外乎是。（汪蕴谷）

三日疟，邪气入深，原非旦夕能愈，若在霜降后，更难获瘳。当久服扶正之药，待春分阳气发扬，方得全愈。若服劫剂，不惟疟不能止，或劳或鼓，难免后忧。（《名医类案》）

三阴疟者，惟太阴疟当用理中汤，然必加肉桂。若在少阴、厥阴，非八味地黄汤不效。（《赵氏医贯》）

久疟

久疟，乃属元气虚寒。盖气虚则寒，血虚则热，胃虚则恶寒，脾虚则发热，阴火下流则寒热交发，若误投清脾、截疟二饮，多致不起。〇久疟诸药不效，以补中益气汤加半夏，或用人参一两、煨姜五钱，此不截之截，一服即愈。（薛立斋）

四明治久疟不愈，以养营汤送八味丸，仍于汤中加熟附子，谓十剂必除。又云：久疟以补中益气汤不效者，八味丸有神应。此益火之原以消阴翳也。（《已任编》）

三阳经疟

太阳之疟，腰背头项俱疼，先寒后热，热止汗出。阳明之疟，目痛鼻干舌燥，寒甚乃热，热甚汗出，畏见火日光。少阳之疟，口苦胁痛而呕，寒热往来，身体解亦。（《医学入门》）

三阴经疟

少阴之疟，寒少热多，呕甚舌干口燥，欲闭户独处。太阴之疟，惨然太息，腹满恶食，病至善呕，呕已乃衰。厥阴之疟，腰痛少腹满，小便数而不利，恐惧不定，心中悒悒。（《仁斋直指》）

风疟

凡疟皆生于风，风疟者，因避暑乘凉，汗出当风，邪闭毛孔，不得泄越而作。所谓夏暑汗不出者，秋成风疟是也。其证烦躁头疼，恶寒自汗，先热后寒，治宜发汗。（《证治汇补》）

寒疟

柴胡桂姜汤，治疟寒多微有热，或但寒不热，服一剂如神。（《金匮》）

是证虽与牝疟相类，以方药论之则殊，牝疟邪伏少阴气分，此证邪伏少阳血分。夫邪入营血，既无外出之势，而与阳争，所以多寒少热，或但寒无热也。小柴胡汤本阴阳两调之方，可随疟之进退，加桂枝，干姜，则进而从阳；若加栝蒌、石膏，则退而从阴，可类推矣。（张路玉）

纳凉之风寒，沐浴之水寒，伏于腠中，因触秋凉而发，其证腰背头项疼痛，先寒后热，治当温解。（《证治汇补》）

暑疟

暑疟者，其证汗烦喘喝，静则多言，体若燔炭，热多寒少，治宜清暑解表。（《证治汇补》）

湿疟

外着雨衣，内停水湿，发则一身尽痛，手足沉重，呕逆胀满，名曰湿疟。治宜解表除湿。（《证治汇补》）

瘴疟

瘴疟者，山溪瘴毒，湿热熏蒸，邪郁中焦，发时迷闷，甚则狂妄，乍寒乍热，一身沉重，不习水土者多患之。治宜正气散。（《证治汇补》）

疫疟

一方老幼病皆相似，此因天时寒暄不正，邪气乘虚袭入所致，宜随时令施治，此司天运气之所宜考也。（《证治汇补》）

鬼疟

鬼疟者，因卒感尸疰客忤，寒热日作，言动异常，俗云夜发

为鬼疟，非也。宜却邪禁厌法；或用平胃散加桃仁、雄黄。（《医方考》）

鬼疟之说，此或以疟邪乱其神明，因致狂言似鬼者有之，岂真鬼祟能为疟乎？（《景岳全书》）

痰疟

问曰：古云无痰不成疟，信乎？曰：痰之所为，非热不生，其有先伤饮食，痰热内作，复挟暑邪。变而为疟者有之。无痰不成疟，凡疟皆由脾虚，此二说乃透疟病之根。《己任编》痰疟者，因夏月多食瓜果油面，郁结成痰。热多寒少，头疼呕吐，甚则昏迷卒倒，寸口脉滑大者吐之；关脉弦滑者化之。若胸满热多。大便燥实者，大柴胡汤下之。（《证治汇补》）

食疟

食疟一名胃疟，因饮食失节，饥饱不常，谷气乖乱，营卫失和。其证寒热交并，恶食吐逆，胸满腹胀，食在膈上者吐之；食停未化者消之；食已消者和之。（《证治汇补》）

胃疟既云饮食饥饱伤胃而成，明是内伤，然未有不因外邪而单有食疟者也。（张景岳）

劳疟

柴胡去半夏加栝蒌汤，治疟病发渴者，亦治劳疟。（《金匮》）

劳疟其本火甚，营卫衰，津液竭，故并可施此方以治之。（喻嘉言）

劳役过度，营卫空虚。其证发热恶寒，或发于昼，或发于夜，遇劳便发，气虚多汗，饮食少进，误作疟治，久必成瘵。（《证治汇补》）

似疟

凡三春寒热如疟，非正疟也，其病在表，治宜疏解；不可作正疟用柴胡汤。（王协中）

秋时晚发，感证似疟，当以感证之法治之。（《己任编》）

似疟非疟一证，亦恶寒发热，或连日作，或间日作，而其与疟分别处，惟在乎脉之不弦耳。（方星岩）

似疟非疟之病，虽有寒热，而时作时止，本非疟类。凡病后，或产后，或虚损，俱有此证。《经》曰：阳虚则外寒，阴虚则内热。阴气上入阳中则恶寒，阳气下入阴中则发热。故凡无外邪而病为寒热者，必属虚证。但虚有阴阳之异，阳虚者必多寒，阴虚者必多热。阳虚者宜补其阳，人所易知，惟阴虚之证，则不易辨。盖阴中之水虚者，阴虚也；阴中之火虚者，亦阴虚也。（《景岳全书》）

有恶寒发热，与疟无异，面赤如脂，口渴不甚，吐痰如涌，身以上热如烙，膝以下自觉冷，此真阳泛上，肾虚之极，急以八味汤冷饮，继以人参建中汤调理。〇又有一等郁证伤疟者，其寒热亦与正疟无异，但其人口苦、呕吐、面青、胁痛、耳鸣、脉涩，先用逍遥散，加茱、连、贝母，继以六味汤，加柴胡芍药调理。（《赵氏医贯》）

疟母

病疟以月一日发，当以十五日愈，设不瘥，当月尽解，如其不瘥，当何如？曰：此结为癥瘕，名曰疟母，急治之，宜鳖甲煎丸。（《金匮》）

疟母者，痰挟血食而结为癥瘕；鳖甲煎丸，此《金匮》法也。其有虚人久疟，结成痞积，宜芎归鳖甲饮。不应，脾虚也，用补中益气汤加鳖甲。疟久必有留滞，须加鳖甲消之，如无留滞，只

宜补益。盖疟母缘医治失宜，邪伏肝经胁下致成痞块，不可作癖积治，每见急攻，多致不救。（《张氏医通》）

疟后变证

疟后变证，惟痢为急。求其所由，有因疟邪解散不早，或解散不畅，致陷于里，变而为痢者，法当表里分治，痢愈疟亦止，即不止，其发亦轻。有因疟时误下，邪陷于内，变而为痢者，必兼腹满肿胀，呕恶不食等证，法当逐邪培土，亦以痢止为度，二者俱宜补中益气汤加减。其次疟劳，或素有弱证，而又患疟，以至旧病更深，煎熬日久，精神衰耗，肌肉消削，往来潮热，渐成劳瘵，察其何经受病，而补益之。其次疟厥，本由气血亏虚，调理失宜；或因寒而厚衣重被，过伤于暖；或因热而单衣露体，又感于寒，遂成湿厥，治当分别寒热，不得混施汤剂。

疟脱

疟脱之证，魄汗淋漓，面色青黑，脉虚浮数，按之极虚，治非补中益气汤去升、柴，倍参、芪，加白芍、五味、枣仁不可也。（吴天士）

厌疟

厌疟之法，俗多用之。有效、有不效，人每疑之，而其所以然者，自有的确之妙，人未知也。盖疟以邪正相争，势犹楚汉相持，但得一助之者，为楚则楚胜，为汉则汉胜，故不论何物，皆可用以为厌。但使由之，勿使知之，其人恃有所助，则胆壮而邪即败矣。然惟邪轻日作者可厌，而邪深间日者则不能厌。（张景岳）

截疟

疟用截药，不可太早，截早则邪气闭塞而成坏证。又不可太迟，截迟则元气衰惫而成怯证，当在三、四发截之为好。（《万病回春》）

截疟之法，方固不少，若以愚见，并及治验，则未尝借于截也。盖有邪者邪去则愈，若散邪既透，则但收拾元气，气复即愈，能于邪正之间，得其攻补之宜，此截之最善者也。至于截疟诸方，虽不可执，亦不可无，第有效于此，而不效于彼者，亦以人之气血阴阳，各有不同故耳。故凡截药，当察人之强弱，酌而用之，庶乎得效。然亦惟轻者易截，而重者不易截也。（张景岳）

脉候

疟脉自弦，弦数者多热，弦迟者多寒。弦小紧者下之瘥，弦迟者可温之，弦紧者可发汗针灸也，浮大者可吐之，弦数者风发也，以饮食消息止之。（《金匮》）

选案

熊丹孚病疟半年，诸药莫止，羸惫殊甚。诊曰：正极虚矣，安可复投疟门药乎？命取人参二两，配合补中益气汤，加熟地、五味子、山萸、山药浓煎服之，顿觉精神壮旺，疟鬼不知逃去无何有之乡矣。丹孚乃曰：昨日犹服常山截疟饮，寒热益甚，先生之术是何神也？予笑而不答。（程华仲）

一女年二十，初冬时，每日薄暮，发寒战一、二时，半夜后，寒战益甚，屡药不效。诊左关脉沉弦，余皆平弱，此牝疟也。由郁久兼受寒气客于肝脏，肝主筋与血，寒凝则血脉不和，故战慄而筋脉动摇。《经》云：肝病者日晡甚，是以薄暮而发也。药用芎、归、白芍、天麻、醋炒柴胡、香附、吴萸、肉桂、炮姜，一服即愈。（《医验录》）

程结先子病疟，每日辰时大寒，午后大热，热即厥，直视不能出声，颏脱，涎涌，日流数升，至丑时始汗解，饮食不进，昏冒几绝。予往视之，皆诛伐太过所致也，值医者在，予谓此为何证？曰：此肝疟也，肝疟令人色苍苍然太息，其状若死。予笑曰：据子述经言，当得通脉四逆矣，何用前药？予诚不识此为何病，但知其虚甚耳，请先救人后治病。是夜用人参一两，黄芪二两，炮姜三钱，比晓熟地、桂、附并进，次日辰时疟不复发。此缘劳役过度，寒热往来，医认为疟，发散寒凉，重虚其虚，非峻补气血，何由得生？〇方虎病三阴疟四年，服过人参几十斤，年久病深，形肉尽脱，饮食不进，每觉气从左胁上冲，烦乱欲脱，重用桂、附、芍药、地黄，养营逐翳。冬至日，正发期，遂不至。（《己任编》）

陈眉公三日疟，浃岁[1]未瘥，素畏人参。诊其脉，浮濡沉弱，此营卫俱衰，故延久不已。谓曰：素不服参者，天畀[2]之丰也。今不可缺者，病魔之久也。试服钱许，口有津生，腹无烦满，遂以人参一两，首乌一两，煎成入姜汁少许，一剂势减，再剂遂截。（李士材）

有二男子，各得痎疟三年，俱发于寅申巳亥日。一人昼发，发于巳而退于申；一人夜发，发于亥而退于寅。昼发者乃阴中之阳病，宜补气解表，与小柴胡汤倍人参加白术、川芎、陈皮。夜发者为阴中之阴病，宜补血疏肝，用小柴胡汤合四物汤，加青皮。各与十帖，加姜枣煎，于未发前二时，每日一帖，服至八帖，同日得大汗而愈。（《医学正传》）

及门鲍北山患三日疟，经九十日未脱，因思左传齐候痎遂痁[3]，注云：自三日一发至十日一发皆名痁。考本草专治痁疟，莫如葳蕤（俗名玉竹），每日浓煎三两，分三次服，半月断根。此方

1　浃岁：即一年。

2　天畀：即先天赐予。畀，音bǐ。

3　痁：音shān，指久疟。

传治多人，志之以俾济世。（《医参》）

附方

燮理丸　日蚀之时，用灰面若干，清水和成，对日为丸，晒干收贮听用。此阳中有阴，阴阳既分，疟有不愈者乎？试剖丸中则空，是其验也。

五方丸　疟来多发，邪势已衰，用此截之。青黛五钱、辰砂一钱、桂心五钱、白凡五钱、白芷三钱、巴霜三钱、黑附子三钱、麝香一钱、硫黄五钱、雄黄三钱。各研为末，用五色纸分包，端阳午时，按方位摆就，焚香一炷，取五姓粽捣丸如桐子大，辰砂为衣，日中晒干。疟发之日，早一、二时用新绵裹塞鼻内，男左女右，勿经妇人手。

肿　胀

经义

帝曰：其有不从毫毛生，而五脏阳已竭也。津液充郭，其魄独居，孤精于内，气耗于外，形不可与衣相保，此四极急而动中，是气拒于内，而形施于外，治之奈何？岐伯曰：平治于权衡，去菀陈莝，微动四极，温衣，缪刺其处，以复其形，开鬼门，洁净府，精以时服。五阳已布，疏涤五脏，故精自生，形自盛，骨肉相保，巨气乃平。〇肾者至阴也，至阴者盛水也；肺者太阴也，少阴者冬脉也。其本在肾，其标在肺，皆积水也。〇肾何以能聚水而生病？肾者胃之关也，关门不利，故聚水而从其类也。〇水病下为浮肿大腹，上为喘呼，不得卧者，标本俱病。〇不得卧，卧则喘者，是水气之客也。〇颈脉动，喘疾咳曰水。目里微肿，如卧蚕起之状曰水。○阴阳结斜，多阴少阳曰石水。○三阴结谓之水。○因于气为肿，四维相代，阳气乃竭。○热胜则肿。○诸湿肿满，皆属于脾。○诸胀腹大，皆属于热。○浊气在上，则生䐜胀。○有病心腹满，旦食而不能暮食，名为鼓胀，治之以鸡矢醴，一剂知，二剂已。（《素问》）

肤胀者，寒气客于皮肤之间，鼟鼟然不坚，腹大身尽肿，皮厚，按其腹窅而不起，腹色不变，此其候也。○鼓胀者，身皆大，大与肤胀等，色苍黄，腹筋起，此其候也。○足太阴虚则鼓胀。○脾气实则腹胀。○心胀者，烦心短气，卧不安。肺胀者，虚满而喘咳。肝胀者，胁下满而痛引少腹。脾胀者，善哕，四肢烦悗，体重不能胜衣。肾胀者，腹满引背，央央然腰髀痛。胃胀者，腹满，胃脘痛，鼻闻焦臭，妨于食，大便难。大肠胀者，肠鸣而痛濯濯，冬日重感于寒，则飧泄不化。小肠胀者，少腹䐜胀，引腰而痛。膀胱胀者，少腹满而气癃。三焦胀者，气满于皮肤中，轻轻然不坚。胆胀者，胁下痛胀，口中苦，善太息。（《灵枢》）

哲言

夫胀与肿，内因则各有殊，而外形多相似，其可辨者，如先腹大，后四肢肿者为胀病；先头足肿，后腹大者是水也。但腹大而四肢竟不肿者为胀病，脐腹四肢悉肿者是水也。（沈金鳌）

凡诸实证，或六淫外客，或饮食内伤，阳邪急速，其至必暴，每成于数日之间。若是虚证，或情志多劳，或酒色过度，日积月累，其来有渐，每成于经月之后。（李士材）

问曰：肿与胀有辨乎？曰：肿自肿，胀自胀。盖气血流行。脏腑调和，脉络疏通，在外安得作肿？在内安得作胀？缘其人肾气虚，失开阖之权；肺气虚，失清肃之令；脾气虚，失健运之常；

表气虚，外邪易入，于是在肌肉则肿生，在脏腑则胀生。见于外自知其肿，人亦知其肿也，发于内自知其胀，人不知其胀也。但肿胀多端，虚实各异，风、寒、湿、热、水、虫、血、食之各种，不悉言之，何以知所适从哉？夫风寒外入之肿，则为实证，如头面之肿、发颐之肿、牙龈之肿是也。湿热外入之肿多实，而亦有虚证，如疮疡之肿、单腹之肿、痛痹之肿是也。若气水虫血之肿，则有虚实两证，如目下之肿、周身之肿、手足之肿、腹皮光亮之肿、肾囊肾茎之肿、腹有青筋之肿是也，治法各以证合脉为尽善也。然胀与肿迥乎不同，肾火衰微，中土虚寒，脾元不运而胀矣。水不生肝，木郁不达，两胁不和而胀矣。阴火灼金，肺气膹郁，喘咳壅塞而胀矣。不特此也，又有湿热在脾胃而胀，水饮在中脘而胀，瘀血在中焦，及虫积在肠胃而胀，气滞食阻在阳明而胀，大小便不通在少腹而胀。外风无胀病，而胀病亦不一。大抵肿有形而胀无形，胀者肿之渐，内伤居多；肿者胀之剧，外感无与。内伤有胀而亦有肿，外感有肿而却无胀。医家务以外肿内胀，确认亲切，则肿自肿，而胀自胀，不有了然胸中者乎！（《会心录》）

肿胀病在气分者，因气之滞。如气血之逆，饮食之逆，寒热风湿之逆，气虚不能运化之逆，但治节有不行者，悉由气分，皆能作胀。凡气分之病，其色苍，其内坚，其胀或连胸胁，其痛或及脏腑，或倏而浮肿者，阳性急速也。或自上及下者，阳本乎上也。或通身尽肿者，气无不至也。有随按而起者，如按气囊也。然此虽皆气分，而气病各有不同，有气热而胀者，曰诸胀腹大，皆属于热也；有气寒而胀者，曰胃中寒则䐜胀，曰脏寒生满病也；有气湿而胀者，曰诸湿肿满，皆属于脾也；有气虚而胀者，元气虚也，曰足太阴虚则鼓胀也；有气实而胀者，邪气实也，曰肾气实则胀；

曰脾气实则腹胀；曰胃气实则胀也，凡此虽皆胀病，而治之之要，则全在察其虚实。大都阳证多热，热证多实；阴证多寒，寒证多虚。先胀于内，而后及于外者多实；先肿于外，而渐及于内，或外虽肿而内不胀者多虚。小便红赤，大便秘结者多实；小便清白，大便稀溏者多虚。脉滑有力者多实，弦浮微细者多虚。形色红黄，气息粗长者多实；形容憔悴，声音短促者多虚。年青少壮，气道壅塞者多实；中衰积劳，神疲气怯者多虚。虚实之治，反如冰炭，若误用之，必致害矣。〇病在水分者，以阴胜于阳。而肌肤皆肿，此与气证，本有不同。凡水之为病，其色明润，其皮光薄，其肿不速，每自下而上，按肉如泥，肿有分界。盖阴本于下，而浸渍有渐，皆水病之证也。观《水胀篇》言寒气之胀，按其腹窅而不起；水肿之病，按其腹随手而起，如囊裹水之状。然以愚见及察之证验，则若与此论相反。盖凡是水证，必按之窅而不起，此其水在肉中，如糟如泥，按而散之，猝不能聚，未必如水囊之比。凡随按随起者，亦惟虚无之气，其速乃然，故辨当若此也。凡欲辨水气之异者，在欲辨其阴阳耳。若病在气分，则阳证阴证皆有之；若病在水分，则多为阴证。何也？盖水之与气，虽为同类，但阳旺则气化，而水即为精，阳衰则气不化，而精即为水。故凡病水者，本即身中之血气，但其为邪为正，总在化与不化耳。水不能化，因气之虚，岂非阴中无阳乎？此水肿之病，所以多属阳虚也。然水主于肾，气主于肺，水渍于下，而气竭于上，所以下为肿满，上为喘急，标本俱病，危斯极矣。此当速救本原，庶保万一，倘以虚喘为实邪，而犹然泄肺，无不败矣。（张景岳）

肿本乎水，胀由乎气。肿分阳水、阴水，外来者为有余，即为阳水；内发者为不足，即为阴水。若胀病之因更多，所胀之位各异，或因湿、因郁、因寒、因热、因气、因血、因痰、因积、因虫，皆可为胀。或在脏腑，在脉络，在皮肤，在身之上下表里，皆能作胀。更或始因于寒，久郁为热，或始为热中，末传寒中。且胀不必兼肿，而肿则必兼胀，亦有肿胀同时并至者，病形变幻不一。有湿在下者用分利；有湿在上中下者用分消；有湿而着里者用五苓散通达膀胱；有湿郁兼热者用半夏泻心，苦辛通降；有湿热气郁积者用鸡金散，消利并行，有气血郁积，夹湿热之邪，久留而不散者，用小温中丸清理相火，健运中州；有湿热与水寒之气交横，气喘溺少，通身肿胀者，用禹余粮丸，崇土制水，暖下泻浊；有寒湿在于气分，则用姜、附；有寒湿入于血分，则用桂、附；有湿上甚为热，则用麻、杏、膏、苡，清肃上焦之气；有湿下着为痹，则用加味活络，宣通下焦之郁。有藉乎薤白栝蒌者，滑润气机之痹结于腹胁也；有藉乎制黄、归尾者，搜逐血沫之凝涩于经隧也；有藉乎玉壶、控涎、神佑、神芎者，视其或轻或重之痰饮水积而驱之也，此皆未损夫脏气，而第在腑之上下，膜之表里者也。若有胃阳虚者，参、苓必进；脾阳衰者，术、附必投；更有伤及肾者，则又需加减八味、济生等丸矣。○夏季湿热郁蒸，脾胃气弱，水谷之气不运，湿着内蕴为热，渐至浮肿腹胀，小水不利。治之非法，水湿久渍，逆行犯肺，必生咳嗽喘促，甚则坐不得卧，俯不能仰，危期速矣。大凡喘必生胀，胀必生喘，方书以先喘后胀者治在肺，先胀后喘者治在脾。《金匮》有风水、皮水、石水、正水、黄汗，以分表里之治。河间有三焦分消，子和有磨积逐水，皆有奥义。世俗论水湿喘胀之证，以开鬼门取汗为表治。分利小便洁净府为里治。又以诸湿肿满，皆属于脾，用健脾燥湿为稳治，治之不效，技穷束手矣。不知凡病皆本乎阴阳，通表利小便，乃宣经气，利腑气，是阳病治法。暖水脏，温脾肾，补阳以驱水，是阴病治法。治肺以轻清开上，治脾必佐温通，若阴阳表里乖违，脏真日漓，阴阳不运，亦必作胀。治以通阳，乃可奏绩，如《局方》禹余粮丸。甚至三焦交阻，必用分消，肠胃窒塞，必用下夺，但不得与伤寒实热同例，擅投硝、黄、枳、朴，扰动阴血。若太阴脾脏，饮湿阻气，温补不应，欲用下法，少少甘遂为丸可也。（《临证指南》）

水肿鼓胀，皆因脾虚所致。然水肿轻而鼓胀重者，何也？盖水肿则饮食如常，鼓胀则饮食不及常，治水肿惟补脾导水而已，治鼓胀则补脾导水，兼以消谷，庶乎可也。（冯楚瞻）

胀满之病，每见用尅伐伤损脾肾，证变泄泻喘促而不可救，往往用《金匮》肾气丸，转危为安，妙在桂、附补脾之母。张三锡加参、术，活人殊众。（薛立斋）

中满之病，原于肾中之火气虚，不能行水，宜八味丸以补肾中之火，则三焦有所禀受，肾气不虚而能行水矣。若纯是脾虚之证，既以参芪四君为主，亦须用八味丸兼补命火。盖脾土非命火不能生，此虚则补母之义也。又有一等纯是阴虚，三焦冲脉之火，同逆而上，水从火溢，上积于肺而为嗽，甚则为喘呼不得卧，散聚于阴络而为肿，随五脏之虚，入而聚之则为胀。皆相火泛溢其水而生病也，以六味汤加麦冬、五味，服之有验。（赵养葵）

肿满有寒水侮土者，其肿必先由头面四肢起，然后及于腹中，此证可以补中益气汤，吞《金匮》加减肾气丸。然当治之于早，不然水势冲决，土崩岸败，无济于事。（《己任编》）

水肿

师曰：病有风水，有皮水，有正水，有石水，有黄汗。○风水。其脉自浮，外证骨节疼痛，恶风。○皮水，其脉亦浮，外证浮肿，按之没指，不恶风，真腹如鼓，不渴，当发其汗。○正水，其脉沉迟，外证自喘。○石水，其脉自沉，外证腹满，不喘。○黄汗，其脉沉迟，身发热，胸满，四肢头面肿，久不愈，必致痈脓。○心水者，其身重而少气，不得卧，烦而躁，其人阴肿。○肝水者，其腹大，不能自转侧，胁下腹痛，时时津液微生，小便续通。○肺水者，其身肿，小便难，时时鸭溏。○脾水者，其腹大，四肢苦重，津液不生，但苦少气，小便难。○肾水者，其腹大，脐肿，腰痛，不得溺，阴下湿如牛鼻上汗，其足逆冷，而反瘦。○诸有水者，腰以下肿，当利小便；腰以上肿，当发汗，乃愈。○问曰：病有血分、水分，何也？师曰：经水前断，后病水，名曰血分，此病难治。先病水，后经水断，名曰水分，此病易治。何以故？去其水，其经自下。○风水，脉浮身重，汗出恶风者，防已黄芪汤主之。○风水，恶风，一身悉肿，脉浮，不渴，续自汗出，无大热，越婢汤主之。○皮水为病，四肢肿，水气在皮肤中，四肢聂聂动者，防已茯苓汤主之。○里水，越婢加术汤主之，甘草麻黄汤亦主之。○问曰：黄汗之为病，身体肿，发热，汗出而渴，状如风水，汗沾衣，色正黄，如蘗汁，脉自沉，何从得之？师曰：以汗出入水中浴，水从汗孔入得之，宜芪芍桂酒汤主之。（《金匮》）

按：其人阴肿四字，当在肾水条内，错简在此，当移之。○面反瘦之下，当补上条其人阴肿四字。○里水之“里”字，当是“皮”字。岂有里水，而用麻黄之理？当改之。（《医宗金鉴》）

风肿者，皮粗，麻木不仁，走注疼痛是也。气肿者，皮厚，四肢瘦削，腹胁胀膨是也。血肿者，皮间有血缕赤痕是也。妇人怀妊，有气遏水道而肿者，饮食无阻，既产自消，所谓子肿是也。（朱丹溪）

皮厚色苍，四肢削瘦，胸腹痞满，自上而下者，多属气。皮薄色嫩，肿有分界，自下而上者，多属水。又按之不成凹而即起者气也；按之成凹不即起者湿也。（《医学入门》）

按：水肿有痰阻、食积、血瘀，致清不升，浊不降而成者；有湿热相生，隧道阻塞而成者；有燥热冲激，秘结不通而成者，证属有余。有服寒凉伤饮食，中气虚衰而成者；有大病后，正气衰惫而成者；有小便不利，水液妄行，脾莫能制而成者，证属不足。宜分别治之。（《医方集解》）

肾气壮，则水还于肾；肾气虚，则水散于皮。（华元化）

《经》云：热胜则肿者，盖四肢为诸阳之本，阳结于外，不得行于阴，则邪热郁于四肢，故为肿也。况邪在六腑，则阳脉不和，阳脉不和，则气留之，以其气留，故而为肿。（《圣济总录》）

《内经》四维相代，阳气乃竭二句。按王太仆注，四维为血肉筋骨。吴鹤皋注，四维为血脉筋骨。以是四者，维持一身，以注维字之义。马元台以血脉筋骨四字未妥，因注四维为四肢。汪讱庵以王、马二注，俱于代字无着，因注四维为四时。诸说不一，窃思四维之见素问者屡矣，《气交变大论》曰：岁土不及，四维有埃云润泽之化。《五常政大论》曰：其眚四维。故王注以四维为东南、西南、东北、西北之位，马元台、吴鹤皋注此二篇之四维，亦俱宗王注四隅方位，而说是四维当作四隅解。四维相代，当作人身之四隅解。盖言肿之起于前、后、左、右者，自此至彼，一身尽肿，阳气乃坏极而无存矣。四隅尽肿者，即脐突，背平，缺盆平，足心平之类。丹溪以此二句为衍文，此求其说，而不得从而为之辞，亦不知为不知之义也。（《吴医汇讲》）

病机之切于人身者，水火而已矣。水流湿，火就燥，水柔弱，火猛烈，水泛溢于表里，火游行于三焦，拯溺救焚，可无具以应之乎？《经》谓二阳结，谓之消。三阴结，谓之水。三阴者，手足太阴脾肺二脏也。胃为水谷之海，水病莫不本之于胃，《经》乃以属之脾肺者何耶？使足太阴脾足以转输水精于上，手太阴肺足以通调水道于下，海不扬波矣。惟脾、肺二脏之气，结而不行，后乃胃中之水日蓄，浸灌表里，无所不到也，是则脾、肺之权，可不伸耶？然其权尤重于肾，肾者胃之关也，肾司开阖，肾气从阳则开，阳太盛则关门大开，水直下而为消。肾气从阴则阖，阴太盛则关门常阖，水不通而为肿。《经》又以肾本肺标，相输俱受为言，然则水病以脾肺肾为三纲矣。于中节目，尤难辨晰。《金匮》分五水之名，及五脏表里主病，彻底言之，后世漫不加察，其治水辄宗霸术，不能行所无事，可谓智乎！然水在心之部，则郁心火炳明之化；水在肝之部，则郁肝木发生之化；水在肺之部，则孤阳竭于外，其魄独居；水在脾之部，则阴竭于内，而谷精不布；水在肾之部，不但诸阳退伏，即从阳之阴，亦且退伏，孤阴独居于下而隔绝也。故胃中之水，惟恐其有火，有火乃属消渴，末传中满之不救。肾中之水，惟恐其无火，无火则真阳灭没，而生气内绝。其在心之水，遏抑君火，若得脾土健运，子必救母，即在肝在肺在肾之水，脾土一旺，水有所制，犹不敢于横发。夫水土平成以神禹为师，医门欲平水土，不师仲景而谁师乎？〇胃本水谷之海，五脏六腑之大源。脾不能散胃之水精于肺，而病于中；肺不能通调胃之水道于膀胱，而病于上；肾不能司胃之关门时其输泄，而病于下，所以胃中积水，浸淫无所底止耳。仲景论水气一门，极其精详，惟恐足太阴脾之健运失职，手太阴肺之治节不行，足少阴肾之关门不开，并其腑膀胱之气化不行，所用方药，皆不蹈重虚之戒，立于无过之地。海藏集仲景治肺痈葶苈大枣泻肺汤为例，是欲以泻肺之法，为泻水之法矣。集仲景治伤寒痞连两胁，杂证支饮在胁之十枣汤为例，是欲以泻胸胁及膀胱，为泻水之法矣。何其敢于操刃，而藉口仲景耶？后来依样葫芦，不伤脾，即泻肺；不泻肺，即泻膀胱，乃致积水滔天，载胥及溺。水病门中，成方百道，求一救肺气之膹郁，而伸其治节之方，无有也。求一救膀胱阻绝，而伸其气化之方，无有也。○凡禽兽之类，有肺者有尿，无肺者无尿，故水道不利，而成肿满，以清肺为急。此义前人阐发不到，后之以五苓、五皮、八正等方治水者，总之未悟此旨。至于车水放塘，种种劫夺膀胱之剂，则杀人之事矣。（喻嘉言）

水肿乃脾、肺、肾三脏之病。盖水为至阴，故其本在脾肾，水化于气，故其标在肺，水惟畏土，故其制在脾。今肺虚，则气不化精而化水；脾虚，则土不制水而反尅；肾虚，则水无所主而妄行，水不归经，则逆而上泛，故传入于脾，则肌肉浮肿，传入于肺，则气息喘急。分而言之，三脏各有所主，合而言之，则总由阴胜之害，而病本皆归于肾。肾为胃关，关门不利，故聚水而从其类也。然关门何以不利也？《经》曰：膀胱者，州都之官，津液藏焉，气化则能出矣。夫所谓气化者，即肾中之气也，即阴中之火也。阴中无阳，则气不能化，所以水道不通，溢而为肿。故凡治肿者，必先治水，治水者，必先治气。若气不能化，则水必不利。惟下焦之真气得行，始能传化，惟下焦之真水得位，始能分清，求古治法，惟加减肾气汤，诚对证之方也。（张景岳）

人之脏腑，以脾胃为主。盖人之饮食，皆入于胃，而运以脾，犹地之土也。然脾胃能化物与否，实由于水、火二气，非脾土所能也。火盛则脾胃燥，水盛则脾胃湿，皆不能化物，乃生诸病。

水肿之证，盖水盛而火不能化也，火衰则不能化水，故水入于脾胃，皆渗入血脉骨肉，血亦化水，发为肿胀，皆自然之理也。先导其水，使水气少减，后补其火，使二气平和，斯病去矣。丹溪谓脾失运化，由肝木侮脾，乃欲清心经之火，使肺金得令，以制肝木，则脾土全运化之职，水自顺道，乃不为肿，其词迂而不切。（何伯斋）

按刘河间以水肿为湿热，谓在表有热宜汗，在里有热宜下，开鬼门，洁净府，盖言有余之证然也。丹溪以脾虚不能制水，治当补中行湿利小便，盖言不足之证然也。若夫滋肾制火之说，愚切以为未当。盖补肾之药，乃阴滞柔润，适足以滋其湿耳。今治此证，但脾虚受湿，为不足所致者，宜燥脾土，兼利小便。若非气郁、饮食、湿热所致者，禁不得妄下，暂时快利，水气复来，而无以治之也。（刘宗厚）

《经》云：诸水，身半以下肿者，当利小便；身半以上肿者，当发汗。身半以上，天气主之，身半以下，地气主之。天气主之者，其在皮也，其在皮者，故汗而发之。问曰：肌肉之外，皮肤之里，首足一身皆肿者，当作何治？答曰：亦宜汗之也，与身半以上同法。肺心以上俱宜汗，中州以下皆宜下，如小便利而渴，则不宜汗，不宜下，以其重亡津液故也。（王好古）

治水之法，行其所无事，随表里寒热上下，因其势而利导之，故宜汗、宜下、宜渗、宜清、宜温、宜燥，六者之中，变化莫拘。○身有热者可汗，身无热者可利，肌肤痛者可汗，溺赤涩者可利，腰上肿者可汗，腰下肿者可利，所谓开鬼门，洁净府，上下分消之法也。（《证治汇补》）

开鬼门，麻黄、羌活、防风、柴胡、葱白之属；洁净府，泽泻、木通、通草、防己、葶苈、猪茯苓之属；去菀陈莝，商陆、大戟、

甘遂、芫花、牵牛之属；宣布五阳，桂、附、干、姜、吴茱萸之属；血肿，珀琥、郁金、刘寄奴、苏木之属。（《张氏医通》）

水病，其人必真火衰微，不能化生脾土。故水无所摄，泛溢于肌肉间，治惟助脾益火。而助脾益火之剂，最妙是五苓散，肉桂以益火，火暖则水自流；白术以补土，土实则水自障；二苓、泽泻以引水，则水自渗泄，无不应手而愈。（孙庆曾）

治水，用柴胡、泽泻，一升一降，分清水道，则水无不下矣。（徐春圃）

肾主水，水有真水，有客水，肾气温，则客水亦摄而归真；肾气寒，则真水亦汎而为客水。客寒必搏之，真武汤从土中殖火，使真水从温处镇摄，客水自化而归真，何必行导渗之令？（程郊倩）

肺热，则失其下降之令，以致水溢高原，淫于皮肤而为肿。医罕明乎此，实脾导水，皆不能愈。故用麦冬清肺，开其下降之源。粳米益脾，培乎生金之母，治病必求其本也。（吴鹤皋）

热燥伤肺而为肿者，乃绝水之源也，当清肺除燥，而水自生，栀豉汤加黄芩。若热在下焦，阴消阳气不得化者，当益其阴，则阳气自化，黄柏、知母是也。（《保命集》）

大病后浮肿，此系脾虚，宜六君子汤。小便不利，间进五苓散。脾肺虚弱，不能通调水道者，宜补中益气汤。（周慎斋）

有一身之间，惟面与脚浮肿，早则面甚，晚则脚甚。《经》云：面肿为风，脚肿为水，乃风湿所致也。然病后元气未复者，每多见此证，盖由本气不固，故日中行坐，则气坠而晚脚肿，夜间睡卧，则气升而早面浮。若概作风湿治，益虚其虚矣。（冯楚瞻）

凡患水肿须忌盐，毫末不得入口。若无以为味，以醋少许调饮食，不能忌盐，服药无效。（《得效方》）

鼓胀

心胀烦心，肝胀胁痛，脾胀呕哕，肺胀喘嗽，肾胀腰痛，胆胀口苦，胃胀脘痛，大肠胀肠鸣飧泻，小肠胀少腹引腰痛，膀胱胀小便癃闭，三焦胀气满皮肤。（《医学入门》）

气胀者，七情郁结，胸腹满闷；食胀者，谷食不化，痞满恶心；虫胀者，腹痛能食，喜吃茶叶泥土；积胀者，痞块有形，心腹坚硬；水胀者，停饮肠鸣，怔忡喘息；瘀胀者，跌仆，产后大便黑色；虚胀者，腹软任按，食入倒饱。更有单腹胀者，腹大肢瘦，此自胀满既久，气血结聚，不能释散，俗名曰蠱，其病更重。（《证治汇补》）

凡治是病，必须会通圣经诸条之旨，然后能识脏腑之部分形证，邪气之所自来。纵是通腹胀满，卒难究竟者，亦必有胀甚之部，与病先起处，即可知属何脏腑之气受邪而不行者为先，而后及乎中焦气交之分，于是转运不前，壅聚通腹胀满也。若脾胃受邪，便先是胃脘心下痞气起，渐积为通腹胀也。腹属脾，属脾者，则饮食少，属他脏腑者，则饮食如常，此可验也。又须分其表里浅深，胀在皮肤孙络之间者，饮食亦如常。胀在肠胃肓膜之间者，则饮食减少，其气壅塞于五脏，则气促急不食而病危矣。是故病在表者易治，入腑者难治，入脏者不治。更要分别寒热逆实，其脏腑之气本盛，被邪气填塞不行者为实；脏腑之气本不足，因邪气所壅者为虚。实者祛之，虚者补之，寒者热之，热者寒之，结者散之，留者行之。邪从外入内而盛于中者，先治其外，而后调其内。阴从下逆上而盛于中者，先抑之而后调其中。阳从上降下而盛于中者，先举之亦调其中，使阴阳各归其部。故《内经》治法，谓平治权衡，去菀陈莝，开鬼门，洁净府，宣布五阳，巨气乃平，此之谓也。俗工不明其道，专守下之则胀已一法，虽得少宽一时，然真气因泻而脱，邪气必复聚成胀，遂致不救，可胜叹哉！（《证治准绳》）

鼓证者，中空外急似鼓，故曰鼓。单复胀满，四肢百体，咸无肿形，与通身水肿不类。盖水肿者，邪气协阳气游行一身，邪气去而为汗、为溺，则正气复而为血、为气矣。鼓证，则邪毒专攻脏腑，阳气滞而不行，盖肿轻而胀重也。或曰：鼓证一也，何东垣之论主寒，河间之论主火，丹溪之论主脾虚，道岂二乎？予曰：皆是也，其原皆出《内经》，但经文会其全，三子各言其一也。《经》曰：三阴结，谓之水。又曰：脏寒生满病。又曰：腹满䐜胀，支鬲胠胁。下厥上冒，过在足太阴阳明。初乃寒湿郁遏，久则阳气渐衰，阴气独盛。人身之气，热则流通，寒则凝结。凝结则胀满生焉。故东垣以辛热散之，苦温泄之，淡渗利之，上下分消，此东垣之论不可废也。《经》曰：诸腹胀大，皆属于热。故《原病式》云：诸腹胀大，鼓之如鼓，气为阳，阳为热，气盛则如是也。世言脾虚不能制水，似是而实非。夫万物热盛则丰隆，寒盛则敛缩，阳邪猛烈，元气从之，二阳搏击于中，日新月盛，安得不成鼓也，此河间之论，亦不可废也。《经》曰：诸湿肿满，皆属于脾。脾具坤静之德，而有乾健之运，苟脾土受伤，转输失职，遂成胀满。人身以脾土为本，脾不健旺，则清气不升，浊气不降，浊气在上，则生䐜胀，此鼓证之所由来也。若中无阳邪，宜行大补，所谓气虚不补，气何由行？又清肺金，滋肾水，制肝养脾，皆至理攸寓，此丹溪之论，又不可废也。虽然，三子之论，固合经旨，抑有说焉。东垣言鼓证属寒者多，属热者少。予谓鼓证属热者多，属寒者少。东南之人，湿热为病，十居八、九，西北之地，严寒为病固多，然寒主收敛，未必能成胀大，此以理论之，知其热多寒少也。河间之论固当，但其中有燥热，有湿热，若不区别，祸如反掌。燥热为病，则大便闭结，小便短涩，身热腹痛，闷乱不安，一投参、芪，则胀满不数日而成，其为害也速而烈。湿热为病，大便频溏，小便清少，脉濡体倦，嗜卧减食，其为患也缓而深。故治燥热者，清热之中少加濡润。治湿热者，渗利之内少加温散。燥者润之，湿者燥之，各求其属，以合中道。丹溪补脾扶脾之论固确，但果饮食所伤，频仍不已，上无痰气之阻，中无邪热之留，斯可用补？否则，有痰者兼消痰，有火者兼降火，清补兼施，益莫大焉。此外有七情之伤脾，如怒伤肝，肝克脾，脾气不舒，必胀于胃，名曰胜克。怒乘肺，肺气不伸，必胀于大肠，名曰乘克。又有劳倦之损脾，有所远行，形气衰少，谷气不盛，热气熏于胸中。又有血积之遏脾，或注于胸膈，或滞于胃中，或郁于少腹，皆能抑遏，清气不升，浊气不降，俗呼血鼓者是也。鼓证重疾，每见模糊施治，不知通变，损人多矣。〇鼓胀起于脾气虚损者，治当补剂以培其本，少加消导以祛其积，次当顺气以通其滞。挟热者加清凉以荡其邪，使清气上升，浊气下降，清者出头面而入四肢，浊者化水液而行前溺，则腹日消而神日旺，病斯愈矣。如单补过补，佐使不明，则反滞壅，而胀愈甚矣。大抵此证，脾虽损而无热以扰之，则一补脾而获效。热虽有而脾未损者，则一清热而奏功。如二者兼有，治彼妨此，所以难也。予曾治一人，脾气稍损，犹能饮食，第腹痛暴胀，审知为火，以香连丸下之，又进白术汤，失气甚多，胀痛皆愈。一医曰：此脾气大虚，非大补则真元下陷，遂与补剂，胀痛复作，脉反虚小，犹曰脉小不补，病能瘳乎？乃大补之，竟致不救。又见一人，腹痛且吐，予曰：此火也，与清凉药，降气和中，病寻愈矣。一医云：此真气大虚，非大补不可，愈补愈胀，顿死。由是观之，治斯病者，清、补当适其宜，不可执一。所谓气虚者补气，血虚者补血，食积者消积，挟痰者消痰，挟热者清热，因外寒郁其热而胀者散其寒，因大怒郁其气而胀者散其气，蓄血而胀者行其血，实者消之、下之，虚者温之，补之，差之毫厘，谬以千里。（《诸证析疑》）

处吾腹者，凡中气、谷气、胃气、脾气等，皆真气也。真气能升能降，在吾腹中，只作辘轳，必不作鼓。一旦以真气所驻之地，尽为邪气所着，自此而四海闭塞，三焦不泻，阴阳气道不通，盈中廓外，只见鼓不见辘轳。所以然者，邪气实故也。实为何物？气也、水也、瘀也、虫也，四者有一，已属难容，况有一便能树党，腹中有此，何啻四凶。《经》曰：中满者，泻之于内。盖非幽门外无以安置之故，直以泻之一法，为放流诛殛之地也。（程郊倩）

胀病与水病，非两病也。水气积而不行，必至于胀。胀病亦不外水裹、气结、血凝，而以治水诸法施之，百无一愈，请一比类为后学商之。仲景谓水病气分，心下坚大如盘边如旋杯，水饮所作。然则胀病岂无血分腹中坚大如盘者乎？多血少气，岂无左胁坚大如盘者乎？多气少血，岂无右胁坚大如盘者乎？故不病之人，凡有癥瘕积块痞块，即是胀病之根，日积月累，腹大如箕，腹大如瓮，是名单腹胀，不似水气散于皮肤面目四肢也。胸中空旷，气食尚可从旁辘转，腹中大小肠膀胱逼处，瘀浊占据，水不下趋，而泛溢无不至矣。《内经》明胀病之旨而无其治。仲景于气分心下坚大如盘者，两出其方：一治阴气结于心下，用桂枝去芍药加麻黄附子细辛汤；一治阳气结于心下，用枳术汤。夫胸中阳位，尚分阳气、阴气而异其治，况腹中至阴之处，而可不从阴独治之乎？阴气包裹阴血，阴气不散，阴血且不露，可驱其血乎？舍雄入九军单刀取胜之附子，更有何药可散其阴气，破其坚垒乎？〇从来肿病，遍身头面俱肿，尚易治。若只单单腹肿，则为难治，此其间有所以然之故，不可不辨。尽传世诸方，皆是悍毒攻劫之法，伤耗元气，亏损脾胃，纵取效于一时，倘至复肿，则更无法可疗，此其一也。且遍身俱肿者，五脏六腑各有见证，故泻肝、泻肺、泻膀胱、泻大小肠之药，间有取效之时。而单单腹肿，则中州之地久窒，其四运之轴，清者不升，浊者不降，互相结聚，牢不可破，实因脾气之衰所致，而泻脾之药，尚敢漫用乎？此又其一也。且肿病之可泻者，但可施之西北壮盛，及田野农夫之流，岂膏粱老少之所能受？设谓肿病为大满大实，必从乎泻，则病后肿与产后肿将亦泻之耶？此又其一也。且古方原载肿病有五不治：唇黑伤肝，缺盆平伤心，脐出伤脾，背平伤肺，足底平伤肾，此五者不可治也。是其立方之意，皆非为不可治之证而设。后人不察概从攻泻者何耶？惟理脾一法，虽五脏见不治之证，而能治者尚多，此又其一也。所以凡用劫夺之药者，其始非不遽消，其后攻之不消矣，其后再攻之如铁石矣。不知者见之，方谓何物邪气若此之盛，自明者观之，不过为猛药所攻。即以此身之元气，转与此身为难首，实有驱良民为寇之比，所谓赤子盗兵弄于潢池。明乎此，则有培养一法，补益元气是也。招纳一法，升举阳气是也。解散一法，开鬼门洁净府是也。三法俱不言泻，而泻在其中矣。〇治气之原有三：一曰肺气，肺气清，则周身之气肃然下行也；一曰胃气，胃气和，则胸中之气亦易下行也；一曰膀胱之气，膀胱之气旺，则能吸引胸中之气下行也。《经》曰：膀胱者，州都之官，津液藏焉，气化则能出矣。又云：上焦如雾，言其气之氤氲如雾也。

又云：膻中者，臣使之官。言其能分布胸中之气而下传也。夫膻中者，与上焦胸膈同位，膀胱位于腹内，膀胱之气化，则空洞善容，而膻中之气得以下运。若膀胱之气不化，则腹已先胀，膻中之气安能下达耶？然欲膀胱之气化，其权在于保肾，肾以膀胱为腑也，肾气动必先注于膀胱，屡动不已，膀胱胀满，势必逆奔于胸膈，其窒塞之状，不可名言。治法补肾水而致充足，则精气深藏，而膀胱之气胀自消。补膀胱而令气旺，则肾邪不蓄，而输化之机自裕。所以然者，以肾不补则不能藏，膀胱不补则不能泻。（喻嘉言）

胀满之疾，谷食不消，小便不利，腹胀而光，空空如鼓，俗谓鼓胀，不察其致疾之由也。《经》曰：胀取三阳，三阳者足太阳寒水膀胱经也。又曰：下焦溢为水。又曰：膀胱者州都之官，津液藏焉，气化则能出。可见小便之不利，由于下焦虚寒，以致湿气壅遏于肤里膜外之间，不得发越，是肿满之疾，起于下元虚寒也。若非温补下元，则小便何能独利？且夫人之胃如釜甑焉，釜底火旺，则热气熏蒸，甑炊易熟。若徒有水而无火，则无气上升，物何由熟？即此可例观矣。故治胀满者，先宜温补下元，使火盛而湿气蒸发，胃中温暖，谷气易化，则满可宽。夫清升则浊自降，浊降则为小便也，小便利，胀有不消乎？《经》谓地气上为云，天气下为雨。今医一遇此病，咸称诸湿肿满，皆属于脾，辄用通利之剂，然服之愈多，肿胀愈急，将见下元益虚，真气益弱，死期且至，安望疗乎？（孙一奎）

腹胀属寒者多，属热者少，故治胀每用辛温散气之药多效。即使湿热作胀，亦必赖辛温以散气，气散则胀满亦宽。惟有火盛阴虚，热乘血分者，其腹虽胀而不甚大，按之益坚，小便黄赤，大便秘涩，其脉数实细小，不可误作湿、食治。盖消导则阴愈伤，

去湿则津愈涸，宜用苦寒之药，如当归龙荟丸加胡连之属。（张三锡）

虚寒胀病而用温补，阅古人调剂必是通法。盖通阳则浊阴不聚，守补恐中焦易钝。（《临证指南》）

胀满悉属脾虚，运化不及，浊气填塞所致。初起宜以消化舒郁为先，势甚便涩者微利之，弱人患久及一切病后，当以参、术培补脾气，佐以厚朴、木香、黄连之类。王道无近功，须数十服，渐可取效，常见用霸药一泻即消，复起而死，悲哉！（张盱江）

单腹胀，乃脾虚之甚，必用大剂参、术，佐以陈皮、茯苓、苍术、厚朴之类。或曰腹已胀矣，反用参、术何耶？曰：此《内经》塞因塞用之法。正气虚而不能运行，浊气滞塞于中，故生䐜胀。今扶助正气使之健运，邪无所留，而胀自消矣。（朱丹溪）

凡胸前作胀痛者，皆阳气不达于胸，阴气填塞故也。盖阳则轻松，阴则凝滞。〇疟后变中满者，是药伤中气，邪从半表而入里也。调理得法，腹胀渐消，寒热复作，中气既旺，邪无所容，复从里而散于表。（周慎斋）

假胀者，凡人中气充足，健运不息，何有胀满之虞？若胃虚不能纳食，则生虚饱。脾虚不能化谷，则生倒饱。更有下元虚极无根，脱气上乘胸次。盖肾主纳气，肺主出气。肾虚不能俱藏，则气出而不纳，肺虽司出，气奔太迫，有出无归，肺亦胀满。是以胸膈之间胀闷难状，甚有攻刺冲心，大痛欲绝，此惟以补为消，法从塞因塞用。心脾不足者，大补心脾，使中气运行则快。肾经虚寒者，温补下元，使真气封藏乃安。倘不如此，一味消克顺气，益令虚气无依，上攻喘促而死。夫气病用气药而不效者，缘气之散者无以收也。（《见闻录》）

腹胀气不转者，药中须加厚朴以破滞气。腹中夯闷者，此非

胀满，乃气散而不收，药中须加芍药以收之。是知气结而胀宜泻，气散而胀宜收。（李东垣）

蛊胀

胀有鼓蛊之别，鼓者中空无物，即气虚中满之候也；蛊者中实有物，非虫即血也。（程钟龄）

蛊胀不论气、血、水、痰，总必自开一字，如寇贼蟠据，必依山傍险，方可久聚。（喻嘉言）

肿蛊二证，本不相同，用药亦甚悬远。肿胀者，因有积食，有湿热，有稠痰阻滞中宫，以致清气不升，浊气不降，营卫不得疏畅，水道不得通利，气遂妄行不循故道，水亦妄行不得成溺，气水相搏，肿胀自此而生。然脾胃元阳犹未衰惫，元气犹能旁通四达，苟祛其食积，清其湿热，消其痰气，内邪一行，外肿随彻，而效之臻也捷矣。至若蛊胀，先因脾气伤损，久渐衰惫，胃虽少纳，脾不运化，兼有积热流注于脾胃，横行于中焦，正衰邪旺，清浊不分，遂成胀满。此阳气为邪气所遏，不得周流一身，而邪气单攻肚腹，胀极脐突，青筋暴起，粪滑溺赤，喘急食阻。斯时将补脾之正气欤，正未受益，邪热愈炽，而胀犹故。将清热以伐邪欤，邪未退位，正愈虚弱，而胀益增。将清补兼施欤，然益者未见，而损者愈损，虽有卢扁，法安施乎？故患此证者，或脾虽损而真气犹存，无流连之邪热，或腹虽胀而邪热未炽，尚有可为之机，当主补元，稍兼消导，清肺次之，气不运者行其气，痰积滞者行其痰，中和调养，庶乎可救。（《诸证析疑》）

蛊胀，另是一证，不得混蛊为鼓，乃由脾胃湿热积滞，或内伤瘀血而成。盖人腹中之长蛔寸白，虽赖以消食，然多即为病，况如疰疳痨等虫，为类不一，皆能使人心腹胀痛，治宜补脾健胃，兼用消导。或因跌仆闪挫，负重努力，致血瘀于内而成胀痛者，亦宜补脾健胃，兼用去瘀生新。盖蛊者，若虫蚀蛊坏之义。而蛊与鼓之脉亦相反，蛊脉必实，鼓脉必虚。蛊与鼓之形更相异，蛊之胀，以手按其腹，随手而起，以其为虫血之积而实也；鼓之胀，以手按其腹，凹而不起，以其为气而虚也。（沈金鳌）

脉候

脉得诸沉者，当责有水，身体肿重水病，脉出者死。（《金匮》）

鼓胀病，得洪大脉，是阳病见阳脉，为易治。若得短涩脉，是阴病见阴脉，为难治。（《见闻录》）

选案

一陶姓友，因患伤寒，为医误治，危在呼吸。予以大剂参、附、熟地挽回，愈后喜饮，忽病足股尽肿，胀及于腹，按之如鼓，坚而且硬，因前病中气本伤，近病又因酒湿过度，非肾气汤不可治。连进数服不效，计其前后病因，本属脾肾大虚，今兼渗利，未免减去补力，悉去利药，专用参、附理阴煎加白术与服，三剂足胫渐消，二十剂腹胀尽退。自后凡治全虚者，悉用此法，无一不效，可见妙法之中更有妙焉，顾在用者之何如耳，塞因塞用，斯其最也。〇一邻女适经药铺，见有晒巴豆，其父误为松子仁，以一粒与食，嚼而味辣，即忙吐出，而已半粒下咽矣。少顷，大泻十余次，次日肚腹通身肿胀，绝口不食，或谓宜黄连、绿豆以解毒，四苓、五皮以利水。予曰：大攻之后，岂非大虚，能再堪苦寒以败脾否？况水泻之后，尚有何水可利？单用独参汤及温胃饮以培脾气，数剂复元如初。夫既大泻，何以反胀若是？因知大虚大寒而致成肿胀者，类多如此。（张景岳）

一儿阴囊胀大，茎皮光肿如泡，医为渗湿行气不效。诊脉濡缓，谓曰：脉缓无力，气虚也。膀胱者，津液之腑，气化出焉，气虚无能化出，治宜升阳补气，方用人参为君，芪、术、茯苓为臣，牛膝、升麻、陈皮为佐，甘草梢为使，服之肿消皮皱而愈。（汪石山）

一人患水肿经月，头面、腹背、四肢、阴囊无处不肿，腹见青筋，肤如熟李，脉息沉细，服健脾利水药，小便反不利，予曰：利之不应，此风水也。《经》曰：汗出逢于风，内不得入，外不得出，客于元府，名曰风水。水之不利，实由于风，风去水自行矣。为制加味葱豉汤，用淡豉、葱白、桂枝、橘红、半夏、赤苓、甘草。此患其本在肾，其末在肺。豉肾之谷，葱白肺之菜，桂枝和营去风，二陈宣布痰水，不专利水而水自利。（许宣治）

张序黉母气虚腹胀，小便不利，两膝浮肿，治以五苓散益甚。予曰：高年岂可恣投分利，与六君子汤加车前、牛膝而瘥。〇笔帖式苏公如君咽痛，下利，脚胫浮肿，予与附子汤温其经，一剂而愈。后数日，咽复肿痛，内热口干，面赤，痰涎上壅，此肾水亏虚，相火无制而然，与六味汤加麦冬、五味子即瘥。逾月两足肿起，渐致腹大脐突，小便短涩，大便燥闭，喘嗽吐痰不得卧。此因阴虚三焦火旺，合冲脉之火，同逆而上，水从火溢，积于肺而为嗽，散于阴络而为肿，随五脏之虚，入而聚之而为胀。仍以前法加车前、牛膝，两服全瘳。〇王祺永患单腹胀，初服破气药，肿与脐平，改服《金匮》肾气汤，痰嗽不休。予谓肾气汤用车前、牛膝，迅速降下，何以气反上逆而作痰嗽？视其面淡黄中微有红纹，此虫结于血中，非下不可。祺永犹豫，予谓体虽虚怯，贼在腹中，岂可妄补！以逐秽汤与服，腹内雷鸣，少顷下恶物满桶，更进一剂，虫血尽倾。徐以补中益气汤加减调之，半月始痊。〇孙岱庵下部蓄血，腹肿如箕，医用金匮肾气，饮食不进，眩晕

谵言，六脉全伏。予下以桃仁承气汤，立安。（程华仲）

徐姓小儿单胀数月，百治无功，予谓气分不效，宜治血分，所谓络瘀则胀也。用归须、桃仁、延胡索、穿山甲、蜣螂、䗪虫、五灵脂、山楂为丸，服之而愈。（叶天士）

吴生讳震者诘予曰：鼓有虫乎？予曰：有之。《本事方》云：脐腹四肢悉肿者为水。但只腹胀，四肢不甚肿者为蛊。注谓蛊即鼓也，古以蛊鼓同名。且蛊，以三虫为首，岂无旨哉。生曰，子何敏也？予嫂病鼓三年，腹大如箕，胀痛肢瘦，屡医不瘳。吴俗死用火葬，火烧至腹，声响如炮，虫从腹中爆出，不下千万，大者尺余，腹中复生小虫。虫在人腹，蕃息若此，曷不令人胀死，惜乎诸书未有言及者，予闻之恍然，然犹未亲见其异。后有王乡宦子，其腹胀大，有块如瓜，肢瘦发热，已半年矣。医以退热消胀之剂，投之胀甚热炽，喉耳俱生疮。诊其脉则滑数，望其唇则红，按其腹则痛，又嗜肥甘。予思凡腹痛者，唇色必淡，当不嗜食，今若此，得非虫乎？投阿魏消积丸，下虫数十，大者二，一红一黑，各长尺余，虫下热减胀消，益信前闻不虚。（孙一奎）

附方

壮原汤　治下焦虚寒，中满腹胀。人参、白术、茯苓、肉桂、附子、干姜、砂仁、陈皮、破故纸。

鼓胀奇方　用黄牛粪阴干炒末，每服一两，酒煎滤渣，三服即愈。

又方　用雄猪肚一个洗净，装入大蒜头四两，放沙锅内，河水煮熟，不放盐，空心服之甚效。

水鼓方　用活鳢鱼一尾去鳞肠，再用黑矾五分，松萝茶三钱，蒜八瓣，共入鱼腹，磁器中蒸熟，令病人吃鱼，连茶蒜吃更妙。

从头吃起，病从头消，从尾吃起，病从脚消。

气鼓方　用大虾蟆一只剖肚，填入砂仁，泥裹火煅，去泥研末，陈皮汤调服，放屁即愈。

治鼓胀神效方　用晒干猪尿胞一个，高粱烧酒六两，生大黄三钱，胆矾三钱，共研为末，同装胞内，用线札口。绵带系悬项下，帖于当脐，将布缚住，五昼夜一换，轻者三个，重者六个，鼓消而愈。

痞　满

经义

阴气盛于上，则下虚，下虚则胀满。○阴受之则入五脏，入五脏则䐜满闭塞。○脏寒生满病。○备化之纪，其病痞。○卑监之纪，其病留满痞塞。○敦阜之化，其病胀满。（《素问》）

哲言

病者腹满，按之不痛为虚，痛者为实。（《金匮》）

痞与否同，不通泰也。由阴伏阳蓄气血不运而成，与胀满有别，惟内觉痞闷，而外无胀急之形也。有中气久虚，不能运化精微而为痞者；有过服消克，不能输化饮食而为痞者；有湿热痰气，上逆阳位而为痞者。（朱丹溪）

凡胸中满心下满者，皆气也。腹中满者，或燥矢，或宿食也。少腹满者，或溺；或血停蓄也。清阳出上窍，故上满者为气而非物；浊阴出下窍，故下满者为物而非气也。（《医方集解》）

上焦如雾，雾不散则为喘满，此出而不纳也。中焦如沤，沤不利则为留饮，久为中满，此上不能纳而下不能出也。下焦如渎，

渎不利则为肿满，此上能纳而下不能出也。（王好古）

胃口之上为心下，居阳部而受气最清，所云上焦如雾者是也。清处何由凝浊而见痞满？知有所填也。冷则生气，寒则沍血，为痰为食，所填不一。俱宜温以豁之，先使上焦开发，阳气得伸，然后导除其下。（程郊倩）

补编

腹满不减，减不足言，当下之。〇腹满时减，复如故，此为寒，当与温药。（《金匮》）

按此篇无治虚寒腹满之方，当与温药之下，当有宜厚朴生姜甘草半夏人参汤主之十四字，必是脱简。阅《伤寒·太阴篇》自知，当补之。（《医宗金鉴》）

虚痞不食，大便利；实痞能食，大便闭。虚痞以芍药、陈皮和之；实痞以厚朴、枳实消之。（《证治汇补》）

天地不交而成否，此脾之清气不升而下溜，胃之浊气不降而上逆，当用补中益气汤加苓、泽。盖升、柴从九地之下而升其清气，苓、泽从九天之上而降其浊气，即所以交否而为泰矣。〇邪气作痞，宜用疏剂。若气不顺逆上为痞，此乃虚痞，愈疏而痞愈作，宜于补剂中微兼疏通，不可过用辛香。古人治泻后膈痞，用理中丸，即此意也。〇举世治中满痞胀，不问虚实，咸禁甘草。殊不知古人所谓中满勿食甘者，指实满而言。若自觉满而外无腹胀之形者，当以甘治之。（朱丹溪）

时至秋初，阳气下坠，因夏间之湿热尚在胸中，致有痞满不宽之证，用不换金正气散以去湿。湿去则金清，金清则降下之令复，譬如主人久不在家，家中为污秽所塞，扫除污秽以俟主回之意。（《慎柔五书》）

古方治痞，用芩、连、枳实之苦以泄之；厚朴、姜、夏之辛以散之；参、术之甘以补之；苓、泻之淡以渗之。痞同湿治，惟宜上下分消，果有内实，庶可略与消导。世治痞塞，喜行利药，以求速效，虽暂时通快，痞若再作，危殆滋甚。〇痞满之病，人皆知气之不运也。独东垣以血病言之，谓下多亡阴而损其血，此前人所未论及。世之用气药治痞不效者，盖不知此理耳。（刘宗厚）

有患下焦虚极，上焦痞满，若补其下焦之虚，则上焦痞满益甚，若攻其上焦痞满，则下焦之虚复剧，不若以疏启其中而峻补其下，法于参、术、归、芪药中，佐以陈皮、厚朴、香砂之类一、二味以制之。不可独攻，不可单补，不可先攻后补，惟应攻补相兼，求功岁月，乃可万全。（罗赤诚）

丹参去瘀生新，乃治痞之要药。（《见闻录》）

凡治病伤其胸中正气，致令痞塞痹痛者，此为医咎。自昔通弊，限于不知，今特著为戒律，不可获罪于冥冥矣。（《医门法律》）

脉候

胀满脉弦，脾制于肝。洪数热胀，迟弱阴寒，浮为虚满，紧则中实，浮则可治，虚则危急。（《脉诀举要》）

积　聚

经义

病胁下满，气逆，二、三岁不已，病名息积。〇任脉为病，女子带下瘕聚。〇病有少腹盛，上下左右皆有根，病名伏梁。裹大脓血，居肠胃之外，不可治，治之每切按之致死。〇人有身体髀股胻皆肿，环齐而痛，病名伏梁，此风根也。其气溢于大肠而

着于肓，肓之原在齐下，故环齐而痛，不可动之，动之为水溺涩之病。○大积大聚，其可犯也，衰其大半而止，过者死。（《素问》）

积之始生，得寒乃生，厥乃成积也。寒气上入于肠胃则䐜胀，䐜胀则肠外之汁沫迫聚不得散，日以成积。（《灵枢》）

病有积有聚，何以别之？然积者阴气也，聚者阳气也。故阴沉而伏，阳浮而动，气之所积名曰积，气之所聚名曰聚。故积者五脏所生，聚者六腑所成。积者阴气也，其发有常处，其痛不离其部，上下有所终始，左右有所穷处。聚者阳气也，其始发无根本，上下无所留止，其痛无常处。○肝之积，名曰肥气，在左胁下，如覆杯，有头足。久不愈，令人发咳逆瘖[1]疟，连岁不已。○心之积，名曰伏梁，起脐上，大如臂，上至心下。久不愈，令人烦心。○脾之积，名曰痞气，在胃院，覆大如盘。久不愈，令人四肢不收，发黄疸，饮食不为肌肤。○肺之积，名曰息贲，在右胁下，覆大如杯。久不已，令人洒淅寒热，喘咳肺壅。○肾之积，名曰奔豚，发于少腹，上至心下，若豚状，或上或下无时。久不已，令人喘逆，骨痿少气。（《难经》）

哲言

问曰：病有积、有聚、有谷气，何谓也？师曰：积者脏病也，终不移；聚者腑病也，发作有时，辗转痛移为可治。○谷气者胁下痛，按之则愈，复发，为谷气。（《金匮》）

凡人脾胃虚弱，或饮食过常，或生冷过度，不能克化，致成积聚结块，心腹胀满，噫气吞酸，面青肌瘦。其名有十：一曰食积，二曰酒积，三曰面积，四曰肉积，五曰鱼蟹积，六曰果菜积，

1　瘖：即麻疹。浙江一带称麻疹为瘖疫。

七曰茶积，八曰水积，九曰血积，十曰虫积。（《得效方》）

症名有七：曰蛇、蛟、鳖、肉、发、虱、米是也。瘕名有八：曰青、黄、燥、血、脂、狐、蛇、鳖是也。病因食物相感而成，然瘕比症稍轻。又有肠覃、石瘕、血蛊，皆女子之疾，种种不同，乃痞块之异名耳。（《千金方》）

食积腹满酢心，酒积目黄口干，痰积涕唾稠黏，涎积咽如曳锯，水积足胫肿满，气积噫气痞塞，血积打扑肭瘀。产后不月，少腹腰胁有形块癖积，两胠刺痛。息贲在右胁下，大如覆杯，气逆背痛，已成形也。息积右胁下满，气逆息难，未成形也。（《医学阶梯》）

症者征也，以其腹中坚硬，按之应手，病形有可征验者也，多见于脐下。其原由于饮食失节，胃衰脾弱，邪正相搏，牢固不动，故名曰症。有因脏腑虚弱，好食生冷黏滞之物，不能克化，与脏气相搏，结积成块，日渐长大，坚固不移，谓之食症。有因跌仆挫闪，气凝血结，经络壅瘀成块，谓之血症。瘕者假也，腹中虽硬，聚散无常亦多见于脐下。其原由于起居失宜，饮食失节。脏腑之气先虚，又复外感风寒，与食气停蓄于内，结聚成块，推之而动，按之而走，故名曰瘕。八瘕有名可稽，有形可按。一青瘕，聚于左右胁下，苦腰下急痛，腹中气冲，面黄肌肿，二便难，喜唾涎，不能食。二黄瘕，左胁下有气，牢结不可抑，苦腰背引痛，少腹常急，下引阴中如刺，不得小便，或溺黄赤，时发寒热。三燥瘕，状如半杯，上下腹中不定，苦痛连两胁，引心而烦，不得太息，腰背肿，足酸痛，遗尿失精，便难盗汗，妨食呕吐。四血瘕，留着肠胃之外，及少腹间，苦横骨下有积气，坚牢如石，少腹急痛，阴中冷气，或背疼不可俯仰。五脂瘕，在脂膜间，猝难踪迹，苦腰背如刺，或左右走，腹中切痛，少腹沉重，身体解㑊，大小便血，此证妇人患之，男子无也。六狐瘕，出入少腹，或隐或见，男为狐疝，女名狐瘕，苦阴酸涩，小便难，少腹疠痛，胸膈腰背上冲而痛，甚则有头足成形者不治。七蛇瘕，其形长大，在脐上下，或左右胁，上食心肝，苦不得吸气，腰背痛，难以动作，少腹热，引阴挛急，小便黄赤，股胫时痛。八鳖瘕，形大如杯，若存若亡，苦少腹切痛，恶气左右走，上下腹中痛，腰背亦痛，不可以息，面目黄黑，甚则亦有头足成形，此八瘕之属也。痃者悬也，悬于腹内，近脐左右，各有一条筋脉扛起，大者如臂、如筒，小者如指、如管。其原皆由阴阳不和，常多郁怒，或适当饮食与气缠裹，或适受寒冷与气停留，合并成形，故名曰痃。癖者匿也。潜匿两肋，寻摸不见，有时而痛，始觉有物。其原皆由营卫失调，经络阏隔，饮食无度，伤脾伤胃，或有所劳倦，强力入房，以致精伤血耗，邪结不散，故名曰癖。痞者闭也，痞必有块，在皮里膜外。其原皆由脾胃亏损，食积痰血，阻塞气道，遂结成形，察其形质，不能移动者类于症，能移动者类于瘕。总之积、聚、症、瘕、痃、癖、痞，分隶三焦，断难混视。痞、癖见于膈间，是上焦病。痃、积、聚见于腹内，是中焦病。症、瘕见于脐下，是下焦病。按证分部，方得头绪。故积、聚、痃、癖、痞多生于男子，症、瘕多生于女子。七病各有形证不同，治当分别。（沈金鳌）

积聚之病，凡饮食血气风寒皆能致之。但积聚当辨，积者积垒之谓，由渐而成；聚者聚散之谓，作止不常。由此言之，是坚硬不移者，本有形也，故曰积。或聚或散者，本无形也，故曰聚。诸有形者，或饮食之滞，或脓血之留，凡汁沫凝聚，旋成症块者，皆积之类。其病多在血分，血有形而静也。诸无形者，或胀或不胀，或痛或不痛，凡随触随发，时来时往者，皆聚之类。其病多在气分，气无形而动也。《难经》以积为阴气，聚为阳气，其义即此。凡无形之聚，其散易；有形之积，其破难。临此证者，但当辨其有形无形，在气在血，而治法自可得其梗概矣！（张景岳）

心火居上，肾水居下，水能克火，以脾土居中，制住肾水，故不得凌上耳。若土虚不能制水，水无所畏，自少腹上冲于心，来克心火，如豚之奔而不可遏，故名奔豚。久则痛甚，日就尪羸，不可救药。（周慎斋）

脐下有动气，名曰肾气，亦曰奔豚。奔豚，肾之积名也。五积中惟奔豚冲心最急。其人素有肾积，因伤寒之邪，冲突下焦，致其发动，如江豚之奔冲也。大抵真气内虚，水结不散，气与之搏，即发奔豚。虽有表里之证，汗下皆不可也。〇抑尝论之，医为病所困者，惟阴虚之难补，久积之难除。玉山自倒，阴虚之谓也；养虎遗患，久积之谓也。人之罹此二患者，可不惧哉！（朱丹溪）

凡人腹中有块，不问积聚症瘕，俱为恶候，切勿视为泛常。若胀满已成，胸腹鼓急，虽卢扁复生，亦莫能救也。（《医学正传》）

补编

壮人无积，虚人则有之。由于脾胃怯弱，气血两衰，四时有感，皆能成积。若遽以磨坚破结之药治之，得药暂快，药过依然，疾未去而人已衰矣。气愈消，疾愈大，竟何益哉！故善治者，当先补虚，使气血旺，其积自消。如满座皆君子，则小人自无容身之地。不问何脏，先调其中，使能饮食，是治其本也。（张洁古）

肠胃之络伤，则血溢肠外，与痰沫相搏，复遇外寒，凝聚而成积矣。居于皮里膜外，苟非剖腹割肠之技，何能涤除？但不妨碍饮食，惟宜养胃补中。（刘河间）

大黄、巴豆迅利之药，亦必以仗中气运行。人至气绝之后，灌以巴、黄斤许，岂能通利？巴、黄峻利之最者，若无人气以运行，则虽入腹，犹置于纸木器中，安然不动。如此一想，则痞聚之类，可不仗中气以运行乎？（冯楚瞻）

按积之成也，正气不足，而后邪气踞之。然攻之太急，正气伤。初、中、末之三法，不可不讲也。初者，病邪初起，正气尚强，邪气尚浅，则任受攻。中者，受病渐久，邪气较深，正气较弱，任受且攻且补。末者，病根经久，邪气侵凌，正气消残，则任受补。盖积之为义，日积月累，匪朝伊夕，所以去之亦当有渐，太急则伤正气，正伤则不能运化而邪反固矣。余尝用阴阳攻积丸，通治阴、阳二积，药品虽峻，用之有度。补中数日，然后攻伐，不问其积去多少，又与补中，待其神壮而复攻之，屡攻屡补，以平为期。《经》曰：大积大聚，其可犯也，衰其大半而止，过者死。故去积及半，纯与甘温调养，使脾土健运，则余积不攻自走，必欲攻之无余，其不遗人夭殃者鲜矣！（李士材）

积之在脏，如陈莝之在江河。积之在脏，多着脂膜曲折之处。陈莝之在江河，多在汀湾洄薄之地，遇江河之溢，一漂而去，积之在脏，理亦如之。予先以丸药驱逐新受之食，使无梗塞，其碎着之积已离而未下。次以散药满胃而下，横江之筏，一拥而尽。设未尽者以药调之。惟坚积不可用此法，宜以渐除。《经》曰：坚者削之。今人言块癖是也。〇《汉书艺文志》载五苦六辛之说，而颜师古辈皆无注解。夫五者，五脏也；脏者，里也。六者，六腑也；腑者，表也。病在里者属阴分，宜以苦寒之药，涌之、泄之；病在表者属阳分，宜以辛温之剂，发之、汗之，此五苦六辛之意也。思五积、六聚，用药亦不外于是。夫五积在脏有常形属里，宜以苦寒之药涌之、泄之；六聚在腑无常形属表，宜以辛温之药发之、

汗之，与前五苦六辛之义亦合。（《儒门事亲》）

《难经》分积者阴气也，五脏所生；聚者阳气也，六腑所成。后巢氏另立症瘕之名，以不动者为症，动者为瘕，亦即积聚之意也。前贤有云：积聚者，就其肓膜结聚之处，以经脉所过部分，属脏者为阴，阴主静，静则坚而不移，属腑者为阳，阳主动，动则移而不定。故着而不移，是为阴邪聚络，大旨以辛温入血络治之。可容不移之阴邪者，自必无阳动之气以旋运之，而必有阴静之血以倚伏之，所以必藉体阴用阳之品，方能入阴出阳，以施其辛散温通之力也。又云：初为气结在经，久则血伤入络。辄仗蠕动之物，松透病根，化裁之妙，于古人书引伸触类而得。昔贤于五积、九积治法颇多，大略消补兼施，并以所恶者攻，所喜者诱尔。（《临证指南》）

诸积之成，莫不由痰食死血，人共知之。讵知痰食死血，乃成积之质，而非成积之本也。盖使痰伏其位，食化其液，血顺其经，病何由作？积何由生？惟气郁而湿滞，湿郁而热生，热郁而痰结，痰郁而血凝，血郁而食不化，食郁而积乃成，此六者相因致病。古人所以云：六郁为诸积之本也。故当积之未成，必先有以解其郁，而使当升者升，当降者降，当变化者变化，不致传化失常，治宜六郁汤、越鞠丸、保和丸，斯气血冲和，而百疾不作。若积之既成，又当调营养卫，扶胃健脾，使元气旺，而间进以去病之剂，从容调理，俾其自化，然后病去而人不伤。乃今之治积者，动议吐、下，不知吐、下只治病之暴者。若积之成，其所由来者渐，故积之治，其所由去者不可不渐也。不然《内经》何但有化积、消积、磨积之文，而并无吐积、下积之说。盖直吐、直下，皆足以伤胃气而损元气，积必不去也。凡病者、医者，其皆体念毋忽。

〇饮食误中蛇毒，致成蛇癖，腹内常饥，食物即吐，宜赤蜈蚣散。好吃生米成癖，呕吐清水，宜鸡矢米煎。食发成癖，心腹作痛，咽间如有虫行，欲得油饮，宜香泽油。平时嗜酒而成酒鳖；平时多气，血凝气滞而成气鳖；虚劳痼冷，败血挟痰而成血鳖，上侵人咽，下蚀人肛，或附胁背，或隐胸腹，宜芜荑汤。老人小儿痃癖，往来疼痛，宜星附丸。以上种种，皆积聚之类。（沈金鳌）

白马尿治鳖瘕。〇杏仁消狗肉积。〇胡黄连消果子积。〇糯米消杏积。〇麝香治水果积。〇穿山甲破血积。〇山楂肉治血积。〇圣齑即牛倒草，治牛肉积。（《见闻录》）

脉候

寸口脉沉而横，曰胁下有积，腹中有横积痛。（《素问》）

诸积大法，脉来细而附骨者乃积也。寸口，积在胸中。微出寸口，积在喉中。关上，积在脐旁。上关上，积在心下。微下关，积在少腹。尺中，积在气冲。脉出左，积在左。脉出右，积在右。脉两出，积在中央。各以其部处之。（《金匮》）

驶紧浮牢，小而沉实，或结或伏，为聚为积。强实者生，沉小者死。（《脉诀》）

选案

一男子患一奇证，将一年矣。每夜交二更时，即有一股气，从小肚冲至脐上，渐至胸前。久又渐抵咽喉，腹内有物跳动，即不能睡，直至五更方平，扪之无形，日间如常，医皆不知何病。予诊两关尺脉俱沉弦，谓曰：此奔豚证耳。每至二更而起者，二更乃亥时，亥属猪，豚即猪也，故至其时则阴气感动。五更阳气回，则阴气潜伏，豚性本阴柔，然有时而奔，此气伏于肾脏至阴之中，毫无形影，突然上冲，不可架御，当以纯阳之药御之。方用肉桂

为君，余则葫芦巴、茯苓、泽泻、熟地、山萸、附子，夜服一剂。其气只冲至脐，加重肉桂，数服全愈。（吴天士）

附方

治食瘕方 海蜇头二斤、荸荠二斤、烧酒二斤。共入沙锅，隔汤煮，至蜇化酒干，取荸荠阴干，空心吃五个。

治痞块方 松香二两、阿魏二钱、皮硝五钱、蓖麻子一两。共捣成膏，照痞形大小，摊于布上，贴时加麝香五厘，痞消则膏自落。

疸

经义

溺黄赤，安卧者，曰黄疸。○已食如饥者，曰胃疸。○目黄者，曰黄疸。（《素问》）

肾所生病为黄疸。○身痛而色微黄，齿垢黄，爪甲上黄，黄疸也。（《灵枢》）

哲言

黄疸之为病，当以十八日为期，治之以十日上瘥，反剧为难治。○疸而渴者，其疸难治。疸而不渴者，其疸可治。发于阴部，其人必呕；阳部，其人振寒而发热也。（《金匮》）

古有五疸之辨：曰黄汗，曰黄疸，曰谷疸，曰酒疸，曰女劳疸是也。汗出染衣如柏汁者，曰黄汗。身、面、眼目黄如金色，小便黄而无汗者，曰黄疸。因饮食伤脾而得者，曰谷疸。因酒后伤湿而得者，曰酒疸。因色欲伤阴而得者，曰女劳疸。虽其名目如此，然总不出阴、阳二证。大都阳证多实，阴证多虚，虚实弗失，

得其要矣。（张景岳）

干黄热胜，色黄而明，大便燥结。湿黄寒胜，色黄而晦，大便润利。（《医学入门》）

疸病，有阴、有阳。阳黄之作，湿从火化，瘀热在里，胆热液泄，与胃之浊气共并，上不得越，下不得泄，熏蒸遏郁侵于肺，身目俱黄，流于膀胱，溺色变赤，黄如橘色。阳主明，治在胃。阴黄之作，湿从寒水，脾阳不能化热，胆液为湿所阻。渍于脾，浸淫肌肉，溢于皮肤，色如熏黄。阴主晦，治在脾。伤寒发黄，《金匮》黄胆立名虽异，治法多同。有辨证三十五条，出治一十二方。审黄之发与不发，在小便之利不利。疸之易治难治，在口之渴与不渴。再察其瘀热入胃之因，或因外并，或因内发，或因食谷，或因酣酒，或因劳色，及随经蓄血，入水黄汗。又有表虚里虚，热除作哕，火劫致黄。病有不一之因，治有不紊之法。脉弦胁痛，少阳未罢，仍主以和。渴饮水浆，阳明化燥，急当泻热。湿在上，以辛散，以风胜。湿在下，以苦泄，以淡渗。如狂蓄血，势所必攻。汗后溺白，自宜投补。酒客多蕴热，先用清利，后必顾其脾阳。女劳有秽浊，始以解毒，继之滑窍，终当峻补肾阴。表虚者实卫，里虚者建中。入水火劫，以及治逆变证，各立方论。若云寒湿在里之治，阳明篇中惟见一则，指人于寒湿中求之。今阴黄一证，外不因于六淫，内不伤于嗜欲，惟寒惟湿，譬以卑监之土，须暴风日之阳，纯阴之病，疗以辛热无疑矣。考诸家之说，丹溪云：不必分五疸。总如盦酱相似，为得治黄之扼要。殊不知是言也，以之治阳黄虽不中窍，不致增剧；以之治阴黄，下咽则毙，何异操刃！惟谦甫罗氏具有卓识，力辨阴阳，遵伤寒寒湿之旨，出茵陈四逆之治，继往开来，活人有术。喻氏谓阴黄，仲景方论亡失，

无所遵从，不意其注《伤寒》、《金匮》数千言，独于关键明文，反为蒙昧，虽云智者一失，亦未免会心之不远也。（《临证指南》）

仲景茵陈栀子大黄汤，治湿热也。栀子柏皮汤，治燥热也。如苗涝则湿黄，苗旱则燥黄。湿则泻之，燥则润之。（王好古）

秦艽退黄极妙，以其性能退阳明经湿热邪气也。若无湿热则恐伤燥，又宜慎用。

阳黄

师曰：病黄疸，发热烦喘，胸满口燥者，以病发时火劫其汗，两热所得。然黄家所得，从湿得之，一身尽发热而黄，肚热，热在里，当下之。○黄疸病，茵陈五苓散主之。○黄疸，腹满，小便不利而赤，自汗出，此为表和里实，当下之，宜大黄硝石汤。（《金匮》）

湿热郁蒸发黄，其当从下夺，亦须仿治伤寒之法，里热者始可用之。重则用大黄硝石汤，荡涤其湿热，如大承气汤之例。稍轻则用栀子大黄汤，清解而兼下夺，如三黄汤之例。更轻则用茵陈蒿汤，清解为君，微加大黄为使，如栀豉汤中加大黄，如博棋子大之例。是则汗法固不敢轻用，下法亦在所慎施。（喻嘉言）

阳黄者，因湿多成热，热则生黄，此即湿热证也。然其人必有身热烦渴，或消谷善饥，或小水赤涩，或大便秘结，其脉必洪滑有力。此证不拘表里，或风湿外感，或酒食内伤，皆能致之。但察其元气尚强，脾胃无损，而湿热果盛者，宜清火邪，利小便，湿热去而黄自退。（《景岳全书》）

阴黄

黄疸病，小便色不变，欲自利，腹满而喘，不可除热，热除必哕，哕者，小半夏汤主之。（《金匮》）

黄疸病，为湿热之所酿矣，然有湿多热少者，有湿少热多者，有湿热全无者，不可不察。仲景虑疸病多夹内伤，故尔慎用汗、吐、下之法。其用小建中汤，则因男子发黄，而小便自利，是其里无湿热，惟以入房数扰其阳，致虚阳上泛为黄耳。故不治其黄，但和营卫以收拾其阳，听其黄之自去，即取伤寒建中之法以治之。又有小便本赤黄，治之其色微减，即当识其蕴热原少；或大便欲自利，腹满上气喘急，即当识其脾湿原盛。或兼寒药过当，宜急用小半夏汤温胃燥湿，倘更除其热，则无热可除，胃寒起而呃逆矣。〇今人但云阳疸色明，阴疸色晦，此不过气血之分。辨之不清，转足误人。如酒疸变黑，女劳疸额上黑，岂以其黑遂谓阴疸，可用附子、干姜乎？夫女劳疸，真阳为血所壅闭，尚未大损，瘀血一行，阳气即通矣。阴疸则真阳衰微不振，一任湿热与浊气败血团结不散，必复其阳，锢结始开。倘非离照当空，幽隐胡由毕达耶？（喻嘉言）

阴黄者，全非湿热，总由血气之败。盖气不生血，所以血败，血不华色，所以色败。凡病黄疸，而无阳证阳脉者，便是阴黄。必以七情伤脏，或劳倦伤形，中气大伤，脾不化血，故脾色自见于外。其人必喜静恶动，喜暗畏明，神倦言微，或怔忡眩晕，畏寒少食，或大便不实，小便如膏，及脉息无力等证，悉皆阳虚之候，使非速救元气，大补脾肾，则无复元之理。若但见黄不察脉证，遂云湿热，治以泻火利水，则无不毙。（《景岳全书》）

下之太过生黄，脉沉细迟无力，次第用药，至茵陈附子汤而效。（《已任编》）

劳役形体，饮食失节，中州变寒生黄，只宜理中、建中足矣，不必用茵陈。（王好古）

谷疸

谷疸之为病，寒热不食，食即头眩，心胸不安，久久发黄为谷疸，茵陈蒿汤主之。〇阳明病，脉迟者，食难用饱，饱则发烦，头眩，小便必难，此欲作谷疸；虽下之，腹满如故，所以然者，脉迟故也。（《金匮》）

问：仲景云，谷疸下之，腹满如故，何不立一治法？余曰：必用和法，先和其中，后乃下之。何以知之？仲景云：脉迟尚未可攻，味一尚字，其当攻之旨跃然。《金匮》又云：诸黄，腹痛而呕者，用小柴胡汤。观此，仍是治伤寒邪高痛下之法，是以知之耳。陈无择治谷疸，用谷芽枳实小柴胡汤，差识此意，但半消、半和、半下三法并用，漫无先后，较诸仲景之丝丝必贯，相去远矣。（喻嘉言）

酒疸

心中懊侬而热，不能食，时欲吐，名曰酒疸。〇夫病酒黄疸，必小便不利，其候心中热，足下热，是其证。〇酒黄疸者，或无热，静言了了，腹满欲吐，鼻燥。其脉浮者，先吐之；沉弦者，先下之。〇酒疸心中热，欲吐者，吐之愈。〇酒黄疸，心中懊侬或热痛，栀子大黄汤主之。〇酒疸下之，久久为黑疸，目青面黑，心中如啖蒜齑状，大便正黑，皮肤爪之不仁，其脉浮弱，虽黑微黄，故知之。（《金匮》）

《金匮》治酒疸，用或吐、或下之法，言虽错出，义实一贯。盖酒之积热入于膀胱，则气不化，小便不利。积于上焦，则心中热。积于下焦，则足下热。其无心中足下热者，则清言了了，而神不昏，但见腹满欲吐鼻燥三证，可知其膈上与腹中，阴阳交病，须分先后治之。当辨脉之浮沉，以定吐下之先后。脉浮，病在膈上，阳分居多，先吐上焦，而后治其中满。脉沉弦，病在腹中，阴分居多，先下其中满，而后治其上焦。若但心中热欲呕，则病全在上焦，吐之即愈。其酒热内结，心神昏乱而作懊侬，及痛楚者，则不可不下。但下法劫病，不可久用，久久下之，必脾肺之阳尽伤，不能统领其阴血，其血日趋于败而变黑耳。仲景于一酒疸，胪列先后次第，以尽其治，精详若此。○酒疸之黑，与女劳疸之黑，殊不相同。女劳疸之黑，为肾气所发；酒疸之黑，乃营血腐败之色。营者水谷之精气，为湿热所瘀而不行，其光华之色转为晦黯，心胸嘈杂如啖蒜齑，其芳甘之味变为酸辣，乃至肌肤不仁，大便正黑，脉见浮弱，皆肺金治节之气不行而血瘀也。必复肺中清肃之气，乃可驱营中瘀浊之血，较女劳疸之难治，特一间耳。方书但用白术汤理脾气解酒热，抑何庸陋之甚耶！（喻嘉言）

疸证，惟黑疸最剧，良由酒后不禁酒湿流入髓脏所致，土败水湮之兆。始病形神未槁，尚有湿热可攻，为治疸之向导。若病久肌肤消烁，此真元告匮，不能回荣于竭泽也。（张路玉）

女劳疸

黄家，日晡所发热，而反恶寒，此为女劳得之。膀胱急，少腹满，身尽黄，额上黑，足下热，因作黑疸。其腹胀如水状，大便必黑，时溏，此女劳之病，非水也。腹满者难治，硝石矾石散主之。○诸黄，猪膏发煎主之。（《金匮》）

硝石矾石散，此治女劳疸之要方也，从来不解用硝石之义。夫男子血化为精，精动则一身之血俱动。以女劳而倾其精，血必继之。故因女劳而尿血者，其血尚行，犹易治也。因女劳而成疸者，血瘀不行，为难治矣。非去其膀胱少腹之瘀血，万无生路。在伤寒热瘀膀胱之证，其人下血乃愈。血不下者，用抵当汤下之，亦因其血之暂结，可峻攻也。此女劳疸蓄积之血，必匪朝夕，峻攻无益，但取石药之悍，得以疾趋而下达病所。硝石咸寒走血，可消逐其热瘀之血；矾石能除锢热在骨髓，用以清肾及膀胱脏腑之热，并建消瘀除浊之功。〇女劳疸，额上黑，谓身黄加以额黑也。黑为北方阴晦之色，加于南方离明之位，此必先有胃热脾寒之浊气下流入肾，益以女劳无度而后成之。其由来自非一日，脾中之浊气下趋于肾，水土互显之色，但于黄中见黑滞耳。若相火从水中上炎，而合于心之君火，其势燎原，烟焰之色先透于额，乃至微汗亦随火而出于额，心之液且外亡矣。手足心热，内伤皆然。日暮阳明用事，阳明主阖，收敛一身之湿热疾趋而下，膀胱因而告急。其小便自利，大便黑，时溏，又是膀胱蓄血之验，腹如水状，实非水也，正指蓄血而言，故不治。〇猪膏发煎，藉血余之力，引入血分而润其燥，并藉其力开膀胱瘀血，利其小水，小水一利，将湿与热且俱除矣。《肘后方》云：女劳疸，身目尽黄，发热恶寒，少腹满，小便难，以大热大劳交接，入水所致者用此方。盖女劳疸，血瘀膀胱，非直入血分之药，必不能开。仲景取用虻虫、水蛭、矾石，无非此义。然虻虫过峻，不可以治女劳；矾石过燥，又不可以治女劳之燥，故更立此方以济之。（喻嘉言）

表邪发黄

诸病黄家，但利其小便，假令脉浮，当以汗解之，宜桂枝加黄芪汤主之。〇诸黄，腹痛而呕者，宜柴胡汤。〇瓜蒂汤治诸黄。〇千金麻黄醇酒汤治黄胆。（《金匮》）

仲景治伤寒，首用麻黄汤为表法。今观《金匮》治黄疸之表，主之以桂枝黄芪汤、小柴胡汤，附之以《千金》麻黄醇酒汤，明示不欲发表之意。故首云：诸病黄家，但利小便，假令脉浮，当以汗解之。可见大法当利小便，必脉浮始可言表。然疸证之脉，多有营卫气虚湿热乘之而浮，故用桂枝黄芪汤和其营卫，用小柴胡汤和其表里，但取和法为表法，而表实发黄之证，岂曰无之？再取麻黄醇酒汤一方附入，读此而治病之机，宛然心目矣。〇瓜蒂汤，吐药也。邪在膈上，浅而易治，用此汤吐去黄水，正《内经》因其高而越之之旨也。然此亦仲景治伤寒之方易为治疸证，但附于后，是亦不欲轻用之意也。（喻嘉言）

表邪发黄者，即伤寒证也。凡伤寒汗不能透，而风湿在表者，有黄证；或表邪不解，自表传里，而湿热郁于阳明者，亦有黄证。表邪未解者，必发热身痛，脉浮少汗，宜从汗散，湿热内郁者，必烦热多汗，脉缓滑，宜从分消。（《景岳全书》）

疫病发黄

疫病发黄者，邪热在阳明，脉数发热，口渴引饮，便秘溲赤，治宜生首乌、黑豆、扁豆、甘草、鲜黄土、石斛、麦冬、赤苓、车前、神曲、谷芽、陈皮之属，解疫毒而救脾胃。俾邪从阳明解，而出表为顺也。若其人平日脾肾素虚，虽邪热在阳明，而脉细无力，人倦少神，冷汗自出，大便不实，急救脾肾，庶不致内传厥少，而有虚脱之险也。（《会心录》）

时行感冒，伏暑未解，皆能发黄。惟疫疠发黄，杀人最急。（《医学入门》）

瘀血发黄

瘀血发黄，脉必微而沉；或沉结，不若瘀热之脉，浮滑紧数也。外证必有如狂，腹满，小便自利等候，宜于蓄血条求之。（《己任编》）

胆黄

胆黄者，凡大惊大恐及斗殴伤者，皆有之。尝见有虎狼之惊，突然丧胆而病黄者，有祸害之虑，恐怖不已，日渐而病黄者，皆因伤胆而然。其证则无火无湿，其人则昏沉困倦，其色则正黄如染。盖胆伤则气败液泄。《经》曰：凡十一脏皆取决于胆。胆伤则生气败，其能生乎？所以凡患此者，多致不救。（张景岳）

郁黄

发黄当从郁治，凡物不郁则不黄，禁用茵陈五苓，当用逍遥散。（赵养葵）

虚黄

男子黄，小便自利，当与虚劳小建中汤。（《金匮》）

虚黄者，其证口淡，怔忡，耳鸣，脚软，怠惰无力，寒热微作，小便浊涩皮肤虽黄，而爪甲如常。此劳倦太过，血气俱虚，不可妄用凉药，惟宜调中培土。若面色青黄，小便自利，谓之木乘土，又宜培脾抑肝。（《证治汇补》）

疸证，服解利之药，久而不愈，皆作虚论，宜四君子汤，吞八味丸。不可恣行清利，致脾气败坏，肾水枯涸，必至危笃。（徐东皋）

外感之黄，热解而黄自消。内伤之黄，虚回而黄始退。外发体实者，投清凉可愈。内发元亏者，非补益不痊。（《会心录》）

病后黄

诸失血后，多令人面黄。盖人身以血为荣，面色红润者。血之荣也。血去则面见黄色，譬之竹木，春夏叶绿，遇秋叶黄，润与燥之别也。〇疟后多黄者，脾病色见于面也，治宜理脾，异功散加黄芪、扁豆。诸病后黄者皆宜，然其证身面俱黄，不及眼目为异耳。（戴复庵）

胃脘久痛变黄，乃脾胃大亏，若非内蓄瘀血，即中挟痰饮。

虚热者救脾阴为急，虚寒者救胃阳为先。（《会心录》）

黄胖

黄疸与黄胖不同。黄疸，眼目皆黄，无肿状；黄胖多肿，其色黄中带白，眼目如故，或洋洋少神。虽病根都于脾，然黄疸则由脾经湿热蒸郁而成；黄胖则湿热未甚，多由虫疳与食积所致。其证必吐黄水，毛发皆直，或好食生米、茶叶、土炭为异。〇有种力作之人，劳苦过伤成黄胖病，俗名脱力黄，好食易饥，怠惰无力，治宜枣矾丸。（《见闻录》）

疳黄，俗名黄胖。夫黄疸，暴病也，疳黄，宿病也。至有久不愈者，虽治有枣矾丸，然只可施于力作壮实之人，若膏粱柔脆，未可轻试。（《张氏医通》）

脉候

脉沉，渴欲饮水，小便不利者皆发黄。脉洪大，大便利而渴者死。脉微小，小便利，不渴者生。凡黄家候其寸口，近掌无脉，口鼻气冷，并不可治。凡年壮气实，脉滑便坚者易愈。年衰气弱，脉虚涩而便利者难痊。（《张氏医通》）

选案

一人患脾虚腹胀，劳苦夜发潮热，忽浑身面目俱黄，用清利药，夜热更甚，脉坚劲，洪大搏指，乃革脉也，是外有余而内不足，不可作寻常疸证治。盖黄者脾之本色，素患脾虚，当健脾辅正，况小便多，尤非湿热之证可比。方用人参、扁豆、山药、陈皮、茯苓、甘草、煨姜，因其夜热，加当归、丹皮，平昔服术不安，故不用术。初剂热轻神安，各证俱减。续复大热，加人参去半夏，服之热退而腹胀不消，此脾虚也。必须用术，又恐增胀，当补其母，则能运行三焦，熟腐五谷，且行参、

术之力。遂加桂、附，觉口有津液，饮食知味，腹软大半，调理而起。（吴天士）

女劳疸，其原属于肾水亏虚，水虚则土燥，故见此枯黑之色，惟宜壮水，水滋则土不燥。虞天民云：女劳疸当作虚劳治。一人患此候，以六味汤加归、芍、秦艽、苡仁、麦冬，百剂而愈。

孙瞿士疸证，医用五苓、茵陈不效；改用温中，病势危笃。予谓两目先黄，肝木郁也；额黑，肾水枯也；腰腹重痛，皆肝肾虚极之候。以六味汤加柴胡、当归，四剂知，十剂已。（程华仲）

一人病疸，额黑而便白粪，医用八味丸补火生土，不应而殁。予思额属南方离火，今见黑色，肾水克心火之征，究由土虚不能制水，致水邪上溢于心经之部。矢白属金，金为秋，秋主杀故死。按此证，乃己土衰弱，若能补心之阳，庶乎可救。（方星岩）

备方

黄胖药　红枣四两、皂矾二两、锅焦三两、荷叶二两、灰面十二两。灰面炒黄，红枣煮熟去皮核，取肉，锅焦煮烂，皂矾、荷叶煎汁捣丸，每服三钱。

霍　乱

经义

岁土不及民，民病飧泄霍乱。○太阴所至为中满，霍乱吐下。○土郁之发，为呕吐霍乱。○清气在阴，浊气在阳，营气顺行，卫气逆行，清浊相干，乱于肠胃，则为霍乱。（《素问》）

足太阴厥气上逆则霍乱。（《灵枢》）

哲言

病有霍乱者何？曰：呕吐而利，名曰霍乱。（张仲景）

病有干霍乱、湿霍乱。干霍乱死者多，湿霍乱死者少。盖吐利则所伤之物得以泄出，泄尽则止矣，所以死者少。干霍乱以其上不得吐，下不得利，则所伤之物不得泄出，壅闭正气，隔绝阴阳，烦扰闷躁，喘胀而死者多矣。（成无己）

上吐下利，烦扰躁乱，谓之霍乱，与但称吐利者有异。盖暴于旦夕者为霍乱，可延至数日者为吐利。〇伤寒吐利，由邪气所伤。霍乱吐利，由饮食所伤。此病多发于夏秋之交，寒月亦间有之。昔人云：多由伏暑所致，未必皆然。大抵湿土为风木所克，故呕泻者，湿土之变也；转筋者，风木之变也。（《张氏医通》）

霍乱者，以其上吐下泻，反复不定，而挥霍撩乱故名。此寒邪伤脏之病也。尽有外受风寒，寒气入脏而病者；有不慎口腹，内伤食饮而病者；有伤饥失饱而病者；有水土气令寒湿伤脾而病者；有旱潦暴雨，清浊相混，误中沙气阴毒而病者，总皆寒湿伤脾之证。邪在脾胃，则中焦不能容受，故从上而出则为吐，从下而出则为泻。且凡邪之易受者，以其脾气本柔，既吐既泻，则脾气更虚。故凡治此证者，必以和胃健脾为主。若寒少滞多，则但以温平调之；若滞因于寒，则非温热之剂不能调也。而诸家有言为火者，谓霍乱多在夏秋之间，岂得为寒？不知夏秋之交，正多脏寒之病。盖一以盛暑将杀，新凉初起，天人易气，寒之由也。一以酷燥当令，生冷不节，疾病因时，寒之动也。人以夏秋之外热易见，而脏腑之内寒难窥，故但知用热远热，而不知用寒远寒，多致误也。〇霍乱转筋，甚至牵缩阴丸，痛迫少腹，最为危急，此足阳明、厥阴气血俱伤之候也。观河间曰转筋，《经》云反戾也。热气燥灼于筋，则挛瘛而痛，火主燔灼燥动故也；或以为寒客于筋者，误也。盖寒虽主于收引，然止为厥逆禁固，屈伸不便，安得为转筋乎？所谓转者，动也。阳动阴静，热证明矣。丹溪亦曰：转筋属于血热。余谓此言，总属偏见。试以《内经》质之曰：经筋之病，寒则反折筋急，热则筋弛纵不收，此非反折筋急之病乎！而何以谓之热也？夫所谓转者，以其坚强急痛，有如扭转之状。而河间曰，转者，动也。则可谓强矣。且凡患者必于吐泻之后乃有此证，未闻吐泻之前而先见转筋者也。若转于吐泻之前而谓之火，犹可云因火而病也。既转于吐泻之后，则上下皆已火去，岂因吐泻而反生火耶？盖阳明为脏腑之海，主润宗筋。此证以阳明血气骤损筋急而然，本非火也。陈无择曰：转筋者，以阳明养宗筋，今暴吐下，津液顿亡，宗筋失养，必致挛急，甚则卵缩舌卷，此说始为切当。（张景岳）

暑月痉证与霍乱同出一源。风自火生，火随风转，乘入阳明则呕，戕及太阴则泻，是名霍乱。窜入筋中则挛急，流入脉络则反张，是名痉。但痉证多厥，霍乱少厥。盖痉证风火闭郁，郁则邪势内炽，不免逼乱神明，故多厥。霍乱风火外泄，泄则邪势外解，不致循经内走，故少厥。此痉与霍乱之分别也。然痉证邪滞三焦，三焦乃火化；风得火而愈煽，则逼入膻中而暴厥。霍乱邪走脾胃，脾胃乃湿化，邪由湿而停留，则淫及诸筋而转筋。又痉之挛急，乃湿热生风。霍乱之转筋，乃风来胜湿。总由湿热与风淆乱清浊，升降失常之故。夫湿多热少，则风入土中而霍乱；热多湿少，则风乘三焦而痉厥。厥而不反者死。胃液干枯，火邪盘踞也。转筋入腹者死，胃液内涸，风邪独劲也。厥证用辛，开泄胸中无形之邪也；干霍乱用探吐，泄胃中有形之滞也。然泄邪而胃液不上升者，

热邪益炽；探吐而胃液不四布者，风邪更张，终成死候，不可不知。（薛生白）

霍乱新定，不可即与谷食。恐中焦未清，反助邪气，必待过一、二时，饥甚方可渐与米饮。若遽进谷食，下咽立毙。（《证治汇补》）

补编

霍乱，头疼发热，身疼痛，热多欲饮水者，五苓散主之。寒多不用水者，理中丸主之。（张仲景）

冒暑之霍乱吐泻，以治暑为主。避暑之霍乱吐泻，以和中温中为主。（喻嘉言）

霍乱，乃湿土兼风木为害，治宜疏风散寒，利湿降火。邪在上者宜吐，以提其气。惟吐利不止，元气耗散，病势危笃或大渴喜冷，或恶寒逆冷，或发热烦躁，欲去衣被，此阴盛格阳，不可误认热证，妄投凉药，宜四逆理中汤冷服。（《证治汇补》）

夏秋感冒，吐泻霍乱，六和汤为要药。其有身热烦渴，气粗喘闷，或吐泻厥逆躁扰者，此伤暑霍乱也，宜香薷饮冷服。甚则厥逆少气，唇面爪甲皆青，六脉俱伏，吐出酸秽，泻下臭恶，便溺黄赤者，此火伏于厥阴，为热极似阴之候，急作地浆煎竹叶石膏汤，误作寒治必死。〇举世治霍乱，不问虚实寒热，概用藿香正气散。不知此方专主胃气不和，阴阳错乱；或夏秋寒热交加，饮食冷热并进；及水土不服之霍乱，固为合剂。如见厥逆冷汗，虚烦喘哕，面赤戴阳，脉虚细无力者，此脾肾俱虚，虚阳失守之候，猛进理中四逆，尚恐不救，况堪从事耗气之剂乎？〇凡夏秋霍乱，有一毫口渴，即是伏热，切不可用温药。如燥渴，小便不利，五苓散为主，方中肉桂亦宜酌用。惟泄泻不渴，二便清利者，方可用理中温之。〇干霍乱者，心腹胀痛，欲吐不吐，欲泻不泻，烦躁闷乱，俗名搅肠沙。此土郁不能发泄，火热内炽，阴阳不交之故。或问方书皆言宿食与寒气相搏，何以独指为火耶？曰：昏乱躁闷，非诸躁狂越之属火者乎？每致急死，非暴病暴死之属火者乎？但攻之太过，则脾愈虚；温之太过，则火愈炽；寒之太过，则反捍格；治须反佐，然后火可散耳。古法有盐煎童便，非但用之降火，且兼取其行血。又法盐汤探吐，并用盐填脐中，以艾灸二七壮，屡效。（《张氏医通》）

夏月不头痛发热，但少腹疼痛，或心腹俱痛，不能屈伸，医疑为阴证，不知皆缘暑火流注脏腑。治宜六和汤解之；或四苓散加香薷、木瓜、紫苏、半夏之类和之；或正气散或二陈汤加厚朴、山栀，或炒盐和滚汤吐之。大抵此证以吐法为上，若用热药，去生远矣。〇暑气入腹，恶心腹痛，上吐下泄，泄如水注，此暑火暴发，升降不利，清浊不分。宜用五苓散或胃苓汤，分阴阳，去暑气。〇更有上下关闭，竟不吐泻者为干霍乱。惟心腹绞痛，令人立毙急行吐法，通则可救。（《瘟疫暑热全书》）

肝虽主筋，而转筋则因风寒湿热袭伤脾胃所致。转筋必起于足腓，腓及宗筋，皆属阳明。用木瓜治转筋者，取其理脾以伐肝也。土病则金衰而木盛，故用酸以收脾肺之耗散，而藉其走筋以平肝邪，乃土中泻木以助金也。（李时珍）

脉候

脉伏或微涩者霍乱。霍乱脉得洪大者吉，虚微迟细者凶。脉见结促代伏者，不可便断为死。其有吐泻后，阳气已脱，或遗尿不语，膏汗如珠，躁欲入水，舌卷囊缩者，乃为死候。（《张氏医通》）

附方

治霍乱方　用食盐炒热绢包，令病人仰卧，将盐包放脐上，盐锅入水一碗煎滚，候冷饮下。至脐寒热合而阴阳和矣。

又方　用阴阳水浸汗脚布服之效。○又法地浆饮之即愈。

霍乱急救方　令病人偃卧，将膝腕内以手蘸温水，轻轻急拍，待紫红筋见出，用瓷锋刺出血立愈。

治转筋法　男子以手牵其阴，女子以手牵其乳，皆验。

痧胀

哲言

痧者，天地间之厉气也。入于气分，则毒中于气而作肿作胀，入于血分，则毒中于血而为蓄、为瘀。凡遇食积痰火，气血即因之阻滞而不散，此痧之所以由来也。故人之壮实者有痧证，即人之虚弱者亦有痧证，则痧之发，何论人之虚实乎？○痧证，先吐泻后心腹绞痛，从秽气而发者多。先心腹绞痛后吐泻，从暑气而发者多。心胸昏闷，痰涎胶结，从伤暑伏热而发者多。遍身肿胀，疼痛难忍，四肢不举，舌强不言，从寒郁为火毒而发者多。○痧证，若昏迷不醒，口不能言，其心胸烦闷难过之苦，将何以辨之？宜先观其唇舌；色黑者凶，黄者重，淡红者较轻。盖黄色而知内热，黑色而知热极，淡红色虽热，然用药不可太冷。○痧痛而绞动者，毒壅于气而有积也。痛而不移者，毒壅于血而有瘀也。发于上部者，毒气上壅也。缠于下部者，毒血下注也。有上吐下泻者，痧气上下冲激也。有烦闷膜胀者，痧气壅塞于心膈也。有恶寒发热者，毒气遏抑于肌表也。有肢体遍痛者，毒血流滞于经络也。有结滞肠胃者，气积血于而为肿、为胀也。有吐血便血者，痧毒壅于血分而为泛溢也。有咳嗽喘急者，痧毒壅于气分而生痰涎也。有立时闷伤者，痧毒攻心也。有腿足痿软不能掉动者，痧毒入于血分而注于下部也。有腰胁俱痛者，痧毒阻于血分而有瘀也。有身重不能转侧者，痧之毒血壅瘀而不能转运也。有变成肿毒溃烂者，痧血凝滞而攻坏肌肤也。〇痧证，最忌热酒热汤米食诸物，饮此则轻者必重，重者立毙。亦有吃米食诸物，结成痧块，日久变疾难疗。〇痧证略松，胸中觉饿，骤食即复，必耐一、二日，乃可保全。〇痧证，心胸高起如馒饺者不治；角弓反张者死；腰背心胸左右有一点痛者不治；胁肋痛者不治；四肢肿痛者难治；鼻如烟煤者死；舌卷囊缩者死；昏迷不醒，放痧不出，服药不应者死；痧块大痛者死。（《痧胀玉衡》）

补编

痧证，实者犯之，固即以有余治之；而虚者犯之，亦当以有余治之。盖有余者非有余于本，原乃有余于痧毒也。夫人有痧毒，如家之遇贼寇也。人有虚实，如家之有厚薄也。若贼寇入室，岂以家之资薄不驱而出之乎？可知家有贼寇，必先驱之为是。人有痧毒，亦无不先驱之为是也。故痧发不论虚实，驱毒在所当先，温补必施于收后，此痧之所以有实无虚也。〇痧者，热毒也。误饮热汤，则痧筋隐而不见，即筋略见，放之血不流，刮之痧不出者，此热汤之为害也。急饮冷水解之，然后再放而血流，再刮而痧出矣。又有痧毒方发，而为食滞所阻，凝结于中，放刮不出者，此食积之为害也。当先消食而再放刮。又有痧毒凝滞，而于血不流，阻于胸腹，虽放刮有不尽者，当先散瘀而后放刮。又有痧毒方发，而遇恼怒气逆助胀，致放刮难尽者，当先顺气，再行放刮，如此则痧毒可渐消矣。○痧气壅遏于中，故作痛胀，用荆芥、防风之类，从表而散也；用青皮、陈皮之类，从中而消也；用枳实、大黄之类，从大便而下也；用木通、泽泻之类，从小便而行也；用山楂、卜子之类，治其食之阻也；用银花、红花之类，治其血之壅也；用槟榔、蓬术之类，治其积之滞也。○痧筋有见，有微见，有乍隐乍见，有伏而不见。痧筋之见者，毒入血分居多，乍隐乍见者，毒入气分居多。微见者，毒阻气分居多。伏而不见者，毒结血分居多。夫痧筋之见者，人知刺而放之矣。其微见者，乃痧毒阻于肠胃，致筋不能大显，故虽刺而无血，即微有血，亦点滴不流，治宜通其肠胃，则筋自见，然后刺放。若乍隐乍见者，人知俟其见而放之。至有伏而不见者，虽欲放而无可放，人未有能识其为痧，受其害而不觉。若斯者，当从其脉之不合于证而辨之，又当察其所发之病在缓，所见之证倏而急者，即病与证之不合，更可辨也。治法：结于血者散其瘀，结于食者消其食，结于痰者治其痰。则结散之后，痧筋自见，然后刺放，其痧可得而治也。○肌肤痧，用油盐刮之，则痧毒不内攻。血肉痧，看青紫筋刺之，则毒有所泄。肠胃脾肝肾三阴经络痧，治之须辨经络脏腑在气在血，则痧之攻内者，可消可散，而绝其病根也。放痧有十：一、头顶百会穴；一、印堂；一、两太阳穴；一、喉中两旁；一、舌下两旁；一、双乳；一、两手十指头；一、两臂弯；一、两足十指头；一、两腿弯。（《痧胀玉衡》）

尝考方书，从无痧证之名。惟触犯臭秽而腹痛吐逆，俗以磁器蘸油刮其背脊，随发红斑者，谓之痧。甚则欲吐不吐，欲泻不泻，干呕绞痛者，曰绞肠痧。近时有感恶毒异气而骤发黑痧，其证卒然昏倒，腹痛面黑，不呼不叫，如不急治，两、三时即毙。

有微发寒热，腹痛麻瞀呕恶神昏者，或濈濈汗出，或隐隐发斑者，此毒邪焮发于表也。亦有发即泻利厥逆，腹胀无脉者，此毒邪内伏，不能外达也，其患最暴。《经》谓邪气入于脏腑，虽不病而卒死者是也。初觉先将纸捻点淬头额，即以荞麦取末三钱，温汤调服即安。盖荞麦能涤肠胃滓秽，降气宽胸，而治浊滞为痧毒之专药。其有毒甚面黑者，急于两膝后委中穴砭出黑血，以泄毒邪。盖骤发之病，勿虑其虚，非此急夺，束手待毙。以此病起于漠北，流入中原，故以番痧目之。原夫此病，与瘴疠相似，瘴则触冒山岚瘴气，此则触冒恶毒异气。又与时行疫疠不殊，但时疫则沿门阖境传染，此则一人骤感，死于一日、半日之间，不似时疫之可以延日也。又与伤寒之伏气相似，但伏气热毒自里达表，此则骤感异气，无分表里脏腑。亦不似中寒暍暑，本虚不胜寒暑之暴也。又与霍乱相似，但霍乱是客邪与水谷之气相并，此则正气暴逆不能与邪相抗也。又与关格相似，但关格是上下不通，病纯属里，此则兼有斑痧表证也。大略与臭毒相类，然臭毒所触秽气，此则触冒恶毒，较之尤剧。初起昏愦不省，脉多沉匿不显，或浑浑不清，勿以腹痛足冷而与温药。倘荞麦一时难得，或服之不应，即宜理气为先，如香苏散加薄荷、荆芥，辛凉透表。次则辟邪为要，栀豉汤加牛蒡、生甘草解毒和中。表热势甚，清热为急，黄芩汤加连翘、木通分利阴阳。如见烦扰腹胀，脉来数疾，急投凉膈散，则毒从下夺。若热剧神昏，虽合三黄，多不可救。若烦渴引饮遗尿，速清阳明，白虎汤加葱、豉，使毒从表化。若斑点深赤，毒在血分者，浓煎茺蔚，少投生蜜，放温恣服，取效最捷，以其专下恶血也。或加莱菔汁者，取其散血之功也。以上诸法，惟未经误药，庶可挽回一、二。若病家疑信未真，慎毋轻治，变生反掌，取咎未便。且有误认伤寒而与发散，周身焮紫如云而死者；亦有误认麻疹与柽柳樱桃核汤，咽痛失音而死者，以其卒犯恶毒异气，无以脉诊，故辨治尤难。近世多用火淬砭刺，须知因感恶毒异气而致者，此属外因，火淬为当。因触臭毒秽气而致者，属不内外因，非砭刺不足以夺其势。然刺之无血，不可救也。（《张氏医通》）

脉候

凡证类太阳寒热，其脉或长或短，时大时小，忽有忽无，如祟脉者，即为痧证。（《痧证集要》）

痧证之脉，与他证不同。如伤寒、伤风，自有伤寒、伤风之脉；若兼痧证，其脉必变，病必凶暴。〇痧毒阻抑经络，故其脉多沉伏，与阴证脉相似，一服温补药，立刻变幻。余尝见有沉微或伏之脉，一似直中三阴，设外证稍有不合，即取痧筋验之，有则为痧，无为阴证，施治用药，庶乎不失。俟放痧服药后，经络通而不阻，按其脉便不复如前矣。〇痧毒冲激于经络血肉之分，其脉亦有洪数或沉紧，或大而无伦，或洪实有力，种种不一。若脉证不合，便当审其痧筋有无，有则候其放后，再诊脉之何如，以断病之寒热虚实。〇痧证脉微细者生，实大急数者重，洪大无伦者凶。一部无脉者轻，一手无脉者重，两手无脉者死。六脉无根，诸怪脉见，放痧服药不应者死。（《痧胀玉衡》）

选案

予荆人于初寒时，中阴寒痧毒，呕恶，胸腹搅痛，势不可当。用盐汤探吐，痛不为减，连吐数次，气愈升，痛愈剧，上塞喉嗌，声不能出，水不可入，危在顷刻。因忆先年曾得刮痧法，择一磁碗，别用热汤入香油一、二匙，将碗口蘸油汤内，令其暖滑，覆执其碗于病者背心，轻轻向下刮之，以渐加重，碗干而寒，再浸再刮。良久胸胀渐宽，始能出声，顷之腹响，大泻如倾，其痛遂减，泻后得睡，通身痒极，发出疙瘩风饼，不计其数。愈后细穷其义，盖五脏之系，咸附于背，向下刮之，则邪气随降。凡毒气上行则逆，下行则顺。虽近有两臂刮痧之法，然毒深病急，非刮背不可。至若风饼之由，正以寒毒之气充塞，表里经脏俱闭，脏气未调，则表亦不解；表邪未散，则脏必不和。此其表里相关，义自如此，故治分缓急，权衡在人矣。（张景岳）

一商初到吴会，畅饮酣歌，席间霎时不安，索姜汤一啜而逝。又有朔客到枫混堂洗澡，忽眩晕呕逆，到舟即毙。继有医者饭后寒热腹痛，手足逆冷，不终夕而殂。更有文学乡居到郡作吊，归即腹痛，坐立不安，语言不次，六脉模糊，是夜即便捐馆。又有少年新婚，陡然腹痛麻瞀，或令饮火酒半瓯，腹痛转剧，旋增颅胀，身发红点，与芦根汁饮之，得吐乃解。后有一人鼻衄口燥，胸腹略见红斑，啜童子小便稍安，医与葱豉浓煎，仍入童便，得吐汗而痊。（《张氏医通》）

附方

防风散痧汤　痧证有因于风者，此方主之。防风、荆芥、细辛、枳壳、陈皮、金银花。

陈皮厚朴汤　痧证有因于气阻者，此方主之。陈皮、厚朴、乌药、青皮、山楂。

桃仁红花汤　治痧证血结不散之剂。桃仁、红花、苏木、青皮、乌药、独活、白蒺藜。

沉香郁金散　治痧气寒凝之剂。沉香、郁金、木香、降香、乌药、细辛。共为细末，每服三分，砂仁汤调下，稍冷服。

冰硼散　治痧证咽喉肿痛。冰片、硼砂、元明粉、天竺黄。

共研细末，吹入喉中。

宝花散　治痧之仙剂。郁金、细辛、降香、荆芥。共为细末，每服三匙，清茶调下，稍冷服。

急救神方　治痧证牙紧目闭，喉肿，心腹绞痛危候。牙皂、细辛、防风、白芷、薄荷、半夏、陈皮、桔梗、甘草、木香、枯矾、雄黄、贯众、朱砂。共为细末装入磁瓶。每用三分，先吹鼻内，再用淡姜汤冲服一钱，服后以红纸捻照心窝、背心、舌底三处见有红点，用银针挑破。

刺腿弯痧筋法　腿弯上下有细筋，或紫或红，即是痧筋。刺之有紫黑毒血出。其腿上大筋不可刺，刺亦无血，反令人心烦。腿两弯硬筋不可刺，恐令人筋吊臂弯。筋色亦如此辨之，至顶心用针，惟取挑破，略见微血，以泄沙毒，不可直刺，指尖刺近指甲，令人头眩。一应刺法，不过针锋微入，不必深入。

刮痧法　背脊颈骨及胸胁两臂等处，用铜钱或刮舌蘸香油刮之。头额腿上用麻线蘸香油刮之。大小腹软肉用食盐擦之。

擦羊毛痧法　其证憎寒壮热，头身胀痛，呕恶烦闷。先用生姜擦胸背肢体，再用青布蘸热水频擦，有白毛随出即愈。亦有用粽糕擦者。湖北多有此证，称为羊毛痧。

医　述

·下　册·

清·程杏轩　著

辽宁科学技术出版社
LIAONING SCIENCE AND TECHNOLOGY PUBLISHING HOUSE

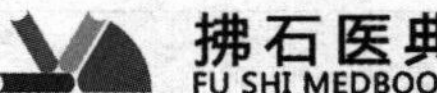

图书在版编目（CIP）数据

医述：上、下册 / (清) 程杏轩著 . — 沈阳 : 辽宁科学技术出版社 , 2022.1

ISBN 978-7-5591-2156-1

Ⅰ . ①医… Ⅱ . ①程… Ⅲ . ①中医典籍 – 中国 – 清代 Ⅳ . ① R2-52

中国版本图书馆 CIP 数据核字 (2021) 第 152026 号

出版发行：辽宁科学技术出版社
北京拂石医典图书有限公司
地　　址：北京海淀区车公庄西路华通大厦 B 座 15 层
联系电话：010-57262361/024-23284376
E-mail：fushimedbook@163.com
印 刷 者：河北环京美印刷有限公司
经 销 者：各地新华书店

幅面尺寸：145mm×210mm
字　　数：1020 千字　　印　　张：39.375
出版时间：2022 年 1 月第 1 版　　印刷时间：2022 年 1 月第 1 次印刷

责任编辑：李俊卿　　责任校对：梁晓洁
封面设计：潇　潇　　封面制作：潇　潇
版式设计：天地鹏博　　责任印制：丁　艾

如有质量问题，请速与印务部联系　联系电话：010-57262361

定　　价：158.00 元

目　录

·下　册·

医述卷九　杂证汇参

痢

经义

帝曰：肠澼便血何如？岐伯曰：身热则死，寒则生。帝曰：肠澼下白沫何如？岐伯曰：脉沉则生，浮则死。帝曰：肠澼下脓血何如？岐伯曰：脉悬绝则死，滑大则生。帝曰：身不热，脉不悬绝何如？岐伯曰：滑大者生，悬涩者死，以脏期之。○脾脉外鼓沉为肠澼，久自已。肝脉小缓为肠澼，易治。肾脉小搏沉为肠澼下血，血温身热者死。○心肝澼亦下血，二脏同病者可治。其脉小沉涩为肠澼，其身热者死。○阴阳虚，肠澼死。○肾移热于脾，传为虚，肠澼死。（《素问》）

哲言

痢有赤痢、白痢、赤白痢、水谷痢、脓血痢、噤口痢、休息痢、风痢、寒痢、热痢、湿痢、气痢、虚痢、滑痢、积痢、久痢、疫痢、虫疰痢、五色痢。（《东医宝鉴》）

按：滞下之证，古人多与泄泻同论，至《三因方》始另立条目。夫病有从外感而得者，须分六气之异，外既受伤，肠胃郁结，随其寒热温凉以调之。有因脏气发动，干犯肠胃而得者，须察其何脏相兼，以平治之。又有因饮食失节而得者，则审其何物所伤，以消克之。但病有虚实，治有先后。若病气暴至，元气壮实，积滞胶固者，宜下之；病久气脱，肠胃虚滑者，宜温之涩之。大抵可温则温，可下则下，或解表，或利小便，分别在里、在表、挟风、挟热、挟寒等证。脓血赤白，有气病、血病之分；后重里急，有气血虚实之异，不可不察。（刘宗厚）

下痢治法：在表者汗之；在里者下之；在上者涌之；在下者竭之；身表热者疏之；小便涩者利之；盛者和之去之；过者止之。（张洁古）

凡治痢，和血勿伤血，调气勿破气。（《仁斋直指》）

后重宜下，腹痛宜和，身重宜除湿，脉弦宜去风，风邪内结宜汗，身冷自汗宜温，脓血稠黏宜重剂以竭之。（刘河间）

河间发明滞下证治，尤为切要。和血则便脓自愈，调气则后重自除。二语实盲者之日月，聋者之雷霆也。〇或问：河间之言滞下，似无挟虚挟寒者乎？曰：泄利之病，水谷或化或不化，并无里急后重形状。若滞下则不然，或脓、或血、或肠垢、或无糟粕相混，虽有痛、不痛之异，然皆里急后重，逼迫恼人，皆实热证也。近年涉历，亦有虚寒证者，如治予从叔娄长官等，皆用参、术、干姜之类是也。（朱丹溪）

河间曰：夫治诸痢者，莫若以辛苦寒药。苦能燥湿，寒能胜热，使气宣平而已。此说相传至今，凡治痢者，悉用寒凉，皆此说之误也。毋论其他，姑以苦能燥湿一言辨之，见大左矣。夫五味之理，悉出《内经》。有曰以苦燥之者，盖言苦之燥者也。河间不察，便谓是苦皆燥，不知《内经》之言苦者，其性有二，其用有六。如曰：火生苦。曰：其类火，其味苦。曰：少阳在泉为苦化，少阴在泉为苦化。曰：湿淫于内，治以苦热；燥淫于内，治以苦温。是皆言苦之阳也。曰：酸苦涌泄为阴。曰：湿司于地，热反胜之，治以苦冷。曰：湿化于天，热反胜之，治以苦寒。是皆言苦之阴也。此其言性之二也。又曰：以苦发之，以苦燥之，以苦温之，以苦坚之，以苦泄之，以苦下之。此其言用之六也。盖苦之发者，麻黄、白芷、升、柴之属是也；苦之燥者，苍术、白术、木香、补骨脂之属是也；苦之温者，附子、干姜、肉桂、吴萸之属是也；苦之坚者、续断、地榆、诃子之属是也；苦之泄者，栀、柏、芩、连、木通、胆草之属是也；苦之下者，大黄、芒硝之属是也。夫气化之道，惟阳则燥，惟阴则湿，岂以沉阴下降如黄连、黄柏之属，以至苦大寒之性，而犹谓其能燥，有是理乎？是但知苦燥之一言，而不察苦发、苦温、苦坚、苦泄、苦下之五者何也？因致后人治痢，多不分寒热虚实，动以河间之法，及其将危，犹云血色如此，何敢用温？腹痛如此，何敢用补？死而无悟，深可哀也！（《景岳全书》）

凡治痢疾，一见表证，必先解表。若表不解，则邪将传里，难愈。故发热身疼，邪在太阳，参苏饮；寒热往来，邪在少阳，小柴胡；身热、目痛、鼻干、不眠，邪在阳明，葛根汤。必表邪解而后无传变之患。（查了吾）

《内经》冬月伤寒，已称病热。至夏秋，热、暑、湿三气交蒸，互结之热，十倍于冬月矣。外感三气之热而成下痢，必从汗先解其外，后调其内。首用辛凉以解表，次用苦寒以清里。失于表者，外邪但从里出，不死不休，故虽百日之远，仍用逆流挽舟之法，引其邪而出之于外，则死证可活，危证可安详。《金匮》有云：下痢脉反弦，发热身汗者，自愈。夫久痢之脉，深入阴分，沉涩微弱矣。忽然而转弦脉，浑是少阳生发之气，非用逆挽，何以得此？久痢邪入于阴，身必不热。今因逆挽之势，逼其临时燥热，顷之邪从表出，热自无矣。久痢阳气下陷，皮肤干涩，断然无汗，今以逆挽之法，卫外之阳领邪气同还于表而身有汗，是以腹中安静，而其病自愈也。又有骤受暑湿之毒，水谷倾囊而出，一昼夜七、八十行，大渴引水自救，此则肠胃为热毒所攻，顷刻腐烂，更用逆挽之法，迂矣！远矣！每从《内经》通因通用之法，大黄、黄连、甘草，一昼夜连进三、五十杯，俟其利渴之势少缓，乃始平调于内，更不必挽之于外。盖其邪如决水转石，乘势出尽，无可挽耳。更有急开支河一法，其邪热之在里者，奔迫于大肠，必郁结于膀胱，膀胱热结，则气不化而小溲短赤，不用顺导，而用逆挽，仍非计也。清膀胱之热，令气化行而分消热势，则甚捷也。仲景谓下利气者，当利其小便。非急开支河之谓乎？然而水出高源，肺不热则小溲自行，肺与大肠为表里，大肠之热，皆因肺热所移，尤宜先清肺之化源。《金匮》有下利肺痛者，紫参汤主之；气利，诃黎勒散主之。后人疑非仲景之方，讵知肠胃有病，其所关全在于肺。又可见肺气不通而痛，则急通其壅，大肠之气坠而逼迫，而缓调其适矣。○再按：治疟之法，当从少阳而进退其间；乃痢疾之表，亦当从少阳半表之法，缓缓逆挽其下陷之清气，俾身中行春夏之令，不致于收降耳。究竟亦是和法，全非发汗之意。津液未伤者，汗出无妨；津液既伤，皮间微微得润，其下陷之气已举矣。夫岂太阳外感风寒，可正发汗之比乎？又岂太阳阳明合病下利，可用葛根之比乎？噫！微矣。（喻嘉言）

痢证古名滞下，夏秋暑湿挟积者居多，其次则风淫、火迫、寒侵，燥气独不为患。至于暑有阴阳，必兼乎湿。夫阴暑由于人之阳气先亏，加以贪凉喜冷，郁折生阳，故主于温；阳暑由于天之热伏，阻气化浊，则重于清。但邪之来也，似水之流，脏腑间一有罅隙，则乘虚而着，故有在气在血之分，伤脏伤腑之异。若表之邪郁，而气机下流不息者，喻氏论人参败毒散；里之积壅而寒热交粘者，洁古立芍药汤。在气分，有苦辛调气与辛甘益气等法；在血分，有酸苦行血及咸柔养血诸方。若表证急，从乎三阳，有桂枝汤、葛根芩连汤、小柴胡汤；里势实，专究脾胃，有小承气汤、温脾汤。总之，治腑以三焦见证为凭，治脏以足三阴为要领，辨其虚实之情，酌以通涩之法。是证最难愈者，莫如休息痢，攻补之法非一。最危险者，莫如噤口痢，却有两端：若因暑湿邪充，格拒三焦者，气机皆逆传而闭，上下之势，浑如两截，治不得其要，则邪无出路，正立消亡。丹溪立法最高，后世都宗其旨。先生又借用半夏泻心汤，减去守中之品，取补以运之，辛以开之，苦以降之。又因脾肾之阳素虚，阴邪从中而下者，先伤太阴，继伤少阴，关闸大开，痛泄无度，戊癸少化火之机，命阳无蒸变之力，此不饥不食，为呕为胀，理宜然矣。与邪多积热之候不同。参之仲景理中汤、肾气丸，及景岳理阴煎、胃关煎等法，又以大剂苁蓉配入参、归、姜、附、桂、制白芍之类，较地黄、阿胶尤胜，与之肠膏竭尽，络脉结涩而痛者，堪称神品。〇古贤治痢，不外通涩二法，大都新痢宜通，久痢宜涩。〇滞下之滞字，非停滞饮食，言暑湿内侵，腑中流行阻遏而为滞耳。（《临证指南》）

王损庵以种种痢疾，总由湿热入胃。此一句便可悟病形矣。痢疾腹痛，必是绕脐以下，当小肠之分野；小肠无毒，则糟粕得循其正，虽曲而顺下无碍；惟脓血则不得循其正而不肯下，故痛也。小便不利者，小肠为毒邪所迫，不能分利，故短缩也。噤口者，

乃毒气原盛，或破药太过，挟伤上中二脘宗气，毒邪乘虚而上逆也。（《已任编》）

治痢大法，始当推荡，久当温补，而尤宜以顾胃气为主。盖百病以胃气为本，而于痢为尤要。故能食者轻，不能食者重，绝不食者死。是痢之赖于胃气者，如此其重矣。○泻与痢，不分两证，混言湿热而利小便，非也。盖淡渗功能利水，浊流得快，则泻自止。若痢疾乃垢秽之物，因于湿热，肠胃怫郁而成，出于大肠传送之道，故不宜过用渗利之药，重竭其阳而涸其津液，是病降之而药又降之也。○凡治滞下与滑泄不同。滑泄有可涩之道，故古人有用粟壳、诃子以止其滑。若滞下，本属湿热涩滞，法宜疏利，最忌兜涩。大肠为肺之腑，大肠既有湿热留滞，则肺家亦必有郁滞不清，古人用药，每利肺气，知其性喜通利，清脏以及腑也。倘误用兜涩，则湿热无所宣泄，肺气不得下行，非惟痢疾增剧，且恐湿热熏蒸，上干乎肺，则胀满、气逆、不眠、恶食诸证至矣。（《冯氏锦囊》）

古人治痢，多用坠下之品，所谓通因通用，法非不善。然效者半，不效者半。其不效者，每至缠绵难愈，或呕逆不食而成败证。仔细揣摩，偶见烛光，恍然有得，因思火性炎上，何以降于肠间而为痢？良由积热在中，或为风寒所闭，生冷所遏，致火气不得舒伸，逼迫于下。医者更用下坠之药，则降者愈降，而痢愈甚矣。因制治痢散以治痢证初起，方用葛根为君，鼓舞胃气上行；陈茶、苦参为臣，清湿热也；麦芽、山楂为佐，消宿滞也；赤芍、广皮为使，所谓行血则便脓自愈，调气则后重自除也。惟于腹中胀满拒按者，此有宿食，更佐以朴黄丸下之。若日久脾虚，食少痢多者，五味异功散加白芍、香、连清而补之。若气虚下陷者，补中益气汤升提之；若邪热秽气塞于胃脘，呕逆不食者，开噤散启之；若

久痢变为虚寒，肢冷脉微，饮食不消者，附子理中汤加肉桂温之。（程钟龄）

痢之为证，多本脾肾。脾司仓廪，土为万物之母；肾主蛰藏，水为万物之原。二脏皆根本之地，投治少瘥，冤沉幽冥。究其疵误，皆寒热未明，虚实不辨也。晚近不足论，即在前贤，颇有偏僻，如《局方》与复庵，例行辛热；河间与丹溪，专用苦寒。何其执而不圆，相去天壤耶？夫痢起夏秋，湿蒸热郁，本乎天也；因热求凉，过吞生冷，由于人也。气壮而伤于天者，郁热居多；气弱而伤于人者，阴寒为甚。湿土寄旺四时，或从于火，则阳土有余，而湿热为病，《经》所谓敦阜是也。或从于水则阴土不足，而寒湿为病，《经》所谓卑监是也。言热者遗寒，言寒者废热，岂非立言之过乎？至以赤为热、白为寒，亦非确论。果尔，则赤白相兼者，岂真寒热同病乎？必以见证与色脉辨之，而后寒热不淆也。须知寒者必虚，热者必实，更以虚实细详之，而寒热愈明矣。胀满恶食，急痛惧按者，实也；烦渴引饮，喜冷畏热者，热也。脉强而实者，实也；脉数而滑者，热也。外此则靡非虚寒矣。而相似之际，尤当审察。如以口渴为实热，似矣；不知凡系泻痢，必亡津液，液亡于下，则津涸于上，安得不渴？更当以喜热、喜冷分虚实也。以腹痛为实热，似矣；不知痢出于脏，肠胃必伤，脓血剥肤，安得不痛？更当以痛之缓急、按之可否、脏之阴阳、腹之胀与不胀、脉之有力无力分虚实也。以小便之黄赤短少为实热，似矣；不知水从痢去，溲必不长，液以阴亡，溺因色变，更当以便之热与不热、液之涸与不涸、色之泽与不泽分虚实也。以里急后重为实热，似矣；不知气陷则仓廪不藏，阴亡则门户不固，更当以病之新久、质之强弱、脉之盛衰分虚实也。至于治法，须求何邪所伤？何脏受病？如因于湿热者，去其湿热；因于积滞者，去其积滞。因于气者调之；因于血者和之。新感而实者，可以通因通用；久病而虚者，可以塞因塞用。独怪世之病痢者，十有九虚，而医之治痢者，百无一补。气本下陷，而再行其气，后重不益甚乎？中本虚衰，而复攻其积，元气不愈竭乎？湿热伤血者，自宜调血，若过行推荡，血不转伤乎？津亡作渴者，自宜止泄，若但与渗利，津不转耗乎？世有庸工，专守痛无补法，不知因虚而痛者，愈攻则愈虚愈痛矣。请以宜补之证悉言之：脉来微弱者可补；形色虚薄者可补；疾后而痢者可补；因攻而剧者可补。然而尤有至要者，则在脾肾两脏。如先泻而后痢者，脾传肾，为贼邪，难疗；先痢而后泻者，肾传脾，为微邪，易医。是知在脾者病浅，在肾者病深。肾为胃关，开窍于二阴，未有久痢而肾不损者，故治痢不知补肾，非其治也。凡四君、归脾、十全、补中，皆补脾虚，未尝不善。若病在火衰，土位无母，设非桂、附大补命门，以复肾中之阳，以救脾家之母，则饮食何由而进？门户何由而固？真元何由而复耶？若畏热不前，仅以参、术补土，多致不起，大可伤矣！（李士材）

痢疾一证，有四时寒热之不同。士材先生所说，归重脾肾二经；不知脾传肾、肾传脾，乃论五脏相承内伤之痢，非论夏秋热痢之条。既曰痢起夏秋，湿蒸热郁，是论夏秋之痢矣，即当从阳明燥金司令立论而归重于肠胃，不宜牵入脾肾。夏秋之先水泻后脓血，先脓血后水泻，乃肠胃湿热之证，非脾肾相传之证也。古云：大肠受病，则气凝注而成白痢；小肠受病，则血凝注而成赤痢；大小肠均受病，则赤白相杂。即《经》曰；肠澼下血；肠澼下白沫；肠澼下脓血。诸条皆以肠字立言，则知痢证当以肠字为主。先生论中，脱却肠字本题，而独重于脾肾。夫脾泄、肾泄，脏气不足，内伤之虚，脏证也。夏秋之痢，肠胃受邪，外感之实，腑证也。内伤不足，外感有余，二者天壤，先生言言牵带脾肾，妄存温补固涩，横格胸中，致有初痢肠胃壅滞，热郁于内，反见外寒兼化之象，误认虚寒，妄施温补，证重者为害匪轻，证轻者迁延变重。夫治痢，过用寒凉克削，诚为不可；但补脾、补肾，乃是后来调理法也。至痢门腹痛一证，有积滞壅塞之痛，用下药行之；有气郁大肠之痛，用苦梗开之；有气血不和之痛，用芍药和之。今止举气郁一条，曰以桔梗开之，以芍药为主，不分二味收散不同，混叙气郁条内，似乎腹痛之痢，再无下行之法矣。又云：恶寒者，加干姜；恶热者，加黄连。夫证有似阴似阳兼化之假象，宜详察脉证，未可以恶寒、恶热为据也。后肛痛一条上云：热流于下，用槐花、木香。又云：挟寒者用理中汤。岂有寒热夹杂于肠胃间乎？夫肛痛初起，断无虚寒；痢久见痛，方为气陷，然止宜用补中汤升之，未可骤用理中汤温之。盖因肛痛皆是湿热下流，燥火闭塞。即痢久，亦止宜于补，未宜于温。即令虚矣，未必寒也；若虚而兼寒，则肛门当不禁而无痛矣。又曰：《局方》、复庵，例用辛热；河间、丹溪，例用苦寒。何其执而不圆？不知夏秋之痢，与四时之痢不同。夏秋之痢，本于湿热，但有湿淫、燥淫之别，从治、正治之分。《局方》、复庵，例用辛温，深恐湿淫于内，不行辛散从治，而用苦寒正治，则寒凉抑遏有邪凝内伏之虞，是以用辛散以治寒湿。此宗《内经》湿淫于内，治以苦热；湿淫所胜，平以苦热；而开湿淫为痢，表证居多之法门也。河间、丹溪，例用苦寒，盖谓夏秋之痢，燥火为患，热毒壅害肠胃，此时若效从治，则燥火而遇辛温，肠胃焚烂，是以用苦寒宣利以为正治。此宗《内经》热淫于内，治以咸寒；热淫所胜，治以苦寒；而开燥热为痢，里证居多之法门也。用温用寒，发表攻里，二法各别。余今较正夏秋之痢，当分燥火、湿火；四时之痢，当分外感、内伤；时行疫痢，当分六气、岁气。深彰先生之道，而全先生之书也。（秦皇士）

发热

《内经》言肠澼便血，身热则死，寒则生。此是概言，必须详其兼证，岂无热生而寒死者乎？（《心法附余》）

帝曰：肠澼便血何如？岐伯曰：身热则死，寒则生。吴鹤皋注云：身热则血败，而孤阳独存，故死。按：肠澼便血之身热有三：一则表邪下陷于阳明，药中加葛根，胃气得升即愈；一则阴盛格阳，虽为危候，亦有用温药而得生者；惟阴气已竭之身热，于法不治。鹤皋但注孤阳独存，可知阳陷与格阳不在此例。苟泥吴注，几疑此证惟有孤阳独存，凡身热者皆死矣。（《吴医汇讲》）

伤寒厥利发热，与下利发热迥然不同。伤寒厥利，为虚寒之极，所以反能食者则死，反发热者不死。若痢证则能食者不死，发热者多死也。○《内经》云：下利发热者死。此论其常也。仲景云：下利手足不逆冷，反发热者不死。此论其暴也。盖暴病有阳则生，无阳则死。故虚寒下利，手足不逆冷，反发热者，其人脏中真阳未漓，或得温补药，真阳随返，皆是美征。（喻嘉言）

口渴

泻痢口渴，有真渴，有似渴。真渴者，必好茶饮，但以喜热、喜凉，即可辨其寒热；似渴者，干也，非渴也，口虽干而不欲汤饮，则非热证可知。然泻痢之证，因其水泄于下，必津涸于上，故不免于渴。渴而欲饮，正以内水不足，欲得外水以相济也。诸如此者，必当详审其有火、无火，若火有余者自当清火，水不足者自当滋阴，是固然矣。然气为水母，其有气虚不能生水者，不补其母，则水不能生而渴不止也；土为水主，其有脾虚不能约水者，不强其主，则水不能蓄而渴不止也。使能不治其渴，而治其所以渴，又何渴病之有？（张景岳）

脓垢

夏月暑湿之热，客于营卫，则成疮疖；入于肠胃，则为泻痢。痢之红白，如疖之脓血，脓血不尽疖不收，红白不尽痢不止。（许宣治）

痢疾初起，便见脓血，治宜和血。然气分药亦不可少。若但见白脓，只宜调气，不可用血药，引邪入于血分，必变脓血也。○凡痢下脓血稠黏，发热烦渴，脐下迫痛，至夜转剧者，便属阴虚。急宜救阴为主，如阿胶梅连丸、黄连阿胶汤、白头翁加甘草阿胶汤等方选用。（《张氏医通》）

凡泄利无已，变作白脓，点滴而下，用温脾药不愈，法当温肾。盖肾主骨髓，白脓者，骨髓之异名也。其证面色微黑，骨力羸弱，的见肾虚，当用故纸、当归、木香、肉桂、干姜之属。（《仁斋直指》）

今人但见痢如脓垢者，皆谓之积，不知此非糟粕之属，而实附肠着脏之脂膏，皆精血之属也。无论瘦人肥人，皆有此脂，但肥者脂厚，瘦者脂薄，未有无脂者也。凡患泻痢者，正以五内受伤，脂膏不固，故日剥而下。若其脏气稍强，则随去随生，犹无足虑；若脏气既败，剥削既尽，久泻久痢，则见血水及如屋漏水者，使今后医家，但识此为脂膏，而本非积聚，则安之固之且不暇，而尚敢云攻逐乎？（《景岳全书》）

五色

湿热之积，干于血分则赤，干于气分则白；赤白兼见，气血俱病也。纯下清血者，伤风也；色如豆汁者，伤湿也；淡黄挟白者，食积也；微红焦黄者，热毒也；紫黑血色者，瘀血也；杂下散血者，损伤也；如鱼脑者，脾失运而陈积不腐也；如冻胶者，肠胃冷而真液下脱也；如白脓者，虚而挟热，津液努责而结也；如屋漏水尘腐色者，元气弱极也；如鸡肝色者，百脉皆伤也。〇下痢色黑有三：黑而焦色者，热极反见水化也；黑而有光如漆者，瘀血也；黑如尘腐者，乃死证耳。（《证治汇补》）

或言下痢白为寒者，误也。若果为寒，则不能消谷，何由反化为脓？此谷肉果菜，热甚则自然腐化为水；食入腹中，热甚则自然腐化为脓也。下痢赤白，俗言寒热相兼，其说尤误。岂知水火、阴阳、寒热犹权衡也，一高则一下，一盛则一衰，岂能寒热俱甚于肠胃之间，而同为痢乎？如疮疡而出白脓者，岂可以白为寒欤？大法下迫窘痛，后重里急，小便赤涩，皆属于热。而下痢白者，必多有之，然则为热明矣。〇或以下痢色青为寒者，亦误也。伤寒少阴病，下痢色纯青者，热在里也。小儿急惊，热甚，利色多青。痢色黄者脾热也；红者心火之色也。赤者，热之甚也；黑者，由火热亢极反兼水化故也。（《原病式》）

痢白不可尽归于热，亦有因于寒者，形如冻胶、鼻涕，此缘多啖生冷，脾胃受伤，非姜、桂辛热温之不可。又有痢久气虚，始热末寒，或过服冷药，以致脾胃虚寒者，亦宜温之。（《医学统旨》）

下痢五色，即脓垢之属，无非血气所化。但白者其来浅，附近之脂膏也；赤者其来深，由脂膏而切肤络也。下纯血者，多以血为热迫，故随溢随下，此其最深者也。若紫红紫白者，则离位稍久，色因以变，或未及脉络，此其稍浅者也；若红白相兼者，此又其浅深皆及者也。大都纯血鲜红者多热证，以火性急速而下也；紫红紫白者少热证，以阴凝血败而然也；纯白者无热证，以脏寒气薄而然也。有无红而亦因热者，此暴注下迫之类也；有红紫虽多而不可言热者，此阴络受伤之类也。若辨黄黑二色，则凡深黄而秽臭者，此有热证，亦有寒证。若浅黄色淡不甚臭，而或兼腥馊气者，此即不化之类，皆寒证也。黑而浓厚大臭者，多有火证；若青黑而腥薄者，此肝肾腐败之色也。虽五色之辨，大约如此，然痢之见血者，无非阴络受伤，即或寒或热，但伤络脉无不见血，不可以见血必认为热，当以脉色、形气、病因兼而察之，庶不致误。（张景岳）

小便

凡泻痢之证，小水必多不利，或多黄赤，此其寒热虚实，不可不察。凡因于热者，必其热赤之甚，或多涩痛，或见鲜血；然必上下皆有热证，方是真热，此宜清凉治之。若非真热，则或以中寒而逼阳于下者有之；或以亡阳而水亏色变者有之；或以下焦阳气不暖而水无以化者有之；或以妄用渗利而逼干汁者亦有之。但察其三焦无火，则虽黄虽涩，总皆亡阴亡液，不得通以热论，速当培补真阴，乃为良法。（张景岳）

腹痛

凡泻痢腹痛，有实热者，有虚寒者。实热者，或因食积，或因火邪。但食积之痛，必多胀满坚硬，或痛而拒按，此必有所停滞。微者宜行其滞，甚者宜泻而逐之。○火邪之痛，必有内热等证，方宜清利。然邪实于中者，必多气逆，故凡治痛之法，无论是火是食，皆当以行气为先。○虚寒之痛，尤所当辨。盖凡泻痢之痛，多由寒气之在脏也。《经》曰：痛者，寒气多也。凡人有过食生冷，或外受寒气，即能腹痛，此可知也。寒在中者，治宜温脾；寒在下者，治宜温肾。○再若虚寒刮痛之义，人多不知。盖元气不足于内，则虽无外受寒邪，而中气不暖，即寒证也。且泻痢不止，胃气既伤，膏血切肤，安能不痛？此其为痛，乃因剥及肠脏而然，是以痢因于痛，痛因于痢。凡以寒侵腑脏及脉络受伤，血动气滞者，皆能为痛。但察其不实不坚，或喜揉按，或喜暖熨，或胸腹如饥而不欲食，或胃脘作呕而多吞酸，但无实热等证，则总属虚寒，安得谓痛必因积，痛皆实证耶？凡治虚寒之痛者，速宜温养脏气，不得再加消伐。但其痛之甚者，当于温补药中稍加木香以顺其气，或多加当归以和其血。若寒在下焦而痛者，必加吴茱萸；其或痛不至甚，则但温补脾肾，使脾肾渐安，其痛自止。（张景岳）

《机要》云：腹痛宜和。和之一字，总言之耳。若因气郁不行者，宜行气开郁；因挟寒者，宜理中汤；因挟热者，宜黄芩芍药汤；因积滞者，宜木香导气汤；因血虚者，宜当归芍药汤；因肺金之气郁在大肠之间者，宜以苦梗发之。（刘宗厚）

痢后腹痛，以甘、芍为君，归、术为佐。寒加肉桂，热加黄芩。（朱丹溪）

大孔肿痛

凡病痢疾，多有大孔肿痛者，其故何也？盖脾胃不和，则水谷之气失其正化，而浊恶难堪之味出诸孔道，此痛楚之不能免也。又若火因泻陷，阳为阴逐，则胃中阳气并逼于下，无从解散，此肿之所由生也。所以痢多则痛多，痢少则痛少，痛与不痛，亦由气之陷与不陷耳。故无论寒痢、热痢，大孔皆能为痛，不得谓痛必由热也。欲治此者，但治其痢，痢止则肿痛自止，亦如后重之法。自丹溪云：大孔痛，因热流于下，木香、槟榔、芩、连主之。是但知火能为肿为痛，焉知元阳之下陷乎？后人所宗，皆其法也，

虚寒之辈，不能堪此多矣。（张景岳）

下痢大孔痛，一曰清之，一曰温之。如久病，身冷脉沉小，宜温之；如暴病，身热脉浮洪，宜清之。（《心法附余》）

里急后重

里急者，窘迫急痛也；后重者，大肠坠重而下也；其证不一。有因火热者，火性急速而燥物也；有因气滞者，大肠之气壅而不通也；有因积滞者，肠胃有物结坠也；有因气虚者，中气下陷不能升也；有因血虚者，津枯肠燥，虚坐努责也。治法：热者清之滞者调之，积者去之，气虚者升之，血虚者补之。（《见闻录》）

后重，本因邪压大肠，不能升上而重坠也。用大黄、槟榔者，乃泻其所坠之邪也。久痢与通荡之后，而后重仍在者，此大肠虚滑不能自收，而重用御米壳、诃子、五倍子等涩剂，收其气而固其滑也。然大肠为邪压下之重，圊后不减；虚滑不收之重，圊后随减，以此辨之。（朱丹溪）

气虚下陷而重者，虽用收涩之剂，仍须以升补药兼之。（《赤水玄珠》）

里急后重，病在广肠最下之处，而其病本，则不在广肠，而在脾肾。凡热痢、寒痢、虚痢皆有之，不得尽以为热也。盖中焦有热，则热邪下迫；中焦有寒，则寒邪下迫；脾肾气虚，则气陷下迫，但当察其所因，治无不愈。然病在广肠，已非食积。盖食积至此，泻则无留，而所留者，惟下陷之气，气本无形，故虽若欲出而实无所出，无所出而又似欲出，皆气之使然耳。故河间之用芍药汤，谓行血则便脓自愈，调气则后重自除，是固然矣。然调气之法，如气热者，凉之则调；气寒者，温之则调；气陷者，举之则调。必使气和，乃为调气行血之法。若但以木香、槟榔、当归、大黄行血散气之属，谓之调和，不知广肠最远，药不易达，而所行所散者，皆中焦之气耳。且气既下陷，而复行之、散之，则气必更陷，其能愈乎？矧痢止则后重自止，未有痢不愈而后重能愈者乎？故凡欲治此者，但当以治痢为主。（张景岳）

虚坐努责

凡后重逼迫而得便者，为有物而然。今虚坐努责而不得便，知其血虚也。血虚则里急，宜用当归为君，以生血药佐之。（李东垣）

脱肛

初起，里急后重脱肛者，此为邪压大肠，气不宣通而脱下也。宜木香导滞汤，内有木香、槟榔调其气，黄芩清其热，大黄下其滞，归、芍活其血。若已推积调气之后而脱肛者，此为气虚，宜补而升之。痢久气血俱虚，虚中有寒，滑脱不收者，宜补中加温涩之剂，如真人养脏汤之类。有湿热在大肠，因里急后重而脱肛者，宜清之，如地榆芍药汤之类。（《赤水玄珠》）

噤口

痢疾不纳食，或汤药入口随即吐出者，俗名噤口。有因邪留，胃气伏而不宣，脾气涩而不布，故呕逆而食不得入者；有阳气不足，胃中宿食因之未消，则噫而食卒不下者；有肝乘脾胃，发呕，饮食不入，纵入亦反出者；有水饮所停，气急而呕，谷不得入者；有火气炎炽，内格呕逆而食不得入者；有胃气虚冷，食入反出者；有胃中邪热，不欲食者；有脾胃虚弱，不欲食者；有秽积在下，恶气熏蒸而呕逆，食不得入者。当各从其所因以为治。（《证治准绳》）

痢疾不纳饮食，谓之噤口，须以脉证辨之。如脾胃不弱，头疼心烦，手足温热，未尝多服凉药者，此乃毒气上冲心肺，所以呕而不食，宜用败毒散加陈仓米、姜、枣。若脉微弱，或心腹膨胀，手足厥冷，初病不呕，因服涩药及寒凉太过，以致闻食先呕者，此乃脾胃虚弱，宜用山药一味，剉如豆大，半炒半生，同为末，饭饮调下；或参苓白术散亦可。（《永铃类方》）

噤口，虽属脾虚，亦热闭胸膈所致。用木香失之温，山药失之闭，惟参苓白术散加菖蒲，米饮下，胸次一开，自然思食。（汪讱庵）

噤口痢，乃胃中湿热之毒，熏蒸清道，以致胃口闭塞；亦有误服涩热之药，而邪气停于胃口者。用人参、石莲子等分煎服，虚热即开。黄连苦降，不能开提，非胃虚所宜，不敢取用。（喻嘉言）

石莲子，真者绝无。余常以藕汁煮熟，稍加糖霜频服，兼进陈米稀糜，调其胃气，必效。〇久痢不食，胃气告匮，最为危候。较之初起噤口，尚有浊气可破，积沫未驱者，迥乎不同。非大补胃气，不能开之，宜独参汤略加陈皮缓缓调补，但得胃气一转，饮食自进。如茯苓之淡渗，木香之耗气，葛根之行津，皆当屏去。（《张氏医通》）

噤口，乃痢疾危候，自古鲜有明辨。观丹溪云：噤口者，胃口热甚故也。用黄连、人参煎汁，但得一呷，下咽便好。人不知此，多用温药甘味，以火济火，以滞益滞也。但不知噤口之辨，其义最微，岂皆胃口热甚，而总以黄连可治乎？盖噤口者，以食不得入，虽亦有实热证，而惟脾胃虚寒者居多。若因食积胃中者，其胸腹必有胀满，或见硬痛，此当行滞去积，积滞去而食自入。有因火郁胃中者，其脏腑必多炽热，或脉见洪数，此当泻邪去热，邪热去而食自入。凡此者，皆以邪蓄于中，乃噤口之实证也。然实证无几，而近之病者，每察其胃口，则多无胀满；察其火邪，则亦非实热，但见其有出无入，而胃口日穷，精神日败。盖既无胀满，本非积也；又无真热，本非火也。无积无火，而食不能入，其故何也？以脏气不能容受也。一由脾气之弱，或呕恶吞酸，恶闻食气，而泛泛不安；或饥不能食，而枵枵[1]待困，此以中焦不运，故食不能入，责在脾也。一由肾气之弱，故命门不能暖，则大肠不能固；小肠不能化，则胃气不能行，此以下焦失守，而化源无主，责在肾也。欲健中焦，非参、术、干姜、甘草之属不可；欲实下焦，非熟地、桂、附、吴萸之属不可。脾肾强而食自入。余之活人于此者，不胜纪矣。（张景岳）

口疮

凡痢疾，口里生疮，则肠间亦有疮，犹如伤寒、热病，胃烂，身则发斑也。盖热气内结，则疮生于肠；热气上冲，则疮生于口。然皆胃之虚热也。胃虚气弱虫动，则变成䘌䘌。（余迪兹）

呕吐

痢而呕者，胃不和也。有胃火冲逆而呕者；有毒气上逆而呕者；有胃虚而呕者；有肝旺而呕者。大率久痢见之为逆。（《证治汇补》）

呃逆

呃逆气从下冲上，属火之象。古人悉以胃弱言之，殊不知胃弱者，阴弱也。滞下之久，多见此证，乃下多亡阴也。（朱丹溪）

痢疾口渴，多食生冷水果而呃者，理中汤加丁香、柿蒂。血痢呃逆而渴，心烦不得眠，小便不通者，猪苓汤。白痢呃逆者，五苓散。痢后呃逆者，多属胃气败坏，最为恶候。（《张氏医通》）

1　枵枵：空虚饥饿的感觉。枵，音 xiāo。

休息痢

《活人书》云：休息痢，经年不愈，缘初起失于通利，致湿热之邪留于冲任之间，久则气血愈陷，清阳不升，故久远不休，只宜调和气血，培补脾肾为主；若专事消导，非徒无益，而又害之矣。此证冲任虽病，幸与脾胃无碍，故饮食如常，所以久而不死，慎勿疑于积热未净，不敢用补。盖经年累月，每下皆有脓血，岂热化为脓可以久延如此乎？总因脏气受伤，以致脂膏不固，随剥随下，若不安养脏气，再以苦寒治痢，荡涤去积，则脏气日败，必至于死而后已也。（《痢证汇参》）

休息痢者，愈而又复，时作时止，积年累月，不能断根。此因始得之时，不曾推下，或用涩药太早，邪不尽去，留连于肠胃之间而作者；或痢后肠胃虚弱，复为饮食所伤而作者。当看其轻重，或热、或寒，或消导、或再为推下，然后以异功散等补剂加收涩之药。（《赤水玄珠》）

痢久，止而复作者，名休息痢。此湿热伏于肠曲之中，最难速止。余用补中益气汤加苓、芍、木香，多验。（许宣治）

久痢不瘥，津血枯槁，肛门涩滞者，千金羊脂煎润以导之。羊脂，《本经》专主下利脱肛，腹中绞痛，世罕知用。（《张氏医通》）

桑螵蛸，收摄肾气，久痢不止，用之甚妙。（余迪兹）

久痢滑泄不禁，用芦稷米涩之。白痢用白，红痢用赤。（《见闻录》）

冷积致痢，其积日久，渐次下坠，竟至大肠下口直肠上口交界之处，有小曲摺隐匿于此，为肠脏最深之处，药所不到之地。证则乍轻乍重，或愈或发；便则乍红乍白，或硬或溏，总无一定，任是神丹，分毫无济。盖此积不在腹内，而在大肠之下，诸药至此，性力已过，尽成糠秕，安能去此沉匿之积？所以多年不愈者，由此故也。古方用巴豆丸下之，第恐久病正虚，未敢轻用，今以鸦胆子一味治之，至捷至当。（《幼幼集成》）

疫痢

夏秋疫痢，乃是疫毒致病，天灾流行，古人败毒散最妙。乙酉夏秋多雨，后发疫痢，恶寒身痛，发热呕吐，病形相似，服寒药多有变证。余酌其方，表证甚者，用败毒散，佐以苍、朴；胸次不宽，里证甚者，用平胃散，佐以羌、独、柴胡，随手取效。此系寒湿之邪，伤人肌表，侵入肠胃，而成疫痢也。丁卯夏秋亢旱，沿门阖境，下痢赤积，腹痛频作，肛门如火，积滞难出，服香连丸痢势反加，因悟燥火伤血，另制当归大黄汤，清血分之燥火，应若桴鼓。此系燥火之邪，伤人口鼻，直入肠胃，而成疫痢也。（秦皇士）

痢疾一证，非六淫之邪所感，瓜果生冷所伤，而后始有此患也。尝观古法，相传谓炎暑大行，相火司令，酷热蓄积为痢，医家皆宗其说，不知暑乃六淫之一，中暑而发热者有之，受暑而发疟者有之，与痢证毫无关涉。夫痢证，即疫中浊邪中下，名曰浑者是也。邪毒入胃脘之上焦，则浮越于肌表而恶寒发热；邪毒中胃脘之下焦，而走入大小肠，则剥脂膏之脓血而后重里急。邪毒在肌表，由三阳而传入三阴，入里杀人；邪毒在肠脏，致恶饮食而败脾胃，绝谷杀人。若下痢而兼寒热者，杀人尤速。盖天地不正之杂气，种种不一，而痢证疾速，亦杂气所钟。一人病此，人人亦病此，始也感受于天，继也传染于人，其为气所感召，已明验矣。且《经》云："夏伤于暑，秋为痎疟。"未见传染也。"因于暑，汗，烦则喘喝，静则多言。"未见传染也。"脉虚身热，得之伤暑。"

未见传染也。而痢疾之传染，益信暑热之无与。况杂气所着无方，所发无定，而暑热则每岁之所必有，瓜果每夏之所必熟，何值此痢疾不发之年，虽暑热酷烈，瓜果多食，卒未见滞下而广行耶？如此则不辨自明，而余谓疫邪作痢之说，亦不为无据矣。此证初治，宜用黄金汤，解疫毒而救胃气；继用四君汤，扶脾土而补元气；久则用八味加参汤，补真元而生土气。即体实受邪，于黄金汤中加黄连一味，无不捷应。若证见脓血切肤，少腹必急痛也；赤白刮下脂膏，有浅深也；里急后重，或寒或热而下迫，或气虚而下陷也；口渴引饮，或液少而亡阴，或胃热而火炽也。第疫气之来，有一无二，而人生禀赋不齐，虚实寒热各异。体虚受邪，则为虚痢；体实受邪，则为实痢；体寒受邪，则为寒痢；体热受邪，则为热痢。只缘医者误认瓜果暑热之利害，不明疫邪入肠之伤人，岂知疫痢之恶，能绝人之谷，剥人之脂，损人之脾，伤人之胃，耗人之气血。正气为邪毒败坏如是，而医尚惓惓于香连，切切于承气，技穷病毙，莫可如何也矣。（《会心录》）

血痢

热痢下血者，宜凉血活血；风邪下陷者宜升提之；湿热伤血者，宜利湿清热。〇血痢久不愈者，属阳虚阴脱，用八珍汤加升举之药。甚有阵阵自下，手足厥冷，脉渐微缩，此元气欲绝，急灸气海，用附子理中汤，稍迟则死。（喻嘉言）

血色鲜红者，此属热痢，宜黄连阿胶汤，或白头翁汤。〇血色如瘀，服凉药而下愈多者，当作冷痢治，宜理中汤，或四君子汤加肉果、木香。（《证治准绳》）

古谓下痢纯血者死，此亦要看兼证，及以脉参之，未必尽死。予尝治数人皆生，方用佛手散，加阿胶、秦皮、炮姜、地黄、黄连、

地榆、蒲黄之类；或以四物汤择前所加药一、二味增入，不可纯用寒凉。（《赤水玄珠》）

地榆，性沉苦寒，热痢下血可用，虚寒下痢不可用。（《本草衍义》）

血痢色如猪肝、如紫草、如苋菜汁者，非炮姜不验。（《张氏医通》）

泻后痢

先泻后痢，曰脾传肾，为贼邪，难愈；先痢后泻，曰肾传脾，为微邪，易医。千古不易法也。以余论之，泻为在脾固矣，而痢在肾，不能无议。泻固多由于饮食所伤，而痢独非饮食所伤乎？饮食停滞，湿热不化，遂成稠浊，胶于肠胃，欲下不下，后重里急，明是脾病也，而以痢属肾，何谓欤？未闻饮食之入，不由于脾而由于肾也；既云肾病，治痢常用苍术、厚朴、黄连、木香、陈皮、白术之属，鲜有用杜仲、牛膝、熟地者，以治肾家之病而乃用脾家之药，其非肾病可知。要知先泻后痢而难愈者，因其脾土先坏，而积滞方壅也，岂脾传肾之谓耶？先痢后泻之易愈者，以其积滞已尽，而脾尚虚也，岂肾传脾之谓耶？盖肾但能藏精，不能藏饮食，若痢属肾，则饮食皆藏肾矣，岂理也哉！盖久痢者肾必虚，未有初痢而肾即虚者。（《证治准绳》）

疟后痢

世有疟后痢者，亦有痢后疟者。夫既为疟后，发泄已尽，必无暑热之毒，复为痢疾，此是元气下陷，脾气不能升举，似痢非痢也。既为痢后，下多则亡阴，气又随痢散，阴阳两虚，阳虚则恶寒，阴虚则发热，故寒热交战，似疟非疟也。皆当以虚论，俱用补中益气汤加温补药，其病自愈。（《赵氏医贯》）

蛲虫痢

蛲虫痢，得于胃弱脾虚，湿热郁遏化虫从谷道中出而痒。治宜乌梅丸、黄连犀角散；虫尽，再用六君子汤加黄连、乌梅调补脾胃，兼清湿热。若一味攻虫，愈攻愈剧，漫无止期。（《张氏医通》）

败证

下痢纯血者，死；如尘腐色者，死；如屋漏水者，死；如鱼脑、如猪肝者，半死半生；气短呃逆者，死；唇若涂硃者，死；大孔如竹筒者，死；身热脉弦者，半生半死；直肠自下者，死；久痢忽大下结粪者，死。小儿出痘，痢者死；妇人新产，痢者亦死。（《证治汇补》）

身热不止，口噤不食者死；久痢脉代结，反骤能食者，名曰除中，必死。（《张氏医通》）

痢疾，渴而思酒不治；呕甚作哕不治；呕出长虫亦不治。（许宣治）

脉候

诸痢疾，脉流连细小者生，浮数洪大者死。（《仁斋直指》）

初痢，身热脉浮者，可解表；身热脉沉者，可攻下。久痢，身热脉虚者，正虚可治；身热脉大者，邪盛难医。（《证治汇补》）

选案

朱孔阳，年二十五岁，夏月奔走日中，暑湿合内郁之火，致成痢疾，昼夜一、二百次，但饮水而不进食，痛甚，肛如火烙，躁扰无奈，诊脉弦紧劲急，不为指挠。谓曰：此证一团毒火，蕴结肠胃之内，其势如焚，若二、三日外，肠胃朽腐矣。以大黄四两，黄连、甘草各二两煎服，人事稍安；少顷仍前躁扰，一昼夜服至二十余碗。次日脉势稍柔，但用急法，不用急药，改用生地、麦冬各四两研汁，花粉、丹皮、赤芍、甘草各一两，煎成和汁，大碗咽之。以其来势暴烈，一身津液从之奔竭，若待痢止，然后生津养血，则枯槁一时难回。今脉势既减，火邪俱退，不治痢而痢自止，岂可泥润滞之药而不用乎？〇叶茂卿幼男，病痢噤口，发热十余日，哕声不断，诊其关脉上涌而无根。谓曰：此非噤口，乃胃气将绝也。噤口痢者，虚热在胃，壅遏不宣，故觉其饱而不思食，治宜补虚清热两法。此因苦寒药伤，不能容食，惟有温补一法。以理中汤连投二剂，不一时，痢下十余行。茂卿恐药不对证，余曰：吾意在先救胃气之绝，原不治痢，即治痢，人之大小肠盘叠腹中甚远，虽神丹不能遽变其粪，今藉药方催之速下，正为美事，焉可疑之？仍与前药连服两日，人事大转，思食不哕，痢势亦减，四日后止便糟粕，以补中益气汤调理而安。〇浦君艺，病痢，初起有表邪未散，误用参、术固表，使邪气深入；又误服黄连凉解，大黄推荡，治经月余，胃气不运，下痢昼夜百余行。一夕呕出从前黄连汁三、五碗，呕至二、三次，胃肠打为一家，幽门、阑门洞开无阻，不但粥饮直出，即人参浓膏才吞入喉，已汩汩从肠奔下。急以四君子汤煎调石脂、余粮二末与服，痢势少衰，但腹中痛不可忍。君艺曰：前此下痢虽多，然尚不痛，服此药痛增，未可再服。余曰：此正通则不痛，痛则不通之说也。仍以前药再进，势已大减，更倍茯苓，十余剂全安。〇周信川，年七十余，平素体坚，秋月病痢，久成休息，昼夜十余行，面目浮肿，肌肤晦黑，诊脉沉数有力。谓曰：此阳邪陷入阴之证，以法治之可愈。用人参败毒散煎好，厚被围椅坐定，置火其下，更以布条卷成鹅蛋状，垫塞肛门，使内气不得下走，然后服药；良久，觉皮间津润，再溉以滚汤，教令努力忍便，不得移身，约二时之久，病者心躁不可忍，令连被卧于床上，是晚止下痢二次；改用补中益气汤，一昼夜只下三次，不旬日而愈。盖内陷之邪，欲提之转从表出，不施逆流挽舟

之法，其趋下之势，何所底止哉？（喻嘉言）

太常边华泉，患痢，呕吐不食，腹痛后重，服下药腹痛益甚，自汗发热，昏愦脉大。余以为胃气复伤，阳气虚寒，脱陷也。以参、术各一两，炙草、炮姜各三钱，升麻一钱，一剂而苏。再用补中益气汤加炮姜，二剂而愈。（薛立斋）

一人阴虚发热，下痢不食，郭友三用猪苓汤、黄连阿胶汤治痊。二方并非痢门中药，用之辄效者何也？曰：世患阴虚下痢者颇多，古人从未阐发，其证未有不发热，不烦渴，不畏食，不见红，不夜甚者。盖阴气内亡，势必虚阳外扰，故治阴虚之痢，凉血者死，攻积者死，补气者亦死；惟清解热毒，兼滋阴血，庶可保全。此仿仲景少阴例中救热存阴之法，与《金匮》治产后下痢虚极，用白头翁加甘草阿胶汤，不殊也。（《兼证析义》）

马厨，病大发寒热似疟，痢兼红白，日夜八十余行，腹痛恶心，神倦脉大，面红汗淋。病由厨间躁热，多食瓜果，晚又过饮御内，寝于檐下，次日即病。虽得其情，尚未融通一治法，沉思得一背水阵，用参、术、石膏、滑石各五钱，知母、炮姜各三钱，附子、炙甘草各二钱，作一剂付之。嘱曰：服药后倘得一睡，阴阳和则汗可敛，而寒热呕恶可止也。明日来言，服药即睡，痢减，汗吐全无，脉亦敛矣。再用参、术、石膏、白芍、滑石各三钱，姜、桂、知母各二钱，炙甘草、附子各一钱，服后疟止，痢又减半，饮食渐进，神气渐转；改用白芍五钱，参、术、滑石各二钱，甘草、陈皮、姜、桂各一钱，三剂而痢全止，食加就安矣。或问寒热均投，此为何证？而剂何名？余曰：此滑公所谓混沌汤也。夏伤于暑，白虎、益元，皆解暑之剂。瓜果寒凉伤其中气；酒后御色损其下元。附子理中，所以温中补下。《经》云：实者，邪气实也。故以白虎、益元应之。虚者，正气虚也。故以理中应之。若以寒热均用为疑，则仲景泻心汤，既用大黄、黄连，又用干姜、附子，何哉？盖假对假，真对真也。（《赤水玄珠》）

附方

至圣丹　治休息久痢神效，并治便血。鸦胆子。此味出闽省云贵，本草未收。其味至苦，去壳取仁，用桂圆肉包紧，捻如丸药状，空腹米饮吞下，以食压之。三、五岁儿每服二十粒，十余岁者三十粒，大人四十九粒，两三服即愈，除根不发。

黄金汤　治疫痢。黄土、金银花、黑豆、生甘草、茯苓、扁豆、扁豆花、谷芽、白芍、五谷虫、生姜。

开噤散　治噤口痢。人参、黄连、茯苓、冬瓜仁、陈皮、丹参、石莲子、石菖蒲、陈米、荷叶蒂。

敷脐方　治痢证食入即呕。用面作饼，炙熟分作二片，以一片中心挖空，另用木鳖子三个，去壳捣烂，加麝香少许，填饼空中，贴于脐下，软帛系定，外用软鞋底熨之，腹中作响，喉中有香气，即思食。

又方　治痢证胃中火盛，饮食不下，恶心呕吐。用海蜇头浸酱中，周时取出，洗净切碎，再用藕丝同拌，米醋洋糖少许和匀，食此恶吐即止。

泻（附肠鸣）

经义

春伤于风，夏生飧泄。○久风为飧泄。○清气在下，则生飧泄。○脾病者，虚则腹满，肠鸣飧泄，食不化。○长夏善病洞泄寒中。

○湿胜则濡泻。○暴注下迫，皆属于热。○诸病水液，澄澈清冷，皆属于寒。○大肠小肠为泄。○仓廪不藏者，是门户不要也。（《素问》）

胃泄，饮食不化，色黄；脾泄，腹胀满泄注，食即呕吐；大肠泄，食已窘迫，大便色白，肠鸣切痛；小肠泄，溲而便脓血，少腹痛；大瘕泄，里急后重，数至圊而不能便，茎中痛。（《难经》）

哲言

泄证，有湿泄、濡泄、风泄、寒泄、暑泄、火泄、热泄、虚泄、滑泄、飧泄、酒泄、痰泄、食泄、积泄、脾泄、肾泄、晨泄、暴泄、久泄、洞泄。（《医学入门》）

按：泄泻二字，取义有轻重，非一证而无分别也。据书有云泄者，有云泻者，有云泄泻者。愚谓：粪出少而势缓者为泄，漏泄之谓也；粪大出而势直下不阻者为泻，倾泻之谓也。（《医旨绪余》）

泄者，大便溏薄；泻者，大便直下，略分轻重，总属脾虚。（《证治汇补》）

暴注下迫，食不及化，是无水也；溏泄日久，止发无恒，是无火也。（王太仆）

泻黄腹痛者，湿也；泻白腹痛者，寒也；痛一阵泻一阵，泻后涩滞者，火也；痛一阵泻一阵，泻后痛减者，食也；腹中胀痛，泻不减者，肝气也；腹中绞痛，暴泻烦渴者，霍乱也；腹中绞痛，下无休时，去如蟹渤者，气食交并也；腹中隐痛，下如稠饮者，痰也。○冷泻，譬之盐，见火则凝，冷则复消；热泻，譬之水，寒则凝结成冰，热则复化为水。（戴复庵）

暴泄，肛门迸迫，属火化；暴泄，肛门不禁，属阴寒；久泄，

肛门不禁，属阳虚。（张路玉）

湿胜则濡泻。湿从何得？缘脾虚不能布液，水谷留于胃中而化湿也。若注水者，邪气暴乘肠胃，土制不及，则为注水。（程郊倩）

脾土强者，自能胜湿，无湿则不泄。若土虚不能制湿，则风寒与热皆得干之而为病。故曰：湿多成五泄。（李士材）

脾胃者土也，其气冲和，以化为事。今清浊相干，风邪久干于胃，中气不能运化，而食物完出。夕食谓之飧，食之难化在于夕，故谓之飧泄。（《圣济总录》）

完谷不化，其因有四：曰气虚，曰胃寒，曰胃火，曰胃风。夫气虚胃寒，固不能传化矣。火者，火性急速，传运失常，即邪热不杀谷也。至于胃风者，肝风传脾，脾受其克，不能变化，名为飧泄，乃五泄之一也。（《医统》）

泻属脾胃，人固知之，然门户束要者，肝之气也；守司于下者，肾之气也。若肝肾气实，则能约束而不泻；虚则失职，而无禁固之权矣。（《冯氏锦囊》）

泄泻之本，无不由于脾胃。盖胃为水谷之海，而脾主运化，使脾健胃和，则水谷腐熟而化气化血以行营卫。若饮食失节，起居不时，脾胃受伤，则水反为湿，谷反为滞，精华之气不能输化，乃致合污下降，而泻痢作矣。脾强者，滞去即愈；脾弱者，因虚易泻，因泻愈虚。盖关门不固，则气随泻去，气去则阳衰，阳衰则寒从中生，固不必外受风寒而始谓之寒也。且阴寒性降，下必及肾，故泻多必亡阴，谓亡其阴中之阳耳。所以久泻不愈，必自太阴传于少阴而为肠澼，岂非降泄之甚，而阳气不升，脏气不固之病乎？〇肾泄，每于五更或天明时即洞泄数次，有经月连年弗止者，或暂愈而复作者，或痛或不痛者。盖肾为胃关，开窍于二阴，二便开闭，皆

肾所主。肾阳不足，则命门火衰，而阴寒独盛，故于子丑之后，阳气未复阴气盛极之时，即令人洞泄不止也。（张景岳）

补编

凡泻皆兼湿，初宜分理中焦，次则分利下焦，继以风药燥湿，久则升举元气；滑脱不禁，然后涩之。其间风胜兼以解表，寒胜兼以温中，虚弱补益，食积消导，湿则淡渗，火则清凉，痰则涌吐，陷则升提，随证而用，不拘次序。（《证治汇朴》）

治泻，补虚不可纯用甘温，太甘则生湿；清热，不可纯用苦寒，太苦则伤脾；兜涩，不可太早，恐留滞余邪；淡渗，不可太多，恐津枯阳陷。（《见闻录》）

泄泻治法有九：一曰淡渗。使湿从小便而去，如农夫治涝，导其下流，虽处卑监，不忧巨浸。《经》云：治湿不利小便，非其治也；又云：在下者，引而竭之是也。一曰升提。气属于阳，性本上升，胃气注迫，辄尔下陷。升、柴、羌、葛，鼓舞胃气上腾，如地土淖泽，风之即干。风药多燥，湿为土病，风能胜湿，所谓下者举之是也。一曰清凉。热淫所至，暴注下迫。苦寒诸剂，用涤燎蒸，犹当溽暑之时，而商飙倏动则炎熇如失矣。所谓热者清之是也。一曰疏利。痰凝气滞，食积水停，皆令人泻。随证祛逐，勿使稽留。《经》曰：实者泻之；又云：通因通用，是也。一曰甘缓。泻利不已，急而下趋，愈趋愈下，泄何由止？甘能缓中，善禁急速，且稼穑作甘，甘为土味，所谓急者缓之，是也。一曰酸收。泻下多日，则气散不收，无能统摄。酸之一味，能助收摄之权，《经》云：散者收之，是也。一曰燥脾。土德无惭，水邪不滥，故泻皆成于土湿，湿皆本于脾虚。仓廪得职，水谷善分，《经》云：虚者补之，是也。一曰温肾。肾主二便，封藏之本，虽属水脏，而真阳寓焉；少火生气，火为土母，此火一衰，何以运行三焦、熟腐水谷乎？故肾虚者必挟寒，脾虚者必补母。《经》云：寒者温之，是也。一曰固涩。注泄日久，幽门道滑，虽投温补，未克奏功，须行涩剂，则变化不愆，揆度合节，所谓滑者涩之，是也。（李士材）

泄泻，注下证也。《经》曰：湿多成五泄。飧泄之完谷不化，湿兼风也；溏泄之肠垢污积，湿兼热也；鹜溏之澄清溺白，湿兼寒也；濡泄之身重软弱，湿自胜也；滑泄之不能禁固，湿胜气脱也。是以胃风汤治有血之飧泄，清六丸疗肠垢之热溏；鹜溏便清溺白，选用理中治中；滑泄脉微气脱，急投四柱、六柱；惟濡泄有虚有实，或以胃苓，或以术附。至于脾泄、胃泄、肾泄、大肠泄、小肠泄、大瘕泄、痰泄、郁泄、伤酒伤食泄，古法条载甚详。其急则治标，必使因时随证，理固然也。其缓则治本，惟知燥脾渗湿，义有未尽。盖脾司坤土，本至静之体，而有乾健之用，生万物而役于万物，从水从火，为寒为热。历观协热下利者，十不得一、二；从水之寒泄者，十常八、九。言所当然者，主治在脾；推所以然者，必求之水火。因思人身水火，犹权衡也，一胜则一负。五泄多湿，湿水同气，水之盛，则火之衰也。于是推少阳为阳枢，相火寄焉，风火扇胃而熟腐五谷；少阴为阴枢，龙火寓焉，熏蒸脏腑而转输糟粕。胃之纳，脾之输，皆火之运也。然非雷藏龙驯，何能无燥无湿？势有冒明燎上之眚[1]如果土奠水安，从此不泛不滥，定无清气在下之患矣。五泄之治，平水火者清其源，崇堤土者塞其流耳。（《临证指南》）

1　眚：shěng，过失之意。

凡泄，水谷不化，谓之飧泄，是清气在下，胃气不升，古人皆以升浮药治之。《经》曰：湿多成五泄。治湿不利小便，非其治也。惟此证不宜此论，盖其病得之于胃气下流，清气不升，阳道不行，故宜升宜举，不宜利小便。（李东垣）

风邪伤人，必入空窍，而空窍惟肠胃为最。风既居于肠胃，其导引之机，如顺风扬帆，不俟脾之运化，食入即出，故飧已即泄。不知者，以为脾虚，完谷不化，如长夏洞泄寒中；及冬月飧泄之泄，反以补脾刚燥之药，助风性之劲，有泄无已，每至束手无策。倘知从春令治之，用桂枝领风邪从肌表而出，一、二剂可愈。至若秋月伤肺者，伤肺之燥也，与秋伤于燥，冬生咳嗽，同是一病。但在肺则咳嗽，在大肠则飧泄，所谓肺移热于大肠，久为肠澼者也。但使肺热不传于大肠，则飧泄自止，惟务止泄，以燥益燥者多矣。（喻嘉言）

脏腑泻利，其证多端。东垣专以补中益气汤升提清气，但未及乎肾泄也。仲景云：下利不止，医以理中汤与之，利益甚，此利在下焦，当理下焦则愈。赵以德云：泻类多端，似难执一而治。先师治暴脱顿泻几欲绝者，急灸气海，饮人参膏而愈。治积痰在肺，致其所合大肠之气不固者，涌出上焦之痰，则肺气下降，而大肠之虚自复。治忧思太过，脾气郁结而不能升举，陷入下焦而成泄泻者，开其郁结，补其脾胃，使谷气升发。治阴虚而肾不能司禁固之权者，峻补其肾而愈。因问：先生治病何神？曰：无他，圆机活法，具在《内经》，熟之自得矣。（赵养葵）

命门无火，不能为中宫蒸腐水谷，而湿停在脾，先有其泻料，而藏寒在肾，谁复司其闭藏？故经木气才萌，不待疏泄，遂成其泻令。虽是木邪干土，实肾之脾胃虚也。此际补脾不如补肾，四

神丸温能暖肾而使气蒸，辛能破滞而使气壮，则补肾仍是补脾也。（程郊倩）

元阴不足而泄泻者，名曰肾泻。其状则水谷不分，至圊即去，足胫冷，少腹下重。但去有常度，昼夜或一、二次，与他证之泻不同。盖元阴之气衰弱，不能健运其水谷故也。世不知此，但见泄泻，概用参、术补之，殊不知参、术乃补脾胃中阳气之药，况脾属土而肾属水，肾泻补脾，则土愈胜而水愈亏，故肾泻不可用参、术，宜以补阴之药兼山药、芡实、茯苓、莲肉，其泻自止。如挟阳气不足而泻者，则不拘于此。（罗赤诚）

泻多由于湿，惟分利小水最为上策。此惟酒湿肥甘之辈，为暴泄之病，小腹胀满，水道痛急者为宜。若病久阴虚，脉虚气弱，口干，渴而不喜冷者，不可利也。盖本非水有余，实因火不足；本非水不利，实因气不行。故病不因水而利则亡阴；泻因火虚而利复伤气。倘不察其本，则未有不速其危矣。（张景岳）

晨泻，空心服药不效，令至晚服即效。以暖药一夜在腹，可胜阴气也。与酒客湿泄，服汤药不效，改服丸散即效同意。（滑伯仁）

治泻诸药，多作丸子服，效速。（朱丹溪）

脉候

肾脉小甚为洞泻，脾脉小甚为泄泻。（《脉经》）

选案

一妇得暴注证，食粥粥下，饮汤汤下，服药药下，物色不变。众医议用姜、附、参、芪。予诘之。答曰：完谷不化，胃虚明矣。予曰：非也。《经》言：暴注下迫，皆属于热。河间谓：火性急速，不容停留。仲景谓：邪热不杀谷。公言完谷不化，属之虚寒，此则属之实火，用药一瘥，死生反掌。先令以香连丸，服之安然，饮汤水半钟亦不下，众始信为其火。疏方用平胃散，加黄连一钱、大黄三钱。其家人曰：病下而复下之可乎？予曰：通因通用，塞因塞用，变通之妙，存乎一心，试服此药，得效必矣。服后微下二、三行，食粥一碗，继以白芍汤调理而安。（余午亭）

一妇患泄泻，医以脾虚治，不效；又云是虚且寒，用参、术、姜、桂温之，更甚。两关脉浮而有力。予曰：此风干肠胃也。风性最速，故食入即完谷而出。温补则风性益烈，传递更速耳。遂用升麻、柴胡、桂枝、防风、苍术、白芍、薏仁、泽泻、陈皮，服之而愈。（吴天士）

一人痢后久泻，屡进温中、益火、健脾、固肾之剂不愈。余曰：下多亡阴。加白芍、阿胶于理脾药中，一服而瘥。（余子敬）

一妇泻下如油，以纸捻蘸燃，与油无异，医不能疗。孙滋九先生令买补中益气汤十剂，天王补心丹四两，以煎剂下丸，服讫而愈。众诘所由，曰：惊则气下，大肠伤损所致。此妇必因惊后得此疾也，问之果然。此方书所未载。（《同寿录》）

附方

虚损泄泻方　治虚损泄泻，诸药不愈，胃虚难受药者。用陈腊肉、骨灰、陈米锅焦，共三分，炒松花一分，米饮糊丸，人参汤送下六、七十丸。此法活人多矣。

附：肠鸣

《内经》肠鸣有五：一曰脾虚则腹满，肠鸣飧泄，食不化，宜枳实理中汤加木香；二曰中气不足，肠为之苦鸣，宜六君子汤加木香；三曰邪在大肠，肠中雷鸣，气上冲胸，宜半夏泻心汤；四曰土郁之发，肠鸣而为数后，宜平胃散加半夏、木香、茯苓；五曰少阴在泉，热淫所胜，民病腹中肠鸣，气上冲胸，宜葶苈木香散。○《金匮》云：腹中寒气，雷鸣切痛，胸腹逆满呕吐者，宜附子粳米汤。○东垣云：如胃寒泄泻肠鸣，于升阳除湿汤中加智、半夏、生姜、大枣。○丹溪云：腹中鸣者，病本于胃，乃火激动益其水也。二陈汤加芩、连、山栀；不应，用胃苓汤加减。（《赵氏医贯》）

大便

经义

北方黑色，入通于肾，开窍于二阴。○脉盛，身热，腹胀，前后不通，闷瞀，此谓五实。身汗得后利，则实者活。○热气留于小肠，肠中热，瘅热焦渴，则坚干不得出，故痛而闭不通也。○阳不胜其阴，则五脏气争，九窍不通。（《素问》）

哲言

一日一便为顺，三、四日不便为秘，一日便三、四次为利。（《医学入门》）

仲景云：脉有阳结阴结者，何以别之？曰其脉浮而数，能食不大便者，此为实，名曰阳结。其脉沉而迟，不能食，身体重，大便反硬，名曰阴结。实秘、热秘，即阳结也。虚秘、冷秘，即阴结也。（《证治准绳》）

实秘者，秘物也；虚秘者，秘气也。（张洁古）

秘结一证，在古方书有虚秘、风秘、气秘、热秘、寒秘、湿秘等证，东垣又有热燥、风燥、阳结、阴结之说。立言太烦，徒滋疑惑，不知此证之当辨者惟二，则曰阴结、阳结而尽之矣。盖阳结者，邪有余也，宜攻宜泻；阴结者，正不足也，宜补宜滋。

知斯二者，即知其纲领矣。欲究其详，则凡云风秘者，盖风未必能秘，但风胜则燥，而燥必由于火，热则生风，即阳结也。岂谓因风而宜散乎？有云气闭者，盖气有虚实，气实者，阳有余，即阳结也；气虚者，阳不足，即阴结也。岂谓因气而宜破乎？至若热秘、寒秘，亦不过阴阳之别名耳。再若湿秘之说，则湿岂能秘，但湿之不化，由气之不行，气之不行，即虚秘也，亦阴结也。总之，有火者便是阳结，无火者便是阴结。以此辨之，岂不了然。（张景岳）

凡人大便秘结，皆由房劳过度、饮食失节，或恣饮酒浆、过食辛热。饮食之火，起于脾胃；淫欲之火，起于命门，以致阴虚而血耗，火盛水亏，津液不生，故传道失职，渐成燥结之证。又有年高血少，津液枯涸；或因有所脱血，津液暴竭；或新产之妇，气血虚耗，以致肠胃枯涩；或体虚之人，摄养乖方，三焦气涩，运化不行，而肠胃壅滞，遂成秘结。惟当养血滋阴，滑涩润燥，不可妄用通利，恐伤元气，耗散真阴，则秘结愈甚也。（《医学正传》）

浊气在上，则填实肺气，肺不能行降下之令，故大便闭。（周慎斋）

内伤大便不通，月余亦不欲去，饮食至多而皆化者，以五脏六腑悉皆燥火，水谷被火销烁，直待久久，脾气渐旺，邪气渐衰，始成糟粕。须至糟粕欲去而不能，可润大肠以导之。（查了吾）

阴血外溢则为汗，阴血下润则便通。（《己任编》）

凡小便闭而大便通调者，或膀胱热结，或水源不清，湿证居多。若大便闭而小便通调者，或二肠气滞，或津液不流，燥证居多。若二便俱闭，当先通大便，小溲自利。（《临证指南》）

补编

少阴不得大便，以辛润之；太阴不得大便，以苦泄之。阳结

者清之，阴结者温之，气滞者疏导之，津少者滋润之。大抵以养血清热为先，急攻通下为次。（《证治汇补》）

秘结之由，除阳明热结之外，则悉由乎肾。盖肾主二阴而司开阖，故大小便不禁者，其责在肾。然则不通者，独非肾乎？故肾热者，宜凉而滋之；肾寒者，宜温而滋之；肾虚者，宜补而滋之；肾干燥者，宜润而滋之。《经》曰：肾苦燥，急食辛以润之。开腠理，致津液，通气也。〇阳结，必因邪火有余，以致津液干燥。或以饮食之火起于脾，酒色之火炽于肾，时令之火蓄于脏。凡因暴病年壮气实之人，有火证火脉相符者，方是阳结，治当察其微甚。邪结甚者，非攻不可。〇阴结有二：一以阳虚，一以阴虚也。凡下焦阳虚，则阳气不行，不能传送而阴凝于下，此阳虚而阴结也。下焦阴虚，则精血枯燥，津液不致而肠脏干槁，此阴虚而阴结也。治阳虚而阴结者，但益其火，则阴凝自化；治阴虚而阴结者，但壮其水，则泾渭自通。二者欲其速行，于前法中各加肉苁蓉二、三钱，其效尤速。（张景岳）

《经》曰：北方黑色，入通于肾，开窍于二阴。则知大便秘结，专责少阴一经。证状虽殊，总之津液枯干，一言以蔽之也。分而言之，则有胃实、胃虚、热秘、冷秘、风秘、气秘之分。胃实秘者，善饮食，小便赤；胃虚秘者，不能饮食，小便清利；热秘者，面赤身热，六脉数实，肠胃胀闷，时欲得冷；冷秘者，面白或黑，六脉沉迟，小便清白，喜热恶冷；气秘者，气不升降，谷气不行，其人多噫；风秘者，风搏肺脏，传于大肠。更有老年津液干枯，妇人产后亡血，及发汗利小便，病后血气未复，皆能秘结。法当补养气血，使津液生则便自通，误用硝黄，多致不救。若病虽属阴寒，而脉实微躁者，宜温药中略加苦寒以去热燥，或煎理中汤冷服；不应，宜蜜煎导之。冷秘者，酱生姜导之；热秘者，猪胆汁导之；虚秘者，煮猪血脏汤加酥食之，血仍润血，脏仍润脏，此妙法也。（《医宗必读》）

东垣云：肾主五液，津液盛则大便如常。若饥饱劳役，损伤胃气，及食辛热厚味，而助火邪，伏于血中，耗散真阴，津液亏少，故大肠结燥。又有老年气虚，津液衰少而结燥者。肾恶燥，急食辛以润之是也。予尝法东垣之论，不用东垣之方，惟用六味丸料，兼气虚者内加参、芪，此因气虚不能推送，血虚不能濡润故耳。或问：何不用四物汤？曰：四物汤特能补血耳。此是先天津液不足，故便难。《经》曰：肾主五液。津液皆肾水所化，与血何干？或又曰：如干结之甚，硝黄亦可暂用否？曰：承气汤用硝、黄，乃为伤寒从表入里，寒变为热，热入三阴，恐肾水干枯，故用硝、黄以逐外邪，急救肾水。老人、虚人及病后人，肾水原不足，以致干枯，若再用硝、黄下之，是虚其虚也。今日虽取一时之快，来日必愈结，再下之，后日虽铁石亦不能通矣。（赵养葵）

肠痹，较之燥矢坚结欲便不通者稍缓，但开降上焦肺气，上窍开泄，下窍自通矣。若燥矢坚闭，则有用三承气、润肠丸、通幽汤之类。然伤寒急下之条无几，余皆六淫之邪病后而成者为多，斯时胃气未复，元气已虚，下药难进，莫若外用导法为稳。○按：大便不通，有血液枯燥者，则用养血润燥；若血燥风生者，则用辛甘熄风，或酸苦入阴，如三才、五仁、通幽等法；若血液燥而气亦滞，致气血结痹者，又当于养阴润燥剂中酌加行气活血之品；若火腑秘结，宜苦滑重镇者，用更衣丸；老人阳衰风闭，用半硫丸；腑阳不行，则用玉壶丹；阳窒阴凝，清浊混淆痞胀者，则用来复丹；若郁热阻气，则用苦寒泄热，辛以开郁，或用三焦通法；若湿热伤气，阻遏经腑者，则理肺气以开降之。○大便燥结，本有承气汤、更衣丸下之，外用猪胆、蜜煎导之，可谓无遗蕴矣。然竟有效有不效者，盖因燥粪未尝不至肛门，奈肛门如钱大，燥粪如拳大，纵使竭力努挣，终不肯出，下不得出，则上不能食而告危矣。余友教人先以胆汁或蜜煎导之，俟粪既至肛门，令病者以中指染油，探入肛内，将燥粪挖碎而出，竟有一次燥粪挖作百余块而出者。此法辗转救人多矣，勿嫌秽而弃之。（《临证指南》）

大便欲去不去，或着而不出，气虚；了而不了，血虚。俱宜补中。里急后重，初起皆属于热，日久作虚治之。（周慎斋）

世人但知热秘，不知冷秘。冷秘者，冷气凝结，津液不通，如天寒地冻，水结成冰之义，治宜八味丸、半硫丸温而通之。（张洁古）

桃、杏仁俱治大便秘，当以血气分之。昼则便难行，阳气也，宜用杏仁；夜则便难行，阴血也，宜用桃仁。（王海藏）

古方通大便，皆用降气之剂，盖肺气不降，则大便难于传送，用杏仁、枳壳、沉香等是也。老人、虚人、风人，津液少而秘者，宜以药滑之，用麻仁、芝麻、阿胶等是也。若妄以峻剂逐之，则津液走，气血耗，虽暂通而复秘，更生他病矣。（朱丹溪）

有病大小便秘者，用通利药而罔效，重加升麻而反通。（《医方集解》）

古方治老人燥结，多用苁蓉，不知胃气虚者，入口即作呕吐，肥人胃多痰湿，尤非所宜。惟命门火衰，开阖失职者，方为合剂。然须丸服，作汤亦必作吐，以其味咸气浊也。○猪胆导，非伤寒邪热不可轻试。胃气虚者用之，往往有呃逆之虞。（《张氏医通》）

脉候

便闭脉多沉伏，阳结沉数，阴结沉迟；风燥则浮，血燥则洪。老人、虚人便秘，脉见雀啄者不治。（《脉诀》）

选案

一儒官初患小便时闭，服五苓散、八正散不效。医诊尺脉俱无，作下元虚涸，用八味丸，服之三日，大便亦闭，渴干烦满。又用脾约丸、润肠丸，小便点滴，大便连闭十日，腹满难禁。众议承气下之，微利随闭，更加少腹胀痛。复投舟车丸，日利数次，里急后重，粪皆赤白，如此半月，日夜呻吟，惟饮米汤盂许。余诊两寸沉伏有力，两关洪缓无力，两尺不见。谓曰：关尺无恙，病在膈上，此思虑气秘病也。进越鞠汤，一服嗳气连声，再服二便若倾，所下皆沉积之物，浑身稠汗；进姜汤一盏，熟睡就榻；次早复诊，六脉和均，调理数日全愈。一士夫问曰：吾友病，众皆以为尺脉无根，君独以为尺脉得体；众皆曰痢疾，君独曰气秘；且便闭其病在下，用下部药者近理，君反以上部药取效，何也？余曰：人身之病，上下表里，虽有不同，不过一气为之流通耳。气之通塞，又于脉辨之。今两尺皆无，众泥《经》文，谓如树之无根矣，不知今年己卯，燥金司天，君火在泉，君火不行令，两尺当不应，若尺盛于寸，则为反矣。《经》曰：尺寸反者死。岂八味丸所能治乎？里急后重，赤白相杂，似乎滞下，但滞下之脉，见于两关，今关脉不浮不紧不数，明非滞下，误用承气等药，元气更伤，而病愈增也。病原由于上焦气秘，以至下窍不通。盖心肺居上，两寸当浮，今不浮而沉，下手脉沉便知是气，气郁不行，则升降失职，譬如注水之器，闭其上窍，则下窍不通，水安从出？乃不治上而专治下，攻之愈急，则气愈陷，二便何由而利耶？予用越鞠汤，使上窍一通，则下窍随开，里气一顺，则表气自畅，是以周身汗出，二便俱利，所谓一通百通也。气秘者，病之本；便闭者，病之标。惟治其本，故效速也。（易思兰）

刘泰来新秋病疟，用药截住，遂觉胸腹胀满，不旬日腹大胸高，上气喘急，二便全无，食饮不入，能坐不能卧，能俛不能仰。医以下药不应，商用大黄二两作一剂服，余骇曰：此名何病，而敢放胆杀人耶？！医曰：伤寒肠结下而不通，惟有大下一法。余曰：世间有不发热之伤寒乎？伤寒发热，津液枯槁，肠胃干结，故用下药以开其结。然有不转失气不可攻之戒，正恐误治太阴之腹胀也。此因腹中之气散乱不收，水津随气横决四溢而作胀，全是太阴脾气不能统摄所致。一散一结，相去天渊，再用大黄猛剂大散其气，若不胀死，定然腹破。遂以大剂理中汤少加黄连与服，疾势略减。次日，病者问药，予曰：腹中原是大黄推荡之泄粪，其所以不出者，以膀胱胀大，腹内难容，将大肠撑紧，任凭极力努挣，无隙可出。看吾以药通膀胱之气，不治大便而大便自至，足为证验。于是用五苓散本方，药才入喉，病者即索秽桶，小便先去，大便随之，顷刻泄下半桶。观者动色，竞称华佗再出，然亦非心服也。余恨不能分身剖心，实无居功之意也。（《寓意草》）

吴章成弟，发热闷乱，大便不通，医作外感治。予曰：此得之伤食，因发散太过，遂成虚热。风药燥血，故不便耳。以六味汤加肉苁蓉饮之，下黑矢十数枚，诸病悉除。（《己任编》）

江蕃仲病后便秘，医以润剂不效，改用元明粉、大黄亦不效，更服补中升提之剂，胀闷难忍。予与熟地、元参各二两，麦冬一两，五味子一钱，火麻子二钱，煎好冲牛乳一碗服之，随手而应。此肾家真水干涸，不可以有形之阴阳治之也。（程华仲）

一妇大便燥结，小便淋涩，半生不娠，常服疏导药则大便通利，废药则结滞。续得孕四、五月，医禁疏导，大便为难，圊则努力，胎坠者三。又孕四月，溲溺结涩，自分胎陨，乃访戴人。诊脉滑大，以其孕不敢陡攻，遂以食疗之，用花碱煮菠菱、葵菜、车前子苗作茹，猪、羊血作羹，食之半载，生子，燥病亦愈。（张子和）

小　便

经义

三焦者，决渎之官，水道出焉。〇膀胱者，州都之官，津液藏焉，气化则能出矣。〇膀胱不利为癃，不约为遗溺。〇水泉不止者，是膀胱不藏也。〇有癃者一日数十溲，此不足也。〇督脉起于小腹下骨中央，女子入系廷孔，生病癃、痔、遗溺。〇胞痹者，少腹膀胱按之内痛，若沃以汤，涩于小便。〇脾痹者，夜卧则惊，多饮数小便。〇中气不足，溲便为之变。（《素问》）

三焦者，足少阴、太阳之所将，实则闭癃，虚则遗溺。（《灵枢》）

哲言

小便秘：小水全不出，少腹满，膀胱燥也。小便少：小水出而不多，津液少也。小便难：小水点滴难出，茎中不痛。小便淋沥：小水点滴而淋沥，或痛。（《医阶辨证》）

闭者，小便不出，塞而不通是也；癃者，罢弱而气不充，淋淋沥沥，点滴而出，或涩而疼，一日数十次或百次，俗名淋病是也。闭是急病，癃是缓病。遗溺者，睡梦中溺出，醒后方知是也；不禁者，日夜无度，频频而溺是也。（《赤水玄珠》）

小便热则不通，冷则不禁。热甚者闭而绝无，热微者难而仅有。（《仁斋直指》）

有心肾不交，阴阳不通而内关外格者；有热结下焦，壅塞胞内而气道涩滞者；有肺中伏热，不能生水而气化不施者；有脾经湿热，清气郁滞而浊气不降者；有痰涎阻结，气道不通者；有久病汗多，津液枯耗者；有肝经恚怒，气闭不通者；有脾虚气弱，通调失宜者。（《证治汇补》）

不能小便一证，非寒结膀胱，即热逼膀胱，辨证全在少腹；如不能便而痛者为热，不痛者为寒。（《己任编》）

小肠有气，小便胀；小肠有血，小便涩；小肠有热，小便痛。俱禁用补药，盖气得补而愈胀，血得补而愈涩，热得补而愈盛。（《医统》）

膀胱虽曰津液之腑，至于受盛津液，则又有脬而居膀胱之中焉。故《内经》曰：脬移热于膀胱。《灵枢》曰：膀胱之脬薄以濡。《类纂》曰：膀胱者，脬之室也。夫脬之居于膀胱，有上口无下口，津液既盛于脬，无由自出，必因气化而后渐渍浸润于脬外，积于脬下之空处，遂为尿，以出于前阴也。若曰脬下无空处，则人尿急时，至厕安能即出？惟积滞脬下之空处，而不可再容，故急，急则至厕即出矣。（李东垣）

气为水母，必太阳之气化，而膀胱之溺始出，是水道固藉无形之气化，不专责有形之州都矣。然水者阴也，气者阳也，气为阳之根源，而火为阳之征兆，所以气有余便成壮火而为邪热。壮火上行三焦，则伤太阳之气；邪热下入膀胱，则涸州都之津。火胜则水亏，理固然也。夫五脏之水火皆生于气，故少火生气，而气即为水，水精四布，下输膀胱，源清则流洁矣。如壮火食气，则化源无藉，乃成癃闭、淋涩、膏淋、豆汁、砂石、脓血，而水道为之不利矣。总由化源之不清，非关决渎之失职，若以八正、舟车、禹功、浚川等剂治之，五脏之阴虚，太阳之气化绝矣。（柯韵伯）

《经》曰：膀胱者，州都之官，气化出焉。又曰：通调水道，下输膀胱。盖人身所化之物，惟溺为多，以其为湿蒸之气酝酿而成。若大肠所出，则物之渣滓耳，非所化也。若肾之精，肝之泪，肺之涕，心之汗，则又各乘所感而出，非气化所出者也。是以化物独属膀胱之溺。余常深察之，膀胱一脏，不独化和气为物而溺出，亦化病气为物而溺出之。凡病气重，则小便必涩；病气苏，则便溺渐通。人之一身，能泄病气，无如膀胱也。膀胱之水泄，则脾土实，脾土实，则肺金清而心火降，百骸自理矣。是故养生则以实脾为枢，治病则疏膀胱为枢。

癃闭

小便不利有三，不可概论。若津液偏渗于肠胃，大便泄泻而小便涩少者一也，治宜分利。若热搏下焦，津液因而不行者二也，渗泄则愈。若脾胃气涩，不能通利水道下输膀胱而化者三也，可顺其气，令施化而出。（罗谦甫）

治秘之道有三：一曰肺燥不能生水，故用二苓、泽泻之甘淡以泄肺而生水；一曰脾湿不能升精，故用白术之苦温以燥脾而升精；一曰膀胱无阳不能化气，故用肉桂之辛热以温膀胱而化气。使水道通利，则上可以止渴，中可以去湿，下可以泄邪热也。有真阴虚者，须六味汤以补肾水；真阳虚者，须八味丸以补肾火。至于转胞喘急欲死，不问男女孕妇产后，急用八味丸料煎饮，缓则不救。或疑桂、附辛热，不敢轻用，岂知肾气虚寒，水寒冰冻

之义，得热则流通，舍此更有何物能直达膀胱，而使雪消春水来耶？（陈来章）

热在上焦气分，便闭而渴，乃肺中伏热不能生水，膀胱绝其化源，宜用淡渗之药，泻火清金，滋水之化源。热在下焦血分，便闭而不渴，乃真水不足，膀胱干涸，无阴则阳无以化，宜用苦寒之药，滋肾与膀胱之阴，而阳自化，小便自通。（李东垣）

凡癃闭之证，其因有四，最当辨其虚实。有因火邪结聚小肠膀胱者，此以水泉干涸，而气门热闭不通也。有因热居肝肾者，则或以败精，或以槁血，阻塞水道而不通也。若此者，本非无水之证，不过壅闭而然。病因有余，可清可利，是皆癃闭之轻证也。惟是气闭之证，则为危候。然气闭之义有二：有气实而闭者，有气虚而闭者。夫膀胱为藏水之腑，而水之入也由气以化水，故有气斯有水；水之出也由水以达气，故有水始有溺。《经》曰：气化则能出矣。盖有化而入，而后有化而出，无化而出，必无化而入也，是以其入其出，皆由气化，此即本《经》气化之义，非单以出者言气化也。然则水中有气，气即水也；气中有水，水即气也。凡病气虚而闭者，必以真阳下竭，元海无根，水火不交，阴阳痞隔。所以气自气而气不化水，水自水而水蓄不行。气不化水，则水腑枯竭者有之；水蓄不行，则浸渍腐败者有之。气既不能化，而欲强为通利，果能行乎？阴中已无阳，而再用苦寒，能无甚乎？至若气实而闭者，不过肝强气逆，移碍膀胱，或破其气，或通其滞，或提其陷而壅者自去。此治实者无难，而治虚者必得其化，为不易也。（《景岳全书》）

主五液者，肾也。肾气虚而受扰，则无力以化液，而邪火遂乘袭之，以致溲少涩滞。标热虽由膀胱，本虚实在于肾。宜补肾以益其虚，而从温以化其气，则肾源有滋，小水自利，以此验肾气之来复也。○水虽渗于膀胱，而泌别之者小肠也。小肠有热，能移及膀胱，小肠为火腑，而本之于心，但使心气通，则小肠之火自降，无热可移，源澄而流自清也。（程郊倩）

阴虚小便短少，涩滞癃闭，不可见有实势，便用利药，此由下焦元阴之气衰弱，不能运化故也。宜大补元阴，其溺自通。若气虚与痰隔中焦，气滞于下及湿热而然者，不在此例。（罗赤诚）

用补中益气汤，小便不利加牛膝。用六味地黄丸，小便不利加车前。（周慎斋）

膀胱者，州都之官，津液藏焉，气化则能出矣。何谓气化？津液乃气所化也。盖饮入于胃，游溢精气，上输于脾，脾气散精，上归于肺，通调水道，下输膀胱，水精四布，五经并行。譬之蒸物，汤气上熏釜甑，遂有液而下滴，此脾气熏蒸肺叶，所以遂能通调水道而输膀胱也。故小便不通之证，审系气虚而水涸者，利之益甚，须以大剂人参少佐升麻，则阳升阴降，地气上为云，天气下为雨，自然通利矣。○丹溪云：小便不通，有属气虚、血虚，有属实热、痰气闭塞，皆宜吐之以提其气，气升则水自降。盖气承载其水者也。气虚用参、术、升麻等，先服后吐；血虚用四物汤，或芎归汤，先服后吐；痰多用二陈汤，先服后探吐之；痰气闭塞，用二陈汤加香附、木通，先服后探吐之。或问以吐法通小便，理将安在？曰：取其气化而已。（《证治准绳》）

《经》云：至阴虚，天气绝；至阳盛，地气不足。夫肾肝在下，地道也；心肺在上，天道也；脾胃居中，气交之分也。故天之阳绝而不安于地者，则白露不下；在上之阳不交于阴，则在下之阴无以为化，水道其能出乎？此上焦之气化也。仲景曰：卫气行，则小便宣通。又曰：脾病则九窍不通，此中焦之气化也。东垣云：在下之阴虚，在上之阳盛，致肾气不化，必宣其阳而举之，则阴可得而平也。故丹溪曰：吾以吐法通小便，譬如滴水之器，上窍闭则下窍无以自通，必上窍开而下窍之水出焉。然升提止可施于涓滴不通者，若溺涩短少，或淋漓作痛者，非所宜也。由《经》言及诸论观之，未有不主于气化者，不审乎此，转行疏利之剂求功，多见其不知量也。（《张氏医通》）

气虚而小便不通者：《经》曰：膀胱者，津液藏焉，气化则能出矣。气虚则不能化，故不通也。血虚而小便不通者：盖血即津液之属，血虚即津液干燥而溺道不利，故不通也。此与痰气闭结于下者，虚实之情不同。丹溪皆用吐法，乃急则治其标也。然气虚血虚，以虚为本，虚则必补之而后可。夫以参、术、四物调其真气而吐之，诚可以通其溺，而其本之虚，岂参、术、四物顷刻下咽，遂能补益之耶？吾恐病根犹在，不久必复作矣。愚意以为若果气虚血虚，必用补气补血之药，使其气盛而施化，血生而津润，其便自通，不必探吐可也。果宜吐者，必须先吐，俟其溺通，继服补剂，庶可平复，非如痰气闭结者但吐之而可已。此丹溪未尽之意，予故表而出之。（《医学统旨》）

不禁频数

《灵枢》言：手太阴之别名曰列缺，其病虚则欠缺，小便遗数。肺为上焦，通调水道，下输膀胱，肾上连肺，两脏是子母也，母虚子亦虚。东垣云：小便遗失，肺金虚也。以参、芪补之，不愈，当责之肾。《经》曰：膀胱不约为遗溺。仲景云：下焦不归则遗溲。盖下焦在膀胱上口，主分别清浊。下焦不归，其部不能约制溲便，故遗溺。大抵天暖衣厚则多汗，天冷衣薄则多溺。至于不禁，虚

寒之甚，非八味丸不效；如菟丝子丸、鹿茸散、二气丸，俱可选用。（《赵氏医贯》）

小便频数者，只是里气不守，频而复少，五液虚而注下，此精气、津液、血脉内夺之病，莫谓点滴无多，不成脏腑之漏卮也，其责不仅玉关。直从十全大补汤，补气还神，补神还精。固知断鳌以补地者，须是炼石以补天也。（程郊倩）

人之漩溺，藉心肾二气之传送。盖心与小肠为表里，肾与膀胱为表里，若心肾气衰，阳道不运，则传送失度，必有遗溺失禁之患，治宜温补下元，清心寡欲。（薛立斋）

按：遗溺，遗失也。梦中遗失，醒而后觉，童稚多有之，大人少有也。夫童稚阳气尚微，不甚约束，好动而魂游，故夜多遗失。古方多用暖药，乃温养阳气之意。曾见数人，二、三十岁犹遗失不止，后皆无子，洵非下元虚寒所至与？（孙一奎）

睡则遗尿，责之肾虚。所以婴儿脬气未固，老人下元不足，多有此证。在婴儿挟热者居多，在老人挟寒者居多。治宜大菟丝子丸，猪脬煎汤送下。（《医学六要》）

热甚，客于足厥阴之经，廷孔郁结，则神无所依，故漩溺遗失，不能收禁也。（《原病式》）

凡人患阴虚之病而小便频数者，此由相火暗动故也，勿以为虚寒而用参、芪、桂、附，只宜大补真阴，其便自调。（罗赤诚）

小便不禁或频数，古方多以为寒，而用温涩之药，殊不知此证阴虚属热者居多。盖火邪妄动，水不得安，故不能收禁而频数也。是以老人多频数者，由于膀胱血少，阳火偏旺也。治法宜滋肾之真阴，补膀胱津液为主，佐以收涩之剂，六味丸加麦冬、五味子之类，不可用温药也。（王节斋）

按：节斋此论，亦是概言老人下元虚惫，气弱不能乘载其水，故频数不禁。必如河间、节斋所云，癃闭已主于热，不禁又主于热，是无虚寒之证也，何古有温补之法，《经》有寒虚之文耶？不若以小便频而清白长者为寒，频而黄赤涩者为热，及脉之洪数、有力无力、或滑或涩而参验之，始无差误。○不禁，谓无禁约，小便多而频，不计遍数也。按：《经》云：水泉不止者，膀胱不藏也。其证有湿热，有下元虚惫。数而少者为热，数而多者为虚，老人多有此证。盖因阳气衰微，不能约束。历见数人，卒皆不救，由其不能摄养而神气耗散故也。古谓不通为热，不禁为寒，乃心肾气弱，阳道衰冷而传化失度，法当温补，养其神，坚其肾，神完肾固，膀胱气充，自可约束矣。（《赤水玄珠》）

遗溺，因上焦虚者：宜补肺气；下焦虚者，宜固膀胱；挟寒者：壮命门阳气，兼以固涩，挟热者：补肾膀胱阴血，佐以泻火。（《证治汇补》）

溺黄赤

小便黄赤，有寒、热、虚、实之别。《经》云：诸病水液浑浊，皆属于热。宜黄柏、知母治之。此热证也。又云：尺涩，足胫逆冷，小便赤。宜服附子四逆汤。此寒证也。又云：胃足阳明之脉盛，则身已前皆热，消谷善饥，溺色黄。宜降胃火。又云：肝热病者，小便先黄。宜降肝火。此实证也。又云：肺手太阴之脉气虚，则肩背痛而寒，少气不足以息，溺色变。宜补中益气汤以补肺气。冬脉者肾也，冬脉不及，则令人胁中清，脊中痛，小便变。宜地黄丸以助肾气。此虚证也。（《证治准绳》）

凡小便，人但见其黄，便谓是火，不知人逢劳倦，小水即黄；焦思多虑，小水亦黄；泻痢不期，小水亦黄；酒色伤阴，小水亦黄。

使非有淋痛热证相兼，不可因黄便谓之火，余见逼枯汁毙人者多矣。《经》曰：中气不足，溲便为之变。义可知也。（张景岳）

脉候

便血则芤，数则赤黄，实脉癃闭，热在膀胱。（《脉诀》）

选案

王善夫病小便不通，渐成中满，腹坚如石，腿裂出水，夜不得睡，不能饮食。请予诊治，归而至旦不寐，因记《素问》云：无阳则阴无以生，无阴则阳无以化。又云：膀胱者，州都之官，津液藏焉，气化则能出。凡病癃秘，是无阴则阳无以化也。此因膏粱积热，损伤肾水，火又逆上而为呕哕，关格之证悉具，死在旦夕矣。遂处大苦寒之剂，黄柏、知母各一两，桂一钱为引，服药须臾，前阴如刀刺火烧，溺如瀑泉，肿胀遂消。此证一在上焦气分而渴，一在下焦血分而不渴，二者之殊，至易辨耳。（李东垣）

马参政父年八旬，初患小便短涩，因服药分利太过，遂致闭塞，涓滴不出。予以饮食伤其胃气，陷于下焦，乃用补中益气汤，一服小便即通。因先多服利药，损其肾气，遂致通后遗尿不止，复用八味丸补其肾气乃已。（朱丹溪）

姚公懋之室患遗尿，医谓肾虚，用补肾之剂，三年未效。予与补中益气汤加山药、山萸、桑螵蛸，四剂全愈。（程华仲）

叶茂卿乃郎出痘，未大成浆，其壳甚薄；两月后，尚有着肉不脱者；一夕腹痛，大叫而绝。余取梨汁入温汤灌之，少甦；遂以黄芩二两煎汤加梨汁与服，痛止。令制膏子药频服，不听。其后忽肚大无伦，一夕痛叫，小肠突出脐外五寸，交纽各二寸半，如竹节壶顶状；茎物绞折长八、九寸，明亮如灯笼，外证从来不经闻见。余以知之素审，仍为治之，以黄芩、阿胶二味，日进十余剂，三日后始得小水，五日后水道清利，脐收肿缩而愈。夫人一身之气，全关于肺，肺清则气行，肺浊则气壅。肺主皮毛，痘不成浆，肺热而津不行也。壳着于肉，名曰甲错；甲错者，多生肺痈；痈者壅也，岂非肺气壅而然与？腹痛叫绝者，壅之甚也，壅甚则并水道亦闭，是以其气横行于脐中，而小肠且为突出。至于外肾弛长，尤其剩事矣。吾用黄芩、阿胶清肺之热，润肺之燥，治其源也。气行而壅自通，源澄斯流清矣。缘病已造极中之极，惟单味多用，可以下行，取效捷耳。（喻嘉言）

一妇少腹肿大如瓜，小便秘而不通，此转胞病也。以补中益气汤冲入韭菜汁一小杯，服讫，令患者横卧床上，选力妇以患者两膝弯架于肩上，将下身虚空，提起摇摆数四，俾尿胞倒上，徐徐放下，去衣不及，小便射出，热如汤，黑如墨，顷刻盈盆，腹肿立消。后遇数人，皆以此法治愈。

一人小便不通十日，服五苓、八正等方，俱不效；仰卧于床，腹大如箕，胀痛难当，诊脉迟而有力。此冷闭也，由于风寒冷气，结塞下焦，留于膀胱故耳。治用姜、附、槟榔、牛膝、枳实、青皮、乌药、赤苓、车前子，药进片时，腹内喧响，溲如涌泉，腹消而起。

附方

敷脐方　治小便不通，腹胀如鼓。用大螺一枚，盐半匕，捣敷脐下一寸三分，以帛缚之即通。

熨脐方　用葱三斤，切碎炒热，布包熨小肚，小便立通。分作二包替换。〇又炒盐半斤，囊盛熨脐下亦通。

熏洗法　治气闭小便不通，胀急危殆。用皂角、葱头、王不留行各数两，煎汤一盆，令病者坐浸其中，熏洗下体，热气内达，壅滞自通。妇人用葱数茎塞阴中，外加熏洗，其通尤速。

又法　治败精干血，溺孔结垢，阻塞水道，小便胀急不通。令病人仰卧，用翎筒插入马口[1]，以水银一、二钱灌入，以手轻轻导之，诸塞皆通。水银仍随溺出，毫无伤碍。

又法　用猪胞一个，胞底穿一小孔，以翎筒安孔内，根底用线系紧，筒口细杖子堵定，上用蜡封；胞口人气吹满，扎定；再用手捻住筒根，揭去蜡封，将翎筒插马口内，解开根头，捻气透入，小便即出。

遗　精

经义

肾者主水，受五脏六腑之精而藏之。五脏盛，乃能泻。〇丈夫二八肾气盛，天癸至，精气溢泻，阴阳和，故能有子。〇肾者主蛰，封藏之本，精之处也。（《素问》）

人始生，先成精，精成而脑髓生。〇故生之来谓之精；两精相搏谓之神；随神往来谓之魂；并精而出入者谓之魄。〇怵惕思虑则伤神；神伤，则恐惧流淫而不止。〇恐惧不解则伤精；精伤，则骨酸痿厥，精时自下。（《灵枢》）

哲言

有谓生来之精者，先身生之精也。有谓食气入胃，散精于五脏者；有谓水饮自脾肺输肾而四布，五经并行之精者；此水谷日生之精也。然饮食日生之精，皆从生来元精之所化，而后分布，其藏盈溢，则输之于肾，肾乃元气之本，生成之根，以始终化之

1　马口：即阴茎尿道口。

养之之道也。(《证治准绳》)

精藏于肾，人尽知之，至精何以生？何以藏？何以出？则人不知也。夫精，即肾中之脂膏也，有长存者，有日生者。肾中有藏精之处，充满不缺，如井中之水日夜充盈，此长存者也；其欲动交媾所出之精，及有病而滑脱之精，乃日生者也。其精旋去旋生，不去亦不生，犹井中之水，日日汲之，不见其亏，终年不汲，不见其溢。《易》云：井道不可不革。故受之以革，其理然也。曰：然则纵欲可无害乎？曰：是又不然。盖天下之理，总归自然，有肾气盛者，多欲无伤；肾气衰者，自当节养。《左传》云：女不可近乎？对曰：节之。若纵欲不节，如浅狭之井，汲之无度，则枯竭矣。曰：然则强壮之人，绝欲何如？曰：但必浮火不动，阴阳相守则可；若浮火日动而强制之，则反有害。盖精因火动而离其位，则必有头眩、目赤、身痒、腰疼、遗泄、偏坠等证，甚者或发痈疽，此强制之害也。故精之为物，欲动则生，不动则不生，能自然不动则有益，强制则有害，过用则衰竭，任其自然而无所勉强，则保精之良法也。(徐灵胎)

五脏皆有精，精者人之本也。然肾为藏精之都会，听命于心君，若能遣欲澄心，精气内守，阴平阳秘，精元固密矣。或纵欲劳神，则心肾不交，关键不固。《经》曰：怵惕思虑则伤神；神伤，则恐惧流淫而不止。又曰：肾者主水，受五脏六腑之精而藏之。又曰：厥气客于阴器，则梦接内。奈古今方论，皆以遗精为肾病，若与他脏不相干涉，不知《内经》言五脏六腑各有精，肾则受而藏之。以不梦而自遗者，心肾之伤居多；梦而后遗者，相火之强为害。若五脏各得其职，则精藏而治；苟一脏不得其正，甚则必移害心肾之主精者焉。治法：因肾病而遗者治其肾；由他脏而致者，则以他脏与肾两治之。如心病而遗者，血脉空虚，本纵不收；肺病而遗者，皮革毛焦，喘急不利；脾病而遗者，色黄肉消，四肢懈惰；肝病而遗者，色青而筋痿；肾病而遗者，色黑而髓空。更当以六脉参详，昭然可辨。（《医宗必读》）

夫精生气，气生神，精伤则无以生气，故瘦弱少气；气弱则不能生神，故目眊不明。精不内固，水不济火，故遗泄而精愈耗也。然百病皆生于心，皆根于肾，肾水不升，心火不降，梦遗所由来也。夫肾水不上，则气不固而阴虚；心火不下，则妄动而相火从之；阳旺阴虚，则水火不交。《经》曰：阴阳离决，精气乃绝。此也。梦遗本心火为病，然肝肾二经之火相挟以成之。盖心藏神，肝藏魂，肾藏精。梦中所生，即心之神；梦中所见，即肝之魂；梦中所泄，即肾之精。心为君主，肝肾为相，梦中神游，则魂化为形，相火翕然鼓之。此精之所以泄也，总由心虚不能入肾阴以藏，肾虚不能延心气以纳，心失拱默之德，肾失封藏之功，而为不交不固之患矣。有梦而遗者，思想所致，心气不足而不摄也；无梦而遗者，多欲所致，肾精滑泄而不固也。有醉饱劳倦，清气不升，脾精不运而遗者；有肾水不足，淫火熏蒸，精离其位而遗者；有相火旺而脾胃有伤，水谷日生之精，不得入与元精俱藏而遗者；有火炎上而水下趋，心肾不交而滑者；有年壮气盛，久无色欲，精满而溢者；有脾虚下陷者；有痰火湿热扰动精腑者。治惟养心滋肾，因湿、因热、因寒兼而治之，更须补其中气，以使元气升举，不可轻服涩药。（《冯氏锦囊》）

肾主闭藏，肝主疏泄，二脏皆有相火，而其系上属于心。心，君火也，为物所感，则易于动，心动则相火翕然随之，虽不交会，精亦暗流而渗漏矣。所以圣人教人收心养心，其旨微矣。○或问：

夜梦交接之理何如？曰：《灵枢·淫邪发梦篇》云：厥气客于阴器，则梦接内。盖阴器者，宗筋之所系也，而足太阴、阳明、少阴、厥阴之筋，皆结聚于阴器，与冲、任、督三脉之所会。厥阴主筋，故诸筋皆统属于厥阴也。肾为阴，主藏精；肝为阳，主疏泄。阴器乃泄精之窍，是故肾之阴虚，则精不藏；肝之阳强，则气不固。若遇阴邪客于其窍，与所强之阳相感，则精脱出而成梦矣。所谓阳强者，非肾脏之真阳强也，乃肝脏所寄之相火强耳。曰：如子所言，梦遗则从肝肾得之乎？曰：不然。病之初起，亦有不在肝肾，而在心脾胃之不足者，然必传于肝肾而后精方走也。故精脱之后，其气未能卒复，未免形体衰惫，不比平人接内之后，其气一、二时便可复也。曰：治当何如？曰：病从他脏而起，则以初感病者为本，肾肝聚病处为标；若由肾肝二脏自得者，独治肾肝；由阴阳离决，水火不交者，则既济之；阴阳不相抱负者，则因而和之；阳虚者，补其气；阴虚者，补其血；阳强者，泻其火。火有正治反治，从多从少，随其攸利。（《推求师意》）

梦遗有数种：有下元虚惫，精元不禁者；有年壮气盛久旷，经络壅滞者；有情欲淫动，所愿不遂者。如瓶煎汤，气盛盈溢者；如瓶中汤沸而溢，欲动心邪者；如瓶倾倒而出，虚惫不禁者；如瓶有罅而漏。不可一概用药。（《赤水玄珠》）

遗精证状，亦复不同：或小便后出多不可禁者；或不小便而自出者；或茎中痛痒，常如欲小便者；或睡中无梦，流出不自觉者。大抵夜睡自遗者轻，昼觉自遗者重。（《证治汇补》）

遗精之证有九：凡有所注恋而梦者，此精为神动也，其因在心；有欲事不遂而梦者，此精失其位也，其因在肾；有值劳倦即遗者，此筋力不胜，肝脾之气弱也；有因用心思索过度辄遗者，此中气不足，心脾之虚陷也；有因湿热下流，或相火妄动而遗者，此脾肾之火不清也；有无故滑而不禁者，此下元之虚，肺肾之不固也；有素禀不足，而精易滑者，此先天元气之单薄也；有久服冷利等剂，以致元气失守而滑泄者，此误药之所致也；有壮年气盛，久节房欲而遗者，此满而溢者也。凡此之类，是皆遗精之病。然心主神，肺主气，脾主湿，肝主疏泄，肾主闭藏，凡此诸病，五脏皆有所主，治当各求所因。至若满而溢者，则去者自去，生者自生，势出自然，无足虑也。〇因梦而出精者，谓之梦遗；不因梦而精自出者，谓之滑精。梦遗者，有情，有火，有虚，有溢，有因情动而梦者，有因精动而梦者。情动者，清其心；精动者，固其肾。滑精者，无非肾气不守而然；若暴滑而兼痛者，则当从赤白浊门论治。（张景岳）

久病而忽梦遗，是湿热注于膀胱而泄，火气得以下行，犹为佳兆。若房劳，则心之相火动，真精一泄，祸将滔天矣。（查了吾）

补编

遗精一证，不越乎有梦、无梦、湿热三者范围。有梦为心病，无梦为肾病，湿热为小肠膀胱病。夫精之藏制虽在肾，而精之主宰则在心。其精血下注，湿热混淆而遗滑者，责任在小肠膀胱；其治，不外养心益肾，填精固摄，清热利湿诸法。如肾精亏乏，相火易动，阴虚阳冒而为遗精者，治用厚味填精，介类潜阳，养阴固涩；如无梦而肾关不固，精窍滑脱者，治用桑螵蛸散，填阴固摄及滑涩互施；如有梦而遗，烦劳过度，及脾胃受伤，心肾不交，上下交损者，用归脾汤、妙香散、参术膏、补心丹等方，心脾肾兼治；如阴虚不摄，湿热下注而遗滑者，用黄柏、萆薢、黄连、苓、泽等味，苦泄厥阴郁热，兼通腑气为主；如下虚上实，火风震动，脾肾液枯而为遗滑者，用二至、百补丸及通摄下焦之法；如龙相交炽，阴精走泄者，用三才封髓丹、滋肾丸、大补阴丸，峻补真阴，承制相火，以泻阴中伏热为主；又有房劳过度，精竭阳虚，寐则阳陷而精道不禁，随触随泄，不梦而遗者，当用固精丸，升固八脉之气；又有膏粱酒肉，饮醇厚味，脾胃酿成湿热，留伏阴中而为梦泄者，当用猪肚丸，清其脾胃蕴蓄之湿热。（《临证指南》）

梦遗者，治其心；精滑者，固其精；满而溢者，舒其情；浊而赤者，调其经，养其神。心安神定，火来坎户，水利离宫，水火交养，遗浊皆清。（《冯氏锦囊》）

遗精之源有三：有斫丧太过，肾气不藏，无梦而遗者，当益精以壮火，如鹿茸丸、安肾丸、聚精丸、金锁玉关丸。有劳心太过，心肾不交，酣卧而遗者，当实土以堤水，如归脾汤、妙香散、远志丸、补中益气汤、朱砂安神丸。有思想无穷，所愿不得，妄梦而遗者，当泻火以益水，如滋肾丸、威喜丸、本事猪苓丸、清心莲子饮。三者其源各异，若当清利而反补涩，滋患愈甚；当补涩而反清利，阳气愈微；当升阳而反滋阴，元气愈陷。不可不求其故而为施治也。（陆丽京）

《经》曰：思想无穷，所愿不得，意淫于外，入房太甚，宗筋弛纵，发为白淫、梦遗等证。昔贤治法有五：其一，意淫于外者，用辰砂、磁石、龙骨之类，镇坠神之浮游是也。其二，思想结成痰饮，迷于心窍者，许学士用猪苓丸，导利其痰是也。其三，思想伤阴者，洁古用珍珠粉丸，降火补阴是也。其四，思想伤阳者，谦甫用鹿茸、苁蓉、菟丝等补阳是也。其五，阴阳俱虚者，丹溪治一人形瘦便浊梦遗，作心虚治，用定志丸是也。○遗精，治作肾虚，补涩罔效，不知此因脾胃湿热所乘，饮酒厚味，痰火之人，多有此疾。肾虽藏精，其精本于脾胃饮食生化而输于肾，若脾胃受伤，湿热内郁，使中气淆而不清，则所输皆浊气，邪火扰动，水不得安，故令遗滑。治以苍白二陈，加黄柏、升、柴，俾清升浊降，脾胃健运，则自止矣。○尝谓治遗滑以涩剂不能止，不若泻心火；泻心火不能止，不若用升阳之剂。非此能止之也，举其气上而不下也。（《证治准绳》）

童男阳盛，情动于中，志有所慕而不得遂，以致夜梦遗精，不可补涩，清心乃安，朝服清心莲子饮，暮服定志丸。（龚云林）

梦遗属郁滞者居多，庸医不知，但用固涩，愈涩愈郁，其病反甚。（娄全善）

大抵梦遗多是阴亏、火气用事，苟非确系阳虚，桂、附助阳之药慎勿轻用；非确系气虚，参、术益气之味不可漫施。试观梦遗必在黎明，阳气发动之时，其为阴虚阳扰可知矣。（《张氏医通》）

脉候

男子脉浮弱而涩，为无子，精气清冷。○夫失精家，少腹弦急，阴头寒，目眩发落。脉极虚芤迟，为清谷、亡血、失精；脉得诸芤动紧，男子失精，女子梦交。（《金匮》）

选案

一人因劳心太过患梦遗，数日一发，发过则虚火上炎，面赤烘热，手足逆冷，终夜不寐，服补心肾及涩药不效。予用黄柏为君，佐以地黄、枸杞、莲须、膘胶、山萸、五味子、车前、麦冬，治之而痊。人疑黄柏大寒，讵知肾欲坚，急食苦以坚之。肾得坚，则心经虽有火而精自固。○一人患遗精，闻妇人声即泄，瘠瘦欲死。予用远志为君，莲须、石莲为臣，龙骨、茯神、沙苑、牡蛎为佐，服药虽止，然终不断，于前方内加膘胶一味即愈。（缪

仲淳）

郑鲁叔攻举子业，四鼓犹不卧，遂成此病，卧间玉茎但着被与腿，便梦交接脱精，食减倦怠。此由用心太过，二火俱起，夜不得睡，血不归肝，肾水不足，火乘阴虚，入客下焦，鼓起精房，则精不得聚藏，因玉茎着物，厥气客之，故作接内之梦。上用补心安神，中用调脾升阳，下用益精生阴，三月乃痊。（《推求师意》）

萧方来子，天资聪敏，十岁时即患梦遗、盗汗。余用六味丸加龟版、龙骨潜藏灵物，久服渐止。毕姻后，竟以损证早逝。（许宣治）

一男子病后用心过度，遂患梦遗，多痰瘦削，久服清心莲子饮无效。诊脉紧涩，知其冷药利水太过，致使肾气独降。初以升提之法，升坎水而济离火，降阳气而滋阴血；次用鹿胶、人乳填补精血，逾月而愈。（吴茭山）

一人常患梦遗，诊其关中有动脉如大豆圆，此痰凝中焦，幸梦遗，免致鼓胀。但尺寸俱不起。方用补中益气汤加茯苓、半夏、菖蒲，一升一降之道。（查了吾）

一人夏感伤寒五、六日，左寸脉浮紧，他部洪数，外证头疼、目痛，鼻干口渴，体汗寒热，闭目则遗精。医曰：闭目遗精，虚之极也。予思头痛未止，表证未罢；目痛鼻干口渴，阳明证也；寒热往来，又兼少阳。梦遗在常人则可言虚，此系热甚，肾火因之而动耳。遂用柴葛解肌汤加石膏，服下精即不泄；再用清火解热之药，后用补养以回元气。（程星海）

梦遗之证，患者甚多，非必尽因色欲过度，大半起于心肾不交。凡人用心太过则火亢，火亢则水不升而心肾不交矣。士子读书过劳，功名心急者，每有此病。其心一散，则水火既济而病自愈。先大夫少年极苦此病，每临场则愈频，阳事着物即遗，苦无可奈，因将床席穿孔以卧，是科发解，梦泄便希，登第后则愈希矣。予少年亦苦此，迨登第后顿减，渐老愈减。益信此病关心，不可独责于肾，而心病非药石所能疗也。〇予壮年龟头时有精出，初时惧甚，以为人身几许精血，堪此涓涓不绝乎？医之明者，慰予无害，但毋服涩药而勿热补，乃用六味丸加沙苑、菟丝、黄柏，将此病付之度外，调理两年而愈。龙、砺等药，从未入口。盖人身气血周流，斯得快畅，岂可涩之使滞？虽暂见效，贻害实深。予初有惧心，及后绝无倦态，岂此精与交媾之元精不同，故无大害耶？（《折肱漫录》）

淋　浊

经义

太阴作初气，病中热胀，脾受积湿之气，小便黄赤，甚则淋。〇少阳作二气，风火郁于上，胆热，其病淋。（《素问》）

哲言

淋自膀胱，出于尿窍，或膏或血，与尿并出，出则无余。浊为败精，出自精窍，内虽大痛，而尿自清，或在尿前，或在尿后，便后尚有余滴而沥，马口常湿。以此分别，庶知疗法。（郑重光）

淋有五淋之名，浊有精浊之别，数者当察气分、血分、精道、水道，确从何来。大凡痛则为淋，不痛为浊。若心阳亢而下注者，利其火腑；湿热甚而不宣者，彻其泉源。气陷用升阳之法，血淤进化结之方。独厥阴内患，其证最急，少腹绕前阴如刺，小水点滴难通，环阴之脉络皆痹，气化机关已息，先生引朱南阳方法，兼参李濒湖意，用滑利通阳，辛咸泄急，佐以循经入络之品，发前人之所未发。夫便浊之恙，只在气虚与湿热推求，实者宣通水道，虚者调养中州，若虚实两兼，又有益脏通腑之法。精浊者，盖因损伤肝肾，有精淤、精滑之分：精淤者，当先理其离宫腐浊，继与补肾；精滑者，用固补敛摄，不应，当从真气调之。景岳谓理其无形，以固有形也。然此证但知治肝治肾，而不知有治八脉之妙，先生引孙真人九法，升奇阳，固精络，使督、任有权，漏卮自已。（《临证指南》）

淋病

淋之为病，小便如粟状，小腹弦急，痛引脐中。○淋家不可发汗，发汗则便血。（《金匮》）

淋病有五：一曰劳淋，二曰血淋，三曰热淋，四曰气淋，五曰石淋。五淋之外，又有膏淋、沙淋、冷淋，合为八也。（《东医宝鉴》）

热在脬中，煎熬日积，轻则凝如脂膏，甚则结如沙石。如汤瓶煎炼日久，熬成白碱；又如清水煎汤，热甚沸溢，自然浑浊。（徐春甫）

《内经》言淋，无非湿与热而已，然有因忿怒，气动生火者；有因醇酒厚味，酿成湿热者；有因房劳，阴虚火动者。盖肾与膀胱为表里，凡水入小肠，则通于胞行于阴而为溺。若肾气不足，热入膀胱，致水道涩而不利，或如豆汁膏血。亦有肾虚气弱，受寒夹冷者，其候必先寒战而后溲便。然淋有五：石、膏、劳、热、血是也。石淋者，水为热乘，如汤瓶久在水中，底结白碱，便则茎痛里急；膏淋者，小便有脂如膏，此因肾虚不能制液而下行也；劳淋有二，因劳倦而作者属脾虚，强力入房者属肾虚；热淋者，三焦有热，流入于胞，溺黄而涩；血淋者，盖心主血，热盛搏血，失其常道，心与小肠为表里，乃下流而入于胞，与便齐出，脉必数而有力。若血色黑黯，面白脉迟者，此属下元虚冷也；若小腹硬满，茎痛欲死者，此血淤也。尿而痛者为血淋，不痛为溺血。又有气淋、冷淋、虚淋、肉淋，总不外水火不交，心肾气郁，遂使阴阳乖舛，清浊相干，自清而浊，自柔而坚，自无形而有形。要皆一火之化，犹水煮为盐之义。治宜开郁行滞，破血滋阴，清解邪热，调平心火。心清则小便自利，火平则血不妄行，切勿误加补剂，盖气得补则愈胀，血得补则愈涩，热得补则愈盛矣。（《冯氏锦囊》）

淋有虚实，不可不辨。如气淋脐下妨闷，诚为气滞，法当疏利；若气虚不运者，又宜补中。血淋腹硬茎痛，诚为死血，法当去淤；然血虚、血冷者，又当补肾。惟膏淋有精溺浑浊之异，非滋阴不效；劳淋有脾肾困败之状，非养正不除。（《证治汇补》）

淋浊二证，时医好用渗利，殊不知淋浊久不愈者，多属阴虚，而渗利在所当忌。然又不可早用补涩，盖此证之始，未有不因于湿热下流者，补涩太早，反闭其邪而病愈甚矣。是以有积年累月不愈者，皆由治法失其先后次第故也。（《赤水玄珠》）

书云：淋证不可服补药，气得补而愈胀，血得补而愈涩，热得补而愈盛。此言一出，人皆以为治淋闭者，不过渗湿、清热、利水而已。殊不知邪气蕴结膀胱者，固不可补，若气虚则渗泄之令不行，必须参、芪补气；血虚则不得滋润流通，必须归、地补血。大抵肾虚宜补肾，以四物汤加知、柏，或煎下滋肾丸；若气虚于下而不通者，宜补而升之。虽云升补不可独用，而渗利亦不可独行，须佐使得宜为要。况行水难免不泄肾气，渗利难免不亡津液，果是邪热蕴结，而元气未虚者，投之庶可获效。设施于虚弱之人，未见其有成功也。（《医宗粹言》）

治淋，不可纯用寒凉伤血，不可纯用热药助火。盖寒则坚凝，热则流通，均非至当，但宜清上固下为是。（《医学入门》）

虚淋者，肾虚精败也。童子精未盛而御女，老人阴已痿而思色，则精不出而内败，茎中涩痛成淋者，惟《金匮》肾气汤可救。若精已竭而复耗之，则大小便牵引而痛，宜滋化源，不可误用知、柏淡渗等剂，既泻其阳，复耗其阴也。（薛立斋）

淋病主治，而用八正、分清、导赤等方，因热湿俱属无形，腑气为壅，取淡渗苦寒，湿去热解，腑通病解。若房劳强忍精血之伤，乃有形败浊阻于隧道，故每溺而痛，徒进清湿热利小便无用，以溺与精同门异路耳。古方用虎杖散者，以麝香入络通血，杜牛膝亦开通血中败浊也。（《临证指南》）

淋闭一证，《玉机微义》阐述详尽，他如河间之热，罗知悌之寒，张洁古分在气在血，严用和之五淋，陈无择之三因，朱彦修之积痰死血，刘宗厚之肾虚火炽，分门别类，惟妇人治法尚略。妇人经未绝年，厥阴肝经用事，肝主谋虑，妇人多郁，郁久成火，凝滞浊液，渐结成粒，名曰石淋。治用五苓、八正，淡渗利窍，于病未尝远也。不知淡渗皆在天之阳，但能利肺气，非治有形之阴病也。肾乃肺子，淡渗过剂，肾气夺矣。阴血日亏，郁火日炽，无阳则阴无以生，无阴则阳无以化，淡渗皆泄气而损血，血损则窍愈涩，病愈剧。当开郁火，补阴血，兼以导气，壮者气行则愈，阴血旺，气道通，病自瘳矣，如河涸舟粘，纵用力多，未若决水

之为易也。用丹溪牛膝膏，加郁金开郁、山栀降火、生地补阴、琥珀导气利窍则愈。（孙一奎）

妇人血淋，多由冲任经脉之病，与男子不同。（张景岳）

诸淋皆属于热，虽有冷淋，盖千百中之一也。（《医学纲目》）

石淋，须清其积热，涤其砂石，宜麦冬、木通、冬葵子、滑石、车前子、连翘、瞿麦、知母。又加味葵子茯苓散，专治石淋之圣药。〇劳淋，有脾、肾之分，劳于脾者，宜补中益气汤加车前、泽泻；劳于肾者，宜六味汤加麦冬、五味子。〇血淋，须看血色分冷热，色鲜紫者为实热，以生牛膝为主，兼用车前子、山栀、生地、犀角、桃仁、藕汁；血虚而热者，用生地、黄芩、阿胶、柏叶；若色淤淡者，属肾与膀胱虚冷也，宜六味丸加肉桂；若尺脉沉弦而数者，必有蓄淤，宜犀角地黄汤加紫菀、牛膝。燥利耗气之类禁用。〇气淋，宜沉香、肉桂、茯苓、泽泻，佐以木通、瞿麦、葵子、山栀、石韦。实则气滞不通，脐下妨闷，服利药不效者，沉香降气四磨汤选用。〇膏淋，精溺俱出，小便阻塞，欲出不能而痛，宜茯苓、秋石、海金砂、泽泻、滑石；如不甚痛者，须固涩其精，宜鹿角霜、苁蓉、菟丝、莲须、芡实、山药；或桑螵蛸、菟丝等分，蜜丸，服后，以六味丸合聚精丸调补。〇冷淋，宜肾气丸加鹿茸。〇热淋，烦渴引饮，宜导赤散加黄芩；躁热不渴，宜滋肾丸，或淡竹叶煎汤调辰砂益元散。（《张氏医通》）

浊病

溺与精所出之道不同，淋证在溺道，故《纲目》列之肝胆部；浊证在精道，故列之膀胱及肾部。今患浊者，虽便时茎中如刀割火灼，而溺自清，唯窍端时有秽物如疮脓、目眵，淋漓不断，初与溲溺不相混滥，至易辨也。每见时医以淋法治之，五苓、八正

杂投而增剧者，不可胜数，故为正之。（《证治准绳》）

小便浑浊，皆属于热。如夏月天热，则水液浊浑；冬月天寒，则水液清洁，水体清而火体浊故也。如清水火煎自浊。（刘河间）

浊证有赤、白之分，精、溺之辨。赤者多由于火，白者寒热俱有之。由精为浊者，病在心肾；由溺为浊者，病在膀胱肝脾。〇赤浊一证，有溺色之赤，有带血之赤。若见鲜血，从溺血治。（张景岳）

思虑过度，嗜欲无穷，心肾不交，精元失守，而为赤、白二浊。赤为心虚有热，由思虑得之；白为肾虚有寒，由嗜欲得之。（朱丹溪）

色白如泔，或如腐花腐浆，而马口不干结者，为湿；色黄赤而马口干掩者，为火。此皆为浊，胃中湿热下流故也。浊而清者为湿，痛者湿兼热也。有溺时结块阻滞作痛，块中内蓄水泡者，此必醉酒使内，酒湿乘虚袭入精窍也。（《张氏医通》）

精者，血之所化。有浊去多精化不及，赤未变白，故成赤浊，此虚之甚也。何以知之？有人天癸未至，强力好色，所泄半精半血。若溺不赤，无他热证，不可以浊赤概作热治。（戴复庵）

脾气上行则运，运则为清；下行则滞，滞则成浊。故知白浊之病，由脾肾不交，土邪乘肾之虚而下溜也。下温则上举，不升而自升之法。（程郊倩）

凡赤白浊，治须升提，若用利药，决不见效。丹溪谓：此胃中浊气，渗入膀胱。此言深中病情。（汪双泉）

便浊，若有血块窒塞尿管，痛难溺出者，由于房劳忍精，败精离位，变成淤腐，少腹坚满，大便秘涩。治宜两头尖、川楝子、韭白、小茴、桂枝、归尾，冲入杜牛膝汁。（叶天士）

人有交合时，忽闻雷轰，或值人至，精不得泄，变为白浊，溺管痛如针刺。人以为肾精内败，不知此乃胆气阻塞之病也。夫胆喜泄，十一脏皆取决于胆，今胆受惊，则诸经之气皆不能外泄，所阻之精蓄于膀胱，遂变为浊，壅塞而难出也。治当舒其胆气，少加导水之味，方用竹茹、枳实、车前子、苍术、滑石、木通、苡仁、猪苓，名助胆导水汤。（陈士铎）

浊乃小病，亦有淹缠不愈者，皆用药无纪律故也。今将吃紧要处，次第条陈，庶初学者有取则焉。大抵此病属湿热者为多，始缘中宫不清，以致痰浊下流，渗入膀胱。治当审其小便痛与不痛，若小便将行而痛者，气之滞也；行后而痛者，气之陷也。若小便频数而痛，此名淋浊，治以二陈汤加木通、山栀、升、柴；若只浊而不痛，治宜燥湿，以二陈汤加苍、白术、桔梗、升麻，提之即愈；若久浊不痛为虚，宜补中益气汤，虚而下脱者加牡蛎、山萸涩之；久浊阴虚，腰膝酸疼者，宜六味丸，挟热者加黄柏、知母，挟寒者加桂心、菟丝、巴戟，虚甚者加鹿茸。○曾见患白浊者，服诸药不效，一味生白果食之即愈，以其专祛湿浊污垢故也。（孙一奎）

脉候

少阴脉数，妇人则阴中生疮，男子则气淋；盛大而实者生，虚小而涩者死。（《张氏医通》）

选案

鄞县尉耿，梦接内，患石淋十三年，痛不可忍，溺下沙石，剥剥有声，百治不效。偶得此方，一服而愈，方用苦杖根洗净。剉一合，以水五合，煎一盏，去滓，服时冲入麝香少许。（《本草纲目》）

一人患淋证，每溺时必作战，点滴而出，用六味汤加鹿角霜治愈。（王协中）

阳　痿

经义

思想无穷，所愿不得，意淫于外，入房太甚，宗筋弛纵，发为筋痿，及为白淫。（《素问》）

足厥阴之筋病，阴器不用，伤于内则不起，伤于寒则阴缩入，伤于热则纵挺不收。〇悲哀动中则伤魂，魂伤则狂妄不精，当人阴缩而挛筋。〇恐惧不解则伤精，精伤则骨酸痿厥。（《灵枢》）

哲言

阳痿一证，《经》文谆谆言之，而后贤诸书并无专论，以其事多隐曲，难以明言，更恐后人复肆强阳，嗜欲无度，耗竭精气，与其强而纵欲，不若痿而绝欲，所以置而不论。往往少年犯此，无从调治，书曰：老年多欲者寿，以其阳强而固也，则少年阳痿而夭之义，已寓于中矣。能施而节，谓之节欲；卦数既终，体天道而绝之，谓之绝欲，是皆得养生之道也。至于少年阳痿，乃阳气衰败，阴道消亡，欲用而难施，有施而难化，此其根本既伤，发生难长。然四肢为身之卒伍，卑贱倘有痿痹，尚虑根本有伤，枝叶先萎，必须多方调治。此则更为宗筋之要领，阴阳之交会，冲、任、督三脉所流通，水火两肾之外候，生人活命之根本，诸经筋脉结聚之总都，若不内填精髓默固真元，徒取外治强阳之法，益竭其内，尤非保生良策矣。（《冯氏锦囊》）

男子阳痿不起，多由命门火衰，精气虚冷；或以七情劳倦，损伤阳气；亦有湿热炽盛，以致宗筋弛纵而为痿弱者，譬诸暑热则诸物软痿。《经》云：壮火食气。即此谓也。然有火无火，脉证可别，但火衰者十居七、八，火盛者仅有之耳。○思虑焦劳，忧郁太过者，多致阳痿。盖阴阳总宗筋之会，会于气街，而阳明为之长，此宗筋为精血之孔道，而精血实宗筋之化源。若以忧思太过，抑损心脾，则病及阳明、冲脉，而水谷气血之海必有所亏，气血亏而阳道斯不振矣。○惊恐不释者，亦致阳痿。《经》曰：恐伤肾。故凡遇大惊卒恐，能令人遗失小便，即伤肾之验。又或阳旺之时，忽有惊恐，则阳道立痿，亦其验也。（《景岳全书》）

少年阳痿，有因于失志者，但宜舒郁，不宜补阳。《经》曰：肾为作强之官，技巧出焉。藏精与志者也。夫志从士从心，志主决定，心主思维，此作强之验也。苟志意不遂，则阳气不舒；阳气者即真火也，譬诸极盛之火，置于密器之中，闭闷其气，不得发越，则立死而寒矣。此非真火衰也，乃闷郁之故也。宣其抑郁，通其志意，则阳气舒而痿自起。（王节斋）

补编

肾乃坎象，水火具焉；阴阳交济，伎巧生焉。故有房劳太甚，宗筋弛纵，发为阴痿者，乃命门火衰，譬之严冬百卉凋残也。亦有思想无穷，气郁心肾而为阴痿者，乃下焦火郁，譬如炎暑而草木下垂也。火衰者，桂附八味丸；火郁者，知柏六味丸。不可偏认为火衰也。

失志之人，抑郁伤肝，肝木不能疏达，亦致阴痿不起，宜达郁汤加菖蒲、远志。若精伤阳虚者，宜还少丹。亦有郁火甚而致痿者，当用黄柏、知母清火坚肾。（沈金鳌）

阴茎属肝之经络。盖肝者木也，如木得湛露则森立，遇酷暑

则萎悴。若因肝经湿热而患者，用龙胆泻肝汤，清肝火导湿热；若因肝经燥热而患者，用六味丸，滋肾水养肝血。（薛立斋）

史国公曰：若欲兴阳，先滋筋力。然筋力之强，出于精血之所养，今人不滋补精血，而徒以热药为事者，犹釜中无水而进火也。惟人参能补无形之气，实为补气壮阳之妙用，胜于热药多多矣。（《冯氏锦囊》）

阴痿，当责之精衰，斫丧太过所致。《经》云：足厥阴之筋伤于内则不起。仲景八味丸特妙，甚者加人参、鹿茸，或加巴戟、苁蓉、锁阳、枸杞。然亦有郁火甚而致痿者，《经》云：壮火食气。令服滋肾丸而效。（《张氏医通》）

男子以八为数，年逾六旬而阳事痿者，理所当然。若过此犹能生育者，此先天禀厚，所谓阳常有余也。若夫少壮及中年患此，则有色欲伤及肝肾而致者，非峻补真元不可也。盖阳气既伤，真阴必损，若纯乎刚热燥涩之补，必有偏胜之害，每兼血肉温润之品从缓调之。亦有因恐惧而得者，盖恐则伤肾，恐则气下，治宜固肾，稍佐升阳。有因思虑烦劳而成者，则心、脾、肾兼治。有郁损生阳者，必从胆治。《经》云：凡十一脏皆取决于胆。又云：少阳为枢。若得胆气展舒，何郁之有？更有湿热为患者，宗筋必弛纵而不坚举，治用苦味坚阴，淡渗去湿，湿去热清，而病退矣。又有阳明虚则宗筋纵，盖胃为水谷之海，纳食不旺，精气必虚，况男子外肾，其名为势，若谷气不充，欲求其势之雄壮坚举，不亦难乎？治惟通补阳明而已。（《临证指南》）

选案

一少年遭恐病，似胀非胀，似热非热，绝食而困。余诊之曰：此恐惧内伤，少阳气索，而病及心肾，大亏证也。遂峻加温补，兼治心脾。愈后形气虽健，而阳寂不举。余曰：根蒂若斯，肾伤已甚，非少壮所宜，速宜培养心肾，庶免他虞。不信，未及半载，复病而殁。可见恐惧之害如此。（《景岳全书》）

疝

经义

三阳为病发寒热，其传为癞疝。○脾传之肾，名曰疝瘕。○任脉为病，男子内结七㿗疝。○督脉生病，从少腹上冲心而痛，不得前后，为冲㿗疝。○邪客于足厥阴之络，令人卒疝暴痛。（《素问》）

小肠病者，少腹痛，腰脊控睾而痛，时窘之后。○肝所生病为狐疝。○足阳明之筋病，㿗疝，腹筋急。○足太阴之筋病，阴器纽痛。○足厥阴肝病，丈夫㿗疝，妇人少腹肿。（《灵枢》）

哲言

疝必睾丸先痛，次连小腹，次攻胸胁。小肠气者，脐旁钓痛，连及腰脊；膀胱气者，肿胀溺涩，手按有声；肾气胀者，脐下绕阴撮急引痛，或连胯内。三证之发，必从腹而下及睾丸，有自上而下之象；偏坠木肾，惟睾丸为病，而无攻冲诸证。○大抵疝疾外遇寒邪，必兼头疼寒热；内郁湿热，必带阴囊红肿；劳伤肝脾，必下血黄瘦；劳伤肝肾，必腰酸遗溺。上攻而痛者，多邪气之冲逆；下坠而痛者，多元气之下陷。○凡疝久则成积，盘附脐之上下左右为瘕，作痛不已，或变痃癖，或发奔豚。（《证治汇补》）

或问：疝病，古方有以为小肠气者，有以为膀胱气者，惟子和、丹溪专主肝言，其说不同，何以辨之？曰：小肠气，小肠之病；

膀胱气，膀胱之病；疝气，肝经之病。三者自是不一。昔人以小肠、膀胱气为疝者误也。殊不知足厥阴经环阴器，抵少腹，故病此者。其发必睾丸胀痛，连及少腹，则疝气之系于肝经可知矣。小肠气俗谓之横弦、竖弦，绕脐走注，少腹攻刺；而膀胱气则在毛际之上，小腹之分作痛，与疝气之有形如瓜，有声如蛙，或上于腹，或下于囊者不同也。但小肠、膀胱因经络并于厥阴之经，所以受病连及于肝，则亦下控引睾丸为痛，然止是二经之病，不可以为疝也。（《医学统旨》）

按：统旨此论，不足以尽《经》义。《素问》六经皆有疝，故后之言疝者，或名小肠气，或名膀胱气，或名肾冷气；张戴人、朱丹溪乃独属之肝经，要之各有所本，而肝肾居多耳。按：《灵枢经》云：邪在小肠，连睾系，属脊，贯肝肺，络心系，气盛则厥逆上冲。大凡邪气袭于人之经也，随各经而名之。袭于肾为肾气，袭于膀胱为膀胱气，袭于小肠为小肠气。肾与膀胱相为表里，其气通于外肾，系于睾丸，此三经与厥阴互相联系，而又俱在下部，与冲、任、督诸脉会也。戴人亦曰：肾之穴十，而言疝者五。丹溪乃言与肾绝无相干。绝之一字，未细考耳。（《赤水玄珠》）

《经》曰：任脉为病，男子内结七疝，女子带下瘕聚。七疝者，狐、冲、㿉、厥、瘕、㿗、癃是也。凡内外之邪所感，皆能使阴阳不和，阴偏胜则寒气冲击，阳偏胜则热气内壅，以致任脉为病。肝则佐任脉以生化者，故疝病原于任而必及于肝。若专主肝而不及任，背经旨固非也；专主任而不及肝，昧乎病之源流，亦非也。盖疝病在中极之下，少腹之间，总诸阴之会而上于关元，无不由任脉为之，以任总诸阴之所聚也。其证或由热，或由寒，或由劳，或由虚，而犯阴伤筋则同，故其病皆在阴，其伤皆在筋，其动为风，

其聚如山，所以有疝之名也。（沈金鳌）

《内经》以任脉为病，内结七疝，总言病之原也。所云冲、狐、㿗、厥、瘕、痨、癃，分言疝之状也。巢氏强分厥、症、寒、气、盘、胕、狼之七种，子和非之，及其立论，但辨阴器专属肝病，与小肠、膀胱、肾绝不相干，又分寒、水、筋、血、气、狐、㿗之七名，此其谬与巢氏无异矣。不知《内经》自有七疝，而任脉为七疝之原，若言疝为筋病，皆挟肝邪则可，若言止在厥阴，不几与《经》文相反耶？大抵寒则多痛，热则多纵，湿则肿坠，虚者亦然，在血分者不移，在气分者多动。盖睾丸有两，左丸属水司血，统纳左之血者，肝也；右丸属火司气，统纳右之气者，肺也。故诸寒收引，则血泣而归肝，下注于左丸；诸气膹郁，则湿聚而归肺，下注于右丸。且睾丸所络之筋，非尽由厥阴，而太阴、阳明之筋亦入络也。丹溪以疝始于湿热郁久，湿盛浊凝，并入血隧，流于厥阴，肝性急速，宜其痛甚，此可补前人之未备，未可守为规则也。（《医宗必读》）

疝气病者，凡小腹睾丸为肿为痛，止作无时者，皆是也。但疝证不一，如《内经》所谓狐疝者，以其出入不常也；有言㿗疝者，以其顽肿不仁也；有冲疝者，以其自少腹上冲而痛也；有厥疝者，以结气在阴而气逆为病也；有疝瘕者，以少腹冤热而痛，出白，一名曰蛊也；有六经风疝者，如《四时刺逆从论》所言者是也；有小肠疝者，如《邪气脏府病形》篇所言者是也。凡此七者，总皆疝之为义。然疝病不独男子有之，而妇人亦有之。《经》曰：有积气在腹中，有厥气，名曰厥疝，女子同法，又曰：厥阴所谓㿗疝，妇人少腹肿者是也。至冲疝、疝瘕之属，亦皆男、妇之所同病；惟睾丸之病独在男子，今人但言男子之疝，而不知妇人之疝，

殊失之矣。（张景岳）

有恶风发热，耳后红肿胀痛，名曰痄腮。肿痛将退，睾丸忽胀，似乎偏坠而实非。盖耳旁乃少阳胆经部位，肝胆相为表里，少阳感受风热，邪遗于肝经也。（《冯氏锦囊》）

补编

腹痛，脉弦而紧，弦则卫气不行，即恶寒；紧则不欲食，邪正相搏，即为寒疝，绕脐痛。若发则白汗出，手足厥冷，其脉沉紧者，大乌头煎主之。〇寒疝，腹中痛，及胁痛里急者，当归生姜羊肉汤主之。〇寒疝，腹中痛，逆冷，手足不仁。若身疼痛，灸、刺、诸药不能治，抵当乌头桂枝汤主之。（《金匮》）

按：此条脉重出，下条有证无脉。其脉沉紧者之五字，当在下条里急之下。然脉弦而紧，是劲急之甚，当属寒疝之重者。其白汗之白字，当是自字。下条其脉沉紧，是里痛之脉，当属寒疝之轻者，必是传写之伪。〇按：抵当二字，衍文也。（《医宗金鉴》）

治疝之法，当察所由，此虽以受寒受湿因而成疝，然或以色欲，或以劳损，或以郁怒，或以饮食酒酪之后，不知戒慎，致受寒邪，则以阴求阴，流结于冲、任血气之海，而下归阴分，遂成诸疝。故其为病，则有遇寒而发者；有郁久成热，遇热而发者；有郁则气逆，遇郁怒而发者；有湿因寒滞，遇湿而发者；有疲极伤筋，遇劳苦而发者；有虚邪在少阴、厥阴，遇色欲而发者；有饮食之湿在阳明、太阴，遇酒酪而发者。至其久也，则正气陷而不举，邪气留而不去，而为癞为木，难于愈矣。必当求其所因，辨而治之。〇治疝当先治气，故病名曰疝气，非无谓也。但寒有寒气；热有热气，湿有湿气，逆有逆气。气在阳分，则有气中之气；气在阴分，则有血中之气。凡气实者，必须破气；气虚者，必须补气。故治

疝者，于诸证中但当兼用气药。（张景岳）

古人治疝，每用五苓散加行气药多效。盖猪苓、泽泻，分理阴阳，和心与小肠之气；白术渗腰间湿与死血，又助中气以运药力；茯苓淡渗而行膀胱之水；肉桂伐肝邪而温散通行；茴香治小肠之气；金铃、橘核去膀胱之滞；槟榔下气开导；少加木通以导小肠之火。疝证未有不因内虚外袭，然须先疏其气，所谓通则不痛。若骤用补，必致攻腹生变。（冯楚瞻）

诸疝皆属于肝。肝欲散，急食辛以散之。此疾虽因虚而得，然不可骤补。所谓邪之所凑，其气必虚；留而不去，其病为实。故必先涤去所蓄之邪，然后议补。（《本事方》）

按：疝证虽始为因虚而得，然必邪实迫痛而未下者，故当先泻而后补也。至有虚甚迫痛，或上为呕逆，或下有遗精者，此邪实正虚之甚矣，而欲不补可乎？但恐补之则无益，泻之则正气转陷，幸而获生者鲜矣。（刘宗厚）

疝证，由肝肾虚而致者居多，肝乃肾之子，前阴肾之窍，欲补其肝，能无顾其母乎？世执肝无补法之论，每逢疝证，辄谓肝实，过用克伐，死者多矣。丹溪云：疝有挟虚而发者，当以参、术为君，疏导药佐之，何尝无补法哉？仲景治寒疝，腹痛里急，主以当归生姜羊肉汤，岂非补肝之一效乎？予每治疝，痛甚，气上冲心危急者，以八味丸投之立应，又补肾之一验也。（《医论》）

疝证，多用辛散苦降，以解寒热错综之邪。然厥阴一经，内藏龙火，稍涉辛温，如乌头、桂枝、肉桂、茴香之类，每致湿热郁遏，而为囊痈肿溃者多矣。（张路玉）

疝病之本，不离乎肝，又不越乎寒，以肝脉络于阴器，为至阴之脏；足太阳之脉属肾络膀胱，为寒水之经。故仲景所云：寒疝，腹中痛，逆冷，手足不仁，腹满，脉弦而紧，恶寒不欲食，绕脐痛，及胁痛里急。是内外皆寒气作主，无复界限。其乌头二方，专以破邪治标；其当归羊肉一方，专以补虚固本。子和所云：疝不离乎肝者，以疝病有阴囊肿胀，或痛而里急筋缩，或茎中作痛牵引睾丸，或少腹攻冲作痛，或由号笑忿怒而致，此皆肝经脉络之见证。其金铃子散一法，泄肝散逆，以肝主疏泄故也；其虎潜丸一法，柔缓导引，是治肝而顾及于肾也。先生治疝之法，其旨以暴疝多寒，久疝多热，为病之大纲。其余随证施治，如气坠下结者，以鹿茸、鹿角升阳；其胀结有形，痛甚于下者，宗丹溪通阳泄浊为治；其火腑湿热郁结不通者，用柔苦制热，反佐辛热以开血中郁痹；其寒湿下坠，膀胱之气不和，二便不通利者，用五苓散加减，以通太阳膀胱；如湿热久聚，气坠少腹阴囊者，用控涎丹、浚川丸等，逐痹通腑分消；如下焦阴阳两虚者，用有情温通，以培生气。（《临证指南》）

木肾者，心火下降，则肾水不患乎不温；真阳下行，则肾水不患乎不和，安有所谓木肾者哉？夫惟嗜欲内戕，肾家虚惫，故阴阳不相交，水火不相济，而沉寒痼冷凝滞胀大作痛，顽痹结硬。不可纯用燥热，当温散、温利以逐其邪，邪气内消，营卫周流，譬如寒谷春回，盖有不疾而速，不行而至之妙矣。（戴复庵）

脉候

黄脉之至也，有积气在腹中，有厥气，名曰厥疝。○肾脉大急沉，肝脉大急沉，皆为疝。心脉搏滑急为心疝，肺脉沉搏为肺疝。三阳急为瘕，三阴急为疝。（《素问》）

选案

《衍义》云：仲景治寒疝，用当归生姜羊肉汤，无不应验。

一妇，产当冬月，寒入产门，腹脐以下胀满，手不欲犯，此寒疝也。医将治以抵当汤，谓有瘀血。非其治也。服羊肉汤二剂遂愈。（《证治准绳》）

脱　肛

经义

魄门亦为五脏使。（《素问》）

下极为魄门。（《难经》）

哲言

肺与大肠相为表里，肺实则肛藏，肺虚则肛脱。（朱丹溪）

肠风痔漏，久服寒凉，坐努下脱，泻痢后重，窘迫下脱，男子房劳过度，产妇用力太早，小儿号叫伤气，皆有此证。（《医鉴》）

肛门为大肠之使，大肠者传导之官，肾者作强之官。丈夫酒色过度，肾虚则泄母气，肺虚则大肠无所主，故肛脱。（《证治准绳》）

补编

脱肛一证，其因不一，有因久痢久泻，脾肾气陷而脱者；有因中气虚寒，不能收摄而脱者；有因酒湿伤脾，色欲伤肾而脱者；有因肾气本虚，关门不固而脱者；有因湿热下坠而脱者。又肛门为大肠之使，大肠受寒受热，皆能脱肛。老人气血已衰，小儿气血未旺，皆易脱肛。《经》曰：下者举之。徐之才曰：涩可去脱。先生治此证，亦不越乎升举、固摄、益气三法。如气虚下陷者，宗东垣补中益气汤，举陷为主；肾虚不摄者，宗仲景禹余粮石脂丸，及熟地、五味、菟丝辈，固摄下焦阴气为主；肝弱气陷、脾胃气虚下陷者，用摄阴益气，酸苦泄热；老年阳气下陷，肾真不

摄者，又有鹿茸、阳起石等，升阳固气。汪讱庵云：有气血热而肛挺出者，用芩、连、槐、柏及四物、升、柴之类。（《临证指南》）

治脱肛，古人用参、芪、归、术、甘草、升麻升补之，或兼用五味、乌梅固涩之；外用熏洗收涩之药，则无不愈。凡中气微虚而脱者，宜四君子汤、五味异功散；中寒吐泻而脱者，宜五君子煎、温胃饮；泻痢不止而滑脱者，宜胃关煎加乌梅、五味、文蛤、木香以佐之；脾虚下陷而脱者，宜补中益气汤、举元煎；阴虚肝肾不足而下陷者，宜补阴益气煎；阴中阳虚而脱者，宜理阴煎或大补元煎；虚中挟火，热赤肿痛者，宜用补中益气汤加芩、连、槐花之类。然必真有火证火脉，方可酌用寒凉。若非实火，则大忌苦寒，防其沉降败脾也。若产妇用力太过，肛门脱出者，宜六物煎加升麻，或殿胞煎加人参，仍用温汤洗而收之。若湿热下坠，疼痛脱肛，甚者宜抽薪饮、大分清饮，微者约营煎。（张景岳）

脱肛有虚有实，虚者一努便脱，色淡而不甚肿，宜补中益气汤，陷者举之；实者肛门壅肿，努甚脱出，色如紫李，身热脉大，此为湿热下逼，宜芩、连、山栀，佐以升提之味。○脱肛不可见风、洗冷水，犯之则难收。宜用温水频洗，软帛托入，再用石榴皮煎水洗之，或用热醋沃新布折坐。（许宣治）

《本草》云：补可去弱，涩可去脱。肛脱甚者，既补之必兼涩之，不涩于内，亦须涩于外。古方用五倍子末托而上之，一次未收，至五、七次必收，并可煎汤入白矾温洗。○脱肛，审系寒证，以香附、荆芥煎汤洗之；热者，以五倍子、朴硝煎汤洗之。（《证治准绳》）

脱肛，绯赤肿痛，不可用热汤熏洗，尤忌五倍子等酸涩收敛。汤气蒸发，则愈肿愈痛。宜熊胆磨水点之，或用田螺入冰片少许，

化水点之，或鳖头烧灰涂之。（张路玉）

选案

一人里急后重，肛脱红肿，百药无效，乃有虫在肛故也。令刮猪肚垢腻入花椒末拌涂肛上，以布袋兜之，再用温汤熏洗；少顷，肛收，袋上小虫不计其数，从此疾不复发。（《赤水玄珠》）

沈长观肠头忽出寸许，痛苦难忍，干则退落，又出又落，二十余日，如是者三。外科始称肛痈，继莫能治。一日赴王士林家求治，曰：此名截肠病。出夏子益奇方，此时尚可为，再出再落，不可救矣。令以臀坐浸麻油内，饮麻子汁，数日而愈。（《吴医汇讲》）

附方

秘方　用鳖一个，水煮，以汤温洗患处，鳖肉食之，骨煅研末，香油调涂，安卧片时，其肛自收。

医述卷十　杂证汇参

痰

哲言

痰病有十：有风痰、湿痰、热痰、寒痰、郁痰、气痰、食痰、酒痰、惊痰、虚痰，其源不一。（朱丹溪）

痰本津液所化，行则为液，聚则为痰；流则为津，止则为涎。（《绳墨》）

稠浊为痰，津液凝聚；清稀为饮，水饮留积。绵缠为涎，风热津所结；清沫为沫，气虚液不行。（《医阶辨证》）

痰之热者，如釜上浮沤；痰之寒者，如沟中水渟。（《医参》）

人自初生，以至临死，皆有痰。生于脾，聚于胃，以人身非痰不能滋润也。而其为物，则流动不测，故其为害，上至巅顶，下至涌泉，随气升降，周身内外皆到，五脏六腑俱有。正如云雾之在天壤，无根柢，无归宿，来去无端，聚散靡定。火动则生，气滞则甚，风鼓则涌，变怪百端，故痰为诸病之源，怪病皆由痰而成也。然天之云雾，阳光一出，即消散无迹；人身之痰，若元阳壮旺，则阴湿不凝，而消灭无迹，其理固相同也。

热痰者，痰因火盛也。痰即有形之火，火即无形之痰；痰随

火而升降，火引痰而横行，变生诸证，不可纪极；火借气于五脏，痰借液于五味；气有余则为火，液有余则为痰。（汪讱庵）

痰，即人之津液，无非水谷之所化。此痰亦既化之物，而非不化之属也。但化得其正，则形体强、营卫充，而痰涎本皆血气。若化失其正，则脏腑病、津液败，而血气即成痰涎。此亦犹乱世之盗贼，何孰非治世之良民。盖痰涎之化，本由水谷，使果脾强胃健，则随食随化，皆成血气，焉得留而为痰。惟其不能尽化，而十留一、二，则一、二为痰矣；十留三、四，则三、四为痰矣；甚至留其七、八，则但见血气日削，而痰涎日多矣。此其故，正以元气不能运化，愈虚则痰愈盛也。（张景岳）

人之气道，贵乎调顺，则津液流通，何痰之有？若外为风暑燥湿之侵，内为惊恐忧思之扰，饮食劳倦，酒色无节，营卫不调，气血败浊，熏蒸津液，痰乃生焉。○昔肥今瘦者，痰也；眼胞目下如烟熏黑者，痰也；眼目花黑，行动艰难，遍身疼痛者，痰入骨也；面色如土，四肢痿痹，屈伸不利者，风湿挟痰也。（《证治汇补》）

寒痰清，湿痰白，火痰黑，热痰黄，老痰胶。○痰证初起，停留中焦，头痛寒热，类外感证；久则停于脾肺，朝咳夜重，类内伤证；流注肢节疼痛，类风痹证。但痰病胸满食减，肌色如故，脉滑不匀为异。（《医学入门》）

热痰多成烦热；风痰多成瘫痪；冷痰多成骨痹；湿痰多成倦怠软弱；惊痰多成心痛癫疾；饮痰多成胁疼臂痛；食积痰多成痞块痞满。（《赤水玄珠》）

痰着不出，是无力也。黑痰出于肾，中气虚寒，肾水泛上也。（周慎斋）

人身无痰，痰者，津液所聚也。五谷入于胃，其糟粕、津液、宗气，分为三隧。故宗气积于胸中，出于喉咙，以贯心、肺而行呼吸焉。营气者，泌其津液，注之于脉，化而为血，以荣四末，内注五脏六腑，以应刻数焉。卫气者，出其悍气之慓疾，而先行于四末、分肉、皮肤之间而不休者也。昼行于阳，夜行于阴，常从足少阴之分间，行于五脏六腑。实则行，虚则聚，聚则为痰，散则还为津液血气，初非经络脏腑之中，别有邪气秽物，号称曰痰，以为身害，必先去之而后已者也。余幼而喜唾痰，愈唾愈多，已而戒之，每觉喉间梗梗不可耐，辄呷白汤数口咯出口中，用舌搅研令碎，因而漱之百余，津液满口，即随鼻中吸气咽下，以意送至丹田，默合少顷，咽间清泰矣。如未清，再漱再咽，以化尽为度。方咯出时，其味甚咸，漱久则甘，世人乃谓淤浊之物，无澄而复清之理，何其谬哉！吾尝渡河矣，见舟人掬浊流而贮之瓮，糁入矾末，即时澄清，此可以悟治痰之法也。故上焦宗气不足，则痰聚胸膈，喉间梗梗，鼻息喘促；中焦营气不足，则血液为痰，或壅塞脉道，变幻不常；下焦卫气不足，则势不悍疾，液随而滞，四末分肉之间，麻木壅肿。治其本则补之宜先；治其标则化之有法。（《证治准绳》）

液所以养筋，血涩不行，则痰聚于膈上而手足弱。（梅膺祚）

痰之为物，随气升降，无处不到，为喘为嗽，为呕为泻，为眩晕心嘈，为怔忡惊悸，为寒热肿痛，为痞满隔塞。或胸胁漉漉如雷鸣；或浑身习习如虫行；或身中结核，不红不肿；或颈项成块，似疬非疬；或塞于咽喉，状若梅核；或出于咯吐，形若桃胶；或胸臆间如有二气交纽；或背心常作一点冰冷；或皮间赤肿如火；或心下寒痛如冰；或一肢肿硬麻木；或胁梢癖积成形；或骨节刺痛无常；或腰腿酸刺无力；或吐冷涎、绿水、黑汁；或梦烟火剑戟丛生；或大小便脓；或关格不通；或走马喉痹；或齿痛耳鸣；以至劳瘵癫痫；失音瘫痪；妇人经闭带下；小儿惊风搐搦；甚或无端见鬼，似祟非祟，悉属痰候。（王隐君）

人身之病，四百有四，外不过风、寒、暑、湿、燥、火六气之淫，内不过喜、怒、忧、思、惊、恐、悲七情之伤，变见于脏腑、经络、皮毛之间而为病，安有所谓怪也？庸工不晓病机，一遇不识之证，辄云怪病多属痰。况痰非人身之所素有，及津液既病而成痰，则亦随所在经络而见证，岂可借此一语藉为口实耶？〇按脏腑津液，受病为痰，随气升降，理之常也。若在皮里膜外及四肢关节曲折之地，而脏腑之痰何能流注其所？此即本处津液，遇冷遇热，即凝结成痰而为病，断非别部之津液，受病成痰，舍其本位而移于他部者。况气本无形，故能无微不达，而液随气运，亦可藉气周流。至若津液受病成痰，则变为有形而凝滞，焉能随气周流于至微至密之所耶？（《冯氏锦囊》）

脾为生痰之原，肺为贮痰之器，此无稽之谈也。夫脾为胃行其津液，以灌四旁，而水精又上输于肺，焉得凝结而为痰？惟肾为胃关，关门不利，故水聚而泛为痰也，则当曰肾为生痰之原。《经》云：受谷者浊，受气者清，清阳走五脏，浊阴归六腑。肺为手太阴，独受诸气之清，而不受有形之浊，则何可贮痰？惟胃为水谷之海，万物所归，稍失转输之职，则湿热凝结为痰，依附胃中而不降，当曰胃为贮痰之器。（柯韵伯）

补编

治痰当知求本，则痰无不清，若但知治痰，其谬甚矣。凡痰因火动者，宜治火为先；痰因寒生者，宜温中为主。风痰宜散之，非辛温不可；湿痰宜燥之，非渗利不除。郁痰有虚实，郁兼怒者宜抑肝邪，郁兼忧者宜培肝肺。饮食之痰，亦自不同，有因寒者，有因热者，有因肥甘过度者，有因酒湿伤脾者，凡此皆能生痰，而其中各有虚实之辨。又如脾虚不能制湿，肾虚不能纳水，皆能生痰，此即寒痰之属也；或以脾阴干燥而液化为胶，或以金水偏枯而痰本乎血，此即热痰之属也。二者，痰证中十居八、九，是皆虚痰之不可攻者也。（张景岳）

痰证变幻不一，古人不究标本，每著消痰方论，后人遵其法，用之不验，遂称痰为怪病。不知痰乃病之标，非病之本也，善治者治其生痰之源，则不消痰而痰自无矣。余详考之，夫痰之生，有因外感六气之邪，则脾、肺、胃升降之机失度，致饮食输化不逮而生者；有因多食肥甘茶酒而生者；有因脾胃阳虚，湿浊凝滞而生者；有因郁则气火不舒而蒸变者；又有肾虚水泛为痰者；更有阴虚劳证，龙相之火，上炎铄肺，以致痰嗽者。其余诸痰，皆由湿而生，虽有风、火、燥痰之名，亦皆因气而化，非风、火、燥自能生痰也。治法：惟痰气一时壅闭咽喉，不得不暂用豁痰降气之剂以开之，余皆当治其本，见痰休治痰之论，诚千古之明训。盖痰本饮食湿浊所化，人岂能禁绝饮食。若专欲消之，由于外邪者，邪散则痰或可清，如寒痰温之、热痰清之、湿痰燥之、燥痰润之、风痰散之是也。若涉本原者，必旋消旋生，有至死而痰仍未清者矣。（《临证指南》）

王节斋云：热痰则清之，湿痰则燥之，风痰则散之，郁痰则开之，顽痰则软之，食痰则消之，痰在胸膈者吐之，痰在肠胃者下之。此为实人立法也。若肺虚有痰者，宜保肺以滋其津液；脾虚有痰者，宜培脾以化其痰涎；肾虚有痰者，宜补肾以引其归藏。

○脾、肺二家，往往病则俱病者，因脾为生痰之源，肺为贮痰之器，脏气恒相通也。故外证既见咳嗽稠痰、喉干鼻燥之肺病，又见心嘈倒饱、食少泻多之脾病。此时若以燥药补脾则碍肺，以润药利肺则碍脾，当斟酌于二者之中，拣去苦寒香燥，务以平调为主，不必专用清肺化痰诸药。盖脾有生肺之功，肺无扶脾之力也。宜异功散，加苡仁、麦冬、石斛、桔梗、山药、扁豆、莲肉之属。○痰在人身，如木之津，如鱼之涎，遍身上下，无处不到。故虚痰上溢者，宜补气行痰，若过用吐药，则无以滋养经络，变为肾枯骨痿。（《证治汇补》）

予平生治病，以补中气为本，故每得效。常治痰多之人，治痰不效，专补中气，久之，其痰自消。（吴篁池）

脾土上应乎天，本属湿化，水谷津液不行，即停聚而为痰也。夫人之病痰者，十有八、九，老人不可速降其火，虚人不宜尽去其痰，攻之太急，则病转剧而致危殆，须固元气为本。（崆峒子）

凡胸胁胀痛、呕逆恶心、时作时止者，皆属于痰。缘宿痰凝滞胸膈，已成窠臼，渐渐积满，作胀作呕，呕去痰涎，次日胸膈宽舒，稍待半月，疾又复作，缠延岁月，不能断根。若此者将何以治之？常闻治顽民，必先之以德化，而济之以刑罚。治病亦然，前证必须先补脾、肾，兼之顺气行痰，使气血流行，痰不凝滞，用药之久，方可收功。如脾胃已旺，而痰仍不流利，谓之顽痰。盖其积之既久，卒不可除，须用倒仓法，所谓空其窠穴也。吐后再用补剂，仍兼化痰，使其不复停留，此治法先后之序。若因循姑息，终不能治，然不补脾胃而专于攻吐者，卒亦不免于死也。○凡用痰药，须加行气药于其中，如木香、香附、砂仁之类，胃气得香味而能行，痰涎因气行而不滞。若无行气药，多不见效。寒痰用气药固然，至于热痰，虽用芩、连，亦必以气药助之，所谓从治法也。不然，痰已胶固，又用凉药，必不运行。常见人以凉药治热痰而不效者，以其中无气药为之响导故耳。盖人身以气为本，气滞则痰滞，气行则痰行，昔人谓治痰莫先顺气，此知其要也。（余傅山）

人身无倒上之痰，天下无逆流之水。故善治痰者，不治痰而治气，气顺，则一身之津液亦随气而顺矣。（庞安常）

王节斋云：痰之本，水也，原于肾；痰之动，痰也，主于脾。古人用二陈汤为治痰通剂，然以之治湿痰、寒痰则是矣，若夫阴火炎上，熏于上焦，肺气被郁，津液随气而升，凝结成痰，腥秽稠浊，甚则带血而出，此非中焦寒痰、湿痰之比，亦非半夏、南星之所能治，惟用清气化痰有效。噫！节斋论痰，而首揭痰之本原于肾，可谓发前人之未发。惜乎虽启其端而未竟其说，其所制方，皆治标之药。寒凉之品，多损脾胃。惟仲景云：气虚有痰，用肾气丸补而逐之。吴茭山云：八味丸治痰之本。此二公真开后学之矇瞆，济无穷之夭枉。盖痰，病名也，原非人之所有，非水泛为痰，则水沸为痰，但当分有火、无火之异耳。肾虚不能制水，则水不归原，如水逆行，泛滥而为痰，是无火也，故用八味丸以补肾火。阴虚火动，则水沸腾，动于肾者，犹龙火之出于海，龙兴而水附；动于肝者，犹雷火之出于地，疾风暴雨，水随波涌而为痰；是有火也，故用六味丸以配火，此不治痰之标而治痰之本也。然有火、无火，何以辨之？曰：无火者纯是清水，有火者中有重浊白沫为别耳。能于肾虚者先用六味、八味壮水益火，复以四君、六君补土制水；于脾虚者既用补中、理中，又以六味、八味制水益母，治痰之道庶几矣。庞安常云：有阴水不足，阴火上升，肺受火侮，不得清肃下行，由是津液凝浊，生痰不生血者，此当以润剂治之。如门冬、地黄、枸杞之属，以滋其阴，使上逆之火，得反其宅，则痰自清矣。投以二陈，立见其殆。更有肾虚不能纳气归原，气出而不能纳则积，积而不散，则痰生焉，又宜八味丸主之。（赵氏《医贯》）

立斋治痰，每言肾虚水泛为痰，法当补肾。壬申秋，予病咳嗽多痰，自知多欲肾虚，恪服六味丸，月余竟愈。时师治痰，最忌熟地，以为腻膈，乌知个中妙理。（《折肱漫录》）

肾虚水泛为痰，有用肾气丸，屡未得效。因思痰本阴类，复用地黄助阴，良非所宜，当于方中减去地黄、山萸，加入菖蒲、沉香，开通其气，自效。（《张氏医通》）

治痰之法：曰驱、曰导、曰涤、曰化、曰涌、曰理脾、曰降火、曰行气，前人之法，不为不详。至于窠囊之痰，如蜂子之穴于房中，如莲实之嵌于蓬内，生长则易，剥落则难，由其外窄中宽，任行驱、导、涤、涌之药，徒伤他脏，此实闭拒而不纳耳。岂但窠囊之中，痰不易除，即肺叶之外，膜原之间，顽痰胶结多年，如树之有萝，如屋之有游，如石之有苔，附托相安，仓卒有难于铲伐者。○痰饮胶结于胸中，为饱、为闷、为频咳而痰不应，总为脾失其健，不为胃行其津液，而饮食即以生痰，渐渍充满肺窍，咳不易出。虽以治痰为急，然治痰之药，大率耗气动虚，恐痰未出而风先入也。惟是确以甘寒之药，杜风、消热、润燥，补虚豁痰，乃为合法。○惊痰堵塞窍隧，肝、肺、心包络间，无处不有，三部脉虚软无力，邪盛正衰，不易开散，欲用涌剂，正如兵家劫营之法，安危反掌。欲导之下行，窍隧之痰，万不能导，徒伤脾气，计惟理脾为先。脾气者，人身健运之阳气，如天之有日。阴凝四塞者，日失其所；痰迷不醒者，脾失其权，理脾则如烈日当空，片云纤翳，能掩之乎？其理脾之法，须药饵与饮食相参，不但滑腻杂食当禁，即饭食粥饮，

亦须少减，则脾气不用以消谷，转用之消痰，较药力万万耳。（喻嘉言）

虚证有痰，勿治其痰，但治其虚，虚者既复，则气血健畅，津液流通，何痰之有？今人乃谓补药能滞气而生痰，此聋聩之言，流害无穷。〇痰稠而不清，宜用澄之之法；散而不收，宜用摄之之法；下虚上溢，宜用复之之法；上壅下塞，宜用坠之之法。何谓澄？如白矾有却水之性，既能澄浊流，岂不足以澄痰乎？然不可多用；杏仁亦能澄清，水煮为膏，最能引痰下膈，此所谓澄之之法也。何谓摄？如大肠暴泄脱气，及小便频数者，益智仁有安三焦、调诸气、摄涎唾而固滑脱之妙，故医方每以治多唾者，取其辛而能摄，非但温胃寒而已，此所谓摄之之法也。何谓复？肾间真气，不能上升，则水火不交，水火不交，则气不通而津液不注于肾，败浊而为痰，宜用八味丸，地黄、山药、山萸以补肾精，茯苓、泽泻以利水道，桂、附以润肾燥。桂、附辛热，何以能润？曰：《经》不云乎，肾恶燥，急食辛以润之。开腠理，致津液，通气也，此所谓复之之法也。何谓坠？痰涎聚于咽膈之间，为嗽、为喘、为噎、为眩、为晕，宜用养正丹、灵砂丹重剂以引之，此所谓坠之之法也。至于寒者热之、热者寒之、微者逆之，甚者从之、坚者削之、客者除之、劳者温之、结者散之、留者行之、湿者燥之、燥者濡之、急者缓之、损者益之、逸者行之、惊者平之、薄之、劫之、开之、发之，尤为治痰之要法。（《证治准绳》）

先哲云：脾为生痰之源，治痰不理脾、肾，非其治也。以脾土虚，则清者难升，浊者难降，留中滞膈，淤而成痰，故治痰当先补脾，脾复健运之常而痰自化矣。〇脾、肺二家之痰，不可混治。脾为湿土，喜温燥而恶寒润，故二术、星、夏为要药；肺为燥金，喜凉润而恶温燥，故二母、二冬、地黄、桔梗为要药。二者易治，鲜不危困。〇更有一种非痰非饮，时吐白沫，不甚稠黏，此脾虚不能约束津液，宜用六君子汤加益智仁以摄之。（《医宗必读》）

膈上之痰，必须吐之，泻亦不去。〇痰在胁下，非白芥子不能达；痰在皮里膜外，非竹沥、姜汁不能行。〇凡人身中有块，不痒不痛，或作麻木，名败痰失道，宜随处用药消之，外用生姜擦之。〇喉中有物，咯不出，咽不下，或作刺痛，此是郁痰，治宜四七汤。〇虚人中焦有痰，胃气亦赖以养，不可尽攻。（朱丹溪）

旋覆、半夏作汤，调代赭石末，治顽痰结于胸膈，或涎沫上涌者，最佳。挟虚者加人参尤效。（柯韵伯）

凡热痰乘风火上入，目暗耳鸣，多似虚证，错行温补，转锢其痰，永无出路，医之罪也。〇凡遇肾虚水泛，痰涌气高喘急之证，不补其下，反清其上，必致气脱而死，医之罪也。（《医门法律》）

脉候

左右关上脉滑大者，膈上有痰也。关脉洪者，痰随火动也。关脉伏者，痰因气滞也。痰证得涩脉，卒难得开，必费调理。（《证治汇补》）

滑脉所主之痰，此指随气流动而不结伏者言。若老痰、火痰，坚韧胶固，结伏于经络之间，碍其流行之道路，运行濡滞，则脉又涩而不滑也。（《四诊抉微》）

凡痰火病久，脉见虚弱，用参芪补剂，脉愈细涩，甚加气促形倦，此何以故？盖脉者，血之波澜也。今痰火病久，津液渐衰，气药助阳，阴血益竭，阳愈旺而阴愈亏，脉遂涩促，或微或代。医不察理，仍用补阳之剂，危亡立至。（余午亭）

选案

周恒占纳宠后，头晕吐痰。予劝以滋肾，不信，日服化痰行气之剂，势甚危笃。复来延予，与地黄、枸杞、生脉之属，四剂全安。夫人身关锁在脾肾两经，脾不升气，则水化为痰，肾不纳气，则水泛为痰。凡痰皆水也，导水不寻源可乎？（程华仲）

一人年六旬，证患右胁块肿作痛，气壅不能卧，医作肿毒治，增剧。予诊右脉滑大，左脉沉涩，曰：此非肿毒，乃痰火也。右脉滑大者，本病也。左脉沉涩者，火胜血衰也。肿者，痰之所注。痛者，火之所激。不得卧者，三阳之脉本下行，今肠胃热结于内，脉不下行，气上奔逆故也。治宜化顽痰，散结热，则肿消痛定而卧安矣。先以三黄丸三钱，合滚痰丸一钱，下其结热。服后，下结粪数十枚，夜卧即安。喜曰：药其神乎！予曰：未也，热结已深，痰注已久，非渐祛之，不能去根。遂以胆星、半夏、陈皮、海粉、白芥、香附、茯苓、竹沥逐其痰，以酒炒芩、连、薄荷、童便清其热，以松节、羌活、归身通其络活其血。服药二十剂，胁块肿痛尽消，但手与背更易而痛，此胸胁之痰已行，而流入手背者犹未除耳。仍以控涎丹二十粒，下痰涎碗许，痛即止。更以养血健脾，少佐涤痰清热，再服三十剂而康。（吴篁池）

一富翁满口痰珠，至舌尖则成大泡，绵绵不绝。察其脉证，知其大热在胃，大寒在肺。先用参附汤一剂，保定肺气。少顷，以辰砂六一散泻其胃火而愈。按治是证时，药已屡投不应。值寒夜，先生拥炉火而坐，炉中有炊饼炙熟，童子误滴少水，其饼遽发大泡。因悟病机，投以前药，立愈。（《慎斋三书》）

附方

擦舌吐痰方　痰在膈上，法宜吐之，但恐吐药太迅，有伤胃气，若平和自然而出，无如酸梅草一方。其草春生田间，叶小色碧味酸，银工常用者是也。采取苗叶，洗净晒干为末，醋调，用新羊毛笔，醮药擦舌根上，能吐胸膈之痰。如左胁有痰，药擦舌左，右亦如之。倘痰在背，药擦对舌根之上腭。擦时痰随而出，能除胶固之痰，频用不伤胃气。

饮

经义

岁土太过，饮发中满食减。○土郁之发，为饮发注下。○太阳司天，湿气变物，水饮内蓄，中满不食。○太阴在泉，民病饮积。○太阴之胜，饮发于中。○太阴所至，为积饮痞隔。○少阴司天，四之气，民病饮发。○诸病水液，澄澈清冷，皆属于寒。（《素问》）

哲言

问曰：夫饮有四，何谓也？师曰：有痰饮、有悬饮、有溢饮、有支饮。○问曰：四饮何以为异？师曰：其人素盛今瘦，水走肠间，沥沥有声，谓之痰饮。○饮后，水流在胁下，咳唾引痛，谓之悬饮。○饮水流行，归于四肢，当汗出而不汗出，身体疼痛，谓之溢饮。○咳逆倚息，短气不得卧，其形如肿，谓之支饮。○夫心下有留饮，其人背寒冷如掌大。○留饮者，胁下痛引缺盆，咳嗽则转甚。○胸中有留饮，其人短气而渴，四肢历节痛。○膈上病痰，满喘咳吐，发则寒热，背痛腰疼，目泣自出，其人振振身瞤剧，必有伏饮。○夫病人饮水多，必暴喘满，凡食少饮多，水停心下，甚者则悸，微者短气。○水在心，心下坚筑，短气，恶水不欲饮；水在肺，吐涎沫，欲饮水；水在脾，少气身重；水在肝，胁下支满，嚏而痛；

水在肾，心下悸。（《金匮》）

按痰饮病者，痰为物化之病，而饮为物不化之病也。饮食入胃，胃中阳盛气足，则俱为正气正血，灌滋脏腑，敷通营卫矣，何有于痰饮？痰饮者，胃阳不足以腐消，脾气不足以旋运，而痰饮成矣。痰即食物也，入胃而胃冷不足以消之，斯化为痰；饮即水也，入胃而脾湿不足以输之，斯留为饮。二者虽常相附而居，而其实所因各异。皆应责之以脾胃虚寒，俾有用之饮食，成为害之痰饮。《内经》言饮而不及于痰，言痰自仲景始，已有痰病之说列于《伤寒论》中，复合痰饮而言之于《金匮》。细考其文，究以饮为主，而以痰为附论。可见痰即食物，虽为病而不必荡除，但能腐化水谷，在痰不必专治而自减；饮为水邪，有留伏则最难驱逐，势必分明辨证，在水必有专治而后安。此二病合论中，又宜存分晰之见，不容混其义焉。（魏荔彤）

饮者，蓄水之名，自外而入；痰者，肠胃之液，自内而生。其初各别，其后同归，故积饮不散，亦能变痰，是饮为痰之渐，痰为饮之化。若其外出，则饮形清稀，痰形稠浊，又不同也。（《证治汇补》）

水气上逆则呕，停于膈间则痞，上干于头则眩，凌心则悸。（汪讱庵）

痰饮总为一证，而因则有二：痰因于火，有热无寒；饮因于湿，有热有寒，即有温泉无寒火之理也。○痰饮者，水走肠间，沥沥有声；悬饮者，水流胁下，咳嗽引痛；溢饮者，水流行于四肢，汗不出而身重；支饮者，咳逆倚息短气，其形如肿。一由胃而下流于肠，一由胃而旁流于胁，一由胃而外出于四肢，一由胃而上入于胸膈。始先不觉，日积月累，水之精华，转为混浊，于是遂成痰饮。必先团聚于呼吸大气难到之处，故由肠而胁而四肢，至渐渍于胸膈，其势愈逆矣。痰饮之患，未有不从胃而起者矣。○水所蓄聚之区，皆名留饮。留者，留而不去也。留饮去而不尽者，皆名伏饮。伏者，伏而不出也。（喻嘉言）

补编

病痰饮者，当以温药和之。○心下有痰饮，胸胁支满，目眩，苓桂术甘汤主之。○夫短气有微饮，当从小便去之，苓桂术甘汤主之，肾气丸亦主之。○病者脉伏，其人欲自利，利反快，虽利，心下续坚满，此为留饮欲去故也，甘遂半夏汤主之。○病悬饮者，十枣汤主之。○病溢饮者，当发其汗，大青龙汤主之，小青龙汤亦主之。○膈间支饮，其人喘满，心下痞坚，面色黧黑，其脉沉紧，得之数十日，医吐下之不愈，木防己汤主之。虚者即愈，实者三日复发，复与不愈者，宜木防己汤去石膏加茯苓芒硝汤主之。○心下有支饮，其人苦冒眩，泽泻汤主之。○支饮胸满者，厚朴大黄汤主之。○支饮不得息，葶苈大枣泻肺汤主之。○呕家本渴，渴者为欲解，今反不渴，心下有支饮故也，小半夏汤主之。○腹满，口舌干燥，此肠间有水气，己椒苈黄圆主之。○卒呕吐，心下痞，膈间有水，眩悸者，半夏加茯苓汤主之。○假令瘦人脐下有悸，吐涎沫而颠眩，此水也，五苓散主之。○《外台》茯苓饮治水，胸中有停痰宿水，自吐出水后，心胸间虚，气满不能食，消痰气令能食。○咳逆倚息不得卧，小青龙汤主之。○先渴后呕，为水停心下，此属饮家，小半夏茯苓汤主之。（《金匮》）

按：“此为留饮欲去故也”句，当在“利反快”之下，必传写之讹。○按：“支饮胸满”之“胸”字，当是“腹”字，若是“胸”字，无用承气汤之理，当改之。○按“瘦人”之“瘦”字，

当是“病”字。“颠眩”之“颠”字，当是“巅”字，巅者，头也。文义始属，当改之。（《医宗金鉴》）

《金匮》云：病痰饮者，当以温药和之。按痰生于胃寒，饮生于脾湿。温药者，补胃阳，燥脾土，兼擅其长之剂也。言和之，则不专事温补。即有行消之品，亦概其例义于温药之中，方谓之和之，而不可谓之补之、益之也。盖痰饮之邪，因虚而成，而痰亦实物，必少有开导，总不出“温药和之”四字，其法尽矣。言攻下者固非，专言温补者，亦不达“和之”二字之理。仲景之言，一字千金，不能易也。（魏荔彤）

《内经》有积饮之说，无痰饮之名。两汉以前，谓之淡饮。仲景始分痰饮、悬饮、溢饮、支饮之义，立大小青龙、半夏、苓桂术甘、肾气等汤，以及内饮外饮诸法，独超千古。总之痰饮之作，必由元气亏乏及阴盛阳衰而起，以致津液凝滞，不能输布，留于胸中。水之清者，悉变为浊，水积阴则为饮，饮凝阳则为痰。若果真元充足，胃强脾健，则饮食不失其度，运行不停其机，何痰饮之有？故仲景云：“病痰饮者，当以温药和之”。后人不知痰饮之义，妄用消痰破气，滋填腻补，大伤脾胃，堆砌助浊，其于仲景治痰饮之法，岂不大相乖谬乎？然痰与饮虽为同类，而实有阴阳之别。阳盛阴虚，则水气凝而为痰；阴盛阳虚，则水气溢而为饮。然而病变不同，治法有异。如脾、肾阳虚，膀胱气化不通者，取苓桂术甘汤、茯苓饮、肾气、真武等法，以理阳、通阳及固下益肾、转旋运脾为主。如外寒引动，宿饮上逆，及膀胱气化不通，饮逆肺气不降者，以小青龙合越婢等法，开太阳膀胱为主。如饮邪伏于经络，及中虚湿伏成痰者，则有川乌、蜀漆之温经通络，《外台》茯苓饮去甘草，少佐苦辛淡渗理湿。其饮邪上冲膻中，及悬

饮流入胃中而为病者，又有姜、附、南星、菖蒲、旋覆、川椒等，驱饮开浊，辛通阳气。（《临证指南》）

痰饮之或留或伏，而用法以治之。由胃而上胸膈心肺之分者，驱其所留之饮还胃，下从肠出，或上从呕出，其出皆直截痛快，而不至于伏匿，人咸知之。若由胸膈而外出肌肤，其清者或从汗出，其浊者无可出矣，必还返于胸膈，由胸膈还返于胃，乃可入肠而下出。驱之，必有伏匿肌肤而不胜驱者。若由胸膈而深藏于背，背为胸之腑，更无出路，尤必还返胸膈，始得趋胃趋肠而顺下。岂但驱之不胜驱，且有挟背间之狂阳壮火，发为痈毒，结如橘囊者，伏饮之艰于下出，易于酿祸，其谁能辨之？谁能出之耶？〇《内经》但曰：留者攻之耳。仲景于是析义以尽其变：无形之气，热结于胃，则用调胃承气攻之；热结于肠，则用大、小承气攻之；有形之饮，痞结于胸，则用陷胸汤攻之；痞结于胁，则用十枣汤攻之；留结于肠胃之间，则用甘遂半夏汤攻之。（喻嘉言）

痰饮之本，皆水也。水入于胃，游溢精气，上输于脾，此自阳入阴也。脾气散精，上归于肺，此地气上升也。通调水道，下输膀胱，是天气下降也。水精四布，五经并行，是水入于经而血乃行也。若阴阳不和，清浊相干，胃气乱于中，脾气难于升，肺气滞于降，而痰饮作矣。除痰者，降气清火治其标，补阴利水治其本。涤饮者，降气燥湿治其标，温肾利水治其本。（柯韵伯）

脉候

肝脉软而散，色泽者，当病溢饮。（《素问》）

肺饮不弦，但苦喘短气。〇支饮，亦喘不能卧，加短气，其脉平也。〇脉浮而细滑，伤饮。〇脉沉者有留饮。〇咳者，其脉弦，为有水。〇脉偏弦者，饮也。〇脉弦数，有寒饮，冬夏难治。

○脉沉而弦者，悬饮内痛。○久咳，数岁不已，其脉弱者可治，实大数者死。其脉虚者必苦冒，其人本有支饮在胸中故也。(《金匮》)

按：脉弦数之“数”字，当是“迟”字，始与寒饮理合，当改之。(《医宗金鉴》)

选案

微患饮癖三十年。始因夜坐写文，左向伏几，是以饮食多坠左边，夜饮又向左卧，壮时不觉，三五年后，觉酒止从左下有声，胁痛食减镨杂，每十余日，必呕酸水数升，暑月止右边有汗，左边绝无。遍访名医，间或中病，月余复作。自揣必有澼囊，如水之有科臼，不盈科不行。但清者可行，浊者停滞，无路决之，故积至五七日，必呕而出。脾土恶湿而水则流湿，莫若燥脾以去湿，崇土以填科臼，乃制苍术丸，服三月而疾除。(许叔微)

咳 嗽

经义

黄帝问曰：肺之令人咳，何也？岐伯对曰：五脏六腑皆令人咳，非独肺也。帝曰：愿闻其状。岐伯曰：皮毛者，肺之合也。皮毛先受邪气，邪气以从其合也。其寒饮食入胃，从肺脉上至于肺则肺寒，肺寒则外内合邪，因而客之，则为肺咳。五脏各以其时受病，非其时，各传以与之。○肺咳之状，咳而喘息有音，甚则唾血；心咳之状，咳则心痛，喉中介介如梗状，甚则咽肿喉痹；肝咳之状，咳则两胁下痛，甚则不可以转，转则两胠下满；脾咳之状，咳则右胠下痛，阴阴引肩背，甚则不可以动，动则咳剧；

肾咳之状，咳则腰背相引而痛，甚则咳涎。帝曰：六腑之咳奈何？岐伯曰：五脏之久咳，乃移于六腑。脾咳不已，则胃受之，胃咳之状，咳而呕，呕甚则长虫出；肝咳不已，则胆受之，胆咳之状，咳呕胆汁；肺咳不已，则大肠受之，大肠咳状，咳而遗矢；心咳不已，则小肠受之，小肠咳状，咳而失气；肾咳不已，则膀胱受之，膀胱咳状，咳而遗溺；久咳不已，则三焦受之，三焦咳状，咳而复满，不欲食饮。〇秋伤于湿，上逆而咳。〇秋伤于湿，冬生咳嗽。〇咳嗽烦冤者，是肾气之逆也。〇喘咳者，是水气并阳明也。〇少阴所谓呕咳上气喘者，阴气在下，阳气在上，诸阳气浮，无所依从，故呕咳上气喘也。〇咳嗽上气，厥在胸中，过在手阳明太阴。（《素问》）

哲言

咳嗽诸证，有风嗽、寒嗽、湿嗽、热嗽、郁嗽、劳嗽、食积嗽、气嗽、痰嗽、干嗽、血嗽、酒嗽、久嗽、火嗽、夜嗽、天行嗽。（《医学入门》）

咳谓无痰而有声，肺气伤而不清也。嗽谓无声而有痰，脾湿动而生痰也。咳嗽谓有声有痰，因伤肺气，复动脾湿也。（《机要》）

风寒嗽者，鼻塞声重恶寒；火嗽者，有声痰少面赤；劳嗽者，盗汗出多作寒热；肺胀嗽者，动则喘急息重；湿嗽者，嗽动便有痰声，痰出嗽止。（戴复庵）

《经》言脏腑皆有咳嗽。嗽属肺，何为脏腑皆有之？盖咳嗽为病，有自外而入者，有自内而发者。风寒暑湿，先自皮毛而入，皮毛者，肺之合，故虽外邪欲传脏，亦必先从其合而为嗽，此自外而入者也；七情郁结，五脏不和，则邪火逆上，肺为气出入之道，故五脏之邪，上蒸于肺而为嗽，此自内而发者也。然风寒暑湿有不为嗽者，盖所感者重，竟伤脏腑，不留于皮毛；七情亦有不为嗽者，盖病尚浅，止在本脏，未即上攻。所以伤寒以有嗽为轻，而七情郁结之嗽，久而后见。（《张氏医通》）

肺为华盖，以覆诸脏，其二十四空窍，虚如蜂窠，吸之则满，呼之则虚，最喜清凉，不耐烦热。今心、肝、脾、肾四藏之火热上炎，则随所吸之气，入于窍中，则戛戛然而嗽，甚至肺叶干枯，不能振举，水精不能四布，五经不能并行，而成败证。总缘肺之空窍，只受得脏腑中固有元气，受不得一分邪气耳。〇外感见咳嗽为轻，内伤见咳嗽为重。（《己任编》）

咳嗽一证，诸家立论太繁，以余观之，止惟二证：一曰外感，一曰内伤，而尽之矣。夫外感之咳，必由皮毛而入。盖皮毛为肺之合，而凡外邪袭之，则必先入于肺，久而不愈，自肺而传于五脏也。内伤之嗽，必起于阴分。盖肺属燥金，为水之母，阴损于下，则阳孤于上，水涸金枯，肺苦于燥，肺燥则痒，痒则咳不能已也。总之，咳证虽多，无非肺病，而肺之为病，亦无非此二者而已，但于二者之中，辨阴阳分虚实耳。（张景岳）

《内经》："秋伤于湿，冬生咳嗽"。此脱文也，今特正之。曰：夏伤于暑，长夏伤于湿，秋必痎疟。秋伤于燥，冬生咳嗽。六气配四时之理，灿然明矣。盖湿者，水类也。燥者，火类也。湿病必甚于春夏，燥病必甚于秋冬。痎疟明是暑湿合邪，然湿更多于暑，何反遗而不言？至于咳嗽，全是火燥见病，何反以为湿耶？（喻嘉言）

五脏劳咳：疲极伤肝，咳则左胁引痛；劳神伤心，咳则咽干咯血；劳力伤脾，咳则短气无力；叫呼伤肺，咳则呕吐白沫，口燥声嘶；房劳伤肾，咳则腰背引痛，寒热夜发。（《证治汇补》）

先嗽后痢，肺虚阳气下陷也；先嗽后疟，金衰不能平木也。（周慎斋）

嗽而复泻者，为肺移热于大肠，脏腑俱病；嗽而发热不止者，为阴虚火炎。皆难治。（《医方集解》）

补编

咳嗽治分四时：春气上升，润肺抑肝；夏火炎上，清金降火；秋湿热甚，清热泻湿；冬风寒重，解表行痰。（《明医杂著》）

咳嗽一证，有外感内伤之分，阴阳虚实之别。外感之咳，因偶受风寒，由皮毛而入肺，其证头痛身痛，恶寒发热，鼻塞声重，鼻涕气急，其脉浮大而紧，或弦大而数，及素无积劳虚咳之证，而忽病咳不已者，即外感之证也。宜用甘桔汤，升发肺气，使邪从外达，疏通肌腠，使热从表散，此治外感咳嗽之法也。内伤之咳，凡肝肾阴虚于下而木火刑金者，其证洒寒潮热，形瘦容减，痰多带血，气短喉干，其脉弦大而空，或弦细而数，及素有酒色劳伤之患，而致咳嗽日增者，即内伤劳损阴亏之证也。宜用六味汤，补阴敛阳，使肺气充实，补水保元，使虚火归根，此治阴亏咳嗽之法也。又有元阳下亏而水冷金寒者，其证畏寒喘促，呕恶泄泻，水泛痰冷，腹胀食减，其脉细涩而微，或浮大而迟，及素有下元虚寒之患，而渐至咳嗽日甚者，即内伤阳亏劳损之证也。宜用八味汤，温补真元，使生气上布，填助真火，使阴寒冰消，此治阳亏咳嗽之法也。且内伤之咳，不独肺金为患也，《经》谓肾脉从肾上贯肝膈，入肺中，循喉咙，所以肺金之虚，多由肾水之涸，而肾与肺又属子母之脏，呼吸相应，金水相生，苟阴损于下，阳孤于上，肺苦于燥，不咳不已，是咳虽在肺，而根实在肾。奈何近日庸工，每遇内伤之咳，惟投清金之药，以为稳当，盖不知肺受他人之侮，我又从而侮之，是以治咳而咳愈甚矣。虽然，更有说焉，脾为仓廪之官，后天之本，散精与肺，有生金之能，灌溉四旁，有益肺之力。若久咳而滋补无功，必须培养脾元，补母以及其子。先贤有言，补肾不如补脾。诚知肺属辛金，生于己土，而归脾、四君之属所宜急进也。总之，外感之咳，实中亦有虚，宜寓攻于补；内伤之咳，虚中或挟实，宜补水兼清。外感之咳，脉数易治，邪退则脉静；内伤之咳，脉数难治，愈虚则愈数。至于疫后咳嗽，热伤真阴也；疟痢咳嗽，脾胃亏虚也；肺痈咳嗽，风寒外袭，积热内伤，蓄有脓血也；肺痿咳嗽，金气外泄，肺脏内损，病剧衰靡也；疮闭咳嗽，皮毛之毒，内攻肺脏，肺受毒害也；支饮咳嗽，脾胃生痰，肺失治节，清肃不行也；胀满咳嗽，土不制水，浸渍入肺，关门不利也；哮喘咳嗽，内有夙根，痰塞肺窍，太阴屡困也；干咳无痰，气不生精，精不化气，津液枯涸也。嗽证多端，治法各异，尤必以补元气为上策也。（《会心录》）

咳为气逆，嗽为有痰。内伤外感之因甚多，不离乎肺脏为患。若因于风者，辛平解之；因于寒者，辛温散之；因于暑者，当与微辛微凉，苦降淡渗；因于湿者，有兼风、兼寒、兼热之不同，以理肺治胃为主；若因秋燥，则喻氏之义最精；因于火者，以甘寒为主。至于内因为病，有刚亢之威，木扣而金鸣者，当清金制木，佐以柔肝入络；若土虚而不生金，真气无所禀摄者，有甘凉、甘温二法。又因水虚痰泛，元海竭而诸气上冲者，则有金水双收，阴阳并补之治，或大剂滋填镇摄，保固先天一炁元精。至于饮邪致嗽，另有专门，兼参可也。（《临证指南》）

外感之嗽，与内伤之嗽，其所本不同，而所治亦异。盖外感之嗽，其来在肺，故必由肺以及他脏，此肺为本而他脏为标也；

内伤之嗽，先因伤他脏，故必由他脏以及肺，此他脏为本而肺为标也。凡治内伤者，使不知治他脏而单治肺，则真阴何由以复？阴不复则嗽终不愈；治外感者，使不知治阳而妄治阴，则邪气何由以解？邪不解则嗽终不停。○外感之嗽，其来暴；内伤之嗽，其来徐。外感之嗽，因于寒邪；内伤之嗽，因于阴虚。外感之嗽，可温可散，其治易；内伤之嗽，宜补宜和，其治难。此固其辨也。然或其脉证素弱，而忽病外感者有之；或其形体素强，而病致内伤者亦有之。此中疑似，但于病因脉色中细加详察，自有声应可证也。○内伤之嗽，必皆本于阴分。何为阴分？五脏之精气是也。然五脏皆有精气，而又惟肾为元精之本。肺为元气之主。故五脏之气分受伤，则病必自上而下，由肺由脾以极于肾；五脏之精分受伤，则病必自下而上，由肾由脾以极于肺。肺肾俱病，则他脏不免矣。所以劳损之嗽，最为难治，正以其病在根本而不易为力也。故欲治上者，不在乎上而在乎下；欲治下者，不在乎下而在乎上。知气中有精，精中有气，斯可以言虚劳之嗽矣。○一外邪证，多有误认为劳伤而遂成真劳者，此必其人体气柔弱，医家望之，已有成心，故见其发热，遂认为火，见其咳嗽，遂认为劳，率用滋阴降火等剂。寒邪在表，凉药妄投，表里合邪，稽留不解。俗云：伤风不愈变成劳。夫伤风岂能变劳，特以庸医误治，久而不愈，不至成劳不已也。○干咳嗽证，在丹溪云乃痰郁火邪在肺中，宜用苦梗开之，下用补阴降火，不已则成劳，须用倒仓法，此证多因不得志者有之。愚谓此说不然。夫既云不得志，则其忧思内伤，岂痰火病乎？又岂苦梗倒仓所宜攻乎？盖干咳嗽者，以肺中津液不足枯涸而然。此明系内伤亏损，肺肾不交，气不生精，精不化气，所以干涩如此。但其有火、无火，亦当辨治。若脏平无火者，止因肺虚，故必先补气，自能生精。若脏气微寒者，非辛不润，故必先补阳，自可生阴。若兼内热有火者，须保真阴，故必先壮水，自能制火。若但知消痰开郁，将见气愈耗，水愈亏，未免为涸辙之鲋矣。（张景岳）

一嗽痰即出者，脾湿胜而痰滑也。连嗽十数声痰不即出者，肺燥胜而痰涩也。嗽而无痰者，以甘寒润其肺。痰多致嗽者，以辛平燥其脾。（张路玉）

肺胃俱寒，郁住皮毛，气道不宣，则痰内生而作嗽。散寒所以治标，温里所以治本，凡形寒饮冷伤肺者，不出二法范围。若水气射肺而咳者，责之膀胱与肾，是小青龙、真武之事也。（程郊倩）

今人但知肺主皮毛，一遇外感风寒，概行温散，不知久则传里，变为郁咳，遂成劳瘵，多由不分内外所因，新久之异。夫形寒饮冷，新咳痰稠，固宜温散。若气动火炎，久咳无痰，又当清热润燥，温散在所禁矣。常见劳证每由咳嗽而起，治者不究其源，印定伤风，屡用辛温，卒成不救者有之。（《证治汇补》）

有肺伏火邪，腠理不闭，风邪易乘，遇感频发者，当兼清火。若数行解散，则重亡津液，邪蕴而为肺痈，不可不慎。（薛立斋）

虚嗽有二：日间嗽，多吐咯白沫，或恶心者，为气虚，宜六君汤，加款冬花、五味子。夜嗽多渴，痰不易出，或发热者，为血虚，宜六味汤，加麦门冬、五味子。（《冯氏锦囊》）

虚火炎上，伤肺咳嗽，该用熟地黄者，先将生地黄代之，二、三服以清其肺，然后用之。不然，则火郁于肺，有肺痿之患。（罗赤诚）

夜嗽日久，多属肾真亏损，火炎水涸，津液泛而为痰，须用六味丸加二冬以滋化源。（《万病回春》）

肺，出气也；肾，纳气也。肺为气之主，肾乃气之根。凡咳嗽暴重，引动百骸，气从脐下奔逆而上者，此肾虚不能纳气归原，当以安肾丸主之。毋徒从事于肺，此虚则补子之义也。（杨仁斋）

久嗽，有痰者，燥脾化痰；无痰者，清金降火。盖外感久则郁热，内伤久则火炎，俱须开郁润燥。七情气逆者，顺气为先；停水宿食者，分导为要。气血虚者，补之敛之，不宜妄用涩剂。（《医方集解》）

凡病人久嗽声哑，乃是元气不足，肺气不滋，宜补元气，养金润燥，其声自亮。若虚劳之人，则宜滋肾水润肺金为本，诃子百药煎收敛以治其标，标本兼治，此十全也。（徐春甫）

咳嗽，治有敛、散二法：敛者，谓收敛肺气也；散者，谓解散寒邪也。宜散而敛，则将寒邪敛住，为害非轻；宜敛而散，则走泄正气，害亦非小。又如感风咳嗽，散后表虚，复感寒邪，虚邪相乘，若欲散风，则愈虚其肺，若欲收敛，则愈滞其邪。当先轻解，渐次敛之，肺不致虚，邪不致滞，其嗽自止矣。（徐叔拱）

顿嗽之证，大都肺燥津伤，故咳剧痰不易出，宜仿清燥救肺汤大意。其中妙在枇杷叶清肺降气，气下则火降痰顺，而逆者不逆，斯咳渐平矣。此所谓肺苦气上逆，急食苦以降之，杏仁又在所必需也。（方星岩）

岐伯虽言五脏六腑皆令人咳，然其所重，全在于肺。盖皮毛者，肺之合也。皮毛先受邪气，邪气以从其合，其寒饮食入胃，从胃脉上至于肺则肺寒，肺寒则内外合邪，因而客之，则为肺咳。此举形寒饮冷伤肺之一端，以明咳始之因耳。“内外合邪”四字扼要比类之法，重在于此。夫形寒者，外感风寒也；饮冷者，内伤饮食也。风寒无形之邪入内，与饮食有形之邪相合，留恋不舍。

治之，外邪须从外出，内邪须从下出，然未可表里并施也。《金匮》五方，总不出小青龙汤为加减。进而求之暑湿，盖暑湿之外邪内入，必与素酿之热邪相合，增其烦咳，宜从辛凉解散，又当变青龙为白虎而兼天水、五苓之属矣。进而求之于火，则有君相之合，无内外之合，以心肺同居膈上，心火本易于克制肺金，然君火无为而治，恒不自动，惟相火从下而上，挟君火之威而刑其肺，上下合邪，为患最烈。治之亦可从内外合邪之例比拟，或引或折，以下其火，俾不至于燎原耳。于中咳嗽烦冤，肾气之逆，亦为上下合邪，但浊阴之气，上干清阳，为膈肓遮蔽，任其烦冤，不能透出，亦惟下驱其浊阴而咳自止矣。进而求之于燥，或因吐、汗而津越于外，或因泻利而阴亡于下，或营血衰少，不养于筋，或精髓耗竭，不充于骨，乃致肺金日就干燥，火入莫御，咳无止息。此时亟生其津，亟养其血，亟补其精髓，犹可为也。失此不治，转盼瓮干杯罄，毛瘁色敝，筋急爪枯，咳引胸背，吊胁疼痛，诸气膹郁，诸痿喘呕，种种危候，相因而见，更有何法可以沃其焦枯耶？

〇风寒外束者，华盖散。遇冷咳发者，橘皮半夏汤。〇火热内燔之咳，加减泻白散。〇伤暑之咳，自汗脉虚发渴，人参白虎汤、清暑益气汤。〇伤湿之咳，身重脉细痰多，五苓散、白术汤。湿热素蕴于中者，黄连解毒汤。湿热素蕴于上者，桑皮散。〇伤燥之咳，痰结气逆血腥，杏仁萝卜子丸；清金润燥，天门冬丸、凤髓汤。〇伤肾之咳，气逆烦冤，牵引腰腹，俛仰不得者，都气丸。水饮与里寒合作，腹痛下利者，真武汤。〇营卫两虚之咳，营虚发热，卫虚恶寒，宁肺汤。虚劳之咳，五味黄芪散、麦门冬饮。〇干咳无痰，火热内壅，首用四物桔梗汤开提之。伤酒热积者，用琼玉膏滋润之。色欲过度，肾水不升者，用八味丸蒸动之。

〇内伤之咳，治各不同：火盛壮水，金虚崇土，郁甚舒肝，气逆理肺，食积和中，房劳补下。〇至于上焦虚寒呕吐涎沫者，用温肺汤。上、中二焦俱虚者，用加味理中汤。三焦俱虚者，用加味三才汤。〇久咳肺痿肺损，痰中见血，潮热声飒者，人参养肺汤。久咳宜收涩者，人参清肺汤。〇凡治咳，不分外感内伤，虚实新久，袭用清凉药，少加疏散者，因循苟且，贻患实深，良医所不为也。〇凡治咳，遇阴虚火盛，干燥少痰，及痰咯难出者，妄用二陈汤，转劫其阴而生大患者，医之罪也。〇凡咳而且利，上下交征，而不顾其人中气者，十无一起，如此死者，医杀之也。〇凡邪盛咳频，断不可用劫涩药。咳久邪衰，其势不锐，方可涩之。误则伤肺，必至咳无休止，坐以待毙，医之罪也。〇凡属肺痿、肺痈之咳，误作虚劳，妄补阴血，转滞其痰，因致其人不救者，医之罪也。〇凡咳而渐至气高汗渍，宜不俟喘急痰鸣，急补其下。若仍治标忘本，必至气脱卒亡，医之罪也。（《医门法律》）

脉候

咳嗽须审肺脉虚实。实者，浮大有力，若沉而滑，则痰气盛也。虚者，弦大无力，若沉细带数，则火郁极也。（《医学入门》）

选案

宋徽宗宠妃病痰嗽，终夕不寐，面浮如盘，御医李防御治之不效。忽闻卖嗽药，一文一帖，吃了即得睡。视其色浅碧，试服无他，乃取三帖为一，授妃服之，是夕嗽止，比晓面消。方用蛤粉入青黛少许，淡齑[1]水滴麻油数点，每次调服二钱。（《本草纲目》）

次霍婶产后，咳嗽发热，喘满便秘，口中水泛，心下煎熬，

1　齑：音jī，指捣碎的姜、蒜、韭菜的细末。

血色淡白，此肾虚不能摄纳，血虚不能濡润也。医与人参、桔梗、贝母益甚。予以六味汤加河车、牛膝、麦冬、五味，诸证皆痊。（程华仲）

一妇体弱，咳嗽喘促不能卧，已经七日，服药无效，脉极数乱，绵软无力。其数乱者，乃气喘促之故，软而无力者，则脉之真象也。断为肺气虚寒，用温肺汤一剂，不喘安卧。再剂全愈。〇一人于二月伤风咳嗽起，服药至冬，嗽日增剧，痰血失音，虑成劳证。诊脉沉微缓弱，右寸更无力。阅方皆天麦冬、丹皮、地骨皮、花粉、黑参、黄芩、贝母、枇杷叶、旋覆花、白前、桑皮、苏子等项。余曰：如此之脉，毫无火气，奈何犹寒凉不休？嗽久肺气不足，奈何犹降泻不已？推子受病之初，不过风入肺窍，开手不用疏利，遂用寒润，锢住风邪，使不得出，是以愈服药愈增嗽。且肺为娇藏，畏热尤畏寒，久服寒药，直使金寒水冷，致肺成死金而音失矣。况金之为物，虚则鸣，今以寒药锢其外，使寒痰凝结，填塞肺窍，虚灵之孔，俱被塞实，何能出音？宜先宣通肺窍，使窍开风出，再用温养肺气之法，庶几金复生而音复出也。方用前胡、杏仁、橘红、细辛、苏梗、桔梗、甘草、半夏、茯苓、生姜。服药一剂，是夜嗽减。再与四剂而嗽全愈。后用温肺汤合六君子汤，温养肺气，音亦渐出。（吴天士）

一人久嗽，得药如水，委命待尽。姑乞诊之，问饥时胸中痛否？曰：大痛。视其上唇有白点，痛发则口角流涎，此虫啮其肺，故咳嗽耳。用百部、乌梅煎膏与服，十日而嗽竟止。家人从净桶中索得寸白虫数十条，自是永不复发。（李士材）

附方

润嗽膏　治肺燥咳嗽。杏仁去皮四两，柿霜一两，白蜜二两，同研烂蒸透，每用三四匙，放舌上润下。此治嗽第一妙方。

周慎斋温肺汤　治肺寒喘嗽。人参、旋覆花、细辛、桂心、茯苓、炙甘草、陈皮、半夏、桔梗、生姜。

吴天士温肺汤　治肺气虚寒，咳嗽喘促。人参、茯苓、橘红、肉桂、黄芪、白术、炙甘草、半夏、炮姜、桔梗。

治劳嗽方　用雄猪肺一具，不见水，将肺管朝下，挂一宿，待血水流去，以布揩净，再用川贝母五钱去心，京杏仁五钱去皮，同研，装入管内，线捆管口，清水煮烂，不放盐。候病人五更醒时，将肺一碗与食，服二三具即愈。但不可坐起，坐起则肺合，开声则肺亦合。服时，病人自以手拍床沿照会。

又方　治劳嗽，单煮百合，吃法与上同。又煮燕窝一味，吃法亦同。

喘（附短气少气）

经义

诸痿喘呕，皆属于上。○故犯贼风虚邪者，阳受之，阳受之则入六腑，入六腑则身热不时卧，上为喘呼。○夜行则喘出于肾，淫气病肺。有所堕恐，喘出于肝，淫气害脾。有所惊恐，喘出于肺，淫气伤心。度水跌仆，喘出于肾与骨。○肺，手太阴也。是动则病肺胀满，膨膨而喘咳。○肺病者，喘咳气逆，肩背痛，汗出。○肺之壅，喘而两胠满。○肾，足少阴也。是动则病饥不欲食，咳唾有血，喝喝而喘。○肾病者，腹大胫肿，喘咳，身重。○颈脉动，喘疾咳，曰水。○喘咳者，是水气并阳明也。○气有余则喘咳上气，不足则息利少气。○劳则喘息汗出，外内皆越，故气

耗矣。○阴争于内，阳扰于外，魄汗未藏，四逆而起，起则熏肺，使人喘鸣。（《素问》）

哲言

喘，但呼而不能吸，出而不纳也。哮，呼吸不能自由，出纳留滞也。短气，下气不上续，能吸不能呼，纳而不出也。（《医阶辨证》）

喘者，气为火所郁而为痰，在肺胃间也。其证有痰逆者，有火炎者，有阴虚气自少腹而上冲者，有气虚而致气短者，有水气乘肺者，有肺虚挟寒而喘者，有肺实挟热而喘者，有惊忧气郁肺胀而喘者，有胃络不和而喘者，有肾气虚损而喘者。虽然，未有不由痰火内郁，风寒外束而致也。（朱丹溪）

喘证，有痰喘，有气喘，有胃虚喘，有火炎上喘。痰喘者，凡喘便有痰声。气喘者，呼吸急促而无痰声。胃虚而喘者，抬肩撷肚，喘而不休。火炎上而喘者，乍进乍退，得食则减，食已则喘。大概胃中有实火，膈上有稠痰，得食入咽，坠下其痰，喘故即止；稍久，食已入胃，反助其火，痰再升上，喘反大作。俗不知此，认作胃虚，治以燥热之药，是以火济火也。（戴复庵）

气虚发喘者，必自汗出。阴虚发喘者，疾行则喘甚，静坐则喘息，此秘验也。《金匮》云：短气不足以息者，实也。此言痰实。《内经》曰：言而微，终日复言者，此气夺也。是言气虚。（余午亭）

喘证最为危候，治失其要，鲜不误人。欲辨之者，亦惟二证而已。所谓二证者，一曰实喘，一曰虚喘，二证相反，不可混也。盖实喘者有邪，邪气实也；虚喘者无邪，元气虚也。实喘者，气长而有余；虚喘者，气短而不续。实喘者，胸胀气粗，声高息涌，澎澎然若不能容，惟呼出为快也；虚喘者，慌张气怯，声低息短，惶惶然若气欲断，提之若不能升，吞之若不相及，劳动则甚，而急促似喘，但得引长一息为快也。此其一为真喘，一为似喘。真喘者，其责在肺；似喘者，其责在肾。何也？盖肺为气之主，肾为气之根。肺主皮毛而居上焦，故邪气犯之，则上焦气壅而为喘。气之壅滞者，宜开宜破也。肾主精髓而在下焦，若真阴亏损，精不化气，则上下不交而为促。促者，断之基也。气既短促而再加消散，如压卵矣。且气盛有邪之脉，必滑数有力；气虚无邪之脉，必微弱无神，此脉候之不同也。其有外见浮洪，或芤大至极，而稍按即无者，此无根之脉也。或往来弦甚，而极大极数，全无和缓者，此胃气之败也。但脉之微弱者，真虚易知；脉之浮空弦搏者，假实难辨。微弱犹顺而易医，浮空最险而多变。若弦强之甚，则为真脏，真脏已见，不可为矣。（张景岳）

补编

咳而上气，此为肺胀。其人喘，目如脱状，脉浮大者，越婢加半夏汤主之。○肺胀，咳而上气，烦躁而喘，脉浮者，心下有水，小青龙加石膏汤主之。（《金匮》）

喘证之因，在肺为实，在肾为虚。实之寒者，必挟凝痰宿饮，上干阻气，如小青龙、桂枝加朴杏之属也；实而热者，不外蕴伏之邪，蒸痰化火，有麻杏甘膏、苇茎之治也。虚者有精伤、气脱之分，填精以浓、厚之剂，必兼镇摄，肾气加沉香，都气入青铅，从阴从阳之异也；气脱则根浮，吸伤元海，危亡可立而待，思草木之无情，刚柔所难济，又有人参、河车、五味、石英之属，急续真元，挽回顷刻。更有中气虚馁，土不生金而喘者，则用人参建中。层次轻重之间。丝丝入扣，学者宜深玩而得焉。（《临证指南》）

喘者，促促气急不能平卧也。外感邪入而为喘，属肺受风寒，其来暴，其脉实，其人强壮，数日之间，忽然气壅喘咳，乃肺经受病，药宜甘桔汤加减。此属实喘也。若内伤作喘，其来渐，其脉虚，其人倦怠，或因病后，或因咳久，而喘促渐甚，乃肾元亏损，肾气不纳而上出于肺，肺为门户而主气，肾气上冲，肺不能主，出多入少，又肺叶胀大，不能收敛，卧则叶向脊上，阻塞气道之路，因而喘咳更甚矣。此属虚喘也，治宜大补肺肾之原。第内伤之喘，有阴虚阳虚之异：如面赤口渴，大便秘，属阴虚；如面白不渴，大便泄，手足冷，属阳虚。阴虚者，六味汤加麦冬、沙参、玉竹、阿胶、童便之属；阳虚者，八味汤加人参、河车、枸、菟、杜仲、鹿胶之属。然阴虚作喘，补阴是矣，第阴中有阳，若服六味汤不应，又宜加人参、枸、菟、杜仲、河车，取阴阳互根之义也。阳虚作喘，补阳是矣，第阳中有阴，若服八味汤不应，又宜加沙参、麦冬、玉竹、童便，取阴阳相济之义也。（《会心录》）

实喘之证，以邪实在肺也。肺之实邪，非风寒即火邪耳。盖风寒之邪，必受自皮毛，所以入肺而为喘；火之炽盛，金必受伤，故亦病肺而为喘。治风寒之实喘宜温散，治火热之实喘宜清凉。○虚喘之证，无非由气虚耳。气虚之喘，十居七、八，但察其外无风邪，内无实热者，即皆虚喘之证。若脾、肺气虚者，不过在中、上二焦，化源未亏，其病犹浅。若肝肾气虚，则病出下焦，而本末俱病，其病则深，速救其根，接助真气，庶可回生。○其有久病而加喘者，或久服消痰散气等剂而加喘者，或上为喘嗽而下为泄泻者，或妇人产后亡血，营气暴竭，孤阳无依而为喘者，凡此皆为孤阳绝阴剥极之候，均为难治。（张景岳）

《经》云：诸痿喘呕，皆属于上。又云：诸逆冲上，皆属于火。故河间叙喘病在于热条下。华佗云：肺气盛为喘。《活人》云：

气有余则喘。后世集证类方，不过遵此而已。独王海藏辨云：气盛当认作气衰，有余当认作不足。使肺气果盛与有余，则清肃下行，岂复为喘？以其火入于肺，炎铄真阴，衰与不足而为喘焉。所言盛与有余者，非肺气盛也，肺中之火盛也。此辨超出前人，发千古之精奥。惜乎虽启其端，然未竟其火之所由来。愚谓火之有余，水之不足也；阳之有余，阴之不足也。凡诸逆冲上之火，皆下焦冲任相火出于肝肾者也。肾水虚衰，相火偏胜，壮火食气，销铄肺金，乌得而不喘耶？丹溪云：喘有阴虚，火自少腹而上，宜四物汤加青黛、竹沥、陈皮，入童便煎服。如挟痰喘者，四物加枳壳、半夏，补阴以化痰。夫谓阴虚发喘，亦发前人之所未发。但如此治法，实流弊于后人。盖阴虚者，肾中之真阴虚也，岂阴血之谓乎？其火起者，下焦龙雷之火也，岂寒凉所能降乎？其间有有痰者，有无痰者。有痰者，水挟木火而上也，岂竹沥、枳、半之能化乎？须用六味地黄汤加麦冬、五味，以壮水之主，则水升火降而喘自定矣。〇又有一等似火非火、似喘非喘者。《经》曰：少阴所谓呕咳上气喘者，阴气在下，阳气在上，诸阳气浮，无所依归，故上气喘也。又云：胃络不和，喘出于阳明之气逆；真元耗损，喘出于肾气之上奔。其人平日若无病，但觉气喘，乃气不归原也。视其外证，肢厥面赤，烦躁恶热，乃命门真元之火离其宫而不归。察其脉，两寸虽浮大而数，两尺则微而无力，不知者以其有火也，用凉药清之，以其喘急难禁也，佐以四磨之类宽之，下咽稍快，少顷依然，岂知宽一分更耗一分。何也？盖阴虚致喘，去死不远，幸几希一线，牵带命门之根。善治者，能求其绪，而以助元接真镇坠之药，俾其返本归原。先以八味丸、安肾丸、养正丹煎生脉散送下，觉气稍定，然后以大剂参、芪加故纸、阿胶、牛膝等，以镇于下。又以八味加河车为丸，日夜遇饥吞服，远房帏，绝色欲，经年积月，方可保全。不守此禁，终亦必亡。〇有一等火郁之证，六脉俱涩，甚至沉伏，四肢悉寒，甚至厥逆，气促而喘，却似有余。然脉不紧数，欲作阴虚，而按尺鼓指，此为蓄郁已久，阳气拂遏，不能营运于表，以致身冷脉微，而闷乱喘急。此时不可以寒药下之，又不可以热药投之，惟逍遥散合左金丸之类，宣散蓄热，得汗而愈。后以六味丸养阴和阳，所谓火郁发之，木郁达之是也。（赵氏《医贯》）

治喘之法，真知其寒者，则用青龙汤等；真知其风者，则用防风汤等；真知其暑者，则用清暑益元散等；真知其湿者，则用胜湿汤等；真知其火与燥者，则用栀连汤等。此皆外感之治法也。若内伤诸喘，血虚者四物汤，阴精不足地黄丸，元气不足参橘煎合四君子汤。（《证因脉治》）

治喘大法，外邪则散之，气郁则开之，痰则豁之，火则清之，停饮者吐之，脾虚者温之。气虚而火入于肺者，补气为先；阴虚而火来乘金者，壮水为亟。水寒火不归经者，导龙入海；肾虚水邪泛溢者，逐水下流。（《证治汇补》）

脉候

喘证，脉滑手足温者生，脉涩四肢寒者死。脉宜浮迟，不宜急数。（《脉经》）

上气脉数，身热不得卧者死。上气面浮，脉浮大者死。右寸脉实而紧，为肺感寒邪。亦有六脉沉伏者，并宜发散，则热退喘止。（《证治汇补》）

选案

楝友昔病胁痛，痰涌气喘，形瘦，脉涩歇至。审其中虚，每剂用人参七钱，渐加至一两而愈。又汪如江腹胀气急喘嗽，彼畏参不敢用，予阴加参三钱，一帖喘嗽俱定。即此二证，其他可知。缘痰因气运而行，中气既虚，不能健运，则痰滞矣。痰滞则肺窍不能流通而喘作矣。故须大补其气，肺气实则流通，痰因之流利而喘定矣。此治本之法也。（吴篁池）

一人病喘，声如雷，诊脉浮数，肺部尤鼓指，所服皆温补之剂。谓曰：肺有实热，非凉不可。用二冬甘露饮，喘定安卧。（程华仲）

韩顺溪内子患喘证月余，服破气宽胸豁痰清火等药，不效，发表利水亦不应。其疾转急，稍动则喘难休息，诊之六脉细数而面赤戴阳。用大剂六味地黄汤，加青铅两许，一服而缓，二服而止。（《张氏医通》）

一商日游狭斜，忽患奇证，心胸胀大，身汗气喘，不能坐卧，昼夜惟行步，不能暂停，两手虚空浮拍。医咸不知其证，无所措手。予诊脉浮而微，右寸似无，方用人参五钱、生姜十片，水煎，频频缓服，喘急少安，能以就枕。再服遂愈。人以为奇而问焉，予曰：人之五脏，他脏虚则瘦小而实则丰隆，惟肺不然，愈虚愈大。豕畜亦然，养之不肥，其肺必大。盖六畜无七情，惟有气病，以肺主气，人之肺亦相类，虚则大，大则开而不敛，所以手拍不能坐卧，汗出而喘不休也。人参补肺定喘，肺实则收敛而汗自止矣。又问生姜何以用至十大片？曰：此五行生克之理。方其肺金虚时，肝木强盛，肝主筋，寡于所畏，是以手足动摇。天生五味以养五脏，肺属金喜辛，生姜味辛，用佐人参，引经补肺以制肝耳。（程星海）

附：短气少气

喘与气短不同，喘者，促促气急，喝喝息数，张口抬肩，摇身撷肚；短气者，呼吸虽数而不能接续，似喘而不抬肩，似呻吟而无痛楚，呼吸虽急而无痰声。宜详辨之。〇愚按：喘与短气，分则短气是虚，喘是实。然而喘多有不足者，短气间有有余者。新病亦有本虚者，不可执论也。（《赵氏医贯》）

短气者，息促似喘非喘也。少气者，气少不足以言也。〇短气少气，治法亦有异也：短气仍有虚、有实，有补、有泻；少气则纯不足，治惟有补而已。（《赤水玄珠》）

仲景论短气皆属饮。《金匮》云：夫短气有微饮，当从小便去之。又云：咳逆倚息，短气不得卧，其形如肿，谓之支饮。又云：支饮亦喘而不得卧，加短气，其脉平也。又云：膈上有留饮，其人气短而渴，四肢历节痛。脉沉者有留饮。又云：肺饮不弦，但苦喘短气。（《证治准绳》）

《金匮》云：短气有微饮，当从小便去之，苓桂术甘汤主之，肾气丸亦主之。仲景并出二方，分呼、吸之短而治，妙义益彰。呼气之短，用苓桂术甘汤以通其阳，阳气化则小便能出矣；吸气之短，用肾气丸以通其阴，肾气通则小便之关门利矣。（赵以德）

哮

哲言

哮以声响言，喘以气息言。又喘促而喉中如水鸡声者谓之哮，气促而连续不能以息者谓之喘。（《医学正传》）

哮即痰喘之久而常发者。因内有壅塞之气，外有非时之感，膈有胶固之痰，三者相合，闭拒气道，搏击有声，发为哮病。（《证治汇补》）

哮与喘相类，但不似喘开口出气之多，而有呀呷之音。呷者

口开，呀者口闭，开口闭口，尽有其声，呷呀二音，合成哮字，以痰结喉间，与气相击故也。（《证治准绳》）

哮有夙根，遇寒则发，或遇劳而发者，亦名哮喘。未发时以扶正为主，既发时以攻邪为主。扶正须辨阴阳，阴虚者补其阴，阳虚者补其阳。攻邪者须分微甚，或散其风，或温其寒，或清其痰火。然发久者气无不虚，宜于消散中酌加温补，或于温补中量加消散。总须惓惓以元气为念，必使元气渐充，庶可望其渐愈。若攻之太过，未有不日甚而危者。（张景岳）

哮与喘微有不同，其证之轻重缓急亦异。盖哮多有兼喘，而喘有不兼哮。要知喘证之因，若由外邪壅遏而致者，邪散则喘自止，后不复发，此喘证之实者也；若因根本有亏，肾虚气逆，浊阴上冲而喘者，此不过一、二日之间，势必危笃，用药亦难奏功，此喘证之虚者也。若夫哮证，亦由初感外邪，失于表散，邪伏于里，留于肺俞，故频发频止，淹缠岁月，更有痰哮、咸哮、醋哮，过食生冷及幼稚天哮诸证，大概以温通肺脏，下摄肾真为主。久发中虚，又必补益中气。其辛散苦寒，豁痰破气，在所不用。此证若得针灸之医，按穴灸治，尤易除根，然难遇其人耳。○宿哮沉痼，起病由于寒入背俞，内合肺系，宿邪阻气阻痰。病发，喘不得卧，譬之宵小潜伏里闬[1]，若不行动犯窃，难以强执。虽治当于病发，投以搜逐，而病去必当养正。（《临证指南》）

哮喘遇冷则发，其证有二：一者属中外皆寒，治宜参苏温肺汤；二者属寒包热，治宜越婢加半夏汤，或于未寒时先用承气汤下其热，至冬寒时，无热可包，自不发作。（《医学纲目》）

1　闬：音hàn，指墙垣。

别有哮证，似喘而非，呼吸有声，呀呷不已。良由痰火郁于内，风寒束其外，或因坐卧寒湿，或因酸咸过食，或因积火熏蒸，病根深久，难以卒除。避风寒，节厚味，禁用凉剂，恐风邪难解；禁用热剂，恐痰火易升。理气疏风，勿亡根本，为善治也。（《医宗必读》）

哮喘一证，古无良方，盖因其病有痰有火，有血虚，有真阴涸竭。若竟消痰清火，病未减而元气日亏。若欲补原，又有助火滞痰之害。惟前明易思兰一方，标本兼治，深得其情。（王协中）

选案

文学顾明华，十年哮嗽，百药无功。诊其两寸，数而涩。余曰：涩者，痰火风寒，久久盘踞，根深蒂固矣。须补养月余，行吐下之法。半年之间，凡吐下十次，服补药百余剂，遂愈。更以补中益气汤，加鸡子、秋石为丸，服年许，不复发。（李士材）

附方

治哮喘方　立方本旨，以二陈治痰，栀豉清火，当归养血，熟地滋阴，金沸咸能润下，海石咸以消痰，重以镇下。熟地五钱，当归一钱，茯苓、橘红、半夏、金沸草、麦冬各钱半，甘草五分，黑山栀一钱，淡豆豉一钱，海石二钱。

又法　治久哮，用生姜汁浆布衫背心，贴肉穿之，易数次，甚效。

瘖

经义

帝曰：人之卒然忧恚而言无音者，何道之塞？何气出行？使音不彰，愿闻其方。少师曰：咽喉者，水谷之道也。喉咙者，气之所以上下者也。会厌者，音声之户也。口唇者，音声之扇也。舌者，音声之机也。悬雍垂者，声音之关也。颃颡者，分气之所泄也。横骨者，神气所使主发舌者也。是故厌小而疾薄，则发气疾，其开阖利，其出气易。其厌大而厚，则开阖难，其出气迟，故重言也。人卒然无音者，寒气客于厌，则厌不能发，发不能下至，其开阖不致，故无音。（《灵枢》）

哲言

虚劳音哑者，喉瘖也，由火热熏灼所致。中风音哑者，舌瘖也，乃风中廉泉或心、脾、肾之络，以心脉系舌本，脾脉络舌旁，肾脉循喉咙挟舌本故耳。

风中脏者，心神昏昧而不能言，但噫嘻作声。风痰者，舌本强硬而不能言。风热者，舌纵大满口而不能言。寒中三阴者，舌短缩而不能言。内虚者，语言謇涩而不明。劳嗽者，真气损伤，不能上通心肺，而语声不出。亡血者，三阴脉虚而不能作声。叫号失音者，风入会厌而不能开阖作声。咳嗽失音者，痰壅肺孔而不能出声。舌瘖者，喉中有声而舌不能转掉。喉瘖者，喉不出声而舌能转掉。（《医阶辨证》）

有内热痰郁，窒塞肺金，声哑不出，及久咳气伤而散者，此内因也；有外受风寒，束其内热，嗽而声哑者，此外因也；有争竞号叫，或歌唱伤气，而声不出者，此不内外因也。（《三因方》）

音声之发，肾主之。肾者，水也。水流则有声，常也。或激之鸣则变矣，如胃中大热而谵语是也。水止则无声，如重身九月而瘖，胞脉闭塞是也。水涸则无声，如肾损失音是也。〇室女有无故而瘖者，月闭也，亦胞脉绝也。重身有胞脉绝者，月闭亦有胞脉绝者，皆瘀血阻塞少阴通舌本之道也。不治则成石瘕，可导而下之。（《医参》）

方书将失音与不能言合为一证，岂知失音者，舌能转运，喉中则寂然无声也；不能言者，舌强不能转运，喉中格格难出，其声自在也。余以无声解之，自难与不能言者混呼矣。（《说疫》）

人有一生不能言者，此肺窍窒塞，肾气不能上通于咽，如管钥之固闭其窍，不能通呼吸之气也。（《见闻录》）

凡五脏之病，皆能为瘖。忧思积虑，久而致瘖者，心病也。惊恐愤郁，卒然致瘖者，肝病也。风寒外袭，火燥刑金，咳嗽而致瘖者，肺病也。饥饱疲劳，致败中气，而喘促为瘖者，脾病也。酒色过伤，欲火燔灼，以致阴亏而盗气于阳，精竭而移槁于肺，肺燥而嗽，嗽久而瘖者，肾水枯涸也。舌为心之苗，心病则舌不能转，此心为声音之主也。声由气而发，肺病则气夺，此肺为声音之户也。肾藏精，精化气，精虚则无气，此肾为声音之根也。经曰：言而微，终日乃复言者，此气之夺也。而况无声者乎？是知声音之病，虽由五脏，而实惟心之神、肺之气、肾之精三者为之主耳。然人以肾为根蒂，由精化气，由气化神，使肾气一亏，则元阳衰弱，所以声音之标在心、肺，而声音之本则在肾。观之《经》曰：阳盛已衰，故为瘖也。内夺而厥，则为瘖痱。然则肾为声音之根，信非谬矣。〇瘖哑之病，当知虚实。实者，其病在标，因窍闭而瘖也；虚者，其病在本，因内夺而瘖也。窍闭者，有风寒之闭，外感证也；火邪之闭，热乘肺也；气逆之闭，肝气强也。风闭者可散而愈，火闭者可清而愈，气闭者可顺而愈，此皆实证之易治也。内夺者，有色欲之夺，伤其肾也；忧思之夺，伤其心也；

惊恐之夺，伤其胆也；饥馁疲劳之夺，伤其脾也。此非各求其属而大补元气，安望其嘶败者复完，而残损者复振乎！此皆虚证之难治也。然犹有难易之辨者，则辨其久暂，辨其病因，乃可悉焉。盖暂而近者易，渐而久者难；脉缓而滑者易，脉细而数者难；素无损伤者易，积有劳怯者难；数剂即开者易，久药罔效者难。此外复有号叫歌哭，及因热饮冷，暴吸风寒而致瘖者，乃又其易者也。若是者，但知养息，则弗药可愈。（张景岳）

夫发声之本在肾，其标在肺。病有虚实，由咳嗽而起者居多。或肺有燥火，外感寒邪，火气郁遏而瘖者；有肺金燥甚，木火上炎，咽干喉痹而瘖者；有风热痰涎，壅遏肺窍而瘖者；有嗔怒叫号，致伤会厌而瘖者；亦有龙相之火上炎，凌烁肺金，久咳而瘖者；有内夺而厥，则为瘖痱，此肾虚也。金空则鸣，金实则无声，金破碎亦无声，此三言足以该之矣。有邪者，肺家实也；无邪者，久咳损肺，金碎无声也。治法：有寒者散寒，有火者清火，有风痰者则祛风豁痰。若龙相上炎灼肺者，宜金水同治。若暴中之瘖，属少阴之虚，宜峻补肝肾，或兼治痰火。用药总宜甘润，不宜苦燥。（《临证指南》）

失音大都不越于肺，然以暴病得之，为邪郁气逆；久病得之，津枯血槁。盖暴瘖总是寒包热邪，或本内热而后受寒，或先外感而食寒物，并宜辛凉和解，稍兼辛温散之。若咽破声嘶而痛，是火邪遏闭伤肺，昔人所谓金实不鸣、金破亦不鸣。治用生脉散合六味丸，所谓壮水之主，以制阳光也。（张路玉）

风寒之邪，客于肺中，滞而不发，故瘖。宜服发散之药，不必治瘖。以苏梗、荆芥各二钱，研汁，入酒半盏和服，效。（《千金方》）

时令病，昏冒不能言语，承气汤主之。《经》云：大肠之脉散舌下。大肠燥结，热气上蒸心肺，肺与大肠相表里，以承气汤下去热结，自能言耳。（萧慎斋）

大惊入心，则败血顽痰填塞心窍，故瘖不能言。治宜蜜陀僧散、远志丸、茯神丸。（《仁斋直指》）

脉候

搏阴为瘖。○心脉搏坚而长，当病舌卷不能言。（《素问》）

选案

一小儿吐泻利，小便过多，以致脾虚不欲饮食。治用益黄散，服效。数日后，忽尔不语，知其脾气已复，肾气尚虚。投以地黄丸数剂，遂能言。于是益信声音之根出于肾也，不诬。（钱仲阳）

一人力田辛苦，饥食骤饱，倦卧，醒后瘖不能言。此劳倦伤脾，饥饱伤胃，阳明之气遏而不升，津液不行，贲门壅涩，故言语不能出。以补中益气汤与服十剂，偶午睡觉，通身汗出，言语如常。（高鼓峰）

惊恐怔忡（附战慄颤振）

经义

东方青色，入通于肝，其病发惊骇。○肝脉惊暴，有所惊骇。○肝气虚则恐，实则怒。○肝虚则目䀮䀮无所见，耳无所闻，善恐，如人将捕之。○阳明所谓甚则厥，恶人与火，闻木音则惕然而惊。○诸病胕肿，疼酸惊骇，皆属于火。○惊则心无所倚，神无所归，虑无所定，故气乱矣。○忧愁恐惧则伤心。○心怵惕思虑则伤神，神伤则恐惧自失。〇肾在志为恐，恐伤肾，思胜恐。〇恐惧不解则伤精，精伤则骨酸痿厥，精时自下。〇忧恐忿怒则伤气。〇恐则精却，却则上焦闭，闭则气还，还则下焦胀，故气下行矣。（《素问》）

哲言

惊悸者，忽若有惊，惕惕然心中不安，其动也，有时。怔忡者，心中惕惕然动摇不静，其作也，无时。（《医学正传》）

有触而心动曰惊。无惊而自动曰悸，即怔忡也。（李东垣）

恐与惊悸相似而实非也。子和云：惊者为自不知，恐者为自知故也。盖惊者闻响即惊，恐者心中怳怳然自知，如人将捕之状，及不能独自坐卧，须人伴侣，或夜须灯照者是也。〇脏腑之恐有四：一曰肾，《经》云：在脏为肾，在志为恐。又云：精气并于肾则恐。二曰肝胆，《经》云：肝藏血，血不足则恐。戴人曰：胆者，敢也，惊怕则胆伤矣。盖肝胆实则怒而勇敢，肝胆虚则善恐而不敢也。三曰胃，《经》云：胃为恐。四曰心，《经》云：心怵惕思虑则伤神，神伤则恐惧自失。（《赤水玄珠》）

惊怖，即惊恐怖惧也，恐亦惧也，于义并同。凡连称其名以为提纲者，多是一阴一阳对待而言。如喜怒并称者，喜出于心，心居于阳，怒出于肝，肝居于阴；志意并称者，志是静而不移，意是动而不定，静则阴也，动则阳也；惊恐并称者，惊因触于外事，内动其心，心动则神摇，恐因惑于外事，内慊其志，志慊则精却。是故《内经》谓：惊则心无所倚，神无所归，虑无所定，故气乱矣。恐则精却，却则上焦闭，闭则气还，还则下焦胀，故气下行矣。又谓：尝贵后贱，尝富后贫，悲忧内结，至于脱营失精，病深无气，则洒然而惊。此类皆是病从外事触动内之心神者也。若夫在身之阴阳盛衰而致惊恐者，惊是火热灼动其心，心动则神乱，神用无方，故惊之变态不一，随其所之，与五神相应而动。肝藏魂，魂不安则惊骇。肺藏魄，魄不安则惊躁。脾藏意，意不专则惊惑。肾藏志，志慊则惊恐。胃虽无神，然为五脏之海，诸热归之，则发惊狂，闻木音惕然心动也。恐者，是热伤其肾，肾伤则精虚，精虚则志不足，志本定而不移，故恐亦无他状。《内经》于惊之病邪者，有火热二淫司天在泉胜复之气，有各经热病所致，有三阳积并，有气并于阳，皆为惊病。故病机统而言曰：诸病惊骇，皆属于火也。于恐之病邪者，有积气并于肾则恐，有血不足则恐，有阴阳相搏则恐，有胃气热肾气弱则恐，然于肝之惊恐互相作者，以其脏气属阳居阴，纳血藏魂，魂不安则神动，神动则惊；血不足则志慊，志慊则恐。故二者肝脏兼而有之。似此之类，于火热二淫属感邪之外，余者之惊恐，皆因人气之阴阳所动而内生者也。○惊恐二病，与内外所因，其治法同乎？异乎？曰：惊则安其神，恐则定其志，治当分阴阳之别，何得而同也？夫易之为卦，坎离交而后为既济。人以五脏应之，心为离火，内阴而外阳。肾为坎水，内阳而外阴。内者是主，外者是用。又内主者五神，外用者五气。是故心以神为主，阳为用；肾以志为主，阴为用。阳则气也火也，阴则精也水也。及乎水火既济，全在阴精上奉，以安其神；阳气下藏，以定其志。不然，则神摇于内，阳气散于外，志惑于中，阴精走于下。既有二脏水火之分，治法安得无少异？所以惊者先安其神，然后散乱之气可敛，气敛则阳道行矣。恐者先定其志，然后走失之精可固，精固则阴气用矣。为外事惊者，虽子和氏谓惊者平之，平，常也，使病者时时闻之习熟，自然不惊。固是良法，不若使其平心易气以先之，而后以药平其阴阳之盛衰，则神可安志可定矣。（《推

求师意》）

怔忡之病，心胸築築振动，惶惶惕惕，无时得安者是也。然古无是名，其在《内经》则曰：胃之大络，名曰虚里，出于左乳下，其动应衣，宗气泄也。在越人、仲景则有动气在上下左右之辨，云诸动气皆不可汗下者是也。凡此者，即皆怔忡之类，此证惟阴虚劳损之人乃有之。盖阴虚于下，则宗气无根而气不归原，所以在上则浮撼于胸臆，在下则振动于脐旁。虚微者动亦微，虚甚者动亦甚。凡患此者，速宜节欲节劳，切戒酒色。凡治此者，速宜养气养精，滋培根本。若或误认为痰火而妄施清利，则速其危矣。○惊有二证：有因病而惊者，有因惊而病者。如东方青色，入通于肝，其病发惊骇，及伤寒阳明证，闻木音则惕然而惊之类，此则或因岁火之盛，或因岁木之衰，或因风热之相搏，或因金木之相制，是当察其客邪之轻重，兼治其标。若因惊而病者，如惊则气乱而心无所倚，神无所归，虑无所定之类，此必于闻见夺气而得之，是宜安养心神，滋培肝胆，当以专扶元气为主治。此固二者之辨，然总之主气强者不易惊，而易惊者必肝胆之不足者也。故虽有客邪，亦当知先本后标之义。又如惊则气乱，恐则气下，惊恐虽同类，而不知恐之伤人尤甚于惊。何也？盖惊出于暂，暂者可复；恐积于渐，渐者难解。甚至心怯而神伤，精却则阴痿，日消月缩，不亡不已。此非大勇大断，必不能拔去病根，徒费药力也。予尝治暴惊者，十愈八、九，治恐惧者，十不得其一、二。（张景岳）

怔忡大概属血虚与痰。有思虑便动者属虚，时作时止者，痰因火动也。瘦人多是血虚，肥人多是痰饮。时觉心跳者，是血少不能养心也。○病因惊而得者，惊则神出于舍，舍空得液则成痰，

血气入舍，则痰拒其神不得归焉。（朱丹溪）

怔忡，心血少也。其原起于肾水不足，不能上升，以致心火不能下降。治宜归脾汤，去木香加麦、味、枸杞，吞都气丸。如挟包络有余之火而兼痰者，加生地、黄连、贝母之类以清之。（《己任编》）

脉候

寸口脉动而弱，动则为惊，弱则为悸。（《金匮》）

选案

一女年十余岁，病心悸，常若有人捕之，欲擗地而无所容，母抱于怀，婢护于外，犹不能安寝。医者以为心病，用安神丸、镇心丹，不效。诊脉细弱而缓。谓曰：此胆病，服温胆汤而安。（汪石山）

附：战慄颤振

诸禁鼓慄，如丧神守，皆属于火。（《素问》）

人恐极而战慄者，由恐为肾志，其志过度则伤肾，肾水衰，则心火自盛而为战慄也。如酒性热，饮多则令人战慄。（《原病式》）

河间曰：战慄动摇，火之象也。或言为寒者，未明变化之道也。此由心火热甚，亢极而战，反兼水化故也。若据此说，则凡见寒战，皆为火证，何以《经》曰：阴胜则内寒。又曰：阳虚则外寒。又曰：阳虚而阴盛，外无气，故先寒慄也。又曰：阳明虚则寒慄鼓颔也。凡此皆属《经》言，而河间悉言为火，其然否可知也。（《景岳全书》）

颤振，有谓作诸禁鼓慄者，非也。诸禁鼓慄，乃斗牙战摇，似寒而实热也。颤振乃兼木气而言，惟手足肘前战动，外无凛慄

之状。（孙一奎）

健　忘

经义

帝曰：人之善忘者，何气使然？岐伯曰：上气不足，下气有余，肠胃实而心肺虚，虚则营卫留于下，久之，不以时上，故善忘。（《灵枢》）

哲言

人生气禀不同，得气之清，则心之知觉者灵；得气之浊，则心之知觉者昏。心之灵者，无有限量，虽千百世已往之事，一过目则终身记之而不忘；心之昏者，虽无所伤，而目前之事，亦不能记矣。刘河间谓：水清明，火昏浊，故上善若水，下愚若火，此禀质使然。设禀清浊相混者，则不能耐事烦扰，烦扰则失其灵而健忘。盖血与气，人之神也。《经》曰：静则神藏，躁则消亡。静乃水之体，躁乃火之用。故性静则心存于中，动则心忘于外，动不已则忘不已，忘不已则存于中者几希，故语后便忘，不俟终日。所以老人多忘，盖由役役扰扰，纷纭交错，气血之阴，于斯将竭。求其清明，则曰寡欲，此善治乎火也。苟不以此是务，而日以百忧感其心，万事劳其形，惟恃刀圭之力，以求旦夕之功，是谓舍本逐末，徇外遗内也，岂根本之论哉！（《推求师意》）

人之记性，皆在脑中。小儿善忘者，脑未满也。老人健忘者，脑渐空也。凡外见一形，必有一形留于脑中，人每记忆往事，必闭目上瞪而思索之，此即凝神于脑之意也。（《见闻录》）

《内经》之论健忘，俱责之心肾不交。心不下交于肾，浊火乱其神明；肾不上交于心，精气伏而不用。火居上则因而为痰，水居下则因而生躁，扰扰纭纭，昏而不定。故补肾而使之时上，养心而使之善下，则神气清明，志意常治矣。（《医宗必读》）

健忘者，为事有始无终，言谈不知首尾。有因精神短少者，有因痰者，有因肾虚伤志者。《经》曰：肾盛怒而不止则伤志，喜忘其前言。丹溪曰：此证皆由忧思过度，所愿不遂，损其心志，以致神舍不清，遇事多忘，病在心脾。凡思伤脾，故令转盼遗忘，治以归脾汤，调养心脾，神安意定，其证自除。（《冯氏锦囊》）

健忘治法：心气不足，妄有见闻，心悸恍惚者，《千金》茯神汤。思虑过度，病在心脾者，归脾汤。挟痰者加姜汁、竹沥。精神短少者，人参养营汤送远志丸。痰迷心窍者，导痰汤。上虚下热者，天王补心丹。心火不降，肾水不升，神明不定而健忘者，六味丸加五味子、远志。心气不足，恍惚多忘者，四君子汤去白术，加菖蒲、远志、朱砂，蜜丸服。精神恍惚，少睡盗汗，怔忡健忘者，辰砂妙香散。瘀积善忘如狂者，代抵当丸。〇因病健忘者，精血亏少，或为痰饮瘀血所致，可以药治。若生平健忘，乃心窍大疏，岂药石所能疗乎？故凡开凿混沌之方，悉行裁汰。（张路玉）

不寐（附欠）

经义

不得卧而息有音者，是阳明之逆也。足三阳者下行，今逆而上行，故息有音也。阳明者，胃脉也。胃者，六腑之海，其气亦下行，阳明逆不得从其道，故不得卧也。下经曰：胃不和则卧不安，此之谓也。（《素问》）

帝曰：病不得卧者，何气使然？岐伯曰：卫气不得入于阴，常留于阳。留于阳则阳气满，阳气满则阳跷盛；不得入于阴则阴气虚，故目不瞑矣。〇帝曰：老人之不夜瞑者，何气使然？少壮之人不昼瞑者，何气使然？岐伯曰：壮者之气血盛，肌肉滑，气道通，营卫之行不失其常，故昼精而夜瞑。老者之气血衰，肌肉枯，气道涩，五脏之气相搏，营气衰少，卫气内伐，故昼不精，夜不瞑。（《灵枢》）

哲言

不寐，夜常长寤也。阴虚清清不寐，痰扰神昏不寐。不瞑，夜目不闭也。卫气不入于阴，则目不瞑；阳邪入于阴，烦躁不得瞑。不得卧，身不得仆也。水气卧则喘，喘故不得卧。卧不安，反侧不得安卧也。（《医阶辨证》）

不寐之故，大约有五：一曰气虚，一曰阴虚，一曰痰滞，一曰水停，一曰胃不和。大端虽五，然虚实寒热，互有不齐，神而明之，存乎其人耳。（《医宗必读》）

不寐虽病有不一，然惟知邪、正二字则尽之矣。盖寐本乎阴，神其主也，神安则寐，不安则不寐。其所以不安者，一由邪气之扰，一由营气之不足耳。有邪者多实证，无邪者多虚证。凡如伤寒、伤风、疟疾之不寐者，此言外邪深入之扰也。如痰、如火、如寒气水气、如饮食忿怒之不寐者，此皆内邪滞逆之扰也。此外则凡思虑劳倦，惊恐忧疑，及别无所累而常多不寐者，总属真阴精血之不足，阴阳不交，而神有不安其室耳。知此二者，则知所以治矣。〇饮浓茶则不寐，心有事亦不寐，以心气之被伐也。盖心藏神，为阳气之宅也，卫主气，司阳气之化也。凡卫气入阴则静，静则寐，正以阳有所归，故神安而寐也。而浓茶以阴寒之性，大制元阳，阳为阴抑，则神索不安，是以不寐也。又心为事扰则神动，神动则不静，是以不寐也。故欲求寐者，当养阴中之阳，及去静中之动，则得之矣。（张景岳）

卫气行阳则寤，行阴则寐，故寐属阴而寤属阳也。不寐由阴气之虚，不寤由阳气之困，故不寐当养阴，而不寤当养阳也。若年高之人，昼反多卧，而夜反不寐者，此其阴阳反背，营卫之行，失其常度，不可治也。（沈朗仲）

《内经》概言卫气不得入于阴而不得卧，尚未能尽其心肾神交入阴之至理也。盖心主血而藏神，若元阴不足，则不能生血，血少则神无所倚矣。夫人之神，寤则栖心，寐则归肾，故寐者，心神归于肾舍也。心虚则神不能归舍于肾，故不能成寐；肾虚则不能藏纳心神于舍，故寐而不能沉，并不能久。是以壮年肾阴强盛，则睡熟而长；老年阴气衰弱，则睡微而短。且有形之阴水既亏，则无形之相火流灼，以致神魂散越，睡卧不安。故不寐、健忘两证，虽似心病，实由于肾虚也。（《冯氏锦囊》）

热气伏于里，则喜睡；热气浮于上，烦扰阳气，故不得眠。亦有心火不降而不眠者，此即阳不交于阴耳。（成无已）

人卧则血归于肝，气归于肾。肾开窍于耳，故寐而能闻。肝在味为酸，故寤多口酸。然其所以归肾、归肝者，皆胃为之传送，故胃不和则卧不安。胆热则肝不受血，心肾不交则肾不纳气，不寐之病所由起也。〇肾虚则气趋于肾，故但欲寐为肾病。肝虚则血恋于肝，故嗜卧为肝病。（《医参》）

补编

不寐一证，责在营卫之偏胜，阴阳之离合。医家于卫气不得入阴之旨而细心体会之，则治内虚不寐，何难之有？夫卫气昼行于阳二十五度而主寤，夜行于阴二十五度而主寐。平人夜卧之时，呵欠先之者，以阳引而升，阴引而降，阴阳升降，然后渐入睡乡。若肝肾阴亏，阳浮于上，营卫不交，神明之地扰乱不安，万虑纷纭，却之不去，由是上者颧赤，中则脘胀，下则便数，坐以待旦，欲求其目瞑也得乎？又常见初睡之时，忽然跳跃，似惊而醒，医以为心虚胆怯，孰知不然。何也？缘阳升阴降，阴阳交合，有造化自然之妙。奈营弱卫强，初入之时，契合浅而脱离快，升者复升，降者复降，形体之间，自不觉如有所坠而复寤矣。明乎此，则治阴虚不寐者，必须壮水之主，以镇阳光。盖水壮则火熄，心静则神藏，乙癸同源，而藏魂之脏，亦无相火妄动之患。倘其人本体阳虚，虚阳浮越而不寐者，又宜归脾、八味，阴阳相济，益火之原。盖阳生则阴长，逆治则火藏而心神自安其位耳。至于外感时疫而不寐者，乃邪气之耗扰；内伤停滞而不寐者，乃胃中之乖戾。更有喘咳不休，诸痛不止，疟痢不愈而不寐者，无非本证之累及，但治其受困之由，而无有不酣睡者矣。虽然，治外因者易，治内因者难。先君子于阴不维阳不寐一证，专用纯甘之味，加入犀角、羚羊、龟版、虎睛、琥珀、龙齿、珍珠，以物之灵而引人之灵，两相感召，神有凭依，诚法中之善者也。彼逍遥散之舒肝，补心丹之安神，温胆汤之化痰，未为不善，是在用之者为何如耳！（汪蕴谷）

不寐故非一种，总是阳不交阴所致。若因外邪而不寐者，如伤寒、疟疾等证暴发，营卫窒塞，升降失常，愁楚呻吟，日夜难安，当速去其邪，攘外即所以安内也。若因里病而不寐者，或焦烦过度而离宫内燃，从补心丹及枣仁汤法。或忧劳愤郁而耗损心脾，宗养心汤及归脾汤法。或精不凝神而龙雷震荡，当壮水之主，合静以制动法。或肝血无藏而魂摇神漾，有咸补甘缓法。胃病则阳跷穴满，有半夏秫米汤。胆热则口苦心烦，有温胆汤及桑叶、丹皮、山栀轻清少阳法。营气伤极，人参、人乳并行。阳浮不摄，七味、八味可选。余如因惊宜镇，因怒宜疏。饮食、痰火为实，新产、病后为虚。（《临证指南》）

不寐有由真阴亏损，孤阳漂浮者，此水亏火旺，火主乎动，气不得安。盖肺为上窍，居阳分至高，肾为下窍，居阴分最下。肺主气，肾藏气，旦则上浮于肺而动，夜则下入于肾而静。仙家所谓子藏母胎，母隐子宫，水中金也。若水亏火旺，肺金畏火，不纳肾水，阴阳俱动，故不寐。治宜六味丸加知、柏之类。有由胃不和者，盖胃气本下行，而寐亦从阴而主下，今胃气上逆，则壅于肺而息有音，不得从其阴降之道，故亦不寐。药宜橘红、甘草、石斛、茯苓、半夏、神曲之类。（沈金鳌）

妇人肥盛，多郁不得眠者，从郁结痰火治。大抵胆气宜静，浊气痰火扰之则不眠，宜用温胆汤、猪胆汁、炒半夏曲，加柴胡、枣仁，立效。〇平人不得卧，多起于劳心思虑，喜怒惊恐。举世用补心安神药鲜效。曷知五志不伸，往往生痰聚饮，饮聚于胆，则胆寒肝热，故魂不归肝而不得卧。《内经》用半夏汤涤其痰饮，阴阳通，其卧立至。（张路玉）

凡病后、产后不得眠者，此皆血气亏虚，心脾二脏不足。虽有痰火，不可过攻，当以补养为君，而略佐清痰火之药。其有不因病后而不寐者，虽属痰火有余，而处治亦必佐以养血补虚之药，方为妥当。（徐东皋）

凡治病者，服药即得寐，此得效之征也。正以邪居神室，卧必不安，若药已对证，则一匕入咽，群邪顿退，盗贼甫去，民即得安。

此其治乱之机，判于顷刻，药之效否，即此可知。其有误治妄投者，反以从乱，反以助虐，必致烦恼懊侬，更增不快。知者见几，当以此预知矣。（张景岳）

选案

一人患阴虚火旺，彻夜不眠者两月，食废形削。方用人参、枣仁、茯神、远志、生地、当归、五味子、麦冬，佐以琥珀、辰砂、金银器，百剂而瘳。此证心经虽有火，幸未灼肺，多服补阴收敛之剂，水火自然升降矣。（缪仲淳）

宛平王中堂，患一奇证，每寐即梦持重搬运，甚觉困乏而醒，睡去，其梦如故，一夜数十次。医用参、归、枣仁、茯神、远志养血安神之药，愈服愈甚。诊脉两寸洪大有力，两关洪大兼弦，两尺洪弦无力，知为药误。盖寐者，心神藏纳于肾，乃水火既济之时。心犹人也，肾犹舍也，今心阴不足，肾火独亢，乃遂上炎之性，而失下交之象矣。盖心中之水，真水也；肾中之火，真火也。水火互藏其根，故心能下交，肾能上摄。今心肾已成不交之象，复补其心阳，愈增其上炎之势，焉能使阳会于阴，元神凝聚于内乎？乃以重剂八味汤，加牛膝、五味子，用灯心、莲子作引，数服而愈。（冯楚瞻）

一妇不眠两月，眩晕胁痛，咳嗽呕吐。医谓气血两虚，服补药不效。诊左关脉弦数有力，右关弦滑而濡。断为肝火上逆，脾有湿痰。盖脾为心之子，脾有邪则心不能舍于脾，谓之母不舍子，故不眠。脾中有痰，故作晕亦作呕；肝火上逆，故作咳作呕亦作晕。方用半夏、陈皮、苍术、煨姜，燥脾中之湿痰；黄连、香附、竹茹、白芍，平上逆之肝气。吐痰碗许而愈。（吴天士）

四明董生，病患神志不安，每卧觉身在床而神魂离体，惊悸无寐。医作心病治，不效。予诊之曰：此肝病也。肝虚，邪气袭之。肝藏魂者也，游魂为变。平人肝不受邪，卧则魂归于肝，神安而得寐。今肝有邪，魂不得归，是以飞扬若离体也。董生欣然曰：前此未之闻，虽未服药，已觉沉疴去体矣，愿求良治。处方用珠母为君，龙齿佐之，珠母入肝，龙齿与肝相类。龙齿、虎睛，人以为镇心之用，殊不知龙齿安魂，虎睛定魄，各从其类也。盖东方苍龙，木也，属肝而藏魂；西方白虎，金也，属肺而藏魄。龙能变化，故魂游而不定；虎能专静，故魄止而有守。治魄不守者宜虎睛，治魂飞扬者宜龙齿。服药一月而痊。（《赤水玄珠》）

有人卧则觉身外有身。盖人卧则魂归于肝，此由肝虚邪袭，魂不归舍，名曰离魂。用人参、龙齿、茯神各一钱，煎汤，调朱砂末一钱，睡时服。三夜后，真者气爽，假者化矣。（《同寿录》）

附：欠

肾为欠。〇胃足阳明之脉，是动则病振寒，善数伸欠。〇二阳一阴发病，主惊骇，善噫善欠。〇疟之始作也，善伸数欠。（《素问》）

帝曰：人之欠者，何气使焉？岐伯曰：卫气昼日行于阳，夜半则行于阴。阴者主夜，夜主卧。阳者主上，阴者主下，故阴气积于下，阳气未尽，阳引而上，阴引而下，阴阳相引，故数欠。（《灵枢》）

肾病，面黑，善恐数欠。（《难经》）

夫中寒家善欠。（《金匮》）

气乏，故欠伸引之。（《医学入门》）

《内经》虽以欠隶诸阳明，然必由少阴经气下郁，不能上走阳明，胃气因之不舒，而频呼数欠，以泄其气，舒其经。若少阴气不下郁，胃气虽泄，则但呵而不欠也。（张路玉）

阳引而上，阴引而下，寤后之欠然也。若将卧之欠，则必阴引而上，阳引而下矣。何也？肝上而肾居下也。（《医参》）

癫狂痫

经义

邪入于阳则狂。〇阴不胜其阳，则脉流薄疾，并乃狂。〇血并于阴，气并于阳，故为惊狂。〇帝曰：足阳明之脉，病甚则弃衣而走，登高而歌；或至不食数日，窬垣上屋，所上之处，皆非其素所能也。病反能者，何也？岐伯曰：四肢者，诸阳之本也。阳盛则四肢实，实则能登高也。帝曰：其弃衣而走者，何也？岐伯曰：热盛于身，故弃衣欲走也。帝曰：其妄言骂詈不避亲疏而歌者，何也？曰：阳盛则使人妄言骂詈不避亲疏而歌也。〇帝曰：有病怒狂者，此病安生？岐伯曰：生于阳也。阳气者，因暴折而难决，故善怒也。病名曰阳厥。〇帝曰：人生而有病癫疾者，病名曰何？安所得之？岐伯曰：名为胎病。此得之在母腹中时，其母有所大惊，气上而不下，精气并居，故令子发为癫疾也。（《素问》）

重阳者狂，重阴者癫。〇狂癫之病，何以别之？曰：狂之始发，少卧不饥，自高贤也，自辨智也，自贵倨也，妄笑，好歌乐，妄行不休是也。癫疾始发，意不乐，僵卧直视，其脉三部俱盛是也。（《难经》）

哲言

阴气衰者为癫，阳气衰者为狂。（《金匮》）

《素问》言癫狂而不及痫，《灵枢》乃有痫瘈、痫厥之名，诸书有言癫狂者，有言癫痫者，有言风痫者，有言惊痫者，有分癫痫为二门者，迄无定论。要之癫痫狂大相径庭，非名殊而实一之谓也。《灵枢》虽编癫狂为一门，而形证两具，取治异途，较之于痫，又大不侔矣。徐嗣伯云：大人曰癫，小儿曰痫。亦不然也。《素问》谓癫为母腹中受惊所致，今乃曰小儿无癫可乎？痫病大人每每有之，妇人尤多。今据经文分辨于后：癫者，或歌、或笑、或悲、或泣，如醉如痴，言语有头无尾，秽洁不知，积年累月不愈，俗呼心风，此志愿高大而不遂所欲者多有之。狂者，病发猖狂刚暴，如伤寒阳明实，发狂骂詈，不避亲疏，甚则登高而歌，弃衣而走，踰垣上屋，或与人语所未尝见之事，如有邪祟依附者是也。痫病，发则昏不知人，眩仆倒地，甚则瘛疭抽掣，目睛上视，或口眼㖞斜，或口作六畜之声是也。（《证治准绳》）

癫、狂二证，皆由情志过度，则气伤而火壅，热甚而风生，风火相搏，痰涎胶固，粘着膻中，则昏迷而丧其神守。故癫、狂皆属火炽痰壅，但有缓急之分耳。

癫、狂病本不同：狂病之来，狂妄以渐，而经久难已；癫病之至，忽然僵仆，而时作时止。狂病常醒，多怒而暴；癫病常昏，多倦而静。由此观之，则其阴阳寒热，自有冰炭之异。《难经》曰：重阳者狂，重阴者癫。义可知矣。后世诸家，有谓癫狂大概是热，此未必然，其间形气脉气自有可据，须辨察阴阳而分治之。（张景岳）

癫多喜笑，尚知畏惧，证属不足；狂多忿怒，人莫能制，证属有余。此病多因惊忧，痰血塞于心窍所致。（朱丹溪）

癫，有时人不之觉，是癫之轻也；狂有时人不及防，是狂之骤也。癫病，痰火一时忽动，阴阳相争，亦若狂之状；狂病，痰火经久煎熬，神魂迷瞀，亦兼癫之状。（《见闻录》）

疑病为痴，口如木而不能言为呆，人事颠倒为癫，三病相似。

痴，脾病；呆，肝病；癫，肾病。三者胥兼心。○癫狂皆痰病也。癫因寒为虚，狂因火为实。癫病责心肾，狂病责肝胃。○有故而倒曰惊，无故而倒曰痫，皆瘛疭也。痫虚而惊实。（《医参》）

痫疾者，风痰之故也。风者，阳气也。《经》曰：阳之气，以天地之疾风名之，故其发也暴。所以令人仆地者，厥气并于上，上实下虚，清浊倒置，故令人仆地，闷乱无知。浊邪干于心脏，而神明壅闭也。舌者心之苗，而脾之经络连于舌本，阳明之经络入于上下齿缝中，故风邪实于心脾，则舌自挺，风邪实于阳明，则口自噤，一挺一噤，故令嚼舌吐沫者，风热盛于内也。此风来潮汹之象，背反张目上视者，风在太阳经也。足太阳之经，起于睛明，挟脊而下，风邪干之，则实而劲急，故目上视而背反张也。手足搐搦者，风属木，肝主筋，风热盛于肝，则一身之筋挚，故令人手足搐搦也。搐者，四肢屈曲之名。搦者，十指开握之义也。或作六畜声者，风痰鼓其气窍而声自变也，譬之弄笛，六孔闭塞不同，而宫商别异是也。（吴鹤皋）

病痫者，涎沫出于口，冷汗出于身，清涕出于鼻，皆阳跷、阴跷、督、冲四脉之邪上行为病也。此奇邪为病，不系五行、阴阳、十二经所拘，当从督、冲、二跷四穴奇邪之法治之。（李东垣）

痫与痉，略同而实异。发时身软，时醒者，谓之痫；身体强直，反张如弓，不时醒者，谓之痉。痫病随其痰之潮作，故有时而醒；痉比痫为甚而多挟虚，故常昏冒而亡者多矣。（刘宗厚）

论治

狂病多因于火，或谋为失志，或思虑郁结，屈无所伸，怒无所泄，以致肝胆气逆，木火合邪，是诚东方之实证也。邪乘于心，则为神魂不守；邪乘于胃，则为暴横刚强。故当以治火为先，或痰或气，察其微甚而兼治之。〇癫病多由痰、气，凡气有所逆，痰有所滞，皆能壅闭经络，格塞心窍，故发则旋晕僵仆，口眼相引，目睛上视，手足搐搦，腰脊强直，食顷乃苏。此其倏病倏已者，正由气之倏逆倏顺也。故当察痰察气，因其甚者而先之。至若火之有无，当审脉证而兼治之。〇痫证无火者多，且复有阴盛阳衰，及气血暴脱，而绝无痰火气逆者。则凡四君、四物、八珍、十全等汤，或干姜、桂、附之类，皆所必用，不得谓癫痫尽属实邪而概禁补剂也。若真阴大损，气不归根，而时发难愈者，必用河车丸，方可奏效。（张景岳）

天地一阴阳也，阴阳和则天清地凝，一有偏胜，遂有非常之变。人身亦一阴阳也，阴阳和则神清志定，一有偏胜，则有不测之疴。故《经》曰：重阳者狂，重阴者癫。痫与癫其原则同也。古人集癫、痫、狂，辨以为阳并于阴，阴并于阳。言乎见证：狂则少卧不饥，妄言妄笑，甚则上屋裔垣，其候多躁而常醒；癫则或歌或哭，如醉如痴，甚至不知秽洁，其候多静而常昏；痫则发作无时，卒然昏仆，筋脉瘛疭，口中作声，其候经时必止。推其病因：狂由大惊大怒，病在肝、胆、胃经，三阳并而上升，故火炽则痰涌，心窍为之闭塞；癫由积忧积郁，病在心、脾、包络，三阴蔽而不宣，故气郁则痰迷，神志为之混淆；痫病或由惊恐，或由饮食不节，或由母腹中受惊，以致内脏不平，经久失调，一触积痰，厥气内风，猝焉暴逆，莫能禁止，待其气反然后已。至于主治，察形证，诊脉候，以辨虚实。狂之实者，以承气、白虎直折阳明之火，生铁落饮重制肝胆之邪；虚者，当壮水以制火，二阴煎之类。癫之实者，以滚痰丸开痰壅闭，清心丸泄火郁勃；虚者，养神而通志，归脾、枕中之类。痫之实者，用五痫丸以攻风，控涎丸以劫痰，龙荟丸以泻火；虚者，当补助气血，调摄阴阳，养营汤、河车丸之类。三证治法，大旨不越乎此。他如肝风痰火者，则苦辛开泄；神虚火炎者，则清补并施；肝胆厥阳，化风旋逆者，以极苦之药折之；神志两虚者，用交通心肾法；劳神太过者，宗静以生阴意，为敛补镇摄。医者惟调理其阴阳，不使有所偏胜，则郁逆自消，而神气得反其常矣。（《临证指南》）

《经》云：悲哀动中则伤魂，魂伤则狂妄不精，不精则不正。此悲哀伤魂而狂，当用温药补魂之伤，《本事》惊气丸之类是也。喜乐无极则伤魄，魄伤则狂，狂者意不存人。此喜乐伤魄而狂，当用凉药补魄之阴，辰砂、郁金、白矾之类是也。（娄全善）

五志之火，郁而成痰，为癫为狂，宜以人事制之。如喜伤心者，以怒解之，以恐胜之；忧伤肺者，以喜胜之，以怒解之。（《证治准绳》）

狂病久而不愈，宜分治之。定志膏、一醉膏、辰砂散。盖狂病少卧，卫气行阳而不行阴，故阳盛阴虚，令昏其神，使之得睡，则卫气得入于阴，阴得卫填则不虚，阳无卫助则不盛，故阴阳和而愈矣。（《医学六要》）

癫证等方，总不若用六君加减，以治痰之本；用六味丸不加减，以治肾水不足之源，为治癫之秘法。（方星岩）

《经》云：癫疾呕多涎沫，气下泄者不治，发如狂者不治。气下泄不治者，癫本由邪入于阴，阴气闭塞于下而奔逆于上，今气下泄，将见肾气虚脱故也。发如狂不治者，由心之阳不胜其阴气之逆，神明散乱，阳气暴绝，犹灯将灭而复明也。（赵以德）

痫证往往生于郁闷之人，多缘病后本虚，或复感六淫，气虚痰积之故。盖以肾水本虚，不能制火，火气上乘，痰壅脏腑，经脉闭遏，故卒然倒仆，手足搐搦，口目牵掣，乃热盛生风之候。

虽分五痫，要以补肾为本，豁痰为标，随经见证用药。（张石顽）

《千金方》云：病先身热，掣疭惊啼叫唤，而后发痫，脉浮者，为阳痫，病在六腑，犹易治也；病先身冷，不惊掣，不啼呼，而病时发，脉沉者，为阴痫，病在五脏，为难治也。刘宗厚谓此论痫之阴阳，后世有认为寒热者，误也。盖此疾皆以痰热所作而得，在表而浅为阳，故云易治；入里而深为阴，故曰难治。乃表里浅深之谓，非寒热之谓也。（《赤水玄珠》）

痫证日久，宜以归脾汤扶其气血，六味丸治其龙雷之火。治痫之源，无出于此。（《伤寒百问》）

病笑不休，用盐煅赤，研，入河水煎沸，啜之，探吐热痰数升即愈。《素问》曰：神有余则笑不休。神，心火也，火得风则焰，笑之象也。一妇病此半年，张子和用此方治愈。（《同寿录》）

脉候

帝曰：癫疾何如？岐伯曰：脉搏大滑，久自已；脉小坚急，死不治。帝曰：癫疾之脉，虚实何如？岐伯曰：虚则可治，实则死。〇心脉满大，痫瘛筋挛。〇肝脉小急，痫瘛筋挛。〇二阴急为痫厥。〇搏阳为癫疾。（《素问》）

心脉缓甚为狂笑，微涩为癫疾。〇肺脉急甚为癫疾。〇肾脉急甚为骨癫疾。（《灵枢》）

《素问》通评虚实论：癫疾，脉搏大滑，久自已，脉小坚急，死不治。按此癫疾之“癫”字，当是“狂”字。脉搏大滑，阳病得阳脉，故自愈；脉小坚急，阳病得阴脉，故死。观下文即言癫疾之脉，虚则可治，实则死。狂与癫证别阴阳，合勘益审。（《医参》）

选案

某姓少妇病狂四载，延余至，病者卧床上，甫就诊，突被反手相掣，口出妄言。出谓其夫曰：脉虽未得，而劫夺之际，已领料其病情。讯其目珠之赤，盖已三年。每发不必有因，唯自禁食，登高歌哭，厉声叫喊，昼夜无眠，人莫能制，诸药罔效。其发一月、十日不一，已则如平人，惟食饮逾常，潮信愆期耳。为用大陷胸方，大黄一两，芒硝、甘遂各三钱，加甘草钱许，服剂须臾，吐泻交作，次日犹能起居。然静而可诊，两脉皆坚锐而数，按有胃气，因忆《内经》无过犯之旨，易以小剂，调胃承气继之。再泻十余行，口渴思饮，进稀粥碗余，熟睡一昼夜，起坐不支，然后以开窍利痰兼安抚药调养月余，最后以补心丸、归脾丸间用，两月寻愈。询其前事，如梦初觉。（曹恒占）

西园令弟陶士，狂证屡作，人莫能制，药不肯饮。予因其爱酒，用新葫芦一枚，去瓤，入浓酒盏许，封固，外加面裹，水中煮透，倒出露一宵，饮之大吐，病去如失。（程华仲）

一人得心病，状似癫狂，彻夜不寐，服药旬日，有用加味逍遥散者，有用补心丹者，有作痰治用胆星者，有作火治用黄连者，皆不效。诊脉弦大，重按无力，唇红面赤。予曰：脉大无力，非实火也。病由用心过度，心火上浮，不能下交于肾，肾水下虚，不能上交于心。法当交通心肾，用八仙长寿丸，辰砂为衣，早晚各服三钱，纳心火于肾水之中，以成既济之象。凡治心肾不交之病，每用六味加辰砂为衣，效者甚多。（许宣治）

相国寺僧患癫疾半年，医皆不效，召孙兆疗之。孙曰：但有咸物，尽与食之，待渴可来取药，今夜睡着，明日便愈。至夜，僧果渴，与酒一角，调药一服与之，再索，又与半角，遂睡两昼夜乃觉，人事如故。僧谢问其治法，曰：众人用药，能安神矣，而不能使其神昏得睡，此乃《灵苑方》中朱砂酸枣仁乳香散也，

但人不识用耳。（《证治准绳》）

一妇因心事拂郁，遂得心疾，半年服药不效。诊脉沉涩，左手更微，断为血虚之证。《经》曰：心藏神，肝藏魂，心血虚则神不得藏，肝血虚则魂无所归，是以神魂不定，语言无序，或啼或笑。然言语轻微，证属不足，非若狂证之属有余也。且脉涩无力，血虚而气亦虚。夫有形之血，必藉无形之气以生，则补血尤须补气，遂用归脾汤。初二剂加天竺黄分许，微化其痰之标。服后，前证不发，并制丸药调理而痊。（吴天士）

附方

熏鼻法　治癫狂最佳，亦治产后血晕。用炉贮炭火，时时沃醋，以熏其鼻。

又方　治痰迷心窍癫狂。用柏树根皮焙干研末，每服二钱，鲜菖蒲煎水调下，吐泻痰涎即愈。

辰砂散　治诸癫痫。辰砂一两，枣仁半两微炒，乳香半两。各为末，量患人能饮酒几何，先令恣饮，但勿令吐，至静室中，以前药温酒调作一盏，令顿饮。如饮酒素少者，但随量取醉，服药讫，便令安卧。病浅者半日至一日，病深者二、三日，不可惊触使觉，待其自醒，则神魂定矣。万一惊寤，不可复治。正肃吴公少患心疾，服此五日方寤，遂瘥。

厥

经义

黄帝问曰：厥之寒热者，何也？岐伯对曰：阳气衰于下，则为寒厥；阴气衰于下，则为热厥。帝曰：热厥之为热也，必起于足下者何也？岐伯曰：阳气起于足五指之表，阴脉者，集于足下而聚于足心，故阳气胜则足下热也。帝曰：寒厥之为寒也，必从五指而上于膝者何也？岐伯曰：阴气起于五指之里，集于膝下而聚于膝上，故阴气胜则从五指至膝上寒。其寒也，不从外，皆从内也。○阳气者，烦劳则张，精绝，辟积于夏，使人煎厥。○阳气者，大怒则形气绝而血菀于上，使人薄厥。○秋伤于湿，上逆而咳，发为痿厥。○脉至如喘，名曰暴厥。○血之与气并走于上，则为大厥。○内夺而厥，则为瘖痱，此肾虚也。少阴不至者，厥也。○厥逆连脏则死，连经则生。（《素问》）

邪客于手足少阴太阴足阳明之络，此五络皆会于耳中，上络左角，五络俱竭，令人身脉皆动而神无知也，其状若尸，故曰尸厥。（《灵枢》）

哲言

凡厥者，阴阳气不相顺接便为厥。厥者，手足逆冷是也。（张仲景）

人身气血灌注经脉，刻刻流行，绵绵不绝，凡一昼夜当五十度营于身。或外因六淫，内因七情，气血痰食，皆能阻遏运行之机，致阴阳二气不相接续而厥作焉。厥而口噤牙闭者，实厥也；厥而口张自汗者，虚厥也。（《证治汇补》）

厥证之起于足者，厥发之始也。甚至卒倒暴厥，忽不知人，轻则渐苏，重则即死，最为急候。后世不察，但以手足寒热为厥，又以脚气为厥者，谬之甚也。虽仲景有寒厥、热厥之分，亦以手足为言，盖彼自辨伤寒之寒热耳，实非《内经》之所谓厥也。今人不知厥证，而皆指为中风。夫中风者，病多经络之受伤；厥逆者，直因精气之内夺。表里实虚，病情当辨。（张景岳）

厥有数种：有因肝风痰火及龙雷之火上冲而作者，有因相火上冲阳明气塞而作者，有因胆怯心虚痰火气闭而作者，有因元气虚逆而作者，有因风寒邪闭而作者。又有尸厥、煎厥、痿厥、食厥、痉厥、痫厥，与夫角弓反张之类，最易惊人，极难辨识，须详审色脉，分别施治。大概以大指掐拳内者重，掐拳外者轻；脉大浮洪有力者易治，脉沉细数急不连贯者难治；面青，环口青，唇白，鼻孔黑，人中吊者危。此论极为秘要。（孙庆曾）

阴精衰，则火独治而有热厥；命火衰，则水独治而有寒厥。是二厥皆生于肾，以肾为水火之司也。（吴鹤皋）

寒厥暴亡，与中寒异。盖中寒之寒，乃随中随发；寒厥之寒，乃由寒邪久伏于内，复有新寒触之，遂厥而暴亡。故其证状虽皆口噤，四肢强直，昏不知人，而其原实一为即发之病，一为积久触发之病，此其原异。且发时，中寒则卒然僵仆，人不及防；寒厥则先四末逆冷，而后昏冒强直，其间少需时候，此其病作亦异。且中寒仓卒间一身受邪，难分经络；寒厥则邪之所积，早入脏腑，内陷已深，此其病所自发又异。然则“寒厥暴亡”四字，谓其因寒致厥而后暴亡，非如中寒、中暑、中恶、中气等卒中而亡之暴也。每一病古人立一名，夫岂徒哉！（《见闻录》）

补编

阳厥补阴，壮水之主；阴厥补阳，益火之原。此阴厥、阳厥与伤寒之阴、阳二厥不同。伤寒阳厥用推陈致新，阴厥用附子理中，冰炭殊途，死生反掌。（《赵氏医贯》）

厥者，从下逆上之病；痉者，明其风强之状。是证总由血气日偏，阴阳一并而成，譬如风雷之烈猛，郁极而发也。大抵可吐者，如痰食填塞胸中，用瓜蒂散及烧盐探引；可清可折者，如厥阳壮火，升逆莫制，用玉女煎、龙荟丸；可开可降者，如气厥、薄厥而形气暴绝，有五磨饮及蒲黄酒。秽浊蒙神而昏乱无知者，有牛黄至宝及苏合香丸；飞尸卒厥者，先宜酒醴引导，并施针灸。若从虚论，如内夺而厥者，有地黄饮子之通摄下焦；烦劳阳张，令人煎厥者，有人参固本，加入金箔、方诸水，壮水制火。血厥阳腾络弗，参乎从阴从阳。色厥，精脱于下，急与大剂挽元；肾厥，宗许学士之椒附以通阳；蛔厥，有仲景之安蛔法。阳极用救阴之剂，阴极有扶阳之方。是证独重在肝，盖肝者，将军之官，善干他脏者也。肝气一逆，则诸气皆逆，气逆则痰生，火沸风旋，神迷魂荡，无所不至矣。若犯于上者，不免凌金烁液，有门冬汤及琼玉膏之补金柔制；若犯于中而为呕为胀者，用六君去术加木瓜、姜、芍及附子粳米汤加人参，补胃平肝；若震及心脾而为悸为消者，用甘麦大枣合龙、蛎，缓急重镇；若挟少阳之威而乘巅绕络者，用羚角、钩藤、元参、连翘，熄风清络；若本脏自病而体用失和者，以椒、梅、桂、芍，益体宣用；若因母脏之虚而扰及子脏之位者，用三才配合龟、甲、磁、朱及复脉减辛味复入鸡黄，安摄子母。至于痿厥之治，取血肉介类，改汤为膏，谓其力味重实，填隙止厥最速。（《临证指南》）

暴死卒倒，其因甚多。如暴仆口噤吐涎，体暖脉虚者，中风也，分辨真伪施治。如腹痛额黑，手足收引，脉来沉迟，无气以息者，中寒也，宜理中四逆汤，更灸关元。有本质阴虚，暑途劳役，暴仆昏绝者，名曰中暑，宜生脉散加香藿。如卒倒有痰声者，名曰痰厥，宜六君子汤加竹沥、姜汁。有行立之间暴眩仆绝，喉无痰声，身无邪热者，此阴虚而阳暴绝也，宜独参汤。有暴怒卒倒，身冷无涎者，名曰气厥，宜四磨饮。有食后着寒着气而暴死者，名曰食厥，宜二陈汤探吐之。有大怒载血瘀于心胸而暴死者，名曰血厥，宜逐瘀行血。有感臭秽瘴毒暴死者，名曰中恶，宜醋炭熏鼻，醒后，以藿香正气散调之。或探丧入庙，暴绝，面赤不语者，名曰尸厥，亦宜醋炭熏鼻法，更服苏合丸。有伤寒新瘥，与妇人交，忽患少腹急痛，外肾挛缩，面黑喘急，冷汗自出者，名曰脱元；有因大吐泻后，卒然肢厥，不省人事者，名曰脱阳，俱急以葱白缚切，安放脐上，再以熨斗熨之，后灌参附姜汤。又有男女交接而死者，有梦中脱泄而死者，治照前法，迟则不及。○男女涎潮于心，卒然中倒，扶入暖室端坐，作醋炭熏之，令醋气入鼻，其涎自退。轻者即醒，重者亦知人事，不可一点汤水入喉，使痰系心包，必成废人。初厥用生半夏或细辛、皂角末吹鼻，有嚏可治。（《证治汇补》）

凡中风、中气、中暑、中寒、暴厥，俱不得妄动以断其气。《内经》明言：气复返则生。若扰乱其气，不得复返，致夭枉者多矣。（汪石山）

肝风内煽，发厥不省人事，重用茯神木治效。此病虽属肝风内煽，然必上搏于心，心君为之不安。茯神本治心，而中抱之木又属肝，以木制木，则风定心安而厥自止。（沈金鳌）

脉候

寸脉沉大而滑，为痰气食厥诸有余之证；微濡而弦，为阴阳虚厥诸不足之证；大小无常为尸厥；沉细无力为蛔厥。（《证治汇补》）

选案

扁鹊过虢，虢太子死，扁鹊至宫门下，问中庶子喜方者曰：太子何病？曰：太子病血气不时，交错而不得泄，暴发于外，则为中害。精神不能止邪气，邪气蓄积而不得泄，是以阳缓而阴急，故暴蹶而死。扁鹊曰：其死何如时？曰：鸡鸣至今。曰：收乎？曰：未也。言：臣，秦越人也。闻太子不幸而死，臣能生之。中庶子曰：先生得无诞乎？何以言可生也？扁鹊曰：子以吾言为不诚，试入诊太子，当闻其耳鸣而鼻张，循其两股以至于阴，当尚温也。中庶子闻言，目眩舌挢。入报虢君，出见扁鹊于中阙曰：窃闻高义之日久矣，先生过小国，幸而举之，偏国寡臣幸甚！扁鹊曰：若太子病，所谓尸蹶者也。乃使弟子子阳，厉针砥石，以取外三阳五会。有间，太子苏。使子豹为五分之熨，以八减之齐和煮之，以更熨两胁下。太子起坐。更适阴阳，服汤二旬而复故。故天下尽以扁鹊为能生死人。（《史记》）

宋仁宗宠妃，食次，忽仆倒身冷，急召孙尚杜任诊视。奏曰：此气厥也，吐后即苏。御坐良久，果苏。上问：因何得此疾？对曰：贵妃方食暴怒，气上与食相并，故厥。吐则气通，故苏。（《赤水玄珠》）

一妇患病六七日，时时晕倒，口眼微歪，胸膈胀痛。诊脉左关沉弦，右关搏指。询知因食面食，胸腹胀痛起，次日便晕倒，至今亦未大便。此食厥也。用枳、朴、山楂、陈皮、半夏、木香、神曲、麦芽、煨姜、大黄，使宿食去，胸膈舒，筋脉通利，各证自愈。（吴天士）

肝　风

经义

诸风掉眩，皆属于肝。○东方生风，风生木。（《素问》）

哲言

《经》云：诸风掉眩，皆属于肝。肝主风，风主动。脾主四肢，四肢者，诸阳之本，木气鼓之，故动，所谓风淫末疾也。此证在壮年，属热极生风；若病后、老年，属血液衰少，不能营养故也。（《张氏医通》）

肝为风木之脏，相火内寄，体阴用阳，其性刚，主动主升，全赖肾水以涵之，血液以濡之，肺金清肃下降之令以平之，中宫敦阜之土气以培之，则刚劲之质得为和柔之体，遂其条达畅茂之性，何病之有！倘津液有亏，肝阴不足，血燥生热，热则风阳上升，窍络阻塞，头目不清，眩晕跌仆，甚则瘛疭痉厥矣。治当缓肝之急以熄风，滋肾之液以驱热，如虎潜丸、地黄饮子、复脉等方，是介以潜之，酸以收之，厚味以填之，或用清上实下之法。若思虑烦劳，身心过动，风阳内扰，则营热心悸，惊怖不寐，胁中动跃。治以酸枣仁汤、补心丹、枕中丹，清营中之热，佐以敛摄神志。若因动怒郁勃，痰火风交炽，则有二陈、龙荟。风木过动，必犯中宫，则呕吐不食，法用泄肝安胃，或填补阳明。他如辛甘化风、甘酸化阴、清金平木，种种治法，未能备叙。然肝风一证，患者甚多，从古无此病名，医每忽略，特为拈出，以便后学考覈[1]云。○肝为风木之脏，将军之官，性急而动，故肝脏之病，较之他脏为多，而于妇女尤甚。肝病必犯土，是侮其所胜也。本脏见证，仲景云：厥阴之为病，消渴，气上撞心，心中疼热，饥不欲食，食则吐蛔。又《内经》所载肝病，难以尽述。大概其脉必弦，胁或胀或痛，偏寒偏热，或先厥后热。若一犯胃，则干呕吐酸，脘

1　覈：音hé，同“核”，考察。

痞不食；克脾则腹胀肢麻，便或溏或不爽。治法有阴阳虚实之殊。若肝阴胃汁未亏，肝阳亢逆犯胃，用药则远柔用刚，泄肝如吴萸、椒、桂，通胃如半夏、姜、附，加益智、枳、朴等，则兼运脾阳。中虚必用人参，如大半夏汤、附子粳米汤、进退黄连；泻心、治中，温胆等汤是也。若肝阴胃汁已虚，木火炽盛，风阳扰胃，用药忌刚用柔。养肝则阿胶、生地、白芍、麻仁、木瓜，养胃则人参、麦冬、粳米。至于平治之法，则刚柔寒热兼用，乌梅丸、安胃丸、逍遥散。若四君、六君、异功、戊己，则必加泄肝之品。用桑叶、丹皮者，桑叶轻清，清泄少阳之气热，丹皮苦辛，清泄肝胆之血热。用金铃子散者，川楝苦寒，直泄肝阳，延胡专理气滞血涩之痛。如呕吐不食，胁胀脘痞，医者但认为脾胃之病，不知实由肝邪所致。且世人但知风、劳、鼓、膈为四大证，不知土败木贼，延至不救者多矣。（《临证指南》）

眩　晕

经义

徇蒙招尤，目瞑耳聋，下实上虚，过在足少阳、厥阴，甚则入肝。○木郁之发，甚则耳鸣眩转，目不识人，善暴僵仆。（《素问》）

上气不足，脑为之不满，耳为之苦鸣，头为之苦倾，目为之眩。（《灵枢》）

哲言

眩者，言视物皆黑；晕者，言视物皆转。二者兼有，方曰眩晕。若甚而良久方醒者，又名郁冒，谓如以物冒其首也。（《证治汇补》）

眩晕之证，《内经》虽云皆属于肝风上攻，然体虚之人，外感六淫，内伤七情，皆能眩晕，当以脉证别之。风则脉浮有汗，项强不仁；寒则脉紧无汗，筋挛掣痛；暑则脉虚烦闷；湿则脉沉吐逆。及其七情所伤，遂使脏气不平，郁而生涎，结而为饮，随气上逆，令人眩晕，眉棱骨痛，眼不可开，寸脉多沉，此为异耳。若疲劳过度，吐衄便利，妇人崩伤产后，去血过多，皆令人眩晕，当随其因治之。（严用和）

眩晕之病，悉属肝胆风火。风火属阳，阳主动，故目眩而头晕也。譬如火焰得风，则旋转不已。○有肾阴不足，三阳之焰震耀于当前，故阴虚之人常若眩晕。目中忽见火如星炮，胸隔必多痰，晕时眼不能开，开则所见之物非斜即倒。○有中土虚衰，下逆之光上浮巅顶，发则眩仆呕吐，而五心烦热。（《己任编》）

肥白人湿痰滞于上，阴火起于下，痰挟虚火，上冲头目，邪正相煽，故忽然眼黑生花，所谓无痰不作眩也。○黑瘦人肾水虚少，肝枯木动，复挟相火上踞高巅而作眩晕，所谓风胜则地动，火得风而焰旋也。（朱丹溪）

头痛之病，上实证也；头眩之病，上虚证也。《内经》分别甚明，曰头痛巅疾，下虚上实；又曰上实下虚，为厥巅疾。此以邪气在上，所以为痛，故曰上实也。至若眩晕之病，则曰上气不足，又曰上虚则眩，未闻言上之实也。而后世诸家，有曰结而为饮，随气上逆者；有曰疲劳过度，下虚上实者；有曰肾不纳气，使诸气逆奔而上者。即如丹溪亦曰痰在上，火在下。凡此皆言上实也。何与《内经》相反若此？噫！此后人之不明耳。夫眩晕之证，或为头重眼黑，或为脑髓旋转，不可以动。求其言实之由，不过谓头重者为上实。不知头本不重于往日，而惟不胜其重者，乃甚于往日耳。上力不胜，阳之虚也，岂上实乎？又何气不归元及诸气逆奔之有？盖上实者宜降宜抑，上虚者最不宜再伐生气。此上实上虚之旨，不可不辨。○头眩有大小之异，察之可得虚实之情。如今人之气禀薄弱者，无论少壮，或于劳倦酒色之后，每有耳鸣如磬，或头眩眼黑，倏顷而止者，乃常有之事。至于中年之外，多见眩仆卒倒等证，亦常有之事。但忽晕忽止者，人皆谓之头晕眼花；卒倒而不醒者，人必谓之中风中痰，不知忽止者，以其气血未败，故旋见而旋止，即小中风也；卒倒而甚者，以其根本既亏，故遽病而难复，即大眩晕也。且必见于中年之外，而较之少壮益又可知。于此察之，则是风非风，是痰非痰，而虚实从可悟矣。（张景岳）

补编

心下有痰饮，胸胁支满，目眩，苓桂术甘汤主之。○心下有支饮，其人苦眩冒，泽泻汤主之。（《金匮》）

眩晕一证，人皆称为上盛下虚，而不明言其所以然之故。盖所谓虚者，血与气也；所谓实者，痰涎风火也。原病之由，有气虚者，乃清气不升，或汗多亡阳所致，当升补阳气；有血虚者，乃亡血过多，阳无所附而然，当益阴补血。此皆不足之证也。有因痰涎郁遏者，宜导痰开郁，重则吐下；有因风火摇动者，宜清上降火。此皆有余之证也。世有谓气不归元，而用丹药镇坠，沉香降气，盖香窜散气，丹药助火，其不归之气岂能因此而复耶？《经》谓治病求本，气之不归，求本用药则善矣。（刘宗厚）

丹溪论眩晕曰：无痰不作眩，虽有风者，亦必有痰挟气，虚者亦宜治痰为主。若据此论，则凡眩晕无非痰证也。何轩岐之言，绝不及痰，故在丹溪则曰无痰不作眩，当以治痰为主。余则曰：无虚不作眩，当以治虚为主。（张景岳）

眩晕一证，有虚晕、火晕、痰晕之不同，治失其要，鲜不误人。曷言乎虚晕也？如纵欲脱血，痈溃产后，老年精衰诸伤阴者，其证面赤口干，烦躁不寐，便秘溺赤，其脉弦细而数，或弦大而数，无非精血受亏，阴虚为病。盖蒂固则真水闭藏，根摇则上虚眩仆，此阴虚之晕也。如劳倦费神，吐泻汗多，悲哀痛楚诸伤阳者，其证面青神倦，畏寒厥冷，身面浮气，其脉沉细而迟，或浮大而空，无非元阳被耗，气虚为病。盖禀厚则真火归藏，脏亏则气逆上奔，此阳虚之晕也。治阴虚者，用归芍六味汤加人参之类，壮水之主，以生精血；治阳虚者，用八味养血汤加人参之类，益火之原，以生元气，所谓滋苗者必灌其根也。曷言乎火晕也？如房劳则火起于肾，暴怒则火起于肝，思虑则火起于脾。其证耳鸣目黑，上重下轻，眩仆卒倒，脉象细弱，无非动作烦扰，虚阳不藏。盖火藏则清明内持，动扰则掉摇散乱，此虚火之晕也。若实火眩晕者，人必强健，证必暴发，渴必引饮，脉必洪数，呕吐酸苦晕稍定，饮食寒凉晕稍缓，便解燥结晕稍止，无非风火相搏，实火为害。盖有余则上盛而火炎，壅塞则火炽而旋转，此实火之晕也。治虚火者，用六味、逍遥之属，滋阴以制火，舒肝以养脾；治实火者，宜三黄、竹叶、石膏之属，清降以抑火，辛凉以泻热，所谓虚火可补，实火可泻也。曷言乎痰晕也？如水沸水泛，则痰起于肾；风火生涎，则痰起于肝；湿饮不行，则痰起于脾。其证头重眼花，脑转眩冒，倦怠嗜卧，食饮不甘，脉象缓滑，无非疲劳过度，虚痰为虐。盖清升则浊阴下走，气滞则津液不行，此虚痰之晕也。若实痰眩晕者，脉证必实，积热在阳明，阻塞在经络，郁遏在肠间，无非风火结聚，积痰生灾。盖液凝则浊阴泛上，饮停则火逆上升，此实痰之晕也。治虚痰者，宜六味、八味、归脾之属，补肾之原以治痰之本；治实痰者，宜二陈、芩、连、滚痰丸之属，冷肠胃之热以治痰之标。大抵虚晕者十之六、七，兼痰火者十之二、三。且今人气禀薄弱，酒色不谨，肝肾亏而内伤剧，以致眩晕大作。望其容则精神昏倦也，闻其声则语言低微也，察其证则自汗喘促也，切其脉则悬悬如丝也。当此之时，须执定见，毋惑多歧，参、芪、归、术，重剂多进，庶可转危为安。倘病家畏补而生疑，医家见补而妄驳，旁人因补而物议，以虚证为实火，以参、芪为砒毒，卒中之变至，危脱之象见，虽有智者，无如何矣！（《会心录》）

戴复庵云：有眩晕之甚，抬头则屋转，眼生黑花，常见有物飞动，或见一物为两，宜《秘旨》正元散，加鹿茸，兼进养正丹。不效，一味鹿茸，每服半两，酒煎去滓，入麝香少许。缘鹿茸生于头，头晕而主以鹿茸，从其类也。此为虚寒也。丹溪云：眩晕不可当者，大黄酒炒为末，茶调下，每服一、二钱。此为实热也。（张路玉）

《经》云：诸风掉眩，皆属于肝。头为六阳之首，耳目口鼻，皆系清空之窍，所患眩晕者，非外来之邪，乃肝胆之风阳上冒耳，甚则有昏厥跌仆之虞。其证有夹痰夹火、中虚下虚、治胆治胃治肝之分。火盛者，用羚羊、山栀、连翘、花粉、元参、生地、丹皮、桑叶，以清泄上焦窍络之热，此先从胆治也。痰多者，必理阳明，消痰如竹沥、姜汁、菖蒲、二陈汤之类。中虚则兼用人参、《外台》茯苓饮是也。下虚者必从肝治，补肾滋肝，育阴潜阳镇摄。至于天麻、钩藤、菊花之属，皆系熄风之品，可随证加入。此证原本肝风，当与肝风、中风、头风门合而参之。（《临证指南》）

脉候

浮而散者为眩仆。○春脉太过，则令人善怒，忽忽眩冒而巅疾。（《素问》）

肝脉溢大主眩。若风浮寒紧，湿细暑虚，痰弦而滑，瘀芤而涩，

数大火邪，濡大虚极。（《证治汇补》）

选案

刘允功，形体魁伟，不慎酒色，偶因劳怒，头晕仆地，痰涎上涌，手足麻痹，口干引饮，六脉洪数而虚。余以为肾经亏损，不能纳气归原而为晕，不能摄水归原而为痰，阳气内虚而麻痹，虚火上炎而作渴，用补中益气汤合六味丸治愈。（薛立斋）

吴添官母，时多暴怒，经行复止，气逆上厥，如畏舟船，动则晕去，久卧于床，时若天翻地覆，大热引饮，脑如刀劈，食少泻多。余以怒甚则血菀于上，而气不返于下者，名曰厥巅疾。厥者，逆也。巅者，高也。气与血俱逆于高巅，故动辄眩晕也。又以上盛下虚者，过在少阳，少阳者，胆也，胆之穴络于脑，郁怒之火，上攻于脑，得补而炽，其痛如劈。同为厥巅之疾，风火相煽，故振摇而热蒸；木土相凌，故艰食而多泻。于是会《内经》铁落镇坠之意，以代赭、龙胆、芦荟、黄连降其上逆之气，以蜀漆、丹皮、赤芍行其上菀之血，以牡蛎、龙骨、五味敛其浮游之神。最要在每剂药中生入猪胆汁二枚，盖以少阳热炽，胆汁必干，亟以同类之物济之，资其持危扶颠之用。连进十数剂，服猪胆二十余枚，热退身凉，食加泻止，始能行步。尚觉身轻不支，减去猪胆、芦、龙，加入参、归、姜、枣，平调而愈。（《寓意草》）

一人常头目眩晕，步履不稳，寸脉豁大，关脉多滑。医谓老年体虚，用补。余曰：脉大无力，固虽属虚，然滑则多痰，徒补而不消痰，则眩晕不去，步履何由而健？必须补中兼消。方用六君汤，加菊花、川芎、酒炒黄芩，与服十剂，证觉减轻。再加归、芍，配合丸药。熟地泥膈，肉桂助火，皆非所宜。（程星海）

汗

经义

阳之汗，以天地之雨名之。○在心为汗。○阳加于阴谓之汗。○阴虚者，阳必凑之，故少气时热而汗出也。○魄汗未藏，四逆而起。○汗出偏沮，使人偏枯。○人所以汗出者，皆生于谷，谷生于精。今邪气交争于骨肉而得汗者，是邪却而精胜也。○饮食饱甚，汗出于胃；惊而夺精，汗出于心；持重远行，汗出于肾；疾走恐惧，汗出于肝；摇体劳苦，汗出于脾。○炅则腠理开，营卫通，汗大泄，故气泄矣。○劳则喘息汗出，内外皆越，故气耗矣。○阳气有余为身热无汗，阴气有余为多汗身寒，阴阳有余则无汗而寒。○肾病者，寝汗出，憎风。（《素问》）

哲言

食梅津生，食芥泪堕，此液之自外夺者也；悲则涕生，愧则汗发，此液之自内致者也。（《医参》）

三阳实，三阴虚，汗不出；三阴实，三阳虚，汗不止。（《仁斋直指》）

真气已亏，胃中火盛，则汗出不休；真气已竭，阴火已衰，则无汗反躁；阴阳俱衰，四时无汗，其形不久。（李东垣）

卫气虚则多汗，营血虚则无汗。（娄全善）

阳者，卫外而为固也。阳虚不能卫外，故津液不固而汗易泄且畏风也。此与伤风自汗不同。彼责之邪实，此责之表虚，故补、散各异。（《医方集解》）

汗出虽由卫气不固，胃中之津液外泄，而实关乎脏腑之蒸发使然。心之阳不能外卫而为固，则自汗出，包络之火蒸发也；肾

之阴不能退藏于密，则盗汗出，阴火乘虚蒸发也。（《张氏医通》）

腠理之疏密，卫实司之，故自汗多责之表虚。然《要略》曰：腠者，三焦通会元真之处；理者，五脏六腑之文理也。以此观之，卫外之阳不足，皆当责之于中。根于中者，命曰神机。故治法不离营卫、阴阳、中气之间，不徒从腠理也。（程郊倩）

汗出一证，有自汗者，有盗汗者。自汗者，濈濈然无时而动作则益甚；盗汗者，寐中通身汗出，觉来渐收。古云：自汗属阳虚。腠理者，卫气之所司也。人以卫气固其表，卫气不固，则表虚自汗而津液为之发泄也。治宜实表补阳。盗汗属阴虚。阴虚阳必凑之，故阳蒸阴分则血热，血热则液泄而为盗汗也。治宜清火补阴。然以余观之，则自汗亦有阴虚，盗汗亦多阳虚也。如烦劳大热，最多自汗，或以饮食之火起于胃，劳倦之火起于脾，酒色之火起于肾，皆能令人自汗。若此者谓非阳盛阴衰而何？又若人之寤寐，总由卫气之出入，卫气者，阳气也，人于寐时，则卫气入于阴分，此其时非阳虚于表而何？所以自汗、盗汗，亦各有阴阳之证，不得谓自汗必属阳虚，盗汗必属阴虚也。然则阴阳有异，何以辨之？曰：但察其有火无火，则或阴或阳自可知矣。盖有火而汗出者，以火盛灼阴，阴虚可知也；无火而汗出者，以表气不固，阳虚可知也。知斯二者，则汗出之要无余义，而治法亦可得其纲领矣。〇病后多汗，若伤寒、疟疾，凡系外感寒邪，汗出热退，而有汗不即止者，此以表邪初解，必由腠理，卫气开泄，其汗宜然。即数日旬日，亦自无妨，卫气渐实，汗必自止，无足虑也。若其他杂证，本非外感之解，而自汗、盗汗者，乃非所宜，不容不治。〇汗证有阴阳：阳汗者，热汗也；阴汗者，冷汗也。人但知热能致汗，而不知寒亦致汗。所谓寒者，非曰外寒，正以阳气内虚，则寒生于中，阴中无阳，则阴无所主而汗随气泄。故凡大惊大恐，皆能令人汗出，是皆阳气顿消，真元失守之兆。至其甚者，则如病后产后，或吐泻失血之后，必多有汗出者，岂非气去而然乎？故《经》曰：阴胜则身寒，汗出，身常清。仲景曰：极寒反汗出，身必冷如冰。是皆阴汗之谓也。故凡治阴汗者，但当察气虚之微甚。微虚者，略扶正气，其汗自收；甚虚者，非速救元气不可。（《景岳全书》）

方书多言血与汗异名而同类，丹溪因之，遂有在内为血，在外为汗之论，似乎血即是汗，汗即是血矣。奚知血与汗之由来，有不可以同类并言者。《经》云：心主血，血生于心。又云：肾主五液，入心为汗。又云：汗者，心之液。而非曰心之血。血生于心，统于脾，藏于肝，其源则自水谷之精气，受于中焦，变化取汁，调和于五脏，洒陈于六腑，以奉生身者也。若夫汗则为人身之津液。因腠理疏豁，皮毛不能外护，暑、湿、热之邪干之，则津泄而为汗，是汗乃身中之阳气所化。故《经》曰：阳加于阴谓之汗。此可以气言，而不可以血类也。且夏天毫窍不密，汤水入胃，汗即流溢，津液外耗，小便短少；冬天腠理闭密，汗不外溢，小便频多，此更可见汗属津液，而非可以血类也更明矣。况人之一身，有涕、泪、涎、唾、便、溺，皆属一水之化，而发于九窍之中，汗若可以血类之，则涕、泪、涎、唾、便、溺亦可以血言之矣。但心为君主，汗为心液，汗多之害，与亡血之害不甚远耳，非若便、溺之无大关害也。（《冯氏锦囊》）

心为君火，脾胃属土，此湿热相搏为汗明矣。如甑中烧酒，若非汤火熏蒸，则不能成汁液。（《医学正传》）

多汗身软者，湿也。心主热，脾主湿，湿热相搏，如地之蒸

气为云、雨、雾、露。（《医学入门》）

阳虚自汗必恶寒，火热自汗必躁热。伤湿自汗，困倦身重，天阴转甚，声如瓮出；伤风自汗，头疼身热，咳嗽烦闷，鼻塞流涕；伤暑自汗，身热口渴，烦躁面垢；痰证自汗，头眩呕逆，胸满吐痰；心虚自汗，怔忡恍惚；肝热自汗，口苦多眠；肾虚自汗，潮热咳嗽；脾虚自汗，倦怠少食。○凡汗出发润，汗出如油，汗出如珠，汗多喘满，汗雨淋漓，皆属败证。（《证治汇补》）

病人汗出脐胸而止者，皆险证也。至腰稍可，至足方佳。（查了吾）

补编

汗由血液，本乎阴也。《经》曰：阳之汗，以天地之雨名之。其义可知。然汗发于阴而出于阳，此其根本则由阴中之营气，而其启闭则由阳中之卫气。故凡欲疏汗而不知营卫之盛衰，欲止汗而不知橐籥[1]之牝牡，吾知其不败不已也。（张景岳）

汗出于心，热之所致；汗出于脾，湿气上腾；汗泄于肤，卫气不固。所以清心则液荣于内而为血；和胃则液周流而不腾；实腠理则卫气充而液不泄。知斯三者，治汗之能事毕矣。（李东垣）

元阴之气衰弱，亦有自汗之证。盖阴虚则火动，乘于阴位，阴精被火煎熬，故汗自出也。是犹干竹以火燃之而有油耳。不可用参、芪补气，但补其阴，则火自伏而汗自止。若相火乘于阴血而然者，宜补阴药中加知、柏。如阴血被湿热熏蒸而然者，用当归六黄汤。○自汗宜补阳调卫，盗汗宜滋阴降火。阳虚冷汗自出

1　橐籥：音 tuó yuè，即风箱、唧筒之类冶工用具。橐者外之椟，籥者内之管。

者，宜补心，益火之原，以消阴翳也；阴虚热汗盗出者，当补肾，壮水之主，以镇阳光也。汗乃心之液。阳虚阴必乘，故发厥而自汗，治用四君子汤加黄芪、肉桂以补阳；阴虚阳必凑，故发热而盗汗，治用四物汤加黄柏、知母以滋阴。○黄芪、白术，乃止汗之圣药。麻黄发汗，根节又能止汗。有用龙骨、牡蛎止汗者，取其收涩也。有湿胜自汗者，须用渗湿之剂；有自汗不任风寒者，须用逐风之剂；有因房劳所致者，须用补肾之剂。桂枝汤，治外感风邪自汗之剂；黄芪建中汤，治外感气虚自汗之剂；补中益气汤，治伤寒气虚自汗之剂。凡内伤诸证，自汗不止者，俱用补中益气汤，少加附子、麻黄根、浮小麦，效如影响。但升、柴须蜜制炒，以杀其升发勇悍之性，又欲其引参、芪至肌表，故不可缺。（罗赤诚）

阳虚自汗宜补阳，然有扶阳而不愈者，乃表虚无以外卫也，当敛表以实之；心虚自汗宜补心，然有补心而不愈者，乃营虚无以内藏也，当养血以调之。汗出于脾，湿气盛也，当燥之，然有补脾燥湿而不愈者，乃火气蒸腾也，当清其热；汗出于肾，阳加于阴也，当清之，然有凉血养血而不愈者，乃相火作强也，当滋其阴。肝主疏泄而自汗者，当调血清火；胃经气滞而自汗者，宜导气通滞。此治杂病自汗之法也。若伤风伤湿而自汗者，当解其外；温病热病而自汗者，当清其中。又非前法并论也。（《证治汇补》）

六阳之脉，上循于头；三阴之经，剂颈而还。阴虚阳浮，故汗出头面，不能周身。有相火迫其肾水上行心之分野者，有阳气失所依附飞越于高巅者，有寒湿相搏者，有瘀血内蓄者，有胃热上蒸者，随证施治。惟关格小便不通而头汗者难治，阳脱而头汗者不治。（《医统》）

伤寒头汗属少阳，小柴胡汤和之。食滞中宫，热气上蒸，亦令头汗，保和丸加姜汁炒川连。○脾胃湿蒸，旁达四肢，则手足多汗。热者，二陈汤加川连、白芍；冷者，理中汤加乌梅；弱者，十全大补汤去川芎加五味子。○夏月半身出汗，由气血不充，内挟痰饮所致，偏枯之兆也。《经》云：汗出偏沮，使人偏枯。十全大补汤、养营汤加行经豁痰药治之。○别处无汗，独心胸一片有汗，此思虑伤心所致，名曰心汗，归脾汤合生脉散、猪心汤煎服。○阴汗属下焦湿热，龙胆泻肝汤加风药一、二味，风能胜湿故也。若因酒色过度者，用六味地黄汤。（《张氏医通》）

余尝病怔忡、盗汗，补心肾无功，乃加猪心数片引之，遄已。药贵向导，不可不审。（王宇泰）

脉候

尺涩脉滑，谓之多汗。（《素问》）

男子平人脉虚弱细微者，善盗汗出。（《金匮》）

浮而濡者为汗。在寸为自汗，在尺为盗汗。（《证治汇补》）

选案

一妇在产后，头汗甚多，诊脉虽洪而缓。余曰：头汗咸谓亡阳，然产后阴虚，喜其亡阳，与阴齐等，可勿药也。主人疑之，更医峻用温补，乃暴注下泻，完谷不化，益认为阳虚，重用参、附，其泻愈甚，数日之间，肌削神困。复诊脉洪弦数甚，此真阴竭矣。主人及医谓：温补尚尔完谷不化，岂非阳虚之至乎？余曰：产后头汗，乃阴虚虚火上蒸，孤阳上迫，液不秘藏。误加温补燥热之气，暴注下趋而为完谷，乃火性急速，不及变化，更加温药迫之，焚灼之势，必力穷乃止。《经》曰：阴平阳秘，精神乃治。今阴气不能和平，阳气自难秘密，精神离决，不待言矣。（冯楚瞻）

朱御章弟，劳倦发热，上半身自汗如雨，三昼夜不止。敛汗方法，并无一应。其岳陆右文邀予，诊脉浮细沉洪，软弱无力，面白无神，舌胖嫩白滑。意此必肺气大虚，腠理不固。初以黄芪汤加五味子、附子各二钱，自子至卯，连进三剂，其汗如故。思之良久，更用蜜炙黄芪二两，人参五钱，白术一两，蜜炙升、柴、陈皮各一钱，归身、炙草、黑姜各二钱，白芍、五味子、附子各三钱，大枣五枚，一剂而敛。右文曰：连服补敛之剂，汗俱不止，乃用升、柴、炮姜等，辛以散之，而汗反止，其故何也？予曰：证本劳伤，脾肺中藏之阳陷而不升，卫外之阳虚而不固，以致阴气不降，乘虚外溢，故特用升、柴以升提下陷之气，黑姜以收固卫外之阳，使阳得在外而为阴之卫，斯阴得在内而为阳之守也。后用生金滋水等剂培养而愈。（《潜村医案》）

一少年上身汗出，三年不愈。用棉花子炒焦泡汤，服四、五日，汗出至足，后用归脾等汤调养而愈。（周慎斋）

附方

止汗方　治汗出不止。用五倍子为末，唾津调贴脐中，外用帛缚定，过宿即止。

又方　治盗汗，用冬桑叶一味，焙干为末，空心米饮下二钱，神效。

扑粉法　用牡蛎、龙骨、麻黄根、赤石脂等分研末，绢包扑之，效。

医述卷十一　杂证汇参

面

经义

五七阳明脉衰，面始焦。〇面肿曰风。〇心者，生之本，神之变也；其华在面。（《素问》）

黄帝问曰：首面与身形也，属骨连筋，同血合于气耳。天寒则裂地凌冰，其卒寒，或手足懈惰，然其面不衣，何也？岐伯答曰：十二经脉，三百六十五络，其血气皆上于面。而皮又厚，其肉坚，故天气甚寒，不能败之也。〇面热者足阳明病。（《灵枢》）

人面独能耐寒者，何也？然，人头者，诸阳之会也。诸阴脉皆至颈而还。独诸阳脉皆上至头耳，故令面耐寒也。（《难经》）

哲言

面不畏寒而畏热，血气之所凑也；肘膝臀腨不畏热而畏寒，血气之所不凑也。其血气尤甚者，面能并热不畏。故经以为其皮独厚，寒暑不能伤也。（《医参》）

风邪入皮肤，痰饮积腑脏，则面皯黯。脾、肺二经风湿搏而为热，故面生疮。（《张氏医通》）

饮食不节则胃病，胃病则气短，精神少而生大热。有时而火上炎，独燎其面。（李东垣）

凡病人面赤皆属火。若面红气盛者，此火证无疑也。若颧赤如指、如缕而余地不赤者，此阴虚也。仲景曰：面赤戴阳者，下虚故也。面红不退者，邪盛病进为难愈。面白者，气虚也。白兼淡黄而气不足者，失血也。白而枯者，血气俱败也。青兼白者，阳虚阴胜也。久病面转黄苍者，此欲愈也。病人面黄润而微赤者，主湿热。黄兼青者，此木邪犯土，不治。面色青苍者，主痛。病愈而面色如煤不开者，终不吉。平人面色如灰尘，眼下青黑者，必病重。女人面色青者，必肝强脾弱，多怒少食，或经脉不调，颧颊鲜红，名带桃花。此阴中有虚火，多淫无子。（张景岳）

补编

咳逆倚息不得卧，若面热如醉，此为胃热上冲，熏其面。用桂苓五味甘草汤加大黄以利之。（《金匮》）

面痛属火，盖诸阳皆会于面。火，阳类也。心者，生之本，神之变，其华在面。心，君火也。暴痛多实，久痛多虚，高者抑之，郁者开之。血热者凉血，气虚者补气。不可专以苦寒泻火为事。（《证治准绳》）

面肿有虚实：肿者为实，浮者为虚。实肿者，或热、或痛，乃因风火上炎，此以邪之有余也。脉必紧数，证必寒热。风则散之，火则清之，壅滞秘结则通之、利之。邪去而肿自消也。〇虚浮者，无痛、无热，而面目浮肿。此或以脾肺阳虚，输化失常，或以肝肾阴虚，水邪泛溢。然浮而就上，其形虚软者，多由乎气；肿而就下，按而成窝者，多由乎水。治气者，须从脾肺，虚则补之，实则顺之；治水者，须从脾肾，虚则化之，实则泻之。〇凡虚浮在气者，虽曰气虚，然亦有虚实之异。盖虚而浮者，多因于脾。此或以劳倦，或以色欲，或以泻痢，或以中寒，而脉必微弱，气必虚馁者是也。虚而肿者，多因于胃，或水火炽盛而湿热上浮，或纵酒纵食而阳明壅滞。此其脉必滑数，证必多热者是也。虚实既辨，则或补、或泻、或利、或清，详酌而为之治也。（张景岳）

面肿曰风，两颊赤肿如沸。酒调消风散，或羌、防、升、芷、牛蒡、葱、豉汗之。〇风热面肿痛，升麻汤加白芷、连翘、薄荷、荆芥。〇面寒为阳虚阴寒郁遏所致，升麻汤加附子。〇面赤为邪气怫郁在经，宜表不宜下。〇面戴阳，下虚也。伤寒用四逆汤，杂证用地黄饮子。〇面白、善嚏、脉紧者，寒也。羌、防、辛、藁泻足太阳，少加附子以通其脉。〇面色忽黑，因臭气所冲，一味香附末，盐汤下三钱。〇面上豆痕或斑鼾黡，蜜陀僧末，人乳调敷。（《张氏医通》）

选案

一人登厕，臭气熏触，满面黑色，月余不散。相士云：必死。孙兆先生教以沉、檀香各一两，剉碎，安炉中烧熏帐内，令病者瞑坐，候香尽方可出帐。明日，引鉴照之，黑色散矣。（《赤水玄珠》）

脑

经义

脑为髓之海。髓海有余，则轻劲有力，自过其度；髓海不足，则脑转耳鸣，胫酸眩冒，目无所见，懈怠安卧。〇上气不足，脑为之不满，耳为之苦鸣，头为之苦倾，目为之眩。（《灵枢》）

哲言

脑为髓海，囟以卫之。小儿囟不合者，脑未满也。脑髓纯者灵，杂者钝。耳目皆由以禀令，故聪明焉。思则心气上通于囟，脑髓实则思易得。过思则心火烁脑，头眩、眼花、耳鸣之象立见，而髓伤矣。髓本精生，下通督脉，命火温养则髓益充。纵欲者伤其命门，不但无以上温，而且索其下注，脑髓几何，能禁命门之取给而不敝乎？精不足者，补之以味，皆上行至脑，以为生化之源，安可不为之珍惜？（《医参》）

补编

头脑作痛，犹如刀劈，动辄眩晕，脑后抽掣跳动，举发无时，此肝经痰火，名曰厥巅疾。厥者，逆也。恚怒太过，气与血俱逆于高巅。而胆穴又络于脑。宜清痰降火，以芩、连、花粉、胆草、大黄、芦荟、丹皮、赤芍之类，调猪胆汁服之。若虚弱人患此，宜六味汤、逍遥散主之。（《证治汇补》）

须发眉（附眉棱骨痛、毛）

经义

女子七岁，肾气实，齿更发长。五七，阳明脉衰，面始焦，发始堕。〇丈夫八岁，肾气实，发长齿更。五八，肾气衰，发堕齿枯。〇发者血之余。〇肾者主蛰，封藏之本，精之处也，其华在发。〇肾之合，骨也；其荣发也。〇多食甘则骨痛而发落。（《素问》）

帝曰：妇人无须者，无血气乎？岐伯曰：冲脉、任脉，皆起于胞中，上循腹里，为经络之海。其浮而外者，循腹右上行，会于咽喉，别而络唇口。血气盛则充肤热肉，血独盛则澹渗皮肤，生毫毛。今妇人之生，有余于气，不足于血，以其数脱血也。冲任之脉，不荣口唇，故须不生焉。帝曰：士人有伤于阴，阴气绝而不起，阴不用，然其须不去，宦者独去何也？岐伯曰：宦者去其宗筋，伤其冲脉，血泻不复，皮肤内结，唇口不荣，故须不生。帝曰：其有天宦者，未尝被伤，不脱于血，然其须不生，其故何也？岐伯曰：此天之所不足也。其冲任不盛，宗筋不成，有气无血，唇口不荣，故须不生。○足阳明之上，气血盛则髯美长，血少气多则髯短，气少血多则髯少，血气皆少则髯无，两吻多画。○足少阳之上，血气盛则通髯美长，血多气少则通髯美短，血少气多则少须，血气皆少则无须。○手阳明之上，血气盛则髭美。血少气多则髭恶，血气皆少则无髭。○手太阳之上，血气盛则有多须。○足太阳之上，血气盛则美眉，眉有毫毛。血多气少则恶眉。○手少阳之上。血气盛则眉美以长。（《灵枢》）

哲言

在头曰发，发者，拔也，拔擢而出也。在目曰眉，眉者，媚也，有妩媚也。颐下曰须，须者，秀也，物成乃秀，人成而须生也。在颊曰髯，随口摇动，髯髯然也。口上曰髭，髭者，姿也，为姿容之美也。（《万病回春》）

人身毫毛皆微而发独盛者，何也？百脉会于百会，血气上行而为之生发也。血气上行，必有所止，止而因复下行，则发为之卫。发频薙[1]而血气不敝者，犹山生草木，原以供人之翦伐也。发薙则复长，不薙则长以时定，亦与草木无异也。发长极则末歧，末歧则中折，草木之华实似之。白则如草木就枯，生气竭索矣。人之

1 薙：音义同剃。

衰老，始于发白，则气血之上行者无力也。发所以卫头，阳上极而发不能卫，故汗出发润而知其必死也。气血逆则发逆，婴儿病，其头毛皆逆上者死。〇眉也者，肝之守也。合则眉散，怒则眉竖，愁则眉蹙，喜则眉开，疠则眉落，寿则眉长，劳则眉青，风则眉痛。其穴为攒竹，其骨为眼眶，其下覆也则目瞑。凡毛皆凹生，而此独凸出，肝气之外见者也。（《医参》）

须发，毛类也，无关于病。然一损损于肺，则皮聚而毛落。又大风之病，令人须眉脱落，亦可畏也。闻之血虚者其须发早白，亦见有盛衰之候。人年将至四十，不可不预为计也。大抵发属心、属火，故上生；须属肾、属水，故下生；眉属肝、属木，故侧生。男子肾气外行，上为须，下为势；女子、阉人无势，故亦无须。而眉发无异，则知须之属肾也明矣。（《证治合参》）

年少发早白落，此血热太过也。世俗止知发者血之余，血衰故耳。岂知血热而发反不茂！肝者，木也。火多水少，木反不荣；火至于顶，炎上之甚也。热病汗后，发多脱落，岂有寒耶？（张子和）

补编

发黄白，七宝美髯丹。〇发白须黄、发落不生、皮毛枯槁，俱是营卫气衰，黄芪建中汤下六味丸。〇染须法：拣好茄棵，留初生第一枚。傍蒂上面，挖去一块，嵌入水银三分，仍以挖下者掩上、扎好，余花摘去。久之，茄中悉化为水，取贮罐中。以水浸罐之半，勿令干。须梢一沾，全须尽黑。（《张氏医通》）

附：眉棱骨痛

眉棱者，目系之所过，上属于脑。外挟风寒，内成郁热，上攻头脑，下注目睛，则眉棱骨作痛。又有肝火上壅者，有风痰上攻者，有湿气内郁者，有肝经血虚见光则痛者，有肝经伤饮昼静

夜剧者。若妇人经行将尽，不能安养，或以针黹[1]劳神，致令眉棱骨酸痛者，专主益阴养血。（《证治汇补》）

眉棱骨痛者，此肝血失养、肾水不荣于骨，主三年之内有大风疾至，明其根本既拔而外邪乘袭也。治宜滋补肝肾，少佐风药，以使上达。（冯楚瞻）

附：毛

《素问》曰：肺主皮毛，肺败则皮毛先绝。可知周身之毛，皆肺主之。察其毛色枯润，可以觇肺之病。然《灵枢》云：足阳明之下，血气盛则下毛美长至胸，血多气少则下毛美短至脐，血气皆少则无毛，有则稀枯悴；足少阳之下，血气盛则胫毛美长，血多气少则胫毛美短，血少气多则胻毛少，气血皆少则无毛；手阳明之下，血气盛则腋下毛美。各有至理，均宜参详。（张仲岩）

目

经义

诸脉者皆属于目。〇目得血而能视。〇肝病者，虚则目䀮䀮无所见。〇气脱者目不明。〇目内陷者死。瞳子高者太阳不足，戴眼者太阳已绝。（《素问》）

五脏六腑之精气，皆上注于目而为之睛。精之窠为眼，骨之精为瞳子，筋之精为黑眼，血之精为络，其窠气之精为白眼，肌肉之精为约束。裹撷筋骨血气之精而与脉并为系，上属于脑，后出于项中。故邪中于项，因逢其身之虚。其入深则随眼系以入于脑，

1 黹：音zhǐ，指缝纫、刺绣。

则脑转。脑转则引目系急，目系急则目眩以转矣。○精散则视歧。○目眦外决于面者，为锐眦；在内近鼻者，为内眦。上为外眦，下为内眦。○足太阳之筋，支者为目上纲；足阳明之筋，上合于太阳为目下纲；足少阳之筋，支者结于目眦为外维。（《灵枢》）

肝气通于目，目和则知黑白矣。○脱阴者目盲。（《难经》）

哲言

人之瞳子黑，故昼见夜不见，阴与阴合也；枭獭之瞳子赤，故夜见昼不见，阳与阳合也；虎、豹、猫、犬、驴、马之瞳子黄，故昼夜皆见。（《眉公秘笈》）

目之五轮，乃脏腑之精华，宗筋之所聚。白珠属肺，曰气轮；乌珠属肝，曰风轮；两眦属心，曰血轮；两胞属脾，曰肉轮；瞳神属肾，曰水轮。○乾为天廓，位两边白睛中间。震为雷廓，位白睛上截小眦。兑为泽廓，位白睛下截大眦。坤为地廓，位上下两胞。离为火廓，位大小眦。巽为风廓，位乌珠。艮为山廓，位神光。坎为水廓，位瞳子。○眼昏花者伤气，昏暗者伤血。黑花者，肾虚也；五色花者，肾虚客热也；青花者，胆虚也；红花者，火盛也；散杳者，瞳人散大视物杳冥也。（《医学入门》）

华元化云：目形类丸，瞳神居中，有神膏、神水、神光、真血、真气、真精，此滋目之源液也。神膏者，目内包涵膏液，此膏由胆中渗润精汁积而成者，能涵养瞳神，衰则有损。神水者，先天真一之气所化，目上润泽之水也。水衰则有火胜燥暴之患，水竭则有目轮大小之疾，耗涩则有昏眇之危。亏者多，盈者少，是以世无全精之目。神光者，原于命门，通于胆，发于心，火之用事也。火衰则有昏瞑之患，火炎则有焚燥之殃。心，君主也。通于大眦，故大眦赤者实火也。命门，相火也，通于小眦，故小眦赤者虚火也。真血者，即肝中升运滋目之血，此血非比肌肉间日行之血，即天一所生之水也。真气者，即目中往来运用之气，乃先天真一发生之元阳也。真精者，乃先天元气所化精汁，起于肾，施于胆，而后及瞳神也。凡此数者，一有损，目则病矣。大概目圆而长，外有坚壳数重，中有清脆肉包黑稠神膏一函，外则白稠神水，水外则皆血。膏中一点黑莹，乃肾、胆所聚之精华，名曰水轮。五轮之中，惟瞳神乃照。或曰：瞳神，水耶？气耶？膏耶？血耶？曰：非气、非血、非水、非膏，乃先天之气所生，后天之气所成，阴阳之妙蕴，水火之精华。血养水，水养膏，膏护瞳神。气为运用，神即维持，喻以日月，理实同之。（《赵氏医贯》）

肝热则肿，心热则眵；火盛则痛，水化则泪；血虚则酸，气虚则涩，精竭则昏，神竭则黑，风胜则痒，热胜则胀，湿胜则烂。（《绳墨》）

凡脏腑之精华，皆上注于目。然所以能光烛远近者，阳之用也；济之以令光明不竭者，阴之用也。阴阳合德而为精明，非气血独能充其力也。盖气血止为阴阳之标，非可以称精华。而阴阳实为血气之本，所以能致精华也。阴亏则热，故病目也红赤暴痛、眼珠刺疼、夜则更甚，然虽肿疼不能开目，若开目则视物能见，岂非阴虚则热，而邪火乘之，耗其精华，无以为佐助清阳之用。可知阴病而阳不病，是为有火者也。阳虚则寒，故病目也白翳遮睛、珠不甚痛、但如青盲，虽能开目，而视物则不见，岂非阳虚则寒，而浊阴犯之，遂失其如天与日之光而不彰乎？此乃阳气自病，是为无火者也。热者补其真阴，寒者补其真阳。如是则阴阳复能合德而为精明之用矣。请以浅近之理喻之，夫灯之能明者，火也；资其明之用者，膏也。有膏无火，何以能明？有火无膏，则燎然猛烈。二者废一，便难以成光明之象矣。所谓火中求水，其源不竭；水中求火，其明不灭。一属有形，一属无形。惟其无形，故能生出有形。盖造化之理，皆生于无也。（《冯氏锦囊》）

生食五辛，乘热饮食，烂头出血，昏夜读书，久处烟火，冒涉风霜，博奕不休，饮酒不已，抄写细字，雕镂细作，泣泪过多，房室不节，夜视星月，极目瞻视山川、草木，皆丧明之由也。（《千金方》）

《经》言，气脱者，目不明。越人言：脱阴者目盲。何谓也？气脱者，暴不明而寂无所见；脱阴则以渐而目昏暗。阳迅速而阴迟滞故也。〇暗室置物，因灯而影生。一灯一影，两灯两影。无他，其光分也。人有两目，而视物唯一，窍分而所以注窍之精不分。若精不相合，则视一为二矣。故曰：精散则视歧。〇人之倒视者，何气使然？由目精内陷，不能上输于瞳人也。阳燧者，鉴之凹然者也，其形中深边浅，持以照物，无不颠倒。精不上输于瞳人，则与阳燧无异，故视物亦倒也。其病有二：因阻塞而精不上输者，可吐而愈；因精亏而不上输者，非补不愈。（《医参》）

东垣曰：目能远视不能近视者，阳气不足，阴气有余也。能近视不能远视者，阳气有余，阴气不足也。海藏曰：目能远视，责其有火；不能近视，责其无水。目能近视，责其有水；不能远视，责其无火。何二子之言相反也，岂无是非之辨哉？先儒谓金水内明而外暗，日火外明而内暗。然内明者利于近，外明者利于远。故凡不能远视者，必阴胜阳也；不能近视者，必阳胜阴也。由此言之，则海藏是而东垣非矣。愚见则但当言其不足，不必言其有余。不能远视者，阳气不足也；不能近视者，阴气不足也。岂不明显！若东垣以阴气有余、阳气有余皆谓之火，则凡能视者，皆火病也。海藏云：能近视责其有水，能远视责其有火，则当责者亦是病也。此等议论，余则未敢服膺。○凡病目者，非火有余则阴不足耳。但辨虚实，可尽之矣。盖红肿赤痛，及少壮暂得之病，或因积热而发者，皆属有余。其有既无红肿，又无热痛，而但昏涩，或眩晕无光，或年及中衰，或酒色过度，以致羞明黑暗、瞻视无力、珠痛如抠等证，则无非水之不足也。虚者当补，实者当泻，此固其辨矣。然实中亦有兼虚者，此于肿痛中当察其不足。虚中亦有兼实者，又于衰弱内当辨其有余。虚实殊途，自有形气脉色可诊可辨也。○眼科有风热之说，凡见火证，无论有风、无风、无不称为风热，多从散治。不知风之为义，最当辨析。夫风本阳邪，然必有外感，方是真风。因风生热者，风去而火自息，此宜散之风也。若本无外感，止因内火上炎而为痒、为痛者，人亦称为风热。盖木属肝，肝主风，因热极而生风者，热去而风自息，此不宜散者也。如果风由外感，必见表证，方可兼散。如无表证，但阴火炽上者，则风药皆不可用。虽曰亦有芩、连清火，然宜升者不宜降，宜降者不宜升。若用药不精，而翳膜损明，无所不至。○眼目之证，当察色以辨虚实。《经》曰：黄赤者多热气，青白者少热气。故凡治黄赤者，宜清肝泻火；治青白者，宜壮肾扶阳，此固不易之法也。至于目黄一证，尤宜辨其虚实，不可谓黄者必由热也。盖有实热而黄者，有虚寒而黄者。实热之黄，如造曲者然，此亦湿热内蓄，郁蒸而成，热去则黄自退，非清利不可也。若虚寒之黄，则犹草木之凋，此以元阳日剥，津液消索而然。其为病也，既无有余之形气，又无烦热之脉证，惟因干涸，所以枯黄。其衰已甚，使非温补，何以回生？不可因其色黄，概认为热，而再加清利，鲜不危矣。○翳障当分虚实，大都外障者，多因赤痛而成。赤痛不已，则或为胬肉，或为瘕𤸷[1]，此皆有余之证，治当内清其火，外磨其障。若内障者，外无云翳而内有蒙蔽。《纲目》谓其有翳在黑睛内遮瞳子而然。《龙木论》又云：脑脂流下作翳者，足太阳之邪也，肝风冲上作翳者，足厥阴之邪也。治以针法。闻有巧手，能用金针于黑眼内拨去云翳，取效最捷。此虽闻之，未见其人。又有所谓内障者，察其瞳子则本无遮隔，惟其珠色青蓝，或兼绿色，或瞳人散大，别无热壅等证，而病目视不明，或多见黑花，此悉由肾气不足，故致瞳子无光，若有所障，而内实无障也。治当专补肾水，气虚者当兼补其气。（张景岳）

《经》云：五脏六腑之精华，皆上注于目。又云：目者，肝之窍。肝与胆为表里，肝液、胆汁充足，目乃能远视。故无论外感、内因，皆与肝胆有关系焉。夫六淫之邪，惟风、火、燥居多，寒、湿亦间有之。内起之证，肝、胆、心、肾为多，他脏亦间有之。至于论治，则外感之证，必有头痛、寒热、鼻塞、筋骨酸疼，脉见紧数浮洪，一切表证，方可清散。内因之证，有虚实之殊。实者，肝、胆之风热盛也。凡暴赤肿痛，胀闷难开，翳膜眵泪，酸涩作痒，皆实证也。当驱风散热。虚者，肾经之水火衰也。凡久病青盲雀目，内障昏矇，五色花翳，迎风泪出，皆虚候也。治宜壮水益火。若阴血虽亏，而风热未净，则审其缓急，相参而治。若久服寒凉，虚阳转盛，则当补以甘温，从乎反佐。此内治之大法也。若日久失调，气血凝滞、火热壅结而为赤肿腐烂、翳膜遮蔽，致成外障。譬之镜受污垢，必当濯磨，须用点药。若但服药，必不能愈。至于内障，但宜服药，点药徒伤血气，无益有损。更

1　𤸷：音掩 yǎn，指疡痂。

当知目眦白珠属阳，故昼痛，点苦寒药可效。瞳子黑睛属阴，故夜痛，点苦寒药反剧。是外治之法，亦当以阴阳区别也。更有肝阴亏耗，木火上炎，眼胞红肿、睛珠刺痛、眵泪如脓、白睛如努、目珠上窜、不得寤寐，甚则巅脑如破，此内发之风，宜育阴熄风、柔肝滋肾。凡羌、防、芎、藁等药，皆不可用，失治成痼而不可救。（《临证指南》）

圣人虽言目得血而能视，然血亦有太过、不及。太过则脉壅塞而发痛，不及则目耗竭而失明。热则血行疾而多，寒则血行迟而少。目者，肝之外候也，在五行属木。木之为物，太茂则蔽密，太衰则枯悴。蔽密则风不疏通，故多摧拉；枯悴则液不浸润，故无荣华。人之有目，如天之有日月也。目之有翳，如日月之有云雾也。凡云之兴，未有不因蒸腾而起。隆冬犹然，况炎夏乎？目不因火则不病。气轮变赤，火乘肺也；肉轮赤肿，火乘脾也；黑水神光被翳，火乘肝与肾也；赤脉贯目，火自甚也。能治火者，一句可了。在药，则咸寒吐之、下之；在针，则神庭、上星、囟会、前项、百会。翳可立退，痛可立止，昧可立明，肿可立消。小儿水在上，火在下，故目明；老人火在上，水不足，故目昏。《经》曰：血实宜决之。虚者补之，实者泻之。（张子和）

张子和云：目不因火则不病，能治火者，一句可了。余独补水以配火，亦一句可了。（赵养葵）

内障者，不疼不痛、无泪无眵，细观如薄雾之形，久视如轻烟之状。飞蝇散乱，悬虫虚空，日渐月增。脑脂下结于乌轮，翳障渐生于黑水。（《医方类聚》）

外障易治，内障难治；暴发者为表易治，久病者为里难治。（刘河间）

羞明有二：热壅则恶热，明光能助邪热，故见明则躁也；血虚胆汁少，则不能运精华以敌阳光，故见明则怯也。〇临诊之际，不拘伤寒、杂证，凡见直视、上视、斜视、眼如盲、眼小、目瞪等候，皆系五脏内败，阴阳绝竭而征于外者，必死。（林慎庵）

雀目乃肝虚之候。盖木生于亥、旺于寅、绝于申，至于酉戌，木气衰甚也。宜补肝肾之不足。（《证治汇补》）

阳虚则眼楞紧急，阴虚则瞳子散大。故东垣治眼楞紧急，用参、芪补气为君，佐以辛味疏散之。而忌芍药、五味之类，酸收故也。治瞳子散大，用地黄补血为君，佐以酸味收敛之。而忌茺蔚、青葙之类，辛散故也。（娄全善）

瞳神反背者，因风热搏击其珠而斜翻转侧，治宜通肝散加全蝎、钩藤。虚则神效黄芪汤、补中益气汤，皆可取用。或云：反背即是发白，北人声韵相似也。安有目系内系而能反背之理？〇倒睫拳毛者，由目紧皮缩所致。久则赤烂，神水不清，每多障结、涩凝、泪出之苦。有拔去、翦去者，得效虽速，不知内病未除，未几复倒。譬之草木枯槁，则枝叶萎垂，即朝摘黄叶，暮去枯枝，徒伤其本，不若培益水土，则黄者翠而垂者耸矣。此证内伏火热，而阴气外行，当泻其热，眼皮缓则毛自生，翳膜自退。又有用手法板出内睑向外，以三棱针出血，立愈。（《张氏医通》）

凡目赤肿痛者，当散湿热；赤而干痛者，当散火毒；赤而多泪者，当散风邪；赤而不痛者，当利小便。〇眼赤肿痛，古方用药内外不同。在内汤、散，则用苦寒、辛凉以泻其火；在外点、洗，则用辛热、辛凉以散其邪，故点药莫要于冰片。冰片性大辛热。故借以拔出火邪而散其热气也。有用烧酒洗眼，或用姜末、姜汁点眼者，皆此意也。盖赤眼是火邪内炎，上攻于目。内治药用苦寒，是治其本，如锅底之去薪也。然火邪既客于目，从内出外，若外用寒凉以阻逆之，则火郁内攻，不得散矣，故点药用辛热而洗眼用热汤，是火郁发之，从治法也。〇人乳点眼，久病昏暗者极效。以乳与血同源，目得血而能视也。（王节斋）

凡火眼赤涩，以自己小便出时，用指接抹眼中，日三、四次，闭目少顷，神效。此用真水涤去邪热也。（《医学纲目》）

选案

鲍铁匠，铁出炉，一花射入目中，痛倒在地。招予视之，张其目，拨出铁花，大如豆瓣。在黑白珠交界之所，瞳人未伤。命取新汲水磨陈墨浓汁频涂，少时痛止安卧，次日竟得无恙。或问用墨何意？予曰：水胜火，黑胜红，五行相制之义。（许宣治）

张石虹老师病目，芩、连、栀、柏无往不投，两目收束，上皮浮肿盖下，诊脉两尺浮大，右关浮软，予曰：脾肾俱虚，寒药所误。用六君加柴胡、归、芍，六味加柴胡、枸杞间服，二日全消。（程华仲）

一人眼睛突出一二寸，以新汲水灌渍，数易之，自入。（《同寿录》）

晋范宁目疾，就张湛求方。湛戏曰：损读书一；减思虑二；专内视三；简外观四；宜起晚五；宜早眠六。凡六物，熬以神火，下以气筛，蕴于胸中，纳诸方寸，修之一年，近能数其目睫，远视尺棰之影。常服不已，洞见垣外矣。虽是嘲戏，亦奇方也。（《本事方》）

附方

洗方　治赤眼、烂弦风。防风、归尾、赤芍、黄柏、蝉蜕、胆矾，各等分。煎汤熏洗，早晚二次。

口（附唇）

经义

中央黄色，入通于脾，开窍于口。○有病口甘者，名曰脾瘅。○有病口苦者，名曰胆瘅。○膀胱移热于小肠，隔肠不便，上为口糜。（《素问》）

胆液泄则口苦。（《灵枢》）

脾气通于口，口和则知谷味矣。（《难经》）

哲言

口之味：热胜则苦，寒胜则咸，宿食则酸，烦躁则涩，虚则淡，瘅则甘，郁则臭，凝滞则生疮。口之津液，通于五脏，脏气偏胜，则味应于口。（《得效方》）

口病有疮、有臭、有干、有渴，为苦、为酸，诸味不同。方书多以口病为热证，然其中亦有似热非热，及劳伤无火等证，所当察也。○口渴、口干，大有不同。盖渴因燥火有余；干因津液不足。火有余者，当以实热论；津不足者，当以阴虚论。二者不分，反同冰炭。○口苦、口酸等证，在《原病式》则皆指为热。谓肝热则口酸，心热则口苦，脾热则口甘，肺热则口辛，肾热则口咸，胃热则口淡。若据此说，则凡口之五味，悉属火证，绝无寒病矣。岂不谬哉？如口苦者，未必尽由心火；口淡者，未必尽由胃热。盖凡思虑劳倦、色欲过度者，多有口苦、舌燥、饮食无味之证，此其咎不在心脾，则在肝肾。心脾虚则肝胆气溢而为苦，肝肾虚则真阴不足而为燥。即如口淡一证，凡大劳、大泻、大汗、大病之后，皆能令人口淡无味，亦岂皆胃火使然耶？凡临证察其别无火证、火脉，则不宜妄用寒凉误治也。○口臭虽由胃火，而亦有非火之异。盖胃火之臭，其气浊秽，必兼口热、口干，及别有阳明火证。若无火证、火脉，而臭如馊腐酸胖，及吞酸嗳滞等证，亦犹阴湿留垢之臭，自与热臭不同。是必思虑不遂，及脾弱不能化食者多有之。此则一为阳证，宜清胃火；一为阴证，宜调补心脾。不得谓臭必皆由于热也。（张景岳）

口疮虽由脾热，然分赤、白二种。白者肺热，赤者心热，赤白相兼者心肺俱热，不独脾病也。（《证治汇补》）

口燥者，肾热也。口噤者，风痉也。若病重见唇吻色青，环口黧黑，口张气直或如鱼口气出不返者，皆不治。（《伤寒五法》）

补编

心热口苦，黄连泻心汤。肝热口酸，柴胡清肝汤。脾热口臭，清胃汤。肺热口辛，泻白散。肾热口咸，滋肾丸。谋虑不决，胆虚而口苦者，用逍遥散为君，柴胡、胆草为使。中气不足，木乘土位而口苦者，用四君子汤为君，芍药、柴胡为佐。膀胱移热，口烂、溺涩者，用导赤散专治其下。中土虚寒，胃阳浮上者，用理中汤温补其中，而上焦自安。下焦火炎者，用八味丸温暖丹田，而火焰自熄。（《证治汇补》）

口疮一也，心经则曰导赤，胃经则曰白虎。彼之疮连及舌，此之疮兼乎唇，气分不可与血分同治也。（程郊倩）

龙雷之火，亦能焚焦草木，岂必实热方使口舌生疮乎？盖脾胃气衰，不能按纳，下焦阴火，得以上乘，奔溃肿烂。若一清胃，则中气愈衰、阴火愈炽。温补中、下二焦，使火有所接引而退舍矣。（冯楚瞻）

附：唇

脾之合肉也，其荣唇也。○多食酸，则肉胝皱而唇揭。○脾、胃、大肠、小肠、三焦、膀胱者，仓廪之本，营之居也。其华在唇四白。（《素问》）

唇为飞门。（《难经》）

唇者，肌肉之本，脾之华也。故视其唇之色泽，可以知病之浅深。色红者吉，色黑者凶，赤肿者热甚也，青黑者冷极也。（《伤寒五法》）

唇属于脾，经合于胃。脾胃受邪，则唇为之病。风胜则动，寒胜则缩，燥胜则干，热胜则裂，气郁则生疮，血少则无色，脾冷则紫，脾败则黑，脾寒则青，脾虚则白，脾衰则黄，脾实则红。（《绳墨》）

湿病则唇肿，风病则唇瞤，寒病则唇揭，热病则唇皱，燥病则唇裂，火病则唇痒，气病则唇麻，血病则唇木。足太阴气绝则唇反，足厥阴气绝则唇青、舌卷卵缩。（《医学阶梯》）

唇口者，肉之精，脾之窍，任、督诸脉之所会也。食物从此门飞入，内连喉舌，外接颐颊，管籥之司在焉。阳明气至则啮唇，肠胃之所动也。故虫蚀脏则上唇生疮，虫蚀肛则下唇生疮。食酸则反揭，土畏木也。与鼻孔同为灶突，中寒则寒，中热则热，如一辙焉。唇红者血盛，唇淡者血虚，唇润者味和，唇燥裂者味变。唇口刮白则将死，唇口青黑则立死。生而缺唇者，任督二脉不相得也。（《医参》）

唇肿皱裂如蚕茧者，名曰茧唇。或因七情火动伤血，或因心火传脾，或因厚味积热伤脾。治宜清胃热、生脾津，兼滋肾水。燥润、火降而肿自消。○唇青有二：若唇与爪甲俱青而烦渴引饮者，为热伏厥阴，宜竹叶石膏汤。若唇青厥冷、畏寒振振欲擗地者，为寒犯少阴，宜真武汤。唇淡为脱血，宜十全大补汤。唇赤中带黄色者为脾热，黄芩芍药汤。唇赤而厚肿者为胃热，清胃散。（《张氏医通》）

舌

经义

少阴之脉，贯肾、系舌本。（《素问》）

心气通于舌，心和则舌能知五味矣。○足太阴气绝，则脉不荣肌肉。唇舌者，肌肉之本也。脉不荣则肌肉软，肌肉软则舌萎。○足厥阴气绝则筋绝。筋者，聚于阴器而脉络于舌本也。故脉弗荣则筋急，筋急则引舌与卵，故舌卷卵缩。○人之自啮舌者，何气使然？此厥逆走上，脉气使然也。少阴气至则啮舌，少阳气则啮颊，阳明气至则啮唇。（《灵枢》）

哲言

舌为肉之聚者，何也？舌虽名为心苗，实与脾、胃相维系者也。脾、胃和则知五味，人以手按舌根则脾动胃翻而呕吐作，非枢纽何以相感？以舌为肉之聚，虽予之创说，试验舌之形质，非俨然为肉之彰彰者耶？○五脏之精，皆由脾胃而上贯于舌。舌尖属心，舌本属肾，舌中属脾，舌左属肝，舌右属肺。色白者，肺病也；青者，肝病也；赤者，心病也；黑者，肾病也；黄者，脾病也。软滑者虚，刚燥者实。不特伤寒，即杂病亦可藉以辨之。○足三阴脉皆系舌本，而舌卷独责之肝，且其证必与囊缩并见，意者舌无骨而有筋为之络乎？筋急则引舌与卵，其理显然，故肝病不可

不验舌。（《医参》）

心脉系舌根，脾络系舌傍，肝脉络舌本，肾液出舌端。○气虚则麻纵，阴火则黯黑，湿痰则肿胀，郁热则衄血，心火则生疮，脾热则干涩，胃热则舌强，肝热则舌卷，肺热则舌燥而声哑，肾热则津竭而舌心干焦。（《证治汇补》）

赤肿为热，青黑为寒，鲜红为阴虚火旺，淡白为气虚。（《四诊抉微》）

舌乃心之苗。心主火，虽其色宜红，然舌上常有淡白苔者，此胃气也。不可见其有苔，以为食而消之。若病胃气虚、谷气少，舌必光而无苔，进以粥食而苔渐有者，此吉兆也。有满舌厚苔忽然退去光而燥者，此胃气将绝也。有黑如淡黑色润者，此肾水克心火，阴盛阳衰也。有舌黑芒刺燥裂者，此热极也。又有舌色大红而无苔者，此君火浮游于外，物极则反，盛极将衰。如火太旺，将化而为灰之象也，宜用附子纳火归原。○舌燥语言不清，因燥而不清者可治；舌润语言不清，所谓口虽欲言，舌不能前者，死证也。（张锡驹）

舌者，心之苗也。五脏六腑之大主，其气通于此，其窍开于此。查诸脏腑图，脾、肺、肝、肾无系，不根于心；核诸经络考，手足阴阳，无脉不通于舌。则知经络脏腑之病，不独伤寒发热有苔可验，即凡内、外杂证，亦无一不呈形著色于其舌。是以验舌一法，临证者不可不讲也。○凡物之理：实则其形坚敛，其色苍老；虚则其体浮胖，其色娇嫩。而病之见于舌也，其形色亦然。故凡病属实者，其舌必坚敛而苍老；病属虚者，其舌必浮胖而娇嫩。如此分别，则虚、实、真、假，虽未参证、切脉，而一目先了然矣。○舌如去膜猪腰子者危。○舌如镜面者危。○舌糙刺如砂皮，而干枯燥裂者危。○舌敛束如荔枝，而绝无津液者危。○舌如火柿者危。○舌如烘糕者危。○舌本强直，转动不活，而语言謇涩者危。○舌起白苔，如雪花片者，脾冷而闭也，不治。○舌竟无苔，胃气绝也，不治。○舌卷而囊缩者不治。○有舌同一黑色，而一属寒水侮土者，宜用附子理中；一属肾气凌心者，宜用人参八味。其治不同，何也？盖寒水侮土者，系阴盛于内，逼阳于外，外假热而内真寒，格阳证也，其黑色止聚于舌中；肾气凌心者，系阴盛于下，逼阳于上，上假热而下真寒，戴阳证也，其黑色直抵于舌尖，然未有不胖且嫩者。干燥、滑润，又在所不拘也。惟是实火证，则其形必坚敛，色必苍老，而万无胖嫩者耳。（杨乘六）

舌黑虽云火证，然实火、虚火，皆能为黑。盖实热之黑，必兼红紫干渴，或多芒刺。若沉黑少红而带润滑者，即非实热。再若六脉细弱，形困气倦，则为大虚之候。是必寒水乘心，火不归原。此不救本而但治标，则万无一生矣。（张景岳）

舌色灰黑，有阴阳之异。若直中阴经者，即时舌便灰黑，而无积苔也。若热传三阴，必四、五日，表证已罢，而苔始变灰黑也，有在根、在尖、在中者，有浑舌俱灰黑者。大抵传经热证，见灰黑干苔者，当攻下泄热；若直中阴证，见灰黑无苔者，当温经散寒。○舌边灰黑而中淡紫，时时由啮舌尖为爽者，乃少阴气逆于上，非药可治。（《舌鉴》）

凡见黑舌，问其曾食酸、甜、咸物，则能染成黑色，非因病而生也。然染成之黑，必润而不燥，刮之即退为异。又惟虚寒舌润能染，若实热舌苔干燥何能染及耶？凡临诊欲视病人舌苔燥润，禁饮汤水，饮后则难辨矣。（《正义》）

感证舌白如刺者，此肺病也。生脉散加生地、归、芍、芪、草、柴、芩，以生金滋水。○舌黄苔者，补中益气汤加芩、连。○舌觉转动不活者，防其卷也。逍遥散加黄芩、丹皮、生地，以滋水生肝。○舌色鲜红者，此心经病也。六味饮合生脉散，以滋水清火。○凡内伤外感、寒热之分，皆从舌苔颜色为准。如黑而滑者，乃肾水凌心，用八味丸；枯黑不润者，用六味饮，其人必两颧游红，一剂战而汗愈。如灰色，指甲刮下无渣滓者，方是火证，乃芩、连之对证也。若肾水凌心，误用芩、连，舌见人字纹，必死。黑而不滑者，乃肾水枯干，当急救其阴。凡烈焰近炙则燔手，渐高则愈冷，缘冷气乃火逼所致。热病之舌黑，即此理也。（《己任编》）

舌见蓝色者，肺气已绝，肝木独盛，来侵土位也。微蓝者，肺气犹在，可生；深蓝者，必死。宜大补肺、脾而制肝木。○尝见有姜黄色舌苔，及淡松花色舌苔，津润而冷，是皆阳衰土败之征，必不可治。是又古人所未言及也。（林慎庵）

凡温热病，必验之于舌。或黄、或浊，可与小陷胸汤或泻心汤，随证治之。或白不燥，或黄白相兼，或灰白不渴，不可乱投苦泄。其中有外邪未解里先结者，或邪郁未伸，或素属中冷，脘中痞满，宜从开泄，宣通气滞。如杏、蔻、橘、桔等，轻苦微辛，具流动之品可耳。○舌黄或浊，须要有地之黄，若光滑者，乃无形湿热，中属虚象，大忌前法。或黄甚如沉香色，或如灰黄色，或中有断纹者，皆当下之，如小承气汤。若未见此色，不宜用此法。○黄苔不甚厚而滑者，热未伤津，犹可清热透表。若虽薄而干者，邪虽去而津伤也，苦重之药当禁，宜甘寒轻剂可也。○再论其热传营，舌色必绛。初传绛色中兼黄白者，气分邪未尽也，泄卫透营，两和可也。纯绛鲜泽者，包络受病，宜犀角、鲜生地、连翘、郁金、菖蒲等。延之数日，或平素心虚有痰，外热一陷，里络就闭，非前药所能开，须用牛黄丸、至宝丹，急开其闭，恐其昏厥为痉也。〇舌绛中心干者，乃心胃火燔，劫灼津液，可加黄连、石膏。若烦渴躁热，舌心干、边红，中心或黄、或白者，此非血分，乃上焦气热灼津。急用凉膈散，散其无形之热，再看其后转变，慎勿用血药以滋腻难散。舌绛望之若干，扪之原有津液，此津亏，湿热熏蒸，将成浊痰蒙闭心包也。〇再有热传营血，其人素有瘀伤、宿血在胸膈中，挟热而搏，舌色紫暗，扪之则湿，加入散血之品，如琥珀、丹参、桃仁、丹皮等。不尔，瘀血与热为伍，阻遏正气，遂变如狂。若紫而肿大者，乃酒毒冲心；紫而干晦者，肾、肝色泛也，难治。〇舌绛黏腻，似苔非苔者，中挟秽浊，急加芳香逐之。舌绛抵齿难伸者，痰阻舌根，有内风也。绛而光亮者，胃阴亡也，急用甘凉濡润；绛干而燥者，火邪劫营也，凉血清火为要。舌绛有碎点白、黄者，防生疳也；大红点者，热毒乘心也，用黄连、金汁；绛而不鲜，干枯而萎者，肾阴涸也，急以阿胶、鸡黄、地黄、天冬等，缓恐涸极无救。舌独中心绛干者，胃热心营受灼也，当于清胃方中加入清心之品，否则延及于尖，为津干火盛也。尖绛独干者，心火上炎也，用导赤散泻其腑。〇舌苔白厚而干燥者，胃燥气伤也，滋肾药中加甘草，令甘守津还之意。舌白而薄者，外感风寒也，当疏散之。若白干薄者，肺津伤也，加麦冬、花露、芦根汁等轻清之品，为上者上治之法也。若白苔绛底者，湿遏热伏也，当先泄湿透热，防其就干也，勿忧之，再从里透于外，则变润矣。初病舌就干，神不昏者，急宜养正，微加透邪之药；若神已昏，此内溃矣，不可救药。又不拘何色，舌上生芒刺者，是上焦极热也。用青布拭冷薄荷水揩之，即去者轻，旋去即生者险。舌苔不燥，自觉闷极者，属脾湿盛也；或有伤痕血迹者，问曾经搔挖否？不可以有血便为燥证，仍从湿治。再有神爽舌胀不能伸出者，此脾湿胃热，郁极化风，而毒延口也。用大黄磨入药内，则舌胀自消。○舌白苔黏腻，吐出浊厚涎沫者，口必甜味，为脾瘅病。乃湿热气聚，与谷气相搏，土有余也。盈满则上泛，用省头草芳香辛散逐之则退。若舌苔如碱者，胃中宿滞，挟浊秽郁伏，当急开泄，否则闭结中焦，不能从膜原达出矣。○舌无苔，如烟煤隐隐者，若不渴肢寒，阴病也；如口渴烦热，胃燥也。不可攻之，燥者甘寒益胃，润者甘温扶中。○舌黑而滑者，水来克火，为阴证，当温之。若见短缩，此肾气竭也，为难治。欲救之，补肾药中加人参、五味，勉希万一。舌黑而干者，津枯火炽，急急泻南补北。若燥而中心厚者，土燥水竭，急以咸苦下之。○舌淡红，或干而色不荣者，是胃津伤而气无以化液也。当用炙甘草汤，不可用寒凉药。○舌白如粉而滑，边色紫绛者，疫病也。邪初入膜原，未归胃腑，急急透解，莫待传陷为险恶之变，见此者病必凶。（《指南续刻》）

舌出不能入，用蓖麻子油蘸纸作捻，烧烟熏之，即收。（《同寿录》）

《正传》治舌肿大塞口，用蒲黄一味，频刷舌上，其肿自退。煎药以黄连一味，煎浓汁呷之，以泻心火。（《医学六要》）

热病舌苔焦黑，用井水浸生姜擦去，蜜调元明粉涂之。（孙一奎）

舌痛生疮，心火炎盛，凉膈散。○风热口燥，舌裂生疮，甘露饮。○舌强硬如猪脬，针刺两边血出即消。勿刺中央，令血不止。○舌下复生小舌名子舌，但胀大而强名木舌。内用辛凉药，外砭其血，即平。○劳神失睡，口舌破者，安神养血，作心虚治。○舌出不收，心经热甚，用珍珠粉、冰片、人中白末敷之。（《张

氏医通》）

选案

王生患伤寒，舌黑如炭，芒刺干裂，身热便结，不渴喜冷，脉则无力，神则昏沉。医谓阳证阴脉必死。余察其形气未脱，以甘温、壮水等药以救其本，间用凉水以滋其标，前后凡用人参、熟地各一二斤，附、桂各数两，冷水一二斗。然后诸证渐退，饮食渐进，神气俱复，但察其舌黑分毫不减，心甚疑之。后数日，忽舌上脱一黑壳，内则新肉灿然，始知肤腠焦枯，死而复活。使非大为滋补，安望再生？（张景岳）

潘中建季弟裕青，劳感，寒热时作，杂用表药，热势转炽，改用清火养阴药，热势转甚。舌胎由白而黄，由黄而焦，干黑如炭，神昏振掉，撮空自汗，危证蝟集。郡中名手，见其热势炽甚，以为寒之不寒，是无水也，投以六味饮，不应。见其舌黑焦干，又以为攻伐太过，胃阴干枯也，投以左归饮，又不应。诊脉左关、尺细紧，右寸、关大缓，舌浮而胖。谓曰：证乃阳虚火衰证，舌非阴亏火旺舌也。盖缘阴盛于内，而复益之以阴，逼其虚阳于皮肤、喉、舌间，故其热益炽而振掉昏沉，其苔益厚而焦干燥裂耳。若果阴亏火旺，则未有六味、左归滋阴猛进，而舌反加黑、苔反加厚、身反加热者也。夫舌有似实而实虚者，审之贵清；苔有似阳而实阴者，验之宜晰。今以其舌之干燥而责以阴亏，苔之焦黑而责以火旺。就常而论，谁不云是？殊不知：阴亏而干燥者，其舌必坚敛；火旺而焦黑者，其舌必苍老。万无干燥焦黑属阴虚火旺，而舌见胖嫩者也。中建大服予论，乃拟养营汤，用人参五钱，加附子三钱。一剂熟睡竟夜，翌早舌上干燥焦黑之苔尽脱，变为嫩红滑润矣。原方减轻参、附，连服四剂，阳回作汗而愈。○汪柳亭年近六旬，病腹胀兼痛，饮食不进，服药增甚。诊脉洪大滑盛，重按有力，面色皖白而带萎黄，舌色青黄而兼胖滑。医方皆消导之属。谓曰：若但据脉证，则诸方殊得当矣。第面色白上加黄，且皖而萎，舌色黄里见青，且胖而滑，证脉皆非实候。此由思虑郁怒，亏损肝脾，气血两虚，而脏寒生满，且作痛耳。拟养营汤，倍参、附煎服。一剂痛胀随减，再剂痛胀全除。继用补中益气汤加白芍，调理如旧。友人陈星川问曰：柳亭胸次洒落，不知子何所据而责其思虑伤脾、郁怒伤肝耶？予曰：有诸内必形诸外。肝之志为怒，凡郁怒用事而肝胆病者，其舌必青。脾之志为思，凡思虑用事而脾胃病者，其舌必黄。故知其为肝脾伤也。星川曰：形盛脉大，焉知其证属虚寒乎？予曰：凡物之理：实则坚，虚则浮，热则燥，寒则湿。今舌色青上加黄而胖，其为肝脾之虚无疑，而胀非实胀、痛非实痛可知矣。胖而兼嫩且滑，其为肝脾之寒无疑，而胀为寒胀、痛为寒痛可知矣。使不有此法，则何以阴阳虚实，见之悉得其真？补泻寒温，投之辄神其应哉？星川乃大悟曰：不服药为中医。（杨乘六）

黄宛超饵方士金丹。唇舌枯燥，医谓火不归原，用人参桂、附，喉肿大渴，二便艰难，不能食寝者七昼夜，已备棺衾。邀予诊视，笑曰：何至是哉！可一剂愈耳。时问疾者多人，咸倾耳侧目。予俱不顾，但使治犀角、生地、元参、黄连等药，约重四两，浓煎灌下，诸证全失。（程华仲）

南邻朱翁，年六十余，身热数日，舌根和尖肿至满口。外科以燔针刺其两旁下廉泉穴，病势转凶。戴人曰：血实宜决之。用铍针磨令锋极尖，轻砭之。日砭八、九次，出血约一二盏。如此三日，渐觉血少，痛减肿消。夫舌者，心之外候；心主血，故血出则愈。又诸痛痒疮，皆属心火，燔针艾火，殊失此义。（《儒门事亲》）

一妇产后，舌出不收。用丹砂敷之，暗掷盆盎惊之，即收。

齿

经义

女子七岁肾气盛，齿更发长。三七，肾气平均，故真牙生而长极。〇丈夫八岁，肾气实，发长齿更。三八，肾气平均，筋骨劲强，故真牙生而长极。五八，肾气衰，发堕齿枯。八八则齿发去。（《素问》）

天有列星，人有牙齿。〇齿者，骨之所终。〇手阳明之脉，其支者从缺盆上颈，贯颊，入下齿中。足阳明之脉，下循鼻外，入上齿中。（《灵枢》）

齿为户门。（《难经》）

哲言

齿得咸则坚，得甘则蚀，得酸则软，得辛、苦则若不知。咸益本脏也，甘主克制也，酸夺母气也，辛为其所自生，苦为其所胜，故相安也。〇齿先生而牙后生，齿薄而牙厚也；牙先落而齿后落，齿逸而牙劳也。齿为户门，为饮食所入之路，百物之精皆由此入，可不惜与？〇牙齿得自生后，七八月生，亦七八岁易，既易而缺，即不复生。所以既生复易者，如草木之孚甲，虽草木所以生而长自落。所以既易不复生者，如草木之株干，伤一枝则一枝折而不能更发也。来自生后，去自生前，亦犹草木之华实耳。（《张氏医通》）

齿者肾之标，口者脾之窍，诸经多会于口。其牙齿乃手、足阳明之所过，上龈隶于坤土，足阳明胃脉之所贯也，止而不动；

下龈嚼动不休，手阳明大肠脉之所贯也。手阳明恶寒饮而喜热，足阳明喜寒饮而恶热，故其病不一。牙者肾之标，亦喜寒，寒则坚牢。热甚则齿动、龈断而痛，故治疗不同。（李东垣）

精完则齿固，肾衰则齿豁，虚热则齿动，髓溢则齿长。（《医学入门》）

肾主骨，齿者骨之余，髓之所养。足阳明之支者，入于上齿；手阳明之支者，入于下齿。若骨髓不足，阳明脉虚，则齿之诸病生矣。阳明实则齿坚牢，阳明虚则齿浮动。又有齿痛者，乃阳明经有风、冷、湿、热之邪，乘虚而入，聚而为液、为涎，与齿间之气血相搏击而痛也。若热壅盛则肿而痛也，热不盛则齿龈微肿而根浮也。有虫牙痛者，由湿热生虫，蚀其根也。有齿间血出者，乃风热之邪，由阳明之支入齿龈，搏于血也。有齿龋者，亦风热之邪入阳明，搏于齿龈，气血腐化为脓也。有齿𧏾者，是虫蚀齿至龈，脓烂汁臭也。有齿挺者，由风热传入齿龈间，液沫为脓，气血竭，肉龈消，故齿根露而挺出也。有齿动摇者，由阳明气血虚也。有齿蠹者，由骨髓不荣，故令牙齿黯黑也。以此而言，岂非诸齿病皆因阳明之所致哉？（《证治准绳》）

肾虚牙疼其齿浮，血虚牙疼其齿痒，火热牙疼其齿燥，虫蚀牙疼其齿黑，风热牙疼其齿肿，湿热牙疼其齿木。（《绳墨》）

牙痛：外冒风热、吸受寒冷者，外因也；阴虚火动、气郁血热、虫蛀者，内因也；硬物所支、打击所致者，不内外因也。（陈无择）

牙证不外乎风、火、虫、虚，此但言其痛耳。他如牙宣、牙菌、牙痈、穿牙毒、骨槽风、走马牙疳之类，皆由于湿火热毒蕴结牙床。须分上下二齿，辨明手、足阳明及少阴之异。（《临证指南》）

齿牙之痛有三证：一曰火，二曰虫，三曰肾虚。三者不同，辨得其真，无难治矣。〇古有晨昏叩齿之说，虽亦可行，然而谷谷震动，终非善道。余每因劳、因酒，尝觉齿有浮突之意，但轻轻咬实，渐咬渐齐，或一、二次而根自固。又小解时，先咬定牙根而后解，则肾气亦赖以摄。非但固精，亦能坚齿。（张景岳）

今人漱齿，每以早晨，是倒置也。凡一日饮食之毒，积于齿缝，当于夜晚刷洗，则垢秽尽去，齿自不坏。故云：晨漱不如夜漱，此善于养齿者。（《金丹全书》）

唇肿、齿焦者死，脾、肾绝也。〇齿变黑者死，少阴绝也。〇阴阳俱竭，其齿如熟小豆者死。（扁鹊）

补编

湿热齿痛者，承气汤下之。上、下牙痛不可忍，牵引入脑，或喜寒恶热，脉洪数有力者，凉膈散。肠热齿龈胀痛者，清胃散。火郁痛者，越鞠丸。肾虚痛者，六味汤加骨碎补。虚寒痛者，八味汤加骨碎补。风热痛者，羌、独、荆、防、芎、辛、薄荷、生地之类，水煎漱咽。风毒及热壅上攻，牙龈痛或龈缝肉努出者，消风散，临卧漱服。风寒入脑痛者，羌活附子汤。（薛立斋）

凡牙痛必用胡椒、荜茇，能散浮热。监以升麻、寒水石，佐以薄荷、荆芥、细辛之类。如用清凉药痛反甚者，须从治之。（《丹溪心法》）

凡饮食不洁，臭腐之气淹积日久，由是热盛生风，风胜生虫，蛀食齿中。根有黑点，蚀尽一齿，又度其余，甚至疳䘌皆其种类。宜清彻肠胃，以治其本；擦牙诛虫，以理其标。（《证治汇补》）

牙床腐烂、齿牙脱落，谓之“走马”。此盖热毒蕴蓄而然，

大为凶候。速泻阳明之火，兼服绿豆饮；外用冰白散敷之。（张景岳）

温热病看舌后，亦须验齿。齿为肾余，龈为胃络，热邪不燥胃津，必耗肾液。且二经之血，皆走其地，病深动血，结瓣于上。阳血色紫如干漆，阴血色黄如豆瓣。阳血若见，安胃为主；阴血若见，救肾为要。然豆瓣色者多险。若证不逆，尚在可治，否则难治。盖阴下竭、阳上厥也。〇齿光燥如石者，胃热甚也。若无汗、恶寒，卫偏胜也，辛凉泄胃透汗为要。若如枯骨色者，肾液枯也，为难治。若上半截燥者，水不上承，心火炎上也，急急清心救水，俟枯处转润为妥。〇齘齿者，湿热化风，痉病也。咬牙者，胃热走络也。若咬牙而脉证皆衰者，胃虚无谷气内荣，虚则喜实也。舌本不缩而硬，牙咬难开者，非风痰阻络，即欲作痉也，用酸物擦之即开，酸走筋，木泄土故也。〇齿垢如灰糕样者，胃气无权，津亡、湿浊用事，多死。〇初病齿缝流血痛者，胃火冲激也；不痛者，龙火内燔也。齿焦无垢者死。齿焦有垢者，肾热胃劫也，当微下之，或玉女煎，清胃救肾可也。（《指南续刻》）

脉候

齿病：尺脉虚大者肾虚，洪数者阴火；关脉浮弦者风热，洪滑者痰火。（《证治汇补》）

选案

汪丞相之宠，好食厚味。一日热大作，齿间壅出有肉，渐大胀满，口不能闭，水浆不入。一医用生地黄汁一碗；牙皂角数挺炙热，蘸汁令尽为末，敷壅肉上。随即消缩，不日而愈。（《医统》）

吴东吉之内齿痛，医用辛散不效，又用苦寒下之，头晕自汗，大渴大喘。予至诊曰：此肾虚也，与八味汤，一服痛止。（程华仲）

附方

出牙虫方　用瓦片上置油拌韭子烧烟，搁水碗上，另用漏升覆之。以蛀牙受漏升口中烟，其牙内虫如针者，皆落水碗中。累效。

哭来笑去散　治牙痛神效。用雄黄、乳香、胡椒、麝香、荜茇、良姜、细辛各等分为末，每用少许，吹男左、女右鼻中。如牙痛脸肿，用纸卷药末作条，蘸香油点着，燎牙痛处，条烧尽，痛即止。

鼻（附嚏）

经义

西方白色，入通于肺，开窍于鼻。〇五气入鼻，藏于心、肺。心、肺有病，而鼻为之不利也。〇胆移热于脑，则辛頞鼻渊。〇脾热病者鼻先赤。（《素问》）

鼻者肺之官。〇肺气通于鼻，肺和则鼻能知香臭矣。〇肺病者，喘息鼻张。（《灵枢》）

哲言

鼻者，气之门户也。外感邪气有余，则鼻气粗，疾出疾入；内伤正气虚败，则鼻气微，徐出徐入。鼻孔干燥，乃邪热在阳明，必衄血也。鼻干如烟煤者，阳毒热深也。鼻黑出冷气者，阴毒冷极也。鼻鼾，风温也；鼻塞，风热也；鼻扇，肺绝也。（陈养晦）

大肠，肺之腑也；胃，五脏之所受气者也。《经》曰：九窍不利，肠胃之所生，鼻主无形者也。《经》曰：天气通于肺。又曰：喉主天气。设肠胃无痰火积热，则平常上升之气，皆清气也。若肠胃素有痰火积热，则其平常上升之气，皆蕴而为浊矣。金职司降，喜清而恶浊。今受浊气熏蒸，壅遏郁结而为涎涕。至于痔、

珠、瘜肉之类，皆由痰热积久，燥火内燔；风寒外束，隧道壅塞，气之升降，被其妨碍。浇培弥厚，犹积土而成敦阜也。（孙一奎）

凡衄渊久不愈者，非心血亏则肾水少。养血则阴生而火降，补肾则水升而金清。又鼻塞久不愈者，亦有内伤肺、胃，清气不能上升，非尽外感也。（《医学入门》）

鼻色

鼻头色青，腹中痛，苦冷者死；鼻头色微黑者，有水气；色黄者，胸上有寒；色白者，亡血也；设微赤非时者死。又色青为痛，色黑为劳，色赤为风，色黄者便难，色鲜明者留饮。（《金匮》）

鼻扇

病在大肠，亦能令人鼻珠扇动，迎香脉气使之然也。证实者下之愈，不得概以肺绝疑之。（《医参》）

鼻扇有虚实新久之分，不可概为肺绝。初病鼻扇，有邪热风火壅塞肺气，实热居多；久病鼻扇喘汗，是为肺绝，不治。（林慎庵）

鼻塞

东垣曰：《经》云：西方白色，入通于肺，开窍于鼻，藏精于肺。夫十二经脉，三百六十五络，其气血皆上升于面而走空窍。其精阳气上走于目而为睛，其别气走于耳而为听，其宗气出于鼻而为嗅。夫阳气、宗气者，皆胃中生发之气也。若因饥饱劳役，损伤脾胃，生发之气既弱，则营运之气不能上升，邪塞孔窍，故鼻不利而不闻香臭也。宜养胃气、实营气，阳气、宗气上升，鼻管则通矣。又《难经》云：心主五嗅，肺主诸气。鼻者肺窍，反闻香臭者，何也？盖以窍言之，肺也；以用言之，心也。因卫气失守，寒邪客于头面，鼻受之；不能为用，是不闻香臭矣。故《经》云：心肺有病而鼻为之不利也。洁古云：视听明而清凉，香臭辨

而温暖是也。治宜先散寒邪，后补卫气，使心肺之气，得以交通，则鼻利而闻香臭矣。（《赤水玄珠》）

夹鼻两傍，穴名迎香。迎香者，迎香臭也。手阳明大肠脉也。人有鼻病不闻香臭者，病在大肠，气不上行，徒责之肺无益也。卒病治以通，久病治以表。（《医参》）

鼻塞不闻香臭，或感风寒鼻塞，俗皆以为肺寒而用解表、通利辛温之药，不效。殊不知此是肺经素有火邪，火郁甚，故遇寒便塞。治当清肺降火，佐以通利。审其平素鼻塞，作肺热治；若素无此证，偶感风寒，而致塞窒流涕，作风寒治。（王节斋）

近世以辛夷治鼻塞不闻香臭，无问新、久、寒、热，一概用之。不知肺胃阳气虚衰，不能上透于脑，致浊阴上干阳位而窒塞者，固宜辛夷之辛香以通达之。若湿热上蒸，蕴酿为火而窒塞者，非山栀之轻清不能开发也。（朱丹溪）

鼻渊

《经》云：肺和则鼻能知香臭矣。又云：胆移热于脑，令人辛頞鼻渊，传为衄蔑瞑目。是知初感风寒之邪，久则化热，热郁则气闭而塞矣。治宜开上宣郁，如苍耳散、防风通圣散、川芎茶调散、菊花茶调散等类，佐以荷叶边、苦丁茶、蔓荆、连翘之属，此外感宜辛散也。内热宜清凉者，用羚角、山栀、石膏、滑石、夏枯草、青菊叶、苦丁茶等类，苦辛凉散。郁久则当用咸降滋填，如虎潜减辛，再加镇摄之品。其有精气不足，脑髓不固，渗下无腥秽之气者，此劳怯根萌，以天真丸主之。（《临证指南》）

鼻渊一证，总由太阳、督脉之火。甚者上连于脑，而津津不已，故又名为脑漏。多因酒醴肥甘，或火由寒郁，以致湿热上熏，津汁溶溢而下，离经腐败而作腥臭。河间用防风通圣散，古法用苍耳散。余见炎上之火，治以辛散有所不宜，莫若清火滋阴、高者抑之之法。○凡鼻渊脑漏，虽为热证，然流渗既久，即火邪已去，流亦不止，以液道不能扃固也。新病者多由于热，久病者未必尽为热证。其有漏泄既多，伤其髓海，气虚于上，多见头脑隐痛、眩晕不止等证。治非补法不可。（张景岳）

古人谓鼻渊一证，乃寒凝脑户，太阳湿热为病。皆治标而不求其本，攻邪而反耗其元，于经旨迥乎不合，其说可足信欤？《经》曰：胆移热于脑，则辛頞鼻渊。明属内伤，与外感无涉。何医家辛夷、苍耳、防、芷杂投，致轻者重而重者危也。夫脑属神脏，藏精髓而居高位。鼻为肺窍，司呼吸而闻香臭。清阳由此而升，浊阴无由而上，是为平人。盖少阳生发之气，全赖肾水为之滋养。肾水虚则胆火无制而上逆于脑，脑热蒸蒸，气化浊涕，走空窍而出于鼻，臭不堪闻。涕愈下则液愈耗，液愈耗则阴愈亏。斯时也，头为之倾矣，喉为之咳矣，身为之热矣，食为之减矣。而医者犹曰：风未散也，表药不可缺；寒未退也，辛味不可除。曾不知辛散伤元，有升无降，有阳无阴。肾肝虚于下，肺气虚于上，虽有卢、扁，奈之何哉？虽然，胆之火胡为而入脑也？经谓其脉起于目锐眦，上抵头角，下耳后，曲折布于脑后，脉络贯通，易于感召。惟其虚也，则灼脑炙髓，随液下漏，治宜戒怒以养阳，绝欲以养阴。药进补水保肺，俾水壮火熄、木荣金肃、胆汁充满，而火自安其位矣。倘脾胃渐亏，阳分渐弱，又宜变通：或脾、肾双补，或阴阳两救，庶几有济。且脑为诸阳之会，髓为至精之物，鼻属金气之路。治脑也补在髓，治鼻也清在金。脑满可以生水而制火，金空可以化液而制木。而春升少阳之气，与厥阴相为表里，上属于脑。如此，则《经》谓胆热所关，义亦明矣。（《会心录》）

鼻鼽

鼻渊、鼻鼽，当分寒热。若涕浓而臭者为渊，属热，清凉之药散之；若涕清而不臭者为鼽，属寒，辛温之剂调之。（张路玉）

鼽者，鼻出清涕也。五行之理，微则当其本化，甚则兼其鬼贼。《易》曰燥万物者莫熯乎火。以火炼金，热极而反化为水。肝热甚则出泪，心热甚则出汗，脾热甚则出涎，肺热甚则出涕，肾热甚则出唾。凡痰、涎、涕、唾稠浊者，皆火热极甚销烁致之也。或言鼽为寒者，误也，彼但见鼽嚏鼻窒，冒寒则甚，遂以为然。岂知寒伤皮毛则腠理闭密，热气怫郁而病愈甚也。（刘河间）

鼻瘜

鼻瘜肉，因上焦积热郁久而生。内服清火利膈之药，宜凉膈散加减，须断酒醴厚味。韩氏云：一贵人鼻中肉赘，臭不可近，痛不可忍。以白矾末加阿魏、脑、麝少许，吹其上，顷之，化水而消。内服胜湿泻肺之药。此厚味壅热，蒸于肺门，如雨霁之地，突生芝菌也。按：瘜肉鼻痔，大同小异。痛极而不下垂者为瘜肉，此血热胜也；鼻痔则有物下垂而不痛，乃湿热胜也。阿魏为血积之响导，白矾为涤垢之专药，兼脑、麝以开窍也。（张路玉）

鼻齄

好饮热酒，血热入肺，复被风寒外郁，则血凝于内、赤见于外，而为鼻齄。有不好饮而病此者，乃肺风热也。（朱丹溪）

选案

一人久患鼻渊，浊涕腥秽。时逢长夏，医命取艾绒四两，摊作二饼，用新瓦两片，烈日曝热，摊艾绒于凹瓦上。先安一枕，以额抵之，冷则频易，数日病除。此日炙针锋相对，脑寒去矣。（许宣治）

黄介繁令眷，鼻中生一红珠，状如樱桃，垂挂左窍，虽无痛苦，颇碍呼吸。予教用醋，日漱数遍，其珠自落。旬后，鼻出红毛，长一、二寸，每日数十茎，群目为怪。此平日多食猪、羊血，蕴毒胃中，熏于肺窍，致嚏出血丝，随风成线耳。与清解药而瘥。（程华仲）

附方

硇砂散　治鼻生瘜肉。用硇砂五分、白矾一钱，研末，点之即消。

附：嚏

帝曰：人之嚏者，何气使然？岐伯曰：太阳之气，和利而满于心，出于鼻，故为嚏。（《灵枢》）

肺外证面白、善嚏。（《难经》）

夫中寒家，善欠。其人清涕出，发热色和者，善嚏。（《金匮》）

欠为气乏，嚏为气通。〇腠理不密实，嚏不已。（娄全善）

嚏者，鼻中因痒而气喷作于声也。鼻为肺窍，痒为火化，心火邪热，干于阳明，发于鼻，则痒而嚏也。或以物扰之痒而嚏者，痒属火故也。或视日而嚏者，由目为五脏之精华，太阳真火，晄耀于目，心神躁乱，而热发于上，则鼻痒而嚏也。伤寒病，再经，邪衰而嚏者，由邪热已退，虚热为痒，痒则嚏也。或风热上攻，鼻窍壅滞，内药鼻中，得嚏则壅滞通而愈也。或有痛处，嚏则痛甚不可忍者，因嚏气冲结，痛不得通利故也。（刘河间）

痒为火化，外风欲入而内火拒格，故发为嚏。有嚏则风邪随气而散，不能入伤于经，是以伤风有嚏为轻。（《张氏医通》）

耳

经义

肾主耳。〇南方赤色，入通于心，开窍于耳。〇太阳所谓耳鸣者，阳气万物盛上而跃，故耳鸣也。〇肺虚则少气不能报息，耳聋嗌干。〇肝虚则目䀮䀮无所见，耳无所闻。（《素问》）

肾气通于耳，肾和则耳能闻五音矣。〇耳者，宗脉之所聚也。故胃中空则宗脉虚，虚则下溜，脉有所竭者，故耳鸣。〇精脱者耳聋，液脱者耳数鸣。〇髓海不足，则脑转耳鸣。（《灵枢》）

哲言

耳者肾之窍。察耳之好恶，知肾之强弱。肾为人之根本，故耳轮红润者生；或黄、或白、或黑、或青而枯者死；薄而白、薄而黑、或焦如炭者，皆为肾败。若伤寒耳聋，寒热胁痛，此属少阳，当和解之。若阴证耳聋，舌卷、唇青，此属厥阴，为难治也。（《伤寒五法》）

肾气充盛则耳聪，肾气虚败则耳聋，肾气不足则耳鸣，肾气结热则耳脓。（《证治汇补》）

耳痛、耳鸣、耳痒、耳脓、耳疮，当从少阴正窍，分寒、热、虚、实而治之，不可专作火与外邪治。（《赵氏医贯》）

肾开窍于耳，心寄窍于耳，胆脉附于耳。体虚失聪，治在心肾；邪干窍闭，治在胆经。盖耳为清空之窍，清阳交会之所。一受风热火郁之邪，与水衰火亢肾虚气厥者，皆能为患。治法不越通阳、镇阴、益肾、补心、清胆等法。如温、暑、火、风侵窍，而为耳聋痛胀者，用连翘、山栀、薄荷、竹叶、银花，轻可去实之法，轻清泄降。如少阳相火上郁，耳聋聤胀者，用荷叶、苦丁茶、菊叶、夏枯草、蔓荆、山栀、羚角、丹皮辛凉味薄之品，清泄少阳郁热。如心、肾两亏，肝阳亢逆，与内风上旋蒙窍而为耳鸣暴聋者，用熟地、磁石、龟甲、二冬、牛膝、秋石、山萸、白芍味厚质重之药，壮水制阳，填阴镇逆，佐以酸味入阴，咸以和阳。（《临证指南》）

耳聋

未持脉时，病人叉手自冒心。师因教试令咳而不咳者，此必两耳聋无闻也。所以然者，以重发汗，虚，故如此。（张仲景）

耳者，宗脉之所附。宗脉虚，风邪乘之，经气痞而不宣，是为风聋。必时有头痛之证。〇十二经络上络于耳，其阴阳诸证，适有交并，则脏气逆而为厥，厥气搏于耳，是为厥聋。必时有眩晕之证。〇劳役伤其血气，淫欲耗其真元，憔悴力疲，昏昏愦愦，是谓劳聋。将息得宜，其聋自轻，日就劳伤，则为久聋。（《仁斋直指》）

新聋多热，少阳、阳明火盛也；旧聋多虚，少阴肾气不足也。〇虚聋由渐而成，必有兼证可辨：如面颊黧黑者，精脱；少气嗌干者，肺虚；目䀮善恐者，肝虚；心神恍惚、惊悸烦躁者，心虚；四肢懒倦、眩晕少食者，脾虚。（《证治汇补》）

肾乃水窍。耳能听声者，水生于金也。肺主气，一身之气贯于耳，故能听声。凡治耳聋，必先调气开郁。（《医学入门》）

左耳聋，妇人多有之，以多忿怒故也；右耳聋，男子多有之，以多色欲故也；左右俱聋，膏粱之人多有之，以多肥甘故也。（《医鉴》）

耳中有穴曰听宫。其形如珠，皮膜包裹真水，最不可犯。皮膜一破，真水去而耳立聋。有为大声所振而聋者，皮膜破也。有时或聋、或不聋者，心肾不交也。有先耳鸣而后聋者，外邪干，或肾热也。惟伤寒少阳证耳聋，不关于此。胆脉绕耳轮，邪气壅实，而听宫为其所遮。三焦脉亦入耳，亦能挟邪为病。然总不若听宫为耳之主，为心肾会合之所而不可犯也。（《张氏医通》）

耳者肾之窍，足少阴之所主。人身十二经络中，除足太阳、手厥阴，其余十经络皆入于耳。惟肾开窍于耳，故治耳者以肾为主。或曰：心亦开窍于耳，何也？盖心窍本在舌，以舌无孔窍，因寄于耳。此肾为耳窍之主，心为耳窍之客尔。以五脏开于五部，分阴阳言之：在肾、肝居阴，故耳、目二窍，阴精主之；在心、脾、肺居阳，故口、鼻、舌三窍，阳精主之。《灵枢》云：肾气通于耳，肾和则能闻五音。五脏不和则七窍不通。故凡一经一络有虚、实之气入于耳者，皆足以乱其聪明而致于聋聩。此言暴病者也。若夫久聋者，于肾亦有虚、实之异。左肾为阴，主精；右肾为阳，主气。精不足、气有余，则聋为虚。若其人瘦而色黑，筋健骨壮，此精气俱有余，固藏闭塞，则聋为实，乃寿征也。又有乍聋者，《经》曰：不知调和七损八益之道，早衰之节也。其年未五十，体重、耳目不聪明矣，是可畏也。其证耳聋面颊黑者，为精脱肾惫，安肾丸、八味丸、苁蓉丸、薯蓣丸，选而用之。若肾经虚火，面赤口干、痰盛内热者，六味丸主之。至于阳虚者，亦有耳聋。《经》曰：清阳出上窍。今人饮食劳倦，脾胃气虚，不能上升而下流于肾、肝，故阳气者闭塞，地气者冒明，邪害空窍，令人耳目不聪明矣。治须补中益气汤。（《赵氏医贯》）

阴气走下窍，而上入于阳位，则有窒塞耳鸣之候。故人当五十以外，肾气渐衰于下，每每从阳上逆。而肾之窍开于耳，耳之聪司于肾。肾主闭脏，不欲外泄。因肝木为子，疏泄母气而散于外，是以谋虑郁怒之火一动，阴气从之上逆，耳窍窒塞不清。

较之聋病，一天一渊。聋病者，其中另有窍一膜，遮蔽外气，不得内入，故以开窍为主。至于高年，阴气不自收摄，越出上窍之理，从无一人言及。不知阴气至上，亦隔一窍膜，不能越出窍外，止于窍中汩汩有声，如蛙鼓、蚊锣，鼓吹不已。以故外入之声，为内声所混，听之不清。方中大意，全以磁石为主，以其重能达下，性主下吸，又能制肝木之上吸故也。而用地黄、龟胶群阴之药辅之，更用五味子、山茱萸之酸收之。令阴气自旺于本宫，不上触于阳窍，耳之于聋，似谷之受响，岂更与人声相拒，难于远听耶？（喻嘉言）

耳聋一证，诸家所论虽悉。然以余之见，大都其证有五：曰火闭、曰气闭、曰邪闭、曰窍闭、曰虚闭。〇耳聋之故，总因气闭不通。盖凡火邪、风邪，皆令气壅，壅则闭也；怒则气逆，逆则闭也；窍伤则气窒，窒则闭也；虚则气不充，不充则闭也。凡邪盛气逆而闭者，实闭也；气不足而闭者，虚闭也。（张景岳）

耳鸣

耳鸣，以手按之不鸣或少减者，虚也；手按之而鸣愈甚者，实也。（《赵氏医贯》）

凡暴鸣声大者多实，渐鸣声细者多虚。少壮热盛者多实，中衰无火者多虚。饮酒味厚素多痰火者多实，质清脉细素多劳倦者多虚。耳为肾窍，乃宗脉之所聚。精气调和，肾气充足，则耳目聪明。若劳伤血气，精脱肾惫，必至聋聩。故人于中年之后，每多耳鸣者，是皆阴衰肾亏而然。〇凡耳窍或损、或塞、或震伤，以致暴聋或鸣不止者，以手中指于耳窍中轻轻按捺，随捺随放，或轻轻摇动，以引其气，气至则窍自通。（张景岳）

耳鸣如蝉，或时闭塞，作肾虚治不效。殊不知此是痰气上升，郁于耳中而为鸣，郁甚则闭塞矣。审其平昔，饮酒厚味，上焦素

有痰火，只作清痰降火治之。若肾虚而鸣者，其鸣不甚，其人多欲，当见劳怯等证。（王节斋）

耳痛

耳痛如虫走者，风也；干痛者，风热也；湿痛者，风湿也；微痛者，虚火也。又有耳后攻击肿痛者，少阳经风火也。（《证治汇补》）

耳痒

寻常耳痒，有风、有火，易于调治。甚有耳痒挑剔出血不能住手，此肾虚风毒上攻，治宜透冰丹；戒酒色厚味。（《圣惠方》）

聤耳脓耳

耳间有津液，轻则不能为害。若风热搏之，津液结塞成核，能令暴聋，谓之聤耳。〇热气乘虚入耳，聚而不散，脓水时出，谓之脓耳。宜服蔓荆子散；外用白矾、胭脂、麝香为末吹之。（杨仁斋）

耳疮

耳疮发热焮痛，属少阳、厥阴风热，用柴胡栀子散。若内热痒痛，属前二经血虚，用当归川芎散。若寒热作痛，属肝经风热，用小柴胡汤加山栀、川芎。若内热口干，属肾经虚火，用加味地黄丸。（薛立斋）

选案

一人耳内时痛，痛甚欲死，痛止如故。就诊于立斋先生，六脉皆安，非疮也。话间痛忽作，度其有虫。令取猫尿滴耳中，（将生姜擦猫鼻，其尿自出。）果出一虫，遂不复痛。或用麻油滴之，则虫死难出；或用炒芝麻枕之，虫出不及猫尿之速。（《赵氏医贯》）

咽喉

经义

喉主天气，咽主地气。〇肝者，中之将也，取决于胆。咽为之使。〇一阴一阳结，谓之喉痹。〇邪客于足少阴之络，令人嗌干，不可内食。（《素问》）

咽喉者，水谷之道也；喉咙者，气之所以上下者也。〇足少阴所生病者，口热、舌干、咽肿、上气、嗌干及痛。〇喉痹，不能言取足阳明，能言取手阳明。（《灵枢》）

哲言

凡《经》言喉痹者，谓喉中呼吸不通、言语不出，天气闭塞也；云咽痛、嗌痛者，谓咽喉不能纳唾与食，地气闭塞也；云喉痹、咽嗌痛者，谓咽喉俱病，天地之气并闭塞也。（孙一奎）

喉有二管：一为气管，一为食管。食管在前，气管在后。人有自刃而不死者，伤食管而未伤气管也，故食管在前。气管上通于鼻，人方食时，气无不通，非食急未有呛入气管者。以鼻吸之，食急呛入者，仍归食管，故气管在后。（《医参》）

喉者，候也；咽者，咽也。咽接三脘以通胃，故以之咽物；喉通五脏以系肺，故以之候气。气喉谷咽，皎然明白。（《得效方》）

咽与喉，会厌与舌，四者同在一门，其用各异。喉以纳气，故喉气通于天；咽以纳食，故咽气通于地。会厌管乎其上，以司开阖，食下则吸而掩，气上则呼而出。是以舌抵上腭，则会厌能闭其喉。四者更相为用，缺一则饮食废而死矣。〇热气上行，结薄于喉之两旁，近外肿作，以其形似蛾，是谓乳蛾，有双、单之分。其比乳蛾差小者，名曰闭喉。热结于舌下，复生小舌者，名曰子舌胀。热结于舌中，舌为之肿者，名曰木舌胀。热结咽喉，肿绕于外，且麻且痒，肿而大者，名曰缠喉风痹。暴发暴死者，名曰走马喉痹。八种之名虽详，一言可了，曰火。微者以咸软之，甚者以辛散之，其最无如砭针出血，血出则病已。（张子和）

咽喉之病，有单乳蛾、双乳蛾、单喉痹、双喉痹、缠喉风、急喉痹、悬雍垂、梅核气、尸咽、谷贼、骨鲠、咽痛、咽疮。○悬雍生于上腭，虽无关于咽喉，所以暴肿者，亦热使然也。○尸咽者，阴阳不和，脾肺风热，毒气壅盛不通，致令尸虫发动，上蚀于喉，或痒、或痛，与伤寒狐惑同，当参考。○谷贼者，谷芒强涩，人误食之，滞于咽门，遂令刺肺。若不急治，亦能杀人。（《仁斋直指》）

补编

喉证：治实之法，先宜发散，次宜清凉，或涌导痰涎，或针刺出血；治虚之法，须遵《内经》从治之旨，徐徐频与。（《医学正传》）

喉痛治法，视火之微甚：微则正治，甚则反治。撩痰、出血，随宜而施，或针手大指少商出血。若肿达于外，必外敷药。有表证者，宜甘、桔、荆、防、羌活，表而出之。不恶寒者，可用酸味吹喉取痰，常以鹅翎蘸米醋搅咽中，摘出其痰。若乳蛾肿甚者，先以小刀就蛾上刺出其血，再用牙硝吹点，以退火邪。内服如射干、青黛、甘、桔、栀、芩、恶实、大黄之类，以散上焦之热。外敷如生卜、韭根、伏龙肝之类。若咽疮白者多涎、赤者多血，大率与口疮同例。用蔷薇根皮、黄柏、青黛煎含细咽亦妙。（《推求师意》）

《经》云：一阴一阳结，谓之喉痹。一阴者，手少阴君火，心之脉也；一阳者，手少阳相火，三焦之脉也。夫二经之脉，并络于喉，故气热则内结，结甚则肿胀，胀甚则痹，痹甚则不通而死。即所谓喉癣、喉风、喉蛾等类是也。推原十二经，惟足太阳别下项，其余皆凑咽喉。然《内经》独言一阴一阳结为喉痹者，盖以君、相二火独胜，则热且痛也。历考咽喉汤方，皆用辛散、咸软，去风痰、解热毒为主。如元参升麻汤、圣济透关散，及玉钥匙、如圣散、普济消毒饮，皆急于治标而缓于治本耳。又考仲景《伤寒论》咽喉生疮等证，每用甘草、桔梗，半夏散及汤。一为少阴水亏，不能上济君火，以致咽喉生疮，不能出声，故以半夏之辛滑，佐鸡子清利窍通声，使以苦酒入阴，劫涎敛疮。桂枝解肌，由经脉而出肌表，悉从太阳开发。而半夏治咽痛，可无燥津、涸液之患也。一为阴火上结而为咽痛，故用甘草甘凉泄热，功在缓肾急而救阴液，佐以桔梗，开提足少阴之热邪也。若肾液下泄，不能上蒸于肺，致络燥而为咽痛者，又有猪肤一法，润燥、解热、缓中，使其阴阳协和而后愈，是固本而兼治标者也。他如风火上郁，阴亏脉数而痛者，又有辛凉清上诸法。咽喉紧痹，气热而痛者，则清肺泻热。情志郁勃，相火上炎而痛者，则降气开郁。肾液下亏，肝阳上越而痛者，宗钱氏六味汤。阴阳交虚，龙相上灼而痛者，宗仲景猪肤法。（《临证指南》）

凡单、双乳蛾，若毒未甚、脓未成者，治之自可消散。若势甚者，必须砭出其血，此因其急，不得已而用之也。○治喉痹之火，与救火同，不容少待。《内经》火郁发之。发谓发汗，然咽喉中岂能发汗？故出血者，乃发汗之一端也。○阴虚喉痹，其证内热、口渴、喉干，或唇红颊赤，痰涎壅盛，然必尺脉无神，或六脉虽数而浮软无力。是皆肾阴亏损，水不制火而然。火甚者，宜滋阴八味煎、加减一阴煎；火微者，宜六味地黄汤、一阴煎。若因思虑焦劳，兼动心火者，宜二阴煎。○格阳喉痹，由于无根之火，客于咽喉而然，察其证，则上热下寒，全非火象。诊其六脉微弱，全无滑大之意，速用镇阴煎为上，八味地黄汤次之。○喉癣者，凡阴虚劳损之人，多有此病。其证满喉生疮，红痛，久不能愈。此水亏虚火证也，宜用前阴虚喉痹之法治之。○瘟毒喉痹，乃天行之气。其证咽痛、项肿，此湿热壅盛，最凶之候。宜清诸经之火，或泻阳明之热，当察缓急而治之。东垣普济消毒饮最妙。○凡火壅于上，食物之类，最宜雪梨浆、绿豆饮，或萝卜汁和以清泉，少加元明粉，搅匀徐饮，既可消痰，亦可清火。（张景岳）

喉痛皆少阴病，但有寒、热、虚、实之分。少阴之火，直如奔马，逆冲咽喉，郁结不舒，或肿、或痛，证必内热、口干、面赤，痰涎涌上，脉数无力。盖缘肾水亏损，相火无制而然。须用六味地黄汤，加门冬、五味大剂服之。又有元阳亏损，无根之火，游行无制，客于咽喉者，须用八味丸煎汤冷饮，引火归元。此正褚氏所谓上病疗下也。人之咽喉如曲突，曲突火炎，若以水自上灌下，突曝烈矣。惟灶床下以盆水映之，上炎即熄。此上病疗下之一验也。○又有急喉痹，其声如鼾，痰如曳锯，为肺绝之候，速煎独参汤救之，迟则不及。（《赵氏医贯》）

喉痛之证，挟风火者十居八、九。若骤以滋腻酸敛之剂投之，百不一生。如辛酉壬戌患喉痛者，十人有五，不但服温燥之药者立毙，即用清凉药中少加重浊者，尚且不救。余治愈百人，皆辛寒清淡疏散之品。若依此法，无一活矣。（《医贯砭》）

凡治喉痹，非吐不可。如胆矾、石绿之类为末，薄荷汁入醋调，以鸡翎蘸药，送入喉内，徐徐引痰吐出为佳。（《东医宝鉴》）

痹者，闭也。咽喉闭结，汤药不通。有形之物，已难下咽，必取无形之气，从鼻而入。用巴豆压油纸上，取油纸捻成条子，点灯吹灭，以烟熏鼻，使口鼻流涎，牙关自开。（《名医类案》）

悬雍谓之帝钟。肿而下垂，有长数寸者，名帝钟风。宜用吹药，不可针，针破杀人。（《得效方》）

咽痛，诸药不效，乃鼻中生一红丝，悬一黑泡如樱，垂至咽门用杜牛膝根，入醋同捣汁，滴鼻内，丝断珠破，其痛立已。（罗谦甫）

凡治鲠法，皆以类推。如鸬鹚治鱼鲠，磁石治针鲠，发灰治发鲠，虎骨治骨鲠，各从其类也。（《三因方》）

兽骨鲠，将狗倒吊，取涎咽下，骨化如神。狗善食骨也。（《万病回春》）

误吞稻、麦芒在咽，取鹅涎咽之即下。鹅能食谷也。（《医学纲目》）

选案

王子周岁，其母以一铁钉与之玩弄，吞入喉间。其父号呼求救，余闻啼声，曰：钉下咽矣。索方无计，乃阅本草，见所载曰：铁畏朴峭。遂用磁石一钱，朴硝二钱，研末，以猪油加蜜，调与服之。解物如芋，润滑无棱，药护其外，钉在其中。盖硝非磁石，不能使药附钉；磁石非硝，不能逐钉速出。非油无以润，非蜜未必服。合是四者，则着者着，逐者逐，润者润，同功合力，裹护而出矣。〇王蓬雀患喉痹，头面浮大，喉颈粗极，气急声哑，咽肿，口疮痛甚，坐而不卧者累日矣。脉则细数微弱，言则声微不振，所服芩、连、栀、柏。此盖以伤阴而起，复为寒凉所逼，以致寒盛于下，格阳于上。水饮难入，尤畏烦热。余曰：危哉！与镇阴煎，井水浸冷，徐徐咽之。过宿，头项肿痛，尽消如失。（张景岳）

附方

缠喉风救急方　咽喉两旁，块肿如卵，气塞痰鸣，证在危急。用杜牛膝粗根两许，勿经水，捣汁和醋，鸡毛蘸搅喉中，涎出自消。后吹人中白、冰片。如牙关紧闭，和人乳捣汁，滴入鼻内。有用石扁蓄根，和乳捣汁滴鼻，效同。

又方　京师一医，持秘方治喉痹，获利甚广。偶为翁曙公识破。其方惟用拭面肥皂，金箔为衣，灌吐稠痰，危证立苏。

又方　治喉痹乳蛾。用壁钱窝一个，拔病者发一根缠定，灯上以银簪挑烧，存性为末，吹患处，立消。

头痛（附雷头风、头响、头摇、头重）

经义

故春气者病在头。〇头痛数岁不已，当犯大寒，内至骨髓。髓者，以脑为主，脑逆故头痛，齿亦痛，名曰厥逆。〇头痛巅疾，下虚上实，过在足少阴、巨阳。〇心烦头痛，病在膈中，过在手巨阳、少阴。〇头痛耳鸣，九窍不利，肠胃之所生。（《素问》）

真头痛，头痛甚，脑尽痛，手足寒至节，死不治。（《灵枢》）

哲言

头痛有正头痛、偏头痛、风寒头痛、湿热头痛、厥逆头痛、痰厥头痛、热厥头痛、湿厥头痛、气厥头痛、真头痛、醉后头痛，又有脑风、首风，炭气熏人，亦作头痛。（《东医宝鉴》）

外感头痛，如破如裂，无有休歇；内伤头痛，其势稍缓，时作时止。（《见闻录》）

太阳头痛：恶风寒，脉浮紧，痛在巅顶、两头角。少阳头痛：

往来寒热，脉弦细，痛连耳根。阳明头痛：发热自汗，脉长大，痛连目眦、頞、齿。太阴头痛：有痰，体重，脉沉缓。少阴头痛：足寒气逆，脉沉细。厥阴头痛：吐痰沫，厥冷，脉浮缓，痛引目系。此六经头痛，兼挟外邪也。（《东垣十书》）

因风而痛，抽掣恶风；因暑而痛，烦心恶热；因寒而痛，绌急、恶寒、战栗；因湿而痛，头重，天阴尤甚；因痰而痛，昏愦欲吐；气虚痛，遇劳则甚，其脉大；血虚痛，痛连鱼尾，善惊惕，其脉芤。若诸药不效，此督脉为病。（罗谦甫）

《内经》云：头痛巅疾，下虚上实，过在足少阴、巨阳，甚则入肾。眴蒙招尤，目冥耳聋，下实上虚，过在足少阳、厥阴，甚则入肝。按：下虚者，肾虚也，肾虚则头痛。上虚者，肝虚也，肝虚则头晕。眴蒙者，如以物蒙其首，招摇不定。目冥、耳聋，皆晕之状也。肝虚头晕，肾厥巅痛，不同如此。（娄全善）

头痛一证，病家视其疾微而轻忽之，医家尽认伤寒而妄治之，此辨之不可不早也。夫经言外感有头痛，内伤亦有头痛，岂容混治而无所区别？第外感头痛，有阳经、有阴经。如太阳、阳明、少阳头痛，属阳经；厥阴头痛属阴经。然其初发，身必寒热，背必酸痛，项必强痛，或目珠额痛，或耳聋胁痛，其脉必紧数。其厥阴头痛，无热，呕而吐沫。若素无头痛之患，而忽然暴发，痛兼表证，及按摩缚束而痛不定者，乃外感之头痛。治在风池、风府，调其阴阳。汗在表而散在巅；清在阳而温在阴也。内伤头痛，有阴虚，有阳虚。如火升巅顶作痛者，必烦躁内热，面赤口渴，大便秘结，其脉大数而空，或细数而弦，属阴虚。如寒冲髓海作痛者，必羞明畏寒，手足厥冷，面多青惨，大便溏泄，其脉细迟而微，或虚大无力，属阳虚。然其初发，身无寒热，神必倦怠，食必不甘。

若素有头痛之患，而忽然暴发，痛无表证，及按摩缚束而痛稍缓者，乃内伤之头痛。治在水火二脏，调其营卫，补真阴而益元阳，病在上而治在下也。夫六腑清阳之气，五脏精华之血，皆会于头，为至清至高之处，故谓之元首。至尊而不可犯也。苟外因风寒雾露之触，内因痰火湿热之熏，及偏正头风之证，其痛不见杀人于数日之间。而杀人于数日之间者，则为内伤之真头痛也。盖脑为神脏，谓之泥丸宫，而精髓藏焉。人生精气实于下，则髓海满于上。精神内守，病安从来？无如以酒为浆，以妄为常，以欲竭其精，以耗散其真。致肾阴不足，而阴火冲逆；肾阳不壮，而寒气犯脑。医者不达其故，复温之、散之。夫既亏在阴矣，我又从而温之，不益亏其真阴乎？既亏在阳矣，我又从而散之，不愈亏其真阳乎？无怪乎变证蜂起，痛极而厥，神为之昏，目为之定，牙为之噤，舌为之黑，面为之戴阳，手足为之抽掣，语言为之诂妄。斯时真知其亏在阴也，则用六味归芍汤，加人参、童便，壮水之主，以镇阳光；真知其亏在阳也，则用八味养血汤，加人参、鹿茸，益火之原，以消阴翳。此证尤惟妇人血海空虚者，多有此患，安可不以补元为汲汲耶？奈何庸碌之辈，不明肝肾为髓海之原，精气为神藏之根？一见头痛，概以伤寒目之，及至病势危笃，尚引伤寒书，需待用药，不知病者竟以痛剧而顷刻亡矣！夫痛在经者，轻而易治；痛在脏者，重而难疗。若头风害目者，肝阴亏则内风动摇，邪害空窍，痛在经也。头痛昏愦者，脑脏伤则神志失守，心火不平，痛在脏也。头痛而痰厥者，阳虚则气寒饮聚，阴虚则火炽液凝，经脉不行，阴阳之气不相顺接也。头痛而积热在阳明，实火、实痰为虐，脉洪数而有力者，则又利于清凉攻下也。头痛而红肿、壮热、口渴，脉浮数而有力者，此大头天行时热之邪，宜从疫法治也。头痛而手足寒，且青至节，脉悬悬欲绝者，此危脱之证。旦发夕死，夕发旦死，药亦不能治也。（《会心录》）

头痛当先审久暂，次辨表里。盖暂痛者必因邪气，久痛者必兼元气。以暂痛言之，则有表邪者，此风寒外袭于经也，治宜疏散，最忌清降；有里邪者，此三阳之火炽于内也，治宜清降，最忌升散。此治邪之法也。其有久痛者，则或发、或愈。或以表虚者，微感则发；或以阳胜者，微热则发；或以水亏于下，而虚火乘之则发；或以阳虚于上，而阴寒胜之则发。所以暂痛者当重邪气，久痛者当重元气，此固其大纲也。然亦有暂痛而虚者，久痛而实者，又当因脉、因证而详辨之。（张景岳）

头为诸阳之会，与厥阴肝脉会于巅。诸阴寒邪不能上逆，惟阳气窒塞，浊邪得以上据，厥阴风火乃能逆上作痛。故头痛一证，皆由清阳不升，火风乘虚上入所致。如阳虚浊邪阻塞，气血瘀痹者，用虫蚁搜逐血络、宣通阳气。火风变动，与暑风邪气上郁者，用荷叶、苦丁茶、蔓荆、山栀等，轻清辛散。阴虚阳越者，用复脉汤、甘麦大枣法，加胶、芍、牡蛎，镇摄益虚，和阳熄风。厥阴风木上浊者，用首乌、柏子仁、稆豆、甘菊、白芍、枸杞辈，熄肝风、滋肾液。○头风一证，有偏正之分。偏者主乎少阳，而风淫火郁为多。前人立法，以柴胡为要药，无如与之阴虚火浮、气升吸短者，则厥脱由是而来矣。先生则以桑叶、丹、栀、荷叶轻清凉泄。久则伤及肝阴，参入咸凉柔镇。所云正者，有气虚、血虚、痰厥、肾厥、阴伤阳浮、火亢邪风之不同。至于肝阴久耗，内风日旋，厥阳无一息之安，痛掣之势已极，惟与复脉之纯甘壮水，胶、黄之柔婉，以熄风和阳。（《临证指南》）

医书分头痛、头风为二门，然同一病也，但有新、久、浅、深之分耳。浅而近者名头痛，其痛卒然而至，易于解散速安也。深而远者为头风，其痛作止不常，愈后遇触复发也。皆当验其邪所从来而治之。（《证治准绳》）

头痛久发，多主于痰。然有风毒上攻者，有血虚者，有气虚者，有诸经气滞者，有六气外伤者，有劳役所伤者。有可吐者，有可下者，当分虚、实、寒、热、兼、变而治之。若夫偏正头风，久而不愈，乃内挟痰涎，风火郁遏，经络气血壅滞。甚则目昏紧小、二便秘涩，宜砭出其血，以开郁解表。（薛立斋）

东风生于春，病在肝。目为肝窍，肝风动则邪害空窍。有年久头风，便燥、目赤、眩晕者，肺金乘肝、气郁血壅而然也。治宜清上彻下之法。世人不知此理，专行苦寒，使火无发越，上攻于目；或专行辛散，使血耗火炎，上瘀于目。宜乎必害眼也。（《证治汇补》）

头痛有久痛感寒便发，外用重绵包裹者，此属郁热。盖本热而标寒也。因其本有郁热，毛窍常开，风寒易入，束其内火，闭逆为痛。惟泻火凉血，佐以辛凉散表。（王纶）

头痛引经药：太阳，羌活；阳明，白芷；少阳，柴胡；太阴，苍术；少阴，细辛；厥阴，吴茱萸。〇头痛用羌、防、川芎、升、柴、细辛、藁本之异者，分各经祛风也。用芩、连、知、柏、石膏、生地之异者，分各脏泻火也。用苓、泽者，导湿也。用参、芪者，补气也。用归、地者，养血也。（汪讱庵）

白术半夏天麻汤，治痰厥头痛药也；青空膏，治风湿热头痛药也；藁活附子汤，治厥阴头痛药也。如湿气在头者，以苦吐之，不可执方而治。（李东垣）

痰厥头痛，非半夏不能除；头旋眼黑，虚风内作，非天麻不能解。平人头痛，属痰火居多。肥人多是湿痰，宜二陈苍术；瘦人多是血虚有火，宜酒炒芩、连、薄荷、芎、归，巅顶痛加藁本。（《医学六要》）

头痛不可专泥风药，愈虚其虚，使风入于脑，永不可拔。亦不可偏于逐火，使风火上乘空窍而从眼出，如腐之风火相扇而成衣焉。（《冯氏锦囊》）

凡治头痛多用辛温气药者，由风木不得升，土寡于畏，是以壅塞而痛，故用此助肝木，散其壅塞也。若疏散太过而痛反甚者，又宜酸收以降之。东垣云：高巅之上，惟风可到。味之薄者，阴中之阳，自地升天者也，所以头痛皆用风药，总其大体而言。然患头痛者，血必不足，风药最能燥血，故有愈治而愈甚者，此其要尤在养血，不可不审也。（王宇泰）

脉候

寸口脉中手短者曰头痛。〇推而下之，上而不下，头项痛也。〇来疾去徐，上实下虚，为厥巅疾。（《素问》）

寸口紧盛，或短、或弦、或浮，皆主头痛。又浮弦为风，浮洪为火，细濡为湿，滑大为痰，短涩为虚。（《医鉴》）

选案

一妇患头风，虽盛暑必以帕蒙首，稍见风寒，痛不可忍。盖因脑受风寒，气血两虚，气不能升，故药不效。令病人口含冷水仰卧，以姜汁滴入鼻中，其痛立止。与补中益气汤，加细辛、川芎、蔓荆子、白芍，数服而愈。用姜汁滴入鼻中者，开其久郁之风寒也。若寒湿郁痛，用蒜汁滴之。火郁头痛，以莱菔汁滴之。左患滴右，右患滴左。（程文彬）

一人病头痛，医用表散、祛痰、升阳、养阴药，均不效。病年余矣。偶见有伤食，以神曲、山楂、麦芽作汤，试饮一瓯，顿觉神爽，其日即不痛剧。因频饮之，愈饮愈快，沉疴如失。因知食积中州，阻塞清阳不升，亦能令人头痛。（《医参》）

附：雷头风

雷头风者，头上赤肿，核如酸枣状。先用茶调散吐之，次用神芎丸下之，后服愈风饼子。甚者用铧针刺出血，则愈。（张子和）

雷头风者，震卦主之。震仰盂，予制药内加荷叶者，象震之形，其色青，乃比类象形。当煎局方升麻汤主之。治头面疙瘩、憎寒、拘急、发热，状如伤寒。（《保命集》）

按：二论以结核疙瘩而用风药，指震为雷，为譬固美，然犹未尽善也。夫此病未有不因于痰火者，盖痰生热，热生风，核块疙瘩，有形可征。痰火上升，壅于气道，兼于风化，则有声如雷之响，其发如雷之迅速。设如前论，尽作风热治之，恐认标而忘其本也。予附一方于后，方用僵蚕、粉草、半夏、连翘、片芩、陈皮、桔梗、大黄、薄荷、白芷、天麻、礞石为末，水浸饪饼为丸，卧时茶吞二钱，以痰利为度，然后用药调理。（孙一奎）

附：头响

头内如虫蛀响者，名天白蚁。多属于火，亦有因痰湿在上者。丹溪云：瘦人皆属于火，宜用薄荷、栀子、茯苓、甘草、细辛、川芎、黄芩、石膏、芽茶之类。肥人皆属湿痰，宜用半夏、茯苓、枳实、黄连、天麻、胆星、苍术、黄柏、芽茶之类。戴复庵云：头中鸣响，有虚、有实。实者用凉膈散、礞石丸下之；虚者非用独参、保元、六味、八味、茸珠丹、鹿茸丸等药调补不可。又方用茶子为末，

吹鼻中，甚效。盖响属火，茶子轻清，行清道、散遏伏之火故也。凡治头风，药中必用茶引，即此可悟。（《张氏医通》）

附：头摇

头摇者，虽属于风，实因于火。《经》谓诸风眩掉，皆属肝木。木得风则摇动，然乃肝经火盛而生虚风。故高年病后辛苦，人多犯之。盖因气血虚而火犯上鼓动也。有小儿病摇头，三年不止，以河车入药而愈。（《冯氏锦囊》）

附：头重

头重者，因天之湿淫外着，人之湿痰上蒸，下之阴气逆上也。夫头象天，其气轻清。地气重浊，阴也，湿也。外着内蒸，壅蔽清道，致气血不利，沉滞轻络，故重。《经》曰：因于湿，首如裹。东垣云：头重如山，湿气在头也。治用红豆散，鼻内搐之，犹物在高巅，必射而取之也。（《证治准绳》）

颈项强痛

经义

东风生于春，病在肝，俞在颈项。〇诸痉项强，皆属于湿。（《素问》）

哲言

太阳病，项背强几几。（张仲景）

颈项强急之证，多由邪客三阳经也。寒搏则筋急，风搏则筋弛。左多属血，右多属痰。〇《内经》刺灸项颈痛有二：其一取足、手太阳，治项后痛。《经》云：足太阳之脉，是动则病项如拔。视虚、盛、寒、热，陷下取之。又云：项痛不可仰俯，刺足太阳；

不可以顾，刺手太阳。又云：大风项颈痛，刺风府。又云：邪客于足太阳之络，令人头、项、肩痛，刺足小指爪甲上与肉交者各一痏[1]，立已。其二取足、手阳明，治颈前痛。《经》云：足阳明之脉，所生病者颈肿。又云：手阳明之脉，是动则病颈肿。皆视盛、虚、寒、热，陷下取之。（《证治准绳》）

头痛非是风邪，即是气挫，亦有落枕而致者，并宜用和气饮。〇有由肾虚不能生肝，肝虚无以养筋，故机关不利者，宜用六味地黄丸。（戴元礼）

肩背臂痛

经义

西风生于秋，病在肺，俞在肩背。〇故秋气者，病在肩背。〇肺病者，喘咳逆气，肩背痛，汗出。〇秋脉太过，为病在外，则令人逆气，背痛愠愠然。〇肺手太阴之脉，气盛有余则肩背痛。〇风寒，汗出气虚则肩背痛、恶寒、少气不足以息。〇岁火太过，民病肩背痛。〇少阴司天，热淫所胜，民病肩、背、臑、缺盆中痛。〇邪在肾，则病肩、背、颈、项痛。（《素问》）

哲言

肘痛引肩，不可屈伸，寒热，颈项、肩背痛，臂痛，痹不仁，天井主之。〇肩不可举，不能带衣，清冷渊主之。〇肘、臂、腕中痛，颈肿不可以顾，头项急痛眩，淫泺肩胛小指痛，前谷主之。〇肩痛，不可自带衣，臂腕外侧痛不举，阳谷主之。〇臂不可举，头项痛，

1　痏：音 wěi，在此指针刺的次数。

咽肿不可咽，前谷主之。○肩痛欲折，臑如拔，手不能自上下，养老主之。○肩背头痛，时眩，涌泉主之。（《甲乙经》）

病人常以手指臂肿动，身体瞤瞤者，藜芦甘草汤主之。（《金匮》）

肺朝百脉。肺病则不能管摄一身，故肺俞为病，即肩背作痛。又背为阳明之府，阳明有亏，不能束筋骨、利机关，即肩垂背曲。至于臂，经络交会不一，而阳明为十二经络之长，臂痛赤当责之阳明。但痛有内外两因，虚实迥异；治分气血二致，通补攸殊。如营虚脉络失养，风动筋急者，不受辛寒，当仿东垣舒筋汤之意，佐以活络丹。劳倦伤阳，脉络凝塞，肩臂作痛者，以辛甘为君，佐以循经入络之品。阳明气衰，厥阴风动，右肩痛麻者，用枸杞、归身、黄芪、羚角、桑枝，为阳明、厥阴营气两虚主治。血虚风动者，因阳明络虚，受肝脏风阳之扰，用首乌、枸杞、归身、胡麻、柏子仁、蒺藜等味，以柔甘为温养。失血背痛者，其虚亦在阳明之络，用人参、归身、枣仁、白芍、炙草、茯神，以填补阳明。若肾气上逆，则督虚为主病，宜用奇经之药以峻补其阳。至于口鼻吸受寒冷，阻郁气隧，痛自胸引及背者，宗《内经》诸痛皆寒之义，以温药两通气血。更有古法，如防风汤散肺俞之风，指迷丸治痰流臂痛，控涎丹治流痹牵引，此皆从实证而治，所谓通则不痛也。（《临证指南》）

臂痛有六道经络。究其痛在何经络，以行本经药行其气血，血气通则愈矣。以两手伸直，贴身垂下，大指居前，小指居后而定之。其臂臑之前臁痛者，属阳明经，以升麻、白芷、干葛行之。后臁痛者，属太阳经，以藁本、羌活行之。外臁痛者，属少阳经，以柴胡行之。内臁痛者，属厥阴经，以柴胡青、皮行之。内前臁

痛者，属太阴经，以升麻、白芷、葱白行之。内后臁痛者，属少阴经，以细辛、独活行之。并用针灸法，视其何经而取之。（李东垣）

肩背痛，不可回顾者，此太阳气郁而不行。或脊痛项强，腰似折、项似拔者，宜通气防风汤。有因湿热肩背沉重而痛者，宜当归拈痛汤。有因汗出小便数而痛者，风热乘脾，脾气郁而肩背痛也，当泻风热则愈，宜升麻柴胡汤。有因痰饮流注肩背作痛者，宜星香散，或导痰汤。有因肾气不循故道，气逆挟背而上，致肩背作痛，宜和气饮，加盐炒小茴香。有因劳力或看书、着棋久坐而致脊背痛者，宜补中益气汤，或八味汤加黄芪。背者胸之府，肺主气居胸中，肺气滞则血脉泣，肺气虚则不能运行阳道，肺中有痰，流注肩背皆作胀疼。〇臂为风寒湿所搏，或痰流气滞，或因提挈重物，皆致臂痛。有肿者，有不肿者。因于风寒，宜五积散加羌活。因于湿，蠲痹汤加苍术。因于痰，导痰汤。因于气，乌药顺气散。因提重伤筋，劫劳散或和气饮加姜黄，盖姜黄能入臂故也。（《赤水玄珠》）

脉候

寸口脉中手促上击者，曰肩背痛。（《素问》）

心胃痛

经义

厥心痛，与背相控，善瘛，如从后触其心；伛偻者，肾心痛也。〇腹胀胸满，心痛尤甚，胃心痛也。〇如以锥针刺其心，心痛甚者，脾心痛也。〇色苍苍如死状，终日不得太息，肝心痛也。〇卧若徒居，心痛间，动作痛益甚，色不变，肺心痛也。〇真心痛，

手足青至节。心痛甚，旦发夕死、夕发旦死。（《灵枢》）

哲言

心寂则痛微，心躁则痛甚。百端之起，皆自心生。（王太仆）

诸经心痛，心与背相引，心痛彻背、背痛彻心。诸腑心痛，难以俯仰，小腹上冲，卒不知人，呕吐泄泻。（陈无择）

心包络痛，痛彻背，寒热皆痛。胃痛，胃脘当心处痛，其因多端。脾痛，脾脉络心，痛不下食。胸痛，心之俞，胆之脉络，痛引背胁。膈痛，心胃之间，横满而痛。（《医阶辨证》）

《内经》论心痛，未有不兼五脏为病者。独详于心，而略于胸腹，举一以例其余也。心为君主，义不受邪；受邪则本经自病，名真心痛，死不治。然《经》有云：邪在心则病心痛，喜悲，时眩仆。此言包络受邪，在腑不在脏也。又云：手少阴之脉，动则病嗌干，心痛，渴而欲饮。此言包络受邪，在络不在经也。其络与腑之受邪，皆因怵惕思虑，伤神涸血，是以受如持虚。而方论复分九种：曰饮、曰食、曰热、曰冷、曰气、曰血、曰悸、曰虫、曰疰。苟不能遍识病因，将何以为治耶？胃属湿土，列处中焦，为水谷之海。五脏六腑十二经脉，皆受气于此。壮者邪不能干，弱者着而为病。偏热、偏寒、水停、食积，皆与真气相搏而痛。肝木相乘为贼邪，肾寒厥逆为微邪。挟他脏而见证，当与心痛相同。但或满、或胀、或呕吐、或不能食、或吞酸、或大便难、或泻痢，面浮而黄，本病与客邪必参杂而见也。胸痛即膈痛，其与心痛别者：心痛在歧骨陷处，胸痛则横满胸间也。其与胃脘痛别者，胃脘痛在心下，胸痛在心上也。《经》曰：南风生于夏，病在心，俞在胸胁。此以胸属心也。肝虚则胸痛引背胁，肝实则胸痛不得转侧。此以胸属肝也。夫胸中实肺家之分野，其言心者，以心脉从心系上肺也；

其言肝者，以肝脉贯膈注肺也。（李士材）

胃痛有食、痰、死血、气、寒、火、中气虚之别，方书载列甚明。独有一种肝胆之火，移入于胃。肝藏血，血少则肝叶硬不肯下垂，肝叶抵胃，胃受肝抵，得食则满，愈与肝相逼，殷殷而痛者，久变燥证而成隔矣。（《己任编》）

补编

心胸中大寒痛，呕不能饮食，腹中寒，上冲皮起，出见有头足，上下痛不可触近，大建中汤主之。○心中寒者，其人病心如啖蒜状。剧者心痛彻背、背痛彻心，譬如虫疰。其脉浮者，自吐乃愈。○心痛彻背，背痛彻心，乌头赤石脂圆主之。（《金匮》）

五脏之滞，皆为心痛。肾心痛者，多由阴火上冲。胃心痛者，多由停滞。脾心痛者，多由寒逆中焦。肝心痛者，多由木火之郁，病在血分。肺心痛者，多由上焦不清，病在气分。知其在气则顺之，在血则行之，郁则开之，滞则通之，火多实则或散、或清，寒多虚则或温、或补。必真心痛也，乃不可治。否则，但得其本，则必随手而应也。（张路玉）

凡心痛乃包络病，不在心也。或因君火衰微，大寒触犯，抑或瘀血冲心，卒然大痛无声，舌青气冷，汗出不休，手足青冷过节，此为真心痛。旦发夕死，夕发旦死。若不忍坐视，或使心经寒散，亦可死中求活：用猪心汤煎麻黄、桂、附、干姜。如面无青色，四肢不厥，痛亦不至无声，则非真心痛。或寒、痰、虫、食，上干包络，各从其类，审脉用药。（沈金鳌）

厥心痛一证，古人辨论者，多且精矣！兹不复赘。但厥心痛与胃脘痛，情状似一，而证实有别。世人因《内经》胃脘当心而痛一语，往往混视。不知厥心痛为五脏之气厥而入心包络，胃实与焉。则心痛与胃痛，不得不各分一门。案中闻雷被惊者，用逍遥散去柴胡，加钩藤、丹皮治之；以其肝阳上逆，不容升达，为之养血以平调也。积劳损伤者，用归、鹿、姜、桂、桃仁、半夏治之；以其劳伤血痹，无徒破气，为之通络以和营也。脾厥心痛者，用良姜、姜黄、茅术、丁香、草果、厚朴治之；以其脾寒气厥，病在脉络，为之辛香以开通也。重按而痛稍衰者，用人参、桂枝、川椒、炙草、白蜜治之；以其心营受伤，攻劫难施，为之辛甘以化阳也。〇阳明乃十二经脉之长，其作痛之因甚多。盖胃者汇也，乃冲繁要道，为患最易。习俗辛香温燥，不容一例而施。然其要在初病在经，久痛入络。以经主气，络主血，凡气既久阻，血亦应病，循行之脉络自痹，而辛香理气、辛柔和血之法，实为必然之理。又如饱食痛甚，得食痛缓，有宜补、不宜补之分。寒、温两法，从乎喜暖、喜凉；滋、燥之殊，询其便涩、便滑。至于饮停必吞酸，食滞当嗳腐。厥气无形，瘀伤有象。蛔虫动扰，痛而吐沫。痰湿壅塞，吐而脉滑。营气两虚，嘈辣动悸。肝阳冲克，烦渴呕逆。阴邪之势，其来必速；郁火之患，由渐而剧。（《临证指南》）

胃脘痛证，多有因食、因寒、因气不顺者。然因食、因寒，亦无不皆关于气。盖食停则气滞，寒留则气凝。所以治痛之要，但察其果属实邪，皆当以理气为主。食滞者兼乎消导，寒滞者兼乎温中。（张景岳）

胃脘痛大率气、食居多，不可骤用补剂。盖补之则气不通而痛愈甚。若曾服攻击之品，屡发屡攻，渐至脉大空虚者，又当培补。盖脾得补而气自运，痛自缓。此虚实之分也。（《证治汇补》）

胃与包络近，俗谓之心痛，非也。真心痛则旦发夕死，夕发旦死，无药可救者也。盖阳明中土，乃水谷之道路。多气多血，运化精微，通于脾而灌溉四脏，为后天之本。人生酒色过度、七情乖违、饥饱不节，胃脘因之而痛，有寒、热、气、血、痰、虫、食滞、内虚之不同。治虽各别，然总不外虚、实、寒、热、气、血之辨也。夫痛而虚者必喜按，痛而实者必拒按。寒者得温稍定，热者饮冷稍安。中焦寒则气虚不运，或生痰饮，或蓄瘀血或蛔虫上逆。中焦热，则气阻不行，或吐酸味，或吐苦汁，或食停蛔动。如真如其为虚寒痛也，则塞因塞用以补之；真知其为实热痛也，则通因通用以泻之。虚寒而挟食、挟瘀、生痰、生虫者，以温补药中消之、逐之；实热而挟食、挟瘀、吐蛔、呕酸者，以清凉药中攻之、伐之。虽然，胃间受病，人所易知；肝木凌脾，人亦易晓。若男子肝肾亏，挟虚火而上逆；妇人冲任弱，挟肝阳而上升，多有胃脘痛证。医家不察病原，非投辛温耗气，即用清凉败血，愈治愈甚。《经》曰：冲脉起于气街，并少阴之经，挟脐上行，至胸中而散。任脉起于中极，上毛际，循腹里，上关元，至咽喉。可见胃脘之痛，有自下而上、由肾而胃，勿泥中焦为病，何也？冲任二脉与阳明之脉，两相照应。冲任虚则鼓动阳明之火结聚不散，而筋脉失荣，痛之所由生也。治须填补真元，以生津液；导引元阳，以补真气。又有肝阴久亏，肝叶枯燥，抵塞胃脘，痛不可耐者，法宜六味饮乙癸同治；参乳汤气血双救。高鼓峰之论，医者亦曾闻之乎？大抵肝主疏泄，郁则木不舒而侮所不胜。肾为胃关，虚则精气耗而累及中土。至于气分有余之痛，延胡、香附有奇验；不足之痛，人参、桂、附有殊功。血分有余之痛，桃仁、瓦楞可立应；不足之痛，当归、熟地亦取效。而敢云通则不痛者尽病之情哉？丹溪曰：诸痛不宜补气。此惟邪实气滞者当避之，

而曰诸痛皆然，吾不信也。（《会心录》）

房劳肾虚之人，胸膈多有隐痛。此肾虚不能纳气，气虚不能生血之故。夫气与血，犹水也，盛则流畅，虚则鲜有不滞者。宜破故纸之类补肾，地、归之类补血。若作寻常痛治，殆矣。（戴元礼）

凡胃脘痛、大便燥结者，肝血虚也，疏肝益肾汤主之。逍遥散所不能愈者，此方妙。（高鼓峰）

肝痛一证，四明实补胃脘诸痛治法之所未及。予每祖其意，以治肝经血少者，加味逍遥散加生地。血少而燥者，疏肝益肾汤加当归，或左归饮加柴、芍。或滋肾生肝，或滋肾清肝，随证选方，无不立应。若从痰火寒食等因求之，失之远矣。（杨乘六）

脉候

心痛，脉沉迟者易治；坚大数者难治。（《张氏医通》）

选案

一妇人胃脘痛，勺水不入，寒热往来。或从火治，用芩、连栀、柏；或从寒治，用姜、桂、茱萸。辗转月余，形体羸瘦，六脉弦数，几于毙矣。予曰：此肝痛，非胃痛也。其病起于郁结生火，阴血受伤，肝肾干枯，燥迫成痛。医复投以苦寒、辛热之剂，胃脘重伤，其能瘳乎？急以滋肾生肝饮与之，一昼夜尽三大剂。五鼓熟寐，次日痛定。再用加味归脾汤，加麦冬、五味，十剂而愈。（《己任编》）

宋徽庙食冰，因致胃痛。国医不效，召杨吉老诊之，主理中汤。上曰：服之屡矣。吉老曰：所进汤使不同。陛下之疾，得之食冰，臣请以冰煎药。一服而愈，此同气相求之义也。（吴鹤皋）

附方

治心胃痛方　用獭肝焙干为末，酒冲服即愈。

又方　用牡蛎火煅、研粉，痛时开水调服数钱，立止。

腹痛（附脐痛）

经义

大肠病者，肠中切痛而鸣濯濯。冬日重感于寒，即泄，当脐而痛。○小肠病者，小腹痛，腰脊控睾而痛，时窘之后。○膀胱病者，小腹偏肿而痛，以手按之，即欲小便而不得。○邪在脾胃，则病肌肉痛。阳气不足，阴气有余，则寒中，肠鸣腹痛。（《灵枢》）

哲言

腹痛分为三部：脐以上痛者为太阴脾，当脐痛者为少阴肾，少腹痛者为厥阴肝，及冲、任、大小肠。每部各有五贼之变，七情之发，六气之害，五运之邪，至纷至搏，苟能辨其气、血、虚、实、内伤、外感而为之调剂，无不切中病情。（李士材）

腹痛有寒，有热，有虚，有实，有食积，有湿痰，有死血，有虫。大抵胃脘下大腹痛者，多属食积外邪；绕脐痛者，多属痰火积热；脐下少腹痛者，多属寒，或瘀血，或溺涩。（《医方集解》）

腹痛乃脾家受病。或受有形而痛，或受无形而痛。盖暴伤饮食，则胃脘先痛而后入腹。暴触怒气，则两胁先痛而后入腹。血积上焦，脾火熏蒸，则痛从腹而上攻。血积下部，胃气下陷，则痛从腹而下坠。伤于寒者，痛无间断，得热则缓。伤于热者，痛作有时，得寒则减。因饥而痛者，过饥即痛，得食则止。因食而痛者，多食则痛，得便乃安。吞酸腹痛，为痰郁中焦。痞闷腹痛，为气搏中州。火痛，肠内雷鸣，冲斥无定，痛处觉热，心烦口渴。虫痛，肚大青筋，饥即咬龂，痛必吐水，痛定能食。气虚痛者，痛必喜按，呼吸短促。血虚痛者，痛如芒刺，牵引不已。○肠痈痛者，腹重而痛，身皮甲错，绕脐生疮，小便如淋。疝痛者，大腹胀，小腹急，下引睾丸上冲而痛。痧痛者，或吐或泻，绞痛转筋。阴毒痛者，爪甲青，面唇黑，厥逆呕吐。积聚痛者，有形可按。痢疾痛者，后重逼迫。妇人腹痛，多关经水、胎孕。宜审之。○小腹为至阴之位，厥阴所属。有沉寒下虚，有积热内郁，或忿怒所致。或房劳损伤，致中上二焦清纯之气，下陷于至阴之地，郁久不舒，痛连阴器，久则元气愈虚，不能归复本位，所以痛无休止耳。然肝主疏泄，不利峻补，总宜调和气血为主。（《证治汇补》）

补编

腹中寒气，雷鸣切痛，胸胁逆满呕吐；附子粳米汤主之。○痛而闭者，厚朴三物汤主之。（《金匮》）

腹痛非一，须知患之无形、有形。无形者，如寒凝火郁，气阻营虚，及夏秋暑湿痧秽之类是也。有形者，如蓄血食滞，症瘕、蛔、疝，及偏好成积之类是也。审其痛势之高下，辨其色脉之衰旺，究因何起？大都在脏者，以肝、脾、肾为主；在腑者，以肠胃为先。夫脏有贼克之情，非比腑病而以通为用也。此通字勿执攻下之谓。若通阳泄浊者，如吴茱萸汤及四逆汤法；清火泄郁者，如左金丸及金铃散法；开通气分者，如四七汤及五磨饮法；宜攻营络者，如山甲、桃仁、归须、韭根及下瘀血汤法；缓而和者，如甘芍汤及甘麦大枣汤法；柔而通者，如苁蓉、柏子、肉桂、当归及复脉汤加减法。至于食滞消之，蛔扰安之，症瘕理之，内疝平之，痧秽之候以芳香解之，偏积之类究其原而治之，是皆化裁之法也。（《临证指南》）

寒滞之痛：有内寒者，如食寒、饮冷之类，随其宜而治之。

有外寒者，或触不时之寒邪，或犯客令之寒气，或受暴雨痧气之阴毒，以致心腹搅痛，或吐、或泻，或不吐泻而为干霍乱等。总由寒气犯脏，或在上焦，或在中、下二焦。凡痛急在上者，用吐最妙；在中、下者，俱宜解寒行滞，以排气饮为主，甚者宜四逆汤、理中汤。又神香散可解三焦之滞，随证作引送之。〇血积腹痛有四：伤寒有蓄血证。成无己曰：邪气聚于下焦，则津液不通，血气不行，留滞于下，是生胀满而硬痛也，详《伤寒门》。妇人有蓄血痛证，详《妇人门》。跌打损伤有蓄瘀腹痛证，但去其瘀而痛自愈。食郁既久而胃脘有瘀血作痛者，宜生韭饮。〇气血虚寒不能营养心脾者，最多心腹痛证。然必以积劳、积损，及忧思不遂者，乃有此病。或心、脾、肝、肾，气血本虚而犯劳伤，或犯寒气及饮食不调者，亦有此证。凡虚痛之候，每多连绵不止，而无急暴之势，或按揉、温熨，痛必稍缓。其在心、脾、胸、胁之间者，则或为戚戚，或为慌慌，或似嘈非嘈，或饥劳更甚，或得食稍可，或懊憹无迹，莫可名状。或形色青黄，或脉微气弱，是皆虚寒之证。此非甘温养血、补胃和中不可也，宜大小营煎、理阴煎之类主之。若气虚者必加人参，阳衰者必佐以桂、附。〇下虚腹痛，必因虚挟寒，或阳虚中寒，察无形迹而喜按、喜暖者是也。男子则间有之，惟女人居多。宜理阴煎主之。若虚中挟滞而血不行者，惟决津煎最妙。〇火邪热郁，亦有心腹痛之证。然火在上者，必烦渴喜冷；火在下者，必胀秘淋涩。务兼脉证，察其真有火邪，方可治以寒凉。〇虫痛证治详《诸虫门》。〇痰饮停滞胸膈，亦能作痛。凡胸胁膨闷，漉漉有声，或作醋心呕恶，或痛连胁背者，皆其证也。治宜清膈煎、二陈汤之类。若郁痰凝结，消之不去者，非吐法不除。〇阴寒腹痛，凡男、妇有因房室后中

寒而痛积者，先用葱、姜热熨脐腹，后用理中四逆汤治之。其有痛极至危者，须灸气海等穴。（张景岳）

腹中寒痛，建中汤；热痛，黄芩芍药汤。（周慎斋）

腹属坤土，久病宜和脾胃。如脉弦急，木克土也；用建中汤，取芍药味酸，于土中泻木。如脉沉细，水侮土也；用理中汤，取干姜味辛，于土中泻水。如脉沉缓，腹痛自利，水谷不化；用平胃散，取苍术味苦，于土中泻湿。胃气陷者加升麻、柴胡以升之，有食积者，加山楂、麦芽以消之。（《医学入门》）

脉候

凡病虚、实，辨脉皆易；惟心腹痛，脉多难辨。虽滑实有力者多实，虚弱无神者多虚，此其常也。然暴痛之极，每多沉伏、细涩，最似极虚。不知气为邪逆，则脉道不行，因而沉伏。然细察之，必有梗梗然弦紧之意，此必寒邪阻遏阳气，多有是脉。若火邪作痛则不然，不得因其细微认为虚脱。妄用补剂，必大误矣。但当察其形气，以见平素之强弱，问其病因，以知新病、久病。大都暴痛脉忽细伏多实，久痛脉本微弱为虚。（张景岳）

选案

方某病腹痛。磊块起落，如波浪然，昼轻夜重。医用辛香理气，不验。诊脉浮缓弦小，重按似涩。谓曰：此血病，作气治谬矣。彼谓血则有形，今发时虽有块磊，然痛减则无迹，非气而何？不知有形者，血积也；无形者，血滞也。滞视积略轻耳。若作气论，则前药胡不验？用四物汤加棱、莪、乳香、没药，服之霍然。（汪石山）

一妇腹痛两月，或以为寒、为热、为气、为虚、为食、为虫，遍尝试之，其痛转加。一医与膏药如斗，满腹贴之，其痛益剧。

欲揭去膏药，火熨油调，百计不脱。予见其面色苍黑，肤燥若树皮，六脉洪数，问其痛何在？解衣露腹，始知膏药贴牢之故。叩其不能举步之由，妇曰：非力弱不能行，乃左脚不可动，动即痛应于心。予思色脉皆非死候，胡治而益剧也？此必肠痈，左脚莫能举，是其征矣。与营卫返魂汤四剂，加银花为君，酒水煎服。一帖痛减，二帖下臭脓半桶，痛全减，腹上膏药自脱。四帖服完，妇来诣谢，见者皆惊。（孙一奎）

孙丙章患吐血，咳嗽发热，肌减食少，怔忡不寐，脐右有块作痛。医药不应，病势增剧。诊脉左寸芤大，右关结滞，两尺洪盛。予曰：此思郁伤脾，不能统血，血虚发热，血燥作痛。其块必不阔而长，不横而竖，形似镰刀，非瘀、非痞，乃脾也。脾居胃右，血盈则润而软，血少则燥而痛。亟救三阴，病尚可痊。用归脾汤去木香加白芍、五味，煎送都气丸，守服而愈。（杨乘六）

凡腹痛因食者，皆停积中脘，然又有食停小腹者。予治一上舍，因午刻食面角，至初更食及小腹，下至右角间，停积不行，坚突如拳，痛剧莫可名状。察其明系面积，计已入肠，此正通则不痛之证。初与木香槟榔丸，下二、三次，其痛如故。因疑药缓，更投神佑丸，又不效。余谓此必药性寒滞不行，再投备急丸，虽连得大泻，而坚痛不减。潜测其由，不过因面，岂无所以制之？今既逐之不及，非借气行之不可。计面毒非大蒜不杀，气滞非木香不行，滞深道远，非精锐之响导不能达。乃用火酒磨木香，令嚼蒜瓣，香酒送之。一服痛减，三四服后，其痛渐止。然小腹之块，后至半年始消。由是知欲消食滞，即巴、黄犹不能及，而推行气为先。且知欲食下行之道，乃必由小腹下右角而后出于广肠。此自古无言及，笔之以广闻见。（张景岳）

一牧童秋初病患满腹胀痛，茶水入口即吐。初服驱暑消食药，不应；又进承气汤，亦不效。缠绵多日，形容枯槁，奄奄待毙。或教以爆竹火药，烧酒调敷满腹，只留肚脐不敷，药干拭去，又重调敷。如此数次，大便畅行，痛止而愈。（《见闻录》）

附：脐痛

病人脐肿反出者，此为脾先死。（《难经》）

脐筑湫痛，命将难全。（张仲景）

瘦人绕脐痛，必有风冷。谷气不行而反下之，其气必冲。（《金匮》）

脐者，齐也，言其上下齐也。伸臂指天，舒足至地，以绳量之，则中正当脐。天枢之穴，正当脐两旁各二寸，是为身半也。

夫人之脐也，受生之初，父母精血，凝结成胎。在母腹中，母呼儿呼，母吸儿吸，是一身脐带，如花果在枝而通蒂也。既生之后，从口呼吸，脐门自闭。既长之后，外耗精神，内伤生冷，真气不得条畅。所以蒸脐固蒂，如水灌土培，草木自茂也。（《医学入门》）

胃之上口曰贲门，胃之下口曰幽门。计胃长二尺六寸，则当脐正属胃之部分。脾之筋脉结于脐，胃之筋脉亦挟于脐，至肾之筋脉从腰贯脊，并不及脐。以大腹、少腹属肝、脾，犹未尽然。而以脐腹属肾，殊不可解。然则脐腹究何所属？曰：属胃。胃脾相表里，属胃仍属脾也。《难经》曰：脐上痛，心证也；脐下痛，肾证也；脐右痛，肺证也；脐左痛，肝证也；脐之上、下、左、右。《难经》既分属心、肾、肺、肝，土居中央，脐腹非属脾胃乎？

肠痈为病，绕脐生疮，或脓从脐出。（《东垣十书》）

水肿，脐突出者死。（朱丹溪）

附方

营卫返魂汤　生首乌、当归、赤芍、小茴、木通、甘草节、银花、贝母、枳壳、白芷水酒煎服。

治阴证腹痛方　用鸡蛋七枚煮熟，银簪拨开一孔，合病人脐上，将手护住，稍凉即换，蛋完痛止。剖验蛋黄，其色变黑。

验阴证腹痛法　用鸡蛋一枚煮熟，银器乘热插通，合病人脐上，将手护住。食顷，取出银器验之，如系阴证，银色变黑。

胁　痛

经义

春脉不及，则令人胸痛引背，下则两胁胠痛。○南风生于夏，病在心，俞在胸胁。○肝病者，两胁下痛引少腹，令人善怒。○心病者，胸中痛，胁支满，胁下痛。○胆足少阳也，是动则病口苦，善太息，心胁痛不能转侧。（《素问》）

邪在肝则两胁中痛。○肝小则脏安，无胁下之病；肝大则逼胃迫咽，苦膈中，且胁下痛；肝偏倾则胁下痛。○脾小则脏安，脾大则苦凑䏚而痛，脾高则䏚引季胁痛。（《灵枢》）

哲言

伤寒胁痛属少阳胆经，以胁居少阳之部。杂证胁痛属厥阴肝经，以肝脉布于胁肋。其证有虚、实、寒、热，不可概论。（《临证指南》）

胁痛宜分左右、辨虚实。左胁痛者，肝受邪也；右胁痛者，肝邪入肺也；左右胁痛者，气滞也；左右胁注痛有声者，痰饮也；左胁下有块作痛夜甚者，死血也；右胁下有块作痛饱闷者，食积也。咳嗽引痛，喘急发热者，痰结也；时作时止，暴发痛甚者，火郁也；满闷惧按，烦躁多怒者，肝实也；耳目𥆧聩，爪枯善恐者，肝虚也；隐隐微痛，连及腰胯，空软喜按者，肾虚也。胁痛，咳嗽腥臭，面赤唾痰者，肺气伤也；胁内支满，目眩，前后下血者，肝血伤也；两胁拘急，腰腿疼痛不能转侧者，湿热郁也；胸右近胁一点刺痛，内热咳嗽者，肺痈也。（《证治汇补》）

胁痛病属肝、胆二经，以二经之脉皆循胁肋故也。然而心、肺、脾、胃、肾与膀胱，亦皆有胁痛之病，以邪在诸经，气逆不解，传及少阳，厥阴，乃致胁肋疼痛耳。故凡以焦劳忧虑而致胁痛者，此心肺所传也。以饮食劳倦而致胁痛者，此脾胃之所传也。以色欲内伤、水道壅闭而致胁痛者，此肾与膀胱之所传也。传至本经，则无非肝、胆之病矣。至于忿怒、疲劳、伤血、伤气、伤筋，或寒邪在半表半里之间，此自本经之病。病在本经者，直取本经。传至他经者，以拔其所病之本，自无不愈。○胁痛，诸家有左、右、血、气之辨。谓肝位于左而藏血，肺位于右而藏气，故病在左者为血积，病在右者为气郁。脾气亦系于右，故湿痰流注者亦在右。若执此说，则左岂无气？右岂无血？食积、痰饮，岂必无涉于左乎？古无是说，此后世之谬谈，不足凭也。然则在气、在血，何以辨之？但察其有形、无形，可知之矣。盖血则有形而不移，或坚硬而拒按；气则流行而无迹，或倏聚而倏散。若食积、痰饮，皆属有形，详察所因，自可辨识。且凡属有形，无非由气之滞。但得气行，则何聚不散？凡治此者，无论是血、是痰，必兼治气为主。（张景岳）

胁痛者：瘀血，按之痛，不按亦痛，痛无休息而不膨；气痛则时止而膨，嗳即宽，旋复痛。以此辨验气血为妙。（《见闻录》）

每验怒气易动者，最多肝痛之证。其左胁骨下痛而有块，扁大如痞，实非痞也；乃肝叶血燥不下垂故也。（《己任编》）

损证，胁下常有一点痛不止者，名干胁痛，甚危。（《医学入门》）

补编

胁下偏痛发热，其脉紧弦，此寒也；以温药下之，宜大黄附子汤。（《金匮》）

按：胁下偏痛之偏字，当是满字，当改之。（《医宗金鉴》）

胁痛一证，不徒责在肝胆，而他经亦累及之。有寒、热、虚、实之不同，痰积、瘀血之各异。尝考经旨，谓肝脉挟胃、络胆，上贯膈，布胁肋。胆脉贯膈、络肝，循胁里，其直者循胸过季胁。是两胁之痛，皆属肝胆为病。内伤不外气、血两端，外感责在少阳一经而已。盖肝为将军之官，其性暴怒。非佛意交加，则忧郁莫解；非酒色耗扰，则风寒外袭，痛之所由生也。使其人而虚寒也者，则内脏亏而痛矣；使其人而虚热也者，则隧道塞而痛矣；使其人而实热也者，或邪气入而痛，或郁火发而痛矣。痛在气分者，治在气：寒者温之、虚者补之、热者清之、实者泄之，血药不宜用也。使其人而血虚也者，则肝少血养而痛矣；使其人而血热也者，则木火内灼而痛矣；使其人而血分实热也者，或邪在半表半里而痛，或满闷惧按多怒而痛矣。痛在血分者，治在血。血虚者以血药补之，血热者以阴药滋之，血实者以苦药通之，气药不宜用也。更有瘀血内蓄，痰饮内聚，及肥气、痞气，皆属有形之积。非益血则邪不退，即令气寒而得此，亦易补阳在先，补阴在后，阴阳两补。痰瘀除而积聚消，胁痛岂有不愈者哉？虽然，操心者常有此证，房劳者每有此患。医家不明肝肾同原、精髓内空、相火易上之理，一味辛香行气，冀其奏功。不知辛能通窍，香能耗血，肝病不已，复传于肺，咳嗽喘促，甚至血动，斯时有莫可如何者矣。是以初起确认为肝肾之病，宜乙癸合治：用六味汤加人乳、河车之属，俾水生而木荣，母实而子安，此正治之法也。倘气因精虚者，宜用八味汤加人参、河车之属，阴中求阳，坎中生火，此从治之法也。或谓内伤胁痛，逍遥散乃不易之方；外感胁痛，小柴胡为必用之药。二者可以尽病之情乎？而犹未也。诚以法之运用无穷，方之变化无定。通因通用者，治肝邪之有余；塞因塞用者，治肝藏之不足。而其间必以拒按、喜按，探虚实之消息；喜温、喜冷，验寒热之假真。更宜以脉之大、小、迟、数、有力、无力为辩，神而明之，勿泥也。且胁痛而及他脏者，亦有之矣。咳唾腥臭者，肺痈也；痛连胃脘、呕吐酸味者，木凌脾也；痛而寒热谵语如见鬼状者，妇人热入血室也。舍气血而何所补救哉？盖甘可缓中，则木气条达，自然右降而左升；和能平怒，则疏泄令行，渐次气充而血润，胁痛云乎哉？（《会心录》）

肝之脏在两胁，肝之治在下焦。肾肝居下，阴中之阴也。滋水所以养肝，肾为肝之母也。世人治胁痛，分左属血、右属气，必用青皮、枳壳破气之药，谓肝得疏泄而病愈。然在初起气实者，亦或有效，久则非培其母不可。

阳气变化，内风乘胃为呕，攻胁为痛。肝居左而痛偏炽与右，肝木犯土之征。经旨调肝为刚脏，非柔不和，当用镇阳熄风方法，如牡蛎、阿胶、生地、小麦之类。（叶天士）

内伤胁痛，用生香油、生蜜各一杯和匀，服一、二次即愈。（周慎斋）

脉候

寸口脉弦者，即胁下拘急而痛，其人啬啬恶寒也。（《金匮》）

胁痛：脉弦数有力为肝盛有余；弦数无力为肝虚有火。弦为饮，沉为气，浮数为风，弦弱为阳虚，沉细为阴虚。（张路玉）

选案

余弟于六月途行，受热过劳，性躁，忽左胁痛，皮肤一片红如碗大，发水泡疮三、五点，脉数而弦，夜重于昼。医作肝经郁火，治以黄连、青皮、香附、川芎、柴胡之类。进药一服，其夜痛极热增，次早皮肤红大如盘，疮加三十余粒。又以白矾末井水调敷，药加青黛、龙胆草。其夜痛苦叫号，次早红及半身，疮增百数。予心不怿，载归询黄古潭先师。观脉案药方。哂曰：切脉认药则审矣，制药订方则未也。夫用药如用兵，知己知彼，百战百胜。今病势有烧眉之急，累卵之危，岂可执寻常泻肝之法正治耶？是谓驱羊搏虎矣。且苦寒愈资其燥，故病转增。水泡疮发于外者，肝郁既久，不得发越，侮所不胜，故皮腠为之溃。至于自焚则死矣。订方：以大栝蒌一枚，连皮捣烂，加甘草二钱、红花五分，戌时进药，少顷得睡，至丑时方醒。问之，已不痛矣。急煎药渣与服，睡至天明，微利一度，复睡至辰，起视肤红已释，疮亦尽敛，后亦不服他药。夫病重三日，饮食不进，呻吟不辍，一剂而愈，可谓神矣！夫栝蒌味甘寒，经云；损其肝者缓其中。且其为物，柔而滑润，甘缓润下。考之本草，栝蒌能治插胁之痛。盖为其缓中润燥，以致于流通，故痛自止也。（孙一奎）

一妇患伤寒，寒热胁痛，块坚如石，昼夜呻吟，诊脉弦滑，用小柴胡汤去人参，加牡蛎、青皮、枳壳，服药二剂，块消病愈。（程星海）

一人胁痛，脉右虚，左微弦小，面色黄。凡久痛必入络，络主血，药不宜刚。用《金匮》旋覆花汤，加柏子仁、归须、桃仁。（叶天士）

一人捕鱼为业。起初左肋块痛，续渐痛甚，控引背俞，诸药不效。或教取柏树嫩枝，厚铺痛处，煮大麦仁饭，乘热盖柏枝上，每日两次。经年之病，数日而愈。（《见闻录》）

一人左胁痛，后传于右，断为不起。按：肝有七叶，左三、右四。其治在左，其脏在右，痛传于右，邪入脏矣，后果死。（周慎斋）

腰腿痛

经义

腰者肾之府，转摇不能，肾将惫矣。（《素问》）

肝，足厥阴也；是动则病腰痛，不可以俯仰。〇膀胱，足太阳也；是动则病冲，头痛，目似脱，项似拔，脊痛，腰似折。（《灵枢》）

哲言

腰痛：有肾虚、有痰饮、有食积、有挫闪、有瘀血、有风、有寒、有湿、有热、有气，凡十种。（《东医宝鉴》）

两腰眼横过处痛，乃足少阴；连腿痛，乃足太阳；连脊及项痛，亦足太阳；连胯痛，乃足少阳；连膝痛，乃足少阴、厥阴。（《医阶辨证》）

腰痛：悠悠不止，乏力酸软者，房欲伤肾也。髋骨如脱，四肢倦怠者，劳力伤气也。面黧腰胀，不能久立者，失志伤心，血脉不舒也。腹满肉痹，不能饮食者，忧思伤脾，胃气不行也。胁腰胀闷，筋弛白淫者，郁怒伤肝，肾肝同系也。冷痛沉重，阴雨则发者，湿也。足冷背强，洒淅拘急者，寒也。牵连左右，脚膝强急者，风也。举身不能俯仰，动摇不能转侧者，挫也。有形作痛，皮肉青白者，痰也。无形作痛，胀满连腹者，气也。便闭溺赤，烦躁口渴者，膏粱积热也。昼轻夜重，便黑溺清者，跌损血瘀也。（《证治汇补》）

腰者，肉之要处也，筋骨皆远，惟带脉为之收束。带脉坠则腰重，带脉纵则腰肿，带脉敝则腰如折矣。腰者肾之府，一点痛为真腰痛，不可忽视。（《医参》）

肾者，作强之官，技巧出焉。束骨而利机关，从腰膝始。腰胯痛者，知技巧无所施，而强者自弱。若寒、若湿，皆得击我之弱而客之。彼客我主，只须强下焦之阳，胜之以主。主者，肾也。（程郊倩）

补编

虚劳腰痛，少腹拘急，小便不利者，八味肾气丸主之。〇肾着之病，其人身体重，腰中冷，如坐水中，形如水状；反不渴，小便自利，饮食如故；病属下焦，身劳汗出，衣被冷湿，久久得之。腰以下冷痛，腹重如带五千钱，甘姜苓术汤主之。（《金匮》）

腰为肾之府，肾与膀胱为表里。在经属太阳，在脏属少阴，又为冲、任、督、带之要会。凡病腰痛者，多由真阴不足，最宜培补肾气为主。〇腰痛，虚证十居八九。察其既无表邪，又无湿热，或以年衰，或以劳苦，或酒色斫丧，或七情忧郁所致者，则悉属虚证。其候：色必淡白，脉必细微，或行立不支而卧息少可，或疲倦无力而劳动益甚。凡积而渐至者皆不足；暴而痛甚者多有余。内伤禀弱者皆不足；外感邪实者多有余。治当辨其所因。〇丹溪云：诸腰痛不可用人参补气，补气则痛愈甚；不可峻用寒凉，得寒则闭遏而痛亦甚。此言皆未当也。盖凡劳伤虚损而阳不足者，多有气虚之证，何为人参不可用？又如火聚下焦痛剧而不可忍者，速宜清火，何为寒凉不可用？但虚中挟实，不宜用参者有之；虽有火而热不甚，不宜过用寒凉者亦有之。若谓概不可用，岂其然乎？（《景岳全书》）

腰痛以肾为主，然有内因、外因、不内外因之别。旧有五辨：一曰阳虚不足，少阴肾衰；二曰风痹；三曰劳役伤肾；四曰坠堕损伤；五曰寝卧湿地。景岳更增表、里、虚、实、寒、热之论，尤为详悉。夫内因治法：肾阳有亏，则益火以消阴翳；肾阴内夺，则壮水以制阳光。外因治法：寒湿伤阳者，用苦辛温以通阳泄浊；湿郁生热者，用苦辛以胜湿通腑。不内外因治法：劳役伤肾者，以先天后天同治；坠堕损伤者，辨伤之轻重与瘀之有无，或通或补。若夫腿足痛，外感者惟寒湿、湿热、湿痰之流经入络。《经》云：伤于湿者，下先受之。故当以治湿为主，其间佐温、佐清、佐散，随证制方。内伤则不外肝、脾、肾三者之虚，或补中，或填下，或养肝，随证施治。（《临证指南》）

死血腰痛，转动若锥刀之刺，大便色黑，日轻夜重，宜调营活络汤。肾虚腰痛，不能反侧者，宜羊肾丸。（朱丹溪）

腰痛有寒湿、伤损之异。腰酸悉属肾虚，惟有峻补。男子用青娥丸或八味丸加补骨脂、杜仲，有热去附子加五味子；妇人用六味加杜仲、续断。（《张氏医通》）

腿痛：有属湿者，脉沉濡或伏，两膝隐隐作痛，或麻木作肿，遍身沉重，天阴益甚。初宜微表，后兼分利。有属湿热者，脉濡细而数，痛自腰胯至足，或上或下，或肿、或红，小便赤涩。宜渗湿清热，当归拈痛汤。有属湿痰流注者，脉沉滑或弦，腰腿一块互换作痛，恶心头眩。宜豁痰行气，羌独、二术、二陈，或加减豁痰汤。有属阴虚者，脉细而数，或两尺洪盛，肌体羸瘦，足心及胫俱痛，不能任地。宜滋阴降火，四物汤加知、柏、牛膝、杜仲。有属阳虚者，脉沉而弱，或虚大，两足浮肿，大便不实，小便短少，痛不能动，乃命门火衰，真阳虚极，宜金匮肾气丸。盖下部道远，非乌附不能达；湿痰郁久，非乌附不能开。（《冯氏锦囊》）

环跳穴及腿根彻痛不已，外皮如故，脉沉数或滑，防生附骨疽。乃毒气附着于骨而成。人多误为湿热，及至脓成，气血大亏，不可救矣！不知此证肾虚者多患之，因真气虚弱，邪气得以深袭。前人用附子温补肾气，又能行药势、散寒邪也。（薛立斋）

脉候

肾脉搏坚而长。其色黄而赤者，当病折腰。（《素问》）

腰病之脉：大为肾虚，涩为瘀血，缓为湿，滑为痰，沉紧为寒，浮弦为风，沉实为闪肭。（《证治准绳》）

选案

一人体厚，酒色内伤，腰忽拘挛疼痛，口渴多汗，诊脉弦洪，两尺更甚。治用黄柏、元参，服之立愈。人问何故？曰：此相火上炎，冲于腰臀，黄柏去相火也。拘挛疼痛，则气逆不舒，火盛，温之不可；脉洪，补之非宜；汗多，风药又不可用。元参性寒走肾，退六经之火，枢机上下通行，拘挛自舒矣。〇一人患腰痛，医作肾虚治，用山萸、杜仲、破故纸等药，益甚。予以为风湿致病，改用羌活、苍术、木通、防已、威灵仙、萆薢、牛膝而愈。（程星海）

一人因堕马后腰痛不止，日轻夜重，瘀血谛矣。与四物汤去生地，加肉桂、桃仁、红花、苏木，四服便下黑瘀而痊。（《医学六要》）

一老年腰膝久痛，牵引少腹，两足不能步履。此奇经二脉为病，

方用鹿角霜、当归、苁蓉、官桂、小茴香、柏子仁。（叶天士）

诸　痛

经义

寒气客于脉外则脉寒，脉寒则缩蜷，缩蜷则脉绌急，绌急则外引小络，故卒然而痛。得炅则痛立止，因重中于寒，则痛久矣。〇寒气客于经脉之中，与炅气相薄则脉满，满则痛而不可按也。寒气稽留，炅气从上，则脉充大而血气乱，故痛甚不可按也。〇寒气客于肠胃之间，膜原之下，血不得散，小络急引，故痛；按之则血气散，故按之痛止。〇寒气客于侠脊之脉则深，按之不能及，故按之无益也。〇寒气客于冲脉，冲脉起于关元，随腹直上。寒气客则脉不通，脉不通则气因之，故喘动应手矣。〇寒气客于背俞之脉则脉泣，脉泣则血虚，血虚则痛。其俞注于心，故相引而痛。按之则热气至，热气至则痛止矣。〇寒气客于厥阴之脉。厥阴之脉者，络阴器，系于肝。寒气客于脉中则血泣脉急，故胁肋与少腹相引痛矣。〇厥气客于阴股，寒气上及少腹，血泣，上下相引，故腹痛引阴股。〇寒气客于小肠膜原之间，络血之中，血泣不得注于大经，血气稽留不得行，故宿昔而成积矣。〇寒气客于五脏，厥逆上泄，阴气竭，阳气未入，故卒然痛死不知人，气复反则生矣。〇寒气客于肠胃，厥逆上出，故痛而呕也。〇寒气客于小肠，小肠不得成聚，故后泄腹痛矣。〇热气留于小肠，肠中痛，瘅热焦渴，则坚干不得出，故痛而闭不通矣。（《素问》）

哲言

小肠气，绕脐耕起走注痛。膀胱气，少腹肿痛不得小便。肝

气，少腹痛引两胁。疝气，少腹痛引睾丸。肾气，少腹上冲心痛，有形即奔豚。（《医阶辨证》）

痛有虚、实。凡三焦痛证，惟食滞、寒滞、气滞者居多。其有因虫、火、痰、血者，皆能作痛。大都暴痛多由前三证，久痛多由后四证。但虫痛、痰痛，多在中焦；火痛则三焦俱有；血痛多在下焦，妇人常有之，男子则少也。但察其多滞、多逆者，方是实证；如无，则不得以实论也。〇痛有寒热，误认为害不小。盖痛因寒者，常居八九；因热者，十惟一二。观《内经》举痛等论可知。盖寒则凝滞，凝滞则气逆，气逆则痛胀。热则流通，多不然也。虽热证亦常有痛，然必有明辨。如《经》言：肠中痛，瘅热焦胁，则坚干不得出。闭而不通者，此因燥结热闭，然必有烦热等证，最易见也。若但见心腹痛，无问有无寒热，便云属火，多用寒凉，妄亦甚矣！〇痛证当辨有形、无形。无形者痛在气分。凡气为胀痛，必或胀或止，痛无常处，气聚则痛而见形，气散则平而无迹，此无形之痛也；但顺其气，则痛自愈。有形者痛在血分，或为食积。凡血症、食积，必痛有常所，而胀无休息，是有形之痛也。然或食、或血，察得所因而去之，此二者之所当辨也。〇痛证有虚、实，治法有补、泻，不可不详。凡痛而胀闭者多实，不胀不闭者多虚。拒按者为实，可按者为虚。喜寒者多实，爱热者多虚。饱而甚者多实，饥而甚者多虚。脉实气粗者多实，脉虚气怯者多虚。新痛、年壮者多实，愈攻愈剧者多虚。痛在经者，脉多弦大；痛在脏者，脉多沉微。必兼脉证而察之，则虚实自明。实者可利，虚者亦可利乎？不当利而利之，则为害不浅。凡治表虚而痛者，阳不足也，非温经不可。里虚而痛者，阴不足也，非养营不可。上虚而痛者，心脾受伤也，非补中不可。下虚而痛者，

脱泄亡阴也，非救脾胃、温补命门不可。奈何明似丹溪，而亦曰：诸痛不可补。局人意见，岂良法哉？（张景岳）

凡冲气攻痛，从背而上者，系督脉主病，治在少阴。从腹而上者，系冲、任主病，治在厥阴。○诸痛之证，因于寒者十之七、八，因于热者十之二、三。欲辨寒热，但审其痛处，或喜寒恶热，或喜热恶寒，斯可得其情矣。至于气血虚实之治，古人总以一通字立法。但此通字，勿误认为攻下通利讲解。所谓通其气血则不痛是也。然必辨其在气分与血分之殊：在气分者，但行其气，不必病轻药重，攻动其血；在血分者，则必兼乎气治，所谓气行则血随之是也。若证之实者，气滞血凝，通其气而散其血则愈。证之虚者，气馁不能充运，血衰不能滋荣，治当养气补血，而兼寓通于补。此乃概言其大纲耳。若夫诸痛之证，头绪甚繁。内因七情之伤，必先脏腑而后达于肌躯；外因六气之感，必先肌躯而后入于脏腑。其十二经游行之部位，凡调治立方，必加引经之药，佐以外治之法，如针灸、砭刺，或敷贴、熨洗，或按摩、导引，则易奏功。此外更有跌打、闪挫，阴疽、内痈，积聚、症瘕、蛔、蛲、疝、痹、痧胀、中恶诸痛，须辨明证端，不可混治。大旨则补、泻、寒、温，惟用辛润宣通，不用酸塞敛涩。然其独得之奇，尤在乎治络一法。盖久痛必入于络，络中气血虚实寒热，稍有留邪，皆能致痛，此乃古人所未言及。（《临证指南》）

诸痛为实，痛随利减，世俗以利为下也。假令痛在表者，实也；在里者，实也；在气血者，亦实也。故在表者，汗之则愈；在里者，下之则愈；在气血者，散之行之则愈。岂可以利为下乎？宜作通字训则可。（《此事难知》）

周身气血无不贯通。故古人用针通其外，由外及内，以和气血。

用药通其里，由内及外，以和气血。其理一而已矣。至于通则不痛、痛则不通，盖指本来原通而今塞者言。或在内，或在外，一通则不痛，宜十二经络脏腑各随其处而通之。若通别处，则痛处未知，而他处反为掣动矣。（《吴医汇讲》）

医述卷十二　杂证汇参

痉

经义

诸痉项强，皆属于湿。〇诸暴强直，皆属于风。〇督脉为病，脊强反折。〇肺移热于肾，传为柔痉。（《素问》）

足太阳之筋病，脊反折，项筋急，肩不举，腋支缺盆中纽痛，不可左右摇。〇足少阴之筋病，主痫瘛及痉，在外者不能俛，在内者不能仰。故阳病者，腰反折不能俛；阴病者，不能仰。〇经筋之病，寒则反折筋急；热则筋弛纵不能收，阴痿不用。阳急则反折，阴急则俛不伸。〇膀胱足太阳也，是动则病冲头痛，目似脱，项似拔，脊痛，腰似折，髀不可以曲，腘如结，踹如裂，是为踝厥，是主筋所生病者。（《灵枢》）

哲言

太阳病，发热无汗，反恶寒者，名曰刚痉。〇太阳病，发热汗出，而不恶寒者，名曰柔痉。〇太阳病，发汗太多，因致痉。〇夫风病，下之则痉，复发汗，必拘急。〇疮家虽身疼痛，不可发汗，汗出则痉。〇病者身热足寒，颈项强急，恶寒，时头热面赤目赤，独头动摇，卒口噤，背反张者，痉病也。〇太阳病，其证备，身体强几几然，脉反沉迟，此为痉，栝蒌桂枝汤主之。○太阳病，无汗而小便反少，气上冲胸，口噤不得语，欲作刚痉，葛根汤主之。○痉为病，胸满口噤，卧不着席，脚挛急，必齘齿，可与大承气汤。（《金匮》）

按反恶寒之反字，衍文也。玩痉病之条，自知当恶寒。（《医宗金鉴》）

夫痉者，强也。《素问》谓诸痉项强，皆属于湿，是病机颛主于湿矣。《千金》推广其义，谓太阳中风，重感寒湿则变痉。见太阳中风，身必多汗。或衣被不更，寒湿内袭；或重感天时之寒，地气之湿，因而变痉，是合风、寒、湿三者以论痉也。《金匮》以痉湿暍名篇，又合热、暑、湿三者言之。然所谓刚痉、柔痉，未尝不兼及风寒。且亦云发汗过多因致痉，见夏月人本多汗，尤不可过发其汗也。古今言痉之书止此。后世王海藏论痉，知宗仲景，虽识有未充，要亦识大之贤矣。《伤寒论》载痉病五条，《尚论篇》中已明之。兹复详《金匮》所增十条，其旨已悉。诚以仲景论痉病所举者，太阳一经耳。后之治此病者，谓太阳行身之背，故颈项强，背反张，属在太阳，而用《金匮》桂枝、葛根二方，茫不应手，每归咎仲景之未备。不思外感六淫之邪，由太阳而传六经，乃自然之行度。邪不尽，传即不已，故三阳、三阴皆足致痉。仲景之书，通身手眼虽未明言，其引而不发之旨，未尝不跃然心目。如太阳之传阳明，项背几几，少阳之颈项强，是知三阳皆有痉矣。而三阴岂曰无之？海藏谓三阳、太阴皆病痉，独不及少阴、厥阴？然其制附子散、桂心白术汤、附子防风散，意原有在。观其白术汤下云：上解三阳，下安太阴，一种苦心，无非谓传入少阴、厥阴，必成死证耳。讵知传经之邪，如风雨之来，而画地以限其不至，岂可得乎？况足少阴、厥阴之痉，不死者亦多。《灵枢》谓足少阴之经筋，循脊内侠膂上至项，与足太阳筋合，病主痫瘛及痉，在外阳病者不能俯，在内阴病者不能仰。是则足少阴之脏，与足太阳之腑，两相连络，而以不能俯者，知为太阳主外；不能仰者，知为少阴主内，其辨精矣。《素问》亦谓太阳者，一日而主外，则二日阳明，三日少阳之主外，从可识矣。少阴主内，则太阴、厥阴之主内，从可识矣。仲景之所以头强、脊强不能俯者，指为太阳之痉，原以该三阳也；以身踡、足踡不能仰者，指为少阴之痉，以该三阴。实则所谓引而不发，跃然心目者也。《素问》谓肾痹者善胀，尻以代踵，脊以代头。形容少阴病俯而不能仰之状更著。海藏谓低头视下，肘膝相构，正不能仰之阴病，及指为阳明之痉，立言殊有未确。况仲景谓：少阴病下利，若利自止，恶寒踡卧，手足温者可治。又谓：少阴病，恶寒而踡，时自烦，欲去衣被者可治。言可用温以治之也。然仲景于太阳证独见背恶寒者，无俟其身踡，早以从阴急温，而预救其不能仰。于少阴证而见口燥咽干，及下利纯清水者，无俟背项牵强，早已从阳急下，而预救其不能俯。此皆神而明之之事。后代诸贤，非不心维其义，究莫能口赞一辞。即如小儿之体脆神怯，不耐外感壮热，多成痉病。后世妄以惊风立名，凿说不治外淫之邪，反投金石、脑、麝之药，千中千死而不悟也。又如产妇血舍空虚，外风袭入而成痉病，辄称产后惊风，妄投汤药，亦千中千死而不悟也。（喻嘉言）

痉病者，风湿合病也。风兼乎湿，则为柔痉，以风阳合湿阴而风多，为阳盛之柔病也。风兼乎湿，又感乎寒，则为刚痉，以风一阳合寒湿二阴，为阴盛之刚病也。阳本刚而阴本柔，以反言之，乃就其质而言之也。气本乎天，故阳刚而阴柔；质本乎地，故阴刚而阳柔，一定之理也。是柔痉固有风，而刚痉亦有风，无风则非痉病矣。若无风而寒湿相合感人，是另有湿痹之证在矣。凡痉病俱见风象，无风无痉，不容疑焉。〇再痉病者，三阳经病也。感于身之后，太阳所行也；感于身之前，阳明所行也。以人身之胸背为阴阳，而非以六经分阴阳也。凡言三阴有痉证者，非仲景原文所有，不敢信也。〇再痉病，经病；非脏腑病也。风湿之邪，中于太阳，虽在卫，而脉之外为湿所濡滞矣；风湿挟寒之邪，中于太阳，虽在营，而脉之内为湿所浸淫矣。脉者，人之正气、正血所行之道路也。杂错乎邪风、邪湿、邪寒，则脉行之道路，必阻塞壅滞，而拘急蹉挛之证见矣。是病悉在人经络隧道中为患耳，虽与脏腑相属，而究不同于病在脏腑，故曰经病也。凡言及脏腑内阴阳亏足者，止可推求本原而论之，若竟言为脏腑病，非仲景原文所有，不敢信也。〇再痉病仍终在三阳，虽有里证应下之条，而并无传经之痉病也。痉病有籧篨[1]戚施[2]终身患之者，若言传经，何日为经尽乎？若如所云递传三阳三阴，亦同伤寒，则何经可以支吾病邪至于一生不匮？可知为无据之言也。其里证应下者，乃风寒挟湿，郁阳于表，而内热生焉。如太阳外感风寒，内郁生热之义，经谓湿上甚为热是也。热甚于里，不容不下。下者，下其瘀塞之热，沾滞之湿，并与阳明胃腑无涉也。所以仲景言证，全无由脏腑而发者，皆就筋络肢体间示人，何得云痉病同于伤寒之传经，动关脏腑乎？故有终身为患之痉病，必无经久不匮之伤寒。伤寒传经之邪入脏腑，旦夕不可待，岂痉病传经之邪，独能久延

1 籧篨：音qúchú，指古代的粗竹席。

2 戚施：指不能仰者。

耶？此传经之说，不本于仲景，尤不可信者也。〇或谓痉病无属于脏腑。然风热盛而阴必亏，寒湿盛而阳亦微，不理其脏腑，将终从经络为治乎？答曰：阴亏者济阴，阳微者扶阳，凡病皆然，何独于痉有异焉？独是济阴扶阳，虽属治脏腑，不过从其本治，俾治标易为力耳。若夫标治，则仍以驱风寒、除湿热为义，不外用法于经而已。仲景所以言痉病，必就标病定名、分证，而于脏腑之本未尝言及，是究不可谓痉病为脏腑之病，故仲景终不从脏腑立论也。倘明理者详审标本之间，以痉病为在经、为标病，而治其标；以脏腑为在里、为本病，而治其本。治其本正所以治其标，又何脏腑之不可通言耶。（魏荔彤）

痉者，强直之名，即秋时燥金之邪，入于经筋而为病也。长夏之时，湿热内淫，经筋受病，更遇秋金干燥肃杀之气乘之，则颈项强急矣。邪在表故身热，热上逼故足寒，阳虚邪乘于表故恶寒，燥热之气上逼故头热面赤，颈项强急故头面摇动。阳明之筋脉，内结胃口，外行胸中，过人迎环口；太阳之筋脉，循项背上头。燥热伤阳明，则筋脉牵引而口噤不得语；燥热伤太阳，则背反张如弓。盖燥热之时，汗多而表虚，故津液少而筋脉易于强直也。此证世多误作惊风治之，妇人、小儿坐此殒命者多矣，总缘不识痉病故也。〇燥者天之气，湿者地之气。燥之与湿，天壤悬矣。而《内经》谓诸痉项强，皆属于湿，从其受病之本而言也。夏秋之交，本湿而标燥。湿则伤阳明而热蒸于内，燥则伤太阳而热侵于外。邪逼两经之界，故颈项因而强急，为湿热兼燥化之病。《经》曰：湿热不攘，大筋緛短，小筋弛长。谓湿热伤筋也。又曰：赫曦之纪，上羽其病痉。言热为寒抑，无汗之痉也。又曰：肺移热于肾，传为柔痉。言湿蒸于热，有汗之痉也。《千金》谓温病热

入于肾，则为痉；小儿病痌，热甚亦为痉。惜乎痉之名义详于圣经，后世俱不识为何病也。（程扶生）

六气为病，皆能发热。然寒与湿相因，暑与湿相从，独燥与湿相反。湿病多得之地气，燥病多得之内因，此病因之殊同也。病机十九条燥证独无，若诸痉项强，皆属于湿，愚窃疑之。今本论有痉湿之分，又曰：太阳病，发汗太多，因致痉。则痉之属燥无疑也。夫痉以状命名，因血虚而筋急耳。六气为患，皆足以致痉，然不热则不燥，不燥则不成痉矣。六经皆有痉病，须审部位以别之。身以后者属太阳，则头强急，项背几几，脊强反张，腰似折，髀不可以曲，腘如结，皆其证也。身之前者属阳明，头面动摇，口噤齿龂，缺盆扭痛，脚挛急，皆其证也。身之侧者属少阳，口眼㖞斜，手足牵引，两胁拘急，半身不遂，皆其证也。若腹内拘急，因吐利而四肢拘急者，是太阴痉。恶寒踡卧，尻以代踵，脊以代头，俛而不能仰者，是少阴痉。睾丸上升，宗筋下注，少腹里急，阴中拘挛，膝胫拘急者，厥阴痉也。若痉之挟风寒者，其证发热、无汗而恶寒，气上冲胸而小便少，其脉必坚紧，其状必强直而口噤，此得之天气，《内经》所云诸暴强直，皆属于风者是也。其势勇猛，故曰刚痉。病因外来，当逐邪而解外。痉有挟本邪而为患者，其邪从内出，故发热、汗出而不恶寒，其脉则沉迟，其状则项背强几几，此得之地气，《内经》所云诸痉项强，皆属于湿者是也。其势软弱，故名柔痉。病因于内，当滋阴以和内。要知属风之痉，不因风而因热；属湿之痉，不因湿而因燥。治风君葛根，治湿君栝蒌根者，非以治风，实以生津；非以治湿，实以润燥耳。夫痉之始也，本非正病，必夹杂于他证之中。人之病此者，世医但指为风，所以不明其理。善医者，必于他证中审察而预防之。如项强痛，即痉之一端，是太阳之血虚，故筋急也。治风寒不惜津液，所以发汗太多，因致痉者多矣。夫痉本有由来，一经妄治，即奇形毕见。项背强几几，是痉之征兆，故用葛根；身体强是痉之已著，故用栝蒌根；卧不着席，脚挛急，口噤齿龂，是痉之剧甚，故用大黄、芒硝。无非取多津液之品，以滋养阴血。观伤寒脉浮自汗，心烦恶寒，而见脚挛急，是痉之势成。便当滋阴存液，故与桂枝汤则厥作，芍药甘草汤其脚即伸，此明验矣。若谵语者，少与调胃承气，是又与不着席者与大急气汤，同此机彀也。凡痉之为病，因外邪伤筋者少，因血虚筋急者多。误作风治，则辛散助阳，真阴愈虚；燥剂驱风，血液愈涸。故痉得之暴起者少，妄治而致者多。虚而不补，不死何待？非调治营卫，未易奏捷也。夫同一湿也，湿去燥极则为痉，久留而著则为痹，痹为实，痉为虚，痉湿异形，虚实亦殊。固不得妄以痉属风，亦不得以因于湿而竟视痉为湿矣。（柯韵伯）

夫人之筋，各随经络结束于身。血气内虚，外为风、寒、湿、热之邪所中则痉。盖风散气，故有汗而不恶寒，曰柔痉；寒泣血，故无汗而恶寒，曰刚痉。其因多由亡血，筋无所荣，故邪得以袭之。所以伤寒汗、下过多，与夫病疮及产后致斯疾者，概可知矣。诊其脉皆沉伏弦紧，但阳缓阴急，则久久拘挛；阴缓阳急，则反张强直。二证各异，不可不别。（陈无择）

生生子曰：丹溪云，痓当作痉，传写之误耳。考之诸书，未有能辨之详确者，惟郭雍氏云，痉与痓，当是二病。以时发者谓之痉，不以时发者谓之痓，似亦未能详悉。愚按《灵》、《素》、仲景诸书，云痓、云痉，字虽两般，治多雷同，殆亦不必犁而为二也。大抵痓乃病之名，痉乃病之状，原其有刚、柔二种。以病发之时，而经筋脉络僵劲，角弓反张，故曰痉。痉者，劲急也，是以其病发之状而名之也。不然，何历代诸公或以治痓之方治痉，或以治痉之方治痓，诸皆能效。治既同而不殊，证当一而不二。○《经》云：肺移热于肾，传为柔痓。痓古云痉，劲切之谓也。仲景《伤寒》书以为太阳风湿所致，亦有兼阳明经者。又谓汗、下过多，及疮家发汗过度，皆成痉。此指外感之邪，原系伤寒家法也。陈无择、张子和诸公云：亦有风、火、痰、热之内因者。谓此病多由亡血，筋无所荣，故邪得以所袭。丹溪谓比痫为虚，此皆指内伤之证也。观刚、柔二字，则亦当有虚、实之别。大抵刚者多从外感，柔者多从内伤。故治斯疾者，但明知从外感而来，则用仲景《伤寒》家法；若从杂证而来，则用无择、丹溪、宗厚、子和诸家之法。庶几表里详尽，始无遗此失彼之患矣。（《赤水玄珠》）

愚谓痉之为病，强直反张病也。其病在筋脉，筋脉拘急，所以反张；其病在血液，血液枯燥，所以筋挛。观仲景曰：太阳病，发汗太多，因致痉；风病下之则成痉；疮家不可发汗，汗之亦成痉。只此数言，可见病此者，多由误治之坏证，其虚、其实，可了然矣。自仲景后，惟陈无择能知所因，曰：多由亡血，筋无所荣，因而成痉。但惜其言之既善，而复有未善者。曰：血气内虚，外为风、寒、湿、热所中则痉。斯言不无又误。若其所云，则仍是风湿为邪，而虚反次之矣。不知风随汗散，而既汗之后，何复言风？湿随下行，而既下之后，何反致湿？盖误汗者必伤血液，误下者必伤真阴，阴伤则血燥，血燥则筋失所滋，为拘为挛，反张强直之病，势所必至，又何待风、寒、湿、热之相袭，而后为痉耶？且仲景所言，言不当汗而汗也，不当下而下也。既因误治而成痉矣，岂误治之外必再受邪而后成痉，无邪则无痉哉？此言不惟失仲景之意，而用持两端。故凡今人之治此者，未有不以散风、去湿为事，亦焉知血燥阴虚之证，尚能堪此散削否？〇仲景言痉，止属太阳，而不及他经者，何也？盖痉必反张，其病在背，背之经络，惟太阳督脉耳。言太阳，则督脉在其中矣。然仲景止言其表，未详其里。考《经脉篇》曰：足少阴之脉，贯脊属贤，其直者，从肾上贯肝膈。《经筋篇》曰：足少阴之筋，循脊内挟膂上至项，结于枕骨，与足太阳之筋合。又曰：足太阳之筋病，脊反折，项筋急；足少阴之筋病，主痌瘛及痉。阳病者，腰反折不能俛；阴病者，不能仰。由此观之，则痉乃太阳、少阴之病也。盖肾与膀胱为表里，膀胱为津液之腑，而肾为藏精之脏。病在二经，水亏可知，治此当以真阴为主。〇痉病甚多，人多不识。盖凡以暴病而见反张、戴眼、口噤、拘急之类，皆痉病也。观仲景以汗、下为言，谓其误治亡阴，所以然也。常见有不因误治，而凡属阴虚血少之辈，不能荣养筋脉，以致拘挛僵仆者，皆是此证。如中风之有此者，必以年力衰残，阴之败也；产妇之有此者，必以去血过多，冲任竭也；疮家之有此者，必以血随脓出，营气涸也；小儿之有此者，或以风热伤阴，遂为急惊；或以汗泻亡阴，遂为慢惊。凡此总属阴虚之证。盖精血不亏，虽有邪干，亦断无筋脉拘急之病，而病至坚强，其枯可知。故治此者，当以血气为主。（张景岳）

痉病，虚为本，风为标，不可纯用风药。盖血虚则火旺，火旺则风生，风胜则燥作。能滋其阴，则风自散而燥自润矣。（《医学入门》）

阳气者，精则养神，柔则养筋。故治气虚筋惕，当用参、芪以补之。手得血而能握，足得血而能步。故治血虚筋惕，当用归、

地以润之。（《证治汇补》）

湿热证，三、四日，口噤，四肢牵引拘急，甚则角弓反张，此湿热侵入经络脉隧中，宜地龙、秦艽、灵仙、滑石、丝瓜藤、海风藤、川连。○湿热证，壮热口渴，舌黄或焦红，发痉，神昏，谵语或笑，邪灼心包，营血已耗。宜犀角、羚角、连翘、生地、元参、钩藤、银花露、鲜菖蒲、至宝丹。○湿热证，发痉神昏笑妄，脉洪数有力，开泄不效，湿热蕴结胸膈，宜凉膈散。若大便不通，热邪闭结肠胃，宜仿承气微下之例。○或问：仲景治痉，原有桂枝汤加栝蒌根，及葛根汤二方，岂宜于古而不宜于今耶？今之痉者，与厥相连，仲景不言及厥，岂《金匮》有遗文耶？余曰：非也。药因病用，病原既异，治法自殊。《伤寒》之痉自外来，证属太阳，治以散外邪为主。湿热之痉自内出，波及太阳，治以熄内风为主。盖三焦与肝、胆同司相火，中焦湿热不解，则热甚于里。火动则风生，而筋挛脉急；风煽则火炽，而识乱神迷。身中之气，随风火上炎，而有升无降，常度尽失，由是而形若尸厥。正《内经》所谓血之与气，并走于上，则为暴厥者是也。外窜经脉则成痉，内并膻中则为厥。痉厥并见，正气犹存，则气复返而生；胃津不支，则厥不回而死矣。（《湿热条辨》）

脉候

太阳病，发热，脉沉而细者，名曰痉，为难治。○夫痉脉，按之紧如弦，直上下行。○若发其汗者，寒湿相得，其表益虚，即恶寒甚。发其汗已，其脉如蛇，腹暴胀大者，为欲解。脉如故，反伏弦者痉。（《金匮》）

按腹暴胀大者五字，衍文也，当删之。（《医宗金鉴》）

痿（附拘挛、瘫痪）

经义

帝曰：五脏使人痿，何也？岐伯曰：肺主身之皮毛，心主身之血脉，肝主身之筋膜，脾主身之肌肉，肾主身之骨髓。故肺热叶焦，则皮毛虚弱急薄，着则生痿躄也。心气热，则下脉厥而上，上则下脉虚，虚则生脉痿，枢折挈，胫纵而不任地也。肝气热，则胆泄口苦，筋膜干，则筋急而挛，发为筋痿。脾气热，则胃干而渴，肌肉不仁，发为肉痿。肾气热，则腰脊不举，骨枯而髓减，发为骨痿。○帝曰：论言治痿者，独取阳明何也？岐伯曰：阳明者，五脏六腑之海，主润宗筋，宗筋主束骨而利机关也。冲脉者，经脉之海也，主渗灌溪谷，与阳明合于宗筋，阴阳总宗筋之会，会于气街，而阳明为之长，皆属于带脉，而络于督脉。故阳明虚，则宗筋纵，带脉不引，故足痿不用也。帝曰：治之奈何？岐伯曰：各补其营，而通其俞，调其虚实，和其逆顺，筋脉骨肉，各以其时受气，则病已矣。○因于湿，首如裹。湿热不攘，大筋緛短，小筋弛长，緛短为拘，弛长为痿。（《素问》）

哲言

痿属肺金之燥化。如深秋燥甚，则草木萎落而不收，病之象也。手得血而能握，足得血而能步。燥之为病，血液衰少，不能通畅，故病。然或云：筋挛有力则为实热，筋缓不收则为虚寒。又谓：寒主收引，热主舒缓。而以筋挛为寒，筋缓为热，皆误也。筋挛虽势恶而易愈，筋缓难以平复。（《原病式》）

痿之为状，两足痿弱，不能行用。由于肾水不能胜心火，心火上灼肺金，金受火制，六叶皆焦，皮毛虚弱急薄，着则生痿躄也。

《经》曰：诸痿喘呕，皆属于上。上者，肺金之部分也。痿病无寒，治与痹异。痿病不死，死者，药之误也。（《儒门事亲》）

内热成痿，此论病之本也。若有感发，必因所挟而致。有湿热者，有湿痰者，有气虚者，有血虚者，有阴虚者，有死血者，有食积妨碍升降道路者，当明辨之。〇湿热痿者，因于雨湿浸淫，以致邪气蒸脾，流于四肢，自觉足热上腾，或四肢酸缨，或足指麻木，小便赤涩，脉来沉濡而数，此湿热在下之故。所谓湿热不攘，大筋緛短，小筋弛长，緛短为拘，弛长为痿者是也。〇湿痰痿者，因于肥盛之人，血气不能运动其痰，以致湿痰内停，客于经脉。腰膝麻痹，四肢痿弱，脉来沉滑，此膏粱酒湿之故。所谓土太过，令人四肢不举者是也。〇气虚痿者，因于饥饿劳倦，脾胃气虚，百骸溪谷，皆失所养，以致宗筋弛纵。凡人病后手足痿弱者，皆属气虚。所谓脾病不能为胃行其津液，四肢不得禀水谷气，故不用者是也。〇血虚痿者，凡产后及诸失血后，面色萎黄，手足无力，不能行动者是也。〇阴虚痿者，由于酒色过度，下焦阴火燔灼筋骨，以致腿膝痿緛，行步艰难，脉来涩弱，或左大无力。〇血瘀痿者，或产后恶露流于腰膝，或跌仆损伤，积血不消，四肢因而不运，脉涩而芤。〇食积痿者，因于饮食太过，妨碍道路，以致升降失常，脾气不得运于四肢，手足痿弱，或腹膨胀痛，恶心嗳气，右脉沉滑。（《证治汇补》）

痿证之义，内经言之详矣。观所列五脏之证，皆言为热。而五脏之证又总于肺热叶焦，以致金燥水亏，乃成痿证。如丹溪之论治，诚得之矣。然细察经文，又曰：悲哀太甚，则包络绝，传为脉痿。思想无穷，所顾不得，发为筋痿。有渐于湿，以水为事，发为肉痿之类，则又非尽为火证。此其有余不尽之意，犹有可知。

故因此而生火者有之，因此而败伤元气者亦有之。元气败伤，则精虚不能灌溉，血虚不能荣养者，亦不少矣。若概从火论，则恐真阳亏败，及土衰水涸者，有不能堪。故当酌寒、热之深浅，审虚、实之缓急，以施治疗，庶得治痿之全矣。（《景岳全书》）

人身有皮毛、血脉、筋膜、肌肉、骨髓，以成其形，内有肝、心、脾、肺、肾主之。若喜怒劳倦，内藏精血虚耗，血脉、筋骨、肌肉痿弱无力运动，致成痿躄。状与柔风脚气相类。然柔风脚气皆由外因风寒，正气与邪气相搏，故作肿痛，为邪气之实也。痿由内脏不足，但足不任身，并无痛楚，此血气之虚也。（陈无择）

痿证若草木失于培植，枝叶枯槁，根本犹未大伤。以其不咳嗽，不吐血，不发寒热，为异于虚劳耳。故久沾床褥而形色绝无病状，亦无痛楚麻木。盖痹证由于三气外伤，病在经络、血脉之中，气血闭涩者也，尚可作有余治。痿证由于气血不足，受病在五脏六腑之中，不能充固者也，当纯从不足治。（《冯氏锦囊》）

痿证是肺热叶焦，足软而不任地，不酸痛，不红肿，与痹证异也。肺气热则通阳明，阳明主宗筋，束骨而利机关，阳明为热所灼，而筋脉弛长。痿病之作，是阳明之热，肺热累及之也。下部属肝肾，根由阴亏髓空，火逆于肺，肺叶焦枯，金不生水，水益亏，火益炽，筋为热灼，未有不痿躄者也。丹溪有东实西虚、泻南补北之法，壮水之主，以镇阳光，火归窟宅，金不受刑，而阳明亦无肺热之气乘之，宗筋柔和，机关可利耳。譬之弓逢暑月而力轻，逢寒月而力重，人之筋痿，亦犹是也。痿手者少，痿足者多。痿而不咳，尚可延缠岁月；痿而咳嗽，虚损将成，死期近矣。愚更谓痿病之来，确在筋脉之间。肺热叶焦，亦是肺叶之脉络焦枯，不是肺脏焦枯。若是肺脏其叶已焦，火灼之甚，安有足痿在下，而肺金不咳嗽者乎？尚有十年不咳而其人存者乎？《难经》曰：一损损于皮毛，皮聚而毛落。痿果肺脏叶枯，则身中毛发尽皆败落矣，何今日之痿病独不然耶？（《会心录》）

补编

肺金体燥而居上主气，畏火者也；脾土性湿而居中主四肢，畏木者也。火性炎上，若嗜欲无节，则水失所养，火寡于畏而侮所胜，肺得火邪而热矣。木性刚急，肺受火热，则金失所养，木寡于畏而侮所胜，脾得木邪而伤矣。肺热则不能管摄一身，脾伤则四肢不能为用，而诸痿作矣。泻南方，则肺金清而东方不实，何脾伤之有？补北方，则心火降而西方不虚，何肺热之有？阳明实则宗筋润，能束骨而利机关矣。治痿之法，无出于此。〇痿证无寒，不可用热药，以灼其阴。痿属湿热，不可作风治，以风药多燥，而血更伤。当以清金、补精、养血为主。（朱丹溪）

痿证病因，虽曰不一，大都起于阳明。湿热内蕴，则肺受热乘而日槁，脾受湿淫而日溢，遂成上枯下湿之候。举世靡不以肾虚为事，至于阳明湿热，从无齿及之者。或云：痿病既属湿热，何古方多用辛热而愈者？殊不知湿热沉滞既久，非借辛热之力，不能开通经隧，原非为肾脏虚寒而设也。若真阳未衰，概行温补而不知清热渗湿，能无反助湿热之患耶？（张路玉）

湿热成痿，乃不足中之有余也，宜渗泄。若精血枯涸成痿，乃不足中之不足也，全要峻补。（李濒湖）

痿病虽分五脏，然其本在肾，其标在肺。《经》云：五脏因肺热叶焦发为痿躄。又曰：阳气内伐，热舍于肾，水不胜火，则骨枯而髓虚，故足不任身，发为骨痿。骨痿者，生于大热也。若视为虚寒，而投以附、桂，多致不救。（叶仲坚）

真气，所受于天，与谷气并而充身者也。故谷入于胃，其气脾为之行于三阳，又复行之于三阴，是五脏六腑皆禀气于胃，而四肢筋骨肌肉，皆赖以荣养也。阳明胃气既虚，则脏腑无所禀，四肢无所荣，机关不利而成痿躄。《内经》治痿独取阳明，厥有旨哉。丹溪以《难经》泻南补北之法，摘为治痿之方，亦是举其例尔。若胃口不开，饮食少进者，不可拘于此例。（张三锡）

林氏曰：《内经》皮、肉、筋、骨、脉五痿，既分属五脏，然则独取阳明，只可治脾、肺、皮、肉之痿。若肝之筋痿，心之脉痿，肾之骨痿，受病不同，岂可仅取阳明而已乎？故治筋痿宜养其肝，脉痿宜益其心，骨痿宜滋其肾，未可执一而论。《经》云：各补其营而通其俞，调其虚实云云。可见治痿之法，不专于阳明也。（《赤水玄珠》）

《经》言治痿独取阳明，非谓阳明之虚而补之也。良由火邪伏于胃中，则阳明实矣，阳明实则饮食日倍，形体日肥，足反废而难步。岂阳明气旺，但能受食，而不能强筋束骨乎？此乃火邪伏于胃中，止可杀谷，而不能运化精微以生津布液，灌溉百骸，所谓壮火食气。胃热消谷善饥，故《内经》不言补而言取者，取去阳明所伏之火邪，则湿热清筋骨强，而痿自起矣。凡此皆以实邪为病立论也。然病名虽一，而虚实各殊。须知虚者正气虚也，实者邪气实也，岂有血气充足，而筋骨为之不用乎？（《冯氏锦囊》）

痿痹，筋脉短劲，肝气内锢，须亟讲于金伐木荣之道，以金伐木，而木反荣筋反舒矣。然非金气自壅，则木且奉令不暇，何敢内拒？惟金失其刚，转而为柔，是以木失其柔，转而为刚。故治此患，先以清金为第一义也。然清金又先以清胃为第一义，不清其胃，则饮酒焉而热气输于肺矣，厚味焉而浊气输于肺矣，药力几何能胜清金之任哉！金不清，如大敌在前，主将懦弱，已不能望其成功，况舍清金而更加以助火烁金，倒行逆施以为治耶？（《寓意草》）

经云：肺热叶焦则生痿躄。又云：治痿独取阳明，以及脉痿、筋痿、肉痿、骨痿之论，可谓详审精密矣。夫痿之旨，不外肝、肾、肺、胃四经之证。盖肝主筋，肝伤则四肢不用，而筋骨拘挛。肾藏精，精血相生，精虚则不能灌溉诸末，血虚则不能荣养筋骨。肺主气，肺虚则高源化绝，水涸则不能濡润筋骨。阳明为宗筋之长，阳明虚则宗筋纵，不能束筋骨以利机关，此不能步履、痿弱筋缩之证作矣。治痿无一定之法，用方无独执之见。如冲、任虚寒而成痿者，用通阳摄阴兼实奇脉为主。湿热沉着下焦而成痿者，用苦辛寒燥为主。肾阳、奇脉兼虚而成痿者，用通纳八脉，收拾散越之阴阳。下焦阴虚及肝肾虚而成痿者，用河间饮子、虎潜诸法，填纳下焦，和肝熄风。阳明脉空，厥阴风动而成痿者，用通摄为主。肝肾虚，兼湿热蒸灼筋骨而成痿者，益下佐以流通脉络，兼清热利湿。胃虚窒塞，筋骨不利而成痿者，流通胃气，及通利小肠火腑。胃阳、肾督皆虚而成痿者，治以两固中、下。阳明虚，营络热，及内风动而成痿者，治以清营热、熄内风。肺热叶焦而成痿者，治以甘寒清上热。邪风入络而成痿者，治以解毒宣行。精血内夺，奇脉少气而成痿者，治以填补精髓。（《临证指南》）

脉候

痿属肺热传于五脏，脉多浮大，或尺脉虚弱，或缓涩而紧。（《证治汇补》）

选案

朱脩之八年痿废，更医累百，毫末无功。予诊六脉有力，饮食若常，此实热内蒸，心阳独亢，证名脉痿。用小承气汤，下六、七行，左足便能伸缩。再用大承气汤，又下十余行，手可持物。更用黄连、黄芩各一斤，酒蒸大黄八两，蜜丸，日服四钱，以人参汤送。一月之内，去积滞不可胜数，四肢皆能展舒。余曰：积滞尽矣，煎三才膏十斤，服毕应酬如故。○倪君俦四年不能起床，所服寒凉者十之六，补肾肝者十之三。诊脉大而无力，此营卫交虚，以十全大补汤加秦艽、熟附朝服之，夕用八味丸加牛膝、杜仲、萆薢、虎骨、龟版、黄柏，凡三月而机关利。（李士材）

附方

补北健行汤　治痿证足不任地，真水不足，阳明热灼。生地、熟地、茯苓、丹皮、龟版、女贞子、生苡仁、丹参、沙参、阿胶、山药。

附：拘挛

肝气热，则筋膜干，筋急而挛。○寒多则筋挛骨痛。（《素问》）

大筋緛短者热伤，血不能养筋，故为挛；小筋弛长者湿伤，筋不能束骨，故为痿。挛属肝，肝主筋故也。（朱丹溪）

愚按：拘挛属肝，肝主筋。古书有风、寒、湿、热、血虚之不同，然总不外亡血，筋无荣养，则尽之矣。盖阴血受伤则血燥，血燥则筋失所养，为拘为挛，势所必至。又何待风、寒、湿、热相袭耶？且精血不亏，虽有邪干，决无筋脉拘急之病。而病至坚强，其枯可知，治此必以气血为主。若有微邪，通不必治，气血复，血脉行，邪自不能留，何足虑哉？《经》曰：精则养神，柔则养筋。又曰：足受血而能步，掌受血而能握，指受血而能摄。此之谓也。（《会心录》）

拘挛则急多缓少，寒多热少。《经》谓寒则筋挛是也。其治

莫如养血温经，使阳气以和柔之，阴津以灌溉之。（《冯氏锦囊》）

附：瘫痪

气顺血涩则为瘫，筋脉拘急也；血顺气虚则为痪，抬动不能也。瘫者坦也，筋脉弛纵，坦然不举；痪者涣也，血气散漫，涣然不收。本皆血气不足，不必以左右分，而以湿痰、死血论。（《冯氏锦囊》）

瘫痪虽分左右，然皆精血不足，不能荣养百骸。虽云邪之所凑，其气必虚。迨夫著而不去，亦有湿、痰、风、热留而为实者，则去邪养正之间，有标有本，固宜以法治之也。（程郊倩）

四肢不举，俗曰瘫痪。《经》谓脾太过，则令人四肢不举。又曰：土太过则敦阜。阜，高也；敦，厚也。既厚而高，则令除去。此膏粱之疾，其治宜泻，或三化汤，或调胃承气汤选用。若脾虚则不用也。《经》谓土不及则卑陷。卑，下也；陷，坑也。四肢皆禀气于胃，而不能至经，必因于脾乃得禀受。今脾病不能与胃行其津液，四肢不得禀水谷气，气日以衰，脉道不利，筋骨肌肉皆无气以生，故不用焉。治用十全散加减四物汤。（《保命集》）

痹（附麻木、痒、鹤膝风）

经义

黄帝问曰：痹之安生？岐伯对曰：风、寒、湿三气杂至，合而为痹。风气胜者为行痹；寒气胜者为痛痹；湿气胜者为着痹也。帝曰：其有五者何也？岐伯曰：以冬遇此为骨痹；以春遇此为筋痹；以夏遇此为脉痹；以至阴遇此为肌痹；以秋遇此为皮痹。○帝曰：痹其时有死者，或疼久者，或易已者，其故何也？岐伯曰：其入脏者死，其留连筋骨间者疼久，其留皮肤间者易已。○帝曰：

痹或痛、或不痛、或不仁、或寒、或热、或燥、或湿、其故何也？岐伯曰：痛者，寒气多也，有寒故痛也。其不痛不仁者，病久入深，营卫之行涩，经络时疏，故不痛。皮肤不荣，故为不仁。其寒者，阳气少，阴气多，与病相益，故寒也。其热者，阳气多，阴气少，病气胜，阳乘阴，故为痹热。其多汗而濡者，此其逢湿甚也。阳气少，阴气盛，雨气相感，故汗出而濡也。○帝曰：夫痹之为病，不痛何也？岐伯曰：痹在于骨则重；在于脉则血凝而不流；在于筋则屈不伸；在于肉则不仁；在于皮则寒。故具此五者，则不痛也。凡痹之类，逢寒则急，逢热则纵。○卧出而风吹之，血凝于肤者为痹。（《素问》）

病在阳者命曰风；病在阴者命曰痹；阴阳俱病命曰风痹。○屈而不伸者，其病在筋；伸而不屈者，其病在骨。（《灵枢》）

哲言

经热则痹，络血则痿。○邪中于经则痹，邪中于络则痿。（叶天士）

痹：有痹于分肉者；有痹于营卫者；有痹于躯壳之内胸胁之间者；有痹于气分者；有痹于血分者。痹于分肉者，则痛痹、周痛之类是也；痹于营卫者，则中风、四肢苦烦之类是也；痹于躯壳之内胸胁之间者，胸痹之类是也；痹于气分者，黄疸之类是也；痹于血分者，血痹之类是也。痹虽同而痹之所在不同，证亦因之迥异，不可不察也。○痉病非风不成，虽有寒亦附于风而已；痹病非寒不成，虽有风亦附于寒而已。（魏荔彤）

风痹一证，即今人所谓痛风也。盖痹者，闭也，以血气为邪所闭，不得通行而病也。如《痹论》曰：风气胜者为行痹。盖风者善行数变，故其为痹，则走注历节，无有定所，此阳邪也。曰：

寒气胜者为痛痹。以血气受寒则凝涩留聚，聚则为痛，此阴邪也。曰：湿气胜者为着痹。以血气受湿则濡滞，濡滞则肢体沉重而疼痛顽木，留着不移，亦阴邪也。凡此三者，即痹之大则也。此外如脏腑之痹，虽以饮食居处皆能致之，然必重感于邪，而内连脏气，则合而为痹矣。若辨其轻重，则在皮肤者轻，在筋骨者甚，在脏腑者更甚。若辨其寒热，则多热者方是阳证，无热者便是阴证。然痹本阴邪，惟寒者多而热者少，此则不可不察。〇《经》曰：风寒湿三气杂至，合而为痹。又曰：在阳者命曰风，在阴者命曰痹，何也？盖三气之合，乃专言痹证之所因也。曰在阳为风，在阴为痹，又分言表里之有殊也。如风之与痹，本皆由感邪所致，但外有表证，而见发热头疼等证，或得汗即解者，是皆有形之谓，此以阳邪在阳分，是即伤寒、中风之属也。故病在阳者命曰风。若既受寒邪，而初无发热头疼等证，或有汗，或无汗，而筋骨之痛如故，及延绵久不能愈者，是皆无形之谓，此以阴邪直走阴分，即诸痹之属也。故病在阴者命曰痹。其或既有表证，而疼痛又不能愈，此即半表半里、阴阳俱病之证。故阴阳俱病者，命曰风痹。此所以风病在阳而痹病在阴也。然则诸痹者皆在阴分，亦总由真阴衰弱，精血亏损，故三气得以乘之。《经》曰：邪入于阴则痹，正谓此也。（张景岳）

补编

太阳病，骨节疼痛而烦，脉沉而细者，此名为湿痹。湿痹之候，小便不利，大便反快，但当利其小便。〇血痹病从何得之？曰：夫尊荣人骨弱肌肤盛，重因疲劳汗出，卧不时动摇，加被微风，遂得之。但以脉自微涩，在寸口、关上小紧，宜针引阳气，令脉和紧去则愈。〇血痹阴阳俱微，寸口、关上微，尺中小紧，外证

身体不仁如风痹状，黄芪桂枝五物汤主之。（《金匮》）

治行痹者，散风为主，而以除寒祛湿佐之，参以补血之剂。所谓治风先治血，血行风自灭也。治痛痹者，散寒为主，而以疏风燥湿佐之，参以补火之剂。所谓热则流通，寒则凝塞，通则不痛也。治着痹者，燥湿为主，而以祛风散寒佐之，参以补脾之剂。盖土旺则能胜湿，而气足自无麻顽也。（程钟龄）

痛痹一证，肝肾为病，筋脉失于荣养，虚火乘于经络，红肿疼痛。若肿痛而不红，得温稍定者，又属虚寒也。初起恶寒发热，类于伤寒，多肿痛于四肢经络之间，或左右移动，或上下游行，脉或大而数，或细而数，或细而涩，或大而空。医家认作风、寒、湿三气杂至之说，概以外邪为治，病势渐增，阴液渐耗，虚虚之祸，不可胜言。盖风自内动，湿热内生者，属阴虚有火，表之、清之，证变虚损者居多。寒自内发，寒湿内生者，属阳虚无火，表之、清之，证变中风者居多。即其人体实，果系外邪侵入，服表散清凉之药痛止肿消，亦必用扶脾益血之品以收后效。又有过服热药，胃中蕴热日深，筋脉不利，手足肿痛如锥，以阳明主宗筋，筋热则痛，历关节而为热痹。证见口渴面赤，便秘溺短，脉数大有力，或洪大有力，所谓历节白虎风证。治宜芩、连、知、柏、生地、石膏、元参之属，清热降火。然后热解筋舒，而痛方定。医家泥于风、寒、湿三气杂至之说，非表散风寒，则温经利湿，愈服愈热。虽然，《内经》有入脏者死，留连筋骨间者痛久，留皮肤间者易已之旨。足见内生之风、寒、湿三气，鼓舞于经络之中者，恐用攻耗之药，而脏气空虚，真阴欲竭。外入之风、寒、湿三气，鼓舞于经络之中者，恐用攻耗之药，而脏气受敌，真阳欲脱。况痹者，闭也。脉络涩而少宣通之机，气血凝而少流动之势。治法非壮水益阴，则补气生阳；非亟亟于救肝肾，则倦倦于培脾胃，斯病退而根本不摇。倘泥三气杂至为必不可留之邪，日从事于攻伐，实者安而虚者危矣。（《会心录》）

痛痹之证，多有昼轻夜重者，正阴邪之在阴分也。其有遇风、雨、阴、晦而甚者，此阴邪侮阳之寒证也。或得暖遇热而甚者，此湿热伤阴之火证也。有火者宜从清凉，有寒者宜从温热。若筋脉拘滞，伸缩不利者，此血虚、血燥之证也，非养血养气不可。〇治痹之法，最宜峻补真阴，使血气流行，则寒邪随去。若过用风湿等药，再伤阴气，必反增其病矣。（张景岳）

痹者，闭而不通之谓。正气为邪所阻，脏腑经络不能畅达，皆由气血亏损，腠理疏豁，风寒湿三气得以乘虚外袭，留滞于内，致湿痰、浊血流注凝涩而得之。有卫阳疏，风邪入络而为痹者，治以宣通经脉，甘寒去热。有经脉受伤阳气不能护持而为痹者，治以温养通补，扶持生气。有暑伤气，湿热入络而为痹者，用舒通络脉之剂，使清阳流行。有风湿肿痛而为痹者，用参、术益气，佐以风药。有湿热伤气，及湿热入血络而为痹者，用固卫阳以却邪，及宣通营络兼治奇经。有肝阴虚，疟邪入络而为痹者，治以寒苦滋阴，通逐缓攻。有寒湿入络而为痹者，以微通其阳，兼以通补为治。有气滞热郁而为痹者，从气分宣通为治。有肝胃虚滞而为痹者，以两补厥阴、阳明为治。有风、寒、湿入下焦经隧而为痹者，用辛温宣通经气为主。有肝胆风热而为痹者，用甘寒和阳、宣通脉络为主。有血虚络涩及营虚而为痹者，以养营、养血为主。又有周痹、行痹、肢痹、筋痹，及风、寒、湿三气杂合之痹，亦不外乎流畅气血，祛邪养正，宣通脉络诸法。（《临证指南》）

肩背、肢节、骨腕、筋会之处注痛，多属痰凝气滞。不拘男女，取神旺气长者，令以口对患处，不呵不吸，极力努气，使气透入，觉暖至热，又易一人，以愈为度。肾虚腰痛，令掌心摩擦万遍，或令进气于肾俞之穴。丹田冷者，亦摩擦而进气于脐轮，其功尤烈。〇痿痹疾者，偎卧于壮阴之怀，久之，生气和浃，病气潜消。（韩飞霞）

凡治痹证，不明其理，以风门通套药施之者，医之罪也。（《医门法律》）

选案

陆文湖，两足麻木，自服活血之剂不效，改服攻痰之剂又不效。半载后，两手亦麻，左脐下有尺许不知痛痒。余曰：此《经》所谓着痹也。脉大无力，气血皆损，用神效黄芪汤加茯苓、白术、当归、地黄，十剂有效。更用十全大补汤五十剂始安。（李士材）

周巡台太夫人，先患手臂不仁，次渐足膝无力。服二陈、六君百剂，两足不能起立。更服鹿茸、虎胫、人参，疼痛非常。予谓积热在肠胃，治宜用攻。公畏甚。予曰：贼在关内，不速歼除，能安枕乎？公攒眉不敢，乃绐[1]之曰：予家制有河车大造丸，权服半月，再攻何如？公许诺。私以承气合白虎为丸与服，五日而痛止，十日而能行，更以回天丸调治三月而愈。〇郑秋田令眷，左胫浮肿，服苡仁防风汤，胫消，膝上麻痛，呕吐寒热。数日后，腿忽肿大，其色时黑时红，形如马面，目口鼻俱全，敷药不退。予取旧驿络头烧灰，和贝母、白芥、干马粪末，敷二次而消。内服加减漏芦汤，寒热亦止，改服八珍汤调理而愈。（程华仲）

一人年七十外。患尾闾骨痛，脉沉迟细涩。其痛在督脉之根，

1　绐：音dài，欺哄之意。

督脉属阳，则阳分虚矣。方用鹿角胶以补督派，参、附温补下元而宣阳气，加归、地、枸杞、杜仲、续断、牛膝、五加皮以补髓养血，用酒煎以行药力，数服而效。〇一老人早起梳洗，忽右手自肩膊至指尖其痛非常，不能屈伸。医谓老人血虚，余思血虚痛不应如是之骤，亦不至如此之甚。脉浮数而紧，乃风寒无疑，方用羌、防、秦艽、川芎、五加皮、桂枝、桑枝、当归，服二剂痛减，手能运动，乃去羌活，加黄芪，倍当归，再服四剂而愈。（吴天士）

一人感受风湿，得白虎历节风证，偏身抽痛，足不履地者三年，百治不效。一夕，梦人与木通汤。遂以木通二两，长流水煎，服后一时许，偏身痒甚，上体发红丹如豆大，汗出至腰，上体便不痛矣。次日如前煎服，下体又发红丹，汗出至足，通身舒畅。一月后，人壮气复，步履如初。后治数人皆验，盖痛则不通，通则不痛也。（《证治准绳》）

湖南一行主人风疾在榻，交易写算，尚能应客。一卖药者在门，拥挤多人，有碍客商，恶之，命驱去。卖药者顾谓曰：勿驱我，我为尔起足疾。主人耐之。问足废几年？曰：三年矣。又问痛否？曰：阴雨时掣痛。令铲骡蹄底下皮两许，酒洗炙末，炙乳香一钱和入，分三日酒冲服。三日后，能下榻移步，再服一料疾愈。江斯荇亲见其治，问予曰：骡蹄治疯疾，书有之乎？予曰：未之见也。问何以速效？予曰：骡马善行去风，其力在蹄，加乳香，借酒力，安得不速？阿胶，骡皮所煎，尚能去风，况骡蹄乎？此虽在方书之外，实在理法之中，录之以广见识。（许宣治）

附：麻木

麻，犹痹也，虽不知痛痒，尚觉气微流行；木则非惟不知痛痒，气亦不觉流行。（《医学入门》）

麻木，因营卫之行涩，经络凝滞所致。多见于手足者，以经脉皆起于指端，四末行远，气血罕到故也。不可误作风治。（《证治汇补》）

麻木为风，三尺童子皆知之。细核则有区别，如人久坐亦麻木，绳缚之人亦麻木，此非有风，乃气不行也。当行其气，则麻木自去矣。（李东垣）

麻是气虚，木是湿痰、死血。然则曰麻、曰木者，以不仁中分而为二也。虽然亦有气血俱虚，但麻而不木者；亦有虚而感湿，麻木兼作者；又有因虚而感风、寒、湿三气乘之，周身掣痛麻木并作者，古方谓之周痹。治宜先汗后补，以类推治。（朱丹溪）

附：痒

诸痛痒疮，皆属心火。（《素问》）

痛者阴也，痒者阳也。○足厥阴虚则暴痒，任脉虚则痒搔。（《灵枢》）

人近火气者，热微则痒，热甚则痛，附近则灼而为疮，皆火之用也。痒者，美疾也，故火旺于夏，而万物蕃美也。炙之以火，渍之以汤，而痒转甚者，热之所使也。因而痒去者，热令皮肤缓纵，腠理疏通，阳气得泄，热散而去故也。夏热肤痒，而以冷水沃之不去者，寒能收敛，腠理闭密，阳气郁结，不能散越，怫热内作故也。痒得爬而解者，痒为火化，爬令皮肤辛辣而属金化，辛能散，故金化见则火分解矣。或谓痛为实，痒为虚者，非谓虚为寒也，正谓热之微甚。（刘河间）

诸痒为虚，血不荣于肌腠，所以痒也。当用滋补药以养阴血，血和肌泽，痒自不作。（《丹溪心法》）

附：鹤膝风

鹤膝风，由于调摄失宜，亏损足三阴经，风邪乘虚而入，以致肌肉日瘦，内热食减，肢体挛痛。初起葱熨可消，久则膝大腿细。伤于脾胃者，用补中益气汤；伤于肝肾者，用六味地黄汤；若欲作脓或溃后者，用十全大补汤；若见口干头晕，并用补中益气汤；食少便泄者，用六君子汤；热来复去，脓水清稀，肌肉不生者，用八珍、十全大补汤；脐腹冷疼，脚膝无力，头晕吐痰者，用八味丸。（薛立斋）

鹤膝风，即风寒之痹于膝者也。膝骨日大，上下肌肉日渐枯细。且未可治其膝，先养其血气，俾肌肉渐荣，后治其膝可也。此与治偏枯之证大同，夫既偏枯矣，急溉其未枯者，然后既枯者得其通畅而复荣。倘不知从气引血，从血引气之法，但用散风套药，鲜有不全枯而速死者。古方治小儿鹤膝风，用六味地黄丸加鹿茸、牛膝，不治其风，其意最善。（喻嘉言）

附方

再造丸　人参一两、白术八钱、茯苓一两、甘草一两、熟地一两二钱、当归一两、川芎一两、赤芍八钱、黄芪一两二钱、首乌一两、肉桂一两二钱、附子八钱、麻黄一两、防风一两、灵仙一两、白芷一两、细辛一两、羌活二两、葛根一两、桑寄生一两、天麻一两、僵蚕一两、乳香一两、没药一两、丁香一两、藿香一两、海南香一两、香附八钱、青皮八钱、乌药八钱、松香六钱、草蔻仁一两、白蔻仁八钱、萆薢八钱、骨碎补一两、元参八钱、川连一两、大黄一两、天竺黄一两、红花八钱、姜黄一两、朱砂一两、琥珀一两、血竭八钱、胆星一两、蕲蛇四两、龟版一两、虎膝一对、犀角八钱、穿山甲四两、雄鼠矢一两、牛黄三钱、全蝎两半、地龙八钱、冰片二钱、麝香八钱，制末蜜丸，每粒重一钱二分，金箔为衣，阴干，蜡壳封好。

脚　气

经义

蹠跛，风寒湿之病也。〇清湿袭虚，则病起于下。（《素问》）

脾有邪，其气流于两股；肾有邪，其气流于两腘。（《灵枢》）

哲言

脚气自外感得者，山岚雨水或履蹈湿热之地；自内伤得者，生冷茶酒及油面湿热之毒。湿性下流，故注于足。湿热交争，湿胜则憎寒，热胜则壮热。有兼头痛诸证，状类伤寒，但胫肿掣痛为异耳。此病忌用补剂及淋洗，以湿热得补增剧也。若脚气冲心，喘息不止，呕吐不休者，死。（《医方集解》）

经曰：诸湿肿满，皆属于脾。又曰：伤于湿者，下先受之。盖脾主四肢，足居于下，而多受湿，湿郁成热，湿热相搏，其痛作矣。古无脚气之说，《内经》名厥，两汉间名缓风，宋齐后始谓之脚气。有从外感而得者，有从内伤而致者，其为湿热之患则一。北方高燥，多饮醯酪及醇酒，湿热之物下流足胫所致。南方卑下，湿气弥满山泽，血气虚弱之人，或遇房劳，及负重远行，冲冒雨雪，寒湿乘虚而袭，遂成此证。大抵风、寒、暑、湿之气，中于诸阳病在外；中于诸阴病在内。自汗走注为风胜；无汗疼痛挛急为寒胜；肿满重着为湿胜；烦渴热顽为暑胜。寒则温之，热则寒之，在表则散之，在里则下之。若大虚气乏，间作补汤，随病冷热而用之，勿执不得服补药之说。（《赤水玄珠》）

脚气之说，古所无也，自晋苏敬始有此名。然其肿痛麻顽，即《经》之所谓痹也。其纵缓不收，即《经》之所谓痿也。其甚而上冲，即《经》之所谓厥逆也。〇脚气之证，其初甚微，饮食动作如故，或无他疾而忽得之，或因病后而渐得之。及其病也，则自膝至足，或见麻痹冷痛，或见痿弱挛急，或肿或不肿，或日渐枯细，或发热恶寒，或如冰冷，或如火热，或能食，或不能食，或有物如指，发自踹腓，而气上冲心，是皆脚气之正病也。其有为头痛寒热，或腹痛呕吐，或不欲见明，或错语昏愦，是皆脚气之兼证也。大抵证有缓急，缓者其来渐，急者其来速。治之若缓，气上冲心，亦能杀人。〇观《活人书》云：凡脚气服补药，及用汤淋洗者，皆所禁也。此亦一偏之说耳。盖补有宜禁者，以邪壅气实者也；淋洗有宜禁者，以水湿汤气之宜避者也。如果下部虚寒，或以病后，或以克伐太过，而脚气不愈者，岂尚堪禁补乎？又若寒邪、湿热壅结不散，而为肿、为痛者，最宜辛香疏散之药，煎汤蒸洗，则退邪极速，岂禁洗乎？惟是湿热气逆而上冲心腹者，不可骤洗，恐助升也。此必先降其气，俟其毒止在脚，再行熏洗，自无不利。盖补以补其弱，洗以逐其滞，夫何禁之有？（张景岳）

问曰：湿毒中人，何偏着于足？答曰：人之五脏，心、肺二脏经络起于手十指；肝、肾、脾三脏经络起于足十趾。湿毒之气，皆起于地，足常履之，所以中人必先中足。微时不觉，痼滞方知，〇凡脚气，不得一概以肿为候。有肿者，有不肿者。其有少腹顽痹不仁，脚多不肿，三、五日后令人呕吐，名脚气冲心。死在旦夕，肾水克心火故也。〇凡脚气，其人瘦者易治，肥者难治。瘦人肉硬，肥人肉软。肉软则受疾深，故难治。〇凡脚气之疾，多由气实而死，

鲜由气虚而殂，不可大补，不可大泻。亦不得畏虚，止汤不服也。（《千金方》）

脚气之疾，自古皆尚疏利，为壅疾故也。然不可太过，太过则损伤脾胃；又不可不及，不及则使壅滞不消。（李东垣）

湿脚气者，筋脉弛而浮肿，或但肿而不上升，此属湿胜，宜利湿疏风。干脚气者，筋脉蜷缩，枯细不肿，因他病而发，有时上冲，此属热胜，宜凉血清火。（《证治汇补》）

凡湿热之气，升则化，不升则壅。故上实下虚者有脚气，湿从寒受也；上虚下实者尤有脚气，热自湿上也。所以然者，湿为浊邪，中下更遭土淫，陷入郁住三焦之火，交蒸成壅也。法当坚土清火，降处行升，使清阳出上窍，浊阴出下窍，分清之法，莫善于此。（程郊倩）

脚气多由伤湿，湿郁成热，湿热相搏，而后作也，名为壅疾。治当宣通，如羌活导滞汤、当归拈痛汤之类。而证之虚、实、寒、热、表、里、轻、重，又当分别。黄柏、苍术乃湿热必用之药；防已能治腰下湿热肿盛；木瓜能治脚气湿痹，入肝舒筋；苦参除湿兼去风热；黄芩凉血兼去湿热；白术、赤茯、猪苓、泽泻、肉桂、茵陈、木通俱渗利湿热。湿兼风者，则用防风、羌、独、白芷、细辛；湿兼寒者，则用乌、附、肉桂。考之是疾，多是气不流行，有所滞而作，须用木香、槟榔、枳壳、香附、乌药顺行气道。气虚兼用参、芪、白术以益其气；血虚兼用归、芍、川芎、熟地以养其血；血凝用桃仁、红花；消肿用腹皮、桑皮、乳香、没药；壮筋骨用牛膝、杜仲、萆薢、虎胫。是知脚气之治，惟散风清热，调血行气，利关节，消肿满为要也。（《医宗粹言》）

足少阴脚气入腹疼痛，上气喘促欲死，惟八味丸最佳。阳

衰肾虚有寒之人，多患此证，乃肾乘心、水克火也。（《医学六要》）

脉候

脉浮弦起于风，濡弱起于湿，洪数起于热，迟涩起于寒。沉而伏，毒在筋骨也；指下涩滞不调，毒在血分也。夏暑脚膝冷痛，其脉阳濡阴弱者，湿温也。（《张氏医通》）

选案

有人病足不履地者十年，医莫能治。遇一游僧曰：此疾一药可愈。因为入山求得，威灵仙也。使服数日即能步履。（《赤水玄珠》）

一妇患腿痛不能伸屈，遇风寒痛益甚，诸药不应。以活络丹一丸服之顿减，再服而瘳。次年复病，仍服一丸即减大半，更服独活寄生汤而愈。〇一男子素有脚气，又患附骨疽作痛，服活络丹一丸，二证并瘥。〇上舍俞鲁用素有疝疾。因患腿痛，服活络丹一丸，不惟腿患有效，而疝疾亦愈。夫病邪深伏于内，非此药莫能通达。俗云此药引风入骨，如油入面，以致人不敢服。大抵有此病，服此药，岂可泥于俗说。（《薛氏医案》）

附方

杉木汤　柳子厚救死方云：夜半得脚气痛绝，腹块如石，昏困且死，此汤服之大下，块散气通。方用杉木一节、橘叶一升（无叶以皮代之）、大腹槟榔七枚（连子捶碎）、童便三升，煮，分二服。若一服得快利，即停后服。

五枝汤洗方　足上红肿疼痛者，为湿脚气。不肿者，为干脚气。麻木者，为风。此方均治。柳枝、桃枝、楮枝、桑枝、槐枝各等分，水煎洗。

胸　痹

哲言

胸痹与胸痞不同。胸痞有暴寒郁结于胸者；有火郁于中者；有寒热互郁者；有气实填胸而痞者；有气衰而成虚痞者；有肺胃津液枯涩，因燥而痞者；有上焦湿浊弥漫而痞者。若夫胸痹，但因胸中阳虚不运，久而成痹。《内经》未曾详言，惟《金匮》立方俱用辛滑温通，所云：寸口脉沉而迟，阳微阴弦，是知但有寒证而无热证矣。治法亦惟温通上焦清阳为主。莫与胸痞、结胸、噎隔、痰食等证混治，斯得之矣。（《临证指南》）

凡遇胸痹、心痛、短气等证，以为虚而有邪在，非虚也；以为实而有邪乘，非实也。标本缓急之间，神明者顾可缺一不讲也耶？（魏荔彤）

胸痹之病，喘息咳唾，胸背痛，短气，寸口脉沉而迟，关上小紧数，栝蒌薤白白酒汤主之。〇胸痹不得卧，心痛彻背者，栝蒌薤白半夏汤主之。〇胸痹，心中痞气，气结在胸，胸满，胁下逆抢心，枳实薤白桂枝汤主之；人参汤亦主之。〇胸痹，胸中气塞短气，茯苓杏仁甘草汤主之；橘枳姜汤亦主之。〇胸痹缓急者，薏苡仁附子散主之。（《金匮》）

胸所蕴者，氤氲之气，此处宜空而不宜实。空者，阳气宣也；实者，阴气着也。氤氲之气，一经沸郁，而营弗能从，则若痰、若瘀、若气、若饮，皆刺而痛之之具也。治法有升、有降、有导、有泄之不同，总不若此之开郁顺气，能宣发诸阳而使之开也。（程郊倩）

胸中阳气，如离照当空，旷然无外，设地气一上，则窒塞有加。故知胸痹者，阴气上逆之候也。仲景微则用薤白、白酒以通其阳；

甚则用附子、干姜以消其阴。世医不知胸痹为何病，习用豆蔻、木香、诃子、三棱、神曲、麦芽等药，坐耗其胸中之阳，亦相悬矣。（喻嘉言）

胸痹三方，皆用栝蒌、薤白，按其治法，却微分三焦。《经》言：淫气喘息，痹聚在肺。盖谓妄行之气，随各脏之内因所主而入为痹。然而病变不同，治亦稍异。止就胸痹喘息、咳唾、胸背痛、短气者，君以薤白滑利通阳，臣以栝蒌润下通阴，佐以白酒熟谷之气上行药性，助其通经活络，而痹自开。若转结中焦，而为心痛彻背者，但加半夏一味，和胃而通阴阳。若结于胸胁，更加逆气上抢于心，非但气结阳微，而阴气并上逆矣。薤白汤无足称也，须以枳实、厚朴先破其阴气，去白酒之醇，加桂枝之辛，助薤白、栝蒌通阳行痹。

脉候

师曰：夫脉当取太过不及，阳微阴弦，即胸痹而痛，所以然者，责其极虚也。今阳虚知在上焦，所以胸痹心痛者，以其阴弦故也。（《金匮》）

选案

文学钱尊玉，胸中不舒者年余，不能自言其状，颇以为虑。投以薤白栝蒌汤，次日云：一年之病，一剂而顿除，抑何神焉？不过以仲景之心法为法耳，何神之有？（喻嘉言）

肺痹

经义

风者，百病之长也。病入舍于肺，名曰肺痹，发咳上气。〇白，脉之至也，喘而浮。上虚下实，惊有积气在胸中，喘而虚，名曰肺痹，寒热。○肺痹者，烦满，喘而呕。○淫气喘息，痹聚在肺。（《素问》）

哲言

肺为呼吸之橐籥，位居最高，受脏腑上朝之清气，禀清肃之体，性主乎降。又为娇脏，不耐邪侵，六淫之气一有所着，即能致病。其性恶寒、恶热、恶燥、恶湿，最畏火风，邪着则失其清肃，降令遂痹塞不通爽矣。治法：因于风者，则用薄荷、桑叶、牛蒡之属；兼寒则用麻黄、杏仁之类；若温热壅遏而痹者，则用射干、连翘、山栀、兜铃、竹叶、沙参、象贝；因湿则用通草、滑石、桑皮、苡仁；因燥则用梨皮、芦根、枇杷叶、紫菀；开气则用蒌皮、香豉、苏子、桔梗、蔻仁。其苇茎汤、葶苈大枣汤，一切药品总皆主乎轻浮，不用重浊气味。所谓微辛以开之，微苦以降之，适有合乎轻清娇脏之治也。肺主百脉，为病最多，肺与大肠为表里，又与膀胱通气化，故二便之通闭，肺实有关系焉。（《临证指南》）

肺为清虚之脏，喜通利，恶壅塞，毫发不可干之。今为浊邪阻闭，非清虚通利之药不可。古人治此证，每用泻白散获效。（方星岩）

肺痿肺痈（附肺胀、诸内痈）

哲言

问曰：热在上焦者，因咳为肺痿。肺痿之病，从何得之？师曰：或从汗出，或从呕吐，或从消渴小便利数，或从便难，又被快药下利，重亡津液，故得之。○曰：寸口脉数，其人咳，口中反有浊唾涎沫者何？师曰：为肺痿之病。〇若口中辟辟燥，咳即胸中隐隐痛，脉反滑数，此为肺痈，咳唾脓血。〇问曰：病咳逆，脉之何以知为肺痈？当有脓血，吐之则死，其脉何类？师曰：寸口脉微而数，微则为风，数则为热，微则汗出，数则恶寒。风中于卫，呼气不入，热过于营，吸而不出。风伤皮毛，热伤血脉。风舍于肺，其人则咳，口干喘满，咽燥不渴，多唾浊沫，时时振寒。热之所过，血为凝滞，蓄结痈脓，吐如米粥。始萌可救，脓成则死。（《金匮》）

肺叶如草木之花叶，有热之痿，如日炙之则枯；有冷之痿，如霜杀之则干矣。（魏荔彤）

肺痿一证，概属津枯液燥，多由汗下伤正所致。夫痿者，萎也，如草木之萎而不荣，为津亡而气竭也。然致痿之因，非止一端。《金匮》云：或从汗出，或从呕吐消渴小便利数，或从便难，又被快药下之，重亡津液，故令肺热干痿也。肺热干痿，则清肃之令不行，水精四布失度，脾气虽散津液，上归于肺，而肺不但不能自滋其干，亦不能内洒陈于六腑，外输精于皮毛。其津液留贮胸中，得热煎熬变为涎沫，侵肺作咳，唾之不已。故干者自干，唾者自唾，愈唾愈干，痿病成矣。（《临证指南》）

肺痿之形象，与肺痈似是而实非。肺痿发在病虚之后；肺痈发在无病之初也。肺痿咳白血而吐涎沫；肺痈咳臭脓而胸胁痛也。肺痿人肌瘦而神倦；肺痈人体实而强壮也。肺痿病久始洒寒而潮热；肺痈初发则毛耸而恶风也。肺痿脉芤数而无神；肺痈脉浮数而有力也。种种脉证，不同如是。大约从外因而成肺痈者，急宜调治，肺虽伤而尚可补救；从内因而成肺痿者，多方培补，肺已枯而百法难疗。（汪蕴谷）

补编

肺痿，吐涎沫而不咳者，其人不渴，必遗尿，小便数。所以然者，以土虚不能制水故也。此名肺中冷，必眩，多涎唾，甘草干姜汤以温之。〇咳而上气，喉中水鸡声，射干麻黄汤主之。〇咳逆上气，时时吐浊，但坐不得眠，皂荚丸主之。〇咳而脉浮者，厚朴麻黄汤主之。〇脉沉者，泽漆汤主之。〇火逆上气，咽喉不利，止逆下气者，麦门冬汤主之。〇肺痈喘不得卧，葶苈大枣泻肺汤主之。〇咳而胸满，振寒脉数，咽干不渴，时出浊唾腥臭，久久吐脓如米粥者为肺痈，桔梗汤主之。〇咳而上气，此为肺胀。其人喘，目如脱状，脉浮大者，越婢加半夏汤主之。〇肺胀，咳而上气，烦躁而喘。脉浮者，心下有水，小青龙加石膏汤主之。〇《外台》炙甘草汤，治肺痿涎唾多，心下温温液液者。〇《千金》生姜甘草汤，治肺痿咳唾涎沫不止，咽燥而渴。〇《千金》桂枝去芍药加皂荚汤，治肺痿吐涎沫。〇《外台》桔梗白散，治咳而胸满，振寒，脉数，咽干不渴，时出浊唾腥臭，久久吐脓如米粥者为肺痈。〇《千金》苇茎汤，治咳有微热，烦满，胸中甲错，是为肺痈。（《金匮》）

师为肺冷干燥将致痿者，立甘草干姜汤一方；为肺热枯焦将致痿者，立麦门冬汤一方，皆预治肺痿之法也。师为有表邪而肺郁，恐成痿与痈者，立射干麻黄汤一法；为无外邪而气上逆，恐成痈者，立皂荚丸一法；为有外邪而预理其肺者，立厚朴麻黄汤一法；有外邪而复有内热者，立泽漆汤一法，皆预治肺气不令成痿痈之意也。又为有外邪而肺胀，急立越婢加半夏汤一法；有外邪而复有内热，肺胀烦躁者，立小青龙加石膏汤一法，亦皆预治肺气不令成痈痿之意也。治者能选择比属而用之，又何患之可成乎？及肺痈已成，用葶苈大枣泻肺汤；久久吐脓如米粥，用桔梗汤，皆不得已之婆心也，然已晚矣。观此，知无病不宜预图，况在肺脏元气性命之最关重要者乎？慎勿失之东隅而来桑榆之悔也。（魏荔彤）

肺为五脏之华盖，位高质清，内主乎气，中主乎音，外司皮毛。人生血气充足于内，水火互藏其根，斯娇脏无畏火之炎，金水有相生之用，肺气安得受克而萎弱不振者乎？无如先天禀亏，复又房劳不慎，戕贼真元，根本摇动，致肾水亏而相火炽，上熏肺金。金被火刑，观其证，则咳嗽失血矣；寒热往来矣；盗汗侧眠矣；音哑咽痛矣；上呕下泄矣。切其脉，或浮大空数；或弦细涩数。病势至此，形体消削，咯吐瘀脓，色如桃花，或如米粥，此病剧而变肺痿，为百死一生之候，奈之何哉？虽然病固难救，而必欲立法以救之，则责在补肾水以镇阴火，生津液以润肺燥。更宜参、芪、河车之属，填实下元，所谓补其肺者益其气，补其肾者益其精，庶可起垂危于万一也。〇肺痈为病，始萌之时，最难认识。医家误作风寒，见咳治咳，用药不应，及酝酿成脓，倾囊吐出，方知肺内生痈，已为棘手。其证恶寒发热，咳嗽声重，胸膈隐痛，鼻塞项强。气血稽留日久，则鼻流清涕，咳唾脓血，腥秽稠浊，甚则胸胁胀满，呼吸不利。其脉：未溃之先，或浮紧而数，或洪大而数；既溃之后，或芤大而数，或弦细而数。初起宜甘桔汤、黑豆汤，解毒开提；已成宜百合固金汤，滋水清金；溃后宜六味汤，补阴保肺，清肺之热，救肺之气，则肺不致焦腐，其生乃全。盖清一分肺热，则存一分肺气。而清热必须散其火结，涤其壅遏，以分散其势于大肠，令脓血浊沫，日渐下移，因势利导，乃为良法。夫肺为娇脏，属太阴而体燥，必被火势之毒内攻，致脏伤而脓血

外泄。医家不知益肺之虚，救肺之燥，生肺之液，反恣投燥热之药，其能堪此虚虚之祸乎？（《会心录》）

人身之气禀命于肺，肺气清肃则周身之气，莫不服从而顺行；肺气壅浊则周身之气，易致横逆而犯上。肺痈者，肺气壅而不通也；肺痿者，肺气萎而不振也。才见久咳上气，先须防此两证。肺痈由五脏蕴祟之火，与胃中停蓄之热，上乘乎肺，肺受火热熏灼，即血为之凝，血凝即痰为之裹，遂成小痈。所结之形日长，则肺日胀，而胁骨日昂，乃至咳声频并，浊痰如胶，发热畏寒，日晡尤甚，面红鼻燥，胸生甲错。始先即能辨其脉证属表、属里，积力开提攻下，无不愈者。奈何医学无传，但知见咳治咳，冀以解热润燥，迨至血化为脓，肺叶朽坏，倾囊吐出，始识其证，十死不救。《金匮》治法最精，用力全在未成脓之先。今人施于既成脓之后，其有济乎？肺痿者，其积渐已非一日，其寒热不止一端，总由胃中津液不输于肺，肺失所养，转枯转燥，然后成之。盖肺金之生水，精华四布者，全藉胃土津液之富，上供罔缺。医者不知爱护，或腠理素疏，无故而大发其汗；或中气素馁，频吐以倒倾其囊；或肠枯便秘，强利以求其快，只此上供之津液，坐耗歧途。于是肺火日炽，肺热日深，肺中小管日窒，咳声以渐不扬，胸中脂膜日干，咳痰难于上出，行动数武，气即喘鸣，冲击连声，痰始一应。《金匮》治法，非不彰明，然混在肺痈一门，难解其精意。大要缓而图之，生胃津，润肺燥，下逆气，开积痰，止浊唾，补真气以通肺之小管，散火热以复肺之清肃。肺痈属有形之血，血结宜骤攻；肺痿属无形之气，气伤宜徐理。肺痈为实，误以肺痿治之，是为实实；肺痿为虚，误以肺痈治之，是为虚虚。此辨证用药之大略也。○再论肺痿、肺痈之病，皆燥病也。肺禀清肃之令，乃金寒水冷之脏。火热熏灼，久久失其清肃而变为燥，肺中生痈，其津液全裹其痈，不溢于口，故口中辟辟然干燥。肺热成痿，则津液之上供者，悉从燥热化为涎沫浊唾。证多不渴，较胃中津液尽伤，母病累子之痿，又大不同。只是津液之上输者变为唾沫，肺不沾其惠泽耳。若夫痿病，津液不能灭火，反从火化，累年积岁，肺叶之间酿成一大火聚，以清凉投之，扞格不入矣。然虽扞格，固无害也，设以燥投之，以火济火，其人有不坐毙者乎？半夏，燥药也，投入肺中，转增其患，自不待言。但清凉既不能入，惟燥与燥相得，乃能入之，故用半夏之燥，入清凉生津药中，则不但不燥，转足开燥，其浊沫随逆气下趋，久久，津液之上输者不结为涎沫，而肺得沾其渍润，痿斯起矣。人但知半夏能燥津液，孰知善用之，即能驱所燥之津液乎？此精蕴也。〇凡肺痿多不渴。以其不渴，漫然不用生津之药，任其肺日枯燥，医之罪也。以其不渴，恣用燥热之药，势必熇熇不救，罪加等也。〇凡治肺痿，奄奄不振，故行峻法，大驱涎沫，图速效，反速毙，医之罪也。〇凡治肺痈须与肺痿异治。肺痈为实，肺痿为虚；肺痈为阳实，肺痿为阴虚。阳实，始宜散邪，次宜下气；阴虚，宜补胃津，兼润肺燥。若不辨而误治，医杀之也。（《医门法律》）

脉候

脉数虚者为肺痿，数实为肺痈。（《金匮》）

肺痈初起，脉不宜数，溃后最忌短涩。脉缓滑，面白者生；脉弦急，面赤者死。（张石顽）

附：肺胀

肺胀者，动则喘满，气急息重，左右不得眠者是也。若痰挟瘀血，阻碍气机者，宜行血以流动乎气，降火以清利其痰，用归、芍、桃仁、枳壳、陈皮、栝蒌、竹沥。若风寒郁于肺中，不得发越，喘咳胀闷者，宜发汗以祛邪，利肺以顺气，用麻黄越婢加半夏汤。有停水不化，肺气不得下降而胀者，其证水入即吐，宜四苓散加葶苈、桔梗、桑皮。有肾虚水枯，肺金不得施化而胀者，其证干咳烦冤，宜六味汤加麦冬、五味子。他如气散而胀者，宜补气；气逆而胀者，宜降气。又肺胀壅遏不得卧，喘急鼻煽者难治。（《证治汇补》）

附：诸内痈

黄帝问曰：人病胃脘痈者，诊当何如？岐伯对曰：诊此者，当候胃脉。其脉当沉细，沉细者气逆，逆者人迎甚盛，甚盛则热。人迎者，胃脉也，逆而盛，则热聚于胃口而不行，故胃脘为痈也。（《素问》）

诸浮数脉，应当发热，而反洒淅恶寒，若有痛处，当发其痈。师曰：诸痈肿，欲知有脓无脓，以手掩肿上，热者为有脓，不热为无脓。〇肠痈之为病，其身甲错，腹皮急，按之濡，如肿状，腹无积聚，身无热，脉数，此为肠内有痈脓，薏苡附子败酱散主之。〇肿痈者，少腹肿痞，按之即痛如淋，小便自调，时时发热，自汗出，腹恶寒，其脉迟紧者，脓未成，可下之，当有血。脉洪数者，脓已成，不可下也。大黄牡丹汤主之。（《金匮》）

腹内之痈有数证。有肺痈、有肝痈、有胃脘痈、有小肠痈、有大肠痈、有膀胱痈。惟肺痈咳吐腥痰，人犹易辨。余者，或以为痞结，或以为瘀血，或以为寒痰，或以为食积，医药杂投，及至成脓，治已无及。今先辨明其状，凡痞结瘀血必有所因，且由渐而成。寒痰则痛止无定，又必另见痰证；食积则必有受伤之日，便通即散；惟内痈则痛有常所，而迁延益甚。《金匮》云：诸脉浮散，应当发热，而反淅淅恶寒，若有痛处，当发其痈。以手按其肿上，热者有脓，不热者无脓。此数句乃内痈之真谛也。又云：肠痈之为病，身甲错，腹皮急，按之濡，如肿状，腹无积聚，无热是也。若肝痈则胁内隐痛，日久亦吐脓血。小肠痈与大肠痈相似，而部位略高。膀胱痈痛在少腹之下，近毛际，着皮即痛，小便亦艰而痛。胃脘痈有虚、实二种：实者易消，若成脓，必大吐脓血而愈；惟虚证则多不治，先则胃中痛胀，久而心下渐高，其坚如石，或有寒热，饮食不进，按之尤痛，形体枯瘦，此乃思虑伤脾之证，不待脓成即死。故凡腹中有一定痛处，恶寒倦卧，不能食者，皆当番察，防成内痈。幸毋因循，以至久而脓溃，自伤其生也。（徐灵胎）

咳即胸中隐痛，心胸甲错，振寒脉数，咽干不渴，时出浊唾腥臭，吐脓如米粥者，肺痈也。少腹重，按之痛，便数似淋，汗出恶寒，身皮甲错，腹皮绷急如肿状，脉滑数者，肠痈也。胃脘隐痛，手不可近，胃脉沉细，人迎逆而盛者，胃脘痈也。（《证治准绳》）

诸　虫

经义

肠中有虫瘕及蛟蛕，皆不可取以小针。心肠痛，憹作痛，肿聚，往来上下行，痛有休止，腹热喜渴涎出者，是蛟蛕也。以手按聚而坚持之，无令得移，以大针刺之，虫不动，乃出针。〇帝曰：人之涎下，何气使然？岐伯曰：胃中有热则虫动，虫动则胃缓，胃缓则廉泉开，故涎下。〇中热则消谷，消谷则虫上下作，肠胃

充郭，故胃缓。胃缓则气逆，故唾出。（《灵枢》）

哲言

虫得木气乃生，得雨气乃化。故非厥阴风木之气不生，非太阴湿土之气不化。（张子和）

虫由湿热郁蒸而生，观之日中有雨，则禾节生虫，其理明矣。善乎！张戴人推言之也。曰：水火属春夏，湿土属季夏，水从土化，故多虫焉。人患虫积，多由饥饱失宜，或过餐鱼鲙酒酪，中脘气虚，湿热失运，故生诸虫。小儿最多，大人间有其候。心嘈腹痛，呕吐涎沫，面色萎黄，眼眶鼻下青黑，饮食不进，肌肉不生，默默欲眠，微有寒热，如不早治，相生不已。古人云：虫长一尺，则能害人，虫若串贯，杀人甚急。（《证治准绳》）

湿热生虫，譬之沟渠污浊积久不流，则诸虫生于其中。（《推求师意》）

风字从虫，虫，风化也。湿热郁久则生虫，腐草为萤，陈麦为蛾之类。果实外壳完整，虫生于内，人之肠胃，无物不受，岂得无虫？其猖狂于肠胃，为痛为呕，为嗽为嗜，种种烦苦，须仗医药。至蛔虫乃人之消化搬运者，偶为食伤，则或吐出，或泻出，和中自安，不可攻伐。（《医学六要》）

一曰伏虫，长四寸许，为群虫之长。二曰蛔虫，长尺许，轻则呕吐腹痛，多则贯心杀人。三曰白虫，长五寸余，母子相生，其形转大，至四五尺则杀人。四曰肉虫，状若烂杏，令人烦满。五曰肺虫，其状如蚕，令人咳嗽声嘶。六曰蝟虫，状如虾蟆，令人呕吐。七曰弱虫，状如瓜瓣，令人多唾。八曰赤虫，状如生肉，令人肠鸣。九曰蛲虫，状如菜虫，形至微细，居洞肠间，令人痔瘌。又有三尸虫，状如马尾薄筋，依脾而居，有头尾，长三寸。又有

劳虫、隔噎虫、癞虫、蛊虫、狐惑虫，未易枚举，类推而治之可也。（《医统》）

虫瘕之证，其痛则懊侬难忍，或肚腹肿起而结聚于内，或往来上下而行无定处，或虫动则痛、静则不痛，而有时休止，或腹热喜渴而口涎出者，是皆虫瘕之为患也，○虫之为病，人多有之，由于化生，诚为莫测。在古书，虽曰由湿由热，由口腹不节，由食饮停积而生，是固皆有之矣。然以常见验之，则凡脏强气盛者，未见其有虫，正以随食随化，虫自难存。而虫能为患者，终是脏气之弱，行化之迟，所以停聚而生耳。然生虫数者之中，又惟生冷为最，即如收藏诸物，但着生水，或近阴湿，则易蛀腐。故凡爱养小儿，极当节其水果。至治虫之法，虽当去虫，而欲治其生虫之本，以杜其原，尤当以温养脾肾元气为主。但使脏气阳强。非惟虫不能留，亦不能生也。予制有温脏丸方最宜。（张景岳）

补编

蛔虫之为病，令人吐涎，心痛，发作有时，毒药不止，甘草粉蜜汤主之。○蛔厥者，乌梅丸主之。（《金匮》）

吐蛔一证，内伤者有热、有寒，有虚、有实，有风木所化，有湿热所生，小儿患者最多，大人亦复不少。其证必兼心腹作痛，呕酸痰水。治法：热者清之；寒者温之；虚者补之；风木所化者平之；湿热所生者清利之，法固善矣。第物必先腐而后虫生，果实热为害，先暂治标，而后求本。若虚热为灾，宜急治本，而决无标可求。否则虫可杀，而人独不可杀耶？又有时令吐蛔，始得之二、三日，壮热如烙，口渴喜冷，舌苔黄厚而燥，厥冷不过肘膝，二便秘涩，其人强壮，脉洪大，或沉数有力者，乃邪在阳明，胃中热甚，蛔不能容。治宜清热逐邪，如麦冬、丹皮、贝母、黑豆、银花、黄泥、黄连之属，此治阳明实热有余之吐蛔也。然亦有胃寒之人，时令二、三日，吐蛔，在胃而不在厥阴者，即投理中汤治之，勿泥胃热而概用凉药也。如至七、八日后，身体微热，口不渴饮，舌苔虽黄厚而润，厥冷过于肘膝，二便清利，其人体弱，或属老幼，脉虚大，或细迟无力者，乃邪陷厥阴，胃中虚冷，蛔不能安。治宜温脾胃、补肝肾，如理中汤加人参、桂、附、丁香、乌梅；或八味汤加人参、枸、菟、芪、术，此治厥阴虚寒不足之吐蛔也。夫内伤吐蛔，责在脾而先责在肾；时令吐蛔，治在邪而先治在正。若不知此，而可谓之善医乎？（《会心录》）

虫类虽多，其原皆由饮食停滞，湿热郁蒸，变化而成。凡面色萎黄，饮食不为肌肤，起伏作痛，聚散不定，痛止即能饮食者，皆有虫积。或从呕出，或从便出，治法当观其微甚。若虫势骤急者，暂为攻逐，如黑丑、槟榔、大黄、胡粉、山棱、莪术，虫去则调其脾胃。缓者用酸苦泄热燥湿，兼以相制相畏之品，如川连、胡连、芦荟、苦楝、乌梅、川椒、雷丸、芜荑、使君、榧肉，脾弱者兼运其脾，胃滞者兼消其滞。〇吐蛔本属肝胃之病，盖因厥阴之邪上逆，蛔不能安，故从上而出也。其因客邪为病而致吐蛔者，虽有泻心汤、桂枝黄连汤、安胃丸等方，然皆不离乎仲景之乌梅丸法，以苦辛酸寒热并用。至于幼稚有吐蛔、泻蛔及诸虫之证，治标则有杀虫之方；治本则温补脾胃，或佐清疳热。前人各有成法，不必重赘。（《临证指南》）

平时嗜酒，血入于酒，则为酒鳖；平时多气，血凝于气，则为气鳖；虚劳痼冷，败血杂痰，则为血鳖；摇头掉尾，如虫行止，上侵胃脘，食人脂膜；或附胁背；或隐胸腹。惟芜荑炒煎服之，兼养胃益血理中，乃可杀之。若徒以雷丸、锡灰，不能去也。（《仁

斋直指》）

吐蛔，有寒、有热、有寒热交错。寒则手足厥逆，吐出之蛔色淡白者，理中汤加乌梅、蜀椒；甚则蛔死而形扁者危矣。热则蛔色赤而多跳动不已，安蛔丸主之。寒热交错，则病者静而复时烦，得食而呕，蛔闻食臭出，乌梅丸主之。大抵吐蛔寒热交错者多，方中每用川椒、黄连、乌梅之类。盖蛔闻酸则静，得苦则安，遇辣则伏。（薛立斋）

如或希奇怪病，除痰、血外，百治不效者，即是虫为患。视其经络虚实，更参脉证消息治之。○按古方杀虫，如雷丸、贯众、干漆、蜡虫、百部、铅灰，皆所常用。有加附子、干姜者，壮正气也；加苦参、黄连者，虫得苦则安也；加乌梅、诃子者，虫得酸则伏也；加藜芦、瓜蒂者，欲其带虫而吐也；加芫花、黑丑、大黄、巴豆者，欲其带虫而下也。又雄黄，川椒、蛇床、樟脑、水银、槟榔治疥虫；胡桐泪、韭子、蟾酥治龋齿虫；川槿、海桐皮治癣虫；青葙子、覆盆叶治九窍虫；败鼓皮、桃符版、虎粪骨、死人枕、獭爪、鹤骨驱瘵虫。或用东引苦楝根、石榴皮煎汤吞药，取其先得天地生长之气，以助人身发生之气，又性能杀虫，皆有至理。（《医学六要》）

丹溪云：虫头向下之时，必须俟其向上，法当行于月半之前也。若虫得食，则不食药，亦不能下虫，而徒泻其虚也。故虽有方，不知其法，则亦不效。凡欲下虫，必先一日不食而使虫饥，次早五更，用油煎肉嚼之，良久，腹内虫闻肉香，头皆向上而欲食，乃以鸡蛋煎饼和药，嚼而食之。须臾，服葱汤或白水，以助药力下行，不荚时而虫俱下。然后以白粥补之，随服补剂调理脾胃，而疾可愈。（徐东皋）

按丹溪所云，皆治虫法之善者，然此惟缓治之法耳。若虫证

甚急，安能必待其时乎？且以望前、望后辨虫头，亦渺茫无据。观先用香饵而虫头可引，岂非望后之治，亦自有法也。（张景岳）

脉候

病腹痛有虫，其脉何以别之？曰：腹中痛，其脉当沉若弦，反洪大，故有蛔虫。（《金匮》）

选案

吴少师得疾数月，肌肉消瘦，饮食下咽，少时腹如攒攻，且痒且痛，以为劳瘵。张锐切脉云：明早忍饥，勿啖一物，俟锐来为计。旦往请，选一卒往十里外取黄土一盂，而令厨人治面。将午，乃得食，才放筋，取土适至，于是温酒一升，投土搅其内，出药百粒，进饮之。觉肠胃掣痛，几不堪忍，急登溷，暴下秽恶斗许，有马蝗千余，宛转盘结，半已困死。吴亦惫甚，扶息榻上，移时餐粥一器，三日而平。始悟去年夏夜中途躁渴，命挹涧水，甫入口，似有物焉，欲吐之，则径入喉矣，自此遂得病。锐曰：虫入滋生，常日遇食时，则聚丹田间吮咂精血，饱则散处，苟惟知杀之，而不能扫尽，无益也。是以请公枵腹以诱之，此虫喜酒，又久不得土味，乘饥毕集，故一药能洗空之耳。（《证治准绳》）

杨勔得异疾，每发言，腹中有声效之。有道人见而惊曰：此应声虫也。宜读《本草》，遇虫不应者，可取服之。如言读至雷丸，虫无声，服之愈。后一丐者疾同，亦服而愈。（《遯斋闲览》）

郑春元年壮体肥，患寸白虫，昼夜从大孔出，饮食倍常，癯瘦殊甚，诊脉紧滑。按丹溪云：湿热生虫，犹腐草为萤之义，寄于肠胃，为害不浅。治以化虫丸，去虫升许，已绝一月矣。间时，虫复出，思此必有大虫在内，不除其根，生生不息。病者曰：腹中常觉有大物搅之，公言其然乎？遂以雷丸、槟榔、鹤虱各三钱，苦楝根七钱，浓煎，上半夜先以砂糖水引虫口向上，服药以五更，下小虫百数。再服二渣，果下大虫一条，约丈余，色青白相间，若蛇状，意谓虫患再可绝矣。越七月，小虫又复出，仍以前方再服，复下一大虫，约长七尺许，腹内小虫不可数计。自此雄雌二虫俱出，饮食如常，形体复旧。（余午亭）

一族兄卖水为生，好酒，夏月卧处尝湿。病寒热旬日，遍身发疮，疮中生虫，痒不可耐。以针挑出，小者如粟，大者如米，或令以鸡蛋摊饼贴之，不能遍及。江藕塘先生命采桑叶一石，晒干，铺于楼板，夜卧其上。桑叶能去风湿，虫闻桑香，尽皆钻出。再以黄柏、苦参作汤浴之，数日而愈。医者意也，此不药之药也。○一女十岁，脾虚有湿，浮肿肚胀，服补脾利湿之剂，愈而复者再。脐中流出黄水，有虫一条，长四寸，此亦未见之事。究水与虫，皆湿热所生，仍用前剂，加土炒黄连，渐愈后，服补脾末药，病不复作。（许宣治）

一儿偶因饮食不调，幼科治用清火化滞之剂，更损胃气，反致呕吐溏泻，遂致吐蛔。初止数条，渐至数十，成团而出，下亦如之，羸困至极。予与温胃饮二剂，虫多如故，不识何所从来，而神化之速一至如此。乃翁切恳先逐此虫，虫不尽则病日甚，其能生乎？予弗之听，但以前药倍加人参，仍加附子，服二、三剂，吐稀泻止。乃以理阴煎、温胃饮出入间用，旬日而虫渐少，月余食进肉生。其翁称谢，问曰：小豚之病诚危，何以不治虫，不治吐泻，而三者俱愈？予曰：公之所畏者虫也，予之所畏者胃气也。且凡逐虫之药，无有不伤胃气，向使胃气再伤，非惟不能逐虫，而命必随之。但使脾胃日强，则拔去化虫之原，而三病同归一得矣。○一人患心腹痛不可忍，百药不效。但于痛极时用拳捶之，痛得少止，而旋止旋作，莫测其故。忽一僧见之曰：余能治也。令病者先食香饵，继进药丸，下一异虫，遂愈。此因虫嚼肠脏，所以痛极。捶之则五内震动，虫亦畏伏，不捶则虫得自由，所以复作。此亦验虫奇法，故凡见心腹痛证，但用揉、按、重捻而痛得暂止者，多有因虫而然也。（张景岳）

一人腹如铁石，脐中水出，旋变作虫行，绕身匝痒，拨扫不尽。用苍术浓煎汤浴之，仍以苍术入麝香少许调服即愈。（《同寿录》）

附方

温脏丸　虫积多由脏气虚寒，宜温健脾胃以杜其源。人参、白术、当归、芍药、茯苓、川椒、榧肉、使君子、干姜、吴萸、槟榔。为末，神曲糊丸，桐子大。每服五、七十丸或百丸，饥时白汤下。○脏寒者加制附子。

九味地黄丸　治肾疳。熟地、山药、萸肉、丹皮、赤茯苓、当归、川芎、川楝子、使君子。为丸，空心温酒下。

邪祟

经义

帝曰：夫子之所言者，皆病人之所知也。其毋所遇邪气，又毋怵惕之所志，卒然而病者，其故何也？惟有因鬼神之事乎？岐伯曰：此亦有故，邪留而未发，因而志有所恶，及有所慕，气血内乱，两气相搏，其所从来者微，视之不见，听之不闻，故似鬼神。帝曰：其祝而已者，其故何也？岐伯曰：先巫者因知百病之胜，先知其病之所从来，可祝而已矣。○人虚即神游失守，鬼神外干。人病肝虚，又遇厥阴司天失守，木运不及，白尸鬼犯之。人病心虚，又遇君相二火司天失守，火运不及，黑尸鬼犯之。人病脾虚，又遇太阴司天失守，土运不及，青尸鬼犯之。人病肺虚，又遇阳明司天失守，金运不及，赤尸鬼犯之。人病肾虚，又遇太阳司天失守，水运不及，黄尸鬼犯之。（《灵枢》）

哲言

按《经》言五鬼干人，其义最详。盖天地间万物万殊，莫非五行之化。人之脏气，鬼之干人，亦惟此耳。故五鬼为邪，各因所胜，此相制之理，出乎当然者也。至于山野之间，幽隐之处，鬼魅情形，诚有不测，若明经义，则虽千态万状，只此五行包罗尽之。治之以胜，将安遁哉？然鬼本无形，乃能形见，既觉其无中之有，独不能觉其有中之无乎？反之之明，在正心以壮气，虚明以定神，神定彼将自灭矣。天命所在，彼亦焉能以非祸加人哉？此全神却鬼之道也。古德云：山鬼之伎俩有限，老僧之不见不闻，斯言至矣。（《类经》）

心蔽吉凶者，灵鬼摄之；心蔽男女者，淫鬼摄之；心蔽幽忧者，沉鬼摄之；心蔽放逸者，狂鬼摄之；心蔽盟诅者，奇鬼摄之；心蔽药饵者，物鬼摄之。（《关尹子》）

病人自见五色鬼，即五脏之元神。神不守舍，而驰于外，实非鬼也，询之旁人不见即是，此乃元气极虚之病。肺虚见白鬼，兼见面青唇青，洒淅寒热，治以参、芪大补肺气自安。举此他脏可类推矣。（《医学六要》）

十疰者，气疰、劳疰、鬼疰、冷疰、生人疰、死人疰、尸疰、食疰、水疰、土疰也。五尸者，飞尸、遁尸、沉尸、风尸、伏尸。皆挟鬼邪之气，流注身体，令人寒热淋漓，精神错杂，积年累月，渐次顿滞，以至于死。死后伤易旁人，乃至灭门，故号为尸疰也。

（《千金方》）

《内经》未尝论及邪祟，其言邪气盛则实者，乃指六淫之邪耳，非世俗所谓神怪也。丹溪云：虚病、痰病，有似邪祟。盖神既衰乏，邪因而入，痰客中焦，妨碍升降，十二官各失其职，而视、听、言、动，皆为虚妄也。亦有因思想太过，以致心神亏损，运用精气，偏聚一脏，是以警惕如痴，若中鬼邪者，此皆神明摇乱之证也。古人虽有祝由一科，然皆移精变气之术，但可解疑释惑，使心神归正耳，何邪祟之可祛哉？虽然山谷幽阴，时有猿精狐怪，或多怨鬼愁魂，花木精多为孽，鸡犬岁久兴妖，亦必因虚而入。盖人之正气虚，则精明之气不足以胜其幽潜，更必因心而客。盖邪心起，则淫乱之神适足以招其类聚；或畏惧深，则疑似之念尤足以惑其心灵。乃致面黄肌瘦，或奇梦惊心，或昏倦嗜卧，或语言错乱，或嗜好失常，或饮食久绝而神色不变，或危笃垂毙而忽尔康强，或妄言祸福而明征不谬，或叫号震系而猛悍非常，或两脉如出两人，或一脉而浮沉不等，乍疏乍数，乍大乍小。凡遇此证，但以补虚安神为主，祛邪逐祟为佐。有痰吐者之、消之；有积者下之、攻之。禁咒、灸法以治其外，正言、激论以醒其心，未有不愈者。若张皇无措，纯用攻击，不惟不能去病，而反有伤元气也。（《冯氏锦囊》）

补编

传疰者，挟邪精鬼怪之气而作也。《经》云：人有逢年月之厄，感鬼物之精，无处不恶沉默而不能的知所苦，积岁渐至委顿。既往，复传疰于旁人，须用通神明、去秽恶等剂疗之。刳麝剸犀。驱伐邪恶，飞丹炼石，引纳清和，盖为尸疰设也。（《仁斋直指》）

灸鬼哭穴：其穴，以两手大指相并缚定，用艾炷于爪甲角骑缝灸之。务令两甲连肉，四处着火，方效。或七壮、或二七壮。又两足大指名足鬼眼穴。（秦承祖）

有山魈、木客、狐狸、虫蛇作祟凭身者，用生桐油擦其下身不便处最妙。更有奇法，以本人裤子包头，则妖法自去，永不再犯。盖妖原欲盗人之精气，然最喜清洁，见人污物包头，则其人之不洁可知，故弃之。（《石室秘录》）

脉候

凡诊祟脉，两手乍长乍短，乍密乍疏，乍沉乍浮，但与病证不相应者，皆五尸鬼邪之所为也。（杨仁斋）

选案

杨季登次女病。诊时手间筋掣肉颤，身倦气怯。余曰：此大惊大虚之候，宜从温补。遂于补剂中多加茯神、枣仁投十余剂，全不对证。因自讦曰：非外感也，非内伤也，虚汗振掉不安，能受补药而病无增减。且处子素无家难，其形情浑似丧败之余，此曷故耶？忽而悟曰：此必邪祟之病也。问其面色，曰时赤、时黄。余曰：此证确有邪祟附入脏腑，吾用神药可以驱之。季登曰：此女每晚睡去，口流白沫，战慄而绝，以姜汤灌至良久方苏。挑灯侍寝，防之亦不能止。余曰：何不早言，一剂可愈。乃以犀角、羚角、龙齿、虎威骨、牡蛎粉、鹿角霜、参、芪等药合末，令以羊肉煎汁调服，果得安寝，竟不再发，传为神异。余盖以祟附人身，与人之神气交持，亦逼处不安，无隙可出，故用诸多灵物之遗形，引以羊肉之羶，俾邪祟转附骨角，移从大便而出，仿上古移精变气，祝由遗事，而交其义耳。（《寓意草》）

一妇被妖狐采败，予用修坏鼎之法，调理而痊。狐复至，与丹砂、人参煎汤吞大还丹一两，狐不敢近，离床数尺，对妇呼吸有声。数日后，其妇两眼昏花，山根肿起大疱，坚卧不食，此狐用步三取法也。再服回天饮而起，教以炼回光吐纳鹊桥破柱之功，狐再度而死，令斩狐脑骨，烧灰敷肿处即平。（程华仲）

一妇证似虚损，名医某诊曰：无治也。思之再四，曰：必得新鲜虎头，或可治之。其家觅得，复请医往。令病人穿单布衣，面向壁卧，潜将虎口扯开，咬住病人背脊，任其号哭，按之不使脱去，窥其力乏，始去虎头，随进扶正补剂，饮食调养，渐次复元。人问其故，答曰：此妇为狐精所凭，非药可治。吾用虎头者，以虎为兽之王，狐之所畏者也。（《见闻录》）

附方

经验辟邪丹　治诸恶怪及狐精为患。人参、白术、茯神、远志、当归、甘草、苍术、桃奴、鬼箭羽、菖蒲、雄黄、辰砂、金箔、麝香。共为细末，酒调米粉糊丸，龙眼大，金箔为衣。卧时，木香汤化下一丸，诸邪回避，更以绛纱囊贮数丸悬帐中，尤妙。

诈　病

哲言

师持脉，病人欠者，无病也。○设令向壁卧，闻师到，不惊起而盻视，若三言三止，脉之咽唾者，此诈病也。设令脉自和，言此病大重，当须服吐下药，针灸数十、百处乃愈。（张仲景）

病非人之所好，何有诈乎？盖或以争讼，或以斗殴，或妻妾相妒，或名利相关，则人情诈伪出乎其间，使不有以烛之，则未有不为其欺者。其治之之法，亦为借其欺而反欺之，则真情自露

而假病自瘳矣。此亦医家所必不可少者。（张景岳）

选案

一友所狎之妓，忽仆于地，吐沫肢冷，气息如无。陡见其状，殊为惊骇。因诊气口平和，脉不应证，意其脉和如此，何以证危如此？第以初未经识，犹不知其为诈也。沉思久之，复诊如故，豁然省悟，岂即仲景之说乎？遂大声曰：此病危矣！使非火攻，用如枣栗之艾，连灸眉心、人中、小腹，必不可活。但火灸尚迟，姑先与药，使其能咽，咽后有声则生，不灸亦可。彼狡奴闻言，窃已惊怖，惟恐火艾着身，药到即咽，少顷即哼出声而徐起矣。○一相契蓄二妾，其一燕姬，有母随之。二姬相竞，其母助恶，撒赖，遂厥若死，令婢抱坐，自暮及旦，绝无甦意。延予入室，见其肉厚色黑，面青目瞑，手撒息微，脉伏若脱，亦意其真危也。斯时欲加温补，虑其逆气未散；欲加开导，虑其脉之似绝。踌躇未决，乃复请诊，则十指交叉抱腹，因疑前番撒手，今既能叉，岂他人之所为乎？及着手再诊，似有相嫌之意，拽之不动，此更可疑。因出其不意卒猛一扯，顿脱有声，力强且劲，由是疑释，谓其将死之人，岂犹力有如此？思其脉伏，或肉厚气滞，北人禀赋多有之；或两腋夹紧，奸人狡诈亦有之。若面青息微，则怒气使然。识见既定，因声言其危，使闻灸法以恐胜之，投药到咽即活。次日，友询余曰昨药果何元妙？予曰：所秘在言，不过借药为名耳。可见人情难测，使非再诊而再察之，几为所诳矣。○一戚子为人所殴，卧病旬日，吐血盈盆，喧传人命。医见危剧，束手防累。予后往视，察色无窘苦之意；诊脉皆和缓如常，始疑继悟，潜语之曰：他可欺耶，予亦可欺耶？此尔血耶，抑家禽血耶？其人愕然，遂为调和而散。○一妇妒妾，病剧僵厥，咬牙瞪目，夫惊无措。

脉非其病，遂用前法治愈。不但为人造福，且可防人之欺，纪资仓卒之用。（《景岳全书》）

补　遗

煎厥

阳气者，烦劳则张，精绝，辟积于夏，使人煎厥。○少气善怒者，阳气不治，阳气不治，则阳气不得出。肝气当治而未得，故善怒。善怒者，名曰煎厥。（《素问》）

烦劳，烦扰也。烦扰乎阳，则阳气张大而火炎矣。火炎则水干，故令精绝。是以迁延辟积至于夏月，内外皆热，则火益炽而精益亏。孤阳厥逆，如煎如熬，故曰煎厥。○阳气不治者，阳气不舒也。肝气当治而未得者，木性不得条达也。肝志怒，故善怒煎厥者，怒志煎熬厥逆也。（吴鹤皋）

薄厥

阳气者，大怒则形气绝，而血菀于上，使人薄厥。（《素问》）

阳气宜于冲和，不宜大怒。怒为肝志，肝者，藏血之脏，故怒则气逆于肝，迫血上行，而菀积于胸中矣。薄，雷风相薄之薄，邪正摩荡之名；厥，亦气逆也。（吴鹤皋）

痤疿

汗出见湿，乃生痤疿。○劳汗当风，寒薄为皶，郁乃痤。（《素问》）

汗方出，则元府开，湿留肤腠，甚者为痤，微者为疿。痤，疖也；疿，疹也。（《类经》）

大偻

阳气者，精则养神，柔则养筋。开阖不得，寒气从之，乃生大偻。（《素问》）

开，谓皮腠发泄；阖，谓元府封密。开阖失宜，为寒所袭，则不能柔养乎筋。而筋拘急，形容偻俯矣。（吴鹤皋）

风消

二阳之病发心脾，有不得隐曲，女子不月，其传为风消。（《素问》）

二阳者，足阳明胃经也。此病由心脾所发，正以女子有不得隐曲之事，郁之于心，故心不能生血，血不能养脾，始焉胃有所受，脾不能运化，继则胃渐不纳受矣，故知胃病发于心脾也。由是则水谷衰少，无以化精微之气，而血脉遂枯，月事不能时下矣。血枯气郁而热生，热极则风生，而肌肉消烁，故谓之风消。（马元台）

隐曲

太阳之胜，凝慄且至，非时水冰，羽乃后化。痔疟发，寒厥入胃，则内生心痛。阴中乃疡，隐曲不利，互引阴股，筋肉拘苛，血脉凝泣，络满色变，或为血泄。○太阴在泉，客胜则足痿下重，便溲不时。湿客下焦，发而濡泻，及为肿、隐曲之疾。主胜则寒气逆满，食欲不下，甚则为疝。○肾风之状，多汗恶风，面庞然浮肿，脊痛不能正立，其色炲，隐曲不利。○三阴三阳俱搏，心腹满，发尽，不得隐曲，五日死。○二阳之病发心脾，有不得隐曲，女子不月。（《素问》）

不得隐曲，阳道病也。隐曲二字，本经见者凡五，皆指阳道为言，以类察之，可得其义。（《类经》）

心掣

一阳发病，少气、善咳、善泄，其传为心掣。（《素问》）

心掣，心引而动也。心不易受邪，在五行为火。胆与三焦之火既炽，则同气相求，必归于心，心引而动，名曰心掣。（吴鹤皋）

结阳

结阳者，肿四肢。（《素问》）

结，谓热结也。外为阳，热盛则肿，而况四肢又为诸阳之本乎？（《内经拾遗》）

结阴

结阴者，便血一升，再结二升，三结三升。（《素问》）

结，谓热结也。内为阴，血得热则行，渗入肠间，故大便下血，结以渐而加，则血以渐而甚。（《内经拾遗》）

厥疝

黄脉之至也，大而虚，有积气在腹中，有厥气，名曰厥疝。女子同法，得之疾使四肢，汗出当风。（《素问》）

脾色黄，黄脉之至，犹言脾脉之至也。脾脉之来，大而且虚，必有积气在于腹，有厥逆之气，名曰厥疝。不特男子有之，女子诊法相同，以风气通于肝，木盛而克土也。（《内经拾遗》）

心疝

诊得心脉而急，病名心疝，少腹当有形也。心为牡脏，小肠为之使，故曰少腹当有形也。〇心脉搏滑急，为心疝。（《素问》）

心脉急，少腹有形者，心不受邪，受邪必传于腑，故少腹有形也。心气逆而不顺，当痛不已。此证当兼心气治，不止为寒所中也。（《宣明论》）

搏与急，皆阴也；滑，阳也。阳内阴外，见于心部，则为心疝。

（吴鹤皋）

解㑊

冬脉太过，则令人解㑊。脊脉痛而少气，不欲言。〇尺脉缓涩，谓之解㑊。〇足少阳之疟，令人身体解㑊。寒不甚，热不甚，恶见人，见人心惕惕然，热多汗出甚。刺足少阳。〇刺骨无伤髓，髓伤则销铄，胻酸，体解㑊然不去矣。（《素问》）

解㑊一证，由肝、肾二经之虚。盖肝主筋、肾主骨，肝虚则筋软而无力以束周，身肌肉皆涣散而若解；肾虚则骨痿而不能自强，遍体骨节皆松懈而多㑊，故恹恹悒悒。若有不可以为人，并不自知所以为人者，则肝、肾二经之虚为已极矣。（沈金鳌）

解，懈也；㑊，迹也。谓不耐烦劳形迹困倦也。寒不甚，热不甚者，病在半表半里也。见人惕惕然者，邪在胆也。少阳为木火之经，故热多而汗出甚也。〇髓为骨之充、精之属也。精髓受伤，故为干枯消铄胻酸等病。解胻者，懈怠困弱之名，阴之虚也。阴虚则气虚，气虚则不能举动，是谓不去也。（《类经》）

蛊

脾传之肾病，名曰疝瘕。少腹冤热而痛，出白，一名曰蛊。（《素问》）

脾受风邪，传于肾经，邪热内烁，故其证少腹冤热而痛。真精不守，故其证溲出白液。病曰蛊者，以邪热内烁，真精不守，久而弗治，适以丧志也。水之精为志，丧则精从之。《左传》谓惑以丧志为蛊者如此。（《圣济总录》）

白淫

思想无穷，所愿不得，意淫于外，入房太甚，宗筋弛纵，发为筋痿，及为白淫。（《素问》）

思想无穷，所愿不得，意淫于外，则伤脾。入房太甚，宗筋弛纵，则伤肝。肝伤则无血以养筋，故发为筋痿；脾伤则土不足以胜湿，故发为白淫。白淫，今之浊带也。（吴鹤皋）

瘛

肾传之心病，筋脉相引而急，病名曰瘛。（《素问》）

精属肾，筋属肝，脉属心。精盛则滋育诸筋，荣灌诸脉，故筋脉和柔。今也风客于肾，病蛊出白，则精已亏矣。《经》所谓风客淫气精乃亡，邪伤肝者如此，其筋脉燥急相引而瘛是也。（《圣济总录》）

劳风

劳风发在肺下，其为病也，使人强上冥视，唾出若涕，恶风而振寒，此为劳风之病。治之奈何、以救俛仰？巨阳引精者三日，中年者五日，不精者七日，咳出青黄涕，其状如脓，大如弹丸，从口中若鼻中出，不出则伤肺，伤肺则死也。（《素问》）

风为百病之长，热为六气之邪，俱易伤人。热甚则能食气，风甚则数变非常。盖人身之气，惟肾生之，惟肺主之。气化于精，精生于气。肺主皮毛而属金，火烁流金，故曰食气。风动火炎，烁金尤易，所以腠理外干风邪，则肺壅不通，高源先竭，矧兼食气之热耶？人知风寒为害，思患预防，至若风热为患，或因热生风，或因风鼓热，人所不防者也。其始不过鼻塞声重，或恶风，或不恶风，或身热无汗，或干咳无痰，或喉痛头痛，斯时略进甘桔、僵蚕、牛蒡、薄荷等类，风热消化，引精咳出稠涕，数日自愈。若视为泛常，不向医药，不慎口腹，恣肆房帷，直至热邪内结，致成喉痹、牙疳者有之；热结巅顶，头风灌目而瞽者有之；填塞阳明少阳，纠结听会而聋者有之；由胆移热于脑，而成鼻渊者有之；头面焮肿，五官闭塞，致成骨槽风者有之；颈项粗大，而成虾蟆瘟者有之；结聚不解，而为瘰疬者有之；热移大肠，痔漏者有之。至于风热相搏，结而不化，久咳无痰，以致动血。医者见其咳血，便云有火；见其发热便云阴虚。不审此火何来，阴虚何自，非滋阴降火，即保肺敛阴，甚至明知其有外因，犹必执定夺血毋汗之成竹于胸中，不思虚火宜滋，贼火亦宜滋乎？滋敛无休，嗽热日甚，脏腑递损，声音喑哑，肺痿而死；脓血杂至，胸背隐痛，甲错侧卧，肺痈而死。俗云：伤风不愈变成劳，其实医者有以成之也。世之病劳者，真劳本不多见，大率皆由于此。经文明明言之，何不察也？按巨阳者，即太阳。皮毛腠理，肺之合也。引精者，上引津液而为痰涕也。不精者，老弱之人也。大概少壮之人，止须三日，便可引精为痰；中年则阴气自半，生化日迟；若老弱则殆甚耳。治法当于肺下求之，不外清散润下。温补之误犹可修，维滋敛之误绝无可救。（曹恒占）

阴阳交

有病温者，汗出辄复热，而脉躁疾，不为汗衰，狂言不能食，病名阴阳交，交者死也。（《素问》）

发热脉燥，病温之证。汗出而复热，脉躁不为汗衰，则汗非阳邪，乃阴液交出于阳耳。而狂言不能食，是又阳邪交入于阴，是邪益深而正益负，故为死征也。（吴鹤皋）

风厥

有病身热汗出，烦满不为汗解，此为何病？汗出而身热者，风也；汗出而烦满不解者，厥也，病名曰风厥。○一阴发病，主惊骇背痛，善噫善欠，名曰风厥。（《素问》）

风，热邪也；厥，气上逆也。○一阴，谓手厥阴心包、足厥阴肝也。心为火、肝为风，风火交作，则为惊骇。心脉出属心包，在膺背之间，故背痛。五气所病，心为噫，故善噫。欠，曲引肢体之名，木曲之象也。是皆风火逆而为患，故曰风厥也。（吴鹤皋）

重强

脾脉不及，则令人九窍不通，名曰重强。（《素问》）

重强，言邪胜也。（吴鹤皋）

蹠跛

蹠跛，风、寒、湿之病也。（《素问》）

足前点步曰蹠，一足偏引曰跛，此风、寒、湿三者为病也。（吴鹤皋）

痹气

人身非衣寒也，中非有寒气也，寒从中生者何？是人多痹气也。阳气少，阴气多，故身寒如水中出。（《素问》）

阳虚生外寒，阴盛生内寒，人身阴阳偏胜，则生寒热，不必外伤于邪气也。痹气内寒者，以痹气而血不能运，阳虚而阴自胜，故血凝泣而脉不通，身寒如从水中出也。（《圣济总录》）

骨痹

人有身寒，汤火不能热，厚衣不能温，然不冻慄，是为何病？是人者，素肾气胜，以水为事，太阳气衰，肾脂枯不长，一水不能胜两火。肾者，水也，而生于骨，肾不生，则髓不能满，故寒甚至骨也。所以不能冻栗者，肝一阳也，心二阳也，肾孤脏也，一水不能胜二火，故不能冻慄。病名曰骨痹，是人当挛节也。（《素问》）

骨者肾之余，髓者精之所充也。肾水流行，则水满而骨强。

迨夫天癸亏而凝涩，则肾脂不长。肾脂不长，则水涸而气不行，骨乃痹而身乃寒也。虽寒不为冻慄者，盖肝、心二气为阳火，一水不能胜之，特为骨寒而已。当挛节者，以髓少而筋燥，故挛缩而急矣。（《圣济总录》）

肉苛

人之肉苛者，虽近衣絮，犹尚苛也，是谓何疾？营气虚，卫气实也。营气虚则不仁；卫气虚则不用；营卫俱虚则不仁且不用，肉如故也。（《素问》）

血为营，气为卫，气血流通，则肌肉无不仁之疾。及营气虚，卫气实，则血脉凝涩，肉虽如故，而㾝[1]重为苛也。（《圣济总录》）

涌水

肺移寒于肾为涌水。涌水者，按腹不坚，水气客于大肠，疾行则鸣濯濯，如囊裹浆水之状也。（《素问》）

肾为肺之子而主水，大肠为肺之腑而为传道之官。肺受寒邪，则传于肾，肾受寒邪，则水闭郁而不流，水无所归，则客于大肠而不下。且水性流下，今乃客于大肠，不得宣通，故其涌溢如囊裹浆水也。（《圣济总录》）

口糜

膀胱移热于小肠，隔肠不便，上为口糜。（《素问》）

小肠之脉，循咽、下膈、抵胃。热气厥逆，膀胱移热于小肠，胃之水谷不得传输，于是下则秘塞不通，上则口疮糜烂也。大抵肠胃蕴热，自必熏蒸于上，未可概用敷病，当求其本而治之。（《圣

1 㾝：音qún，手足麻痹之义。

济总录》）

虙瘕

小肠移热于大肠，为虙瘕。（《素问》）

小肠者，受盛之官，化物出焉。大肠者，传道之官，变化出焉。二者皆以传化为事。今也小肠受热，移于大肠，则阴气虚而津液耗，津液既耗，不能滑利，故糟粕内结而为瘕聚。肠间菀结，大便秘涩是也。（《圣济总录》）

食亦

大肠移热于胃，善食而瘦，谓之食亦。胃移热于胆，亦曰食亦。（《素问》）

胃为水谷之海，胃冲和，则食饮有节，气血盛而肤革充盈。若乃胃受邪热，销铄谷气，不能变化精血，故善食而人瘦也。病名食亦，言虽能食亦若饥也。胃移热于胆亦曰食亦，以胆为阳木，热气乘之，则铄土而消谷也。（《圣济总录》）

衄衊

胆移热于脑，则辛頞鼻渊，传为衄衊瞑目。（《素问》）

鼻中出血，谓之衄衊。盛者为衄，微者为衊。失血既多，目无所养，又以移热灼其阴精，故令人瞑目。（吴鹤皋）

血枯

有病胸胁支满者，妨于食，病至则先闻腥臊臭，出清液，先唾血，四肢清，目眩，时时前、后血，病名血枯。此得之年少时有所大脱血。若醉入房中，气竭及伤肝也，肝伤，故月事衰少不来也。（《素问》）

妇人血枯经闭，此病得之年少时有所大脱血，如唾血、时时前后血便是。若酒醉入房，气因之而竭，肝因之而伤，故月事衰

少不来也。（《内经拾遗》）

伏梁

病有少腹盛，上下左右皆有根，病名曰伏梁。裹大脓血，居肠胃之外，不可治，治之每切按之致死。（《素问》）

根，病之所穷止也。伏梁，言如潜伏之桥梁，为患深著之名。此与《难经》论伏梁不同，彼为心之积，是脏之阴气也；此为聚脓血，是阳毒也。（吴鹤皋）

风成寒中

风气与阳明入胃，循脉而上，至目内眦。其人瘦，则外泄而寒，则寒中而泣出。（《素问》）

风邪客于胃中，阳明之脉，起于鼻，交頞中，下循鼻外，风气循脉至于目内眦。人瘦则腠理开疏，风邪投虚而入，故津液化而为目泪泣出也。（《圣济总录》）

风成热中

风气与阳明入胃，循脉而上，至目内眦。其人肥，则风气不得外泄，则为热中而目黄。（《素问》）

风者，阳气也，善行而数变。风气客于胃中，内不得通，外不得泄，蒸郁于中，故谓之热中。然阳明之脉起于鼻，交頞中，下循鼻外，热气循入，故令人目黄也。（《圣济总录》）

脑风

风气循风府而上，则为脑风。（《素问》）

伤于风者，上先受之，故始自阳经。督脉乃阳维之会，自风府而上至脑户。脑户者，督脉、足太阳之会也。又太阳之脉起于目内眦，上頞交巅，上入络脑，今风邪客搏其经，稽而不行，则脑髓内弱，故项背怯寒而脑户多冷也。（《圣济总录》）

首风

新沐中风，则为首风。（《素问》）

诸阳之脉皆会于头，新沐皮腠既疏，风邪乘之，客于首而病也。（《圣济总录》）

漏风

饮酒中风，则为漏风。漏风之状，或多汗，常不可单衣，食则汗出，甚则身汗喘息，恶风，衣常濡，口干善渴，不能劳事。（《素问》）

酒所以养阳，酒入于胃，与谷气相搏，热甚于中。其气慓悍，与阳气俱泄，使人腠理虚而中风，故多汗恶风，不可单衣。其喘息而少气者，热熏于肺，风客于皮毛也。口干善渴者，汗出多而亡津液也。懈惰而不能劳事者，精气耗竭，不能荣其四肢也。谓之漏风者，汗出不止，若气之漏也。（《圣济总录》）

胃风

胃风之状，颈多汗，恶风，食饮不下，膈塞不通，腹善满，失衣则䐜胀，食寒则泄，诊形瘦而腹大。（《素问》）

胃脉从大迎前下人迎，循喉咙入缺盆。故胃风者，令颈多汗。胃主受纳水谷，胃受风，则气上涌，故食饮不下，膈塞不通。胃脉循腹里，故善满。失衣则风寒助邪，脉益凝涩，故令䐜胀。食寒则胃气虚衰，不能运化，故令泄。胃主肌肉，故形瘦。风热蓄聚于胃，故腹大。（吴鹤皋）

目风眼寒

风入系头，则为目风眼寒。（《素问》）

五脏六腑之精气，皆上注于目。血气与脉，并上属于脑。今风入系头，则血脉凝泣，不能上注于目。又肝主目而恶风，目受血而能视，今风寒客之，故令目风眼寒。（《圣济总录》）

瘮[1]筋

人有尺脉数甚，筋急而见，病名曰瘮筋。是人腹必急，白色、黑色见，则病甚。（《素问》）

尺脉数甚，肾水虚也。水不足以养木，故身之大筋劲急而见。瘮筋，病筋也。腹为宗筋所径，故腹必急。筋病而见白色，金克木也。肾病而见黑色，脏气脱也。（吴鹤皋）

肺疝

肺脉沉搏，为肺疝。（《素问》）

沉与搏，皆阴也。见于肺部，则肺气病，故为肺疝。（吴鹤皋）

风根

人有身体、髀、股、骱皆肿，环脐而痛，病名伏梁，此风根也。其气溢于大肠，而着于肓。肓之原在脐下，故环脐而痛也。不可动之，动之为水溺涩之病。（《素问》）

风毒根于中，故环脐而痛。脐为人身之枢，枢病则不能旋斡阴阳之气，故身体、髀、股、骱皆肿。（吴鹤皋）

附案

一子腹痛三年，发则喊叫不可耐，遇风则寒热呕吐，面青脉弦。余诊之曰：此风根也。方用桂枝、防风、柴胡、黄芪、白术、陈皮、半夏、白芍、甘草、生姜，二剂平，四剂愈。（许宣治）

脾瘅

有病口甘者，名曰脾瘅。（《素问》）

口甘一证，《内经》谓之脾瘅。此甘非甘美之甘，瘅即热之谓也。人之饮食入胃，全赖脾真以运之，命阳以腐之，譬犹造酒蒸酿者

1 瘮：同“疹”。

然。一有不和，则肥甘之疾顿发，五味精华，失其本来之真味，则淫淫之甜味上泛不已也。胸脘必痞，口舌必腻，不饥不食之由，从此至矣。《内经》设一兰草汤，味辛足以散结，气清足以化浊，除陈解郁，利水和营，为奇方之祖也。暑湿之候，每兼是患，以此为君，参以苦辛之胜，配合泻心等法。胃虚谷少之人，亦有是证，当宗大半夏汤及六君法，远甘益辛可也。○兰草即佩兰叶，俗名省头草。妇人插髻中以辟油腻之气，形似马兰而高大，气香味辛性凉，用以醒脾气、涤肥甘也。（《临证指南》）

胆瘅

有病口苦者，名曰胆瘅。（《素问》）

胆为中正之官，清净之腑，十一脏之所取决，咽为之使，主藏而不泻。今数谋虑而不决，则清净者浊而扰矣，故气上溢而为口苦也。（《圣济总录》）

控睾

少腹控睾，引腰脊，上冲心，唾出清水，及为哕噫，甚则入心，善忘善悲。（《素问》）

小肠受寒，则少腹疼痛，控引睾丸，牵引腰脊，上冲于心，唾出清水，及为哕噫，甚则入心，善忘善悲，有如此者。（《内经拾遗》）

脱营

尝贵后贱，虽不中邪，病从内生，名曰脱营。（《素问》）

失营一证，《经》谓先富后贫，先贵后贱，心志屈辱，神气不伸，而忧煎日切，奉养日廉，如有此患也。夫营属阴血，卫属阳气，脉中脉外，乃往来之道路，故百骸得以荣养，经络得以流通，又何至脱营失精，而病从内生哉？无如禀赋素虚，平日以酒为浆，以妄为常，以欲竭其精，以耗散其真，而郁火相凝，隧痰停结，乃成是证。其患多生肩之上下，初起微肿，皮色不变，日久渐大，坚硬如石，半载一年，方生阴痛。或破烂紫斑，渗流血水；或泛如莲，秽气熏蒸，气血衰败，形容瘦削，未有不毙者矣。盖肝主谋虑，心主血脉，肾主五液。思虑多则伤肝；精神耗则伤心；精液少则伤肾。肝伤则筋不荣而肿；心伤则血不生而枯；肾伤则液不润而涩。漫肿无头，发在关节，病虽在经，根实在脏。譬之树木，根摇而枝叶已先萎矣。奈何医家误认流痰痈毒，药进清凉表散，愈耗阴血，是速其危也。不知流痰之发，坚而痛，痛而红，红而肿，肿而溃。在阴则平塌不红、不肿、不痛，数日立毙。失营则坚久隐痛，皮色如故，数载乃亡。见证不同，治法各异。初起宜六味归芍汤，救其根也；病久隐痛阴亏者，宜左归生脉汤，补其元也；阳亏者，宜十全大补汤，培血气也。（《会心录》）

失精

尝富后贫，名曰失精。（《素问》）

富则膏粱，贫则藜藿。先丰后歉，脏液不生，名曰失精。（吴鹤皋）

洞

肾脉微缓为洞。洞者，食不化，下嗌还出。（《灵枢》）

还与旋同，洞当作迵。《仓公传》曰：迵风之状，饮食下嗌辄后之。注谓后如厕也。（《内经拾遗》）

膈洞

太阴为开，开折则仓廪无所输，膈洞。（《灵枢》）

开属太阴，主于脾也。输，运行也；膈，塞也；洞者，食不化，

下嗌还出也。（《类经》）

三焦约

小腹痛肿，不得小便，邪在三焦约。（《灵枢》）

三焦者，水谷之道路，气之所终始也。小腹痛肿，小便不利，此邪热在三焦，约束而不得行耳。治当疏导三焦，分别清浊。（《内经拾遗》）

唏

人之唏者，何气使然？此阴气盛而阳气虚，阴气疾而阳气徐，阴气盛而阳气绝，故为唏。（《灵枢》）

唏，歔欷也。《释义》云：悲泣气咽而抽息也。一云：泣余声。悲忧之气生于阴惨，故为阴盛阳虚之候。（《类经》）

𢓜

人之𢓜者，何气使然？胃不实，则诸脉虚。诸脉虚，则筋脉懈惰。筋脉懈惰，则行阴用力，气不能复，故为𢓜。（《灵枢》）

𢓜即战之属。因寒而战者，谓之寒战。其有战不因寒者，由气虚耳。胃为脏腑之海，胃不实，则诸脉虚，故为战𢓜。（《类经》）

太息

人之太息者，何气使然？忧思则心系急，心系急则气道约，约则不利，故太息以伸出之。补手少阴心主，足少阳留之也。（《灵枢》）

此言人之所以太息而有刺之之法也。人之心皆有系，惟忧思则必系紧急，而气道约，约则出气不利，故太息以伸出之。当补手少阴心经、手厥阴心包经络及足少阳胆经，皆留其针以补之也。（马元台）

石瘕

石瘕何如？石瘕生于胞中，寒气客于子门，子门闭塞，气不得通，恶血当泻不泻，衃以留止，日以益大，状如怀子，月事不以时下，皆生于女子，可导而下。（《灵枢》）

膀胱为津液之腑，气化则能出焉。寒气客于子门，则气塞而不通，血壅而不流，衃以留止，结硬如石，是名石瘕。此先气病而后血病，故月事不来，可宣导而下出者也。（罗谦甫）

肠覃

肠覃何如？寒气客于肠外，与卫气相搏，气不得荣，因有所系，癖而内着，恶气乃起，瘜肉乃生。其始生也，大如鸡卵，稍以益大，至其成，如怀子之状，久者离岁，按之则坚，推之则移，月事以时下，此其候也。（《灵枢》）

肠者，大肠也；覃者，延也。大肠以传导为事，肺之腑也。肺主卫，卫为气，得炅则泄，得冷则凝。今寒气客于大肠，故卫气不荣，有所系止，而结瘕在内贴着，延久不已，是名肠覃。夫气散则清，气聚则浊，结为瘕聚，所以恶气乃起，瘜肉乃生。小渐益大，而鼓其腹，状如怀子。此气病而血未病，故月事不断，应时而下，非胎娠也。（罗谦甫）

医述卷十三　女科原旨

月　经

经义

天地温和，则经水安静。天寒地冻，则经水凝泣。天暑地热，则经水沸溢。卒风暴起，则经水波涌而陇起。夫邪之入于脉也，寒则血凝泣，暑则气淖泽。虚邪因而入客，亦如经水之得风也。○月事不来者，胞脉闭也。胞脉者，属心而络于胞中。今气上迫肺，心气不得下通，故月事不来也。（《素问》）

冲脉起于胞中，出于气街，前行于胸，后行于背，上出颃颡，渗灌诸阳，下入于足，注诸络为十二经脉之海。其出入皆少阴经以行，故为血海。（《灵枢》）

总论

凡看妇人病，入门先问经期。（寇宗奭）

冲为血海，诸经朝会。男子则运而行之，女子则停而止之。运行者，无积而不满，动也；停止者，有积而能满，静也。不满者，阳也，气也；能满者，阴也，血也。故满者以时而溢，谓之信。男子以气运，故阳气应日而举；女子以血满，故阴血应月而下。（《冯氏锦囊》）

任者妊也，属阴脉之海，此人生养之始也。督者都也，属阳脉之海，是人阳脉之都纲也。任脉主任一身之阴血。太冲属阳明，为血之海。故谷气盛，则血海满，而月事以时下也。（程扶生）

饮食五味，养髓、骨、肉、血、肌肤、毛发。男子为阳，阳中有阴，阴数八，故一八而阳精升，二八而阳精溢。女子为阴，阴中有阳，阳数七，故一七而阴血升，二七而阴血溢。皆饮食五味之实秀也。〇女人天癸既至，逾十年无男子合，则不调，未逾十年思男子合，亦不调，不调则旧血不出，新血误行，或渍而入骨，或变而为肿。后虽合而难子。合多则沥枯虚人，产乳众则血枯杀人。观其精血，思过半矣。〇雌鸟牝兽无天癸而成胎者，鸟兽精血往来尾间也。（《褚氏遗书》）

《经》云：女子二七天癸至。天癸者，阴精也。肾属水，癸亦属水，由先天之气蓄极而生，故谓阴精为天癸。王冰以月事为天癸者，非也。男女之精，皆可以天癸称。今王注以女子之天癸为血，则男子之天癸亦为血耶？男女当交媾之时，各有其精。而行经之际，方有其血。未闻交媾时可以血言也。至云：精开裹血、血开裹精者，亦非。《灵枢》云两神相搏，合而成形，常先身生，是谓精者，是也。但女子之精，以二七而至，而其月事，亦与此时同其候也。（马元台）

妇人之于血也，经水蓄而为胞胎，则蓄者自蓄，生者自生。及其产育为恶露，则去者自去，生者自生。其酝而为乳，则无复下漏而为月矣。失血为妄逆，产乳为常事，其去其生，则一同也。（滑伯仁）

女人之经，一月一行，其常也；或先或后，或通或塞，其病也。有行期只吐血、衄血，或眼耳出血者，是谓倒经；有三月一行者，是谓居经；有一年一行者，是谓避年；有一生不行而受胎者，是谓暗经；有受胎之后，月月行经，而产子者，是谓胎盛；有受胎数月，血忽大下，而胎不陨者，是谓漏胎。此虽以气血有余不足而言，然亦异常矣。（李时珍）

经水者，阴血也。阴必从阳，故其色红，禀火色也。血为气之配，气热则热，气寒则寒，气升则升，气降则降，气凝则凝，气滞则滞，气清则清，气浊则浊。成块者，气之凝也；将行而痛者，气之滞也；来后作痛者，气血俱虚也；色淡者，亦虚也；错经妄行者，气之乱也；紫者，气之热也；黑者，热之甚也。人但见其紫黑作痛成块者，率指为风冷，而投温热之剂，祸不旋踵矣！或曰：黑，北方水色也，非冷而何？予曰：《经》曰亢则害，承乃制。热甚者，必兼水化。所以热则紫，甚则黑也。（《格致余论》）

妇人经病，有月候不调者，有月候不通者。然不调不通中，有兼疼痛者，有兼发热者，此分而四也。细详之：不调中有趱前者，有退后者，趱前为热，退后为虚也。不通中有血枯者，有血滞者，血滞宜破，血枯宜补也。疼痛中有常时作痛者，有经前经后作痛者，常时与经前为血积，经后为血虚也。发热中有常时热者，有经行发热者，常时为血虚有积，经行为血虚有热也。是四者之中，又分为八矣。人之气血周流，忽有忧思忿怒，则郁结不行。经前产后，忽遇饮冷形寒，则恶露不净。此经候不调、不通、作痛、发热所由作也。大抵气行则血行，气止则血止。故治血病，以行气为先。热则流通，寒则凝塞。故治血病，以热药为佐。（方约之）

妇人之病，当以经血为先。而血之所主，在古方书皆言心生血、肝藏血、脾统血。故凡伤心、伤脾、伤肝者，均能为经脉之病。又曰：肾为阴中之阴，肾主闭藏；肝为阴中之阳，肝主疏泄。二脏俱有相火，其系上属于心。故心火一动，则相火翕然从之，多致血不静而妄行，此固一说。然相火动而妄行者有之，由火之盛也；若中气脱陷，及门户不固而妄行者亦有之，此由脾肾之虚，不得尽言为火也。再如气道逆而不行者有之，由肝之滞也；若精血败而不行者亦有之，此由真阴之枯竭，不得误以为滞也。是固心、脾、肝、肾四脏之病，而独于肺脏多不言及，不知血之行与不行，无不由于气，故血脱者当益气，血滞者当调气。气主于肺，其义可知。盖其病之肇端，则或由思虑，或由郁怒，或以积劳，或以六淫饮食，多起于心、肝、肺、脾四脏。及其甚也，则四脏相移，必归脾肾。盖阳分日亏，则饮食日减，而脾气胃气竭矣；阴分日亏，则精血日涸，而冲任肾气竭矣。故予曰：阳邪之至，害必归阴；五脏之伤，穷必及肾。此源流之必然，即治病之要着。（张景岳）

调经莫先于去病。若潮热则血愈耗，呕咳则气上行，泻则津伤于后，痛则积结于中。若血滞渍入骨髓，便为骨蒸；积瘀与新血相搏，则为疼痛；散于四肢，则麻木不仁；入于血室，则寒热不定。若血水相并，脾胃虚弱，壅滞不通，变为水肿。（李梴）

脾气化液而生血，即水入于经，其血乃生之意。此营出中焦也，故曰生化之源。脾统血者，脾气化液入心而变为血。故虽心之所主，亦赖脾气化生。此妇人经血不调，必审脾气化生之源，而健脾为调经之要也。（武叔卿）

或问：论调经以滋水为主，不须补血，何也？曰：天者，天一之真。癸者，壬癸之水。月者，水之精，以一月而盈，盈则昃。女人经水以时而下，故有子。不以时下，或过期，或不及，皆为病。所以必须调经，调经必须滋水为主。又问曰：同一红色，非血而何？曰：人若有孕，则此水即以养胎，而不月矣。生子，则此水即化为乳，亦不月矣。乳之色，白也，何谓血乎？论其至，则血亦水也，从乎火化而色赤；乳亦水也，从乎气化而色白。况至七七而天癸绝，其所绝者，天癸水也；其流行之血，不见其枯涸，而仍行于经脉皮肤间也。故不须四物补血，必以六味滋水。滋水可兼补血，补血兼不得滋水，何也？盖血乃后天饮食入胃，游溢精气而成。若经水乃冲任所主。人身中有奇经八脉，冲任者奇经之二，为经脉之海，上为乳汁，下为月水。女人独禀此水以为生生之原，与男子二八之精同炁[1]，俱从天一之源而来。冲任起于胞中，男子藏精，女子系胞，其间又恃一点命门之火为之主宰。火旺则红，火衰则淡，火太旺则紫，火太衰则白。所以滋水更当养火。甚则干涸不通者，虽曰火盛，实由水虚。亦不宜以苦寒降火，只宜补水，从天一之源以养之，使满则溢，万无有毒药可通之理。此调经之法类如此。（赵养葵）

妇人属阴，以血为本，而有乳哺月经之耗，是以血病者多。夫月经者，津液血脉所成。苟营卫调和，经候自然应期。苟气血一忤，则或先或后，多寡不匀，或闭绝不行而百病生。必须分因而治：如真水亏败，阳火内炽，血海枯竭，经绝不通者，宜补养阴血，则经自行；如寒客胞门子户，血泣不通，为症瘕之候者，宜散寒逐瘀，则经自行矣。但血乃气之配，其升降、寒热、虚实，一从乎气。是以气热则血热而色紫；气寒则血寒而色凝；气升则血逆而上出；气陷则血随而下崩。此调经莫先于养血，养血莫先于调气也。（汪石山）

妇人得阴柔之体，以血为本。阴血如水之行地，阳气若风之

1　炁：音qì，同“气”。

旋天。故风行则动，阳畅则血调。此自然之理也。考古方耗气以调经，殊失其本。夫太冲者，气也。任脉者，血也。气升则升，气降则降，血随气行。若独耗其气，血无所施，正气既虚，邪气必胜，而百病生焉。经安调乎？况心生血，脾统血，养其心则血生，实其脾则血足。气胜则血行，安可独耗其气？此调经之至论也。（罗赤诚）

女科首重调经。经，常也。如潮之有信，如月之盈亏，不愆其期，故曰经水，又曰月信。《内经》云：太冲脉盛，月事以时下。景岳云：冲为五脏六腑之海，脏腑之血，皆归冲脉。可见冲脉为月经之本也。然血气之化，由于水谷，水谷盛则血气亦盛，水谷衰则血气亦衰。可见冲脉之血，又总由阳明水谷所化，而阳明胃气，又为冲脉之本也。《经》曰：二阳之病发心脾，有不得隐曲，女子不月。此虽言病发心脾，而实重在胃气。因心为胃之母，胃为脾之腑也。《经》又曰：有病胸胁支满者，妨于食，病至则先闻腥臊臭，出清液，先唾血，四肢清，目眩，时时前后血，病名血枯。此得之年少时有所大脱血，若醉入房中，气竭肝伤，故月事衰少不来也。此段经文，全重在"气竭肝伤"四字，为通节之纲旨。《金匮》言调经之法甚详，后世如王节斋、薛立斋诸贤，论证透彻，用方精切，俱可以为程式。今观叶案，奇经八脉，固属扼要，其次最重调肝。因女子以肝为先天，阴性凝结，易于拂郁，郁则气滞，而血亦滞。木病必妨土，故次重脾胃。余则血虚者养之，血热者凉之，血瘀者通之，气滞者疏之，气弱者补之。诚女科之明鉴。（《临证指南》）

经期不调

经行每月一至，如潮之信。若每月既至，或三日，或四、五日即应止。而复淋漓不断者，非冲任气虚，不能约束，为内伤不足；

即劳伤气血，邪客胞门，为外感有余。当参以人之强弱也。〇妇人有因病而后致经不调者，有因经不调而后生病者。如因病而后经不调，当先治病，病去则经自调；若因经不调而后生病，当先调经，经调则病自除。（萧慎斋）

经以月至，常也。其来过与不及，皆谓之病。若营血亏损，不能滋养百骸，则发落面黄，羸瘦燥热。燥气盛则金受邪，金受邪则为咳嗽、为肺痈、为肺痿必矣。但助胃壮气，则营血生，而经自行。若果因气逆，经闭不行，当用行气破血之剂。（初虞世）

丹溪曰：先期而至者，血热也；后期而至者，血虚也。窃谓先期而至，有因脾经血燥者；有因脾经郁滞者；有因肝经怒火者；有因血分有热者；有因劳役动火者。过期而至，有因脾经血虚者；有因肝经血少者；有因气虚血弱者。主治之法：脾经血燥者，加味逍遥散；脾经郁滞者，加味归脾汤；肝经怒火者，加味小柴胡汤；血分有热者，加味四物汤；劳役动火者，补中益气汤。其过期而至，若脾经血虚者，人参养营汤；肝经血少者，六味地黄丸；气虚血弱者，八珍汤。盖血生于脾，故云脾统血。凡血病当用苦甘之剂，以助其阳气而生阴血也。（薛立斋）

先期而至，虽曰有火，若虚而挟火，则所重在虚，当以养营安血为主。然亦有无火而先期者，则或补中气，或固命门，皆不宜过用寒凉也。后期而至，本属血虚，然亦有血热者，不得不为清补；有血逆者，不得不为疏利。总之，调经之法，但欲得其和平，在详察其脉证耳。若形气脉气俱有余，方可用清、用利。然虚者多，实者少。故调经之要，贵在补脾胃以资血之源，养肾气以安血之室。知斯二者，则尽善矣。〇经早者当以每月大概论，血热者当以通身藏象论。勿以素多不调，而偶见先期者为早；勿以脉证无火，而单见经早者为热。〇若一月二、三至，或半月、旬日而至者，此血气败乱之证，当因其寒热而调治之，不得以经早者并论。（张景岳）

经期不通

妇人经水不利下，抵当汤主之。〇妇人经水闭不利，脏坚癖不止，中有干血，下白物，矾石丸主之。（《金匮》）

妇人经水不利下，言经行不通利快畅下也。乃妇人恒有之病，不过活瘀导气，调和冲任，足以愈之。今曰抵当汤主之。夫抵当重剂，文内并无少腹结痛、大便黑、小便利、发狂、善忘、寒热等证，恐药重病轻，必有残缺错简，读者审之。〇脏，阴内也，不止不去也。经水闭而不通，瘀宿血也。阴中坚块不去，血干凝也。下白物，化血成带也。用矾石丸坐药治之。此方治下白物，若从湿化者可也，恐未能攻坚癖、干血也。（《医宗金鉴》）

妇人经闭不行，有因脾胃久虚，形体羸弱，气血俱衰，以致经水断绝者；有因劳心过度，心火上行，不得下通胞脉，是以月事不来者；有因中消，胃热善饥，肌肉消瘦，津液不升，血海枯竭，名曰血枯经绝者；有因冷客胞门，血寒凝泣而不下者；有因躯肥，脂满痰多，占住血海地位，闭塞而不行者；有因挟寒挟热，而污血凝滞不行者；有因食与湿痰，填塞太阴，而经闭作痛者。寒、热、虚、实，迥然不同，总不能遁乎脉之迟、数、有力、无力间也。〇血枯经闭者，指肠胃血少枯燥而言，故东垣分三焦论治。盖上焦，心主血也，劳心过度，阴血随耗，而无以藏之于肝，由是血海枯矣。中焦，胃为气血之海，胃液不足，则谷气不输。夫血者，水谷之精气，调和于五脏，洒陈于六腑者也。若化源既绝于中，经血自竭于下矣。下焦，大肠主津，小肠主液，若二经津液不足，则二便尚然燥涩，何能经水运行不竭乎？明乎此，则以脉诊而分上、中、下所因以调之，久则望其转枯为泽，经自流通矣。（《冯氏锦囊》）

血枯之与血隔，本自不同。盖隔者，阻隔也；枯者，枯竭也。阻隔者，因邪气之隔滞，血有所逆也；枯竭者，因冲任之亏败，源断其流也。凡妇女病损至旬月半载之后，则未有不经闭者，正因阴竭，所以血枯。枯之为义，无血而然。欲其不枯，无如养营。欲以通之，无如充之。但使雪消则春水自来，血盈则经脉自至。源泉混混，孰能阻之？奈何今之为治者，不论有滞、无滞，多兼开导，甚则专以通利为事，岂知血滞者可通，血枯者不可通也。血既枯矣，而复通之，则枯者愈枯，其与榨干汁者何异？为不知“枯”字之义耳。（张景岳）

血滞、血枯，不越虚、热、痰、气四证而已。血滞亦有虚热，血枯亦有虚热。故滞者不宜过于宣通，通后又须养血益阴，使津血流通；血枯亦不可峻行补益，恐本主无力，而辛热之剂反燥精血矣。（叶以济）

妇人女子，经脉不行，有因脾胃损伤而致者，不可便认作经闭蓄血。轻用通经破血之药，须审其脾胃何如。（王节斋）

室女经闭，非先天禀弱，血气未充，即是欲男子不得，所愿不遂，思虑伤心，抑郁伤肝，以致月闭成病。故凡寡妇、女尼，犯经闭者，与此同法。○经闭有寒热。《金匮》主于风冷积寒，东垣、洁古主于火热实结，是皆指有余之病也。但寒、热二证，宜分内伤、外感处治。如心火不降，而三焦热结，是血衰火旺，阴不配阳，故心气不通，热结三焦，而经闭不行，当益阴滋水，以培化源。如积冷血寒，凝结胞门，而血泣不下，是风冷客邪，乘虚袭入，宜温经散寒，导血下行，后用养营之剂为当。（萧慎斋）

人生以血气为本，人病未有不先伤气血者。若室女童男，积想过度，多致劳损。男子则神色消散，女子则月水先闭。盖忧愁思虑，则心伤而血竭。且心病则不能养脾，故不嗜食；脾虚则金亏，故发嗽；肾水绝则木气不荣，而四肢干痿，故多怒。不可用青蒿、虻虫等凉血行血，宜柏子仁丸、泽兰汤，益阴血以制虚火也。（寇宗奭）

夫经水，阴血也，属冲、任二脉。其为患，有因脾胃虚，不能生血而不行者，调而补之；有因郁伤脾，血耗而不行者，解而补之；有因胃火，血灼而不行者，清而补之；有因劳伤，心血少而不行者，静而补之；有因怒伤肝，血涩而不行者，和而补之。有因肾水亏，不能生血而闭者，补脾肺；有因肺气虚，不能行血而闭者，补脾胃。（薛立斋）

辨血色

凡血色有辨，固可以察虚实，亦可以察寒热。若色浓而多者，血之盛也；色淡而少者，血之衰也。此固大概之易知也。至于紫黑之辨，有如冰炭，而人多不解，但见紫色，不分虚实，便谓热甚。不知紫赤鲜红，浓而成片者，是皆新血妄行，多由热也；若紫而兼黑，或散或薄，沉黑色败者，多以真气内损，必属虚寒。或如屋漏水，或如腐败之宿血，是皆紫黑之变象也。此肝脾大损，阳气大陷，当用甘温，如理阴煎、理中汤、归脾汤、补中汤之类，则陷者举，脱者固，元气渐复，病无不愈。若尽以紫色作热证，则无不随药而毙矣。（张景岳）

天癸过期

妇人天癸过期，而经犹行者，其故有三：一主于有余，一主于邪伤，一主于败血。败血即属崩漏，当以禀赋强弱参之。（萧慎齐）

妇人年过五十而经行不止者，作败血论。（李时珍）

妇人四旬外，经期将断之年，多有渐见阻隔，经期不至者，此际最宜防察。若果气血和平，素无他疾，此固渐止而然，无足虑也。若素多忧郁不调之患，而见此过期阻隔，便有崩决之兆。若隔之浅者，其崩尚轻；隔之久者，其崩必甚。当预服药调之，否则患滋大也。（张景岳）

脉候

凡血气壮盛，经络遏闭，其脉滑实。外风冷伤，经络凝涩，其脉浮涩。形体憔悴，经络涸竭，其脉虚弱。（杨仁斋）

选案

有妇人生女，年十五来诊。言十四时，经水自下，今经反断，何也？师曰：必夫人年十四时，亦经水下，所以断。此为避年，后当自下。此真气怯，禀赋素弱而然，宜固真气，使水升火降，则五脏调和，经脉自通。（王叔和）

一妇病疟，食少，经期不行，诊两手无脉，时值寒月，拟作虚寒治之，与四物汤加附子、吴萸。复诊，见其起居如常。惊曰：误矣！经不行者，非无血也，乃痰碍而不行；无脉者，非血衰也，乃积痰生热，结伏而脉不见尔。易作实热治之，用三花神佑丸，脉出经通而愈。（朱丹溪）

一妇，经行必先泻二、三日，诊其脉，皆濡弱，此脾虚也。脾主血属湿。经水将动，脾血先已流注血海，然后下流为经。脾虚不能运行其湿，以参苓白术散服之。月余，经行不泻矣。（汪石山）

杨季登女，经闭年余，发热少食，肌削多汗，而成劳怯。医见汗多，误为虚也，投以参、术，其血愈锢。诊时，见汗出如蒸笼气水。谓曰：此证可疗处，全在有汗。盖经血内闭，止有从皮毛间透出一路，以汗亦血也。设无汗而不流，则皮毛干槁而死矣。宜用极苦之药，以敛其血入内而下通于冲脉，则热退经行，而汗自止，非补药所能效也。于是以龙荟丸，日进三次，月余，经血略至，汗热稍轻，姑减前丸，只日进一次。又一月，经血大行，淋漓五日，而诸证全瘳矣。（喻嘉言）

求 嗣

经义

女子二七而天癸至，任脉通，太冲脉盛，月事以时下，故有子。〇七七任脉虚，太冲脉衰少，天癸竭，地道不通，故形坏而无子也。〇丈夫二八肾气盛，天癸至，精气溢泻，阴阳和，故能有子。〇八八则五脏皆衰，筋骨懈堕，天癸尽矣，故发鬓白，身体重，行步不正，而无子耳。帝曰：有其年已老，而有子者，何也？岐伯曰：此其天寿过度，气脉常通，而肾气有余也。（《素问》）

总论

种子之道有四：一曰择地。地者，母血是也。二曰养种。种者，父精是也。三曰乘时。时者，精血交感之会合是也。四曰投虚。虚者，去旧生新之初是也。（王宇泰）

人生子嗣，虽曰天命，岂尽非人事哉！有男不能生子者，有女不能生子者。男不能生子者有六病，女不能生子者有十病。六病维何？一精寒，二气衰，三精少，四痰多，五相火盛，六气郁。精寒者，虽射入子宫，女子胎胞不纳，故随受而随堕矣。气衰者，则不能久战，男精已泄，女精未交，何能生物？精少者，虽能射入，而精衰薄，故随入而随出矣。痰多者，湿多也。湿多则精不纯。

相火盛者，过于久战，女精已过，男精未施，及男精施，而女兴已寝。气郁者，肝气抑塞，则怀抱忧愁，何能种玉蓝田、毓麟兰室？故精寒者温其火，气衰者补其气，痰多者消其痰，火盛者补其水，精少者益其精，气郁者舒其气，则男子无子者可以有子，不可徒补其相火也。十病维何？一胎胞冷，二脾胃寒，三带脉急，四肝气郁，五痰气盛，六相火旺，七肾水衰，八督任病，九膀胱气化不行，十气血虚而不能摄。胎胞之脉，所以受物者也。暖则生物，冷则杀物，纵男精射入，安能茹之而不吐乎？脾胃虚寒者，则带脉必然无力，精即射入，胎胞安能胜任乎？带脉宜弛不宜急，带脉急者，由于腰脐之不利也。腰脐不利，则胎胞无力，安能载物乎？肝气郁者，则心境不舒，何能为欢于床？第痰气盛者，妇必肥，身肥则下体胖，子宫缩入，难以受精。相火旺者，则过于焚烧，焦干之地，苦草木之难生。肾水衰者，则子宫燥涸，禾苗无雨露之滋，终成萎黄之叹。任、督之间，则倘有疝瘕之疾，则精不能施，因外有所障也。膀胱与胎胞相近，倘气化不行，则水湿之气必渗入胎胞，而不能受孕矣。女子怀胎，必气血足而后能养。气虚则阳衰，血虚则阴衰，气血双虚，则胎胞下坠，不能升举，小产所不能免矣。故胎胞冷者温之，脾胃寒者暖之，带脉急者缓之，肝气郁者开之，痰气盛者消之，相火旺者平之，肾水衰者补之，任、督病者除之，膀胱气化不行者助其气化，气血虚而不能摄胎者益其气血，则女之无子者亦可以有子，不可徒治其胎胞也。（陈士铎）

天地生物，必有絪缊之时；万物化生，必有乐育之候。猫犬至微将受娠也，其雌必狂呼而奔跳，以絪缊乐育之气，触之不能自止耳！凡妇人经行，必有一日絪缊之候，于一时之间，气蒸而热，昏而闷，有欲交接不可忍之状，此的候也。逆而取之则成丹，顺而施之则成胎矣。〇聚精之道：一曰寡欲，二曰节劳，三曰息怒，四曰戒酒，五曰慎味。肾为精之府，凡男女交接，必扰其肾，肾动则精随之而流，外虽不泄，精已离宫，未能坚忍者，必有真精数点，随阳痿而溢出，此其验也，故贵乎寡欲。精成于血，不独房室之交损吾之精，凡日用损血之事，皆当深戒：如目劳于视，则血以视耗；耳劳于听，则血以听耗；心劳于思，则血以思耗。随事节之，则血得其养矣，故贵乎节劳。主闭藏者肾也，司疏泄者肝也，二脏皆有相火，其系上属于心。心，君火也。怒则伤肝而相火动，动则疏泄用事，闭藏不得其职，虽不交合，而精亦暗流潜耗矣，故贵乎息怒。人身之血，各归其舍则常凝。酒能动血，凡人饮酒则面赤，是扰其血也。血气既衰之人，数月无房事，精始厚而可用。使一夜大醉，精随薄矣，故宜戒酒。《经》云：精不足，补以味。浓厚之味，不能生精，惟恬淡者能补精耳。万物皆有真味，不论腥素，淡煮得法，自有一段冲和恬淡之气，益人肠胃。《洪范》论味曰：稼穑作甘。世惟五谷得味之正，最能养精。如煮粥饭中，有厚汁滚作一团者，此米之精液所聚，最能生精，故宜慎味。（袁了凡）

妇人无子者，冲任脉中伏热也。其原由于真阴不足，阴不足则阳胜而生内热矣。内热则营血枯，故不孕。益阴除热，则血旺易孕矣。〇肥盛妇人，不能受孕者，以其身中脂膜满溢，湿痰闭塞子宫，而至经事不行，可用导痰汤治之。瘦怯妇人，不能受孕者，以其子宫无血，精气不聚故也，可用四物汤养阴血之药。（朱丹溪）

地之气本重，然得天气以包举之，则生机不息。若重阴沍寒之区，天日之光不显，则物生实罕。人之体中，肌肉丰盛，乃血之荣旺，极为美事。但血旺易至气衰，久而弥觉其偏也。夫气与血，两相维附，何以偏衰、偏旺耶？盖气为主则血流，血为主则气反不流，非真气之衰也，气不流有似乎衰耳。故一切补气之药，皆不可用，而耗气之药，反有可施。缘气得补则愈锢，不若耗之，以助其流动之势，久之血仍归其统握中耳。湖阳公主，体肥难产，御医进瘦胎方，而产得顺利。盖肥满之躯，胎处其中，全无空隙，以故伤胎之药，止能耗其外之血肉，而不能耗其内之真元。此用药之妙也。（喻嘉言）

女子血海虚寒而不孕者，虽宜用暖药，亦有阴虚火旺不能摄受精血者，又不可纯用辛温矣。（缪仲淳）

种子之方，本无定轨，因人而施，各有所宜。故凡寒者宜温，热者宜凉，滑者宜涩，虚者宜补，去其所偏，则阴阳和而生化着矣。今人不知此理，但知传方，岂宜于彼者，亦宜于此耶？即或偶中，而不论宜否，遍传其神，竞相制服，岂知张冠李戴乎？（张景岳）

脉候

人身气血，各有虚、实、寒、热之异，惟察脉可知。脉不宜太过而数，数则为热。不宜不及而迟，迟则为寒。不宜太有力而实，实者正气虚而火邪乘之，所以实也。不宜太无力而虚，虚者气血虚也。又有女子，气多血少，寒热不调，月水违期，皆当诊脉，以活法治之。务使夫妇之脉和平，交合有期，自能生子。（陈楚良）

选案

建平王，妃姬等皆丽，而无子。择良家未笄女子入御，又无子。问曰：求男有道乎？澄对曰：合男女，必当其年。男虽十六而精通，必三十而娶；女虽十四而天癸至，必二十而嫁。皆欲阴阳完实而后交合，则交而孕，孕而育，育而为子，坚壮强寿。今未笄之女，天癸始至，已近男色，阴气早泄，未完而伤，未实而动，是以交而不孕，孕而不育，育而子脆不寿。此王之所以无子也。然妇人有所产皆女者，有所产皆男者，大王诚能访求多男妇人，有男之道也。王曰：善。未再期，生六男。（《褚氏遗书》）

带 下

经义

任脉为病，男子外结七疝，女子带下瘕聚。（《难经》）

论证

妇人年五十，所病下利，数十日不止，暮即发热，少腹里急，腹满，手掌烦热，唇口干燥，何也？师曰：此病属带下。何以故？曾经半产，瘀血在少腹不去。何以知之？其证唇口干燥，故知之。当以温经汤主之。（《金匮》）

按：所病下利之“利”字，当是“血”字，文义始属，当改之。（《医宗金鉴》）

带下有五，多因经行产后，风入胞门，传于脏腑所致。伤厥阴肝经，色如青泥；伤少阴心经，色如红津；伤太阴肺经，形如白涕；伤太阴脾经，黄如烂瓜；伤少阴肾经，黑如衃血。（《妇人良方》）

冲、任、督三脉，同起而异行，一源而三歧，皆络于带脉，统于篡户，循阴器，行廷孔、溺孔上端。因他经遗热于带脉之间，客热抑郁，血积不流，从金之化而为白，随溲而下，是为白带。多不痛，或有痛者。《经》曰：少腹冤热而痛，溲出白液，冤者，屈滞也。病非本经，为他经冤郁而成。若赤白痢，不可曲分寒热，止可分新旧而治之。譬如痈疖，始见赤血，次溃白脓，又岂为寒

者哉？痢是热传大肠下广肠，带是热传小肠入脬经。二证皆可同湿热治法。（张子和）

带下由于任脉湿热郁甚，津液溢而为病。如以火炼金，热甚反兼水化，又如六月热极，物反出液而湿润，林木流津。故肝热则出泪，心热则出汗，脾热则出涎，肺热则出涕，肾热则出唾，犹煎汤热甚则沸溢。俗医治带，用辛热药，微者或令郁结暂开，重者反加病剧，莫若以辛苦寒药按法治之。（刘河间）

带下者，营卫滞气所成也。皆因喜怒忧思，产育房劳，伤其营卫，或挟有湿热，使浊气渗入膀胱，故秽白之物，如涕下流，面色无光，腰腿酸痛，精神短少。世俗徒知虚寒，不知湿热，反用温补，偏助心火，心火既盛，阴血渐烁。譬之猪膏，烹之则融，冷之则凝。湿淫不清，则为白带。若热气熏蒸，则为腥腐之气。法当清上实下，理脾养血，而湿热自解。（罗赤诚）

带下者，由湿痰流注于带脉而下浊液，故曰带下。妇女多有之。赤者属热，兼虚兼火治之；白者属湿，兼虚兼痰治之。年久不止，补脾肾兼升提治之。大抵瘦人多火，肥人多痰，最要分辨。白带、白浊、白淫三种，三者相似，而迥然各别。白带者，时常流出清冷稠黏，此下元虚损也；白浊者，随小便而来，浑浊如泔，此胃中浊气渗入膀胱也；白淫者，常在小便之后，来亦不多，此男精不摄，滑而自出也。（《临证指南》）

带由精窍而出，如男子梦遗之相同。而淫浊则在溺窍，乃湿热由膀胱而下，不可不辨。〇淫浊与带下之不同者，盖白带出于胞宫，精之余也；淫浊出于膀胱，水之浊也。虽膀胱与肾为表里，故带浊之源，无非皆出于阴分。然带由脾肾之虚滑者多，淫浊由膀胱之湿热者多。此其所以有辨也。（张景岳）

论治

女子下赤白而不甚稠，曰白淫，与男子白浊同系于相火，如龙雷之扰，而不澄清也。属足少阴、太阴，治当清补。如有滑白稠黏者，谓之带下，属手厥阴、少阳。如男子自遗之精，原乎心包，系乎脊膂，络淫带脉，通于任脉，下抵涌泉，上至泥丸，治宜血肉之剂以培之。时人泥于常套，作流痰治，以牡蛎、龙骨、地榆之类涩之，和以四物，加以升提。殊不知根本损伤，以致腐败而下。彼塞滞不清之物，则益加其滞，升提不正之气，则愈增加其郁。惟以六龙固本丸、十六味保元汤主之。证属于虚，则当补养。其他称湿、称痰，俗谓脏冷。又云白属气，赤属血。皆泛而不切之言。（吴梅坡）

妇人忧思郁怒，损伤心脾，肝火时发，血不归经，所以多患带疾。盖肝郁则脾伤，脾伤则气陷，是脾精不守，不能输为营血，而下白滑之物，皆由肝木郁于土中使然。法当开提肝气，补助脾元。盖以白带多属气虚，故补气健脾，为治法之要领也。若下如米泔而臭秽者，此湿热胜也。亦有脾胃气虚，不能制水，而湿痰下坠者，宜二术、黄柏、茯苓、车前为主，佐以升提。若下如鸡子清者，此脾胃虚极也。色必不华，足胫必浮，腰腿必酸，宜五味子、八味丸，间用调脾养心，如归脾之类。若阴虚有火者，宜六味丸加五味、菟丝、车前、黄柏。叔和云：崩中日久为白带，漏下多时骨髓枯。盖言崩久气血虚脱耳。此证虽有气、血、寒、热之分，总属气虚下陷之故。（缪仲淳）

人身带脉，统摄一身无形之水。下焦肾气虚损，带脉漏下，白为气虚，赤为有火，治当补肾为主。脾虚者，六君子汤加升麻；气虚者，补中益气汤；肝虚者，逍遥散兼六味丸。（赵养葵）

带脉总束诸脉，如人束带而前垂也。妇人多郁怒伤肝，肝乘脾，土伤生湿，湿生热，热则流通，故滑浊之物渗入膀胱，从小便而出也。古人作湿寒治，用辛温药。丹溪作湿热治，用苦寒药。夫苦寒正治也，辛温从治也。如湿热怫郁于内，腹痛带下，非辛温从治，能开散之乎？若少腹不痛，止下带者，虽有湿热，而气不郁结，则用苦寒治之为当也。（方约之）

带证，由外邪风冷湿热、内伤瘀血湿痰，皆有余之病。若东垣以血海将枯，津液复亡，是原其病在血虚也。仲淳以脾精不守，元气下陷，是原其病在气虚也。养葵更推原带脉为病，下焦肾气虚损所致，尤为探本之要。此吴梅坡以十六味保元汤、六龙固本丸治带证，盖有自来矣。（萧慎斋）

妇人浊带，其因有六：一心旌动摇，心火不静而带下者，当清火，宜朱砂安神丸、清心莲子饮。若无邪火，但心虚而带下者，宜秘元煎、人参丸、茯菟丸。一欲事过度，滑泄不固而带下者，宜秘元煎、苓术菟丝丸、济生固精丸。一人事不畅，精道逆而为浊为带者，初宜威喜丸，久宜固阴煎。一湿热下流，而为浊带，脉数，色赤，烦渴多热者，宜保阴煎、加味逍遥散。若热甚兼淋而赤者，宜龙胆泻肝汤。一元气虚而带下者，宜寿脾煎、七福饮、十全大补汤。若阳气虚寒，脉微涩，腹痛多寒者，宜加姜、附。一脾肾气虚下陷而带下者，宜归脾汤、补中益气汤。（张景岳）

选案

一妇经多带下者，日轻夜重，泄泻无时，拟属下多亡阴，治用血药，益甚，始悟此病，合阳生阴长之治。夫经多带下，又兼泄泻，皆由阳虚下陷。盖日则阳旺，而得健运之职，故轻；夜则阴旺，而阳不得其职，故重。易以参、术助阳，服之而效。（缪仲淳）

一女七岁下白，其母疑焉。夜卧因以帛垫身，始知其故。予曰：女子二七任脉通。今任脉未通，带脉未成，何以得此？是必脾虚有湿而然。方用白术、茯苓、山药、苡仁、扁豆、芡实、白芍、甘草、陈皮为末，服之而止。嫁后一产而脱，体气早亏之过也。（许宣治）

崩　漏

经义

悲哀太甚，则胞络绝，阳气内动，发为心下崩，数溲血也。（《素问》）

论证

崩如山冢崒崩，言其血之横决莫制也；漏如漏卮难塞，言其血之漫无关防也。原其致病之由：有因冲任不能摄血者；有因肝不藏血者；有因脾不统血者；有因热在下焦，迫血妄行者；有因元气大虚，不能收敛其血者；又有瘀血内阻，新血不能归经而下者。（《临证指南》）

崩漏有虚、有实、有寒、有热。虚者主于血虚、气虚、阴虚、阳虚。实者主于污瘀恶血、痰涎郁滞。虚则为寒、为冷。实则为火、为热。〇崩本血病，而有气虚者，血脱气亦脱也。阴阳相维，互为其根。阴血大下，阳不能维，当以无形之气生有形之血。（萧慎斋）

血大至曰崩，或清、或浊、或纯下瘀血。更有崩甚腹痛者，人多疑恶血未尽；又见血色瘀黑，不敢止截。凡血欲出未出之际，停在腹中，即成瘀血。以瘀为恶，又焉知瘀之不为虚冷者乎？

〇瘀而腹痛，血行则痛止；崩而腹痛，血住则痛止。（戴复庵）

热则流通之说，俗解大谬。流通者，流通于经络之中，非流通使下行也。盖血随气行，气旺则周流不息，血即随之而周行于身。故欲止崩漏，当使血归经，欲血归经，当先补气。气属阳，得温暖则阳回气旺，故曰热则流通。若气虚而寒，则凝涩矣。凝涩则不能流行周身，涓涓不断，而成漏下之证。（吴天士）

论治

妇人陷经，漏下黑不解，胶姜汤主之。（《金匮》）

陷经者，谓经血下陷，即今之漏下、崩中病也。黑不解，不成文。胶姜汤，方亦缺。（《医宗金鉴》）

臣亿等校诸本无胶姜汤方，想是妊娠中胶艾汤。（魏荔彤）

暴崩暴漏，宜温宜补；久漏久崩，宜清宜通。（《临证指南》）

治崩之法：有消逐污血者；有寒凉降火者；有收涩固脱者；有大升大降者；有扶脾健胃者；有补气补血者；有温暖下焦者。种种不一。（萧慎斋）

崩为急证，漏是缓病。崩是大怒伤肝，冲动血海，或火盛血热沸腾；漏则房劳过度，损伤冲任，气虚不能约制经血，或多火而血不安。崩宜理气降火，兼佐升提；漏宜滋阴，培养气血，兼佐制火。（李太素）

血属阴，静则循经荣内，动则错经妄行，故七情过极，则五志亢甚。经血暴下，谓之崩中。初用止血，以塞其流；中用清血，以澄其源；末用补血，以复其旧。若止塞其流而不澄其源，则滔天之势不可遏；若止澄其源而不复其旧，则孤阳无所依。（方约之）

血崩之证，为卫弱营盛，治当扶阳抑阴。然不可峻补其阳，恐药之热气胜，而反助其阳盛也；亦不可直抑其阴，恐药之寒气

胜，而又益其阳虚也。（程扶生）

崩淋之病，有暴崩者，有久崩者。暴崩者，其来骤，其治易；久崩者，其患深，其治难。凡血因崩去，势必渐少，少而不止，病则为淋。此由忧思郁怒，先损脾胃，次及冲任而然。崩淋既久，真阴日亏，多致寒热咳嗽，脉见弦数豁大。此乃元气亏损，阴虚假热。当用参、术、归、地甘温之属，峻培本源，但得胃气未败，受补可救。若不能受补，而日事清凉，苟延目前，终非吉兆。（张景岳）

崩中多用止血补血药不效，此阳乘于阴，所谓天暑地热，经水沸溢是也。心主血，血得热则行，得寒则止。（许叔微）

血藏于肝，肝气不升，则热迫于下，血不能藏，而趋于下。况厥阴之经脉环阴器，廷孔、前阴皆属之。荆芥升肝气，香附理脾气，条芩除内热，四物养血，故能收功。（武叔卿）

崩证药多用醋炒者，醋能收敛故也。（王节斋）

脉候

阴虚阳搏，谓之崩。（《素问》）

《经》云：阴虚者，尺脉虚浮也。阳搏者，寸脉弦急也。是为阴血不足，阳邪有余。（武叔卿）

胎前

经义

妇人重身，毒之何如？有故无殒，亦无殒也。（《素问》）

总论

凡看病妇，当先问娠，不可仓卒。○凡治病妇，不可轻用破

气行血之药，恐有娠在疑似间也。（张子和）

妊娠一月名胎胚，足厥阴脉养之；二月名始膏，足少阳脉养之；三月名始胎，手心主脉养之；四月始成血脉，手少阳脉养之；五月始成其气，足太阴脉养之；六月始成其筋，足阳明脉养之；七月始成其骨，手太阴脉养之；八月始成肤革，手阳明脉养之；九月始成毛发，足少阴脉养之；十月五脏六腑关节人形皆备。此其大略也。（《巢氏病源》）

胎有男女，则成有迟速。体有阴阳，则怀有向背。故男动在三月，阳性早也；女动在五月，阴性迟也。女胎背母而怀，故母之腹软；男胎面母而怀，故母之腹硬。（《景岳全书》）

《举要》云：男腹如箕，女腹如釜。盖男女孕于胞中，男面母腹，则足膝抵腹，下大上小，故如箕；女面背母，则背脊抵腹，其形正圆，故如釜也。（《冯氏锦囊》）

胎前为实，象乎坎卦；产后为虚，象乎离卦。胎前多热，坎中阳也；生后多寒，离中阴也。（方星岩）

恶阻

妇人得平脉，阴脉小弱，其人渴，不能食，无寒热，名妊娠，桂枝汤主之。〇于法六十日，当有此证，设有医治逆者，却一月加吐下者，则绝之。〇妊娠吐呕不止，干姜人参半夏丸主之。（《金匮》）

恶阻者，谓呕吐、恶心、头眩、恶食、择食是也。绝之者，谓绝止医治，候其自安也。予尝治一、二妊妇恶阻，病呕吐，愈治愈逆，因思仲景绝之之旨，以炒糯米汤代茶，止药月余，渐安。〇《大全》谓半夏动胎。观仲景用干姜人参半夏丸，罗谦甫用半夏茯苓汤，丹溪用二陈汤加减，并治胎前恶阻，痰逆呕吐等证，

俱效。予用治恶阻，未尝动胎，正《经》云有故无殒是也。（娄全善）

妊娠之初，经脉内闭，育养胎息，肠胃阻洳，散入焦膈。若素有痰饮，则饮与血搏，食饮辄吐，头目旋晕，憎闻食气，喜啖酸咸，肢倦困懒，多卧少起，名曰恶阻。已产之后，胞外余血，败瘀流利，名曰恶露。盖恶者，不善不净之义。阻者，阻节之阻。血搏痰饮，当渐消之。露者，露水之露，当急逐之。由是而知胎前曰恶阻，产后曰恶露。古人命名之意，良有以也。（《简易方》）

凡妊二、三月，呕逆不食，或心中烦闷，此乃气血积聚，以养胎元。精血内郁，秽腐之气上攻于胃，是以呕逆不食；血既养胎，心失所荣，是以心中烦闷。法当调血散郁，用参、术、甘草补中气，橘红、紫苏、木香、生姜散郁气，茯苓、麦冬、黄芩、竹茹清热解烦，名参橘饮。（朱丹溪）

恶阻多在三月，相火化胎之候。壮火食气，上冲胃口，食入即吐。少阴肾水养胎，少阳相火益炽，须用清肝滋肾汤，即六味加柴胡、白芍。先用逍遥止呕，甚则加茱、连。（赵养葵）

恶阻一证，古人以形病而脉不病别之。余谓恶阻无不喜食酸物，不若以嗜酸别之，更为明切。亦有妊妇气血调和，不患恶阻者；亦有虽患，轻而暂者，又不可不知。（沈金鳌）

妇人怀孕，其始证见恶阻，而恶阻自《金匮》有“绝之”之法，以下巢元方主于气凝血聚，陈良甫主于停饮积痰，仲景作寒治，太无、养葵作火论，病机可谓详悉。但胎前无寒，产后无热，此常法也。故恶阻呕吐，大抵寒少热多，总属血壅胎元，脏气不能宣通，停痰积饮，郁热壅滞，变而为火。故丹溪、立斋治以枳壳、紫苏、香、砂，为降气顺气之法。所谓胎前须顺气者此也。（萧慎斋）

选案

汪姓妇，经阻数月，发热呕吐，水浆不入，卧床不起，大肉尽脱。凡古方治恶阻者，试之殆遍，而无一效，转疑非孕。拟用真武重镇，药熟瓶破，因而中止。然气不相接，手足冷，形神败，冷汗出，已制木矣。诊尺中，尚有滑意。余曰：果真阳脱胃绝，讵有尺滑之理？《经》曰：食不得入，是有火也。吐甚胃伤，四肢主脾，故作厥耳。且呕吐一证，人惟责之胃，不知责之肾，而恶阻之病，多有冲阳上升而胃不安者，尤当求之于肾。爰酌嘉禾饮，君以熟地，臣以人参，佐以粟米，使以甘蔗汁，缓令呷尽。一日而呕定，凡三月而康，腹中生气跃动矣。是冬产一男。（汪广期）

胎动不安

妊娠胎动不安者，多由冲任血虚，受胎不实故也。然有饮酒、房室过度，损动不安者；有忤触伤仆，动而不安者；有怒气伤肝，或郁结不舒，触动血脉不安者；有过服暖药，并犯禁之药，动而不安者。有因母病而胎动者，但治母病，其胎自安；有因胎不坚固，动致母病者，但当安胎，其母自愈。（陈良甫）

妊娠胎气不安者，证本非一，治亦不同。盖胎气不安，必有所因：或虚、或实、或寒、或热，皆能为病。去其所病，便是安胎之法。故安胎之方，不可执，亦不可泥，但当随证随经，因其病而治之，乃为至善。若谓白术、黄芩乃安胎之圣药，执而用之，鲜不误矣。（张景岳）

胎前大约以凉血顺气为主，而肝、脾、胃三经，尤为所重。因肝藏血，血以护胎，肝血失荣，胎无以荫矣；肝主升，肝气横逆，胎亦上冲矣。胎气系于脾，如寄生之托于苞桑，女萝之施于松柏，脾虚胎无所附，滑堕难免矣。胃为水谷之海，妊妇全赖水谷之精华以养胎，如兵家饷道，不容一刻缓也。其余有邪去邪，有火去火，阴虚清滋，阳虚温补，随机应变，法尽善矣。（《临证指南》）

选案

闵介眉甥媳，素禀气虚多痰，怀妊三月，因腊月受寒，恶寒不食，呕逆清血，腹痛下坠，脉细如丝。与干姜人参半夏丸，二服不应。更与附子理中汤，加苓、半、肉桂，调理而安。门人问曰：尝闻桂、附、半夏，孕妇禁服，而此并行无碍，何也？曰：举世皆以黄芩、白术为安胎圣药，桂、附为陨胎峻剂，孰知反有安胎妙用哉？盖子气之安危，系乎母气之偏胜。若母气多火，得芩、连则安，得桂、附则危；母气多痰，得苓、半则安，得归、地则危；母气多寒，得桂、附则安，得芩、连则危。务在调其偏胜，适其寒温。世未有母气逆而胎得安者，亦未有母气安而胎反堕者。所以《金匮》有怀妊六、七月，胎胀、腹痛、恶寒、少腹如扇，用附子汤温其脏者。然认证不真，不得妄行是法。一有差误，祸不旋踵。（《张氏医通》）

胎漏

妇人宿有症病，经断未及三月，而得漏下不止，胎动在脐上者，为症痼害。妊娠六月动者，前三月经水利时，胎也。下血者，后断三月衃也。所以血不止者，其症不去故也，当下其症，桂枝茯苓丸主之。（《金匮》）

妊娠有漏胎、激经之分：漏胎无时而下，激经有时而至。（萧慎斋）

胎动与胎漏皆下血。胎动则腹痛，胎漏无腹痛。胎动宜养血，胎漏宜清热。（《女科正宗》）

妊妇经血不固者，谓此胎漏。然胎漏之由，有因胎气者，有因病气者。而胎气之由，亦有二焉。余尝诊一妇人，脉见滑数，别无他病，问其经事，则如常不断，但略少耳。余曰：此必妊也。因胎小，血盛有余而然。后三月外，经止，果产一男。妊妇多有此类。常见怀胎七、八个月而生子者，人但以血止为度，谓之不足月。然其受胎于未止之前，至此而足，人所不知。（《景岳全书》）

妊娠体壮，脉息和平，饮食如故，他无所苦，而经时下者，乃血气充旺，养胎之余血也。然亦不可使之多，宜和血凉血，佛手散加黄芩、白术。不已，加阿胶。若去血过多，八珍汤加胶、艾。如因怒伤肝而动血，佛手散加山栀、白芍。（薛立斋）

胎漏有用糯米、苎根者，糯米谷味之阴，所以补地气之不足也。漏下黄赤为热，故用苎根以凉之。苎根补阴，善能安胎，润燥解热也。有用阿胶、艾叶者，阿胶益金固血，艾叶助阳上升，升则不堕，固则不流也。（《见闻录》）

伤风

妊娠伤风，宜用香苏饮加葱、豉，咳嗽多痰加桔梗，或紫苏饮加葱、豉。盖风药皆能伤胎，葱豉汤能安胎气散邪气。（《张氏医通》）

伤寒

妊娠伤寒，专以清热安胎为主，或汗或下，各随表里所见脉证主治，勿犯胎气。（万密斋）

有胎而病外感，剂中必加四物。是治病保胎要法。（《临证指南》）

伤食

妊娠伤食，多由脾胃虚弱，不能运化所致。盖胎以脾胃为主，脾胃强则胎系如悬钟而不堕。若伤食不化，则脾困而胎不能固矣。故凡消食导滞，先以补脾健胃为主，则饮食自化。一切峻厉克伐之药，未可浪投。（萧慎斋）

疟疾

妊娠疟疾，致病之原，虽因风寒暑热之感，亦因气血之虚。寒热鼓颔，战栗振摇，堕胎最易。古人用药，先以安胎为急，但邪不去，则胎不安，故安胎莫先于去邪。然如常山、草果、槟、朴之属，未可浪投，惟发表中兼补气，清热中兼养血为善。（萧慎斋）

痢疾

妊娠痢疾，有三禁、五审。一禁荡涤肠胃，二禁渗利膀胱，三禁兜涩气滞。盖荡涤则阳气下陷，胎气愈堕；渗利则阴精脱亡，胎失荣养；兜涩则浊气壅滞，后重转加。故善治孕妇之痢者，宜以调气为先，如炉冶分金，已败之血，则随之而下；未伤之血，则统之而安。所谓五审者：一审饮食之进与不进。夫下痢乃肠胃受伤，若痢虽甚，而饮食如常者易已，故痢以噤口为最重。在初胃气全盛之时，犹不足虑；但须理其滞气，则饮食自进矣。或初时能食，旬候之外反不能食，脉息不振，此必荡涤太过，胃气受伤所致。亦有过服苦寒破气之药，而致呃逆呕秽者，此为胃败危候。惟峻与温补，庶可挽回。二审溲之通与不通。盖下痢清浊不分，痢频而小便通利者，胎必无虞。或胎压膀胱而小便不通者，名曰转胞。切忌利水，急与升提，自效。三审腹之痛与不痛。盖痢证有寒、热、虚、实之分。痛有止歇，奔迫下坠，至圊不及者，火也；痛自下而攻击于上者，火也；痛而胀满，不胜摩按，服热汤而愈痛者，火也；实也。痛无止歇，而无绞刺之状者，寒也；

痛自上而攻注于下者，寒也；痛而不满，时喜热手摩按者，寒也，虚也。大约初痢胀满为实热，久痢疠痛为虚寒。即或初因火起切痛，久痢气伤，亦必变为虚寒也。急须温补，切勿利气。四审后之重与不重。夫下痢后重，浊气壅滞故也。开通壅滞，必以调气为主，在妊娠尤为切要。调气则后重自除，而胎息自安矣。初痢后重，治宜开其壅滞。久痢后重，又当升其阳气，阳气升则胃气运，胃气运则周身之气悉皆条达，而无壅塞之患矣。五审身之热与不热。盖下痢为里气受病，若见身热，表里俱困，元神将何以恃而得振驱邪之力耶？如人迎之脉浮数，可先用和营透表之药，分解其势，然后徐徐清理。若初痢不发热，至数日，半月后始发热，脉来渐小，或虚大无力者，此真阴内亡，虚阳发越于外也。其在平人，可用辛温峻补；若在孕妇，桂、附又难轻用，惟藉参、术、姜、萸、胶、艾之属。使非大补峻投，难望回天之勣也。（《痢证汇参》）

妊娠饮食生冷，脾胃不能克化，致令心腹疼痛。伤血则赤，伤气则白，血气俱伤则赤白相杂，腹内重坠，胎气不安，此由于脾胃气虚，不能升举而下陷也。治用补中益气汤，病退而胎自安。切勿浪投顺气行气，益增坠下之患。盖胎系于肾，如钟系于梁，若柱不固，其梁必挠，而钟岂能独全乎？况似痢非痢者多，中气虚则不能上升，脾气虚则不能渗湿，肾气虚则不能闭藏。慎勿以有形之假滞而伤无形之元气。元气一伤，变证百出，胎能保乎！（《冯氏锦囊》）

胎前痢疾，亦有暑邪、湿热外感致病，不可专主饮食生冷为患。但妊娠痢疾，本于脾胃不和，因而气血受病。若守河间之法，降气后重自除，行血便脓自止，不知胎前之气果可降乎？气降则胎下坠。胎前之血果可行乎？血行则胎必堕。莫若用木香以调气，当归以养血，此二药乃胎前痢疾妙品。再以四物汤加白术、黄芩为治。丹溪所谓先托住正气以固其胎，而后调气和血。此治妊痢之要法也。（萧慎斋）

泄泻

妊娠泄泻，必原其由，大抵不外脾肾，二脏虚者居多。夫血统于脾，血护胎元则脾阴虚，食不运化而作泻。胎系于肾，气弱则命门火衰，胎窃其气以拥护，肾阳不能上蒸脾土而为泻。虽其间未尝无风、寒、暑、湿之外感，饮食生冷之内伤，而脾肾有亏者，其本也。（萧慎斋）

霍乱

霍乱者，阳明胃经病也。良由妊娠平日五味肥甘，腐积成痰，七情郁结，气盛为火，停胃中。乍因寒热之感，阴阳相混，故令心腹绞痛，吐利并作，挥霍变乱。吐多伤气，利多伤血，气血受伤，不能养胎。邪气鼓击，而母未有不殒者，不可不亟治也。香苏散加藿香主之。（万密斋）

妊娠霍乱，吐利绞痛，最易伤胎。宜辨其饮食生冷，暑、湿、风、寒四气之感，随其邪之所因而治之，尤以保胎为主。（萧慎斋）

喘

妊娠气喘，有因乍感风寒，喘急而不得卧者，此客邪胜也。治宜疏散，参苏饮主之。若脾虚四肢无力，肺虚不任风寒，肾虚腰酸足软，猝然气喘不足以息者，此脾肺素亏，母虚子亦虚，肾气不归原，而上乘于肺也。治宜生脉散、补中益气汤去升、柴加沉香、补骨脂主之。（萧慎斋）

妊妇因火动胎，气逆作喘者，用条芩、香附为末，水调服。（朱丹溪）

吐血

凡吐血证，或七情内伤，或六淫外感。而妊娠吐血，一主火热者，正以气血护养胎元，或有所感，则气逆而火上乘也。但火有虚实之分，实火当清热养血，虚火当滋阴补水。（萧慎斋）

子嗽

妊娠咳嗽，名曰子嗽。其证若风邪伤肺者，用金沸草散；火邪克金者，用人参平肺散；寒邪伤肺者，用人参败毒散；脾肺气虚者，用六君子汤加桔梗；血虚者，用四物汤加桔梗；肾火上炎者，用六味汤加五味子；脾肺气虚，为风寒所伤者，用补中益气汤加桔梗。盖肺属辛金，生于己土，嗽久不已，多因脾虚不能生肺金，致腠理不密，复感外邪；或因肺虚不能生肾水，以致阴火上炎。治当壮土金，生肾水，以安胎为要。（薛立斋）

子痫

妇人有孕之后，冲任血养胎元，以致肝脏少血，而木火内动，摇摇靡定，风象生焉。其证目吊口噤，角弓反张，流涎昏迷，时作时止，与内伤之痫象相类。俗医以为外入之风，真属聋瞶。试问风入皮毛，则当恶寒发热，何表证未见，而厥、少之证叠出？且无孕安然，有胎反病，风果如是耶？审其病情，无非肝肾阴虚，阴虚则血燥，血燥则筋失所滋，强直反张，有似于风，而实非风也。即风亦属内动之风，而非外入之风也。良由胎在母腹，阴血愈耗，虚火愈炽，经脉空而为火所灼，以故精不能养神，柔不能养筋，而如厥如癫，神魂失守。治法有在阴、在阳之别：阴虚者养阴，阳虚者养阳。庶阴液足而真气回，木火藏而虚风定，子安母亦安矣。考古治子痫羚羊角散，方内惟羚角入肝舒筋，枣仁、当归补肝益血，与证相投。其防、独则耗真元，薏仁则下生胎，多不合辙，未可

轻用。（《会心录》）

子满

妊娠有水气，身重，小便不利，洒淅恶寒，起则头眩，葵子茯苓散主之。（《金匮》）

头面遍身浮肿，小水短少者，属水气为病，名曰子肿。自膝至足浮肿，小水清长者，属湿气为病，名曰子气。遍身俱肿，腹胀而喘，在六、七个月时者，名曰子带。但两脚肿而肤厚者属湿，名曰皱脚。皮薄者属水，名曰脆脚。大凡水之为病多喘促，气之为病多胀满，喘促属肺，胀满属脾。以其人素有水气湿邪，故受孕有肿满之证。儿未成形，被水渍其胎，每致损坏。成形尚可调治。若在五、六月后，有是证者，多有生育顺利。（《医宗金鉴》）

妊娠胸满腹胀，小便不通，遍身浮肿者，用千金鲤鱼汤。脾胃虚弱者，佐以四君汤。若面目虚浮，肢体如水气者，用全生白术散。若脾虚湿热，下部作肿者，用补中益气汤加茯苓。若饮食失节，呕吐泄泻者，用六君子汤。若腿足发肿，喘闷不安，或指缝出水者，用天仙藤散。（薛立斋）

子满有水血相搏者，有停水受湿者，有经血壅闭者，有清浊不分者，总因脾虚不能制水所致。立斋治法，不外健脾渗湿、顺气安胎为主。若《济阴》云：但泻气利水则愈。此谬论也。（萧慎斋）

子悬

《本事方》云：紫苏饮治妊娠子悬。子悬者，浊气举胎上凑也。胎热气逆，胸膈胀满，非苏叶、陈皮、腹皮、川芎无以流气，非归、芍无以养血。气血既利，其人必虚，故以人参、甘草补之。（何松庵）

子悬之证，胎气上逼心胸是也。正以气血壅郁胎元，郁久则热，故良甫主于胎热气逆，松庵主于浊气举胎，是以火热立论为当。

若《大全》以为寒气冷饮，养葵以为命门火衰，然必以人之壮弱，脉之迟数为凭。如禀厚质壮，脉来洪数，此属火热；如脾胃素虚，脉来迟细，此属虚寒。（萧慎斋）

子瘖

帝曰：人有重身九月而瘖，此何为也？岐伯曰：胞之络脉绝也。帝曰：何以言之？岐伯曰：胞络者，系于肾，少阴之脉，贯肾系舌本，故不能言。帝曰：治之奈何？岐伯曰：无治也，当十月复。（《素问》）

按瘖者，谓有言而无声。故《经》曰：不能言。此“不能”二字，非绝不语之谓。凡人之音，出于喉咙，发于舌本，因胎气肥大，阻肾上行之经，肾脉入肺中，循喉咙，系舌本，喉者肺之部，肺主出声，故其人切切私语，有言而人不能听闻，故曰瘖。如果肾之脉络绝，则其病不治，岂有产后自复之理乎？《经》云：胞之络脉绝。此“绝”字当作“阻”字解。（张嶟璜）

妊娠不语，经旨固无治法，后人不敢强立方论，独子和以降心火为治，元台以补心肾立法。则以胞之络脉属于手、足少阴二经故也。但产后不语，属败血之入心。中风舌瘖，属痰涎之滞络。则胎前子瘖，亦必有所感，更当详证参治，以补张、马二公之未尽。（萧慎斋）

子烦

烦者，心中烦乱不安也。由于受胎之后，血热干心，故令人郁闷撩乱不安。因在妊娠，故曰子烦。非子在腹中而烦也。古云：四月受少阴君火以养精，六月受少阳相火以养气，故烦。夫烦固多属火，今胎既受君相之火以养，岂有反令母烦之理？若曰母虚而烦，则当每月皆然，何独拘于四月、六月？此说似属

不通。（李太素）

妊娠烦闷有四证：有虚烦，有心中烦，有胸中烦，有子烦，俱属于热。脏虚而热气乘心，令人烦者名虚烦，亦即心中烦；痰饮凝积，呕吐痰沫者，名胸中烦；血积饮停，寒热相搏，致胎不安者，名子烦。（齐仲甫）

火入于肺则烦，入于肾则躁。胎系于肾，肾水养胎，则不足以滋肾中之火，火上烁肺，则为烦躁。此金水亏涸之候，法当滋其化源，清金壮水为主。（萧慎斋）

子鸣

妊妇腹中脐带上疙瘩，儿含口中，因登高举臂，脱出儿口，以此作声。令妊妇曲腰就地，如拾物状，疙瘩仍入儿口，即止。又腹中儿哭，用鼠窟土同黄连汁饮之即止。（《产宝百问》）

腹内钟鸣，与儿哭同类。故治法无异。立斋云：黄连性寒，麝香开窍，当酌用。（萧慎斋）

腹痛

妇人怀妊六、七月，脉弦，发热，其胎愈胀，腹痛恶寒，少腹如扇。所以然者，子脏开故也。当以附子汤温其脏。○妊娠腹中痛，为胞阻，胶艾汤主之。○妇人怀胎，腹中疞痛，当归芍药散主之。（《金匮》）

胎前腹痛，有风寒客邪，痰饮七情，为有余之病也；有气阻、气虚、血虚，为不足之病也。脾胃气虚而腹痛者，用补气调气之法。阴亏血虚而腹痛者，用补血温经之法。临证审之。（萧慎斋）

腰痛

妊娠腰痛，最为紧要。盖以胞胎系于腰，故腰疼酸急，胞系欲脱，必将产也。即不然，或因劳伤，损动其经；或因冷气乘袭，腹痛引于腰背；或因挫闪气滞；或因肾元虚损；或因怒动肝火；或因肝脾气郁；或因膀胱风邪乘袭；或因血热血滞。虽由来不同，若其痛不止，多动胎气。大抵治法总以固胎为主。（沈金鳌）

胁痛

妊妇胁痛有三：哭泣也，内伤也，恼怒也。不可服行血破气药，宜用童便，或紫苏饮去人参加当归、白芍为稳。（《见闻录》）

尿血

胎漏之血，自人门而下；尿血之血，自尿门而下。妊娠尿血，属胞热者居多，治宜四物汤加发灰、山栀、阿胶。（李梴）

尿血易混于胎漏，得李氏一辨，已见多晰。但胎漏是无时频出；尿血是心火移于小肠，渗入膀胱，溺则下，不溺则不下。（萧慎斋）

转胞

妇人病，饮食如故，烦热不得卧，而反倚息者，何也？师曰：此名转胞，不得溺也。以胞系了戾，故致此病，但利小便则愈，宜肾气丸主之。（《金匮》）

《素问》云女子胞，又云胞移热于膀胱。《灵枢》云冲脉、任脉皆起于胞中。此“胞”字皆音“包”，以子宫为言也。《灵枢》又云膀胱之胞薄以懦。此“胞”字音“抛”，以溲脬为言也。盖音有二，而字则相同。后人不解其意，或认膀胱与尿胞为二物。又因《类纂》则曰：膀胱者，胞之室。反以子胞与膀胱为一物，其误甚矣。夫膀胱即脬，脬即膀胱也。焉得复有一物居于膀胱之内者乎？其以子胞与膀胱为一物者，试思转胞下压膀胱，则小便不通，其胞在上，而膀胱在下，部位各别，而非一物更明矣。（《冯氏锦囊》）

妊妇转胞，不得小便，由于中气虚怯，不能举胎，胎压其胞，

胞系了戾，以补中益气汤升举之。（《赵氏医贯》）

转胞之病，孕妇禀受弱者，忧闷多者，性急躁者，食厚味者，大率有之。古方皆用滑利疏导药，鲜效。因思胞为胎所压，展在一边，以致胞系了戾，水道不通也。胎若举起，悬在中央，胞系得疏，则水道自行矣。治用参术饮，服后，随以指探吐，俟其气定，又饮又吐，小便立通。（《丹溪心法》）

胎前转胞，多因气虚血少。血少则胎无以养，气弱则胎不能举。下坠压于膀胱，胞为之转，而溺不出。丹溪虽有忧闷、性躁、厚味诸因，其立方处治，自探吐推托之外，惟以补气血为主。然有脾肺气虚，不能下输膀胱者；有气热郁结，膀胱津液不利者；有金为火烁，肺燥热甚而不利者。当详审施治也。（萧慎斋）

子淋

子淋与转胞相类。小便频数，点滴而痛者为子淋；频数出少不痛者为转胞。（《证治要诀》）

子淋须分二证：一则妊母自病；一则子为母病。妊母自病，又分二证：或服食辛热，因生内热者；或自汗自利，津液枯燥者。子为母病，亦分二证：或胎气热壅者；或胎形迫塞者。证既不同，治亦有别。热则清之，燥则润之，壅则通之，塞则行之。（万密斋）

孕妇小便涩少，由于气血聚养胎元，不及敷荣渗道，遂使膀胱郁热。当用养血药以荣渗道，加麦冬以滋水源，滑石以清郁滞，名安荣散。若月分未多，减滑石，加石斛、山栀。然欲清膀胱之热，必疏厥阴之气，盖溺窍乃厥阴之部分耳。（陈良甫）

妊娠小便涩少淋沥，用安荣散。若肝经虚热，用加味逍遥散；若服燥剂而小便频数或不利，用生地、茯苓、知、柏、芎、归、甘草；频数而色黄赤，用四物汤加知母、黄柏；肺气虚而小便短少，用补中益气汤加麦冬、五味子；热结膀胱而小便不利，用五淋散；脾肺燥热，不能生化，用黄芩清肺饮；膀胱阴虚，阳无所生，用滋肾丸；膀胱阳虚，阴无所化，用肾气丸。（薛立斋）

胎不长养

人受气于有生，十二经脉迭相滋养。胎处胞中，或有枯萎者，由孕妇禀弱，阴阳血气偏胜，胞胎失于滋养，所以枯萎不长也。惟宜资母血气，则胎从而有养矣。○妊娠将理无方，脾胃失调，饮食减少，不能行营卫、化精微、养冲任，故令胎弱，子气不足。巢元方谓：母病疗母则胎安是也。能使脾胃调和，水谷运化，而生气血，何虑胎不长乎？（《圣济总录》）

胎元本乎血气。胎不长者，血气之不足耳。故于受胎之后，而漏血不止者有之，血不归胎也；妇人中年，血气衰败者有之，泉源日涸也；妇人多脾胃病者有之，仓禀薄则化源亏而冲任穷也；妇人多郁怒者有之，肝气逆则血不调而胎失所养也。或血气寒而不长者，阳气衰则生气少也；或血气热而不长者，火邪盛则真阴损也。凡诸病此者，宜补、宜固、宜温、宜清，但因其病而随机应之。或及期，或过月，胎气渐充，自无不长。惟是年迈体衰，数在天矣，非可以人力为也。（张景岳）

过期不产

问：娠妇有按月行经而胎自长者，有三、五个月间，其血大下，而胎不坠，或及期而分娩，或逾月而始生者，其理何与？曰：按月行经，而胎自长者，名曰盛胎。其妇血气充盛，养胎之外，其血有余故也。有数月之胎，而血大下者，谓之漏胎。因事触胎，动其任脉，故血下而不伤子宫也。然孕中失血，胎虽不坠，气血亦亏，多致逾月不产。曾见有十二三月，或二十余月而生者，俱是血气不足，胚胎难长故耳。凡十月之后未产者，当服补气血药以培养之。（虞天民）

子死腹中

胞衣未下，急于胎之未生。子死腹中，危于胎之未下。盖胞衣未下，子与母气通其呼吸。若子死腹中，胞脏气寒，胎血凝沍，气不升降。古方多用用行血顺气，及硝石、水银、硇砂之类。但其胎已死，躯形已冷，血凝气聚，复以寒药下之，不惟无益，反害母命者多矣。不知古人立方，深于用意。盖子死之故，因有二端，用药寒温，各从其宜。有因孕妇胎漏，血尽子死者；有因坠堕颠仆，内伤子死者；有因久病，胎萎子死者。以附子汤，进三服，使胞脏温暖，凝血流动。盖附子能破寒气堕胎故也。有因伤寒、热病、温疟，胎受邪热毒气，内外交攻，因致胎死，留于胞脏，深虑胎受毒气，必然胀大，故用朴、硝等使胎化烂，副以行血顺气之药，死胎即下，此立方之至意也。（《圣济总录》）

或因热病，或因颠仆，或因惊恐，或产时未到，惊动太早，恶露已尽，致胎干身冷，不能自出。但视产妇，面赤舌青，子死母活；面青舌赤，母死子活；面舌俱青，母子俱死。（《济阴纲目》）

凡脉三阳俱盛，名曰双躯。若少阴微紧者，血即凝浊，经养不周，胎即偏夭，其一独死，其一独生。不去其死，害母殃生。《千金》神造散，专治双胎一生一死者，用蟹爪以去其死，阿胶以安其生，甘草以和药性，立方之意深远矣。（《冯氏锦囊》）

选案

顾季掖乃室，孕五月下血。医以人参、阿胶固胎，身肿气胀，血逆上奔，结聚于会厌胸膈间，食入触之痛楚，旋即呕出。更医，咸以为胎气上逼，脾虚作肿，而成隔噎，用人参之补、五味之收，延至八月，呼吸将绝。诊脉，尺部微涩难推，肺部洪大无伦，其喘声如曳锯，手臂青紫肿亮。余曰：此证吾视若悬鉴，不必明言，以滋惊恐。姑以善药通其下闭上壅可也。季掖必求病名。余曰：上壅者，以肺脉之洪大，合于会厌之结塞，知其肺当生痈也；下闭者，以尺脉之微涩，合于肉色之青肿，知其胎已久坏也。善药者，泻白散加芩、桔之苦以开之，不用硝、黄等厉药也。服一大剂，腹即努痛。季掖曰：产乎？余曰：肺气开而下行，数时闭拒，恶秽得出可也，奚产之云？再进一剂，身肿稍退，上气稍平，下白污如脓数斗，裹朽胎而出。旬余，尚去白污，并无点血。可知胎朽腹中，已近百日，荫胎之血，和胎俱化为脓也。病者胸开进粥，神思清爽。然朽胎虽去，而秽气充斥，周身为青肿者未去也；胸厌虽宽，而肺气壅遏，为寒热、咳嗽者未除也。余认真一，以清肺为主，果获全瘳。（喻嘉言）

许裕卿治邵涵贞内子，孕十七月不产，不敢凭脉，问诸情况，果孕非病。但云孕五月以后不动，心窃讶之。为主丹参一味，令日服七钱。两旬余，胎下，已死而枯。其胎之死，料在五月不动时。经十三月，在腹不腐，如果实在树，败者必腐，然亦有不腐者，则枯胎之理可推也。（《张氏医通》）

鬼胎

妇人有鬼胎之说，岂虚无之鬼气，果能袭入胞宫，而遂得成形者乎？此不过由本妇之气质，或以邪思蓄注，血随气结而不散；或以冲任滞逆，脉道壅瘀而不行。是皆内因之病，必非外来之邪，即血症、气瘕之类耳。当以症瘕之法治也。（张景岳）

或问：妇人怀鬼胎者，何也？曰：昼之所思，为夜之所梦。

凡男女之性淫而虚者，肝肾相火，无时不起，故患劳怯之人，多梦与鬼交。所谓鬼胎者，伪胎也。非实有鬼神交接成胎也。古云：思想无穷，所愿不遂，为白淫、白浊，流于子宫，结为鬼胎。乃本妇自己之血液淫精，结聚成块，胸腹胀满，俨若胎孕耳。（虞天民）

选案

杨氏女，薄暮游庙，见一黄衣，神觉心动，是夕遂梦与交，腹大如孕。伯仁诊之，曰：此鬼胎也。女道其故，乃与破血坠胎之药，下如蝌蚪鱼目者二升许，遂安。此非遇神交乎？曰：有是事，无是理。岂有土木为形，能与人交，而有精成胎耶？此非神之感于女，乃女之感于神耳。（《冯氏锦囊》）

受胎分男女

男女之合，二情交畅，阴血先至，阳精后冲，血开裹精，精入为骨，而男形成；阳精先入，阴血后参，精开裹血，血入为本，而女形成。（《褚氏遗书》）

天之德，地之气，阴阳至和，流薄一体。因气而左动则属阳，阳资之则成男；因气而右动则属阴，阴资之则成女。（《圣济经》）

经后一、二日，血海始净，精胜其血，感者成男；四、五日后，血脉已旺，精不胜血，感者成女；六、七日后，虽交感亦不成胎。（李东垣）

《易》云：乾道成男，坤道成女。夫乾坤者，阴阳之性情也。左右者，阴阳之道路也。男女者，阴阳之仪象也。父精母血，因感而会，精之泄，阳之施也。血能摄精，精成其骨，此万物之资始于乾元也。血之行也，精不能摄血成其胞，此万物之资生于坤元也。阴阳交媾，胚胎始凝，胎之所居，名曰子宫。一系在下，上有两岐，一达于左，一达于右。精胜其血，则阳为之主，受气于左子宫，而男形成；精不胜血，则阴为之主，受气于右子宫，而女形成。孕成而始化胞也。（朱丹溪）

信褚氏之言，则人有精先泄而生男，精后泄而生女者。信东垣之言，则有经始断交合生女，经久断交合生男。亦有四、五日以前交合无孕，八、九日以后交合有孕者。俞子本又谓：微阳不能射阴，弱阴不能摄阳，信斯言也。世有尫羸之夫，怯弱之妇，屡屡受胎；而血气方刚，精力过人者，往往不育。丹溪专以妇人经水为主，然富贵之家，侍妾亦多，其中岂无月水如期者？大抵父母生子，如天地生物。易曰：坤道其顺乎承天而时行。知地之生物，不过顺承乎天，则知母之生子，亦不过顺承乎父。知母之顺承乎父，则种子者，果以妇人为主乎？以男子为主乎？若主男子，则不拘老少强弱，康健病患，精之易泄难泄，只以交感之时，百脉齐到为善耳。若男女之辨，不以精血先后为拘，不以经净几日为拘，不以夜半前后交感为拘，不以父母强弱为拘，只以精血百脉齐到者别胜负耳。故精之百脉齐到，胜乎血则成男；血之百脉齐到，胜乎精则成女矣。（程鸣谦）

《经》云：左右者，阴阳之道路也。男女者，阴阳之仪象也。故阴阳和而万物生，夫妇合而男女形。可见男女之生，未有不本于阴阳之理者也。褚澄以精血先后分男女，东垣以日数奇偶分男女，鸣谦以百脉齐到分男女，皆为理之未确。丹溪议褚、李之论为未融，而以易道之乾元资始、坤元资生为证。娄全善叹为造极精微，发前人之所未发。若以子宫分左右，而以两岐辨男女之说，夫子宫为命门，女子系胞，形如合钵，何尝两岐而分左右？则是有两子宫矣。此说为凿空无据。《圣济》以左右阴阳分男女，未尝以子宫有左右之分也。况男女交媾时，均有其精，何尝有血？褚氏、东垣、丹溪俱以精血混言，几见男女媾精，妇人以血施也。前贤之论多谬，故僭辨之。（萧慎斋）

脉候

妇人手少阴脉动甚者，妊子也。〇阴搏阳别，谓之有子。〇何以知怀子之且生也？身有病而无邪脉也。（《素问》）

《内经》言手少阴脉动甚者谓之有子，阴搏阳别谓之有子。曰动、曰搏，皆有力之象也。而《金匮》复以阴脉小弱，其人渴不能食，无寒热者为妊娠。二说何其相反耶？盖《内经》所云，一谓手中之少阴肾脉血聚气盛，故脉动；一谓阴得胎气而强，故阴脉搏指，而阳脉反与之有别。此皆于三月之胎，诊之始验。其《金匮》所云者，谓下焦之气血骤为胎蚀，暂似有亏，故脉小弱。此惟于两月左右验之，过此则不然矣。是以下文有于法六十日当有此证句。由是观之，二书似反而实同也。然更以《千金》所云初时尺脉微小，呼吸五至，三月数之语，合而参之，斯得圆通之妙焉。（《吴医汇讲》）

孕之脉数，损脉亦数，大略相似。然损脉之数，多兼弦涩；孕脉之数，必兼和滑。当于几微中辨其邪气胃气之异也。〇妇人怀孕，血留气聚，胞宫内实，故脉必滑数倍常，此当然也。然有中年受胎，及血气羸弱之妇，则脉细小不数者亦有之。但于微弱中，亦必有隐隐滑动之象，此正阴搏阳别之谓也。〇辨男女之法，自古至今，言多矛盾。余以坎离之象定之，庶得其要。盖坎为天一之卦，坎中满，阳在内也；离为地二之卦，离中虚，阴在内也。得坎象者为男，得离象者为女。所以男脉多沉实，沉实者，中满之象；女脉多浮虚，浮虚者，中虚之象。无论人之老少、强弱，脉之部位、大小，但因象察象，无不响应。然尤于两尺为最也。〇以左右分阴阳，则左为阳，右为阴；以尺寸分阴阳，则寸为阳，尺为阴；以脉体分阴阳，则鼓搏沉实为阳，虚弱浮涩为阴。诸阳实者为男，诸阴虚者为女，庶为定论。（张景岳）

妇人经水二、三月不来，诊其脉，微滑而数，略无间断，虽身有病，而无邪脉，即胎脉也。辨男女法，古人咸以左大为男，右大为女。然多有素禀偏大、偏小者。惟寸口滑实为男，尺中滑实为女，最为要诀。如两寸俱滑实为双男，两尺俱滑实为二女，右尺左寸俱滑实，为一男一女，此屡验也。（《张氏医通》）

选案

一妇年逾四旬，形色颇实，经水不调。诊两手脉皆不应，惟右关隐隐微动，复细按经渠、列缺穴分，亦不应。心甚怪之。叩其夫，曰：前有胎时，医诊亦言无脉，后服八物汤，幸产一子。予曰：此由禀赋，无足怪焉。可见天下之事，变幻无穷，难以理测。《脉经》但道其常，今两手无脉，不伤其生，又不妨胎，岂《脉经》所能论及耶？此理之所无，事之所有也。（汪石山）

堕胎半产

论证

阳施阴化，胎孕乃成。血气虚损，不能养胎，则胎自堕。譬如枝枯则果落，藤萎则花坠。又或劳怒动火，亦能堕胎。正如风撼其树，人折其枝也。（《沈氏尊生书》）

胎堕太多，气血耗甚，胎无滋养，故频堕也。譬之水涸而禾枯，土削而木倒。（汪石山）

妊娠少腹胀坠，须防小产之患，见红即难安矣。枝枯则果落，急宜补肾；架朽则钟堕，急宜补脾。（《见闻录》）

驴马有孕，牡者近身则蹄之，名为护胎，所以绝无小产。人之胎系胞中，气血养之，静则神藏。若欲火一动，则精神走泄，火扰其中，则胎堕矣。可不慎哉！（《产宝百问》）

凡保胎，当养脾胃。脾胃为仓廪之官，脏腑之所禀受，胚胎由之以滋养也。胃属阳明，阳明者，冲任之长也。（《薛氏医案》）

凡妊娠之数见堕胎者，必以气血亏损而然。而亏损之由，有禀质素弱者，有年力衰残者，有忧怒劳苦而困其精力者，有色欲不慎而损其生气者。此外如跌仆、饮食之类，皆能伤其气血。气血有伤，而胎可无恙者，非先天之完固者不能，而常人则未之有也。且胎怀十月，经养各有所主，所以屡见小产堕胎者，多在三、五、七月之间。下次之堕，必如期而然。正以先次伤此一经，再值此经，则遇阙不能过矣。况肾以系胞，而腰为肾之府，故妊妇最忌腰痛，痛甚则坠，不可不防。○凡小产有远近，其在二、三月为近，五、六月为远。新受而产者其势轻，怀久而产者其势重，此皆人之所知也。至若尤有近者，则随孕随产矣。盖胎元始肇，一月如珠露，二月如桃花，三、四月而后血脉形体具，五、六月而后筋骨毛发生。方其初受，不过一滴之元津耳。此其橐籥正无依，根荄尚无地，巩之则固，决之则流。故凡受胎之后，极宜节欲，以防泛溢。盖明产者，胎已成形，小产必觉；暗产者，胎仍似水，直溜何知？（张景岳）

论治

妇人妊娠，宜常服当归散主之。○妊娠养胎，白术散主之。○妇人有漏下者，有半产后因续下血都不绝者，有妊娠下血者，胶艾汤主之。（《金匮》）

半产重于大产。盖大产如果熟自脱；小产如生采，破其皮壳，断其根蒂，岂不重于大产？但人轻忽者多。治法宜补形气，生新去瘀。若未足月，痛而欲产者，补中汤安之；若产而血不止者，人参黄芪汤止之；若胎气弱而小产者，八珍汤固之。（薛立斋）

堕胎与半产有别。如一、二、三、四月，胎未成形而下者，名曰堕胎；五、六、七、八月，胎已成形而下者，名曰半产。总属妊妇气血弱，冲任虚，以致胎元不固。《千金》保胎丸一方最妙。赵养葵以六味地黄汤加杜仲、续断、五味子、阿胶，为安胎之圣药，亦传心之秘典也。〇堕胎血出过多者，经脉损而冲任之气虚不摄，是不足也，当大补气血，以固其脱。堕胎血凝作痛者，外邪乘而败浊之血闭而不流，是有余也，当导瘀消蓄，以温其经。不特堕胎为然，即产后见是证，亦宜以此法治之。（萧慎斋）

叶孕三月，兢兢自持，至期必动。医家非凉血则固气，非升举则利气，百药不效，其胎必堕，皆由易于受而易于堕也。究堕之之故，果安在哉？盖胎系于脾，而根于肾。其屡孕者，相火之有余也；屡堕者，相火之过旺也；屡堕而不先不后者，脾土主有信也。缪氏谓三月阳明脉养胎，其人脾土素弱，而相火摇摇，风木侮之，无故自落，岂寻常意见所能补救者耶？必也戒怒以舒肝，却虑以安脾，节欲以养肾，然后用先君子猪肚丸药，清相火以实脾土，土旺则四脏之气皆旺，精自生而气自固，不必虑难安易落之胎矣。虽然，药宜早服于未孕之先，莫迟服于已孕之后，所谓未雨绸缪，不治已病治未病也。（《会心录》）

古人用黄芩安胎，是因子气过热，故用苦寒以安之。脾为一身之津梁，主内外诸气，而胎息运化之机全赖脾土，故用白术以助之。然惟形瘦血热，营行过疾，胎动不安者，乃为相宜。若形弱气衰，胎常下坠者，非人参举之不安；形实气盛，胎常不运者，非香、砂耗之不安；血虚火旺，腹常急痛者，非归、芍养之不安；体肥痰盛，呕逆眩晕者，非苓、半豁之不安。凡此皆治母气之偏胜也。若因风寒所伤而胎不安者，则香苏散、葱豉汤，量所宜用；伏邪时气，尤宜急下。凡此，俱安胎要诀。下药中独芒硝不可犯。（张飞畴）

安胎、固胎、养胎，必当察其由来，分其胎之所损，在气在血，何者之虚？胎与母病，孰先孰后？方制君、臣、佐、使，各适其宜。岂可守一定之方，执而不通耶！（《推求师意》）

脉候

寸口脉弦而大，弦则为减，大则为芤，减则为寒，芤则为虚；虚寒相搏，此名曰革。妇人则半产漏下。（张仲景）

附方

猪肚丸　人参、苦参、丹参、元参、沙参、扁豆、石斛、白芍、芡实、莲肉、山药、茯苓、甘草、锅焦。用雄猪肚一具，洗净，将药装入，蒸熟捣烂，焙干为末，蜜丸，每早滚汤下五钱。

临　产

将息

妊娠临月，当安神定虑，时常步履，不可多睡饱食、过饮酒醴。产时不可多人喧闹。若见浆水，腰间痛甚，是胎已离经，方可用药催生，坐草。（《妇人良方》）

保护

冬月天冷，产母经血得冷则凝，致儿难生。故冬月产者，下部不可脱去棉衣坐卧寒处，须要房内围炉，令产母身背向火，腰腹腿膝和暖，血得热则流通，儿易生也。〇夏月产者，须要温凉得所，不可恣意取凉，伤损胎气；房内不可人多，热气逼袭，致令产母心烦，血热沸腾，而有郁冒冲晕之患。（杨子建）

产候

产候有十：一曰正产；二曰坐产；三曰卧产；四曰横产；五曰逆产；六曰偏产；七曰碍产；八曰盘肠产；九曰热产；十曰冻产。（《妇人良方》）

临产真言：一曰睡，二曰忍痛；三曰慢临盆。〇孕妇临月，腹痛或作或止者，名曰弄胎，非正产之候。或腹虽痛，而腰不甚痛者，非正产之候。胎高未陷下者，非正产之候。谷道未挺迸者，非正产之候。水浆未破，血未出者，非正产之候。浆血虽出，而腹不痛者，非正产之候。且令扶行熟忍，不可坐草。（《达生编》）

欲产之时，觉腹内转动，当正身仰卧，待儿转身向下。试捏产母手，中指中节跳动，方与临盆，即产矣。（薛立斋）

用力及时

临产必俟脐腹痛极，腰间重痛，眼中如火，谷道迸急，胞水与血俱下，脉见离经，此时子已出胎，产母方可用力。（《冯氏锦囊》）

或曰：大便亦须用力，如何生产不用力？不知大便呆物，必须人力；小儿自会转动，不但不必用力，而且切忌用力。盖小儿端坐腹中，及至生时，垂头转身向下。腹中窄狭，他人有力难助，须听其自家慢慢转身，逼到产门，头向下，脚向上，倒悬而出。若儿未转身，早妄用力，一逼则脚先出，俗赠美名曰：脚踏莲花。或转身未定，早妄用力，一逼则横卧腹中，一手先出，又名之曰：讨盐生。即或转身向下，未得条直，用力过早，或左或右，偏顶腿骨，而不得出。此等弊病，皆由时候未到，妄自用力故也。然亦非全不用力，但用力只须一盏茶时耳。即如大便，未到肛门，纵然用力，亦不能出，况于人乎？○临产，小儿力尽，不能得出，宜令产母安睡，使儿在腹亦安睡歇力，少刻自生。盖小儿向下时，而大人坐立，则倒悬矣，岂能久待？今大人睡下，儿亦睡下，有何妨碍？或曰：倘闷坏奈何？曰：他在腹中十个月不闷坏，今片时乃得闷坏乎？○临产误用力，以致横生、倒产，急令产母安睡，用大剂加味芎归汤服之，将手足缓缓托入，再睡一夜，自然顺生。（《达生编》）

稳婆

稳婆须择老成忠厚，预先嘱之，及至临盆，务令从容镇静，不得用法催逼。尝见有稳婆忙冗性急者，恐顾此失彼，因而勉强试汤，分之掐之，逼之使下，多致头身未顺，而手足先出，或横或倒，为害不小。若未有紧阵，不可令其动手。又或有生息不顺及双胎未下之类，但宜稳密安慰，不可使产母闻知，恐惊则气散，愈难生下。又有尝见奸诡之妇，故为哼讶，或轻事重报，以显已能，以图酬谢，因致产妇惊疑，害尤非细。（《景岳全书》）

催生

妊娠胎元完足，弥月而产，熟落有期，非可催也。所谓催生者，亦不过助其血气而利导之耳。直待临期，乃可用脱花煎、滑胎煎。或经日久，产母困倦难生，俱宜服滑胎煎，以助其气血。其有气虚无力，艰于传送者，必用独参汤，接济其力。皆为催生要法。若期未至，而妄用行气导血等剂，以为催生，亦犹摘花苞之萼，揠宋人之苗耳。（《景岳全书》）

催生大法：滑以流通滞涩，苦以驱逐闭塞，香以开窍逐血，

气滞者行其气，胞浆先破，血干者固其血。（《女科大全》）

预备药饵

花蕊石散，治血入胞衣，胀大不下，或恶露上攻。佛手散治血虚诸证。加味芎归汤入龟版，治交骨不开。蓖麻子涂足心，治胎衣不下。失笑散治恶露腹痛。酥油调滑石涂产门，为滑胎之圣药。清魂散治血晕。平胃散入朴硝化死胎。皆临产要药，宜预备也。若气血虚衰，又当以八珍汤、十全汤主治。（《妇人良方》）

临盆服药

或问：临盆服药，有益无损否？曰：安得无损？即以鼠兔二丸合回生丹言之，皆世俗临盆习用之药也。鼠兔例用香窜，产时百脉开解，气血既虚，服此益加耗散。儿出而香未消，其损多矣。更令毛窍开张，招风入内，祸不可言。回生丹以大黄、红花为君，其余亦多消导，血已亏而又破之，遗患无穷。又问：然则总无可用之药乎？曰：有。只须加味芎归汤、佛手散二方，用之不尽矣。盖产时全要血足，血一足，如舟之得水，何患不行？二方皆大用芎、归，使宿血顿去，新血骤生，且药味随地皆有，真正有益无损，世人求奇好怪，岂不可叹！（《达生编》）

难产七因

一因安逸。盖妇人怀胎，血以养之，气以护之，务宜时常行动，令其气血周流，胞胎自然活动，若久坐、久卧，则气不运行，血不流顺，胎亦呆滞而不活动矣，故令产难。常见田野劳苦之妇，忽然腹痛，立便生产，可知。〇二因奉养。盖胎之肥瘦，气通于母，母之所嗜，胎之所养，如恣食厚味，不知减节，故致胎肥难产。常见糟糠之妇，容易生产，可知。〇三因淫欲。古者妇人怀孕，即居侧室，不共夫寝，以淫欲最所当禁也。盖胎系胞中，全赖气血育养，静则神藏，若情欲一动，则气血随耗，火扰于中，则血气沸腾。三月以前犯之，则易动胎。三月以后犯之，一则胞厚难产，一则胎元漏泄，子多肥白不寿，更兼疮毒痘毒，疾厄多端。且人与物，均禀絪缊之气以生，然人之生子，不能胎胎顺，个个存，而马、牛、犬、豕，胎胎俱易，个个无损者，何也？盖马、牛、犬、豕，一受胎后，则牝牡绝不与交，而人受孕，不能禁欲，矧有纵而无度者也。〇四因忧疑。今人求子之心虽切，而保胎之计甚疏，往往问卜祷神，致令产母常怀忧惧，心悬气怯，是以产难。〇五因软怯。如少妇初产，神气怯弱，子户未开，且更腰曲不伸，辗转倾侧，以致儿不得出。又有中年妇人，生育既多，气虚血少，生亦艰难。〇六因仓皇。有等愚蠢稳婆，不审正产、弄产，但见腹痛，遽令努力，产妇无主，只得听从，因此横生、倒生，子母有伤，皆由仓皇之失也。〇七因虚乏。母当产时，儿身未出，用力太早，及儿欲出，母力已乏，产户干涩，故尔产难。速以补血催生汤投之，或保产万全汤亦妙。（《冯氏锦囊》）

选案

丹溪曰：方书瘦胎饮一论，为湖阳公主作也。予族妹苦难产，视其形肥，而勤于针凿。构思旬日，悟曰：此与湖阳公主相反。彼奉养之人，其气必实，耗其气使之和平，故易产。今形肥知其气虚，久坐知其不运，当补其母气，则儿健而易产矣。令其有孕至五、六月，与紫苏饮加补气药，十数剂，得男甚快。按：同一难产，而有虚实之别，补气之方，反从瘦胎饮悟出，可见读书不可泥也。（《吴医汇讲》）

救生三法

一有门户俱正，儿亦露顶而不下者。因儿转身，肚带攀其肩也，名曰碍产。其法：令产母仰卧，轻轻推儿向上，以手中指按定儿肩，去其肚带，候儿顺正，用力送下。〇二有生路未正，被产母用力一逼，令儿偏拄左右腿畔，儿头在产户不下。但云儿已露顶，然非顶也，乃额角耳，名曰偏产。其法：亦令产母仰卧，以手轻轻推儿近上，扶其头顶端正，用力一逼即下。〇三有头之后骨偏拄谷道，儿乃露额，名曰枨后[1]。其法：以棉衣裹手，急于谷道外旁轻轻推将儿头令正，然后用力逼下。或用膝头，令产母抵住亦可。〇三产之难，皆由产母曲腰眠卧，用力太早所致。三手法，非稳婆老练细心者，不能为也。（《冯氏锦囊》）

胞衣破

胞浆先破，恶水来多，胎干不下，先与四物汤补血，次煎浓葱汤洗其产户，令气上下通畅，更以酥油滑石涂其产门。（《女科大全》）

未产胞衣先破，其因有二：有因母质薄弱，胞衣不固，因儿转动触破者，此气血之虚也。有因儿身未转，坐草太早，用力太过，而胞先破者，此举动之伤也。除服四物、八珍并葱汤洗阴户外，或用黄芪、芎、归数斤釜煎，药气满室，使产母口鼻吸受，亦良。（《景岳全书》）

交骨不开

交骨不开者，阴血虚也。用加味芎归汤，龟属至阴，版则交错相解，故用之。（《薛氏医案》）

盘肠生

盘肠生者，因产母平日气虚，临时用力努挣，浑身气血下注，

1　枨后：中医病名，指产时儿额骨先露而不下。

肠随儿下。一次如此，下次路熟，又复如此。若能等待瓜熟蒂落，何得有此怪异。（《达生编》）

临产，母肠先出，子生而肠未收，法宜盛以洁净漆器，浓煎黄芪汤浸之，肠即收上。又法：以蓖麻子四十九粒，研烂涂母头顶，肠收急洗去。（张景岳）

盘肠生，是必产母气血虚弱，因而下脱。当用补气血之药，佐以升提，则肠自收。大剂参、芪、芎、归加升麻主之。有以醋水喷面，使妇人惊寒，则气提肠缩。然恐惊则气散，寒则血凝，肠愈难收，而致他病。不若用皂角末吹鼻，嚏作自上为稳。（李太素）

觅盐生

将产，儿手先出者，名曰横生。足先出者，名曰倒生。又相传手出者，名曰觅盐生。此亦有理，人未讲明。盖盐主收敛紧缩，又醃螫肌肉疼痛，儿手得盐，且痛且缩，自然转身顺下。觅盐之名，本于此也。其法：如手足先出者，急令产母仰卧，略以盐涂手足心，仍以香油抹之，轻轻送入，即便自转顺生。不可任其久出，久则手足青硬，难以送入，而子命伤矣。亦不可妄用催生方药，盖手足之出，非药可治。又切勿误听凶妇，用刀断割，倘一断割，则子必腹中乱搅，而母命伤矣。

胞衣不下

胞衣不下有二：有因恶露入衣，胀而不出；有因元气亏损，不能送出。恶露流衣中者，腹必胀痛，用夺命丹，或失笑散，以消瘀血，缓则不救。元气虚弱，不能送出者，腹不胀痛，用保产无忧散，以补固元气；或用蓖麻子一两，研膏涂母足心，衣下即洗去。〇又法：以本妇头发，搅入喉中，使之作呕，则气升血散，胞软自落。凡胞衣不出者多死，授以此法甚效。（《景岳全书》）

胞衣不下，古方用花蕊石散。但恐石药非肠胃虚者所宜，莫若生化、万全二方选而用之。亦有用佛手散，加红花、益母、香附、山楂、陈皮、牛膝煎成，冲童便服，更妙。（《冯氏锦囊》）

胞衣不下，总是临盆过早之故。当产之时，骨节开张，壮者数日而合，怯者弥月方合。今不待其开，而强出之，故胎出而骨眼随闭，以致胞衣出不及耳。不必乱药惊惶，可用粗麻线将脐带系住，又将脐带双折，再系一道，以物坠住，再断脐带。过三五日，其胞自萎缩干小而下，累验。（《达生编》）

脉候

欲产之妇脉离经，沉细而滑也同名，夜半觉痛应分娩，来日午候定知生。（《脉诀》）

《难经》曰：一呼脉三至，曰离经，是阳加于阴也；一呼脉一至，亦曰离经，是阴加于阳也。盖由胎动于中，是以脉乱于外，故知其欲产。〇沉细而滑，乃肾脏本脉之形。肾系胞胎，故见此脉者，亦与离经同也。（《胎产秘书》）

欲产之脉曰离经，或曰沉细而滑，或曰散乱无根，皆非的论。离，异也；经，常也。脉异乎常，谓之离经。与本人平日之脉不同，与常人平日之脉不同，皆是也。（《医参》）

产　后

总论

妇人新产有三病：一者病痉；二者病郁冒；三者大便难。何谓也？师曰：新产血虚，多汗出，喜中风，故令病痉；亡血复汗，寒多，故令郁冒；亡津液，胃燥，故大便难。（《金匮》）

凡诊新产妇，先审少腹之痛与不痛，以征恶露之有无；次审大便之通与不通，以征津液之盛衰；再审乳汁之行与不行，及乎饮食之多少，以征胃气之充馁。必先审此三者，以脉参证，以证合脉，脉证相符，治之必愈。〇产后之病有三：血虚火动，为烦躁发热之病，一也；虚火上载，败血妄行，为头晕腹痛之病，二也；脾胃虚弱，饮食过伤，为泄泻痞满之病，三也。（《张氏医通》）

凡产后危证，莫如三冲、三急。三冲者，败血冲肺、冲心、冲胃也；三急者，呕吐、泄泻、多汗也。其用药则有三禁：禁佛手散，以川芎能发汗也；禁四物汤，以地黄能作泻也；禁小柴胡汤，以黄芩能阻恶露也。（张飞畴）

治胎产病，当从厥阴证论之，无犯胃气及上二焦。是为三禁，谓不可汗、不可下、不可利小便。发汗则同伤寒下早之弊；利大便则伤脾；利小便则内亡津液。详诸此说，虽为产育之大旨，然病变不同，倘有是证，则不得不用是药，所谓有病则病受之。经常之法，固不可不知，而应变之权，亦不可执也。（《保产机要》）

产后有二病：一曰恶血胀逆；二曰元气虚脱。如小腹胀痛，恶心，发热，此恶血未尽，防血胀上心，宜破血行血；若冷汗作泻，少食懒言，防元气虚脱，宜大补元气，甚者加附子，以行参、芪之力，使气易于复元。一属血之有余，一属气之不足，攻补少差，必至危殆。时医治产后诸病，不论有余不足，概用破血行血之剂，千人一律，恶血阻逆者获效，元气虚脱者必危。（余傅山）

或问：丹溪云产后当大补气血为主，虽有杂证，从末治之。又云产后中风，不可作中风治而用风药。然则产后不问诸证，悉宜大补气血，可乎？曰：详“主”“末”二字，其义自明。虚而无他证者，合宜大补气血；或因虚而感冒风寒者，补中兼驱风；

或因脾虚食伤者，补中加消导；或因恶露未尽者，必先逐去瘀血，然后用补。《经》曰：急则治标，缓则治本。主、末二字，即标本之意也。〇或问：产后诸疾，古方多用四物汤，而丹溪独谓芍药酸寒，伐生发之气，禁而不用，何欤？曰：新产之妇，血气俱虚，故产后诸病，多不利于寒凉，惟宜甘温以助资生之化源也。先哲制四物汤，以芎、归之温，佐地、芍之寒，是寒温适中，为妇人诸病之妙剂。若用于产后，必取芍药以酒炒，去酸寒之性，但存生血活血之能。丹溪虑彼俗医卤莽，不制而用之，故特举其害之由，以戒之耳。（虞天民）

按丹溪云：芍药酸寒，大伐生气，产后忌之。此言过也。夫芍药之寒，不过于生血药中稍觉其清耳，非若芩、连之大苦大寒可比也。使芍药犹忌如此，则他之更寒者，尤为不可用矣。每见产家过慎，或因太暖，或因年壮，饮食药饵，补之过度，以致动火病热极多。若尽以产后为虚，必须皆补，岂尽善哉？且芍药性清，微酸而收，最宜于阴气散失之证，岂不为产后要药乎？〇产后有不虚证者，或其人年少当时，或素耐辛劳之质。此辈本无不足，一旦受孕，腹中参入此物，血气壅塞，为胀为呕，是皆添设有余。及其既产，所留得去，仍复故吾。常人之产，此类极多，何虚之有？然或内伤外感，产后之病，难保必无，倘有所犯，去之即愈。即临盆带去血气，未免暂见耗损，然以壅滞之余，不过护胎随从之物，去者当去，生者旋生，何至是产皆虚也？凡此，但当因证施治，若执云产后必当大补气血，则实实之病，有所不免矣。〇产后有全实证者，如外感风寒，头痛身热，便实中满，脉紧数洪大有力者，此表邪之实证也；又火之盛者，必热渴躁烦，便结腹胀，舌焦喜饮，眼眵尿赤，脉见洪滑，此内热之实证也；又郁怒动肝，胸胁胀痛，大便不利，脉弦而滑，此气逆之实证也；又恶露未尽，瘀血上冲，腹痛拒按，大便难，小便利，此血逆之实证也；又凡富贵之家，保护太过，或过用参、芪，以致气壅，或过用糖酒，以致内热，此调摄之实证也；又或因产过食，以致停蓄不散，此内伤之实证也。以上诸证，姑举其概。然既有表邪，则不得不解；既有火邪，则不得不清；既有内伤停滞，则不得不为消导。且人有强弱，产有虚实，病有真假，治有逆从，不可同日语也。（张景岳）

《良方》云：产后以去败血为先。血滞不快，乃成诸病。夫产后元气既亏，运行失度，不免瘀血停留，治法必先逐瘀，瘀消然后进补。今人治产后诸病，不问虚实，遽用补剂，以致瘀血攻心而死。慎之！（叶以济）

产后服生化汤加人参，须崩晕形脱者宜之。若无此证，则不可加。若有血块痛甚，止加红花、肉桂，不可遂用补药。（单养贤）

血晕

妇人分娩，昏冒瞑目，因阴血暴亡，心神失养。心与包络，君火、相火也。得血则安，亡血则危。新产昏冒瞑目，是阴血暴亡，虚火上炽，不能镇抚也。但补其血，心得血养，神自安矣。（李东垣）

如败血入肝，恶露上攻，皆由瘀血为患，此血晕之属有余也，治当行血逐瘀；若阴血暴亡，虚火上升，皆由腹中空虚所致，此血晕之属不足也，治当滋阴降火。但滋阴不可用地、芍，降火不可用苦寒。（萧慎斋）

产后血晕，有虚实之异。实者，瘀血之假实也；虚者，气血之真虚也。夫血由气化，气行则血行，气滞则血阻，是血随气而流转者也。胎下之后，阴血暴行，气分骤亏，失于运动，故将下未下之血，停蓄成瘀，上冲胸腹，因而作痛。斯时头晕眼花，剧则人事昏愦，牙关不开。外治宜烧漆器，或熏醋炭；内治宜生化汤，或失笑散。体素阴虚者加童便，体素阳虚者加肉桂，甚者加人参。俗惑用参瘀反不行之说印定眼目，以致气陷而脱者多矣，此假实之证也。若去血过多，气孤无偶，察其外证，眼合口张，面白手撒，气出多而入少，手足冷而厥逆，冷汗自出，脉细如丝，或浮大无根，此肾气不纳，而肺气不主，根本摇摇，气虚欲脱之象。治宜血脱益气，阳生阴长，急用人参两许，而以归、地、姜、附佐之，庶可救垂危于欲绝，此真虚之证也。（《会心录》）

败血上冲

败血上冲有三：或歌舞谈笑，或怒骂坐卧，甚则逾墙上屋者，此败血冲心也，多死。治用花蕊石散。如虽闷乱，不致颠狂者，治用失笑散加郁金。若饱闷呕恶，腹满胀痛者，此败血冲胃也。治用平胃散加姜、桂。不应，送来复丹。若呕逆腹胀，血化为水者，治用《金匮》下瘀血汤。若面赤，呕逆欲死，或喘急者，此败血冲肺也。治用人参苏木饮，甚则加芒硝以荡涤之。大抵冲心者十难救一，冲胃者五死五生，冲肺者十全一、二。（《张氏医通》）

恶露不净

凡看产后病，须问恶露多少、有无，此要语也。夫新产恶露，属养胎余血。儿既产，气血旺者，恶露随之而下；气血弱者，阻碍小腹为病。上攻则为血晕，蓄瘀则为儿枕心腹痛，及症瘕积聚，四肢肿满，血鼓诸证。（彭用光）

前证，若肝热不能生血者，用六味丸；肝虚不能藏血者，用逍遥散；脾虚不能摄血者，用六君子汤；气陷不能统血者，用补中益气汤；脾经郁热，血不归源者，用加味归脾汤；脾经怒火，

迫血妄行者，用加味四物汤；气血两虚者，用十全大补汤，肝经风邪，其血沸腾者，用一味防风丸。（薛立斋）

产后恶露，大约以一月为期。如不及一月而止者，气血虚也；如嵛一月而淋沥不绝者，非气虚不能摄血，即肝脾二经有亏。《大全》以为经血虚损，是矣。然又主于脏腑挟宿冷所致。夫血得热则行，得冷则凝，岂有恶露不绝，反为寒冷致病之理？立斋以为肝脾郁热怒火，此诚善悉病机者也。（萧慎斋）

选案

一妇人产后恶露不净，至六、七日，鲜血奔注，发热口渴，胁痛狂叫，饮食不进，或用四物汤，或用山楂、青皮、延胡等行血药，卒无一效，切脉洪大而数。予曰：此恶露未尽，留泊血海，新化之血，迷失故道，不去蓄利瘀，则以妄为常，曷以御之？遂用醋制大黄一两、生地黄一两、桃仁泥五钱、干漆三钱。或曰：产后大虚，药毋峻否？予曰：生者自生，去者自去，何虚之有？第急饮之，熟寐竟夜。次早，下黑血块数升，诸病如失。复用补中益气，调理而安。（《己任编》）

产门不闭

产门不闭者，多由血气虚弱，不能收摄故也，宜十全大补汤。又有初产，阴户肿胀焮痛而不闭者，宜加味逍遥散；但肿而不闭者，宜补中汤加五味子，切忌寒凉之药。（陈良甫）

产后诸证，总以气血大虚为治，况阴挺下脱，玉门不闭乎？阅丹溪、立斋医案，有产户下物如手帕者，有如合钵者，有二歧者，有出肉线者，有子宫损落者，凡此皆属气虚血脱之故。其立方处治，不过参、芪、归、地，加以升提收涩，临证神而明之。（萧慎斋）

产门不敛，用香油数斤，燉温倾入盆内，令产妇坐油中一食顷，

另用皂角末吹鼻取嚏即收。（《丹溪心法》）

选案

一妇产后，产门不闭，垂下肉带一条，约长尺余，腰痛不能转动。医疑小肠未收，误用蓖麻子贴顶，神昏喘呕，命在须臾。予谓，此带脉下也。与回天饮加白果、升麻、樗皮，服二剂，喘定呕止，带亦收入。再与佛手散加蛤蜊齿末，产门始闭。（程华仲）

一妇产后，水道中垂出肉线一条，长三、四尺，动则病绝。令先服失笑散，次用生姜三斤，捣烂入香油二斤，炒干为度，用绢兜起肉线，屈盘水道边，以热姜熏之，姜冷再炒。一日即缩，二日收尽，服芎归汤调理而愈。肉线一断，则不可救。（《丹溪心法》）

瘀血流注经络

产后血泄过多，气因血耗，不能逐瘀下出，流注经络，阻塞关节，证见恶寒发热，或肿或痛。医家不明其故，概以风寒蓄滞目之，药非表散，即是消导，岂知血因散而益亏，气因消而益弱，变证危矣。余每遇此证，急培其气血，俾脉中脉外营卫之气得以通畅流行，而在经在络蓄积之瘀不待攻逐而从外自走。成脓而溃者有之，故道而出者有之。若一味逐瘀，不救根本，未有能生者也。即体气稍实，法宜攻补兼施，或先补后攻，或先攻后补，是在临证之权衡也。《经》曰：营气不从，逆于肉理。今瘀血逆于腠理，其为营气不从，乃此证之确据乎！（《会心录》）

中风

产后，风续之数十日不解，头微痛，恶寒，时时有热，心下闷，干呕，汗出，虽久，阳旦证续在耳，可与阳旦汤。○产后中风，发热，面正赤，喘而头痛，竹叶汤主之。（《金匮》）

阳旦汤，为桂枝汤加附子。人多疑之，以为无所本。试观此条之用阳旦治风，与后条竹叶汤中加附子治风，则阳旦汤确为桂枝汤加附子明矣。无热之阳虚感风，阳旦汤正治也；有浮热而阳虚感风，竹叶汤之治也。竹叶汤中且用附子以治风，况桂枝汤之义原为助阳气、除邪风之用乎？孰谓仲景原文，明言因加附子参其间，而谓非加附子乃加黄芩也？（魏荔彤）

伤食

凡遇产后发热，须问饮食有无伤积。如见饱闷、恶食、泄泻等证，作伤食治。若饮食调者，方用补血正法。（王节斋）

类伤寒

产后类伤寒三阳证：恶寒、发热、头痛，毋认为太阳证；头痛、寒热、胁痛，毋认为少阳证；潮热、自汗、大便不通，毋认为阳明证。盖由气血两虚，阴阳不和，而类外感。若重发汗，则虚虚之祸至矣。产后类伤寒三阴证：腹满嗌干，勿认为太阴证；口燥舌干而渴，勿认为少阴证；汗出、谵语、便秘，勿认为胃中有燥屎宜下证。凡此数者，多由劳倦伤脾，运化艰难，气血枯竭，肠腑燥结，乃虚证类实，所当补者也。（《会心录》）

新产，有伤力发热；有去血过多发热；有恶露不净发热；有三日蒸乳发热；有早起劳动，饮食停滞发热。状类伤寒，切要仔细详辨，不可轻易发汗。大抵产后气血空虚，妄汗则变筋惕肉瞤，郁冒昏迷，搐搦便秘，其害非轻。（吴蒙斋）

发热

产后有外感发热者。盖临盆之际，露体用力，寒邪乘虚，感之最易。证见头疼身痛，憎寒发热，或腰背拘急，脉见紧数。然不过随感随病，略加解散即痊。勿谓产后不宜表散，但当酌其虚实，而用得其宜耳。（《景岳全书》）

产后血虚，阳无所依，浮散于外，故多发热之证。宜四物汤，加炮姜之苦温从治，收其浮散之阳，使归于阴。若血气俱虚，恶寒发热，烦躁作渴，宜十全大补汤。若血虚至夜发热，小腹腰胁作痛，宜四物汤加黄芪、肉桂。若面赤作渴，宜当归补血汤。然产后脾胃多虚，每有伤食发热者，慎勿作血虚治。（《张氏医通》）

产后阴血暴亡，必大发热，若以凉药治之，必毙。急用独参汤、或当归补血汤，使无形生出有形，阳生阴长之妙。〇产后发热，治用参、芪、芎、归，而以黑姜为佐者，引血药入气分，而生新血耳。〇胎前原有阴火，产后去血过多，见出发热、烦躁、汗出等证，若依前法，大补气血，其证必甚。当用逍遥以清肝火养肝血。此因血去多，肝虚血燥，勿泥气血俱虚之论也。（赵养葵）

产后发热，用药专以温补为主，亦非确论。大约产后之热，宜从阳引阴，反佐从治者居多。以阴血骤亏，狐阳外越，非用温补，则虚火不藏，所谓甘温能除大热者也。倘其人阳有余阴不足之体，泥于甘温退热之法，姜、桂、参、附多进，阴益亏，火益炽，热愈不退，又宜从阴引阳，壮水正治。古人谓：芍药酸寒，产后忌用。景岳谓：阴气散失，正当用之。此真知阴可维阳，水可制火者也。总之，人生阴阳互根，不可偏胜，一味温热，知有阳而不知有阴矣。〇产后发热，气血两虚者居多，药宜甘温；亦有阴虚生热者，药宜壮水。先君子治产后壮热发狂，用附子一枚、人参一两、童便一杯，一剂霍然。此甘温能除大热也。余治侄女产后阴虚发热，口渴面赤，用六味汤加童便，一剂成功。此壮水之主，以镇阳光也。（《会心录》）

寒热

寒热往来，虽为少阳经病，然于产后见之，则属阴阳两虚，

营卫不和。当遵丹溪大补气血为治，非小柴胡可同例也。（萧慎斋）

产后有因气血虚弱、脾胃亏损而发寒热者，此皆不足之证。《经》云：阳虚则恶寒，阴虚则发热。若兼大便不通，尤属气血枯槁，切禁发表降火。若寸口脉微，为阳不足，阴气上入阳中而恶寒，用补中汤加姜、枣发越之。若尺部脉弦，为阴不足，阳气下陷阴中而发热，用六味丸加肉桂收摄之。（《张氏医通》）

头痛

产后头痛，属气虚者用补中汤；属血虚者用四物汤；气血俱虚者，用八珍汤；风寒所伤者，用补中汤加川芎、蔓荆子。（《薛氏医案》）

产后头痛，虽有风寒，而本之血虚者，其原也。惟大剂芎、归养血，血行则风自灭。（萧慎斋）

腹痛

产后腹中㽲痛，当归生姜羊肉汤主之。○产后腹痛，烦满不得卧，枳实芍药散主之；假令不愈者，此为腹中有干血着脐下，宜下瘀血汤主之。（《金匮》）

产后腹痛，有虚实之分：实者有恶露不净，有干血瘀滞，有食伤裹血；虚者有气弱寒阻，有血虚空痛。自当审因施治，虚者固宜补气补血，实者亦未可以峻攻，重虚其虚也。（萧慎斋）

产后腹痛，最当辨察虚实：血有留瘀而痛者，实痛也；无血而痛者，虚痛也。大都痛而且胀，或上冲胸胁，或拒按而手不可近者，皆实痛也。宜行之散之。若无胀满，或喜揉按，或喜热熨，或得食稍缓者，皆属虚痛。不可妄用推逐。○产后多有腹痛，摸之亦有块，按之亦拒手，古谓儿枕，指为胞中之宿血。此大不然。夫胎胞俱去，其血岂能独留？盖子宫蓄子既久，忽尔相离，血海陡虚，所以作痛；胞门受伤，必致壅肿，所以亦若有块，而实非真块。肿既未消，所以亦颇拒按。但宜安养其脏，不久即愈，惟殿胞煎最妙。（张景岳）

腰痛

胞胎系于肾，腰者肾之外候。产后劳伤肾气，损动胞络，属虚者居多。虽有风冷滞血，亦必兼补真气为要。（萧慎斋）

胁痛

产后胁痛，若肝经血瘀，用元胡索散；肝经气虚，用四君汤加柴胡；肝经血虚，用四物汤加柴胡；肾水不能生肝木，用六味丸；肺金克制肝木，用泻白散。（薛立斋）

疟疾

疟病在夏秋之交，本风、寒、暑、湿四气之感。而产后之疟，虽有外邪，当从虚治。阳虚则外寒，阴虚则内热，阴阳两虚则寒热交作。治宜大补气血为主，一切治疟诸方，概不可施。立斋以补胃气立论，诚得治疟之本。若以草果饮为佐，则失矣。（萧慎斋）

痢疾

产后下利虚极，白头翁加甘草阿胶汤主之。（《金匮》）

产后痢疾有三：一因胎前患痢，产后不止，昔人谓七日必死之候。若产妇壮实，元气未败，脉有胃气，能饮食者，宜伏龙肝汤随证治之。二因产时脐腹受冷，饮食不化，下痢腹痛，或恶露不行者，宜理中汤。白多加吴萸、木香，赤多加当归、肉桂。三因产后误吞生冷，或临产饮食过饱，泻痢齐作，亦宜理中汤；间有热痢后重者，宜白头翁汤加甘草阿胶清理之；如恶露未净，痢久不止，腹痛后重者，宜补中汤升举之。大抵产后下痢，惟顾元神，

调和气血，则积滞自下，恶露自行。不然，较妊娠更难照顾也。（《张氏医通》）

泄泻

产后泄泻，其因有五：一因胎前泄利未止，产后尤甚；一因临产过伤饮食，产后滑脱；一因新产骤食肥腻，不能克化；一因新产烦渴恣饮，水谷混乱；一因新产失护，脏腑受冷。致泻之由虽异，一皆中气虚寒，传化失职，并宜理中汤为主。（《张氏医通》）

产后泄泻一证，有外因，食滞是也；有内因，脾肾虚是也。夫胎系于脾，脾中之气血，已为胎所耗，产后脾失健运之常，复又食物不慎，以致中焦不化，而噫气嗳腐，腹中肠鸣，大便下泄矣。体实者，用平胃散加减，服一、二剂，不可多进；体虚者，用长生活命汤，百试百效。此治外因者也。若内因伤在脾肾，最为恶证。盖脾司仓廪，为后天之根本。脾中血虚生火，则暴注下迫，疾走大肠；脾中气虚生寒，则运行失职，完谷不化。产后血气内空，食饮入胃，不能变化精微，升清降浊，而时时频泄，未免下多阴亡，泄久阳亡之患矣。至于肾为生气之原，火能生土，为人生立命之根蒂。产后去血过多，则伤肾中之阴，气因血耗，则伤肾中之阳。阴虚者火必刑金，上逆作咳；肺虚者热移大肠，下迫作泄。医家不知有肾阴亏虚泄泻之证，一味补土，未见奏功。若认夹食，更为庸俗。盖阳虚泄泻，必命火衰微而真气不固，非如阴虚有火者，脉细数，面赤口渴为异也。况阳虚脉必细迟而微，或空大而虚，面色必惨淡，手足必冷而浮肿，自有脉证虚寒之真象可见也。治脾阴虚而有火者，嘉禾饮；治脾气虚而无火者，六君汤；治肾虚而有火者，六味加人参汤；治阳虚而无火者，八味加人参汤。倘服此不应，四神丸用参汤吞下，再用枯矾、附子、五倍子，研

末和面，人唾作饼，贴于脐中，无不立验。此治内因者也。（《会心录》）

产后泄泻，责在脾虚，不可用利水药而致脾肾皆虚。治宜补中益气汤加白芍。如兼发热口渴者，乃阴竭，也用六味丸，煎六君汤或人参汤下。盖泻多则亡阴，故兼发热口渴。然因泻而热渴，其原由于脾传肾，故用六君、参汤下六味丸，此标本兼治之义也。（高鼓峰）

呕吐

呕吐有虚实，而产后之呕吐，虚者十居其九。夫产后脾胃必亏，虚而热者，则食入即吐；虚而寒者，则食久反出。然亦不可拘也。倘其人平素脾胃本虚，加之产伤气血，脾阴枯而胃阳败，忽然食入即吐，手足冷冷汗出，气促不接，脉细如丝，此乃胃绝之候，可遂谓其暴吐为火乎？即令吐酸，虽属有火，而产后多责胃寒，必须切脉之迟数，有力无力，然后虚实可分。有火而吐者，宜扁豆、谷芽、沙参、丹参、石斛、陈壁土之类；无火而吐者，宜人参、白术、茯苓、黑姜、肉桂、炙甘草之类。虽然，肾者胃之关。脾胃之病，必推原于肾。肾气壮，则水谷入胃，散精于肺，而变化精微；肾气亏，则完谷不化，阳火衰弱，而不生脾土，幽门少运动之机，下不通而势必上逆矣。又有肾阳无根，内真寒而外假热，虚火上冲胃口，因而呕吐不休者，使非理中汤、八味汤重加人参引火归原，而吐未必定也。或谓败血阻于脾胃，不能纳水谷而生吐逆，此说虽亦中病情，第败血之阻，亦由元气之亏，宜用生化汤、二陈汤，加人参、泽兰、丹参之属，数剂可愈。若用香砂、延胡等药，非其治也。大约吐而轻者救在脾，吐而重者救在肾。舍此他求，岂足谓之善哉！（《会心录》）

选案

东青巷汪姓妇，产后病呕吐。医初以为食滞也，用消食之药，不应。又以为气滞也，用宽中行气之药，亦不应。又以为中虚也，用六君、理中之属，俱不应。因请予诊。问其中脘若有阻否？曰：然。恶露早净否？曰：然。予曰：此蓄瘀为病，故一切止吐之药不效也。先投生化汤倍黑姜，一剂瘀动，吐稍定；再于汤中加入和胃之品，其吐乃止。（汪广期）

呃逆

产后呃逆，有寒、热、虚、实之不同。寒者宜丁香、姜、桂；热者宜柿蒂、竹茹；虚者宜人参、附子；实者宜香附、橘皮。误施则有噬脐之悔。（薛立斋）

《经》云：病深者其声哕。哕，即呃逆也。诸病见之，皆为恶候。况产后犯此，有虚无实，有寒无热，明矣。立斋必兼热实论，殊谬。然考古方治呃逆，有兼败血蓄瘀，用丁香豆蔻散，煎桃仁吴茱萸汤下者，病机又不可不知。（萧慎斋）

咳嗽

产后咳嗽，或因阴血被损，或因肺气受伤，或因阴火上炎，或因风寒外感，治法不一。若阴血虚者，用四物汤加阿胶；肺气伤者，用四君汤加桔梗；阴火上炎者，用六味汤加麦冬、五味；风寒外感者，用补中汤加桔梗、紫苏。（薛立斋）

喘

产后发喘，最为恶候。盖产后血亡气脱，以致呼吸喘急，气不接续。虽主气之司不敛，实气化之源不纳，根本动摇，阳孤无偶，非同相火偏胜，销灼肺金之比也。夫肺叶开而生胀，卧则头向后，而肺叶贴背，碍气道之路，故壅塞难容；坐则头向前，而肺叶离虚，让气道之路，故呼吸稍缓。诚以血海空虚，子午不交，非大补真阴，填实下元，不能挽回垂绝。第阴血暴脱，真气上越，草木一时难生有形之血，不若重进参、附、归、地，及鹿茸、河车之属，急生无形之气。且同类有情，血肉为补，庶无根之焰渐渐归原，而相傅之官清肃下行矣。倘恶露未尽，败血停凝，上熏肺金，亦令人喘者，须进人参生化汤，逐瘀于补元之中，元气回而瘀血自通矣。若其人平素原有哮喘之疾，因胎下偶受外风，旧疾复作者，宜金水六君煎主之。《难经》曰：呼出心与肺，吸入肾与肝。今产后呼出多而吸入少，元气无主，大补犹恐不回，而医家不悟，仍以表散之药投之，是耶非耶？（《会心录》）

烦渴

血乃周身之津液，产妇去血过多，阴虚火旺，因而烦躁发渴者，治宜滋阴降火消瘀，加童便为主。童便味咸，而性就下，故能降火消瘀，所谓浊阴走下窍是也。（萧慎斋）

前证若去血过多，虚火上炎者，用四物汤，入童便，加麦冬、丹皮；胃虚有热者，用竹叶黄芪汤；血虚发热者，用四物汤加麦冬、五味；血脱烦躁者，用当归补血汤；胃气虚弱者，用七味白术散。（薛立斋）

痉

瘛者，筋脉拘急也；疭者，筋脉弛纵也。肝主筋藏血，肝气为阳为火，肝血为阴为水。产后瘛疭，由于阴血去多，阳火独炽，筋失荣养，虚极生风。治用八珍汤，加丹皮、钩藤，以生阴血，则风熄火退而愈。若肝经血虚者，用逍遥散加钩藤；肝脾两虚者，用四君汤加芎、归、丹皮、钩藤。盖血生于至阴，至阴者脾土也。若肌体恶寒，脉微细者，此为真状；若脉浮大，发热烦渴者，此为假象。惟当固本为主。如搐搦无力，戴眼反折，汗出如珠者，不治。《经》云：脾之荣在唇。心之液为汗。若心脾二脏虚极，而唇白多汗者，急用参附十全大补汤救之。（薛立斋）

痉分刚柔，虚者十居六、七，而产后之变痉，则无不本于气血大亏者也。当胎下之后，血去过多，阳孤无依，斯时有类伤寒三阳、三阴之证，而实不同。医家不察脉辨证，始进表汗，继投攻下，亡阴亡阳，以致气愈虚而血愈耗，筋脉失于荣养，燥极生风，反张强直，口噤拳挛，险证叠出。血液枯涸，大伤冲、任二脉，而督脉在背，亦少柔和，因而发痉耳。治法责在肝肾，阴阳两救。阴虚者人参六味汤，阳虚者十全大补汤，大剂投之。俾真气流转，精血相通，筋脉得以滋润，始克有济。《经》曰：阳气者，精则养神，柔则养筋。产后既已亡血，庸工复认作伤寒之证，而误治之，祸可胜言？且伤寒汗下过多而有变痉者，并宜大补气血为主，则产后之大补气血，更无疑矣！若不因药误，初病即汗出发痉者，此乃阳气顿虚，腠理不密，津液妄泄，急用人参养营汤加附子主之。丹溪曰：产后不论脉证，当以大补气血为主。若产后之变痉，空虚极矣，舍大补何所取哉！（《会心录》）

颤振

产后颤振者，乃气血亏虚，火盛而生风也。治宜十全大补汤。如产后半身肉颤汗出者，亦宜大补。若不省人事，口吐涎沫，而颤振或瘛疭者，宜补血汤加荆芥穗、豆淋酒[1]。（《张氏医通》）

1　豆淋酒：破血，祛风。治中风口㖞，阴毒腹痛，小便尿血，妇人产后中风及有血、水、气滞留等。制法：取黑豆五升，熬令烟尽，于磁器内以酒一斗淬之，浸一昼夜，然后去豆即成。

头汗

产后郁冒，脉微弱，但头汗出。所以然者，血虚而厥，厥而必冒，冒家欲解，必大汗出。以血虚下厥，孤阳上出，故头汗出。所以产妇喜汗出者，亡阴血虚，阳气独盛，故当汗出，阴阳乃复。（《金匮》）

《经》云：夺血者无汗。汗与血同类。产后去血过多，则阴不维阳，阴虚而阳无所附，周身汗出不止，此为阴阳两虚，有亡阳之患，为危证也。若身无汗，但头有汗，头为诸阳之会，阴血暴亡，孤阳上越，阴虽虚，而阳气尚为有余，此时阴不胜阳，故头汗，额上偏多。心火上浮，逼阳于外，急补其阴，而入以敛阳之药，则病自复。故产妇又喜其汗出也。（萧慎斋）

有产妇喜汗出，为阴虚、血虚者，以产后亡阴血虚，阳气偏盛，是其人平日阳盛阴弱，故当汗出，阴阳乃复。盖汗出而阳亦虚，阴阳不相偏胜，故可谓之复续。此乃阴阳平补，可以徐收其效矣。然此汗出，乃阴虚阳亢之汗出，与阴盛阳衰，上冒下厥之但头汗出者，迥不同也。所以产妇喜汗出之汗，汗出而阴阳平复，正好施治以补益其阴阳。若上冒下厥之但头汗大出，则阳脱于上，阴绝于下，顷刻不测之危证见矣。顾云此阴虚阳亢之汗出，而更滋阴凉血以速其死哉！故上冒下厥之汗必大出，虽解，而旋又厥冒如故，渐渐厥深冒甚而不救矣。产妇喜汗出之汗，不过微汗而已，微汗必数日而阴渐生，阳渐和，汗渐止。且有不药而自阴阳平复者，岂可并两证而同日论哉！师比属而言之，正示人严谨加辨之旨也。先辨之于但头汗，后辨之冒不冒、厥不厥，后辨之于汗大出不大出，而二证判然矣。（魏荔彤）

狂妄

产后狂言谵语，如见鬼神，其源不一，须辨证治之。一则产后心虚，败血停积，上干于心，因而狂妄者，当于乍见鬼神条求之。二则产后脏虚，心神惊悸，以致言语错乱，不自知觉者，当于惊悸条求之。三则夙有风疾，又因产后心虚气弱，证见歌哭嗔笑，言语乱道，腰背强直者，作风痓治，当于心经中风条求之。四则产后败血，迷塞心包，因而言语颠倒，或作晕闷者，当于血晕条求之。五则产后感冒风寒，恶露不行，寒热如疟，昼日明了，暮则谵语，如见鬼状者，当作热入血室论治。（《女科大全》）

选案

一妇产后六朝发狂，持刀杀人。此阴血暴崩，肝虚火炎。用泽兰、归、地、牛膝、茯神、远志、枣仁、童便治愈。（缪仲淳）

不语

心者，君主之官，神明出焉。外应于舌，舌者，声之机也。产后心虚，多致败血停蓄，上干于心则心窍闭塞，神志不明。又心气通于舌，心气闭，则舌强不能言。（郭稽中）

产后不语，多因停积败血，闭其心窍，以致神志不明，治宜清魂散加苏木、丹参。若心肾气虚，而不能通于舌者，宜辰砂七珍散，或加人参、菖蒲。若肾虚风中者，宜地黄饮子。肝木太过者，宜柴胡清肝散。脾受木侮者，宜六君子汤加柴胡、钩藤。气血俱虚者，宜八珍汤加菖蒲、远志。（《张氏医通》）

产后不语，稽中主于败血迷心，《济阴》主于胃热湿痰。皆论病之有余。其有去血过多，阴火上乘，郁冒心神而不语者，则属于虚耳。（萧慎斋）

惊悸恍惚

人之所主者，心也。心之所主者，血也。心血一虚，则神气不守，惊悸所由来也。治当大补血气为主。○产后恍惚，亦当大补气血。盖风为虚极之假象，固其本元，则诸病自退，若专治风，是速其危矣。（薛立斋）

产后恍惚者，盖由心主血，血气通于营卫脏腑，遍循经络，产后则血气俱伤，五脏俱虚，营卫不足，而为风邪所乘，致令心神恍惚不定。（《女科大全》）

按产后不语，前人有谓败血入心，有谓风邪所乘，皆名心风。悉指实邪为病，而不及于虚。然此风从何而来，亦未之详，此已立论之失。至若惊悸恍惚，自是血虚心气不足所致，《大全》所云风邪搏心，其言甚戾。立斋以为但固本元，毋专治风，有功来学不小。（萧慎斋）

不寐

产后不寐一证，由于气血大亏，阴不维阳者居多。夫卫气日行于阳则寤，夜行于阴则寐。今胎下而血骤脱，阳浮于上，不入阴而常留于阳，是以达旦不寐，烦躁出汗，面赤口渴等证叠见。医家治此，法何在哉？盖壮水则火熄而神藏，益阴则血足而心安。六味归芍汤加童便、人参，无不取效。若心肾不交，神志恍惚，补心丹加减，亦为合法。倘血去而孤阳浮越，营卫偏胜，终夜不眠，宜归脾汤，或人参养营汤，方为尽善。大抵阴虚不寐，阳药不宜轻投；阳虚不寐，阴药岂宜混施？必须察脉辨证，勿泥呆法也。此外，有因血块痛而不寐者，治在血也；有兼食滞而不寐者，治在食也；有兼时疫而不寐者，治在疫也；有兼疟痢而不寐者，治在疟痢也。张景岳云：心藏神，为阳气之宅；

卫主气，司阳气之化。凡卫气入阴则静，静则寐，正以阳有所归，故神安而寐也。故欲求寐者，当养阴中之阳，及去静中之动，则得之矣。（《会心录》）

浮肿

产后浮肿，多属气血两亏，脾胃薄弱，营卫不能运行所致。若云发汗利小便，是重竭其津液而益虚其虚矣。岂产后之肿，竟作外邪有余治乎？（萧慎斋）

前证若因寒水侮土者，宜养脾肺；因气虚者，宜益脾胃；因水气者，宜补中气。又有产后浮肿而兼喘咳，脉沉细无力者，此命门火衰，脾土虚寒也，八味丸主之。（薛立斋）

蓐痨

产后蓐损寒热，元神不复，月事不来，先与《千金》当归芍药汤，后与乌骨鸡丸调补。此证多因脾胃虚弱，饮食减少而成。当补脾胃，进饮食，则诸脏有所倚赖，病自愈矣。（薛立斋）

大便秘结

产后去血过多，大肠干涸，每至三、五日而大便始通者，此其常也。必待腹满欲去不能，方用蜜导或酱姜瓜导之。惟胆导禁用，以其苦寒，误用每致发呃也。若血虚火燥者，用四物汤加鲜何首乌润下之；若气血俱虚者，便虽数日不通，然饮食如常，腹中如故，只用八珍汤加麻仁、熟蜜；若多日不解，躁闷异常，不得已用当归、枳壳，亦权宜耳。（《张氏医通》）

产后不便，固不足虑，然产妇急于便，必多努责，每致玉门不闭，子宫下坠，治之贵早。○产后便秘者，由气虚不能推送，血虚不能濡润也。宜用八珍汤加桃仁、杏仁。人知桃仁能破血，不知又能利血而滑肠；人知杏仁能润肺，不知又能润肠而利便。

若单用八珍，恐燥矢未得下，乃加二味，使之速功。（高鼓峰）

大便不通，在杂证，有阳明实热之积，有肠胃瘀血之阻。而在产后，则专责在气血之虚也。夫阴血骤脱，气亦骤亏，少阴失开阖之司，大肠少津液之润，是以秘结不解。医药求其暂通，取快一时，因而重虚其虚，元气更伤，缓则复秘而变胀满，速则亡阴而致虚脱。夫产后新血未生，元气未回，幸得后门坚固，旬日未解，亦自无妨。虽有滞涩，当从缓治，宜用生化汤加人乳、苁蓉，以润枯涸。倘气因血耗，传化失职者，宜用八味汤加人参、苁蓉，以助真气。古人有言，产后大便日久不通，由于血少肠燥，参乳汤多服则血旺气顺，自无便涩之患。（《会心录》）

小便不通

产后小便不通，腹胀如鼓，缘胎前内积冷气所致。用盐填脐中，葱白捣饼安于盐上，以艾灸之，热气入腹即通。（《产乳集》）

胎前肠胃本有挟热，产后水血俱下，津液益加燥涩，故令二便不通。有产妇患此证，饮牛乳而利，人乳尤善。（《女科大全》）

溲数

产后小便频数，乃气虚不能制水也，用补中汤加车前、茯苓；若属膀胱阴虚者，用六味汤合生脉散滋其化源。（张路玉）

遗溺

产后小便有频数不禁、遗尿淋沥之证。《经》云：肾主二便，开窍于二阴。产后气血大虚，动伤脏腑，非肺气虚而不能约制为遗尿为不禁，即肾气竭而热移膀胱为沥为淋。总以补养气血为主，酌加升提固窍。若用渗利疏导，是重虚也，戒之！（萧慎斋）

脬破

产后损伤，脬破，终日小便淋漓，用黄丝[1]二两，丹皮、白芨，人参各一钱煎服。不可作声，作声则泄气无效，名补胞饮。〇又用参、芪、术、草熬膏，猪羊胞煎汤调服，月余胞长自止。（张路玉）

淋

产时下焦空虚，热气客于脬中，虚则小便频数，热则小便涩痛，故谓之淋。又有因产后血虚挟热，热邪搏血，流渗胞中，血从小便而出，则为血淋。（《女科大全》）

小便淋证，《三因》云：产前当安胎，产后当去瘀。二语最为吃紧。如产前淋，由于气虚不化，当用参、芪补气安胎，不可过用渗利。产后淋，由于瘀血阻滞，当以瞿麦、蒲黄为要药。若血虚热郁，当用六味、逍遥，补阴养血，滋其化源，佐以导血之药。（萧慎斋）

大小便血

产后既亡血，而二便复有下血之患者，此非寻常火热渗于膀胱归于大肠可例治也。然非血虚，即气脱之故。盖心主血，脾统血，心虚则小肠不能制而血流，脾弱则大肠无所荫而血下，故二便出血，当责之心脾二经为病也。（萧慎斋）

产后小便出血，因血气虚而热乘之，血得热则流散，渗于胞内，故血从小便出。有产妇尿血，胁痛少食，此肝木乘脾土也。用加味逍遥散、补中汤兼服而愈。（《女科大全》）

1　黄丝：即黄丝绢，绢之由蚕吐黄丝所织，未经染色者。治消渴、吐血、血痢（烧炭用）、下血、妇女血崩、产妇脬损，疔痘疮溃烂（煎洗）。

血崩

前证，若血滞小腹胀满者，用失笑散；肝火血妄行者，用加味逍遥散；脾郁不统血者，用加味归脾汤；脾虚不摄血者，用补中益气汤；厚味积热伤血者，用清胃散加槐花；风热相搏伤血者，用四君汤加防风、枳壳。（薛立斋）

产后已亡血，而又有血崩之证者，多属阴虚气脱所致。血脱须益其气，纯用血药无济也。观薛案有妇人血崩如涌，以六君子汤加黑姜治愈，得其旨矣。（萧慎斋）

乳汁

产妇乳汁不行有二种：有因血气盛而壅闭不行者。有因血气少而弱涩不行者。虚当补之，用钟乳粉、猪蹄、鲫鱼之属；盛当疏之，用通草、漏芦、土瓜根之属。（陈无择）

前证，若因气血虚弱不能生化者，宜壮脾胃；若因怒动肝火，乳肿汁出者，宜清肝火。盖乳汁乃气血所化，若屡产无乳，亡津液也，当滋化源。（薛立斋）

妇人以血用事，上为乳汁，下为月水。而血之所化，则本于脾胃，饮食之精微运行而为乳为经。产后脾胃气旺，则血旺而乳多；脾胃气衰，则血减而乳少。此立斋治乳汁以壮脾胃滋化源为要也。若徒从事通乳之剂，是犹求金于乞丐矣。（萧慎斋）

未产，乳自出者，谓之乳泣，生子多不育；若产妇劳役，乳汁涌下者，此气虚也，独参汤补之。（《女科大全》）

月水

妇人冲任之脉，为经络之海，上为乳汁，下为月水。新产劳伤血气，或去血过多及乳子，半岁一岁之内经不行者，此其常也。若半岁或四、五月经便行者，此少壮血盛之人也。若产后一、二

年，月经不行无所苦者，亦不必虑，此气血衰少故也，但健脾胃，资养气血，自然经行。若以药通之，反为害事。（陈良甫）

月水不调、不通，为妇人要病。至于产后，又不可以病言也。夫产后月水不行，有因产伤气血者，有因自乳血脉上为乳汁者，有因脾胃气虚饮食少进者。良甫一条，甚悉病机。至云但健脾胃，资气血，不必通经，尤为探本之论。（萧慎斋）

脉候

胎前之病，其脉贵实；产后之病，其脉贵虚。（《济生产经》）

胎前脉洪数，既产而脉仍洪数者，死；胎前脉细小，产后而脉反洪大者，多死。（朱丹溪）

已产，气血两虚，脉宜缓滑。缓则舒徐，不因气夺而急促；滑则流利，不因血去而枯涩。均吉。若见实大弦牢之脉，非产后所宜。实为邪，实大为邪进，弦为阴敛，牢为坚着，皆逆脉也。（潘硕甫）

产后阴血骤亏，孤阳上越，证则发热，脉则数大，最为险候。何也？阳浮而阴涸，营卫之气疾速，致脉反见数大之假象。且胎下之后，内脏空虚，脉细弱者，于法所宜，是虚证而得虚脉也。脉数大者，于法所不合，是虚证而得实脉也。景岳云：阴阳俱亏，气血败乱，脉必急数，愈数愈虚，愈虚愈数。（《会心录》）

附方

嘉禾饮　人参、茯苓、山药、陈皮、甘草、半夏曲、沙参、石斛、丹参、白芍、苡仁、扁豆、莲子、谷芽、神曲、黑枣。

杂　病

病原

妇人杂病，亦血分病也。妇人杂病，岂异男子之脏腑经络乎？然不止妊娠产后另立病名，而杂病亦分篇者，正缘妇人血分之杂病迥不同于男子凡几，故必出此篇之论法。其他杂病，同于男子者尚多，则可赅于前诸篇之中，不必赘及矣。何也？妇人妊娠，其血在胞养胎；产后，其血旧者泄尽，新者化乳，一定之理也。至平居无孕之时，血分之枯荣，全视乎经行之进退通闭，故为病大半感于经血来去之候。经来血室开，经去血室虚，开者邪易入，虚者邪易乘也。阳邪入而血伤热，则漏下；阴邪入而血伤寒，则经闭。无不于此肇端焉！此妇人杂病，必关血分，而另立一篇，于妊娠、产后合为三大法门也。（魏荔彤）

论难易

谚云：宁治十男子，莫治一妇人。此谓妇人之病不易治也。何也？不知妇人之病，本与男子同，而其情则与男子异。盖以妇人幽居多郁，情性偏拗，或有怀不能畅遂，或有病不可告人，或信师巫，或畏药饵，故染着坚牢，而治之有不易耳。此其情之使然也。然尚有人事之难，如黄帝论曰：凡治病须察其形气色泽。又曰：诊病之道，观人勇怯、骨肉、皮肤。此治病之大则也。今富贵之家，居奥室之中，处帷幔之内，复有以绵帕蒙其手者，既不能行望色之神，又不能尽切脉之巧。使脉有弗合，未免多问，问之觉繁，必谓医学不精。不知问亦非易，非医之善者不能也。望、闻、问、切，欲于四者去其三，吾恐神医不神矣。世之通患若此，此妇人之治所以不易也。（张景岳）

验手法

妇女深居闺阁，密护屏帏，不能望见颜色，但须验其手腕之色泽，苍白肥瘠已见一斑。至肌之滑涩，理之疏密，肉之坚软，筋之粗细，骨之大小，爪之刚柔，指之肥瘦，掌之厚薄，尺之寒热，及乎动静之安危，气息之微盛，更合之以脉，参之以证，则气血之虚实、情性之刚柔、形体之劳逸、服食之精粗、病苦之逆顺，皆了然心目矣。（张路玉）

寡妇师尼

宋褚澄疗师尼、寡妇，别制方。盖此二种寡居，独阴无阳，欲心萌而不遂，是以阴阳交争，乍寒乍热，形类疟状，久则为劳。《史记》载济北王侍人韩女，病腰痛寒热。仓公诊曰：病得之欲男子不可得也。何以知之？诊得肝脉弦出寸口，是以知之。盖男子以精为主，妇人以血为主。男子精盛则思室，妇人血盛则怀胎。厥阴脉弦出寸口，则阴盛可知。褚氏之言有谓矣。（《东医宝鉴》）

寡妇师尼，郁抑成病，其证乍寒乍热，面赤心烦，自汗体痛，肝脉弦出寸口，治宜柴胡抑肝汤、抑阴地黄丸、越鞠丸。（《医方类聚》）

热入血室

妇人中风七、八日，续得寒热，发作有时，经水适断，此为热入血室，其血必结，故使如疟状，发作有时，小柴胡汤主之。〇妇人伤寒发热，经水适来，昼日明了，暮则谵语，如见鬼状，此为热入血室，治之无犯胃气及上二焦，必自愈。〇妇人中风，发热恶寒，经水适来，得之七、八日，热除，脉迟，身凉和，胸胁满，如结胸状，谵语者，此为热入血室，当刺期门，随其实而取之。〇阳明病，下血谵语者，此为热入血室，但头汗出，当刺

期门，随其实而泻之，濈然汗出者愈。（《金匮》）

妇人伤寒，有热入血室之证。血室即血海，冲任之脉所系，为藏精受胎之所。因经行之期，而犯伤寒之邪，则热邪乘虚袭入，与血相搏。夫肝藏魂，血室虚，则魂无所依，肝受热邪，则为谵语，为见鬼，肝之魂不能安也。治惟清热行血，甚则桃仁承气，微则生地、丹皮、桃仁、红花、赤芍、五灵脂、甘草、木通、丹参之属，不可拘执小柴胡汤之定例。夫小柴胡一方，乃治伤寒邪传少阳，和解表里之药，非专治热入血室之药也。方中虽有柴胡发表、黄芩退热，然半夏行痰，为血家所忌；人参补气，非血热所宜。今人一遇热入血室之证，便用小柴胡汤，曰我遵仲景也。岂知仲景第一条云妇人中风，寒热发作有时，形如疟状。明属少阳经见证，故曰小柴胡汤主之。则小柴胡汤原为少阳经设也。至后三条，但云必自愈，云当刺期门，又云随其实而泻之。并无小柴胡汤主之一语，则知小柴胡汤只治少阳如疟之证，非治热入血室之证也。今人不玩仲景前后原文，漫谓妇人热入血室，辄用小柴胡汤，岂不可嗤耶！凡治妇人热入血室之病，有寒热发作有时如疟状者，则小柴胡汤可用也。然须加入桃仁、丹皮、五灵脂以行其血，如无寒热如疟之证，则小柴胡汤断不可用。举世懵懵，特表而出之。（萧慎斋）

考热入血室，《金匮》有四法，今人一遇是证，不辨热入之轻重、血室之盈亏，遽投小柴胡汤，贻害必多。要之，热甚而血瘀者，与桃仁承气及山甲、归尾之属。血舍空而热陷者，用犀角地黄加丹参、木通之属。表邪未尽者，则当合乎和解。热轻而清药过投，气机致钝者，不妨借温通为使。血结胸，有桂枝红花汤参入海蛤、桃仁之治；昏狂甚，进牛黄膏，调入清气化结之煎，复有两解气

血燔蒸之玉女法；热甚阴伤，有育阴养气之复脉法。审证制方，毋拘乎柴胡一法也。（《临证指南》）

咽中炙脔

妇人咽中如有炙脔，半夏厚朴汤主之。（《金匮》）

炙脔，譬如干肉也。《千金》所谓咽中帖帖如有炙肉，吐之不出，吞之不下者是也。此病不因肠胃，故不碍饮食、二便；不因表邪，故无骨痛寒热。乃气为积寒所伤，不与血和，血中之气溢而浮于咽中，得水湿之气，而凝结难移。妇人血分受寒，多积冷结气，最易得此病。药用半夏厚朴汤者，半夏降逆，厚朴散结，生姜、茯苓宣至高之滞而下其湿，苏叶味辛气香，色紫性温，能入阴和血。气与血和，不复上浮矣。（徐忠可）

阴吹

胃气下泄，阴吹而正喧，此谷气之实也，膏发煎导之。（《金匮》）

胃气下泄，不由大肠而出浊道，乃由小肠而出清道，则气不足而无所收摄也，故令下阴作吹，而其声且喧闻于外。此虽为胃中谷气之实，而其实胃中正气之衰。治以膏发煎导之，无乃令大便气通，而胃气纵然下泄，必由浊道而出，不致乱干清道。阴中吹气，贻人听闻之义而已。（魏荔彤）

阴吹一证，古书不多见，惟《金匮》云：胃气下泄，阴吹而正喧，此谷气之实也，膏发煎导之。夫阴器属厥阴部位，精窍通冲任之脉，尿窍通小肠之路，气道不从此出，安得有声而喧？盖由肝肾亏于下，肺气亏于上，致阳明胃气不能鼓舞上行，而亏于中，下走阴器，直入精窍而出，岂同大肠失气，《经》谓浊阴出下窍者可比耶？常见虚损之辈，久咳经阻，胃气不升，往往多有此患。言乎肾，则气不摄可知；言乎肝，则气不平可知；言乎肺，则气不主可知。是以上咳下吹，气窍相通，阴器隐隐有声。足见精血之亏，元气之弱，根本摇摇矣。夫阳明为多气多血之海，与冲任血海之脉同声相应，下为经而上为乳，变化取汁，血气之实也。喧闻户外，胃气之虚也。魏氏云：此虽谷气之实，其实胃气之衰。斯言极中长沙秘旨。如必谓谷气实，而引导浊气从大肠出，纵胃气下泄必由浊道，而不致乱干清道，是错认溺窍为病也。第胃气下泄前阴之膀胱，何异下泄后阴之大肠？终无补于病情。且肾主开阖，为生气之原；阴气属肝，主疏泄之令。今胃气下走，岂寻常之药可以奏功？必须培补肝肾以固肺金，生精益血以助真气。若阳分多亏，补中、归脾之属可投；阴分多亏，六味、左归之属可用；阴阳两亏，八味、右归之属可服。耗气败血之药，非治也。倘不咳而窍有声者，较咳而窍有声者为稍轻，逍遥、六味皆合法也。虽然，膀胱有下窍而无上口，胃气何由下泄？其从精窍而来，不待辨而自明。男子从无，妇人常有，无非窍空而妄泄。况谷道后通，而前阴之吹者有之；谷道后秘，而前阴不吹者有之。谷气实，胃气安得下泄？仲景膏发煎导引之法，其说似属难明。即令胃气从溺窍下泄，小便当随气而共出，何吹时惟有声而无溺？则溺窍而来之说，更属无据。要之，胃气者，乃水谷之精气，上输于脾，脾气散精，上归于肺，与肾中生气互根。得毋因其人水谷之真气衰弱，而以脂膏益血之品从阴引阳，填补冲任，不使气陷于子宫，直走精门，未可知也。（《会心录》）

阴吹，乃妇人恒有之疾，然多隐忍不言，以故方书不载，医不加察。《金匮》明言胃气下泄，谷气之实，所以腹中喧响，则气从前阴吹出，第用猪膏发煎之治，难于推测。余治一妇，经闭三月，少腹痛彻心而见前证，与失笑散，一服，瘀血大下，遂不复作。又治一妇，小产后寒热腹痛，亦见前证，与炮黑楂肉，黑糖为丸，用伏龙肝水煎独参汤送下三钱，结粪大下。再进，瘀血续行，前证顿止。始悟猪膏发煎乃为逐瘀而设也。（《张氏医通》）

按："膏发煎导之"五字当是衍文。"此谷气之实也"之下，当有"长服诃黎勒丸"之六字。后阴下气，谓之气利，用诃黎勒散。前阴下气，谓之阴吹，用诃黎勒丸。文义始属，药病亦对。盖诃黎勒丸，以诃黎勒固下气之虚，以厚朴、陈皮平谷气之实，亦相允合。（《医宗金鉴》）

脏燥

妇人脏燥，悲伤欲哭，象如神灵所作，数欠伸，甘麦大枣汤主之。（《金匮》）

妇人脏燥者，无所感触，悲哭无常，象如神灵所作，乃血虚而津亡，脏空而发燥之证也。其为证，又数欠伸，师早知其血虚之津亡，由于气虚之胃阳亡矣。欠伸者，倦怠之象，非阳气不足、精神不振，无此证也。主之以甘麦大枣汤补中益胃之外，无他法也。脏燥由于血虚，世医孰不竞言滋阴养血，抑知阴盛而津愈枯，阳衰而阴愈燥，师言之固凿凿也乎。（魏荔彤）

交肠

交肠之证，大小便易位而出。因醉饱不节，大怒不解，以致脏气乖乱，不循常度。当吐以提其气，使阑门得司泌别而清浊自分，宜五苓散、调气散各一钱，阿胶末一钱，白汤调服。（《证治准绳》）

选案

交肠一证，虽见于方书，而世罕见。詹石匠妇，产后五、六日，恶露不行，腹胀喘满，大便从前阴出。缘素嗜烟酒，又因产时受惊。余以芎归汤加莪术、肉桂、炒山楂，一服，恶露通，小便如常。又陆圣祥女，四岁，新秋患痢，粪出前阴，作冷热不调治，与五苓散送香连丸，二剂而愈。又钱吉甫女，年十三，体肥痰盛，因邻居被盗，发热头痛，呕逆面青，六脉弦促，便溺易位。此因惊气乱，痰袭窍端，与四七汤下滚痰丸，开通痰气而安。（《证治准绳》）

交肠一证，大小二便易位而出，若交易然。古用五苓治之，专为通前阴而设也。此证闭在后阴，二便俱从前阴而出，拟之交肠，诚似是而实非。况交肠乃暴病骤然而气乱于中，此乃久病以渐而血枯于内，有毫厘千里之不同。原夫疾之所始，始于忧思结而伤脾。脾统血者也，脾伤则血不能统摄，而错出下行，乃误认为崩漏，以凉血清火为治，则脱出转多。血尽然后气乱，气乱然后水谷舍故趋新，舍宽趋隘，江汉两渠，并归一路，身中为之大乱。势必大肠之故道复通，乃可拨乱返治。又况水谷由胃入肠，另有幽门泌别清浊，今以渗血之故，酿为谷道，是幽门辟为坦径矣，尚可用五苓再辟之乎？（喻嘉言）

一妇患休息痢二年，怀孕时，犹坐努，产后，大便自前阴出。予曰：大小便并出前阴，非肠交也。不自肠痈致病，非肠溃也。大便日夜十余次，前出十之七，后出十之三，是大肠易位，而小肠犹故道也。大肠易位者，必由临产用力而就前阴，产后不归谷道，轻车熟路，久而成惯。欲归谷道，当先实肠，肠实则水谷自分，多服补中汤，大气转旋，糟粕自返本位矣。（许宣治）

前阴诸疾

妇人阴寒，温中坐药，蛇床散主之。○少阴脉滑而数，阴中生疮蚀烂者，狼牙汤洗之。（《金匮》）

妇女患阴疮者，其类不一，大约皆由七情郁火，损伤肝脾，又兼湿热下注也。亦有月后行房，秽浊渍流阴道，遂生疳疮，与男子妒精疮略同。治用黄丹、枯矾、萹蓄、藁本、硫磺、荆芥、蛇床子、蛇壳，共为细末，先煎荆芥、蛇床子汤洗拭，香油调涂之。〇又有阴中匿疮，痛痒如虫行状，脓水淋沥，皆由心神烦郁，脾胃虚弱，以致血气留滞。治当补心养胃，外以药洗之（宜塌肿汤）、塞之（宜雄黄蛇蜕散）。其或生虫，痒不可忍，用蛇床子汤洗拭，外以药糁之（宜铜绿散）；或用梓树皮末、枯矾、麝香敷之。〇又有阴肿，因胞络素虚，风邪乘于阴部。若气血虚弱则补之（宜补中汤）；若肝经湿热则清之（宜龙胆泻肝汤）。或阴户肿痛不闭，寒热尿涩（宜加味逍遥散，外用枳橘熨法）；或肿已消，户仍不闭（宜补中汤）；或阴中作痛（宜四物汤加柴胡、山栀、丹皮、龙胆草）；或小水淋沥，腹中如有一物，攻动胀痛（宜逍遥散加柴胡、山栀、车前子）；或肿痛溃烂（宜逍遥散）；或肿痛湿痒出水（宜归脾汤加柴胡、山栀、丹皮、白芍）。总之，阴户肿痛，薛氏谓即妇人便毒，有在小腹两拗者，有在玉门内外者，治法不同，概投散血攻毒之药可乎？〇又有阴痒，《大全》云：妇女阴痒者，是虫蚀于阴内，微则痒，重乃痛。此虫属肝风所化，治以清肝为主（宜柴胡清肝汤、逍遥散）。外用药纳阴中（宜桃仁泥、雄黄末、鸡肝纳阴中）。有痒而无虫者，或由郁怒伤于肝脾，证兼胸膈不快，内热作渴，饮食无味，肢体倦怠，小水赤涩（宜归脾汤加山栀，或逍遥散加山栀）。或由脾虚湿热下注（宜归脾汤加丹皮、山栀、白芍）；或由肝脾郁怒，元气亏损，兼有湿热（宜参、苓、归、芍、芪、术、升、柴、丹、栀、车前、陈皮）。〇又有下疳，痛痒腐烂生蛆，下如柿汁臭秽，心中疠痛，闷饱虚烦甚者，不治。〇又有阴冷，由肝经本有湿热，风冷又外乘之。如冷而小腹痞痛，小便赤涩（宜龙胆泻肝汤）。冷而寒热，经候不调（宜加味逍遥散）。冷而寒热，体倦食少（宜加味四君汤）。冷而郁怒发热，少寐懒食（宜加味归脾汤）。冷而口苦，胁胀寒热，小便黄涩，先清利湿热（宜龙胆汤），再调补气血（宜加味逍遥散）。冷而便清腹冷，食少便溏（宜八味丸）。或谓阴冷之证，因劳伤子脏，风冷客之，亦然。〇又有阴癞，硬肿如卵，痛极难忍，皆由湿凝血结，宜用攻散之剂。〇又有阴吹，由胃虚浊气下泄，注于阴中，喧声不绝者（宜膏发煎）。〇又有交接出血阴痛，乃肝火动而脾不摄血也（宜补中汤）。若交接阳道违理，及他物所伤，血淋不止（宜釜底墨纳之）；或童女交接，血出不止（宜发灰、青布灰涂之）。〇又有阴痔，阴中有肉突出（宜枳壳末煎汤熏洗，将帛包渣纳阴中即消）。〇又有阴脱，由努力太过，如脱肛状，逼迫肿痛，小便淋沥，急用补托（宜当归黄芪饮）；外以药敷（宜硫磺、乌贼骨、五倍子为末敷患处即效）。〇又有阴挺，阴中突出如菌，四围肿痛，由肝郁脾虚下陷所致（先以补中汤加山栀、茯苓、车前、青皮以清肝火，升脾气。更以归脾汤加山栀、茯苓、川芎调理。外涂藜芦膏）。或阴中挺出一条，长尺许，痛坠尿涩。（《沈氏尊生书》）

选案

一妇，每临经必先腰腹胀痛，玉门虫出，如鼠粘子状，绿色者数十枚，后经水随至。其夫问故，予曰：厥阴风木生虫。妇人血海，属于厥阴。此风木自盛，更兼脾胃湿热而然。如春夏木盛湿热之时，而生诸虫是也。令以酒煮黄连为君，白术、香附为臣，研末粥丸，空腹吞之。月余经至，无虫而妊。（汪石山）

乳疾

乳痈者，乳房肿痛，数日之外，焮肿而溃，稠脓涌出，此属胆胃热毒，气血壅滞所致，犹为易治。乳岩者，初起内结小核如棋子，不赤不痛，积久渐大，崩溃形如熟榴，内溃深洞，血水淋沥，有巉岩之势，故曰乳岩。此属脾肺郁结，气亏血损，最为难治。乳痈初起，服栝蒌散，敷香附饼，即消。如已成脓，则以神仙太乙膏贴之，脓尽自愈。乳岩初起，用加味逍遥散、加味归脾汤，二方间服，亦可内消。病势已成，虽有卢扁，亦难为力。但服前方，补养气血，亦可延生，妄用行气破血，速其危也。更有乳卸，乳头拖长一、二尺，此肝经风热发泄，用小柴胡汤加防风、羌活，外用羌活、防风、白蔹烧烟熏之，仍以蓖麻子四十九粒、麝香一分，研涂顶心，乳收洗去。此证，女人盛怒者多得之。（薛立斋）

乳疬者，女子十三四岁，经水将行，或一月二次，或过月不行，致生此疾。多生于寡薄虚弱之人。每乳上止有一核，犹或可治；若串成三、四个，即难疗矣。通用逍遥调经汤。（《沈氏尊生书》）

妒乳者，因无儿饮乳，或儿未能饮，余乳蓄结作胀；或妇人血气方盛，乳房作胀，以致肿痛、憎寒、发热；不吮通之，必致成痈。若肿不消，用麦芽二、三两，炒热煎服，立消。（《景岳全书》）

吹乳者，因母睡着，为儿口气所吹，致令乳汁不通，蓄积在内，肿硬疼痛。亦有不痒不痛，肿硬如石者。若不急治，痛甚成脓，宜服栝蒌散，敷以南星散，更以手揉之，则散。（《女科大全》）

选案

一妇产后，两乳长垂过腹，痛不可忍，名曰乳悬。用芎、归各一斤，半用水煎服，半剉烧烟，令病人吸之。未愈，再作一料。（《同寿录》）

医述卷十四　幼科集要

纲　领

经义

六岁以下为小。○吾不能察其幼小。○婴儿病，其头毛皆逆上者，必死。（《灵枢》）

总论

初生半周至两岁为婴儿，三、四岁为孩儿，五、六岁为小儿，七、八岁为龆龀[1]，九岁为童子，十岁为稚子。（《寿世保元》）

儿在母腹中感受精气，一月胚，二月胎，三月血脉见，四月形体成，五月能动，六月筋骨成，七月毛发生，八月脏腑具，九月谷神入胃，十月百骸备而生。生后六十日，瞳子成，能笑语，始识人；百日任脉成，能反复；一百八十日，尻骨成，能独坐；二百一十日掌骨成，能匍匐；三百日髌骨成，能独立；三百六十日膝骨成，始能移步。○芽儿出腹，筋骨未敛，肌肉未成，如水上之泡，草头之露。夫初生一腊之内，天地八风之邪岂能遽害，良由在胎之时，母失爱护，或劳动气血相干，或坐卧饥饱相犯，

1　龆龀：音 tiáo chèn，指儿童换牙，此引申童年。

或酒肉冷热相制，或惊恐血脉相乱，蕴毒于内，损伤胎元，降生之后，故有胎热、胎寒、胎肥、胎怯、胎惊、胎黄，诸病生焉。外因或洗浴、拭口、断脐、灸囟之不得法，或绷抱惊恐，乳哺寒温之乖其宜，多致噤口脐风，锁肚不乳等证。病至若此，难以治疗，良可悯也。（《千金方》）

或问：人之生也，与忧俱生，何处见得？予曰：落地一声，但闻哭，不闻笑，非忧而何？然则忧之一字，在婴幼已先得之。但忧之小者不为患，其有丧父失母、悲哀忧虑而成病者；有断乳思虑而成病者；恹恹忽忽，心烦啼吵，不思乳食，而内热作者是也。至于惊恐，小儿最多，在母胎时，已先有之。喜则笑，怒则啼，惟喜怒无常，不能为病耳。俗谓小儿无七情，此谬谈也。（许宣治）

有谓小儿易虚易实者，非也。柔脆不耐病痛，固理所当然。然其气水归乎躯壳，病亦在于躯壳，无异于成人，未尝易虚也，殆药虚之耳。小儿生机勃如，无病则日以长大，病果无害，生机依然，故有似乎易实。然使其不病则长大，必有胜于既病者，是易实之说亦非也。小儿如嫩草木，克伐不可，补亦不易；草木方萌芽时，失水则死，伤水亦死，惟频频浇灌，如其量而止为宜。不特用药，即乳食皆当知节。○幼科谓小儿纯阳，当用凉药。非之者曰：是稚阳，非纯阳也，宜补阴以配阳。夫既曰稚阳，则阳亦不足可知，而偏于补阴，可乎？阴阳二气，本无偏胜，小儿躯壳，气水所贯，何异于成人？其所以异于成人者，特气水未充，不能免于柔脆耳。是以治小儿难于成人，然亦有易于成人者，以其未有人事之斫丧也。病在阳则治阳，病在阴则治阴，焉用纯阳稚阳之纷纭哉！（《医参》）

有谓小儿纯阳之体，多宜清凉，此说尤误。王节斋曰：小儿无补肾法。谓男至十六，而肾始充满，既满之后，妄用亏损，则可用药补之。若受胎之时，禀之不足，则无可补。禀之原足，又何待补？呜呼！此何说耶？夫小儿谓纯阳者，以其阴气未成，即肾虚也。阴既不足，而不补之，阴绝则孤阳亦绝矣。殊不知钱氏六味丸，专治小儿，以其纯阳无阴，故取八味丸，裁去桂、附，独补肾水，此义惟薛立斋得之，世医多未悟也。（《张氏医通》）

小儿之病，古谓哑科，以其言语不能通，病情不易测，故曰：宁治十男子，莫治一妇人；宁治十妇人，莫治一小儿。此甚言其难也。然以余较之，则三者之中，又以小儿为最易。盖小儿之病，非外感风寒，则内伤饮食，以至惊风吐泻，及寒热疳痫之类，不过数种。且其脏气清灵，随拨随应，但能确得其本，则一药可愈。非若男妇损伤，积痼痴顽者比，余故谓其易也。第人谓其难，谓其难辨也。余谓其易，谓其易治也。设或辨之不真，则诚难矣！然辨之之法，亦不过辨其表、里、寒、热、虚、实，六者洞然，又何难之有？故凡外感者，必有表证，如发热、头痛、拘急、无汗，或因风搐搦之类是也；内伤者，必有里证，如吐泻、腹痛、胀满、惊疳、积聚之类是也；热者必有热证，如热渴、烦躁、秘结、痈疡之类是也；寒者必有寒证，如清冷、吐泻、无热、无烦、恶心、喜热之类是也。凡此四者，即表、里、寒、热之证，极易辨也。然四者之中、尤惟虚实二字，最为紧要。盖有形色之虚实，有声音之虚实，有脉息之虚实。如体质强盛与柔弱者异也；形色红赤与青白者异也；声音雄壮与短怯者异也；脉息滑实与虚细者异也。必内察脉候，外观形气，中审病情，而精察之，又何虚实之难辨哉！必其果有实邪，果有火证，则不得不为治标。然治标之法，宜精简轻锐，适病则已，毋犯正气，但见虚象，便不可妄行攻击。

若见之不真，勿谓姑去其邪，谅亦无害。不知儿体柔嫩，气血未坚，脏腑甚脆，略受伤戕，萎谢极易；近则为目下之害，远则遗终身之羸。凡此，实求本之道，诚幼科之肯綮也。〇初生儿，以手捻其头，摸其颐颔，不作声者，为无病。以指探其口，虽发声，而从容咂指者，其病轻。若即发声不咂指，面色青红兼紫者，此落地受寒也，其病重。辨其形色虚实而治之。若牙紧不纳乳，或硬而不软，其病极重也。此惊邪入足太阳经，及足阳明经而然，须急治之，庶可平复。（张景岳）

心主惊，实则叫哭、发热、饮水而搐；虚则因卧而悸。心热则合面睡，或上窜咬牙者，导赤散主之。心气实而喜仰卧者，泻心汤主之。〇肝主风，实则面青、目直、叫哭、壮热、项急、顿闷；虚则咬牙、呵欠。肝热则手循衣领，及乱捻物，泻青丸主之。壮热、饮水、喘闷，泻白散主之。〇肝有风则目连劄，得心热则发搐，或筋脉牵系而直视，用泻青丸以治肝，导赤散以清心。肝热则目赤，或兼青发搐者，亦用前二药。风甚则身反张强直，用地黄丸以补肾，泻青丸以治肝。〇脾主困，实则身热引饮，用泻黄散；虚则吐泻生风，用异功散。面白腹痛，口中气冷，不思饮食，或吐清水，以益黄散温补脾虚。呵欠多睡者，脾气虚而欲发惊也。〇肺主喘，实则闷乱、气急、喘促、饮水；虚则哽气、出气。肺热则手掐眉目鼻面，用甘桔汤主之。肺盛复感风寒，则胸满气急，喘嗽上气，先用泻白散，以清肺气，后用大青膏，以散风寒。肺脏怯则唇白，用阿胶散补之。闷乱气粗，喘促哽气者难治，肺虚甚也。〇肾主虚，若胎虚怯，神气不足，目无睛光，面白颅解，此皆难育，虽育不寿；或目畏明下窜者，盖骨重而身缩也；咬牙者，肾水虚而不能制心火也，皆用地黄丸。（钱仲阳）

小儿行迟、齿迟、解颅、囟填、囟陷、五软、五硬、鹤膝、肾疳、齿豁、睛白等证，此皆禀受不足，治以六味丸加鹿茸。若因精未满，而御女以通其精，多致头眩、作渴、多痰，或发热、腰酸，或自汗、盗汗，二便涩痛，当用六味、八味及补中汤加减，无不奏效。（薛立斋）

婴儿肌肉柔脆，不耐风寒，脏腑气弱，乳汁难化，内外二因之病自多。然有非风寒竟致外感，不停滞已属内伤，其故何欤？尝思人在气交之中，春夏地气之升，秋冬天令之降，呼出吸入，与时消息，间有秽浊吸入，即是三焦受邪，过膜原直行中道，必发热烦躁。幼医但执表散、消导、清火、通便，病轻或有倖成，病重必然颠覆。钱仲阳云：粪履不可近襁褓小儿，余言非无据矣。〇小儿诸证，如发热无汗，烦躁昏谵之顷，或战汗将止之时，或吐泻之后，或痉厥渐苏，或便闭适解，或灌药之后，正元气与病邪交战之际，若能养得元气一分，即退一分病邪。此际其儿，必有昏睡懒言，气怯神弱，身不转动之状，正当养其元神，冀其邪退正复。乃病家父母，偏于此际，张惶惊恐，因其不语，而呼之、唤之；因其鼾睡，而频叫醒之；因其不动，而摇之拍之。或因微有昏谵，而必详诘之；或急以汤饮进之；或屡问其痛痒，哓哓不已，使其无片刻安神。如此必轻变重、重变死矣。更有豪富之家，延医数辈，问候多人，房中聚集，互谈病情，夜则多燃灯烛照之，或对之哭泣，或信巫不信医，举家纷扰，此非爱之，实杀之也。试以大人之病情体之，抑好安然寂静乎？抑好喧哗动扰乎？此理概可知也。（《临证指南》）

察色

古称望而知之谓之神。儿医号为哑科，脉来驶疾，指下难明，尤以察色为要，故首叙之。察其面部五色，以知病源。人身五体，以头为首，首中有面，面中有睛，睛中有神。神者，目中光彩是也。隐显横冲，应位而见，以应五脏。五色者，青、黄、赤、白、黑是也。五脏之色：心赤，肝青，脾黄，肺白，肾黑。五脏所主病证，蕴于内必形于外，故小儿有病，先观其本位形色，以论五行生克吉凶。形色若不相应，然后听声切脉。（《证治准绳》）

左腮属肝，右腮属肺，额属心，鼻属脾，颐属肾。青主惊，红主痰热，黄主食积、症癖，白主泄泻水谷，黑主肾气受伤。（《小儿直诀》）

望、闻、问、切，固医家之不可少一者也。在大方则然，而小儿惟以望为主，问继之，闻则次，而切则无矣。《经》云：切而知之谓之巧。小儿脉体未全，切无可切，而巧亦无所用其巧。问而知之谓之工。小儿未言时，问之固无可问；即能言时，问之多不以实对，是问不必问，而工亦无所用其工。闻而知之谓之圣。小儿初病时，声音或不失其常，至病久而气丧声失，闻无可闻，而圣又何见其圣乎？吾故以望为主也。或曰：五脏之属，体隐理微，望从何处？曰：体固隐矣，而发见于苗窍颜色之间者，用无不周；理固微矣，而昭著于四大五官之外者，无一不显。故病于内，必形于外，望形审窍，自知其病。舌乃心之苗，红紫，心热也；肿黑，心火极也；淡白，虚也。鼻准与牙床，乃脾之窍，鼻红燥，脾热也；惨黄，脾败也；牙床红肿，热也；破烂，胃火也。唇亦脾之窍，红紫，热也；淡白，虚也；黑者，脾将绝也。口右扯，肝风也；左扯，脾痰也。鼻孔，乃肺之窍，干燥，热也；流清涕，寒也。耳与齿，乃肾之窍，耳鸣，气不和也；耳脓，肾热也；齿如黄豆，肾气绝也。目乃肝之窍，斜视而睛转者，风也；直视而睛不转者，

肝气将绝也。（夏禹铸）

听声

声以候元气之厚薄，即以审病苦之所在，所以古人有隔垣之治也。声重者，伤风；声壮者，实热；声悲者，藏燥；声焦者，恐怖欲生风候；重浊者，肠胃有积；沉静者，疳积无疑；但哭无啼者惊；多啼不哭者痛；声轻频嗄者风痫；声缓无气者吐泻；声嘶者，咳嗽喉痛；声促急者，喘迫上气；声迟缓者，泄泻肠鸣。诸如此类，皆可听而知之者也。（《证治合参》）

看小儿法，以听声为先，察色为次。凡声音清亮者生；有回音者生；涩者病散；而无出声者不寿；忽然大声而无病者，须细看其身，恐有疮毒；泣不出声者死；泣而无泪者死。（张景岳）

脉法

凡诊小儿，既其言语不通，尤当以脉为主，参以形色声音，则万无一失矣。然小儿之脉，非比大人多端，但察其强、弱、缓、急，是即肯綮。盖强弱可以见虚实，缓急可以见邪正。四者既明，无论诸证，随病合脉，左右逢源，所遇皆道矣。（张景岳）

小儿一岁后，可用一指转侧，辨其三部脉之弦、急、浮、沉。四、五岁后，脉七、八至而细数者，为平；九至者伤；十至者困；六至、五至者，为虚、为寒；弦、紧为风痫；弦急为客忤；其变蒸者，脉必散乱；骨间有热，脉则沉数；若浮而不调为鬼祟；浮大而数为风热；伏结为物聚；微细为疳积为腹痛；浮而洪，为有虫；浮而迟，为胃寒。此论脉之大要耳。又当参以三部五脉：三部者，乃看面上气色，虎口脉纹，寸口一指脉。五脉者，上按额前，下诊太冲，并前三部，谓之五脉。（薛铠）

帝曰：乳子而病热，脉悬小者何如？岐伯曰：手足温则生，寒则死。帝曰：乳子中风热，喘鸣肩息者，脉何如？岐伯曰：喘鸣肩息者，脉实大也。缓则生、急则死。此《内经》之旨。圣人立言，简切而总括无余，世人不悟，视为汎常，能于此等处着眼，则诊视之要，思过半矣。予之临证诊视，每论吉凶，则多中者，亦不外此。第意之所至，口莫能宣。窃详《经》所谓大、小、缓、急者，亦发而不露之意。盖大，即浮、洪类也；小，即沉、细类也；急，即数也；缓，即迟也。何若竟易以浮、沉、迟、数之为得乎？再以节庵之有力、无力，辨其表、里、虚、实，诚诊视小儿天然不易之妙诀。（陈飞霞）

看指纹

小儿形体既具，经脉已全，便有脉息可辨。自《水镜诀》及《全幼心鉴》等书，有三岁以上，当察虎口，寅卯辰，风气命，三关之说。其中之可取者，惟曰：脉从寅关起，不至卯关者，易治；若连卯关者，难治；若寅侵卯，卯侵过辰者，十不救一。只此数语，亦可用辨吉凶。至若紫为风、红为寒、青为惊、白为疳，及青是四足惊，赤是水惊，黑是人惊，黄是雷惊之类，岂此一线之色，果能辨悉如此，最属无稽，乌足凭也。（张景岳）

钱氏看小儿脉纹，男左女右，取决于虎口之次指，未有究其义者，予考之《素》、《灵》始悟，以其属阳明脉之根始也。阳明之脉，起于大指、次指之端。阳明多气多血，有病则应之，小儿纯阳之体，故即于此以观其变也。○小儿脉见虎口，亦犹大人脉见寸口也。三关直透者不治。（《怡堂散记》）

幼科指纹，总无正论。有谓不必用者，有用而至于怪诞不经、诬民惑世者，是皆未明纹中之理，所以有用不用之殊议也。请以一得之愚，聊发其要：盖此指纹，与寸关尺实同一脉。按《内经》

十二经络始于手太阴，其支者，从腕后出次指之端，而交于手阳明，即此指纹是也。明如景岳，犹谓此纹为手阳明经络，不知手太阴经，起于中府，而终于大拇之少商。手阳明经，起于食指之商阳。两不相值，若无此旁支，交通营卫，不几令太阴、阳明表里断绝乎？况此脉可诊，人所不知，其迟、数、代、促，与太渊无异，但脉体差小耳。指纹之法，起于宋人钱仲阳，以食指分为三关：寅曰风关，卯曰气关，辰曰命关。其诀谓：风轻、气重、命危。虽未必其言悉验，而其义可取。盖位则自下而上，邪则自浅而深，证则自轻而重，人皆可信。只恨复出诡异之说，谬撰惊风门类，致后贤多歧亡羊，反成疑案。予意仲阳，宋之明人，以孝见称，岂肯妄言误世！大抵后之俗子，假托其名而为之。惟有识者，知其语言鄙俚，论证荒唐，便能弃置不用。如张景岳、夏禹铸辈，皆谓可不必用。盖非不用，实恶其妄诞不经耳。近世医家，不知真伪，习而行之，乃致惑世诬民，祸害婴幼。夫医事动关生命，乃听无稽之言，流传贻殃，是岂其可！予虽不敏，粗知诊脉，每见幼科指纹之说，不胜发竖。请言其要：盖此指纹，既太渊脉之旁支，则纹之变易，亦即太渊之变易，不必别立异说，眩人心目。但当以浮沉分表里，红紫辨寒热，淡滞定虚实，则用之不尽矣。倘舍此不图，妄执伪说，临证不察病原，谬指为人惊、畜惊，诳惑愚昧，予恐盲人瞎马，终堕重渊，莫之能出矣。（《幼幼集成》）

看眼

目分五脏：黑珠属肝；白珠属肺。色青，肝风侮肺也；淡黄，脾有积滞也；老黄，肺受湿热也。瞳人属肾，无光彩，肾虚也；大角属大肠，破烂，肺有风也；小角属小肠，破烂，心有热也；上胞属脾，肿，则脾伤也；下胞属胃，青色，胃有风也；睡而露

睛者，脾胃虚极也。（《幼科铁镜》）

小儿诸病，但见两目无精光，黑睛无运转，目睫无锋芒，如鱼眼之状者，不治。或神藏于内，外若昏困者，无妨。其有病笃而眼中神气不脱者，犹可治。眼者，脏腑神气之所见，神气已脱，脉虽仅存，亦未能保。（《寿世保元》）

目内赤者心实热；淡红者心虚热。青者肝实热；淡青者肝虚热。黄者脾实热；白而混者肺实热；目无精光者肾虚也。（《小儿直诀》）

验颅囟

婴孩周岁以前，须验颅囟，与证兼看，则补泻自得，吉凶易彰。诀曰：颅囟青筋，脉虚不荣；颅囟常陷，滑泄便便；颅囟肿起，风痰不止；颅囟久冷，吐泻青青，颅囟虚软，颠痫不免，颅囟扁阔，暴泄易脱；颅囟歪斜，风作即亡；颅囟连额，惊风易伤；颅囟未充，怕热怕寒；颅囟缓收，胎气不周；颅囟动数，神气昏弱；颅囟宽大，受疾恐害；颅囟未合，筋骨柔弱。（《冯氏锦囊》）

相寿夭

小儿识悟过人者多夭，大则项橐颜回之流。小儿骨格成就威仪，回转迟舒，稍费人力雕琢者寿。其预知人意，回旋敏速者亦夭，大即杨修孔融之徒。由此观之，寿夭大略可知也。（《千金方》）

头者，诸阳之会，髓之海也。凡儿头角丰隆，髓海足也。背者，五脏六腑俞窍皆附于背。脊背平满，脏腑实也。腹者，水谷之海。腹皮宽厚，水谷盈也。目为肝窍、耳为肾窍、鼻为肺窍、口为脾窍，七窍无阙，形象全矣。故知肉实者脾足，筋强者肝足，骨坚者肾足，不妄言笑者心足，不多啼哭者肺足。哭声连续者肺实，不久眠睡者脾实，脚健而壮，项长而肥，囊小而黑者，根株固也。肌肉温润者，营卫和也。腮妍如桃，发黑如漆者，表气实也。小便清长，大便滋润者，里气实也。以上皆为寿相，其儿无病易养。○诸阳皆起于头。颅破项软者，阳衰于上也。诸阴皆起于足。腨小脚踡者，阴衰于下也。鼻孔干燥者肺枯，唇缩流涎者脾冷。发稀者血衰。项软者柱折。青紫之筋，散见于面者，多病风热。形枯色灰者表虚。泻利无时者里虚。疮疥啼哭，及多笑语者，皆阳火妄动之候也。以上皆为夭相，其儿多病难养。（陈飞霞）

验二便

古人有以小儿泻痢，粪黄馊臭，作胃热论治，此大误也。盖饮食入胃，化而为粪，则无有不黄，无有不臭者，岂得以黄臭概为热乎？今以大人之粪验之，凡胃强粪实者，深黄苍老，方是正色。若纯黄色不苍，则胃中火力便有不到之处。再若淡黄，则近白矣，近白则半黄之色也。粪色半黄，则谷食半化之色也。粪气馊腥，则谷食半化之气也。谷食半化，则胃中火力盛衰可知。若必待粪青粪白，气味不臭，然后为寒，则觉之迟矣。故但以粪色之浅、深，粪气之微、甚，便可别胃气阳和之成色。智者见于未然，而况于显然乎？再若小水之色，凡大便泻痢者，清浊既不分，小水必不利。小水不利，其色必变，即清者亦常有之，然黄者十居八九。此因泻亡阴则气不化，气不化则水涸，水涸则色黄不清。使非有淋热痛涩之证，而但以黄色便作火治者，亦大误也。○小儿小便如米泔，或溺停少顷，变作泔浊者，此脾胃湿热也。凡饮食不节者，多有此证。然亦有气虚下陷而然者。若止见溺白，而别无烦热脉证，则但节其生冷及甘甜等物，不久自愈。不可因其溺白，而过用清利，多致伤脾，反生吐泻等证。是皆误治之害也。（张景岳）

小儿泻出青色者，乃脾土受肝木克制，而见本质，由其脏气

虚寒故也。黄芪益黄散主之。（《得效方》）

护养

田妇护儿，绝无他疾。譬之树木，生于深山大泽，容易合抱。至于异果奇材，纵加培养，每多不秀实者，岂贵贱异哉？数见风日，则血凝气刚，肌肉坚固，堪耐风寒，以田舍儿较之相似。（《万全方》）

小儿初生，肌肤未实，宜用旧絮护其背，不可太暖。更宜数见风日，则血气刚强，肌肉致密。若藏于重帏密室，则筋骨软脆，不任风寒，多易致病。衣服当随寒热加减，但令背暖为佳，亦勿多令出汗，恐表虚，风邪易伤。乳哺不宜过饱，陈氏所谓：忍三分寒，吃七分饱，频揉肚，少洗澡。要肚暖、头凉、心胸凉，皆至论也。又须令乳母预慎六淫、七情、厚味炙煿，则乳汁清和，儿不致疾。否则阴阳偏胜，血气沸腾，乳汁败坏，必生诸病。若屡用药饵，则脏腑阴损，多变败证，可不慎欤！（《保婴撮要》）

俗云：若要小儿安，常带三分饥与寒。言殊未当。夫欲其带饥者，恐过饱伤脾，脾化不及，则未有不病。使饮食调匀，节其生冷，何病之有？奚必带饥耶？欲防未然，使其略饥，犹庶几也。至若寒之一字，则大有关系矣。《经》云：避风如避箭，婴儿血气未成，肌肤嫩薄，顾可令其带寒耶？儿处腹中，裹护最密，胞胎初脱，极易感邪，收生迟慢，风寒袭之，即生惊风，多致不救。及其稍长，每多发热，幼科不识，概呼变蒸，或寒伤脏为吐泻，或寒生热为惊疳，种种变生，多由外感，虽禀体强盛，不畏风寒者，亦所常有。但强少弱多，贫富异质，医家不能察，婴儿不能言，病家不能辨，徒付之命，诚可叹也。（张景岳）

乳哺

小儿乳哺，须要得法。乳者，奶也；哺者，食也。乳后不得

便与食，哺后不得便与乳。小儿脾胃怯弱，乳食相并，难以克化，必成乳癖，腹痛作热，疳病从此起也。（汤氏）

凡乳儿不可过饱，饱则溢而成呕吐。若乳来猛，取出挪后再乳。如母欲寐，当以臂枕儿，令乳与儿头平。母欲睡着时，即夺其乳，恐填儿口鼻也。母热乳儿令变黄；母怒乳子令变惊；母吐下乳子令虚羸；母醉乳子令身热腹满。〇夏不去热乳，令儿呕吐；冬不去寒乳，令儿泄泻。〇夜间乳儿，母须起坐，抱儿喂之。〇每早欲乳，皆须捏去宿乳。〇乳汁勿投于地，虫蚁食之，令乳无汁。可沃东壁上佳。（《千金方》）

儿啼未定，气息不调，不可乳饮。恐乳停胸膈为呕吐也。（巢元方）

小儿在胎之时，冲脉运血以养之。及其产下，冲脉载血以乳之。乳为血化，所以儿之脾胃，独与此乳汁相吻合，其他则皆非所宜矣。凡小儿一周二岁，止可饮之以乳，不可铺以谷食。盖谷食有形之物，坚硬难消，儿之脾气未强，不能运化，每多因食致病。倘乳少，必欲借谷食调养者，须以早米炒熟磨粉，微入白糖，滚汤调服，不致停滞。至于肉食，尤为有害。（《幼幼集成》）

小儿四、五岁当断乳。而不肯断者，宜用画眉膏。断乳之后，方可渐与肉食，则无疳癖之患。（《证治准绳》）

服药

小儿气血未充，而一生盛衰之基，全在幼时，此饮食之宜调，而药饵尤当慎也。今世幼科，本无确见，凡遇一病，无论虚实寒热，悉以散风消食、清痰降火、行滞利水之剂，通套混用，谬称稳当，何其诞也！夫有是病，而用是药，则病受之；无是病而用是药，则元气受之。小儿元气几何，能无阴受其损，而变生不测耶？又有爱子者，因其瘦弱为虑，询之庸流，则不云痰火，必云食积，动以肥儿丸、保和丸，使之常服。不知肥儿丸，苦寒之品，最败元阳；保和丸，消耗之物，极损胃气。谓其肥儿，适足瘦儿；谓其保和，适足违和耳！即如抱龙丸之类，亦不宜轻用。尝见一富翁子，每多痰气，或时惊叫，辄用此丸，一投即愈。彼时以为神丹，长则一无所知。岂非暗损元神所致耶？（张景岳）

小儿勿轻服药，药性偏，易损萌儿之冲和。〇小儿勿多服药，多服耗散真气，非质弱，则识愚也。〇小儿变蒸，可勿服药，变蒸乃古人凿空之谈，实无此理。〇小儿初生七日，可勿服药。初出母胎，元气太和，宜全其真。（汪广期）

时下幼科，常用金药。不论内伤、外感，一见小儿发热，辄与服之，以为惊可预散。不知发热自有多端，退热亦有多法，设非实在惊证，则引贼入门，缠绵不解，变证蜂作。又以为药力尚轻，更服利惊丹、牛黄、紫雪等剂，速其死亡。自有幼科以来，未有斯药之弊之甚也。尤可骇者，习俗移人，病家无论何证，医不以此药与之，即加嗔怪，竟视为寻常服饵之方，悲哉！（《慈幼筏》）

乳下婴儿有病，必调其母，母病子病，母安子安。儿难服药，当令其母服之，药从乳传，其效便捷。（《保婴撮要》）

附方

肥儿丸　治食积五疳。黄连、芜荑、神曲、麦芽等分为末，糊丸桐子大。每服一、二十丸，白汤下。

利惊丸　治急惊。轻粉、青黛各一钱、牵牛五钱、天竺黄二钱、蜜丸小豆大，薄荷汤化下。

抱龙丸　胆星四两、天竺黄一两、雄黄、朱砂各半两、麝香一钱。甘草膏丸，皂荚子大，温水化下。百日，一丸分三、四次服。

画眉膏　山栀三个、雄黄、朱砂等分、轻粉少许。共为细末，麻油调匀。候儿睡着，浓抹两眉，醒来便不思乳。

初 生

断脐

凡结束所留脐带，大约六寸，长则伤肌。又断脐不可用刀割，盖铁器寒冷，恐伤生气。只须隔单衣咬断后，将暖气呵七口，庶无内吊之疾。（《千金方》）

断脐若用剪刀，须先置于怀中令暖。（《宝鉴》）

拭口

小儿初生，饮食未开，胃气未动，是诚清虚之府，此时开口，调燮极须得宜。保婴诸书皆云：分娩之时，口含血块，啼声一出，随即咽下，毒伏命门，他日发为惊风、痘疹等证。此说固似有理，然婴儿通体，无非血气所结，而此亦血气之余，何以毒遽如是？即使咽之，亦必从便而出，何以独留为害？无足凭也。惟是形体初成，固当为之清理。其法于未啼时，用软帛裹指，拭去口中血秽，以清脏腑。此亦初诞之要法，不可无也。（张景岳）

初生小儿，口中血泡，幼科有谓当用软帛拭出，以解他时麻痘毒，然道家以此为混元球，能补益人精血。能益他人独不益本人乎？慎不可去也。（《医参》）

开口

小儿初诞，以甘草少许，沸汤泡淡，不宜太甜，用软帛蘸汁，遍拭口中，去其秽浊。用胡桃肉，去皮嚼烂，以稀绢包如小枣，纳儿口中，使吮其汁，非独和中，且能养脏，最佳。〇若母气素寒，小儿清弱者，只以淡姜汤拭口，去胃寒，通神明，并可免吐泻之患。拭后，仍用胡桃法如前。〇一法：以牛黄半分，同朱砂研匀、蜜调，如前与吮，极能辟邪去秽，除热安神。然必母气多热、小儿肥盛者可用，清弱者不宜用。〇古法拭口，多用黄连。不知黄连大寒大苦，小儿以胃气为主，安得初生即可以苦劣之气相犯，致损胃气？他日变呕、变泻，由此而起，大非所宜。〇古法多用朱砂开口者，按陈文中曰：小儿初生，便服朱砂、轻粉、黄连，欲下胎毒，不知此皆伤脾败阳之药，轻粉下痰损心，朱砂下涎损神，实者服之软弱，弱者服之易伤，反致变生诸病，不可不察。（张景岳）

小儿初生未啼时，以指轻探儿口，挖去污血。随以甘草汤软帛裹指，蘸拭口中涎沫，然后看儿面色：若身面俱红，唇舌紫赤，知有胎毒，用盐茶以帛蘸洗其口，去其黏涎，日五、六次。盖儿之胎毒，藏于脾胃，口中多有黏涎，马牙、鹅口、重舌、木舌，皆从此起。每日洗拭，则毒随涎去，病从何来？倘胎毒重，须洗过周岁。若儿面唇色淡，此为胎寒，则不可用盐茶，惟以淡姜汤洗拭，日三次。姜能开胃和中，最切于时用者。（陈飞霞）

戒灸

北方，诞后三日，每用艾灸囟门，以免惊风。缘北方地寒，故俗灸之以御寒。善调护者，何必令儿受此一番痛苦也！今南方亦效之。予见灸后发热便秘，因而惊搐，遂致不救。殆无事生事也。讵思南方地热，孕妇又不断欲、食淡，胎已受毒，加之以灸，是以油济火，曷克当之？（《赤水玄珠》）

浴儿

凡浴儿汤，须令冷热调和。冷热失所令儿惊，亦致五脏疾。

冬不可久浴，久浴则伤寒；夏不可久浴，久浴则伤热。数浴背冷则发痫，不浴又令儿毛落。（《千金方》）

儿生三日，以桑、槐、榆、桃、柳各取嫩枝三寸长者二、三十节煎汤，看冷热，入猪胆汁二、三枚，浴之。〇小儿洗浴，不可先断脐带，候洗了方断，不致水湿伤脐，可免脐风、脐疮等证。（《证治准绳》）

三日浴儿，俗礼也。倘儿生脆弱，迟十日、半月，择晴明吉日，于无风房内浴之。（《赤水玄珠》）

剃头

儿生满月剃头，须向密室温暖处剃之。为其气血未盈，寒风易入。剃后，用杏仁三枚研细，入薄荷三叶，再同研，将麻油滴三、四点，合腻粉拌匀，擦头上，能避风邪，免生疮、疖、热毒。（《证治准绳》）

胎　证

梦生

小儿初生，不能发声，谓之梦生，多不知救，深为可悯！勿断脐带，用火炙其胞衣，使暖气入儿腹，更以热汤蒸洗脐带，取猫一只，以布袋裹其头足，拿住猫头，向儿耳边，以口啮猫耳，猫叫一声，儿即醒而开声。〇又有因产难，或冒风寒生下，儿气欲绝，不能啼者，亦以前法。更令父母以口气呵而接之。（陈飞霞）

不啼

小儿初生气绝，不能啼者，必是难产或冒寒所致。急以棉絮包抱怀中，未可便断脐带，将胞衣置炉中烧之，仍拈大纸条，蘸油点火，于脐带下熏之，盖脐带连儿，熏时则火气由脐入腹，更以热醋汤，荡洗脐带，须臾气回啼哭，方可断脐。○儿生不啼哭，不吞乳，奄奄如死者，急看喉间，悬壅、上腭有小泡，用指摘破，以帛拭去恶血，即能出声吞乳。（《三因方》）

不乳

不乳，谓初出胞胎，不吮乳也。其故有二，不可不辨：儿生，腹中脐粪未下，能令小儿腹满气短，呕吐不乳，当用一捻金治之。若因母过食寒凉，胎受其气，儿必腹痛多啼，面色青白，宜匀气散主之；若四肢厥逆者，理中汤主之。（《医宗金鉴》）

眼不开

儿生眼闭呻吟者，因受胎热所致。宜用天竺黄散，并与母吃，复以竹筒煎汤洗眼。或以熊胆化水洗眼，一日七次。（《证治准绳》）

不小便

儿生不尿者，因在胎时，母恣食啖，热毒之气，流入胎中，是以生而脐腹肿胀，小便不出。如脐四旁有青黑色及口撮者，即不可救；如未有青黑色，但不饮乳者，宜服葱乳汤，贴豆豉膏。（《证治准绳》）

不大便

俗名锁肚。由胎中受热，热毒壅盛，结于肛门，闭而不通。急令妇人漱口，吮咂儿前后心，并脐下、手足心，共七处，凡四、五次。以轻粉半钱，蜜少许，温水化开，时时服之，以通为度。如更不通，即是肛门内合，当以物通之。急以金玉簪尖，看其的处，刺穿作孔，以苏合香丸作挺，纳入孔中，粪出为快。若肚腹膨胀，不乳呻吟，一七，难望生也。（《证治准绳》）

噤风

初生儿须防三病：一撮口；二着噤；三脐风。皆急病也，着噤尤甚，过一腊方免。其候：牙关紧急，吃乳不稳，啼声渐小，口吐涎沫。急看儿上腭，有点子，先以指甲轻轻掐破，次服定命散、辰砂全蝎散；如口噤不开，服药不效者，用生南星去皮脐研末，龙脑少许，合和，用指蘸生姜汁，于大牙根上擦之，立开。凡脐风、撮口、噤风，三者虽异，其受病之原则一也。大抵里气郁结，壅闭不通，并宜煎豆豉汁与吃，取下胎毒。（《圣惠方》）

撮口

外证舌强唇青，面目黄赤，气息喘急，啼声不出，饮乳有妨。若口出白沫、四肢冷者，不可救疗，其或肚胀青筋，吊卵引痛，此皆肠胃郁结不通所致，治贵疏利，宜辰砂膏。初生七日后乃免。（李仲南）

婴儿胎气挟热，亦因母有邪热传染，或生下洗浴当风，致令啼声不出，乳哺艰难，名曰撮口。病在七日之内尤甚，急风散主之。（张涣）

小儿口频撮者，气不和也。盖唇应乎脾，气出于肺，脾虚不能生肺，故口频撮。异功散补脾生肺为良。（陈飞霞）

初生小儿，鹅口、撮噤，并是出胎客风着颅、脐所致。以小艾灸三壮，及烙之，愈。（《颅囟经》）

脐风

脐风者，谓断脐之后，被水湿风冷所乘，侵于脐中，流入心脾，遂令腹胀脐肿，身体重着，肢强，多啼不能吮乳，甚则发搐。若脐边青黑，撮口不开，是为内搐，不治；爪甲黑者，即死；其或热在胸膛，伸缩努气，亦令脐肿。治宜龙胆汤主之。（孙思邈）

此证受病之原，皆缘胎毒。大概里气壅滞，总宜取下胎毒为好，不可因循。古方天麻丸、定命丹、朱银丸，可量与之，虽危多活。每见脐风、撮口，七日内见之，百难一生。（《赤水玄珠》）

此证宜先用控痰散吐风痰，次用益脾散和脾，再用辰砂膏利惊。若手足挛拳、口噤不开者，不治。（《类萃》）

儿初生一七日内，患脐风撮口，百无一效。有一妙法，看儿龈上，有小泡如粟米状，以温水蘸绵裹指，轻轻擦破，不药神效。（《三因方》）

古人之论脐风，皆谓由于水湿风冷所致。予则以为古论犹未尽也。盖脐风有内、外二因，有可治、不可治之别。外因者，风湿所伤；内因者，禀赋之真阳不足也。凡男子之命阳不足者，生子必有脐风。其外因者，病发于二、三、四、五日之间，病生于六腑，故可治；内因者，必发于六、七日之间，病生于五脏，故不可治。但看小儿，不时喷嚏，更多啼哭，吮乳口松，是真候也。（陈飞霞）

垂痈

小儿出胎六七日，舌上有物，如芦箨盛水状者，名曰垂痈。以绵缠长针，留刃处如粟米大，刺令去血。消息一日，未消者，又刺之，三刺自消。有着舌下者，名重舌；着上腭者，名重腭；着齿断上者，名重断。皆刺去血。刺后，盐汤洗拭，用如圣散，或壹字散糁刷。（《千金方》）

舌证

微露即收，名弄舌；伸长收缓，名吐舌。弄舌者，脾脏有热，致令舌络牵紧，时时伸出，用泻黄散。或饮水者，脾胃虚而津液少也；兼面黄肌瘦，五心烦热者，疳也，用胡连丸。大病未已，

而弄舌者，凶。（《小儿直诀》）

舌肿硬粗大满口，名木舌，由风热盛也。不急治，则塞杀人，宜服泻黄散、玉露饮，以消黄散擦之。有小舌附于舌下，名重舌，以蒲黄敷之，内服当归连翘汤。盖舌者心之苗，心热则生疮破裂，肝壅则血出如涌，脾闭则白胎如雪。总宜凉散上焦及心、肝、脾三经邪热为主。（初虞世）

鹅口

儿初生，口里白屑满舌，如鹅之口，故名。由在胎受谷气盛，心脾热气熏发于口。治用井花水拭之，黄丹煅出火气，糁之。不效，煮栗荴汁，以绵缠指拭之。〇《简要》：用牙硝细研，于舌上糁之，日三、五度。〇《秘录》：用桑皮汁和腻粉敷之。（《证治准绳》）

脐湿　脐疮　脐突

婴儿脐中肿湿，经久不瘥，若至百日，即危。宜急治之，用枯矾、龙骨，等分为末，入麝少许，揩拭脐干。糁药时，切须避风。（滑伯仁）

绛帛灰敷脐中。〇干虾蟆、牡蛎各一枚，烧灰研敷。〇破屋上烂草为末，频糁，效。（《证治准绳》）

浴儿水入脐中，或尿湿绷袍，致脐肿烂成疮。或解脱，风袭经络，则成风痫。若脐肿不干，久则发搐。（《巢氏病原》）

脐突，因儿初生洗浴，系脐不紧，秽水浸入，旬日外，脐忽光浮如吹，治宜白芍药汤加苡仁，另用外消散涂贴，自平。（曾氏）

胎惊

胎惊者，其候：月内壮热，翻眼握拳，噤口咬牙，身腰强直。涎潮呕吐，搐掣惊啼，腮缩囟开，或颊赤，或面青眼合。凡胎风眼合，不可误作慢惊而用温药。先宜解散风邪，利惊化痰。（王肯堂）

百日内发搐：真者，不过两、三次必死；假者，频发不死。真者，内生惊痫；假者，外伤风冷。（钱仲阳）

月里生惊，取猪乳研辰砂、牛黄各少许，调拭口中，神效。（田氏）

如无猪乳，以活蚌剖开，取水数匙，服之即效。

胎痫

胎痫者，因未产前腹中被惊，或母食酸咸过多，或为七情所汩，致伤胎气，儿生百日内有者是也。发时，气逆痰作，目上视，身反张，啼声不出。先用参苏饮和解，次以不惊丹或琥珀抱龙丸间投。轻者可愈，重者难全。（曾氏）

胎热

胎热者，因母孕时食热物过多，令儿生下身热面赤，口中气热，焦啼燥渴，或二便不通，以木通散煎与母服，使入于乳，儿饮渐解。勿求速效，以凉药攻之，致呕吐而成大患，慎之。（《寿世保元》）

胎寒

胎寒者，乳母孕时受寒，生下再感外邪，令儿面白肢冷，大便青黑，口冷腹痛，身起寒慄等证，宜当归散治之。（《寿世保元》）

胎肥

胎肥者，生下肌肉肥厚，遍身血色红，满月后，渐渐羸瘦，目白睛红，五心烦热，大便难，时时生涎，宜浴体法。（《证治准绳》）

胎怯

胎怯者，生下面无精光，肌薄便白，身无血色，哽气多哕，目无神采，亦宜浴体法。（《证治准绳》）

胎黄

胎黄者，因乳母受热而传于胎，儿生遍体面目皆黄，状如金

色，身上壮热，大便不通，小便如栀子汁，乳食不思，啼哭不止，宜地黄汤主之。（《寿世保元》）

胎赤

胎赤者，因孕妇过食辛热之物，以致毒热凝结，蕴于胞中，遂令小儿生下头面肢体赤若丹涂，故名胎赤。当以清热解毒汤主之；热盛便秘者，蒋氏化毒丹主之。（《医宗金鉴》）

无皮

婴儿生下无皮，其证有二：或因父母素有杨梅结毒，传染胞胎，故生下或上半身赤烂，或下半身赤烂，甚至色带紫黑；又有因月分未足，生育太早，遍体浸渍，红嫩而光。二证俱属恶候。遗毒者，内服换肌消毒散；外用清凉膏或鹅黄散敷之。胎元不足者，内服当归饮；外用稻米粉扑之。（《医宗金鉴》）

小儿初生，其身有如汤泡火伤者，此皆产母过食膏粱所致也。母服清胃散，儿亦饮数匙。有身无皮肤而不焮赤者，由产母脾气不足也，宜用粳米粉敷之；若焮赤发热者，由产母胃中火盛也，宜用石膏粉敷之。《经》云：脾主肌肉，肺主皮毛。故知病在脾肺也。（《证治准绳》）

赤游风

小儿赤游风证，多由胎中毒热而成，或生后过于温暖，毒热蒸发于外，以至皮肤赤热而肿，色若丹涂，游走不定，行于遍身，故名曰赤游风。多发于头面四肢之间，若内归心腹，则死。治法当服犀角解毒饮；如不愈，继以蓝叶散。外用砭法，刺出毒血。毒甚者，敷以神功散；毒轻者，不用敷药。在百日内者，小儿忌砭血，以其肌肉难任也。须用猪肉贴法，或以赤小豆末、鸡子清调涂之，甚效。（《医宗金鉴》）

附方

一捻金　大黄、人参、黑丑、白丑、槟榔各等分。共为细末，每少许，蜜水调服。

匀气散　陈皮、桔梗各一钱，炮姜、砂仁、炙甘草各五分，木香三分。共为细末，每五分，红枣汤调服。

天竺黄散　治惊热、重舌、口疮、赤眼等证。天竺黄、郁金、甘草、牙硝各半两，朱砂一分，蝉蜕十四个，麝香少许。共为细末，每服半钱，蜜汤调下。

葱乳汤　治初生不尿。葱白三、四寸，四破之，以乳汁半盏煎灌。

豆豉膏　黑豆一勺，田螺十九个，葱一大把。共捣烂，芭蕉汁调，贴脐下。

定命散　治初生口噤不乳。蝉蜕二十七枚，全蝎二十七个。共为细末，入轻粉少许，和研，乳汁调服一字[1]。

辰砂全蝎散　治初生口噤。辰砂半钱，全蝎二十个，硼砂、龙脑、麝香各一字。共为细末，乳母唾调，涂唇里龈上，或猪乳调少许，入口内。

辰砂膏　辰砂三钱，硼砂、牙硝各一钱，元明粉二钱，珍珠一钱，麝香一字。共为细末，用厚油纸包封，自然成膏。每一豆许，薄荷汤下。月内婴儿，用乳汁调涂奶上，令吮下。

急风散　蛇蜕皮、钩藤、蝎梢、朱砂各一分，麝香、牛黄各半钱。右味研为细末。每一字，取竹沥同乳汁调下。

龙胆汤　治胎惊、脐风、撮口、壮热。龙胆草、钩藤、柴胡、

1　字：古方中重量单位名。钱面共有四字，一字者四分之一钱。

黄芩、桔梗、赤芍、茯苓、甘草各五钱，蜣螂、大黄各一分。合研细末，枣汤调服少许。

天麻丸　利惊下痰，吊肠、锁肚、撮口通用。天麻、白附子、牙硝、全蝎、五灵脂各一钱，南星二钱，轻粉五分，巴霜二钱半。糊丸，麻子大。每十丸，薄荷汤化下。

朱银丸　治胎风，壮热痰盛，眼翻口噤，取下胎毒。朱砂、水银（蒸枣研泥）、全蝎、南星各一钱，白附子钱半，天浆子、芦荟、牛黄各五钱，铅霜五分，僵蚕十个，冰片一字，麝香少许。蜜丸。

控痰散　蝎尾、铜青各半钱，朱砂一钱，腻粉一字，麝香少许。共为细末，每一字，腊茶调下。

如圣散　铅粉、牛黄各一钱，朱砂、太阴元精各二钱半，龙脑五分。前四味研细，再入龙脑和匀。每用一字，糁儿口中。

一字散　朱砂、硼砂各钱半，龙脑、朴硝各一字。共为细末，蜜调少许，鹅翎蘸刷口内。

胡连丸　治热疳。胡黄连、黄连各五钱，朱砂、芦荟、麝香各二钱。前三味为末，填入猪胆内，线扎，悬挂铫中，水煮数沸，取出，研入芦荟、麝香，饭丸，麻子大。每服一、二十丸，米饮下。

当归连翘汤　当归、连翘、白芷各三钱，大黄、甘草各一钱。水煎，食后服。

玉露饮　寒水石五钱，石膏六钱，生甘草一钱。共为细末，每三、五分及一钱，食后温汤调服。

白芍汤　白芍一两半，泽泻七钱半，炙甘草二钱，上肉桂一钱半。右味㕮咀，每二钱，水煎，空心温服。

外消散　治初生脐突。大黄、牡蛎各半两，朴硝二钱。前二味锉末，入朴硝同杵匀；取大田螺一枚，水半碗，活一宿；抄药末一钱，用螺水调涂肿处，即消。其螺放之，勿害。

不惊丹　治因惊气逆作搐，常服疏风顺气，自不作惊。茯神五钱，蝎梢五十尾，南星、淡豉各五钱，枳壳一两，芜荑二钱。前五味为末，再同芜荑杵匀，醋煮，糯米粉糊丸，粟谷大。周岁每服三十丸，米汤下。

琥珀抱龙丸　抱龙之义：抱者，保也；龙者，肝也。肝应东方青龙，肝为母，心为子，母安则子安。心藏神，肝藏魂，神魂既定，惊从何生？其药性平，不僭不燥，祛风化痰，镇心解热，小儿惊痫诸证宜之。琥珀二钱，胆星一两六钱，僵蚕二钱，雄黄三钱，天竺黄五钱，辰砂、人参、茯苓各三钱，钩藤一两五钱，牛黄五分，麝香一钱。共为细末，用甘草八两，熬膏为丸，每丸重五分，金箔为衣，外用黄蜡包之。

木通散　治小儿膈热脏闭，诸疮丹毒，母子同服。木通、煨大黄、生甘草、赤茯苓各一钱，羌活、山栀子各二钱。共锉碎，每用二钱，入苏叶些少，水煎，不拘时服。

当归散　当归、黄芪、桂心、细辛、龙骨、白芍各二钱。共为末，每一字，乳汁调下，日三服。

浴体法　治胎肥、胎热、胎怯。天麻二钱，蝎尾、朱砂各五分，乌梢蛇肉（酒浸焙为末）、白矾、青黛各三钱，麝香一字。共研匀，每用三钱，水三碗，桃枝一握，并叶五、七个，同煎至十沸，温热浴之，勿浴背。

生地黄汤　治小儿生下胎黄。生地黄、赤芍、当归、川芎、天花粉、猪苓、赤苓、泽泻、生甘草、茵陈蒿。引用灯心，水煎，食前服。

清热解毒汤　生地、黄连、连翘、赤芍、金银花、木通、生甘草、薄荷叶。引用灯心，水煎服。

蒋氏化毒丹 犀角、黄连、桔梗、薄荷叶、生大黄、生甘草、元参各一两，青黛五钱。共为细末，炼蜜为丸，重六分。每一丸，灯心汤化服。

换肌消毒散 生地黄、当归、川芎、皂角刺、赤芍药、连翘、甘草、白芷、苦参、白藓皮、防风、金银花、土茯苓。引用灯心，水煎服。

清凉膏 石灰四两（未经水湿成块者）。用水泡之，没指半许，露一宿，面上有浮起如云片者，轻轻取之，微带清水，视其多寡，对小磨香油亦如之，以顺搅成膏为度。用鸡翎擦之，自愈。

鹅黄散 黄柏、石膏各等分。共研为细末扑之。湿则干扑，干则用猪胆调擦。

当归饮 当归、生地黄、白芍、川芎、白藓皮、甘草、人参、黄芪、何首乌、白蒺藜，水煎服。

犀角解毒饮 犀角、黄连、防风、荆芥、生甘草、生地黄、赤芍、连翘、牛蒡子、金银花。引用灯心，水煎服。

蓝叶散 蓝叶五钱，黄芩、大黄、柴胡、犀角屑、栀子各二钱，升麻、石膏、生甘草各一钱。共为粗末，每一钱，水一小盏，煎五分，去滓，兑竹沥一酒杯，煎三、两沸，放温，量儿大小用之。气怯弱者，可去大黄。

砭血法 治丹毒。口吮毒血，各聚一处。用细磁器击碎，取锋芒者，将箸头劈开夹住，用线缚定。两指轻撮箸梢，令磁芒对聚血处。再用箸一根，频击，刺出毒血。砭后，毒甚者，以神功散敷之；毒轻者，不可用，恐皮肤既破，草乌能作痛也。如患在头者，不用砭法，只宜卧针，倒挑患处，出毒血则愈。

杂病

变蒸

小儿变蒸，古无是说，至晋王叔和始言之。继自隋唐巢氏以来，日相传演，其说益繁。然以余观之，则似有未必然者。何也？盖儿胎月足离怀，气质虽未成实，而脏腑已皆完备。既生之后，凡长养之机，则如月如苗，一息不容有间，百骸齐到，自当时异而日不同，岂复有此先彼后，一变生肾，二变生膀胱，及每变必三十二日之理乎？又小儿生病与不病，所见所治，盖亦不少。凡属违和，不因外感，必以内伤，初未闻有无因而病者。又见保护得宜，自生至长，毫无疾病，虽有暗变之说，亦不能信。余恐临证者，有执迷之误，故道其愚昧若此。（张景岳）

热

小儿之病，惟热居多。夫热有潮热、惊热、夜热、余热、食热、疳热、壮热、烦热、积热、风热、虚热、客热、痰热、寒热、血热、疮疹热十六者，大同小异。热之始发，必有所因，潮热发歇有时，惊热颠叫恍惚，夜热夕发旦止，余热寒邪未尽，食热肚腹先发，疳热骨蒸盗汗，壮热一向不止，烦热心躁不安，积热颊赤口疮，风热汗出身热，虚热因倦少力，客热来去不定，痰热涎嗽饮水，寒热发如疟状，血热辰巳发热，疮疹热耳鼻尖冷，诸证各有所归，其间或有三、两证交互者，随其轻重而治之。（杨仁斋）

小儿纯阳之体，不独火之一字生热为患，即风、暑、燥、湿，皆从火化，故清凉之剂，活幼者多用之而不疑。一见壮热、面赤、不恶风、无涕泪，即是火证。火郁当发，今火既发，何可更散？速以凉药济之。但当视其在何脏腑经络，气分血分，参辨兼证。

又当视其儿质之虚实，而用甘寒、苦寒以降之，则热无不退矣。辨其热在气分，即泻火以保元气；热在血分，即泻火以保阴血。每见病家，视苦寒若砒鸩，以致火甚之儿，气血枯焦，顷成不救。更有久热阴烁之证，医家不知以水济火，习用消散之药，致令元气益伤，变成慢惊者，不可胜纪。予用养阴益气，十中犹救五、六。至于风化为火，火静则风熄；暑化为火，火退则暑平。若专事疏解，则火势愈盛，而惊作矣。○身热饮水者，热在内；身热不饮者，热在外。饮多饮冷者，为实热；饮热而微者，为虚热。○烦热者，热在膈间。表邪初入于里故烦，里实上干心胸亦烦，烦之甚则躁。或发表、或通里、或泻心、或养阴，四者酌而行之。○潮热自内而发，如水之潮，应时而至，多属阴虚。与内伤发热时热时止者同类。虽有外邪，亦必由虚而入。《经》所谓邪之所凑，其气必虚者是也。故治潮热，不得妄行表散，虽当和解，亦以阴血为主。用药之法，须于补中益气、秦艽扶羸、柴胡鳖甲数方，酌而用之。○潮热，与阴虚生内热之热相似而又不同。阴虚生内热，是人身之阴阳不相济，只宜养阴；此则为六淫之邪内陷，必提出六淫之邪而后已。○壮热之壮字，即《内经》壮火食气之壮字。若不急治，则气血受其煎熬，害人最速，故用药如救焚。○壮热无虚，皆实证也。六淫之邪，惟湿无壮热证。○壮热无补法。辨证的确，泻邪以存元气，便是补。在表者汗之。体若燔炭，汗出而散是矣。在里者下之，急下存阴是矣。如谵言、汗、渴之有赖于白虎，斑、狂、失血之有赖于犀角地黄，皆刻不容缓者也。○书云：壮热者，一向热而不已。非也。热之甚者为壮，不甚者为温。温热亦有虚实。虚者，正气虚也，不能为壮。实者，邪气实也。邪气温温不去，体泽者属湿，体枯者属燥。燥火不甚，亦温温也。在夏令秋初多属湿；秋暮冬初多属燥。燥湿之辨，不可混也。〇一向热而不已，有疳积之热，有阴虚之热。有当补脾，有当养阴，须分辨施治。〇阳邪陷入阴分，其热自阴分而达于阳分，与疟热相似而实不同。疟为阴阳交争，此为阳陷于阴，故但热不寒。若独用表散药，则药力从阳分而泄，与陷入阴分之邪，不相会面，何由相引而出？考孙真人治风劳，有柴前梅连散一方最妙。柴、前，升散药也，只能走表，不能入里。梅、连摄之使入阴分，阴分之邪，得与柴、前会面。柴、前本升散之性，自应复出之阳，阴分之邪，得以相引而出。是梅、连为柴、前之向导，梅、连亦发散药也。〇骨蒸者，骨里蒸蒸然热出，阴虚也。治宜秦艽鳖甲散。鳖甲骨属，用以治骨。〇胎热者，得之在母腹中，生下便有热证。轻轻一散，托出胎疹，是从外而解也，吉。若不发疹，喉舌上腭，或生疮肿，不能舐乳，是热蕴于内，当从内泄，少与生大黄。金石药杀儿甚速。〇初生有小热，不可服药。天之生人、生物，皆赖此火。无此火，何能生？更何能长？故初生曰赤子。此火一泻，生机败矣。惟火甚者当泻，不泻则能作病。（《小儿诸热辨》）

小儿发热，其要有四：一则外感；二则疮毒；三则痘疹；四则疳积。四者之外，如饮食、惊风、阴虚、变蒸之类，虽亦有之，然各有其说，均当详辨。〇小儿发热，若热随汗退者，外感证也；若汗出热不退，别无痈肿，耳后红筋烁然，及眼泪指冷，脉紧数者，是痘疹也。〇小儿饮食内伤，本无发热之证。盖饮食伤脏，则胀痛吐泻，本非肌表之病，焉得发热？今人但见小儿发热，多言伤食，妄行消导，谬亦甚矣！其或饮食内伤，风寒外感，表里兼病而发热者，亦常有之。然当察其食之有无，非可混行消耗也。〇小儿疳积发热，此诚饮食内伤所致，然必成痞、成疳。阳明郁积既久，所以内外俱热，非暴伤饮食者之比，亦非肌表发热者之比。○小儿有阴虚发热之证，名为童子劳，当于虚损门求法治之。○内热与外热不同。内热以五内之火，热由内生，病在阴分，故内热者宜清凉，不宜升散；升散则内火愈炽，火空则发也。外热以肤腠之邪，风寒外袭，病在阳分；故外热者宜解散，不宜清降；清降则表热愈留，外内合邪也。此外热、内热之治，其不同者有如此。欲分内、外之辨，则外热者其至必骤，内热者其来必缓。但察其绝无表证，而热在脏腑、七窍、三焦、二阴、筋骨、肌肉之间者，皆是内热。但内热之证，亦有虚实。实者宜从正治，虚者当从反治。反正之间，冰炭之异。○凡婴儿诸热，有因别证而作者，当从所重者而治之。（张景岳）

选案

小儿百病，先从热起。有感风热者，则恶风头痛，脉浮嗽嚏。有伤食热者，则手心热甚，嗳气吐食。有癖积热者，则颊赤口疮。有痘疹热者，则耳鼻尖冷，两目含泪，耳纹现，中指冷。有惊热者，则面青心悸，啼叫恍惚。有疳热者，则形瘦多渴，骨蒸盗汗，泄泻肚大。种种不同，随证治之。然疑似之间，有古人未传者。张季明云：一儿外感寒热，用发表药，汗出热退。过日复热便秘，里未解也；服四顺饮，利行热退。隔日又热，小便短赤，服导赤饮，热退。过三日又热，庸劣无措。诊脉已和，既发汗、又利便，其儿已虚，阳无所归，所以发热。以六神散和其胃气，加乌梅酸收，阳气归内自愈。又一儿，表里俱热，颊赤口干，小便赤，大便黄，用四顺饮，利动脏腑，热去复热，里解而表未解也。发散微汗热去，隔日又热，此无他，表里俱虚，气不归元，而阳浮于外也，以六神散入粳米煎，和其胃气，阳气归内，身体自凉。此等处最易误人，

特揭出以补千古之缺。（《慈幼筏》）

惊风证治总论

惊有四证八候。四证者，惊、风、痰、热是也。小儿热盛生痰，痰盛生惊，惊甚发搐，搐甚则牙关紧急而八候生焉。肝主风，脾主痰，肺作热，心发惊。四证相临，重者先发。〇八候者，一搐、二搦、三掣、四颤、五反、六引、七窜、八视是也。搐者，两手伸缩；搦者，十指开合；掣者，肩膊搐掣；颤者，四体颤动；反者，身仰向后；引者，臂若开弓；窜者，目直似怒；视者，睛露不活。（《仁斋直指》）

惊搐，一也，而有晨夕之分，表里之异。身热力大者为急惊；身冷力小者为慢惊；仆地作声、醒时吐沫者为痫；头目仰视者为天吊；角弓反张者为痓。治各不同。〇搐频者，风在表，易治，宜发散；搐稀者，风在脏，难治，宜补脾。（娄全善）

小儿惊搐，目劄[1]、目直者，乃肝经风热所致。凡病之新久，皆能引动肝风。肝风内动，则上入于目，故目劄；若热入于目，牵其筋脉，两眦俱紧，不能转视，故目直也。亦有因饮食停滞中焦，清阳不升，浊阴不降，肝木生发之气，遏而不升，致生风者。亦有因吐泻，土败木侮致生风者。皆不可服惊药。（《张氏医通》）

若口中气热，搐而有力，属形病俱实，宜大青膏以散风邪。若口气不热，搐而无力，属形病俱虚，宜异功散以补脾土，六味丸以滋肝木，钩藤饮以清肝火。若因风邪郁热而变诸证，当清散风热；若外邪既解，而诸证不愈者，当实脾土、补肺金。若竟治其风，恐脾气复伤，诸证蜂起矣。（薛立斋）

1 劄：同“扎”。

小儿惊痫，一从虚邪客热相搏，而生其候，当补养安和即愈。加以生冷及消伐太过，即死。（《颅囟经》）

童幼，肌肉、筋骨、脏腑、血脉俱未充长，阳则有余，阴则不足，不比七尺之躯，阴阳交盛也。惟阴不足、阳有余，故易生热；热盛则生痰、生风、生惊，亦所恒有。设当日直以热、痰、风、惊四字立名，则后人不眩，乃节去二字，以惊字领头，风字煞尾。后人不解，遂以为奇特之病。又以其头摇手劲，而立抽掣之名；以其口噤脚挛急，而立搐搦之名；以其脊强背反，而立角弓反张之名。不知小儿之肌腠未密，易于感冒风寒。风寒中人，必先中于太阳经，太阳之脉，起目内眦，上额交巅入脑，还出别下项，夹脊抵腰中，是以病则筋脉牵强，因生出种种不通名目。而用金石药镇坠，外邪深入脏腑，千中千死。间有体坚证轻得愈者，又诧为再造奇功。遂至各守颛门，虽日杀数儿，不自知其罪矣。如方书云：小儿八岁以前无伤寒。不知小儿易于外感，易于发热，伤寒独多。初传太阳一经，早已身强多汗，筋脉牵动，人事昏沉，汤药乱投，死亡接踵，何由见其传经解散耶？又刚痉无汗，柔痉有汗。小儿刚痉少，柔痉多。世医见其汗出不止，神昏不醒，往往以慢惊为名，而用参、芪、术、附等药，闭其腠理，热邪不得外越，亦为大害，但比金石药为差减耳。所以凡治小儿之热，但当彻其出表，不当固其入里。仲景原有桂枝法，若舍而不用，从事东垣内伤为治，毫厘千里，最宜详细。要知吾辟惊风之说，非谓绝无惊病也。小儿气怯神弱，凡遇异形异声，骤然跌仆，皆生惊怖。其候：面青、粪青、多烦、多哭，不比热邪塞窍，神识昏迷，对面撞钟放铳，全然不闻者。细详勘验，自识惊风凿空之谬。（喻嘉言）

小儿痉病，俗谓惊风。身体柔脆，易感风邪，固矣。然小儿纯阳之体，易生内热，使腠理开张，风邪乘隙而入，则又所以易感风邪之由也。世医遽投脑、麝、金石，若百服百死，竟为鸩毒，岂有尚流传其方者乎？亦必有用之收功者，所以世医不复顾虑也。不知用之而当者，乃小儿中实热之证；用之不当者，系小儿中虚热之证。苟不察其虚实而概与之，所以同于鸩毒耳。然小儿风热在表，亦自有驱风散热治法，即邪热壅盛于内，急为宣通，亦自有大承气汤可与，何必以脑、麝散其真气，以金石坠其真阳，致起他变乎？此世医言惊风传方之所以多夭折生命也。苟不为明其故，而但訾议之，何以服世医之谈惊风、称传方者哉！（魏荔彤）

幼科惊证，自喻氏以热、痰、惊、风四字立名，大剖从前之讹，实为确论。叶香岩亦宗之，然更有未尽者，近多冬暖失藏，入春寒温间杂，小儿吸受其邪，先伤肺经，起自寒热气粗，延绵失治，渐从包络内传上部，虽有微汗，而痰多鼻煽、烦躁神蒙、病家惶惧，辄云变为惊证，动用香开，妄投金石，以致阴液消亡，热势愈张，正不敌邪，肝风陡动，渐见肢牵目窜，痉闭发厥，势多倾败。若于病未猖獗之前，先以辛凉开肺，继以甘寒化热，佐以润剂降痰，两候自痊。此盖温邪陷入，阴液内耗，而动肝风，实非惊恐致病也。若误以惊药治之，恐幼稚之含冤不少，故为之一辨。（《吴医汇讲》）

惊风二字，千古疑域，嘉言欲打破人鬼关，其实未易能也。盖因婴儿伤寒病痉，每有反张搐搦之态，钱仲阳偶立惊风之名，门人继述不善，遂以惊字为惊吓之惊，风字即惊字之变文，以致幼科书中，凡青为风者，皆曰青为惊。谬谓小儿之病，悉由惊而生风。误以伤寒无汗之证为急惊，以伤风自汗之证为慢惊，以脾败胃伤之证为慢脾。妄立诸惊名色，眩惑后人。是仲阳偶以一字之乖讹，而后世受祸如此其烈也！至于见证立名，更为舛谬。如小儿伤寒病痉，外证有头项强、背反张、目上窜，此《金匮》所谓能仰不能俯者，属太阳，则称天吊惊；眼目下视，即《金匮》之项背几几、海藏之低头下视者，属二阳合病，则称看地惊。更有诸多不通名目，莫能枚举。设人病阳明内实，逾垣上屋，则将名飞天惊矣！阴极发躁，欲卧泥水中，则将名擗地惊矣！荒唐鄙野，虽奚童、爨婢，有所不言；而医者公然笔之于书，后人见其证皆惊证，纹悉惊纹，相与依样葫芦，一倡百和。不知论证可任其牵强，而治疗不容于假借。如伤寒病痉，由风、寒、湿三气合邪，病在太阳、阳明、少阳，与心惊、肝风、脾痰、肺热，风中牛马。若以为惊风治之，则无辜之心、肝、脾、肺，枉受剥肤，而风、寒、湿外至之邪，倏然磐石，可乎？因思幼科以搐掣名惊，今即以搐字易惊字，屏去祸害之惊，祛除笼统之风，总名之曰搐，庶不骇人听闻，而又不失病痉之本来面目。复以急惊、慢惊、慢脾之三异端，易为误搐、类搐、非搐之三宝筏。何为误搐？盖小儿伤寒最多，由医者治不如法，抑遏其邪，莫能外解，因而壮热不退，遂变为痉，则有搐搦反张之候。与《内经》诸痉项强、诸风掉眩、诸寒收引之例相符。归于误搐条下，俾临证者，知为伤寒病痉，不致有开关镇惊之害也。何为类搐？盖伤暑疟痢，丹毒霍乱，容忤中恶，其证显然，辨认既明，一药可愈，何至作搐？由医者迁延时日，抑遏邪气，无所发泄，亦有变为搐者。搐非固有，所以谓之类搐。遵《内经》诸热瞀瘛，皆属于火之例，归于类搐条下。各从本门为治，以免截风定搐之患也。何为非搐？盖小儿吐泻病后，脾败胃绝，昏睡露睛，虚痰来往之证，幼科以为慢脾风；更以大惊卒恐，神魂离散之证，为急惊风。不知此二证，死生呼吸，犹敢以惊风称之耶？因体景岳非风之意，竟以非搐名之，使后人知此等证候，全非风搐，而治风、治搐之法，远屏三舍，庶可保全性命，而不致于夭札无辜也。（陈飞霞）

发搐者，幼科之一大证，诸书皆以急惊、慢惊名之。后世因其名，而重视惊字，每用金石镇坠之品以治惊，此非其治之误，乃名之不正也。盖小儿百病，皆可生惊。其名则同，其实则别。徒习其名，而不责其实，何以为治？按急惊、慢惊之称，非指病者而言，实指视者而言也。试详论之：急惊之来，先因于风，而生痰、生热，或热数日而发，或热一、二日而发，或发于仓卒之间，其来也急而惊人，故曰急惊。慢惊多因于吐泻之后，为土败木贼之证，其来也缓而难治，医家见之，无有不惊者，故曰慢惊。古云：急惊惊爷娘，慢惊惊药王。又《慢脾论》云：若逐风，则无风可逐，若疗惊，则无惊可疗。即此二义，释尽惊字之误。若以急、慢惊证，指小儿之抽掣，则何不曰急筋、慢筋乎？若以其证，因七情之受惊而致，然惊虽跳动，而不致于抽掣。盖跳动者，全身一跃，心惊所主也；抽掣者，手足时搦，肝木生风也。以之相较，迥然不同。何世俗之治此二证，于急惊，每不重在驱邪，而重在治惊；于慢惊，又不重在温补，而重在治惊。是皆名之不正，有以误之也。予今为之正其名，而遵钱氏之称，曰发搐。〇发搐一证，论之已详，犹有未尽其变者。以小儿经络空虚，百病皆能致搐。搐虽同而所以致搐者，异也。略举所见数条参之：其一，百日乳儿，初受惊风，痰涎入于心包，暂时虽愈，一遇惊风，即涎潮口噤，手足抽掣，少时痰滑，热生病解而愈。当于未发之前，治用橘红、半夏、防风、僵蚕、天麻、胆星、菖蒲等分，或少加牛黄、辰砂、竹沥、姜汁，杵丹，淡姜汤化服。透其包络之痰，名透涎丹。痰尽自不更作。

若久而失治，必成痫证。其一，风挟寒邪中于经络，项背强直，腰身反张者，名曰刚痉。古用小续命汤，予用羌活愈风汤加当归、附子多效。亦有唇口牵动，手足微搦，渐至瘓瘫不收者，热在络也，用愈风汤加栀子、羚羊角。此《百问》所谓风挟寒邪即挛急，风挟热邪即缓弛之类。亦有长夏先伏暑邪于内，而后受风者，俗谓之暑风惊。治法，若独清暑，则风不解；若专疏风，则暑不除。亦用愈风汤去僵、蝎加石膏，名暑风饮子。轻者一服可定，重者亦可少杀其势。盖石膏质重能降热，气轻能解肌，色白属金，得西方之令，金能制木，木火交煽，此能平之。若伏暑吐泻而作搐者，当与虚风同治，不在此例。更有发热目窜，忽然抽掣啼叫者，俗名响惊，易治。壮热痰涌，抽掣无声者，俗名哑惊，难治。发热抽掣，少时掣定，神气清爽，能吮乳者，名假搐，无妨。抽掣虽定而神气昏闷者，名真搐，难治。〇散惊与定惊，原是二义。散者疏其邪，定者安其神。天麻、钩藤，所以散惊，势从外解，与柴胡、荆、防，同为疏散之用，肝主惊风是也；辰砂、琥珀，所以定惊，质从内镇，与丹参、茯神，同为镇静之用，心藏神是也。须要分辨。（许宣治）

惊风之要领有二：一曰实证，一曰虚证，而尽之矣。盖急惊者，阳证也，实证也。乃肝邪有余，风生热，热生痰，痰热客于心膈间，则风火相搏，故其形证急暴，是为急惊。当先治其标，后治其本。慢惊者，阴证也，虚证也。此脾、肺俱虚，肝邪无制，因而侮脾生风，无阳之证也。故其形气、病气俱不足，是为慢惊。当专顾脾、肾以救元气。虽二者俱名惊风，而虚实之有不同，所以急、慢之名亦异。凡治此者，不可不顾名思义也。〇小儿惊风，肝病也，亦脾、肾、心、肺病也。盖小儿之真阴未足，柔不济刚，故肝邪易动；肝邪动，则木能生火，火能生风，风热相搏，则血虚；血虚则筋急；筋急则为掉眩反张、搐搦强直之类，皆肝木之本病也。至其相移，木邪侮土则脾病，而为痰、为吐泻；木盛金衰则肺病，而为喘促、为短气；木火上炎则心病，而为惊叫、为烦热；木火伤阴则肾病，而为水涸、为血燥、为干渴、为汗不出、为搐、为痉。此五脏惊风之大概也。治法：一曰风，二曰火，三曰痰，四曰阳虚，五曰阴虚。所谓风者，以其强直掉眩，皆属肝木，风木同气，故云惊风，而实非外感之证。今人不明此义，但以为治风必须用散，不知外来之风则可散，而血燥之风不可散也。所谓痰火者，痰凝则气闭，火盛则阴亏，此实邪之病本也。若痰因火动，则治火为先；火以痰留，则去痰为主。凡惊风之实邪，惟痰火为最，风则次之。然邪实者易制，正败者必危。盖阳虚则阴邪不散而元气不复，阴虚则营气不行而精血何来？所以惊风之重，重在虚证。不虚不重，不竭不危。治虚之法，当辨阴阳。阳虚者，宜燥、宜刚；阴虚者，宜濡、宜润。然善治阳者，气中自有水；善治阴者，水中自有气。造化相须之妙，既不可混、又不可离者如此。设谓：此非小儿之药，此非惊风之药者，岂惊风之病不属阴阳，而小儿之体不由血气乎？（张景岳）

老医常言：小儿惊搐，多是热证。若骤用惊风药饵，如白附、全蝎、川乌之类，便医成坏证。只用导赤散加防风，连进三服，导去心经邪热，其搐即止。从孙道润，幼患惊搐甚危，诸医疗治益困，予授是方，二服立愈。后常救人，人无不效者。恐人忽易，故着之。〇幼稚欲令惊悸不作，在乎肾脏和平。故戴氏曰：治惊不若补肾。盖心属火，火性燥，得肝风则烟焰起，致生惊悸。补肾则水升火降，邪热无侵，虽有肝风，惊自不作。（《证治准绳》）

选案

徐彦为子，四岁，盛夏发热，惊搐不已，腰曲目直，小便短赤，面无神色。医作伤寒治，不应。予视之，曰：火燥生风，风淫末疾，非伤寒也。用滋水清肝饮一剂，汗解、便利、热退。予曰：疟至矣！翌日果然。改用异功散加麦冬、五味服之而愈。（《己任编》）

袁仲卿乃郎，入水捉彭蜞为戏，偶仆水中，家人救出，少顷，大热呻吟。医以镇惊清热丸、散与服，二日，昏迷不醒，胸高头侧，气已垂绝，脉止蛛丝。谓曰：吾从来不惧外证之重，但脉已无根，不可救矣！此儿受病，何至此极？静筹其故，良久，曰：得之矣。其父且惊且喜，愿闻其说。余曰：惊风一证，乃前人凿空妄谈。小儿受其害者，不知几千百亿兆。后见方中行痉书，始知昔贤先得我心。此证因惊而得，其实跌仆水中，感冷湿之气，为外感发热之病。食在胃中，因而不化，当比夹食伤寒例，用五积散治之。医者不明，以金石寒冷药镇坠，外邪深入脏腑，神识因而不清。食停胃中，得寒凉而不运。所进之药，皆在胃脘之上，不能透入，转积转多，以致胸高而突。宜以理中汤运转前药，倘得证减脉出，然后从伤寒门用药，尚有生理。于是煎理中汤一盏，灌入。大爆一口，前药一齐俱出，胸突顿平、颈亦微硬，但脉仍不出，人亦不甦。余曰：此食尚未动，关窍堵塞之故。再灌前药，热已渐退。乃从伤寒下例，以元明粉化水，连灌三次，开其大肠燥结，夜下黑粪甚多。后以生津药，频灌而甦。〇沙无翼，王生之表兄也。得子甚迟，纵啖生冷。一夕吐食暴僵，医以惊风药治之。浑身壮热，面若装朱，眼吊唇掀，下利不计其数。诊毕，谓曰：此慢脾风候也。脾气素伤，更以金石药重伤，今已将绝，故显若干危证。本有法可救，但须七日方醒。恐信不笃，而更医无识，反得诿罪生谤。

王生坚请，监督其家。于是用乌蝎四君子汤，日灌一剂，每剂用人参一钱。渠家虽暗慌，然见面赤退而色转明润，便泻止而动移轻活，亦自隐忍。至第六晚，忽觉手足不定，揭去衣被，喜吞汤水，始诋人参之害。王生张皇，任其转请他医。才用牛黄少许，从前危证复出。重服理脾药，又五日。方甦。（《寓意草》）

孙自范翁甥孙，患慢脾证，痰涎涌盛，咳嗽身热，肢搐自汗，嗜卧露睛，撮空手振，屡进补脾兼消痰逐风之剂不应。翁商于予，予曰：此证风自内出，本无可逐；痰因虚动，亦不必消；只补脾土，诸证自退。但据所示兼证，则其面必㿠白，眼必散大，舌必胖滑，颈必软而头必垂矣。翁曰：诚如所言。固知其虚也，乃救虚不应，究何故耶？予曰：证皆属寒，方只救虚，使天柱未倒，固自响应。然逐风消痰之品，尚须削除。今颈软头垂，天柱已倒，虚上加寒，舍桂、附何以追已去之阳而甦垂绝之气哉？乃写参附养营汤方与之。嘱曰：如阻以稚幼纯阳无补阳之法，则危在旦夕。翁归，取药煎饮，一剂各证悉减，三剂全除。次用异功散加煨姜、白芍，调理而健。（《潜村医案》）

一儿病手足搐搦，戴人视之曰：心火胜也，由保护太过所致。令净扫地，以水洒湿，抱儿卧于地上，良久转侧，浑身泥浆皆满，乃取井水洗之，即瘥。（张子和）

急惊

《经》云：惊则伤胆，恐则伤肾。大凡可畏之事，猝然而至者，谓之惊。若从容而至，可以宛转思维者，谓之恐。是惊急而恐缓也。夫惊证，大人亦有之，小儿最多。因其神志未坚，胆气未充，故每遇稍异之形声，即陡然而惊矣。惊之所伤，由心猝及乎胆，由胆即及乎肝，遂致心主君火兼肝胆中相火风木骤然而起。

证见搐搦瘛疭，神昏谵妄，肢冷厥逆，吐乳身热，目窜口噤，种种所患，无非心、肝、胆之见证，而实毫无外感之风邪。此因外受之惊而动内之木火风也。故但当以一惊字立为病名，斯乃切当。因其内风沸起，遂加一风字；因病来迅速，又加一急字，故遂有急惊风之病名。此已属牵强附会矣。至于今之混称为急惊风者，更属背谬。总因小儿阴气未充，外感之风温、风热、风火，以及寒邪化热，并燥火诸证，最易伤阴，阴伤则血不营筋，液伤则脉络滞涩，热盛亦能使内之木火风相继而起。所见之证，与受惊者，类亦相同，然实非因受惊而起。其所治之法，大有区别。如果因惊者，治宜安养心神、镇惊定怯，甘凉清内热，柔润熄肝风，或少佐芳香，通其窍络，舒其结闭。至于刚热、燥涩、表散之药，概不可用。若无惊而但感外邪者，有宜于凉散，有宜于温散，有宜于苦寒清火，有宜于甘温扶阳。或补或泻，自当按六淫之邪而施治，与惊字毫无关涉。奈今之医者，每遇非惊之证，因不能辨明六气中所伤何气，却定不出病名，遂强将一惊字混入，藉口漫称为急惊风证，掩饰欺人。病家亦酷信之，以为小儿防范难周，焉有无惊之理？其所订之方，错杂游移。不知治惊总以心、肝、胆为主。若治时邪，须兼肺、胃、脾、肾、三焦、营卫、经络而论，大不相同也。更有一种称慢惊风之病名者，尤属怪诞不经，必当亟为驳正。（《临证指南》）

小儿风热惊搐，乃常病也。搦时切戒把握手足，握持太急，气血偏胜，必伤其臂。搐时置一竹簟，铺之凉地，使儿寝其上，待其搐力行遍经络，自止。（张子和）

小儿惊风发作之际，手足动掣，当听其自定。或父母见病势可畏，从而按伏之。岂知筋者，肝之合也。临病发时，若按束其手足，则筋不舒伸，经络为风所闭，致成惊瘫、鹤膝，变

为废人。（曾氏）

慢惊

小儿慢惊，或因病后、或因吐泻、或因药饵，伤损脾胃，以致肢体逆冷，口鼻气微，手足瘛疭，昏睡露睛。此脾虚生风，无阳之证也。亦有急惊日久，脾损阴消，致变慢惊者。娄全善所谓：木虚则搐而无力，火虚则身寒气冷，土虚则吐泻露睛。若土虚不能生金，金虚不能平木，木来侮土而致者。宜异功散加归、芎、钩藤，以补土平木。若脾土虚寒者，宜六君汤加乌头、蝎尾；泄泻加炮姜、木香；不应，急加附子以回阳气。此乃脏腑传变已极，总归于虚，无风可逐，无惊可疗。若不审其因，泛用祛风化痰之剂，反促其危。（薛立斋）

慢惊，证见眼睛昏定者重，窜视者重，四肢厥冷者重，汗出如流者亦重，口面忽作惨黯色者至重。眼目半开半合，乃阴盛传入脏间，阳气亏乏。脾为至阴，次第入脾，故称慢脾风候。○古云：病家怕惊不怕泻，医家怕泻不怕惊。如泄泻不止，且先治泻。若更治风，则惊愈甚矣。（《仁斋直指》）

问：慢惊言脾而不言胃者，何也？盖胃为腑属阳，脾为脏属阴。小儿纯阳之体，病传在腑，多自愈；在脏，多难治。故以在腑为顺，在脏为逆。古人所以言脾不言胃也。（《证治合参》）

凡治慢惊，若尚有阳证，未可骤行回阳，但与截风调胃，如蝉蝎散、醒脾散。若手足冰冷，即与回阳，用乌蝎散。其脑、麝、银、粉、巴、硝等药，一切禁断。（《医学入门》）

俗称慢惊风者，不知起于何代，遗祸婴孩，不啻万亿。就其所指之病而论，如吐泻兼作，气祛神倦，虚烦搐搦，痰喘不食，脉虚无力，睡则露睛等证，与病名毫不相关。究其所指之病，是或由外感未清，或由诸病误治，或由饮食失调，或由病后而成，以致吐则伤胃，泻则伤脾，土衰不能生金，中虚木必乘克，是皆内伤之病。治宜急顾本原，扶土生金，安胃和肝，温养肾阳，犹虑弗及。若执慢惊风之名，概用镇坠之药，或散风清火，豁痰破气，其祸可胜言哉！盖是证始因中土已虚，风木已动，延久见出似惊之状，实非因惊而起。奈何竟以慢惊风名之，岂非指鹿为马乎？要之，慢字若以急、慢而论，则凡病之缓者，皆可称慢，惟惊乃属急证，不可以慢字加之，更当参东垣、立斋、景岳诸法，治无遗蕴矣。（《临证指南》）

世人动曰慢惊，予独曰慢证。慢字虽对急字而言，然所以成此证者，亦由父母怠慢之故。或有汗多不止者听之，吐泻不止者听之，以致汗多亡阳，吐久伤胃，泻久绝脾而成。此危殆之候，何惊之有？庸医见儿眼翻手搐，形状似惊，而作惊治，是犹儿已落井，而复下之以石也。（夏禹铸）

暑风惊

真暑风，实证也。暑喜伤心，风喜伤肝。余制暑风饮子，以羌活、防风治风，黄连、石膏治暑，以余药治兼证，酌而行之，十生八九。若暑伤脾胃，或吐或泻而后发搐者，谓之暑风慢惊，虚证也。治之不当，十死八、九。〇吐泻二者，易成慢惊，然吐更甚于泻。止泻之法，可用温补，能受补则生。吐则胃气伤，胃气伤则不能宣布津液，是以诸药杂投，多无应验。余思养胃之法，非寒非热，必得生机活泼，方转灵轴，因制黄土稻花汤，取效甚多，时人未之识也。〇暑与心合，故喜伤心。暑风惊，有直中者，有由胃热、肝胆热传入者。由渐传入，可缓缓用药清之。直中之惊，一发即死，不可不知。〇惊搐方作，视其额热、肢热、脉大而微数者，易解；若额热、肢冷，而脉细数之极者，皆暴脱之证也。〇暑邪入心，认证的确，即用清心之剂，黄连有用至五七日者，不可一二日不愈便思改辙。书云：脏者藏也。病虽难入，亦复难出，故治法宜守。〇暑风惊搐，额热、肢热者，可用黄连泻心收功；额热、肢冷者，不可用。何也？黄连泻心，实泻脾也。实则泻其子，子既亏，如何泻得？〇暑风有缠绵日久，人事不省，目斜目窜，咬牙涎涌者，为痰阻心包，仍用牛黄、胆星、竹沥、姜汁、菖蒲等透窍之药，兼以清心。若人事清爽，声音明亮，能食便调者，是脏证已罢。但手足强直，或反张，或拳曲蹙缩者，是大筋为热所伤，血不营经，不必用利痰及入脏药，只宜重养阴血，兼以舒筋之味，久久自回。〇强直证，用养阴药，愈者多；缓弛证，宜兼健脾，苡仁、扁豆，为清暑湿之余药。〇养阴药，用生地、丹皮、当归、白芍、麦冬，加桑寄生、羚羊角、秦艽、钩藤以舒筋。〇暑风惊，大概胎气壮，脾土不亏，能受清凉者可治；若吐泻并作，额热肢冷，搐不甚者，是为暑风慢惊，清补两难，六君加黄连，应药者生，不应者死。（《橡村治验》）

睡中惊惕

小儿睡中惊惕，多由心肾不足所致。盖小儿脏腑脆弱，易为惊恐，且人之神气，寤则行于目，寐则栖于肾，今心肾既虚，则神气不能摄摄，故睡中惊惕。治宜补心汤，清心安神。有因惊吓而作者，惊则动肝，故神魂不安，治宜抱龙丸，豁痰镇惊。若因食郁生痰而致者，治宜健脾化痰，加山栀、柴胡以清热。（《张氏医通》）

痫

痫与惊相类。但痫发时，仆地作声，醒则吐涎沫；惊则不作声，

不吐涎沫。（娄全善）

小儿之痫有三：风痫、惊痫、食痫是也。风痫缘衣暖汗出，风因袭入。初时，屈指如数物乃作。惊痫起于惊怖，大啼乃作。食痫其先不哺乳，吐而变热后发。惊痫按图灸之；风痫治以猪心汤；食痫当下乃愈，紫霜丸佳。（《千金方》）

痫，小儿之恶候也。盖小儿血脉未敛，骨气未聚，或为风邪所触，或因乳哺失节，停结癖积而得之。其候：神气怫郁，瞪眼直视，两目牵引，口噤涎流，腹肚胀膨，手足搐掣，或叫或哑，或项背反张，腰脊强直，但四体柔弱、发而时醒者为痫。若一身强硬，终日不醒，则为痉矣。（杨仁斋）

痫病，小儿常有之。诸书皆言积惊成痫，故有惊风三发便为痫之语。大概肝主惊风，初作不为疏解，便投金石丸散，使邪留于心包、肝、胆，久而不除，生痰生热，触着便发，或目直喊叫，摇头手掣，口吐白沫，或卒然昏仆，或作猪、羊、鸡、犬、牛吼之声。世有五痫之名，阴阳之别，多方杂出，愈治愈深。予治此证，惟以肝主惊风为本。得之未久，体质旺者，用钱氏泻青丸去龙胆加橘、半，以疏豁之；病久体弱者，用逍遥散加橘、半以疏达之；搐鼻散不时嚏之；兼以调和胃气，久久自除。（《怡堂散记》）

此皆元气不足之证，治以紫河车丸为主，而以补药佐之。设若泛行克伐，复伤元气，则必不时举发，久而变危。（薛立斋）

选案

一儿七岁发痫，每作先君令饮人乳，后发渐疏而轻；至十四岁复发，服人乳不应。余用紫河车研烂，乳调如泥，日二、三次，服至数具而愈。后常用加减八味丸。至二十三岁发而手足厥冷，

仍用前法，佐以十全大补汤而痊。（薛立斋）

客忤

客忤者，小儿神气软弱，忽有非常之物，或未经识见之人触之，与儿神气相忤而发病。吐、下腹痛，面变五色，其状似痫，但眼不上插耳。其脉弦急而数，失时不治，久则难疗。（《巢氏病源》）

物触

物触者，因小儿所爱之物，而强夺之，致令怒生，神随物散，不食不言，神昏如醉，四肢垂亸[1]有若诸恶证候，莫知其故。须询其父母，遂其所欲，以药调理，神自安矣。（《冯氏锦囊》）

啼哭

小儿有惊啼、有夜啼、有躽啼。惊啼者，由于风邪乘心，脏腑生热，热则精神不定，睡卧不安，故令儿惊啼。夜啼者，脏冷也，夜则阴盛，阴气相感，故令儿夜啼；一云有犯触禁忌，亦令儿夜啼。躽啼者，由于腹中痛甚，儿身躽张，气蹙而啼也；又有胎寒而啼者，此儿在胎时已受病也，其状肠胃虚冷，不消乳哺，腹胀下利，颜色青白，而时啼叫是也。（《万全方》）

小儿夜啼有四证：一曰寒；二曰热；三曰重舌、口疮；四曰客忤。腹痛面青，口有冷气，曲腰而啼者，寒也。心躁面赤，小便赤，口热腹暖，仰身而啼者，热也。吮乳不得，口到乳上即啼，急取灯照口，若无疮，舌必重也。客忤者，见生人忤犯而啼也。各随证治之。（《三因方》）

夜啼有二：一曰脾寒；一曰心热。夜属阴，胜则脾之寒益盛。脾为至阴，喜温而恶寒，寒则腹中作痛，故曲腰而啼，得灯火，

1 亸：音 duǒ，指四肢下垂。

其啼便止。其候面色青白，手足俱冷，不思乳食，治宜益黄散加钩藤。若见灯愈啼者，此心热也。心属火，见灯则烦热内生，两阳相搏，故仰身而啼。其候面赤手足俱暖，口中气热，治宜导赤散加黄连、麦冬。若面色白，黑睛少，此属肾气不足。至夜阴虚而啼者治宜六味丸；因惊者，参客忤惊啼治之。（《张氏医通》）

夜啼者，脾脏冷而痛也。当与温中药。或花火膏主之。（《小儿直诀》）

小儿肝气未充，胆气最怯。凡耳闻骤声，目视骤色，怖其神魂，醒时受怖，则惊惕，或振动不定，或忽尔啼叫，皆神怯不安之证，总宜安神养气为主。（张景岳）

初生月内多啼者，吉。胎热、胎毒、胎惊，皆从此散。（《医学入门》）

选案

叶时可先生，治一儿丧母忧啼，心烦不安，令服秘旨安神丸，以其母所着未浣里衣覆其身，是夕神安而愈。余治一儿，堕池惊骇，发热啼吵。用清心安神之剂，命汲池中水，煎药服之而愈。虽曰以意治病，亦取其气相感耳。（许宣治）

疳

一、眼青揉痒是肝疳。二、齿焦是骨疳。三、毛落鼻干是肺疳。四、皮干肉裂是筋疳。五、发焦黄是血疳。六、舌上生疮是心疳。七、爱吃泥土是脾疳。（《颅囟经》）

五脏疳伤，大抵然尔。析而论之：曰五疳，出虫曰蛔疳，曰脊疳，曰脑疳，曰干疳，曰疳渴，曰疳泻，曰疳痢，曰疳肿胀，曰疳劳，曰无辜疳，曰丁奚，曰哺露，证状不一。（杨仁斋）

小儿丁奚、哺露、客忤、无辜，四异病也；大人阳易、阴易、

百合、狐惑，四奇病也。（王好古）

幼科疳疾，有丁奚、哺露之名，虽系俗称，却有意义。丁奚者，言奚童枯瘦如丁也，主手足枯细言之，病在肉，脾疳也。哺露者，言愈哺之而骨愈露也。主解颅言之，病在骨，肾疳也。（《医参》）

疳者，干也。小儿肠胃柔嫩，若乳食失调，肥甘不节，运化不及，停积发热，热久津干，此因积成疳者。或五脏偏热，或因病后，或医药误下，致亡津液，脾不输化，积滞不行，此因干致积者也。故五疳不离乎脾胃。治法：胃滞当消，脾弱宜补。热者用苦寒清火，冷者宜辛温健运。有虫者，兼用杀虫之品。虚者各随本脏，补益其母。总宜丸剂缓调，不能速功。或用鸡肝，纳入治疳药炖食，最为有效。（《临证指南》）

凡疳在内者，则目肿腹胀，泻痢青白，体渐瘦弱；疳在外者，则鼻下赤烂，频揉鼻耳，肢体生疮。大抵其证虽多，要不出于五脏，而五脏之疳不同，当各分辨治之。（钱仲阳）

疳疾不必分冷、热，惟辨其泻不泻耳。不泻者，积热无所发泄，故胸腹发热特甚；泻者，积热有所发泄，故胸腹不甚热。然其疾总由积热而成，方书有冷疳之名，谬矣。（《慈幼筏》）

小儿五疳，即大人五劳。然既云干、云劳，岂非精血败竭之证乎？察前人诸法，俱从热治，多用清凉。虽此证真热者固多，而元气虽败，则假热者尤多也。其或血气俱损，有非大补不可者；阴虚假热，脾败肾亏，又有非温补不可者。贵在临证酌宜，仍当以虚损治法参用，庶得尽善。（《景岳全书》）

无辜疳证，脑后有核如弹丸，若不速去，当损其命。此核初生，软而不痛，中有虫如米粉，得热气日渐长大，虫随血气流散，

所有停蓄，子母相生，侵蚀脏腑，肌肉作疮，或大便脓血，致令儿渐黄瘦，头大发竖，手足细弱，从兹夭折也。（《圣惠方》）

无辜，鸟名，啼时两颔煽动，如瘰疬之项，小儿肝热目暗，颈核累累，其状相类，因以为名。后人穿凿，谓儿衣夜露不收，为无辜鸟羽所落，感而成病，荒唐之甚。余用逍遥散加减，缓缓调理，愈者甚多。（《怡堂散记》）

五迟

五迟者，立迟、行迟、齿迟、发迟、语迟是也。盖肾主骨，齿者骨之余，发者肾之荣，若齿久不生，生而不固，发久不生，生而不黑，皆胎弱也。良由父母精血不足，肾气虚弱，不能荣养而然。若长不能立，立而骨软；大不能行，行则筋软，皆肝肾气血不充，筋骨痿弱之故。有肝血虚，筋不荣膝，膝盖不成，而手足拳挛者；有肾气虚，髓不满骨，骨不能用，而足胫无力者。并用地黄丸为主，齿迟加骨碎补、补骨脂；发迟加龟版、鹿茸、何首乌；立迟加鹿茸、桂、附；行迟加牛膝、鹿茸、五加皮。语迟之因不一，有因妊母卒然惊恐，邪乘儿心而不能言者；有禀父肾气不足而言迟者；有乳母五火遗热，闭塞气道者；有病后津液内亡，会厌干涸者；亦有脾胃虚弱，清气不升而言迟者。邪乘儿心，菖蒲丸；肾气不足，地黄丸加远志；闭塞气道，加味逍遥散；津液内亡，七味白术散；脾胃虚弱，补中益气汤。若病久或五疳所致者，但补养脾胃为主。（《张氏医通》）

小儿二百六十日，则膝骨成，乃能行，期也。有数岁不能行者，禀受肾元不足也。夫骨属肾，凭髓所养，肾气有亏，则不能充髓满骨，故足弱不能行也。复有重帏深闭，不见风日，或终日怀抱，筋骨不舒，是以难行者。又有离胎多病，肝肾俱虚，肝虚则筋弱，

肾虚则骨柔，而不能行者。复有过食肥甘，脾胃受伤，致成疳证，气血日惫，而不能行者。随证调治，亦有可复。（冯楚瞻）

孩儿头面胸膊肌厚，臂胫细瘦，行走迟者，是小时抱损。（《颅囟经》）

五软五硬

五软者，手、脚、腰、背、颈软是也。五硬者，手、脚、腰、背、颈硬是也。五冷者，手、脚、气、唇、面冷是也。五缩者，手、脚、舌、唇、阴缩是也。五反者，眼、唇、舌、项、脚反是也。五紧者，咽喉、口唇、眼睛、手足、阴囊紧是也。五陷者，囟门、太阳、眼眶、胸下、肩井陷是也。五肿者，手心、人中、舌头、阴茎、膝胫肿是也。五喘者，痘疮、惊风、吐、泻、下利喘是也。五盲者，痘疮、惊风、久疳、久泻、久痢盲是也。不论何病，总是恶候。（《冯氏锦囊》）

头软者，肾主骨，天柱骨弱，乃脏腑骨脉皆虚，诸阳之气不足，足少阴、太阳经虚也。手足软者，脾主四肢，乃中州之气不足，不能营养四肢，故肉少皮宽，饮食不为肌肤也。口软者，口为脾之窍，上下龈属手、足阳明，阳明主胃，脾胃气虚，舌不能藏，而常舒出也。夫心主血，肝主筋，脾主肉，肺主气，肾主骨。此五者，皆因所禀五脏之气虚弱，不能滋养充达，以故骨脉不强，致令肢体痿软。然其要，总归于胃。盖胃者，水谷之海，五脏之本，六脏之大源也。治法必先以脾胃为主，俱用补中益气汤，以滋化源，兼服地黄丸。仍令壮年乳母哺之，多能全形。（薛立斋）

五硬者，仰头吸气，难以动摇，气壅作痛，连于胸膈，肢冷而硬，此阳气不营于四末也。《经》曰：脾主四肢，又曰：脾主诸阴。今手、足冷而硬者，独阴无阳也。此证从肝、脾二脏受患，

治当补脾平肝。(《证治准绳》)

解颅颅胀囟陷囟填

小儿有解颅、囟不合、囟陷，三者大同小异。解颅者，谓儿年长，囟应合不合，头颅开解也。盖肾主骨，脑为髓海，肾气不盛，则髓海不足，故骨缝开解也。其囟不合与囟陷，虽因脏腑有热，热气上冲所致，然亦本于肾气不足也。(《万全方》)

肾主骨，骨气实，则脑髓充而囟早合；肾气怯，则脑髓虚而囟不合。此由父母精血不足，宜用地黄丸补之；若在乳下，当兼补其母；更以软帛紧束其首，使其易合。囟填、囟陷，亦因所禀肾气不足，及乳哺失宜，脾胃亏损所致。夫脾主肌肉，气逆上冲，而为填胀；元气下陷，而为囟陷。并宜补中益气汤、地黄丸及用狗头骨炙黄为末，以鸡子清调敷囟门；亦有因泻利病后，气血亏虚，不能上充者，亦用前法；若手足并冷，服前汤未应，此虚寒之甚也，急加附子，缓则不救。(薛立斋)

颅胀与囟填不同：囟门凸起为囟填，此属心经火盛，钱氏用泻心汤。颅胀则头皮光急，额角胀大，乃肝肾虚热上冲，治用地黄汤重剂以镇之。○囟门不合，头骨分开，名曰解颅。其儿面㿠、目白、睛多，此由先天不足，治宜阴阳双补，六味汤加鹿茸、龟版。(许宣治)

龟背龟胸

龟背者，由儿生下，风客于脊背，入于骨髓，治宜小续命汤去附子加防风。龟胸者，因肺受风热，攻于胸膈，治宜龟胸丸，并用龟尿点其骨节，多有得愈。若禀受肝肾虚热者，宜用六味丸；肾气不足者，宜用八味丸；背加鹿茸，胸加龟甲。治之贵早，迟则不验。(《张氏医通》)

予按龟胸有治，龟背乃不治之证。前人论治，犹有未善。虽曰客风入骨，坐早劳伤，咳嗽肺虚，然未窥其病源，无非以见在者言之也。凡小儿禀受真元足者，尝见其赤身裸体，当风露坐，半周之后，坐以座栏，从未闻有客风入骨，坐早劳伤，嗽久而病龟背之说。此证盖由禀父母精髓不足，命阳亏损者多有之。不观小儿龟背，正在命门之间，渐次骨节浮露，其腰如弓，实因骨痿不能支撑之故，岂风邪为患哉？前人强立松蕊丹，反用麻黄、大黄、独活、防风，一派攻伐之药，适足以速其殇也。但当以六味加上桂、鹿茸，救其先天，复以六君等，扶其胃气，或可十中保一。（陈飞霞）

鹤节

小儿肌肉瘦薄，骨节呈露，如鹤之膝，此先天禀受精髓不充，亟以六味丸加鹿茸、牛膝治之，缓则必成废疾。（《慈幼筏》）

天柱骨倒

天柱骨倒小儿，有体肥容壮，不为瘦悴。孰知形体过肥，中军愈弱，是盛于外，而歉于内也。〇有因久病之后，或泄泻日久，忽然颈项倾侧，最为危候，速救真元，十全大补汤加鹿茸。〇有儿生下颈便软者，胎气不足也。由禀父之肾元虚败，峻补先天，其庶几矣，补肾地黄丸与六君子汤，间服。〇天柱骨倒，总系真阳大败，为小儿之恶证，保救真元是其大要，外以生筋散贴之。（《幼幼集成》）

魃病

魃病者，其状微微下利，寒热往来，毛发狰狞，情思不悦。《千金》云：魃者，小儿鬼也。子未能行，母又有孕，令儿羸瘦，骨立发稀，乃魃病也。先用紫霜圆下其魃乳，后以益黄散补之，令儿断乳即安。予谓妇人乳子，情意所关，腹既怀孕，生气注胎，虽乳何益？《淮南》有言：男子艺兰，美而不芳；魃子得乳，萎而不泽，此真透达之言。鬼神之说，无足为据，速令断乳为是。（《怡堂散记》）

小儿生后，其母又娠，令儿精神不爽，身体痿瘁，名为魃病。用伏翼烧灰细研，以粥饮调下五分，日四、五次；或炙令香，热嚼哺儿，亦效。伏翼，即蝙蝠也。（《圣惠方》）

暖病

谚云：若要小儿安，常带三分饥与寒。小儿纯阳之体，不胜郁遏。每见富贵之家，红炉密室，叠帐重裀，酝酿成病。或睡时母不加意，蒙头盖覆，气不得泄。或系于怀抱，外裸重绵；内蒸母气，以致发热面赤，心烦啼吵。此证既非外感，亦非内伤，名曰暖病。医家察得其情，但以轻清之剂，微微散之，仍令徐徐撤去过厚衣被，则热证自平。（《小儿诸热辨》）

疰夏

脾为坤土，喜燥恶湿。凡脾胃不足者，遇长夏湿溽之令，则不能升举清阳，健运中气。又值少阳相火之时，热伤元气，则体惰脚弱，嗜卧发热，精神不足，食少无味，呼吸缺乏，视物䀮䀮，小便赤数，大便不调，名曰疰夏。此禀赋阴虚，元气不足之证。治用补中汤去升、柴加黄柏。若血虚者，用补血汤；气血两虚者，八珍汤；肝肾阴亏者，地黄丸；大便泻者，理中汤。儿病多因母气不调所致，当戒怒气，调饮食，适寒温，则可远病。（薛立斋）

夏，火令也，火旺则金亏，故阴虚之人，多不耐夏。内热食减，肌肤消烁，若虫之蛀物焉。治法当于古方推之，热伤气，清暑益气汤，是扶正气以辟暑邪；火烁金，《千金》参麦汤，是保肺金以防火烁；水不胜火，参麦地黄汤，均为对证之药。若不明其理，专治脾胃，脾胃之药多燥，燥则土旺而水愈涸，病加甚者有之。此证，东垣、薛氏皆云禀赋阴虚，元气不足，令于平时预服地黄丸，以杜来岁之患，则善矣。（《小儿诸热辨》）

睡中咬牙

小儿寤寐，不时咬牙及啮乳者，虽多属惊，然所致各有不同。若发热饮水啼哭者，心经实热也，宜泻心汤；若睡困惊悸，合目而卧者，心经虚热也，宜导赤散；若面青目劄，项强烦闷者，肝经实热也，宜柴胡清肝散；若手循衣领，及乱捻物者，肝经虚热也；若发搐目青面赤者，肝经风热也，并宜六味丸。（《张氏医通》）

梦中咬牙者，风热也。由手、足阳明二经积热生风，故令相击而有声也。必在梦中者，风属阳，动则风行于阳，静则风归于里也。○咬牙一证，惟痘疹见此为危候，余则皆无大害。亦有因病战栗，鼓颔而斗牙者，治其本证，则自止矣。（《幼幼集成》）

滞颐

滞颐之病，是小儿多涎，流出渍于颐间。涎者脾之液，脾气虚冷，故涎自流，不能收制也。（《巢氏病源》）

按《内经》云：舌纵涎下，皆属于热。而此专属脾冷，亦偏见也。张涣处冷、热各二方，为得之。然以流出为冷，不流出为热，恐亦未确。（《证治准绳》）

百晬嗽

凡乳子百日内有痰嗽者，谓之百晬嗽。或出胎暴受风寒，或浴儿为风所袭，或解换裰裳，或出怀喂乳，而风寒得以乘之，此病由外来者。或乳汁过多，吞咽不及而呛者，或啼哭未定，以乳哺之，气逆而嗽者，此病由于内生者，皆能为嗽。第汗、下之剂，难以轻用，以其胃气方生，不能胜药故也，故曰难医。予治此证

甚多，先用荆防败毒散二小剂，母子同服；更令乳母忌口，以清其乳，虽嗽至重，不过旬日自愈。（《幼幼集成》）

汗

小儿元气未充。腠理不密，所以极易汗出。故凡饮食过热，衣被过暖，皆能致汗。东垣诸公云：此是小儿常事，不必治之。然汗之根本，由于营气；汗之启闭，由于卫气。小儿多汗，终是卫虚不固。汗出既多，未免营卫血气有所亏损，而衰羸之渐，未必不由乎此，不可不治也。法当益气为主，但使阳气外固，则阴液内藏，而汗自止矣。（张景岳）

虚羸

小儿虚羸，因于脾胃不和，不能乳食，故使肌肤瘦弱，或病后脾虚，不能运化谷气所致。虚而寒者，时时下利，唇口淡白；虚而热者，身体壮热，肌肉微黄。更当审形色，察见证。如面赤多啼，心虚也；面青目劄，肝虚也；耳前后或耳下结核，肝经虚火也；颈间肉里结核，食积虚热也；面黄痞满，脾虚也；面白气喘，肺虚也；目睛多白，肾虚也。仍参相胜治之。（《张氏医通》）

病后瘖

小儿吐泻及大病后，虽有声而不能言，此非失音，为肾怯不能上接于阳故也。地黄丸主之。（钱仲阳）

痫发瘥后不能言者，心之声为言，开窍于口，其痫发虽止，风冷之气，犹滞心之络脉，使心气不和，其声不发，故不能言也。（《巢氏病源》）

小儿惊风并退，只是声哑不能言，以天南星炮为末，每服一字，猪胆汁调下，便能言语。（《证治准绳》）

哯乳 [1]

小儿吐乳，虽有寒热之不同，然寒者多而热者少，虚者多而实者少，总由胃弱而然。但察其形色脉证，则虚实、寒热，自有可辨。热者宜加微清；寒者必须温补。乳子之药不必多用，但择其要者二、三、四味，可尽其妙，如参姜饮、异功散之类。若儿小乳多，满而溢者，亦是常事，乳行则止，不必治也。（张景岳）

小儿呕吐，有寒、有热、有伤食，其病总属于胃。复有溢乳、哯乳、呕哕，更有寒热拒格之证，又有虫痛而吐者，皆当详其证而治之。凡治小儿呕吐，先宜节其乳食；呕吐多渴，不可与水，水入复吐，终不能止。必强忍一、二时，而后以米汤与之，吐自止矣。〇初起哯乳，即当调治。如哯不已即成吐，吐不已即成呕，呕不已即成哕，胃气虚，精神脱矣。〇凡呕吐不纳药者，最难治疗。盖药入即吐，安能有功，不可强灌，胃口愈吐愈翻。予之治此颇多，先将姜汤和土，作二泥丸，塞其两鼻，使之不闻药气，然后用对证之药，煎好斟出。冷热得中，止服一口，停之半时，再服一口，又停少顷，则任服不吐矣。愚人不知，明见其吐药不纳，偏强灌之，则一吐倾囊，又何药力之可恃乎？此法不但幼科，方脉亦当识此。（《幼幼集成》）

吐泻

小儿吐泻，虚寒者居其八、九，实热者十中一、二。但察其脉证无火，面色青白，气息平缓，肢体清凉，或神气疲倦，则悉是虚寒，不得妄用凉药。古云：脾虚则呕，胃虚则吐。盖饮食入胃，不能运化而吐者，此脾气虚弱，所以不运也。寒凉入胃，恶心而

---

1 哯乳：小儿呕乳。

吐者，此中焦阳气受伤，所以不化也。若邪在中焦，则止呕吐；连及下焦，则并为泻矣。故在中、上二焦者，宜治脾胃；连及下焦者，宜调脾肾。若非实热火邪，而妄用寒凉消伐者，无有不死。〇小儿吐泻并作者，本属内伤，然有因寒气外入，内犯脏气而然者；有因生冷不慎，致伤胃气而然者；有因中气本弱，饮食失宜而然者。邪伤阳分则为吐；邪伤阴分则为泻；若吐泻并作，则阴阳俱伤。察其有滞、无滞，辨其虚、实而治之。（张景岳）

长夏暑湿当令，脾土受病，暴感时行之气，多有发热吐泻者。吐泻，里证也；发热，表证也；口渴心烦，表里俱病。黄连香薷饮为对证之药，一服可平，再服可愈。庸俗不明此理，例用疏散消食通套之方，药病不合，徒伤正气。吐泻不止，精神已困，额热指冷，目陷神脱，虽名暑风，实与慢惊同类。更医有见其额热口渴，暑证犹在，而用黄连者；有见其发热指冷，表证犹在，而用香薷者。不知吐泻大作，胃气暴伤，治法与初病不同。初病正气未伤，可服黄连香薷饮，故一服而效。及待胃气既伤而始用，是用于不可用之时也。长夏秋初，小儿患此者，岁岁皆然。予前有参连饮之论，又有黄土稻花汤之论，皆属后起之功，点破机关，莫若黄连香薷饮，劈头一服之为愈也。（《怡堂散记》）

选案

余仲儿，生于五月，本年初秋，感寒发热，脉微紧。素知其脏气属阴，不敢清解，与苏、羌、芷、辛、生姜之属，冀散其寒。一剂下咽，不惟发热不退，反加大泻，愈泻愈喘。斯时谓其寒气盛耶，何以用温药而反泻？谓其火刑金耶，岂以清泻连日而尚堪寒凉？谓其表邪未除耶，何以不利于疏散？束手无策，且见其表里俱剧，大喘垂危，又岂轻剂所能挽回？乃用人参二钱，生姜五片，煎汁半盏，未敢骤进，挑与二、三匙。怀之，旋走室中，察其呼吸进退，喘虽未减，而亦不增。又与三、四匙，少顷，鼻息少舒。遂与半钟，更觉有应。复以人参二钱，如前煎汤，服完气息遂平，齁齁大睡，泻止，热亦退矣。所以然者，观其因泻反喘，岂非中虚？设有实邪，自当喘随泻减。纪此，以见温中散寒之功，妙有如此。○余季子，生甫半周，余见新凉日至，虞裀褥之薄，恐为寒侵，切嘱眷属保护。不以为意，数日后，吐泻大作。用温胃、和脾、理中等剂，不效。加人参三钱及姜、桂、吴萸、肉蔻，亦不效。至四、五日，则随乳随吐，乃用人参五、六钱，附子、姜、桂等各一、二钱，下咽即吐。所下之乳，白洁无气，斯时形气危矣。默测其故，且度其寒气犯胃，而吐泻不止，若舍参、姜、桂附，尚有何术？思其胃虚已极，药之气味，略有不投，则胃不受，附子味咸，亦能致呕，必其故也，须得甘辣可口，庶胃气可安。乃用胡椒三钱，煨姜一两，人参二两，分煎听用。凡用参汤之十，椒、姜汤之一，味微甘辣，正得可口。徐与经时，皆咽不吐，乳药皆安，但泻仍未止。参尽后，忽躁扰呻吟，家人皆怨，谓婴儿娇嫩脏腑，何堪此等热药？是必烧断肚肠也。余虽疑之，而不为乱，思此药若果难堪，何午前相安而遽变若此？其必数日不食，胃气新复，仓廪空虚，饥甚则然也。旁有预备之粥，与一小盏，辄鲸吞虎噬，又望其余，复与半碗犹然不足，又与半碗，遂寂然安卧。次日，复加制附，泻止全愈。○钱旭阳长郎，年两周。季夏间，生冷伤脾，先泻后痢。旭阳善医，知其伤于生冷，与参、术、姜、桂等药，泻痢不愈，渐至唇口生疮。谋之余曰：此儿明为生冷所伤，今不利温药，奈何？余曰：此因泻伤阴，兼之辛辣遽入，而虚火上炎耳！非易附子，不能使火归原。因用二剂，口疮咽肿倍甚，见于头面。

又谋之余曰：用药不投，岂真因湿生热耶？余诊之，曰：上之脉息，下之所出，皆非真热，温之不效，虽属可疑，然究其所归，寒之则死，意者药犹未及耳！旭阳曰：尚有一证，似属真寒，今其所饮，必欲极热。余等不能入口，彼则安然吞之，即其喉口肿痛，所不顾也。余曰：是矣。复增附子及姜、桂、肉果、人参、熟地之属，其泻渐止，喉口等证，不日全收。疑似之间，难辨如此，非有确见，万无一生。（张景岳）

惊痢

每见惊与痢齐作者，竟不能救。间有惊定热退，而后痢作者，又在可治之例。又有痢后作惊者，此脾土败坏，肝木生风，亦不治之证。（《怡堂散记》）

选案

一儿三岁，秋杪，惊后患痢，日夜百度，发热，米粒不进，此噤口也。况在惊后，势不可为，不得已，用木别子合脐法。逾时，稍能食粥，方用参、术、苓、草、归、芍、香、连，服药二剂，痢减食加。再以石连、石脂、白头翁等味出入，去参则食少，去连则痢多，二物竟不能除，守服旬日而愈。予所治惊后痢，皆不得起，不意此子竟得成功。虽赖参力，亦由惊定而后痢作，稍有不同。（许宣治）

食积

小儿食积，多因脾虚，乳食不化，久而成积。其证夜热朝凉，或寒热并作，腹痛呕酸，喜睡神昏，大便酸臭。盖脾为至阴之脏，故凡脾病者，至夜必热，热而兼寒，则又见所胜者侮所不胜矣。食未消者消之，食既消者补之，若手足冷，喜热饮者，此中州虚寒也，宜温之。大便欲去不去者，脾气下陷也，宜升之。若夜间

或晨泻者，脾肾俱虚也，四神丸主之。若手足热，作渴饮水者，脾胃实热也，泻黄散主之。（《张氏医通》）

伤风

小儿伤风，鼻塞发热，多因乳母鼻吹囟门所致。治宜内服惺惺散，外用葱头七茎，生姜一片，细切擂烂，摊于纸上，掌中合温，贴于囟门，其邪即解。乃去其葱，另用绢缎寸余，涂以面糊，仍贴囟门，永可杜患。（《张氏医通》）

风痰

风痰一证，乳儿最多，四时皆有。大概冬春之交宜温散，荆、防、甘、桔、橘、半、生姜、杏仁、苏子之类。夏令宜清散，杏仁、牛蒡、栀子之类。秋令宜清润，枳壳、栝蒌之类。冬令严寒，有用麻黄汤而解者。患为娇脏，总宜疏解，不得妄投丸散。○肺虽喜润，然胃中湿痰宜燥。小儿乳腻生痰，外证有鼻水多涕泪，二陈汤为治痰总剂，合之前胡、桔梗、荆、防、苏子、枳壳、麦芽、杏仁之类，或加生姜、葱白。结者散之，保赤之善也。（许宣治）

结胸

结胸一证，幼科本无是名，由仲景《伤寒论》中，有下早表邪入里则为结胸；亦有热已入里，失下而成结胸者。病在脐之上，满而拒按，此阳明胃腑证也。结有轻、重，故有大、小结胸之辨。若近世幼科之所谓结胸者，乃肺中痰热结聚，非胃腑之病也。盖肺为五脏华盖，上通于鼻，外合皮毛，其儿本有痰热，复感风寒，肺气外不得通，内何由化？以致发热咳嗽，痰鸣喘筑，甚至鼻煽口张，面青目直，此皆表气未开故也。予治冬令严寒，有用麻黄汤而解者，有用姜苏饮而散者，三时则用畅肺饮加减，一切金石之品，概置不用。故于结之未甚者，十保十全。若已经庸手，及服过金药化痰丸等，则解散为艰。胃气强者，尚能旋转五、六。惟肺为降利之药所逼，镇坠之性所压，提之不动，胶固不开，肺既填实，金顽不灵，肝木无制，而惊风作矣。医又不知从肺治，更用镇惊之剂，愈远愈离，从无一活。是皆医家未究结胸之原，由于肺气之壅闭。妇女见儿痰甚，视丸散为至宝，甘受其误而不悟，良可扼腕！（许宣治）

风温

风温者，春月受风，其气已温。《经》谓：春气者，病在头，治在上焦。肺位最高，邪必先伤。此手太阴气分先病，失治则入手厥阴心包络，血分亦伤。幼科见其身热咳嗽，不知肺病在上之旨，妄投荆、防、柴、葛，加入枳、朴、杏、苏、卜子、楂、麦、广皮之属，辄云解肌消食。有见痰喘，便用滚痰丸，大便数行，上热愈结。幼稚谷少胃薄，表里苦辛化燥，胃汁已伤，复用苦降丸药，以致脾胃阳和伤极，陡变惊痫莫救。〇按风温肺病，治在上焦。夫风温忌汗，初病宜用辛凉，若杂入消导发散，不但与肺病无涉，且劫尽胃汁，肺乏津液上供，头目清窍为热气熏蒸，鼻干目瞑，上窜无泪；或热深肢厥，狂躁溺涩，胸高气促，皆是肺气不宣化之征。斯时若以肺药少加清降，使药力不致直趋肠中，则上痹可开，诸窍自爽。无如庸医佥云结胸，杂用连、蒌、柴、枳，苦寒直降，致闭塞愈甚，告毙甚多。〇按此证初时发热喘嗽，首用辛凉，清肃上焦，如薄荷、连翘、牛蒡、象贝、桑叶、沙参、栀仁、蒌皮、花粉之属。若色苍热甚烦渴，用石膏、竹叶辛寒清散。若日数渐多，邪不得解，芩、连、凉膈亦可选用。倘热邪逆传膻中，神昏目瞑，全无涕泪，诸窍欲闭，其势危急，必用至宝丹或牛黄丸。若病后余热，只宜甘寒清养胃阴足矣。（《临证指南》）

夏热

暑热一证，古人以白虎汤为主方，后贤刘河间谓温热时邪，当分三焦投药，以苦辛寒为主，若拘六经分证，仍是伤寒治法，致误多矣。盖伤寒外受之寒，治从汗解；口鼻吸入之寒，治当温里。论幼稚病暑热，时下不外发散消导，加入香薷或六一散。但暑必兼湿，暑伤气分，湿亦伤气，汗则耗气伤阳，胃汁受劫，变病甚多。发泄司令，里真自虚。张凤逵云：暑病首用辛凉，继用甘寒，再用酸泄酸敛，不必用下。可称要言不烦。（《临证指南》）

秋燥

秋深初凉，稚年发热咳嗽，证似春月风温。但温乃渐热之称，凉即渐冷之意。春令为病，犹是冬藏固密之余；秋令感伤，恰值夏热发泄之后。然虽体质虚实不同，而温自上受，燥自上伤，理亦相等，均是肺气受病。世人误认暴感风寒，混投三阳发散，津劫燥甚，喘急告危。若果暴凉外束，身热痰嗽，宜葱豉汤，或苏梗、前胡、杏仁、枳、桔，投一、二剂亦可。粗工亦知燥热为病，与泻白散加芩、连之属，不知苦愈助燥，必增他变。当以辛凉甘润，燥气自平。〇秋燥一证，气分先受，治肺为急。若延缠日久，病入血分，又非轻浮肺药可医。须审体质证端，古谓治病须活泼泼地，如盘走珠耳。（《临证指南》）

选案

翁姓子，生数月，证患秋燥，潮热咳嗽如疟。幼科发散不效，忙令禁乳。更医用泻白散加芩、连，昼夜烦热，喘而不咳，下利黏腻，药后竟利药水。余曰：稚年以乳食为命，饿则胃虚气馁，肺更不爽。乃与玉竹、甘草、广皮，竹叶心，一剂热缓。与粳米、南枣、甘草、沙参二剂，与乳并进，令其竖抱勿倒，三日全愈。（《临证指南》）

冬寒

深秋入冬暴冷，折伤外感，发热，头痛，身痛，呕恶，治从太阳。风伤卫，用桂枝法；寒伤营，用麻黄法。小儿肌疏易汗，难任麻、桂重表，轻则紫苏、防风，身痛用羌活，然不过一剂。伤风亦肺病为多，前、杏、枳、桔之属，辛胜即是汗药。其葱豉汤，乃通用要方。若肢冷寒战，呕吐自利，或身无热，即从中寒里证，治分三阴。但小儿太阴中寒证多，厥阴间有。若冬令应寒，气候温暖，当藏反泄致病，名曰冬温。温为欲热之渐，非寒证得汗可解。若涉表邪一、二，里热必兼七、八。是瘾疹、丹痧，非徒风寒一途。或外受之邪，与里邪相薄，亦令郁于经络；或饮醇厚味，里热炽烈，而卫不与营和；或不正之气内侵，即有腹痛下利诸证。治法以里证为主。稍兼清散，设用辛温，祸不旋踵。（《临证指南》）

附方

柴胡梅连散　柴胡、前胡各三钱，胡黄连、乌梅各一钱。右㕮咀，每一钱，童便一盏，猪胋一枚，猪脊髓一条，韭根白半钱，同煎，不拘时温服。

暑风饮子　治暑风急惊。防风、柴胡、香薷、连翘、赤苓、半夏、钩藤钩、石膏、扁荚叶、甘草。风胜加羌活；热胜，舌如杨梅加黄连；小便不利加木通；人事昏迷加鲜菖蒲。

大青膏　治伤风吐泻。青黛、天麻各一钱，朱砂、干蝎、白附子各五分，天竺黄、乌梢蛇肉各二钱，麝香二分。各为细末，蜜和成膏，薄荷汤化服，每一小豆许。

钩藤饮　人参、犀角各五分，全蝎、天麻各二分，甘草一分，钩藤一钱。

蝉蝎散　慢惊，阳证尚在，宜用此方。蝉蜕二十一个，全蝎七个，南星一个，甘草二分半，为末，每用一钱，姜枣水煎服。

醒脾散　治脾困昏沉，吐泻不止，渐成慢惊。人参、白术、茯苓、甘草、白附子、天麻、僵蚕、木香各五分，全蝎二分半。共为粗末，每用二钱，姜枣水煎服。

乌蝎散　治慢惊纯阴证，吐泻不止。人参、白术、茯苓、炙甘草、南星、川乌、全蝎，同锉粗末，姜枣水煎服。

黄土稻花汤　治暑风吐泻，将成慢惊。黄土一两，稻花一合，人参五分，陈皮四分，半夏五分，茯苓七分，甘草二分，乌梅肉五分。新汲水，搅黄土，澄清煎药；汤熟，入稻花，再煎数沸，温服。如无稻花，以生谷芽代之。

蒿虫丸　治急惊神效。朱砂、轻粉各一钱。共为细末，取青蒿节内虫，同研，丸如麻子大，晒干，磁罐收贮。一岁一丸，人乳化服。（蒿虫须七月初旬取，迟则生翅飞去。）

紫霜丸　治惊积。代赭石二钱，杏仁二十一个，巴豆二十一粒。为末，饭丸粟米大，每服五、七丸，煎皂角仁汤下。

猪心汤　治小儿痫证。用甘遂末一钱，猪心一个，批作两片，入甘遂末药在内，线缚，湿纸包裹，文武火煨熟，取药细研，入辰砂末一钱，和匀，分作四丸。每服一丸，猪心汤化下，神效。

紫河车丸　治先天不足，痫证频发。紫河车（即小儿胞衣）肥厚者一个，洗净，重汤蒸烂，研入人参、当归末，和匀为丸，如芡实大。每服五、六丸，乳汁化下。

摩药　治小儿客忤。用豆豉数合，水拌令湿，捣熟，丸如鸡子大。先摩儿囟顶、足心各五、六遍；再摩心口及脐。摩之食顷，破视丸中有细毛为验，掷丸道中，痛即止。

花火膏　治夜啼。灯花[1]一颗。涂乳上，命儿吮之。

蝉花散　用蝉蜕下半截为末，一字，薄荷汤入酒少许调下，其啼即止。若用上截，即复啼。

布袋丸　治小儿丁奚、哺露、无辜疳。人参、白术、茯苓、甘草、芦荟各五钱，夜明砂、使君子、芜荑各二两，共为末，蒸饼糊丸，晒干，每粒约重三钱。日用一丸，布袋盛之。另切精猪肉二两，同煮汁服，肉亦可食。其袋取起，悬挂风处，一丸可煮数次。

蟾蜍丸　治无辜疳。大蟾蜍一枚。先取粪蛆一杓，置木桶中，以尿浸之；却将蟾蜍跌死，投与蛆食一昼夜；用布袋盛蛆，置急流水中一宿，取出，瓦上焙干为末，入麝香一字，粳米饭丸麻子大。每服二、三十丸，米饮下，其效如神。

鸡肝药　治疳疾。鸡肝一具，雄黄、牛黄各半分。先将鸡肝剖开，取二黄药末放于肝内，合好；再用酒酿半钟，将鸡肝浸酒酿内，隔汤炖熟，晒干研末，调服。或就热啖食亦可。

七味白术散　治小儿吐泻，或病后津液不足，口干作渴。人参、白术、茯苓、炙甘草、木香、藿香各一钱，干葛二钱。为末，每服一、二钱，水煎。

涂囟法　用龙骨，醋磨浓汁，摊青绢上，焙温，紧束头颅，一日一换。

龟背丸　麻黄、防风、独活、前胡、当归、大黄、枳壳各三钱。为细末，糊丸黍米大。每服十五、六丸，食后米汤下。

龟胸丸　大黄七钱半，天冬、百合、杏仁、木通、桑白皮、

1　灯花：灯草渍油燃烧时结成之花。有止血、生肌之功用。又治小儿邪热在心，夜啼不止。

甜葶苈、朴硝各五钱。为细末，蜜丸绿豆大。温水研服五丸，量儿大小加减。

温脾丹　治脾冷多涎。丁香、木香、半夏各一两，白术、青皮、干姜各半两。捣为细末，蜜丸黍米大。每服十粒，米饮下。

金朱丹　治脾热多涎。金箔、朱砂、半夏、南星各一两，茯苓、石膏各半两。细研，姜汁和丸黍米大。每服十粒，人参汤下。

汪广期拟方　治食积日久。五谷虫、锅焦粉。

又方　外感鼻塞，咳嗽，肺受风邪宜之。前胡、杏仁、桔梗、甘草。

又方　发热头痛，宜解表。秦艽、甘草、菊花、生姜。此方寒家得之程敬通先生，治西门汪大有家小儿。

风温汤　治春月伤风，发热汗多，不可妄散。玉竹、料豆、甘草。此方百益先生及先大人常用。

至宝丹　犀角、朱砂、雄黄、琥珀、水安息香膏、玳瑁各一两，龙脑、麝香各一钱，牛黄五钱，金银箔各十五斤。为极细末，将安息香膏重汤煮，入诸药研和。分作百丸蜡包，临服剖开，参汤化下。

牛黄丸　牛黄二钱半，朱砂、郁金、丹皮各三钱，冰片、生甘草各一钱。蜜丸，新汲水化下。

医述卷十五　痘疹精华

痘科纲领

痘原

上古无痘疹，周末秦初乃有之。（《医学入门》）

痘疮一证，俗曰天疮。原其所由，实由胎毒内蓄，而复因时气外触，其毒乃发，故传染相似，是亦天行疫疠证也。但考之《内经》，则止言疡疹，即今斑疹之属也。故自越人、仲景、元化、叔和诸公，皆无言及痘，可见上古本无是证。而今何以有之？愚谓近代之毒，必以醇酒五味造作太过，较古人之恬淡，相去远矣！或者未信余言，第观藜藿、膏粱之家，即有不同。今之北域亦不出痘，原其所由，实由是耳，岂果彼无胎毒邪？（张景岳）

痘疹之原，有论秽毒者，有论淫火者，有论时行正病者，靡有定论。将谓秽毒淫火耶？则一岁之中，大而郡县，小而村落，病者相似，而死相继，未必人人若此之甚也。将谓时行正病耶？何以自少至老，但作一度，厥后再无传染也。盖父母于子，一体而分，精血之毒，已蓄于阳施阴化之始，固不待诞生之顷，嗽其血而后有也。然则待时而发者，胎毒也。或速而危，或徐而顺，或暴而死者，气之微甚所使也。发则其毒泄矣。所以终身但作一度，后即有其气，不复传染焉。〇痘为胎毒昭昭矣！其间或疏而轻，或密而重，或重变轻，或轻变重，变化叵测。是又有说也，疏而轻者始终如一，密而重者变怪百出。或因父母相传而然，或因疫疠相染而然，或因鬼疰相着而然。杳冥恍惚，出于闻见思虑之所不及。此与智者道之，痴人前不必说梦也。〇按痘疹之发，显是天行时气。廛[1]市村落，互相传染，轻则俱轻，重则俱重。虽有异于众者，十之一二而已，岂概谓胎毒哉！然疫疠终身不染者，比比皆是，而痘疹无一人得免；疫疠一染之后，不能保其不再染，而痘疹一发不再发。则胎毒之说，又何可尽废乎？至谓淫火秽血，古亦有之，而何独无痘疹之患？欲以破胎毒之说，则又不然，天下之无而忽有者，多矣。草有名虞美人者，虞美人，项王宠姬也，为项王死，世哀之，为之歌。对草倚声凄恸而草辄摇，草无情识也。方其未有楚，则宠姬亦无，况有草耶？一切众生，妄自颠倒而成三界，如之，又何疑乎痘疹？（万密斋）

按胎毒之轻重，人皆易明，若外感之气，人莫能晓。夫天地间只有六气，气平则为和，气不平则有胜复。胜复至极，则为厉气，为疫气、瘴气，更有道途中秽浊气。人若感之，不拘老幼俱病。今出痘所感之气，则异乎是。此气独与未泄胎毒之儿两相感触，未闻痘证盛行之时，已出过痘之儿亦染患也。考是气，自古迄今，从未有人申说明白确为何气，故前贤于痘证一科，因不明其气之源，不无偏执之弊。有喜于寒泻者；有喜于温托者；有先用寒泻，而后用温补者；有先用温托，而后用清解者；更有不审儿体之虚实寒热，俱宗费建中《救偏琐言》，每于发热见点时，概用大黄、

1 廛：音chán，古代城邑居民的民居。

石膏、黄连、犀角、羚角等，不知费氏之书名为“救偏”，乃救惯用热药之偏耳。若本不偏，而宗其法，反至偏矣。婴儿之命，其何以堪！（《临证指南》）

痘者，受胎之始，其毒浸浃骨髓，一呼一吸，久随气血营运。然虽随之营运，终非我之族类，其性必异，一旦其类来召，则摇撼震动，离而去之。其去也，初与气血一家，今与气血各党，邪正不合，彼此欲别，必与争战。战而气血胜，则毒亡而人存；战而毒胜，则气血败，毒由是外灭肌肤，内戕骨髓，而人死矣。（《黄帝逸典》）

调护

如天时大寒，盖覆常宜温暖，勿使受寒，恐毒气为寒所触，而不得出也。如天时大热，不可盖覆，欲宜清凉，勿使客热与毒相并，致增烦躁，使疮溃烂也。如时有迅雷、烈风、暴雨之变，宜谨帏帐，添盖覆，多烧辟秽香，以辟一时不正之气。〇卧处常要无风，又要通明，切忌幽暗。夜静不断灯火，不离亲人看守，恐要饮食，一时得具，或有痛痒，与之抚摩。（闻人规）

布痘如值严冬，房中多置炭火，有回天之能；盛暑多盛冰水，得清心之喜。务须四时和暖如春，令气血和畅为妙。（《冯氏锦囊》）

凡出痘，须开窗以通天气，居楼下以通地气，宽衣带以通血气。（《橡村痘诀》）

避秽

痘疮宜避一切秽恶气及外人入房。远行劳汗气，腋下狐臭气，房中淫液气，麝香臊羶气，妇人经候诸血腥臭气，硫黄蚊烟气，厕缸便桶气，误烧头发气，吹灭灯烛气，鸡毛鱼骨气，葱蒜韭薤气，以上皆不可犯。须要时常烧乳香之类。芬芳之气，使之常闻，

则营卫调畅，可无倒靥陷伏等患。（李东垣）

木得桂则枯，雌黄遇胡粉则黑，柑得脯则坏，物之相畏如此，疮痘之畏秽恶杂气，其理亦然。（闻人规）

脉候

凡看痘，一见发热，即当察脉。盖痘疮将出，未见形迹，必先发热，既见发热，脉必滑数。但见滑数有神，而不失和缓者，其痘必轻；若滑数加倍，而犹带和缓者，其痘必重；若滑数之甚，又兼弦躁，或芤急无神，而全无和缓者，其痘必危。故余于初热时，便能断其吉凶，人多惊服，而不知所窥在脉耳。此法但全握小儿之手，单以拇指诊之，亦最易也。（张景岳）

看法

用纸捻饱蘸麻油烘干，临用再蘸其油，于灯上略炙，照时须将门窗尽闭，致令黑暗。欲视其左，火移于右，欲视其右，火移于左，上下同法。则痘之多少，色之如何，可以预见。疹则浮于皮外，肉内无根；痘则肉内有根。若以日光观之，则难辨矣。（《冯氏锦囊》）

初热之时，以红纸捻蘸香油燃火照之，验其生意有无。又以手指摩其两颊，如红色随手转白、随白转红，谓之血活，生意在矣；如揩之不白，举之不红，是为血枯，纵疏不治。又看目睛，神光瞭然，唇舌红活如常，而无焦燥之色，乃为吉证。（《证治准绳》）

凡看痘，须见天光，则辨认不差；暗室燃纸条，多恐有误。抱儿于亮处为妙。（《橡村痘诀》）

观痘不必启手足，但观头面。头面者，诸阳之会，上应乎天，所谓身半以上，天气主之是也，故以少见为贵。肢体者，下应乎地，所谓身半以下，地气主之是也，虽多见无伤。（《黄帝逸典》）

凡看痘有三要：平日间，预知出痘轻重，一也；发热时，知痘出与不出，二也；见点时，辨痘是否，三也。平日脉洪大匀净者吉，弦紧散数者凶，手足心及脐尻耳轮热者凶，神气清者吉，神气浊者凶。将来出痘之轻重可知也。发热时有似寒食惊风，医若误认寒食治之，犹无大害，若误认惊风，乱投金石，妄攻其里，泄泻真元，或不见点而死，或随见随没而死，或成浆后不能收靥而死。有等痧疹红活磊落，若有根盘，看者误认逆痘，抑知痧疹出后，必咳嗽痰壅，或作泻鼻衄，神思自清，身体自凉，与痘迥别。有等水赤痘，有大有小，有浆有瓣，自顶至足，红活可爱，看者误认正痘，抑知水赤豆，齐起，齐浆，齐靥，不如正痘之三朝齐，五朝浆，七朝靥。其形色明亮如珠，皮薄易绉，神思如常，与正痘有别。（叶杏苑）

恶寒无汗，头痛脊强，伤寒之所有，痘证之所无。两眼含泪，鼻气出粗，睡中微惊，耳颧纹见，痘证之所有，伤寒之所无。（徐春沂）

部位

诸疮皆属心火。心之华在面，痘疮之候，但以面之部位占之，思过半矣。且痘疹俱属阳毒，诸阳皆聚于面，吉凶善恶，尤易见也。额属心火，如印堂以上，发际以下，横两日月角位，先见红点，先浆先靥者，此恶候也。盖心为君主，毒发于心，故先见于其位，心危则十二官皆危。左睑属肝，右睑属肺，如两睑先见红点，磊落者吉；如相聚作块，其肉硬肿者死。盖肝藏魂，肺臧魄，生意既绝，魂魄将离，故不治也。颏属肾，承浆横抵两颐，先见红点，先发先靥者吉。此位虽属肾，然三阴三阳之脉皆聚于此，阴阳和，故可治也。鼻属脾土，若准头先出先靥者凶。盖脾属土，四脏禀命于脾，毒发于脾土，败则四脏相随而败，故延绵日久，而后毙也。

肾之窍在耳，心寄窍于耳，心肾皆少阴君火也。又少阳相火之脉，行于耳之前后，凡耳轮先见红点者凶。盖君、相二火用事，燔灼之势难以扑灭也。惟口唇四围，先出先起先靨者大吉。盖阳明之脉，夹口环唇，胃与大肠主之，无物不受故也。（翟益都）

顺逆险

痘疹有顺逆者三：有时之顺逆者，春夏阳气发生，痘疹为顺也；秋冬阳气伏藏，痘疹为逆也。有虚实之顺逆者，如便闭能食，是为实为顺也；如便泻不食，是为虚为逆也。有出入之顺逆者，出者为顺，倒靨陷伏者为逆也。（钱仲阳）

痘书云：春夏为顺，秋冬为逆。春时之顺固不待言，秋凉治痘亦多顺手。若时当酷暑，三分痘便抵十分，刻刻防变，不可不慎。冬时虽似难调，犹愈于夏日也。〇顺逆在天，险证在人。顺者十中三、四，逆者十中一、二，险证居其大半。故于治法，须要随时讲论。（《痘诀余义》）

春夏为顺，秋冬为逆。此亦语其生长收藏之理尔，岂有春夏皆顺而吉，秋冬皆逆而凶者乎？如春失奉生，夏失奉长，则春夏亦逆也；秋能养收，冬能养藏，则秋冬亦顺也。惟痘出一般疏密得所，不愆其期，证之顺也；痘出夹杂，带斑带疹，稠密无缝，常失其期，证之逆也。噫！春夏为顺，秋冬为逆，古人之言，岂真拘拘于时令之说耶？盖春夏，发生之令也；秋冬，杀伐之令也。痘疮之出，起发者，得春夏之令，所以为顺；陷伏者，得秋冬之令，所以为逆。其斯之谓欤？（万密斋）

痘疮一证，顺者不必治，逆者不能治，所当治者惟险证耳。何为险证？如根窠顺而部位险，部位顺而日期险，日期顺而多寡险，多寡顺而颜色险，颜色顺而饮食险，饮食顺而杂证险，杂证顺而治疗险，治疗顺而触秽险，然犹有最险者，则在元气与邪气耳。若邪气虽强，元气亦强者无害；若元气一馁，邪气虽微者亦危。设或犯之而不速治，则顺者不顺，而吉者变为凶矣。凡此数者，皆痘中之要领，所当察辨也。（张景岳）

逆证亦有得生者，未可舍之不治也。险证必无死理，其有死者，医之过，非痘之过也。今有拣顺证治之，以混俗沽名，而弃其险者，吾是以恶《金镜录》等书分证之言为不仁也。（吴天士）

元气

看痘先看元气。痘儿元气非有非无，惟心领意会而已。如形色初善，而终变恶者，元气内竭也；形色初恶，而终归善者，元气内强也。元气本也，形色末也，故善治者必求其本。（《慈幼筏》）

人知痘藉气血，不知痘之所藉尤有超于气血者。盖元气盛，则气血流通，而领逐，而负载，并行祛毒，痘必应期而开落。元气一亏，则在外者内不续，在内者外不固，毒肆妄行，或出或入，而为外剥内攻矣。调养真元，补益气血，诚治痘完策，不得已而欲攻他证，中病即止。（魏桂岩）

气血

治痘以气血为本，犹治国以仁义为要。盖气居中，君道也；血附外，臣道也。气正道尊，而能圆、能领、能拘、能含、能光泽、能逐、能黄、能解；血正道顺，而能附、能载、能制、能敛、能红活。此气血各得其职也。气失其正，则为热、为陷、为痒塌、为颤、为吐、为泻、为狂烦、为灰白；血失其正，则为寒、为肿、为滞、为谵语、为紫黑。此气血各失其职也。（魏桂岩）

气有生血之功，血无益气之理。故气不可亏，亏则阳会不及，而圆晕之形不成；血不可盈，盈则阴乘阳位，而倒靥之祸立至。是以治虚证当补气为先。盖气有神而无形，补则易充；血有形而无神，补难速效。况气阳而血阴，阴从阳，血从气，理也。故补气不补血，使气盛而充，血亦随之而盛矣。〇气过热则疱，血过热则斑；气不及，则顶陷不起，血不及则浆毒不附。（翁仲仁）

气居亲上之尊，则痘顶尖圆白润；血安亲下之分，则四围色晕红活。若通顶红色，必不能浆，八、九日痒塌而死。此非血之过，由气亏而失其尊，故血得妄行，而僭居其位耳。大补其气，犹或可救；误认血热，以凉治之，毙矣。〇夫包血成圆者，气也。气能拘血制毒，则痘晕必光明而红活。顶陷者气之虚，塌陷者气之离。晕枯者血之虚，根散者血之离。圆也晕也，气血之所为也。而所以成圆成晕者，气血不得专也。〇气血有常，但不能盈于常，而能亏于常。然亦有时而盈者，何也？毒壅于气，火搏于血耳。斑者血有余也，疱者气独盛也。（《慈幼筏》）

毒

痘毒在人身，无处不有，然其发也有次第。自骨髓而达于筋。肾主骨，血气壮盛，毒尽送出于筋，则肾经毒解。自筋达于肌肉。肝主筋，气血充足，毒尽送出于肌肉，则肝经毒解。自肌肉达于血脉。脾主肌肉，血气充足，毒尽送出于血脉，则脾经毒解。自血脉达于皮毛。心主血，气血充足，毒尽送出于皮毛，则心经毒解。自皮毛达于疮窠。肺主皮毛，气血充足，毒尽送出于疮窠，则肺经毒解。五脏毒解，血化为脓，毒从脓化，痂结靥落，而功成矣。若出于筋，而少留于骨髓，则壮热、口干、闷乱；出于肌肉，而少留于筋，则搐搦、牵掣、紫黑、潮热；出于血脉，而少留于肌肉，则发痈肿于四肢；出于皮毛，而少留于血脉，则痘不圆肥；出于疮窠，而少留于皮毛，则痂落迟，而多麻瘢。（翟益都）

痘毒与诸疮毒不同。诸疮毒未成形，可解散内消而愈，既成形，而未成脓，犹可逐散，不成脓而愈。痘毒发自先天，应期开落，不可内消，不能逐散，全仗气血送毒归痘。〇痘毒蕴结于脏腑骨肉之间，与血气浑成一块，未曾破解，有感之后，渐渐分离，如胎之将产。此“解”字，乃分形解体也。故痘出一分，毒解一分；痘出二分，毒解二分；痘尽出，则毒尽解。特在肌肉之间而未化耳，出不齐，胀不起，脓不化，痂不结，气血弱也，速宜助之。助之者，恐胶结难解也。若曰未出，可解之不出；多出，可解之少出；将使胎之在腹者，可使之不产；将产，亦可使之不产乎！〇痘不为害，惟毒为害。毒尽附于痘中不为害，惟不尽附于痘中则为害。故无论随所因而用何剂，必少加穿山甲末，透其窍而逐之，使毒归于颗粒而后已。又必加白芍敛其血，而收其毒，使无一分渗漏旁溢，治法其庶几乎！〇痘未出前，升发微汗，使毒气宣通，毒出外，而内自安也；既出后，调气助血，使浆路充盈，浆始化，而毒无不尽也。〇毒停肌肉则发肿，毒滞皮肤则作臭。肌肉。阳明主之属土；皮肤，太阴主之属金。痈肿土象，腥臭金象，各从其类也。（《慈幼筏》）

人之有痘毒，犹石之有火也。毒感则出，不感则不出，犹石之火，击则见，不击则不见也。人言痘可以稀，试抱此石浸之江河千百年，取出一击，吾不知果有火否也。（朱一麟）

人身之火，毒也，与天时之火遇，则天时之火亦并而为毒。毒即火也，火即毒也。有火毒甚而气血不虚者，未有气血虚而无火毒者也。故治痘用补法，要安顿得毒气住。〇胎毒轻，感时气亦轻，故其痘稀；胎毒重，感时气轻，痘虽密，犹为可救；胎毒轻，感时气重，解去时疫，痘自然顺；若胎毒本甚，兼逢疫疠之气，其有能治者鲜矣。○吴氏《痘诀》云：气血之分，犹清浊之本乎上下也；气血之交，犹阴阳之互为依附也。当分不分，毒结之；当交不交，毒隔之。知升阳散郁，何不分之患？知清热解毒，何不交之忧？予师最服此一条，但云“结”字、“隔”字，须要参透。结者，散之，升阳散郁是已；隔字要钻得通，清热解毒，治法未为尽善，行之既久，始知用太乙保和汤。○痘之生死，在毒归窠与不归窠。用药之妙，于补泻之外，别有会意。毒归窠则生，不归窠则死。毒归窠，则点粒圆稳而光壮，根盘收紧，人事清爽，痘虽多无害。毒不归窠，其患有二：其一，火毒太盛，表剂之中未驭清凉，一发无制，点粒为其所烁，致成焦萎，或点粒匾阔歪斜，隙地散而成斑，种种恶状，急宜泻火之中领毒归窠；其一，元气本虚，火毒又盛，弱难制强，不能统摄，毒气散漫，或头面预肿，或发紫疱，痘点不长，此谓虚中夹毒，清补两难。予前有太乙保和汤之论，寓补益于清凉活血之中，虽然合法，在四、五朝用之者多，而三朝出齐，根窠不立，另有方法，名摄毒汤，人参、当归、生地、丹皮、桔梗、甘草、蒡子、连翘、紫草、川芎、防风、栀子、腹皮、贯众合为一剂，所谓领毒归窠者也。○领毒归窠，即古人松肌透毒之义。虚证欲补，一味闷补，肌何由透？实证欲清，一味呆清，肌必不松。药之佐使，将之先锋，领毒归窠，则非补泻之力，全仗佐使之功也。防风卒伍之职而无专司，山楂散结有功而无透力，三、四朝，清凉剂中，领毒归窠。一部本草，舍腹皮、贯众，别无可用之药。（《橡村痘诀》）

火

痘、疹二证，皆言火者是也。然轩岐之火义有三：曰太过、曰平气、曰不及。太过之火，是谓赫曦炎烈之气也，其毒甚，治宜清解；平气之火，是谓升明蕃茂之气也，其毒平，不必治之；不及之火，是谓伏明屈伏之气也，其毒陷，治宜培补。此阴中有阳，阳中有阴之义，亦痘疹万病之法旨。使不知此，尚敢云医！（张景岳）

痘之为用，全赖火以成功。釜中无火，何由蒸化？但火太盛，则有食气之患，故不得不清。里证既平，痘点稍开，急宜转手。若寒凉太过，七朝以后，多生变证，皆凉药之误也。（《橡村痘诀》）

热

五谷不热不结，痘疮不热不彻。但热太过者真阴灼，不及者真阳衰。故痘之始终，全顾热之深浅何如耳。（《岐黄书》）

凡病皆发热，痘亦必发热。然热同而所以热则异。盖病自外来，痘从中出；病由中虚，痘为虚中。〇见点前后，毒与血别，动而后定，危而后安，周行故道，乃复招气，如妻之招夫归也。气亦随亲血以卫之，如夫之归顾妇也。故汗出热退，而身凉矣。〇所以热退身凉而见点者，上也。毒微而血不亏也。血不亏，则不盗气，气血相附，以待毒化。〇见点而后热退者，中也。毒伤血也。血被毒伤，必待气充血足，斯返旧日之平和。〇热未几而遽见点者，下也。毒盛伤血也。伤甚，则血枯不能滋润夫气，气乃无家，气既无家，乃不顾家，反助表邪，一涌而出，则气不卫表，门墙崩而远见室中之物矣。〇点齐之后不复热矣。若仍发热，是毒郁于中，而欲重出也。至胀浆时又必发热。若应热不热，是气惫而不能蒸毒使之化，久之必亡。〇靥时当身凉不热矣。倘有余热，是气血大虚，须求补益。否则血虚不能招气，气为飞扬，不能尽祛其毒而腐于外，此时毒既为毒，不得复与血混，气因衰焉，毒乃猖狂侵血而为热。慎哉！热之发也。〇发热之初，清毒，则毒伏于内而不出；退火，则血凝于中而不流；攻发，则气伤于外而不遍。

是皆不明于病之为热、痘之为热也。辨哉！热之发也。（《黄帝逸典》）

痘疹属阳，无热不成，亦无热不散。所以非热不能出见，非热不能起发，非热不能化浆，非热不能干浆。此痘疮之终始不能无热，亦不可无热也。但热贵其微，不宜其甚。盖热甚者毒必甚，而痘出必重；热微者毒亦微，而痘出必轻；无热则不成、不化。此热固痘之常也。凡治痘者，不可尽除其热，若必欲尽去之，则未有不成阴证而败者矣。（《景岳全书》）

痘证，凡出胖贯靥，各欲其身热一番，是其正候。（《仁端录》）

痘始终藉热成功。先三日热而后出，出齐则退；浆行又热，浆足则退；回浆又热，浆回则退；结痂、收靥、落痂又热，名曰烧瘢。此皆不宜凉解，凉解则气血凝滞，痘毒留中而祸作矣。（《慈幼筏》）

虚实

凡痘灰白，不红绽，不起发，出不快，昏暗顶陷，皆表寒而虚；二便清利，身凉，手足口气俱冷，不渴少食，唇白涕清，饮食不化，皆里寒而虚。夫表虚者，以补气为主，而补血次之；里虚者，于补血之中，而兼补气。苟能补气，则脾胃自壮，胃气随畅，在后必无陷伏之忧；既能补血，则气血周流，送毒出尽，不致凝滞，在后必无痒塌之患。凡红紫、干滞、黑陷、焦枯者，皆表热而实；大便秘结，小便赤涩，身热鼻干，唇燥烦渴者，皆里热而实。如表热者，则宜清凉解表，而分利次之；里热者，则重于解毒，而兼清凉，或在二、三日之前热毒盛者，微下之。盖凉血不至红紫，解毒则免黑陷。故表虚不补，则成外剥；里虚不补，则成内攻。表实过补，则不结痂；里实过补，则发痈毒。○身发壮热，毛直皮燥，睡卧不安，腮红睛赤，气粗烦渴，腹胀便秘，喘急，皆实证也。又见呕吐之证，似虚也。然不知热毒在内不得伸越，则上逆攻冲而吐。《经》云诸逆冲上，皆属于火者是也。治从升阳发散。又有泄泻之证兼见者，似虚也。然因热毒郁盛，熏炙脾胃，不得外达，则毒从下陷，寻窍而出。《经》谓暴注下迫者是也。古云：未出而泻者生，既出而泻者死。治以升提发散，引毒外达，毒得外解，则内泄自止。又有不思饮食，书云不思饮食皆属内虚者是矣。然不知郁热之证，毒气在内，不得升达肌表，二便秘结，腠理阻塞，热毒壅盛，腹胀喘急，不思饮食者，必然之势也。治以升提发散，引毒达表，则热气有所伸越，而脏腑和平，饮食自进矣。若误用丁、桂、半夏等热药于呕泻不食之证，是以热攻热而转增烦剧；用参、芪、苓、术等补剂于腹胀不食之证，则邪得补而愈盛。医之过也。（翁仲仁）

问：痘以气血为主，气血实，气血虚，皆有死证。何也？予曰：实证之死，血凝气结；虚证之死，气离血散。（许宣治）

凡所言实热、虚寒，即一日之间，俄而实热，俄而虚寒，须时刻审谛，前后的确，不可概拘。（《仁端录》）

轻重

一发便出尽者，重；疮夹疹者，半轻半重也；出稀者，轻；里外微红者，轻；外赤里黑者，微重；外白里黑者，大重也；疮端里黑点如针孔者，势剧也；青干黑陷，昏睡汗出，烦躁热渴，腹胀啼喘，二便不通者，困也。（钱仲阳）

标本

病有标本，治有先后。有从标者，有从本者，有先标后本者，有先本后标者，有标本兼治者。视其急缓，不可胶柱而鼓瑟也。痘疮之候，自人身而言，则气血为本，痘疮为标；自痘疮而言，则痘疮为本，别证为标。如疮稠密，在标之病也，视其气之不匀，血之不周，以匀气活血为主，兼行解毒。此则标本兼治也。若疮起发，气或虚者补其气，血或虚者补其血。此缓则治其本也。气血充实，疮或壅遏者，单行托里解毒之剂。此急则治其标也。疮势太甚，咽喉肿痛者，以治咽喉为主。此急则治其标也。疮势太甚，自利不止者，以治利为主。此急则治其标也。利久不止，渐成坏证，救里发表，兼而行之。此亦标本兼治也。先救其里，后攻其表。此则先标后本也。大小便秘，烦躁喘呼者，急利之。此急则治其标也。疮势太甚，烦渴不止，以解毒为主，兼治其渴。此先本而后标也。凡此之类，扩而充之，以尽其余，则治不紊矣。（《证治准绳》）

始终

治痘贵乎慎之于始，而虑其所终。发热之初，烦渴便秘，腹痛腰疼，鼻干唇燥，惊悸谵妄者，此毒郁于内，防其伏而不出。若吐利不止者，防其中气虚弱，不能助痘成浆。故热则解之，秘则利之，惊则平之，吐利则止之。且如初出一点血，此春生之令也；至于起发，此夏长之令也；水化为浆，此秋成之令也；脓干结靥，此冬藏之令也。若初出而便含水，将发而便戴浆，脓未成而便收靥者，此未至而至，谓之太过，须防陷伏倒靥，宜发表托里，兼与解毒。若应出不出，应起不起，应灌不灌，应收不收者，此至而不至，谓之不及。此血衰气弱，须防无浆斑烂，宜补托生浆，兼与匀气活血。又如初出而色艳者，则必皮嫩，嫩则易破，须防痒塌；相聚成块者，不可谓之疏，防有内伏；浆水清稀者，虽见成痂，防后发痈；头面预肿者，防其易消而内攻；咽痛者，须急解之，防其失音而挫喉；频更衣者，防其倒靥；多水疱者，防其自利；目涩泪出者，防其肤翳。杜渐防微，治未病之良法也。（《冯

氏锦囊》）

形色

尝观万物之生，雨甚则烂，旱甚则焦；生则鲜泽，死则枯暗；鲜泽则耸拔，枯暗则低垂。人情物理，何以异哉！（《黄帝逸典》）

夫痘贵乎形色。谓之形者，始出尖圆坚厚，起壮发荣，滋长成浆，饱满充足，收靨敛束完固，与水珠光泽者，皆正形也。或平或陷者，形之变也。是以初出之时，隐如蚊蚤之迹，空若蚕种之蜕，薄如麸片，密似针头，如热之痱、寒之粟者，必不能起发而死；若黏聚模糊，肌肉虚浮，溶软嫩薄，皮肤溃烂者，必不能收靨而死。谓之色者，喜鲜明而恶昏暗，喜润泽而恶干枯，喜苍蜡而恶娇嫩。红不欲艳，艳则易破；白不欲灰，灰则难靨。由红而白，白而黄，黄而黑者，此色之正也；若初出而紫滞，起发而灰白者，此色之变也。更有根、窠、脚、地四者，名虽各殊，总不离乎形、色二字。何谓窠？中透而起顶者是也。何谓根？外圈而红者是也。然圈之红否，则其中之虚实，与痘毒之浅深可见矣。窠之起否，则根之浅深，与气血之盈亏可定矣。所谓脚、地者，亦本乎根窠之圆晕，颗粒之稀密也。夫红晕之处谓之脚，凡颗粒界限分明，不散不杂者，此痘脚之明净也。空隙之处谓之地，凡颗粒不相连缀者，此地面之明净也。总之，根欲其活，窠欲其起，脚欲其固，地欲其宽。四者俱顺，痘虽重而无虑矣。然圆者气之形也，气盛则必痘窠圆满而周净；晕者血之形也，血盛则必痘窠光明而红活。故气虚则顶陷，气散则窠塌。然有气虚极而不塌陷者，乃火载之，是虽圆满，实空壳而如疱也。血虚则晕淡，血惫则晕枯。然有血虚极而犹红活者，乃火上浮，是虽圆晕，实枯槁而不泽也。形色者，乃气血之标；气血者，乃形色之本。诀曰：有盘有顶终须贵，有顶无盘却不宜。观此二语，则盘顶固俱属痘家之紧要，而盘更重于顶也。盘者即根脚之义也，顶者即充足之象也。总而言之，痘疮之始终，咸赖乎气血，即根脚亦必藉气血以乘载，充足亦必藉气血以运行。以形色较之，只可形平塌而色红活，不可形尖圆而色晦滞，所谓只教有色无形，休教有形无色也。（《冯氏锦囊》）

痘者豆也，肖其形则生，不肖其形则死，形之不肖，元神竭矣。尖圆而突，周净而松，形之有神者也。如麸（白色）、如痱（壳空）、如疥（无根窠）、如蚕种（小黑）、如蛇皮（一片）、如蚊迹（血散）、如蚤斑（散根）、如汤泡（皮肉先烂）、如火刺（血干），形之无神者也。形而无神，可冀生乎？至于色也，欲如春花之缀露（红活光润），不欲如秋草之经霜（黑暗干黄）。红白两分，明润光活，色之有彩者也。如腻粉、如枯骨、如红米饭、如猪肝色，色之无彩者也。形不有神，色不见彩，生意可知矣。呜呼！神彩其生死之门户欤？〇凡形色大恶，气不交，浆不成，似为死矣。若精明爽朗，便食如故，而天庭有一、二悦目者，犹可发毒作臭痘而愈。何也？毒在外，不在内也。〇见点色白不红，未可便作虚治。若白而无神，唇舌淡润，或吐或泻者，真虚也。若白而起皖色，唇舌干红者，非虚也。妄施温补，三日后渐变深紫，其误不浅。（《慈幼筏》）

痘疮之发，身热和缓，达于表者必轻；闷乱烦躁，彰于外者必重。色贵润泽而嫌昏暗，贵光彩而嫌枯涩，贵淡红而嫌紫滞，贵鲜洁而嫌娇嫩。形贵圆净而嫌琐碎，贵高耸而嫌平塌。皮贵坚实而嫌虚薄。粒贵稀疏而嫌稠密。根窠贵收紧。痘分阴阳，见点活动，最忌浮肿，出要参差，血宜归附。耳后、颈项、心胸，少于他处为吉；眉棱、颧额，润而不滞为佳。色之红者，毒始出也；

白者，毒未解也；黄者，毒将解也；灰白者，血衰而气滞也；焦褐者，气滞而血枯也；黑者，毒滞而血干也。如红变白，白变黄者，吉；红变紫，紫变黑者，凶。（翁仲仁）

铺红者，一片如胭脂，如橘皮，此血热太盛，无成功之理。渫红者，如以红水着纸，渐渐渫开。翟氏加白芍以收束其根窠，甚妙。圈红者，根窠收紧，上吉之痘也。淡红滋润者吉。干红者，血热也，紫则热之甚也，夹斑者亦血热也。血热之药，上部用红花，下部用归尾。干红则润之，生地、当归之属；色紫热甚，方用紫草、茜根，不可纷纷乱用。〇凡看色当视儿之皮肤。儿肤本娇，颜色虽艳何碍？儿质苍浊，虽干红不泽，亦自成脓。〇娇红淡而无彩，如雨打桃花，谓之虚中夹毒，八、九日必然发痒，决难成功。〇淡白者，血之虚。亦有全无血色者，只要点粒圆净，白而不灰，参、芪、乳酒、熟附、归、芎，亦可酝酿成脓。〇色如白饭者，自是虚能受补。色如炉灰，则虚中有毒，补法中酌兼解毒，所以为难。〇色淡紫如茄花者，最恶。五、六朝擦破，不待九朝而成外剥矣。〇焦紫如火刺者，凉血解毒，继以攻发，十中犹有五、六得生。〇有痘色之外，别有一层浮气，如花间之雾，火上之烟者，毒盛也。宜松肌透毒，痘起壮而浮气自退。（《橡村痘诀》）

凡看痘，初起要根盘，则痘易长绽。倘尖瘦不肥，多险。成浆之后，务要根盘即化，一线圈红紧附，顶满滚圆，是为毒化。若顶陷皮皱，根盘黯僵，毒与气血交凝。实宜攻，虚宜补。〇痘顶属气，根盘属血。气领血载，毒得煅炼化浆。凡体实者多火，治以清凉，火解浆成，误补则痈。其气虚血弱，色必淡白，形不雄伟，或顶陷，或皮皱，内证则恶心、少食、便溏，元气不能胜毒使之外出，多有内陷致变者，治宜保元汤、参归鹿茸汤、木香

异功散。若肠滑不禁者，用豆蔻丸、白术散、理中汤多效。（叶天士）

痘色初见深红，失于解散，渐至干枯黑陷，治当凉血退热。看其微甚，或利小便，或用解毒。顶虽平陷，不可专责气虚，例用参、芪补剂，则气愈盛，而血愈干矣。（吴东园）

痘之黑者，譬之于火，活则为火为红，死则为灰为黑。又气不胜其毒，故为之不充突而陷，不红活而黑耳。书谓变黑归肾，可笑也。此证牛黄散可治，或烧人屎与蜜水服之，最妙。（《仁端录》）

疏密

痘欲其疏，疏则毒少；不欲其密，密则毒盛。然疏密之分，尤有喜忌焉。如头面欲疏，是元首不可犯也；颈项欲疏，是管籥不可塞也；胸堂欲疏，是神明之地，心肺之居，不可触也；腹背欲疏，是脏腑俞募之所附也。若夫手足，则不忌其密矣。谓之疏者，非但稀少也，即铺排磊落，大小匀净，亦可以言疏也。故不论疏密，而贵论磊落。颗粒分明、尖圆紧实，虽密无妨。谓之密者，非必盛多也，即攒聚粘连，模糊作块，不分点粒，虽只数处，亦可以言密也。初出红点才见，而表里热候便退者，此即可言其疏也。苟见点虽少，而大热不解，唇口燥裂，便秘烦躁，此由毒遏于中不能遽出，一、二日后复出，必然稠密，是即初出虽少，未可言其疏也。〇痘有先密后疏者，此夹疹夹斑也。初出一片红点，难以分辨，至起发后，斑疹退去，惟痘独在，故先似密而后疏也。有先疏后密者，此有顺逆。轻者三、四次出，大小不等，故先似疏而后渐密，此顺证也；若初出只面上胸前三、五处，颗粒模糊，根脚肿硬，待至起发，则一齐涌出，故先虽疏而后尤密，此逆证也。陆续出者，正气充足，毒气轻松，得以拘束也；一齐出者，表虚毒盛，不能约束，任其奔溃也。（《冯氏锦囊》）

荣枯

夫物湿则润泽，燥则干枯。荣枯之分，血实主之。故血者所以营阴阳、濡皮毛、流关节者也。疮本疏者，血不在多而易充足。疮本稠密，贵乎血之有余矣。苟血有余，则经脉流行，沦于肌肤，浃于皮毛，灌溉滋润，肥泽长养，自然形色鲜明，根窠红活也。如血不足，则经脉壅遏，窠囊空虚，黑燥而不鲜明也，枯萎而不肥泽也，皮肤皱揭而启裂也。《经》曰：诸涩枯涸，干劲皱揭，皆属于燥。[1]又曰：燥胜则干。由其人血常不足，加以毒火熏灼，反兼燥金之化，精血并竭，是以有此证也。治宜活血养液，散热解毒，清金润燥，则干涸可回。其或湿气太过，疮本浸淫、溃烂、难靥者，此又火极而兼水化也。脾强则生，脾弱则死。（《证治准绳》）

老嫩

痘疮喜老而恶嫩。苍蜡、娇红，色之老嫩也；紧实、虚浮，形之老嫩也；浓浊、清淡，浆之老嫩也；坚厚、软薄，痂之老嫩也。然老嫩之故，卫气主之。《经》曰：卫气者，所以温分肉、充皮肤、肥腠理、司开阖者也。是故卫气强，则收敛禁束，制其毒而不得放肆，乃色苍而蜡，形紧而实，浆浓而浊，痂厚而坚，自然易壮易靥，虽有邪风秽气，不能为害也。如卫气弱，则不胜其毒，而毒得以恣其猖狂之性，乃色娇而红，形虚而浮，浆清而淡，痂软而薄，必然易破难靥，不待邪风秽气，而先败坏矣。（《证治准绳》）

日数

世俗谓几日发热，几日出形，几日起发，几日作浆，几日收靥，此大略之言耳。痘有疏密，毒有微甚，人有虚实，岂可一切拘以

1　此非《内经》原文，系刘完素之论。

日数？如疮本疏者其毒微，其人中气实，又能食，自然易出易靥，固不待于旬日者；如疮本密者其毒盛，其人中气实，又能食，营卫调和，内外无诸伤犯，至十二、三日可以刻期收靥也。若其人中气虚，食少，或内外曾有伤犯，或遇气候乖变，因而难靥。岂可必拘以日数哉！（万密斋）

痘之出、胖、灌、靥，各有三日，共十二日为定期。有太过，有不及，或实热，或虚寒，或杂证，各宜随证调治。〇凡痘每粒以十二日为期，有先出者，有后出者，何得限期概论？（《仁端录》）

痘之出，有热一、二日而即出者，有热至五、六日而始出者，则三日见标之说不必拘。有一出便尽者，有出至五、六日犹未尽者，则三日出齐之说不必拘。有至七、八日而始灌者，有灌至十五、六日而未收者，则三日灌脓，三日收靥之说又不必拘。莫若以出齐为出，以灌足为灌，以收尽为靥，随时应变，至稳至当。（《橡村痘诀》）

饮食

痘疮之出，固赖元气以发之，而元气之壮，必资乳食以养之。自四、五日以至落痂，饮食不减，二便如常，虽不起发，不红绽或陷塌，用药得宜，可保无虞。使乳食减少，兼以泄泻，则元气自此而日衰，虽无前证，日后必至药亦难效，去生远矣。故四、五日前不食者，此毒盛于里，犹可治也。六、七日后而不能食者，杂证百出，行浆不实，虽药之，亦何益哉！有禀受壮实，又发于五岁之外者，又不可以例论也。（翁仲仁）

痘子不怕稠密，只要能食，无不全者。人以胃气为本，用药不可犯胃气。（万密斋）

四、五朝不食，有因唇口肿硬，动则裂血畏痛，故不食，此

胃热甚也。药用十神解毒汤，加黄连、石膏，外用甘草石膏水，羊毛笔不时扫洗，唇口和软，自能食矣。（《橡村痘诀》）

痘证禁绝荤腥是矣。然亦有富贵之子，脾胃赖此以养，一旦使之不食，则生生之气将何以熏蒸长育乎？是又不可以常法论也。（《慈幼筏》）

因期施治

总论

气尊血分者生，毒参阳位者死（一、二日）。形圆而体天象，色润而见精华（三、四日）。血气并隆而制毒，盈亏双治见神功（五、六日）。血气胜淫邪之毒，乾坤顺造化之情（七、八日）。血渐收而毒溢，气已满而神凝（八、九日）。血赖天和而主命，气因毒化而成功（九、十日）。邪正明君臣道济，真元固气血成功（十一、二日）。君道成而臣力效，神化全而毒势平（十三、四日）。脱尽淫邪之火，补全造化之功（十五、六日）。（华佗）

痘十二朝应地支之数，在地成形，禀母质也。〇痘灌满即收，月盈则蚀之象，阴之属也。〇痘十二朝如围屏十二幅，文之一面自有接续，画之一面自春景到冬景，缺不得一幅。〇痘发如放烟火，故事藏在里面，药线一着，自然依次而出。（《橡村痘诀》）

夫痘由中以达外，用药因期而变通。以常言之，发热三日而后见标，出齐三日而后起胀，蒸长三日而后灌脓，浆满三日而后收靥。故发热三日，当托里解表，使其易出。亦有气弱而不能出者，当微补其气，气和则出快。初不可用芪，恐腠理一密，则痘难出也。四、五、六日起发之时，以清凉解毒为主，清凉则无血热枯燥之患，解毒则无壅滞黑陷之虞。七、八、九日灌脓之时，治法当补气血，气血流行，而成浆自易也。十至十一、二日收靥之时，宜大和气血，补脾利水，自然结靥。此特语其常也。盖常者可必，而变者不可必，当随候参详。见点之时，如痘轻少，不可过表，在后恐成斑烂；或干红紫色，急宜疏利，不然，在后必成黑陷。四、五日内，痘出至足下为齐，苟未尽出，于解毒之中宜兼发散。若专于清凉，则痘迟滞不出。七、八日间，毒未尽解，于温补之中又兼解毒。若偏于温燥，则毒盛不能化浆。十一、二日间，浆未满足，虽当大补气血，然须兼解余毒，不然恐有痈毒瘟疤之患。此变通之妙，要在随时制宜。（《金镜录》）

痘期止有一十四日。自见点以至七日之内，如花之始蕾也，其气日盛；如至七日之后，则气敛而花谢矣。故服药当于七日之前，日夜连服，毋庸姑息，借毒火之营运，而充灌成浆自易。若七日之外，治之无益矣。盖痘毒之在血气，若糠秕之在米也，惟气血充足，运转迅速，如筛米而运转不停，则糠秕不混于米，腾然起聚，自作一团。故血气充足而周流，则毒不滞于营卫之中，自然及时灌脓收靥，决不溃肌损肉，唯只将毒气收注窠囊而已。故善治者，于见点之后即为补养气血，以助运行推出之势。奈何时医不知此理，仅以毒物攻发。嗟乎！以毒攻毒，势难并胜，痘固出矣。若夫脓汁收靥之功，又非毒物之所能致。营卫既虚，不为补益，而用毒物峻发，戕贼中表，毒虽浮外，中内空虚，药力一缓，毒仍内陷，其可救乎！（《冯氏锦囊》）

凡痘一、二、三日欲其出快，谁不曰此当表也。然用药惟柴、前、川芎，引清阳而达表，桔梗能发散而善开提，表药莫妙于荆、防、羌、葛。〇发表，在二、三日可加鼠粘子，此药能透肌，又能起胖。

要晓羁绊之故，属在何因，则去此因之药宜为君也。荆芥能行瘀血，可加于表药中。不用防风者，以其燥故也，亦与湿蒸之意相戾耳。其他燥药皆可例推。故猪苓、泽泻，最为痘中所恶，恐其湿蒸之气下输，而痘浆无由生也。柴胡虽善发表，然惟身热甚者为宜，倘身非大热，又不宜轻用。〇凡实热痘证，表药中少加葛根，但不如丹参、地骨为妙，丹参治痘中游红，又能行瘀生新，丹皮亦然。痘色红紫者，血热也，丹皮、丹参妙。地骨去气中之毒，实热证用之。连翘虽轻清散火，非芩、柏可侔，然不如前三物切于血分。葛根惟胃热发渴所宜，他证亦不可泛用。〇有逆血者，加荆芥、丹参、丹皮、荷鼻。〇内热盛，痘红或紫，可加黄芩，其丹皮、丹参尤不可缺。〇大便秘加枳壳、前胡。〇发表时有食碍者，以山楂为主，非但消食，未尝不消痰不行瘀血也。〇凡虚寒痘证，表药用抚芎、桔、橘为主，或加苏叶亦可，禁用鼠粘、山楂、柴胡等药。至六日，便可加生芪于前药中以催浆。次日视之，若不甚有浆，再加人参、山药、莲肉、圆眼、当归等，令其血气俱旺，灌浆充足，收功自易。起先是毒，今化为浆，浆既充足，欲其收靥。此在八、九日之期，宜以芍药收之、防风燥之、茯苓渗之、炙芪结之。此时身有大热者，恐有余毒，兼用鼠粘防之。浆足而靥不结者，多因过补，火毒未清，与清凉解毒自效。（《仁端录》）

方书未见点用升麻葛根汤，今人不用。伍氏见点忌升麻，后人谓葛根表疏亦忌，此轻扬升表套药。若里证急，又须两解。〇伍氏方，一、二日用羌防透肌汤，今人不用，恶其辛温气雄也。一、二日壮热气促，烦渴便秘，痘粒不发，翁仲仁云：若非风寒壅遏，定是气虚不振。愚谓：近世布痘，每盛发于君相风木燥金司令。盖非火不发，火郁发之，升阳散火是已。若里热甚重，煎灼脂液，

苟非苦寒下夺，佐以升表不可[1]。（《临证指南》）

初热

初热时只有二事，惟去邪、扶正而已。邪盛则去邪，而正气自旺；正衰则扶正，而邪热自退。正气盛而痘自发，热为痘用，则不为害矣。邪热退，而正气不受烁，血脉充裕，则痘自泰矣。须于此时看明下手，迟则无济于事。（吴东园）

痘初热，且与轻剂散之。若其家无痘儿，邻里无痘儿，医者不曰伤风，必曰伤食，那得知其为痘？然痘之行，必有所自始。初用药虽与风寒无异，亦须辨之：如头痛、腹痛、呕吐、咳逆等证，皆风寒之所有者。至于两颧、耳后之花纹见或可凭，手足指冷或可凭，耳尻俱冷未足凭。既服表剂，则热气熏蒸，汗出热减者，表邪也；汗出而热不减者，痘也。复表之，至二、三日，热退或未退，杂证或减或未减，抱儿于亮处，从面部头项，及胸背手足，细细寻看。如已见点，则视儿质之虚实、火毒之微甚，打算全局，以定治法。如未见点，则究其阻滞，斟酌用药。○痘初热，但欲其出，欲其出无过疏表。疏表之剂，天时之寒暑，别以温清；儿质之虚实，酌以轻重。若执一定之方不为区别，第一着便瘥。（《橡村痘诀》）

或曰：痘疮发热，何以能预识其轻重耶？曰：凡发热乍进乍退，气色明莹，精神如常，大小便调，能食不渴，目清唇润，此毒轻也，痘必稀疏，纵出多亦易发易靥。如壮热不减，气色惨暗，精神昏闷，大便或秘或泻，不能食，目赤唇焦，此毒甚也，痘必稠密。

1　按《临证指南》原文："苟非苦寒下夺，佐以升表，不能用也。费建中方颇为中的"。

○或有微热，痘出反密者，其人必口渴唇焦，小便赤，大便秘，身虽不大热，却蒸蒸然，此毒深热亦深，故表不大热，而里热也。○或有热甚，痘出反疏者，其人口必不渴，唇润，目无赤脉，大小便调，身虽大热，但熇熇然，此毒浅热亦浅，故表热里气和也。（万密斋）

初出一、二朝

发热一日即出痘者大重，二日出者亦重，微热三日出者为轻，四、五日身凉乃见点者尤轻。自出痘一日至三日方齐，凡痘出至足谓之出齐。（《医鉴》）

一日便出为火证，火性急速故也。一出便尽为表虚，表虚火甚，故易出也。急与清凉，不得再表。○凡易出之痘，防焦萎，防退缩，火甚故易焦，火甚则气血受其煎熬，故有退缩之患。清热养阴，是其治法。○有热至五、六日而始出者，多是元气不充，步步照顾元气，方可成功。○痘出一、二点，或十数点，虽粗肥光彩，有似稀疏，但大热未退，或呕吐腹痛，或困倦烦啼，皆为里证未平。宜羌活饮再表之，必有一番大出。○痘初出，神先馁，即是虚证。惜得一分元气，痘子便受一分之益。发表不用羌活，通里不用硝黄，便是惜元气。○凡痘出，鼻有涕、目有泪、口有涎、身有汗，皆吉。无者凶。○痘以参差为贵，一色大、一片细，皆凶。○痘色重于形。颜色好，虽稠密破碎亦可成功；颜色不好，虽点粒圆稳，终须生变。○凡痘粒小者易生浆，大者难收靥。阔大之痘，早须提防，尽攻发，毋清利。○初出热未退，呕吐者无妨，吐中就有发散之义。但不可见虫，见虫者多凶。腹痛者只宜行滞，不可骤下。泄泻者或有湿热，或是夹食，只宜疏托，不必止泻。○初出渴甚，疏托中宜重加石膏，烦热狂叫亦加石膏。○初出热未退，头痛表实者，疏痘饮加羌活；火甚者，加石膏；腰痛者，羌活饮子加料豆。〇出不快有四证：一为表实，一为里虚，一为寒邪所迫，一为秽气所触。表实者，羌活散郁汤；里虚者，参苏饮；寒邪所迫，非麻黄不为功；秽气所触，则焚大黄、乳香、白芷之属，药用疏托。（《橡村痘诀》）

如发热一、二日间，痘便一齐涌出者，须问其数日前曾有热否。如数日前，曾乍热乍凉，以过期论。惟原未发热，至今才热便斑见，此表虚毒盛，腠理不密，肌肉不坚，不能约束于外，使毒气冲击，故出太骤也。宜用实表之剂，可以无痒塌、无溃烂。〇如发热至五、六日始出者，须审其曾有外感内伤否。盖伤风、伤食之热，久而不去，则所蕴痘疮之毒，亦能乘间而出，不可以过期论。惟无此因，一向热而不出，此里气虚，不能驱逐其毒使之即出，而留伏于脏腑之间，先用托里之剂，令其快出，次以和中之剂多服之，可以无伏陷、无倒靥。（万密斋）

周岁以内，身小元弱，常有热，一日即出，亦有顺痘者，但须看其神气静躁，热势轻重。若见点徐徐而出，即出即长，热缓安乳，便是好证；若神气虽安，热亦不盛，痘点不多，形呆色钝，或头倾足软，或短气如喘，或呕或泻，最多闷证。〇初起必三次而出，热止即齐，其增点亦有陆续发出者，须看颜色灵活生气变化为要。表药活血疏肌，次则凉血解毒，实热便闭者微下之，虚弱气怯者，忌进疏解寒凉。（叶天士）

闭

有热一、二日发搐，搐定又发，神气散乱，血脉不定，毒无所依，而痘不得出者，谓之惊闭，非杀其热势，惊不得定，痘何由出？但不得骤用苦寒，疏痘饮加石膏以镇之，惊自定，痘自出。〇有热一、二日，唇口焮肿，大热烦躁，痘点隐隐未出，遍身发出紫斑，谓之斑闭。疏痘饮加红花、紫草以活血，石膏以杀其热势，不可骤用犀角地黄汤。便闭二、三日者可下之。热渐退，痘渐出者，可治。若斑更青紫，痘点不出，或如痱子，如火刺形，大热烦闷者，不治。○痘之最恶，莫如闭证。毒闭不出，虽有技巧，无所用其力。闭证多是腰腹痛，不大热，见点呆而不活，或摸不碍手，或唇口焮肿，或呕吐口渴唇裂，或舌起黑苔，或舌淡如水浸精猪肉，或烦躁啼叫、闷乱咬牙，或口鼻出血，或身发紫斑，或服表药后已得汗得嚏而痘不出，或下后已利而腹痛不止，皆闭证之最恶，十无一生者也。○治之宜早，用升麻葛根汤。羌活散郁汤。冬春之交，或肺气不通，毛窍不开者，麻黄汤，外用水杨汤蒸之。夏令火盛，用黄土摊卧，或以雄鸡合其胸，或以大虾蟆如用雄鸡法。皆提拔闭伏之成验也。○有一见腰腹痛，唇口裂，斑见而痘不出者，或见一、二点阔大无根者，急用升麻石膏汤加大黄、元明粉，表里双解，痘出再言治法。若表里既通，而痘犹不碍手，胃烂也。或唇裂出血，或斑色青紫，或口吐苋汁，不终朝而死矣。○辛卯，一秋无雨，井底见，河流断，燥气太甚，痘证大行，一时多闭伏之证，思之恍然有得。盖痘之始出本于肾。《经》云：雨气通于肾。无雨肾气不通，不能送毒出外，譬之种子在地，非雨露则必不能出土。古人治痘，初出只有升提达表一法，表既开而痘不出，其咎安在？予直以升提之品，纳入滋水药中，名曰化雨煎，所谓因时制宜也。方用生地、丹参、麦冬、料豆、柴胡、升麻、防风、荆芥、葱白为一剂，化而裁之存乎变。此可为知者道也。○喻嘉言见痘证时行，令先服六味地黄汤，与予所见大略相似。○若因寒气闭者，疏痘饮加麻黄、紫苏、生姜，服后暖覆片时即效。（《橡村痘诀》）

伏

痘之为毒，先天无形之火也，伏于命门，必待岁火相引而始出。岁火太过，复有疫疠之气游行其间，先天之火自内而发，外为疫疠之气所掩，则为闭证。闭者，疫疠之气闭之也。痘之始出，升发为先，服升发之药，表气既开，疫疠之气既散，有痘出而转顺者，此儿胎毒本轻，所谓解去时疫，痘自然顺者也。若伏证则不然，表气既开，而毒凝然不动，与闭相似；闭自外乘，伏由内结，又当分类而治矣。○伏证有四种：有肾命之伏，有心经之伏，有肝胆之伏，有胃家之伏。腰痛，面青暗，无大热，毒伏在肾，一、二日死。见点无多，身无大热，人事昏闷，咋嘴弄舌，烦躁不安，毒伏在心，亦一、二日死。或用药提拔而出，喉舌无恙，方保性命。若喉舌壅肿，食药难进，五、六日死。痘未出，热甚惊搐，痘出惊定，谓之先惊后痘，吉；若痘见数点，颜色惨暗，惊搐不定，面青目窜，人事不省，谓之惊闭；毒伏肝胆，即日死。痘毒本甚，一齐赴胃，胃气为热所伤，不能送毒出外，必发青紫蓝斑，胃烂而死，多在五、六日间。此四种，常法治之不效，为定新方救之，死中求活，用药速，十挽一、二。（《橡村痘诀》）

三、四、五朝

上工治痘，一见定吉凶，次则三朝决生死，三朝不能决，不可与言治矣。○虚中夹毒，三、四朝最难用药，热毒务在必清，而元气又不可不顾。予尝用黄连、石膏、犀角、地黄、紫草、红花、丹皮、栀子之类，少加人参监之。譬犹用兵，须择膂力过人者，虑其卤莽，必以老成监其后，俾热毒化而气血不伤，多有成功。此法予师与方搏九先生得之，时人不悟也。古人发表有参苏饮、人参羌活散，攻里有黄龙汤，和解有小柴胡汤，清胃有人参白虎汤，治痢有参连饮，皆难于清解，不可用人参而不得不用者，援为治痘比例，何独不可？○真实火证，必用清凉。清凉之剂不宜早，亦不宜迟，得力在三、四朝，三、四朝不急清，后虽用之，痘必不受。譬如禾苗浇灌在初种时，若苗既长成，灰粪虽加，已无及矣。○四、五朝，痘色光亮者不好，枯涩者亦不好，不枯不亮之间，须要理会得。○痘出三日，点至足下为齐。若繁密，点不至足，曰无根，后必生变。足冷不温者，以葱艾煎汤洗，暖覆片时，点渐透者吉。○痘三朝出齐之后，当清与否，总以唇舌为准，必须舌干唇燥，二便闭结，方可重用清凉。若唇舌淡润而无里证，痘虽稠密，或干红紫滞，只宜淡剂清解，黄连、石膏、犀角、地黄之类，不可浪用。若清凉太过，八、九朝多致痒泻内攻而死。○不但清剂不宜太过，一见唇舌淡润，即宜早进参、芪，合之归、芎、甘、桔、防风、僵蚕，以导其行浆之路，浆成早则毒化易，浆迟滞则毒化难。里无实火，浪用清凉，脓安得成？脓不成则毒必不化，欲不生变，其可得乎？（《橡村痘诀》）

翁氏云：三日、四日，痘出当齐，点至足心，势方安静。若幼小之儿，气血易周，常有未及三日而发齐者。年长之体，四日已外，犹有增发者，痘稀数不盈百，不必点至足心。辨明形色，身体强壮，痘属上中，方可许其无虑。倘幼小弱质，或病后，或带别病，而后布痘，未可见痘好浪许。（叶天士）

三、四日，欲其胖，宜用鼠粘子，透发痘标，又能起胖。僵蚕，起胖时妙药，能胖痘，又能助浆。夫痘已胖，即欲其成浆，此味又能治游红痘，三、四、七、八日皆可用。○三、四日未能发胖，行浆药中可用鸡冠血酒乳，或恐酒助毒发痒，然亦无妨。○穿山甲大能发痘起胖，再以僵蚕佐之，何虑其不胖乎？（《仁端录》）

痘至五日，内外证平，宜该起发退红。不尔，正气必虚，方中倍加参、芪，为唤浆法。（《慈幼筏》）

起胀

痘不起胀，其亡速也。起胀之科，气至焉，血次焉。起胀之由，火蒸之，水腾之。不此之务，而攻发以求胀，是揠苗也，是犹敝车羸马，而鞭策以求进也。痘一见点，则毒分于外，气卫其宫，血守其中。今气不至，不能托毒于外，毒得跨迹门墙之内，故不起耳。间有起者，中空暗薄，气至不盛也，血次不继也，由于火不足蒸也，水不足腾也，将息之余烟，欲枯之微泽也，不久倒塌而亡。（《黄帝逸典》）

痘毒未发，伏于命门，本与气血不曾交会，及其发而赴胃，胃多气血而主肌肉，毒与气血交会于胃，而痘乃出。既交矣，毒与气血混而为一，气血之中安肯容毒？于是领载而出，出而长，长而灌，及其成功，毒既结而为疤，气血返而归于吾体，一有窒碍，则变态百出矣。是以出齐之后，未灌之先，不存地步，何以容受？是起胀为行浆之要道也。医家于此当求过第二关。〇或曰：痘之起胀，如造蒸饼之上板笼，此喻最确。〇血热之痘，火盛毒壅，气血为其所烁，毒结于中，何能起胀？急宜凉血解毒，毒解则火退，火退则气血分，而痘自起。〇痘以元气为主，起胀者气至也。气虚不能充畅，何能起胀，急用保元，佐以松肌活血，则气血自分矣。（《橡村痘诀》）

凡起胀时色焦紫者，毒盛也；形大皮薄而起绉纹者，毒盛气虚也；顶红满者，血滞也。滞者活之，焦者清之，气虚毒盛，补而兼解之。但面部有一、二悦目可爱，用药当节，则枯者润，薄者厚，而生意勃然矣。（《慈幼筏》）

六朝

古人云：痘证生于六日之前者易治，生于六日之后者难疗。则六朝为痘家生死关头。顺痘至此，上部多已行浆；即险证至此，亦宜顶白根红，有行浆之势方可。若至此时，气血不分，断无成功之理。〇痘六朝叫痛者最吉，痛则不敢粘惹，痘自完全。痒最可嫌，痒之轻者，嘱其把捉，重用鲜鳞攻毒饮，浆行则痒变为痛矣。〇六朝以前，毒未化而正气虚，清为主，补为佐；六日后，毒未化而正气虚，补为主，清为佐。〇痘六朝当灌脓，大粒者光壮，细碎者干焦，当取大者。大粒者顶陷平塌，或枯涩无脓，细粒者内有真浆，渐次充满，当取细者。总宜极力攻发，方可收功。〇六日以前，专看根窠，无根窠则必不灌脓；六日以后，专看脓色，无脓色则必难收靥。先贤历练之言，确不可易。复为之解曰：无根窠要使之收束，无脓色要使之融化。气虚者补其气，则血自归附；血虚者敛其血，则根不散漫；火甚者清其火，则血不伤。三法治例，各从其是，不用通套方子，便不为陈言所困矣。〇痘五、六朝，元气虚弱，顶陷不起者，古方补中益气汤甚妙。其中参芪甘草保元汤也，白术助参芪而固脾土，当归和血而生血，升柴能使清者升、陷者起。虚弱痘证，用于起壮行浆之期，胜于僵蚕、角刺多矣。（《橡村痘诀》）

痘至六日，欲其行浆，加生芪、圆眼、当归于抚芎、桔、橘剂中。芎能调气，芪可托里，又与桔、橘并力升发，嗣后渐加人参、山药、莲肉、糯米等，令浆足则毒化功收矣。此时尚有未解之火，又不可不兼用丹参、僵蚕等。真虚寒证，再加桂、附亦可。（《痘疹元珠》）

浮肿

气属阳，血属阴，宜和而不离。痘未起发，而头面先肿者，此乃阳火亢盛，火性炎上。《经》曰：热盛则肿。以见毒火随阳上升，而阴血不能归附，气血相离之象。若痘起发，头面以渐而肿者，此毒气发越，聚于三阳，欲作脓血，此宜肿也。设当起发，而头面不肿者，必痘本磊落，毒势轻浅，固虽作浆，根不粘连，所以不肿，此佳兆也。如痘本稠密，起发宜肿而不肿者，此毒伏于内不能发越，此正气不足，不能胜邪而然也。治法当助正气为主。如痘稀疏，起发不应肿而肿者，此感疫毒之气，名大头瘟者是也。治法当兼疫气而治之。大凡疮肿者，直至脓满结痂，毒化而肿消目开者吉；若未充足而肿消目开者，此正气不足，不能化毒成浆，名为倒靥，乃凶兆也。故应肿不肿，不应肿而肿，应消不消，不应消而消，皆宜详察。（《痘科类编》）

头面预肿，毒不归窠，非大腹皮不为功。（《橡村痘诀》）

封合

痘至灌浆，则藏伏之毒与精华，皆为逼烁在外，所以空窍眼鼻之所，津液留聚而为封塞也。然必待肿胀灌脓而然，乃为正候。故三、四朝不宜封塞者，谓毒未外达，邪火上炎也；若五朝之后又宜封塞者，谓气血充灌，精华不外驰也。其封塞之所，如胶脂光润者吉；如煤干黑者，脏腑燥槁，津液枯竭也；如脓流溢者，毒火内烁，精华外泄也，并凶。若既封塞，而六、七朝即开者，防毒未消，有内攻之危。惟痘稀少者，不在此例。（冯楚瞻）

回浆时眼肿不能开者，以水湿绢巾，拭去脓眵，略用手指擘开眼皮，透一线缝，则不生翳膜。（《医学入门》）

七、八朝

痘出七日，阴中之阳尽达于外，内则空虚，如釜中甑内之气，阳起一分，阴长一分，故其浆也，宜渐而黄，根下血晕，宜渐而紧，如腺围定，不铺散，不灰黯，昼夜不痛楚，饮食倍常，大便少，身热微微，吉兆也，反是者逆。至是决死生，惟视血晕紧散，脓色真伪耳。真者宝色光彩，伪则色如土黄。紧者气能拘血化毒也，散则气虚散而华，气将绝矣。血晕全无者死。脓者毒所化也。诀曰：六日以后专看脓色。故有脓则生，无脓则死。使或有或无，而根脚不红，或连肉灰红，作痒烦躁，目封欲开，作泻干呕，不食少睡，此气虚不能拘血化毒也，急峻补之。倘此时尚见舌黑有刺，生意绝矣，不惟不容补，即补之何益？（程华仲）

七、八朝，面部浆未灌足，早结干红疤疕，而头顶不收，下部犹灌者，无妨，但宜攻发，不得早用清利。〇七、八朝，面部虽有真浆，下身纯是清水，不咬牙，不作泻者，参、芪酝酿亦可收功。若咬牙泄泻，擦破皮塌不成疤疕者，谓之外剥，不治。〇七、八朝，先灌者虽收，后出者方灌，只宜攻发后者，不得早用清利。〇痘至八朝，音咽忽有痰声，虽痘色不变，亦要提防，九朝气急腹胀，恐从此始。（《橡村痘诀》）

痘至七日，当用参、芪等助浆，恐于火毒相戾，所以六朝以前，须预着力清解，使火毒净尽为妙。若清解未净，而清补并用，必致减去参、芪之力，所以药不应手。（徐仲光）

行浆

浆之不浆，胀之不先，浆之斯浆，胀之而藏。其浆也，气血齐盈，水火均平，毒孤而熟化其根。夫痘之浆，毒之化也，毒所由化，气至而水盈焉，水盈而血生焉，使不干焦而成薄脓。气之至焉，水足而火行焉，火行而毒熟焉，能蒸烂其毒而成稠脓。故火不得水不蒸，水不得火不腾。浆而不浆，不责其毒，不责其血，惟求其气。浆而不稠，毒不尽化，温而扶之。因泻不稠，气下泄也，温扶而升之。浆而不浆，恣其补益，幸而毒腐，真元惫极，气机以息，是成板黄，主客俱伤，不免死亡。浆已成熟，气不能接，犹弓开难满，忽下陷而泄，目为之开，势在危急，但观其痘色犹未变，半日之间数倍补益，生犹可得。大抵痘之生死，系于浆之有无；浆之有无，系于胀之起伏；胀之起伏，系于身之气血；身之气血，系于中之水火。水乃后天之形气，火乃先天之元气，此起胀行浆之微妙也。（《黄帝逸典》）

行浆自头面始，头面有洋，自能顺行而下，渐转黄熟。所谓洋者，如玉中之绵，水中之云，光彩活动，二日过肩，三日过膝。若头面虽灌，而清淡无洋，不过肩者，必成外剥，不过膝者，必有余毒。〇予师口授云：看浆必要有洋。凡浆起必要浮胰，伞顶看脓，痘必要如豆煮熟，中心一样。其言最形容的当。〇浆清多是体虚，皮厚而不灰者，参、芪、乳酒、鸡汁、羊肉之属酿之，自可成脓结靥。皮薄者，擦之即成外剥，泄泻咬牙，内攻不能救矣。〇灌不起有二证：一为血热，一为气虚。血热者毒结而不化，急宜凉血解毒；气虚者灰白顶陷，毒凝不运，急宜补气。其他形状多般，总不离此二者。〇灌不起，体虚者十之七，血热者十之三。或清或补，佐以攻发，多有成功。若体虚而夹毒，血热而伤气者，清中补，补中清，生死关头，端在乎此。〇灌脓时要有腥气，无腥气必无真浆，急宜攻发。〇抢浆者，稀痘无之。稠密之痘，未至浆期，先灌数粒，其色黄熟，此火毒所迫，气血不能主持，与伤科未老先白头同病，急宜泻火。〇血浆者，火甚也。痘之为用，全赖火以成功，火固不可尽泻，然亦不宜太盛，温温养之，则浆成矣。浆者血之变也。火甚则血不及变而即行，故成血浆，不急泻火。有色紫烦闷而告变者，泻火则色淡而浆渐浓，亦自成疤而愈。〇血浆与紫疱不同：间发者为紫疱，擦碎则纯是清水；胸背腰腹一片红者为血浆，碎之则是未变脓之血也。〇停浆者，浆半行而忽止，非气血之虚，亦毒之结也。由于营卫不和，或寒暑之气逆之。速宜斟酌用药，不尔，轻则鬼肿发，重则内攻矣。（《橡村痘诀》）

浆行七日，肿要过项，浆要过胸。肿者，毒外出也；言过胸者，从上下也。至阳物亦要灌，乃宗筋之会也。两脚不灌不妨。〇两臂亦宜满，不然，临收时必不食而生他变。手臂，脾所主也。〇珠不在大，在乎体之明；浆不在足，在乎色之正。土黄者，黄而无彩也。〇灌脓时，额上形如汤泡，皮肉尽赤而干，此气自尽不能拘血，血亦不能附气而制毒，必死。诸痘才灌，而两唇先黄硬，此毒先入脾，失次序矣，必死。擦破而疮痕隐隐有生意，此秽触也，勿作死证治。（程华仲）

看脓之法，火照之内外光润，手按之皮薄软陷者，无脓也。火照之而内暗，手按之而如鼓者，有脓也。〇凡灌浆时，必认得毒已解尽，方可一心温补。若遇寒证，加姜、桂亦可。但毒未解尽者，须带丹参辈以清火；僵蚕之妙，以其助浆兼解毒也。〇痘浆已足，即宜清凉解毒，兼利小水，则毒不留于内，从小便泄去，而湿润之气，转而为燥，庶靥收而余毒得免。（《仁端录》）

漏浆

痘作脓窠之时，最要皮厚包裹完固。若脓未成，忽然疮头有孔，其水漏出，或结聚成团，堆于孔外者，或水去囊空而干黑者，俗名漏疮，必死。若脓熟之后，囊皮亦熟，浆水沸出，因而结靥者，此头额正面之间多有之，俗谓堆屎收，不可以漏疮例论。盖漏疮脓未成，堆屎收脓过熟也。（万密斋）

涸浆

涸浆，即空壳之异名。痘形虽圆绽，而内实空虚，未几则涸极而色变矣。然此固属气血两虚，殊不知又系火烁金枯之故。盖火炎而枭毒攻冲，则血热不能化浆矣；金燥而肾水枯竭，则气陷而成内虚矣。故一见涸机，宜急以黄连、生地、犀角、紫草以清火毒，继以参、芪、归、地培补气血，杜燥势于未萌，续真元于未竭，乃克有济，稍一迟缓，定难疗矣。（《冯氏锦囊》）

板黄

痘脓成而色黄者，中央土之正色也。况浆之化源，由于脾胃，自宜黄润光华。故痘浆既重乎饱满，而尤贵乎脓之黄活，此顺理也。若阴阳离其正气，枭毒肆其残虐，则囊房销铄，而脓浆之澄灌于中者，腻滞牢贴，如物之枯萎而黄，乃气血不荣于内。是以死涩而不活动，干蜡而不明黄，以手按之，凝结板实，名为板黄，则湿润之气全无，化源之机绝矣。（《冯氏锦囊》）

九、十朝

痘九朝色转苍蜡，渐次收靥，顺痘至此，已成功矣。若先期蹭蹬，至此内证始平，头面才灌，周身根脚不散，或微有浆色，渐次成脓，亦可逾期而愈，不必拘守常格，执泥朝头。○痒泻内攻之证，多在九朝死。九朝是其死期，非可救之期也。可救之处，在六、七朝，预为之计，早施温补。十二朝死期之证，九朝极力救之，十中间有一、二得生者。（《橡村痘诀》）

痘至十日，毒解矣，脓亦转黄作苍蜡矣。元气实者，痘必循次而结。如口角与阳物先结者，正收也。身渐轻快，肿渐消，眼渐曚曚而欲开，饮食倍常，二便如故，从上至下，而逐渐收结，痂厚色红，大事毕矣。不然，犹未可以为善。惟结痂时发热者不必虑，乃蒸浆作靥也。凡一时痂尽落者，毒火内烁也，急解之。此证必脓未充足。若声哑烦闷，喘促不食，死期迫矣。否则亦必发毒而解。〇十日而补脾燥湿，是言证之常也。若危险之证，至此而作脓窠者有之，何可不察而概行清凉渗湿乎？清凉渗湿，脓足毒尽之后队，施之灌脓，得无谬乎？痘以日程限，为初学计，活法在胸，何程限可拘，当补者补，当泻者泻，不泥于书，始足以寄人司命。（程华仲）

痘至八、九、旬日，外无浆则里毒不化，必呛哑、瘙痒、痰潮、不食、眼开，危期速矣。常有忽然连串片片之痘裂水，形如松脂桃胶，转眼堆聚，变凶转吉。更有旬朝内外，干板涸如焦锅底状，毫无生气，忽从地角、承浆诸处裂缝，流出臭水，渐升头额，堆肿高厚若糊脸，名曰发臭，毒泄即当补托，迟则气脱。（叶天士）

痘痒

瘙痒而作于灌脓时者，凶多吉少。须视其所发，观其所因，察其情状，以施治疗。视其所发者，或发于手足，或发于肩背，拂之则止，禁之则听者吉；若发于正面，瘙痒不止，皮脱肉干者凶。观其所因者，或因吐泻少食，脾胃既弱，气血不荣者，此虚痒也，治宜温补；或因秽恶之气，触动邪火者，此暴痒也，治宜熏解；或因痘疮已熟，邪气尽解，正气渐生，气血调和，火微欲退，乃溶溶而痒者，此美疾也，不须服药。如无因自生瘙痒者，原是恶痘，不得善成。察其情状者，如瘙痒之时，乍作乍止，精神清爽，

不自抓搔，欲人抚摩者生；若抓搔无时，神识昏沉，摇头扭项者死。（《冯氏锦囊》）

痘有灰白痒塌者，乃气血亏弱，而变为虚寒也。阳分者，气居之地也；阴分者，血居之地也。阳气弱则陷于阴，阴血盛则乘于阳，气虚则血进，血虚则气凌，自然之理也。气虚，则为麻为痒为陷；血热，则为干为燥为痛。痘色白者，必至于灰惨。灰惨者，必至于平伏痒塌。此皆气虚而不起胀，血虚而不华色。治法用补中益气合四物汤，以补助气血。内有热者，加清利解毒之药，使血活气行，则白可变为红矣。苟单补气而不补血，则气血燥热，而痒塌愈甚矣。（《金镜录》）

痘痒毕竟属虚。管攑乃谓有气盛血热而痒，此谬说也。又有谓因血上行，血味本咸，醃螫皮肉作痒。似为近理，然灰白之痘，不惟气虚，而血亦虚，岂能上行而醃螫皮肉？此说又恐未然。其有秽触而痒者，烧苍术、红枣、黄柏以解之。〇表虚之痘，脓浆不满，多有痒者，不能禁其手搔，须令着长袖绢衣，扎其袖口，不得爪搔为妙。如无绢衣，用绢片裹儿手亦可。（《痘疹心法》）

痒有二证：一则气血不足，其痒为虚，四君子汤；一则不能食淡，火生致痒，蝉蜕一物汤。（闻人规）

爬破

木枯则折，土燥则裂。痘之囊房不甚充满，则爬破之证所自来矣。但爬破不关要处，犹可全活；若爬破要所，如颧脸头面，是五脏精华之所聚，痘毒藉为囊房，犹人之有舍，鸟之有巢，今囊房既破，毒无栖所，况营阴耗竭，元气外亡，焉得不乘虚而内入耶？有效女娲补天之法，用纸封固者，亦必赖夫脾胃内强而能食，气血未残而能灌，斯有济耳。（《冯氏锦囊》）

十一、二朝

十二、三日，有形如火烧烟熏者，血不载毒而内攻也。生死看诀：音不清，食不入，破处干枯，烦乱不寐者，死证也；音清能食，睡卧安耽，爬破淋漓，神舒气爽者，生证也。又当分虚实治：唇舌洁净，则补兼清解；若唇燥舌干便秘，则单清解，继以平和，攻补两尽矣。（《慈幼筏》）

十一、二日成痂之际，极好之痘必有咳嗽，或夜暮身热。《幼科佥》云：毒气未尽，概投苦寒，多有胃减废食，酿成痘劳者。痘发自肾脏骨髓之中，从内之外，毒乃涣释，收疤之时，真气归里，肺合皮毛，处位高，体清肃，从前灌胀成痂，蒸迫之气，受亏已极，气泄为咳矣。况投利湿下注之药而结痂，上焦已经转燥，若毒仍留伏，焉能收靥？再论幼稚阳常有余，阴未充长，布痘至于结痂，一身脂液大损，阴气告匮可知，故暮夜属阴，时为烦热者，正《内经》云：阴虚生内热也。昔西邻吴氏女，年甫四岁，痘系顺证，浆满成痂，忽发烦躁，夜热不寐，晨起安然，医用保元、异功，热躁益加，更医以为毒气未尽，用桑、蚕暨凉解药，热甚而添泄泻。余视浆痂形色，询其平日起居，用六味汤一服而安。此二条人多忽而不究，故辨及之。（叶天士）

收靥

靥非难事，难于浆也。浆足则毒化，化则毒尽，毒尽则靥矣。靥重头面，余则轻之，浆靥不及头面，是谓气道乖和，阴阳闭塞，而失其宜。故痘靥必以头面为主，而天庭尤为头面之主。盖气之上也，始在于下，则成扶摇之势，及至中上，则滂沛横流，及顶之微末，则缓游而已。倘中上不横流，微末乌得有余劲乎？不浆而靥，死无论矣。浆清而靥，与死为邻。微稠而靥，须复其斑，

后必发毒，乃可得生。浆稠而靨，可决其生。浆稠不靨，火沸不停。（《黄帝逸典》）

收靨时无杂证，方为正靨；或热，或渴，或泻，或痰响，或咬牙寒战，或烦躁不安，皆谓之收不回，非正靨也。〇螺蛳靨最上；顶露松香，皮塌牵连者，名鸡矢靨，次之；浆清不成靨者，急则内攻，缓则发毒。〇三、五粒中间收一、二粒，谓之打花焦，最吉。〇大寒之痘，怕出不出；大暑之痘，虑收不回。暑月阳气尽泄，体弱之儿，气血有限，尽供出长之用，至收靨时无以复续，更遭酷暑，金水俱伤，忽然内陷者有之。此虽非医罪，能于浆足之后不减参、芪、归、芍，更加熟地、麦冬，庶几可保。（《橡村痘诀》）

脓后结痂，理之常也。有过期不收，遍身溃烂者，其因有六：有因大便秘结，表里俱实，热气蒸郁，毒气散漫，阳气太盛，无阴气以敛之而不收者，治宜清凉；有因泄泻里虚，脾胃亏弱，元气外散，表里不固，阴气太盛，无阳气以敛之而不收者，治宜温补；有因渴饮多，以致水渍于脾，湿淫肌肉而不收者，治宜渗湿；有因天寒失于盖覆，疮受冻冷，血凝毒滞而不收者，治宜温和；有因天热过求温暖，疮被热蒸而不收者，治宜清凉；有因食少气虚而不收者，治宜补脾。大抵痘之成就，犹谷之秋成。盖五谷得阳气以成熟，非凉风至则不能结实；痘之脓而不焦，犹苗之秀而不实，治须识其清凉之义可也。然亦有脓后气血虚耗，是以不靨，不可与前同视。（《冯氏锦囊》）

痘正收靨时，靨而不靨，非气虚必血热也。气虚血热，唇舌之红不红辨之。亦有时令致然者，时寒用温剂调之，时热用凉剂清之。〇痘至结靨，未有不作气息者，带腥气者佳，口臭者死，全无气息，有余毒也，须解之。（《慈幼筏》）

痘疮至成脓疱，此收功之时，手足常要和暖，过热过寒者变也；人事常要安静，烦躁闷乱者变也；六腑常要充实，忽吐利者变也；声音常要响亮，忽喑哑者变也；饮食要渐进，忽不食反作渴者变也；色要苍蜡，形要饱满，忽灰白平塌者变也；疮要安和，忽痒痛者变也。或触风寒，或犯禁忌，或伤食，或误服汤丸，医者当详察其所因而治之。（《幼幼集成》）

痘至十三、四日，则靥老而落矣。然犹有老而不落，名曰漆面刺肉。身体发热，眼红面赤，心烦口渴者有矣；面虚目肿恶心者有矣；肉烂身热，口生疳蚀者有矣；发毒发疔者有矣；眼生白障，眼露白睛者有矣；痘虽平复，祸变百出，乌得以靥老而不防乎？靥脱光洁，痘若愈矣，然犹未也。靥落而疤白者有矣；经月之余，犹发寒热者有矣。或生流注，或生疥癞，或狂烦喘渴，痂落余证仍生，死生未保，又可以痂落为平安哉？（戴指南）

痘出脑后与足相应，齐起齐痂，人多未知，日久脑后不痂不靥，即恐为病耳。（倪有美）

造化之理，生于阳者阴成之，生于阴者阳成之。故痘疮收靥，头自发际以上，阳气独盛，谓之孤阳；足自膝以下，阴气所聚，谓之寡阴。所以诸疮皆靥之后，惟此二处难靥，乃造化自然之理，不可作倒靥论。（《证治准绳》）

倒靥塌陷

未绽一齐黑者，为黑陷；已绽而不齐黑者，为将靥。（钱仲阳）

痘疹之毒，由内而外为顺；内而不出曰伏；已出复入曰陷；不能成浆谓之倒陷；不能结痂谓之倒靥。曰伏、曰陷、曰倒，皆由外而内为逆。（万密斋）

当出不出，当胀不胀，当灌不灌，当靥不靥，均谓之陷伏倒靥。〇凡痘出胖灌靥，俱以及期为无恙；于中有少退减者，名曰陷伏倒靥，最为恶证。或拟为寒，或拟为热，未有定论。要知本证灰白顶陷，二便清利，饮食不进，口鼻气冷，体不甚热，脉息沉迟，渐渐痒塌者，此属虚寒，温补自愈；本证紫色顶突，小便赤，大便秘，饮食易化，口鼻气热，身体热甚，舌刺，脉数，渐渐枯焦陷入者，此属实热，清解自愈。又在七日以前多属实热，七日以后多属虚寒。又有因秽恶触犯者，或熏解，或补托，俱载时书，兹不赘。（《仁端录》）

痘证之陷有四：有白、有红、有灰、有黑。魏桂岩皆责气虚，后人遂以四者俱当用补，误矣！盖彼之论陷，深究其源，唇舌滋润，身不壮热，惟色变迁而陷，故责之气虚。若唇燥舌苔，壮热燎人，焦紫其色，而凹陷不起，果虚耶？抑毒耶？补益妄投，岂非按图索骥乎？予治不然，外实则解之，内实则清之、下之，内外无证则平调之。不独治陷痘，诸痘皆然。（程华仲）

陷分五证：一则内虚，阳气不能外达，故致出而复没，或斑点白色，或见灰黑倒陷者，其人必不乳食，或腹胀内寒，或手足冷，或吐泻，或寒战咬牙，皆内虚也。速宜温中，轻则十宣散、六气煎，甚则十二味异功散，外用胡荽酒喷之，但得冷者暖、陷者起、黑者活，便是佳兆。〇二则毒盛，内外熏灼，不能尽达于表，因而复陷于里，乃致烦热躁扰，气喘妄言，或二便不利，渴而腹胀，皆毒陷也。轻者利小便，宜大连翘饮、通关散，或四顺清凉饮；甚者通大便，宜承气汤，并外用水杨汤浴之，但得利后疮出则佳。〇三则外感风寒，肌窍闭塞，血脉不行，必身痛肢厥，斑点不长，或变紫黑，如瘾疹者，此倒伏也。宜温肌散表，用桂枝葛根汤，加麻黄、蝉蜕；或紫草饮，外用胡荽酒喷之，但令温散寒邪，使热气得行，则痘自长矣。〇四则或因误下，毒气入里而黑陷者，先宜六气煎，或温胃饮，以培养胃气；如表未解者，后宜柴葛桂枝汤，以疏散于外，甚者再加麻黄。〇五则房室不洁，为秽恶所触而黑陷者，宜内服紫草饮，外用胡荽酒喷之；或用茵陈熏法，并用辟邪丹。〇服药后有三验法：陷者复肿，渐以成脓一也；若原疮已干，别于空处另出一层，起发成脓，渐以收靥者，二也；亦有不肿不出，只变自利，下去脓血，饮食精神如故者，三也。有者吉，无者凶。（张景岳）

倒靥之证，虽曰毒甚，亦是里虚，里不虚如何倒得入？〇倒靥之里虚，非其里之本虚，半由于不当下而早下，半由于表热而误清其里。〇塌陷之患亦有二：半由于阔大而不能充畅，半由于泄泻而中气下沉。〇痒塌之证，由渐而颓；倒靥之证，突如其来。〇倒靥之证，既曰虚，如何黑焦？黑焦者，毒结也。元气虚，不能运化毒气，安得不凝结而成黑焦？〇塌陷如何不焦？塌陷只是虚，故不焦，不焦故可施温补。不焦者名曰陷，焦者名黑陷，总属里虚。但白陷宜温补，黑陷宜清补。〇痘本难灌，极力攻发，惟恐其不足，直追到九朝、十朝，然后清利，故无倒靥之患，但瘟疤而已。（《橡村痘诀》）

瘟疤溃烂

靥后瘟疤，汁气腥秽，余毒尽泄，此佳兆也。若收靥时，遍身干枯而潮热者凶。〇臭烂之痘，毒虽外泄，亦能内攻，必须安卧能食，元气不败者方可。不然，犹有迁变。（《橡村痘诀》）

痘已成脓，过期不靥，溃烂脓汁淋漓，粘惹疼痛者，用败草散，或荞麦粉以绢袋盛贮扑之，更多布席上衬卧尤佳。（《证治准绳》）

斑烂

痘疮脓熟溃烂者，常候也；若未成脓先即溃者，此名斑烂。由病当发散而不发散，则毒气闭塞；不当发散而误发散，则热毒随阳气暴出，遍身皮肉溃烂。治宜调脾进食，安养营卫，生肌解毒。解之不至于冷，调养不至于热，方为良法。（万密斋）

疤不落

疤不落必是疤厚，外虽结而中实溏，此因多食鲜发之物。无妨，清利收敛，自然脱矣。亦有干结着肉而不落者，血分热也。又宜清热养阴，以润泽之。（《橡村痘诀》）

痘痂日久，当脱不脱，在于胸背手足，无妨。若面上不脱，当以百花膏润之，令其速脱，迟则干硬，深入肌肉，遂成疤痕。然久而不脱者，脾胃虚也。治宜人参白术散，加黄芪、官桂，不可捋掐剥去，恐伤皮肤，复灌作疮，反复溃烂，其后多成疥癞。（万密斋）

疤痕

痘痕赤白，各有所因，治法亦异。凡痕赤作痒者，血虚有热也，用四物加丹皮；赤而作痛者，余热也，用四君、连翘、银花；若发热便调者，脾胃虚热也，用异功散；发热便秘者，肠胃内热也，用犀角地黄汤。○疤痕白者，属气虚而血衰也，宜固元气为本，参兼变之证治之。服药渐转红活者可治，色不转者不治。虽经年之后，多患泻利而死。○凡疮疤黑暗者，恐前未甚作脓，收靥太急，倒靥归肾也。但察其表里，如壮热大渴未除，烦闷昏睡少食，或大便不通，或自利者，此真倒靥归肾也；若身温爽快，饮食渐加，大小便调者，此疮疤本色，无虑也。（《证治准绳》）

痘后余毒

夫痘顺证，其痘疏，其毒微，自然易出易靥，而无余毒；险证，其痘密，其毒盛，自然难出难靥，而有余毒；逆证，或陷伏，或倒靥，幸赖脾胃强，调治早，证虽得痊，余毒未尽，发而为病，多犯疥痈目赤，痘毒藉此消除。故凡痂落而口不渴，身无热，二便通调，腹无痛楚，精神渐壮，饮食渐加，痂疤红润者，此无余毒也。若身热而渴，谵语惊搐，六脉浮洪，腹痛吐泻，或二便秘涩，精神昏愦，痂疤赤紫，肢倦食少者，此有余毒也。审其表里虚实而治之。然至痘后则内外俱虚，最要避寒暑以养其表，节饮食以养其里。倘表里失调，营卫气逆，皆可成痈成疽，未可专以毒论。毒者，阴阳偏胜所致，岂真有形恶劣之谓欤？又不可因虚而概用温补，盖靥后原宜清解余毒。但不宜太用寒凉，盖气血大虚之后，寒多真寒，热多假热，热去而寒易起也。至于痘未靥痂未落之际，尤不可过用寒凉，盖未靥之痘，不藉烧疤，何自而靥？未落之痂，不藉阳和，何自而落？（冯楚瞻）

痘疮既靥之后，或发痈肿，人固知为余毒矣。不知气高而喘息作声，掀胸抬肚者，余毒之在肺也；痰涎稠黏，咬牙戛齿，泄泻口臭者，余毒之在脾胃也；盗汗出于胸前，向午热渴者，余毒之在心包也；睡中多惊，身常发热者，余毒之在肝也，耳轮与尻常热者，余毒之在肾也；眼合不开，身肿不消，壮热不清，郁郁不乐者，诸经皆有余毒也。（翁仲仁）

痘后三大证者：牙疳、鬼肿、目疾是也。牙疳十救五、六；鬼肿十死二、三；目疾虽非死证，防有终身之患，故称大证。〇牙疳，一日龈黑，二日齿动，三日齿落，其来最速，故谓之走马。〇牙疳有失下者，有失清者。大便实，少腹坚，不思食者为失下；能食而便调者为失清。失下者，胃有燥矢，仍须去之；失清者，轻则竹叶石膏汤，重则犀角地黄汤。〇牙疳在门牙者唇肿，在坐牙者腮肿。洗去臭秽，吹以敷药，肿消牙不落者易愈，牙落肿不消者不治。〇牙落无血，牙床如癯猪油者，用羊毛笔洗见鲜血，然后吹药。〇吹药用人中白、孩儿茶二味，箍住牙床，不使展开，自能固齿，硼砂化瘀消肿，冰片领诸药透骨。虽名家各有秘传，总不离此四味。〇牙疳与鬼肿，或与目疾齐发，先治牙疳，莫急于牙疳也。〇鬼肿者，曲池漫肿，或在手，或在足，或手足齐肿，或左右但肿一边，与他处发肿不同。未靨之前发者，一面消肿，一面攻痘，令其瘟疤，则肿可消。若发于靨后，毒无从出，安有消理？故溃者十之八、九，间有一、二消者，犹是毒结之轻也。欲行消散之法，须是身热体壮，按之坚而无头方可，内服散结汤，外用敷药。若体虚肿熟，即宜参、芪内托，外贴膏药。〇鬼肿与痈疽同，色红而痛者，虽不能消，溃亦易收敛，色白而不痛者，最主淹缠。〇溃一处者易治；溃二处者难治；手足齐溃，脓出不收，不可为矣。〇书云：毒留于肝则为目疾。亦不尽然。有痘在目珠，擦破而成障翳者；有目开迟，闭郁而成障翳者；有失解遗热者；有胞肿而目珠无恙者。皆宜一一分治，不必早用点药。〇痘在目，其灌与靨，亦犹在肤。在肤擦破则为瘟疤，四旁红肿，须以时日，多服解毒之药，自能疕脱而愈。目中擦破，亦犹在肤，其红肿有似障翳，非障翳也，亦宜清解剂中加羚羊角，须以时日，自能解散。点洗之品，皆非所宜。〇红肿障翳，痛涩羞明，先宜荆、防、羌活，火郁发之，不愈，然后服羚角、龙胆。〇赤涩久不愈者，宜滋肝肾，盖目得血而能视也。〇痘后潮热，最为可嫌。热退人静脉平，热来脉浮弦数大，有似标邪，实非外感，惟于养阴药中兼调胃气，可望渐平。若反复变乱，胃气益伤，阴不能复，人渐枯瘦，有类疳劳，不可治矣。〇痘后便血，瘀者宜清，鲜者宜养。不急治，下多则有暴脱之患。〇痘后浮肿，与风湿同治，则余毒自散，不可早用补剂。〇痘后鼻痒，用黄芩、山栀以清肺；齿痒，用犀角、石膏以清胃；痘后发落，热伤血也，宜养阴；痘后无故齿落，而非牙疳者，肾虚也，六味地黄丸主之。〇靥后发痈者，何也？盖痘毒之出尽归疮窠，脓化而毒解，断无发痈之理。设当脓成毒化之时，不知松肌透肌之法，或过用寒凉，毒凝肌肉之内，或纯用温补，热遏肤腠之间，至收靥时，其儿元气壮，不得内攻，聚于腠理，结而为痈也。脓未成者散结汤，脓已成者内托散。看其部分，以加引经。（《橡村痘诀》）

痂后病目，俗谓目中出痘。果痘也？胡不见根点成脓而遂结痂？古云：热壅于肝则病目。确论也。（《慈幼筏》）

痘后余热不除，量其轻重而治之。大热则利小便，小热则解毒。盖利其小水，使心火有所导引，而余热自无容留矣；小热宜解毒者，盖小热不解，恐大热渐至矣。利小水宜导赤散，解毒宜犀角地黄汤。（徐东皋）

解余毒药，全以不伤胃气为主，平淡无奇，断不败事，如三豆饮之属。若金银花一味，本草称其解毒不寒，余见脾胃虚弱者多服即泻，伍氏用连翘饮子，亦取平和。（叶天士）

证治要略

总论

好痘如塔，层层垒札；低痘如塌，空空蹉压；好痘光艳，珠头桃面；险痘坑陷，溃囊深烂。（华峰道人）

凡气虚之痘初发，身热悠悠，手足厥冷，乍凉乍热，精神倦怠，肌肉皝白，饮食减少，睡卧安静，便清自调，虚证无疑。未见点前，用参芪饮加紫苏、白芷、防风；见点之后，用参芪饮加川芎、桔梗。四日之后，重用参芪饮，随证加减。七、八日浆足之后，保婴百补汤，调养气血。〇凡血热之痘初发，身热壮盛，腮红脸赤，毛焦色枯，烦渴饮水，日夜啼哭，睡卧不安，小便赤涩，热证无疑。未出之前，升麻葛根汤，或升麻流气饮；见点之后，十神解毒汤为稳；至三、四日，热证悉平，势将行浆，从太乙保和汤加减；八、九日浆足之后，则有保婴百补汤调养之。〇表热盛则干枯，表太凉则冰伏。内热盛则秘结，内太凉则泄泻。气壅盛则腹胀喘满。热毒为所抑而不得伸越，则腹胀狂乱。毒气弥盛，则表里受重，而婴童难任。是故治痘之法，在安表、和中、匀气、透肌、解表五者而已。安其表，使无干枯冰伏之患；和其中，使无便结泄泻之变；匀其气，使无壅盛喘满之过；透其肌，使热毒得以伸越而达表；解其毒，使内外有所分消。五者不失，则血热壅遏之证，痘虽稠密，亦不足忧。（翁仲仁）

一发便密，形势重者合轻其表而凉其内。若已发，密重微喘，饮水有热者，则祛风药中微利之。若出不快，便清自调者，知其在表不在里也，当微发散。若青干黑陷，身不大热，二便秘涩者，热在内也，当下之。若身大热，表证未罢者，则不可下。若痘已出，见小热，小便不利者，当利之。痘后余毒未散，复有身热疮肿者，宜解毒。已出未出，声不出者，当清肺。（张洁古）

痘有别物乎？气血中淫邪之毒也。治痘有别法乎？消化淫邪之毒，卫全其气血也。故未出则分之，既出则拒之，既拒则化之。三者得之，而天全矣。（《黄帝逸典》）

桂岩先生云：痘者，象其形而名之也。愚谓不独象形而名，即治痘之法，亦犹农家之种豆也。豆之为物，土实则难出，土瘠则难长。故实者锄耰之，瘠者灌沃之，不实不瘠，惟顺其性，不使物害之而已。知此则可以语医矣。今人于痘初起，不察虚实寒热，或过用木香散、异功散之类，则以火济火，致变紫黑、倒陷、痈毒、吐衄者有之；或妄用芩、连、栀、柏寒凉之药，则大伤脾胃，为吐、为泻、为寒战内陷者有之。故凡治痘之法，六日之前不宜温补，亦不宜妄用寒凉。师云：凡解毒之内，略加温补；温补之中，略加解毒。此不传之秘诀也。（程晨峰）

足热、腮红、大便闭、小便赤、渴不止、上气、脉洪数，七者不得服热药，足冷、腹虚胀、面晄白、便清、吐乳、目青、脉沉细，七者不得服寒药。（吕沧洲）

痘证有二：一曰血热毒盛；一曰气虚毒盛。气虚而毒不盛者，可以徐补。血热而毒盛者，其势必急。一发热便口渴、面赤、气喘、狂躁、谵语；一见点，即宜凉血解毒，磨犀角汁多饮之，十疗四、五，迟难救矣。又有血热兼气虚者，初发先凉血解毒，五、六朝后，可以并力补气助浆。初时不早凉血，则毒不解，延至六、七朝，势必以参、芪助浆，浆必不来，反滋毒火。又有血热毒盛，似气虚者，初热放点，神思昏乱，足冷，痘色白，如水窠，惟有唇肿口渴辨其火证。医者不察，反以气虚治之，十无一生。（缪仲淳）

痘疮气匀即出快。故疮出之时，常宜和暖，如春三月发生之气，则气血和畅，自然出快，其发透，其靥齐。若偏于热，则壮火食气，其气反虚而不能行；偏于寒，则气凝涩而不得行。（张从正）

解其火毒，恐郁遏而干枯；养其血气，欲流行而舒畅。（万密斋）

治痘宜解毒、和中、安表。虚者益之，实者损之，冷者温之，热者平之，是为权度。亦如庖人笼蒸之法，但欲其松耳。○大概

灰白色者、静者，作寒看；齐涌者、躁者，作热看。（朱丹溪）

五要：一、出欲尽；二、起发透；三、脓稠满；四、收靥齐；五、结痂厚。〇五善：一、饮食如常；二、大小便调；三、疮红活坚实；四、脉静身凉，手足温暖；五、声音清亮，动止安和。五者不能全得，得一、二亦吉。〇七恶：一、烦躁闷乱，谵妄恍惚；二、呕吐泄利，饮食不进；三、黑陷焦枯，痒塌破烂；四、头面预肿，鼻扇肩抬，目张唇裂；五、喉舌溃烂，食入即呕，水入即呛；六、寒战咬牙，声哑色黯；七、腹胀喘促，四肢逆冷。七者不必皆有，有一、二亦自难为。〇痘之形证有四：曰毒壅，曰血热，曰气虚，曰血虚。又虚实有四：表里虚实是也。见点稠密，形不尖松，色多惨黯，欲出不出者，此毒壅也；见点深红，渐变紫黑，夹疔夹斑者，此血热也；顶陷皮薄，平塌不振者，此气虚也；色淡根散，或痘色与肉色无异者，此血虚也。身微热而有汗，曰表虚；壮热无汗，喘促皮焦，肌肉痛者，表实也。精神疲倦，唇舌淡白，曰里虚；狂乱气盛，渴饮善食，唇燥舌黄者，里实也。毒壅血热，同表里之实；气虚血虚，同表里之虚。壅者疏之，热者凉之，虚者补之，实者泻之，不虚不实，平剂调之。虽然，辨寒、热、虚、实，尤须以舌作纲维。〇治痘有四，节次勿紊，紊则气血颠倒，火毒肆虐，而诸证蜂作矣。故惊者、狂者、吐者、泻者、斑者、疹者、腰腹痛者、肉肿痘不肿者、呛水挫喉者，皆当发不发，毒壅三焦所致也；焦紫者、枯黑者、渴者、躁者、发疔毒者、胃烂口臭者，皆当清不清，阳明内热所致也。当补不补，则为白陷、为泄泻、为痒塌、为倒靥，外剥内攻，中气虚也；当渗泄不渗泄，则身反壮热，或少食吐泻，或肌肉疤烂，何者？脾湿内淫也。标离而异，本合而同，药当其节，变证息矣。〇痘有当汗者，汗之；当汗不汗，后必变证。壮热皮燥，喘促面浮，可汗也。痘隐隐不出，肉肿疮不肿，毒停不成浆，或因寒倒靥，皆可汗也。但兼解、兼补有殊耳。可清也，可下也，舌之黄燥可验矣；可温也，可补也，舌之淡润可验矣。○治痘之药不可过。过热则涸，过寒则凝，过燥则耗血，过润则滑肠，过攻则损真，过补则助邪。○治痘证不治杂证，千古秘论也。杂证有日，痘证只两七日之期，且痘中之杂证，缘失治而作，今犹治杂证而不治痘，将杂证愈甚而痘愈剧矣。（《慈幼筏》）

杂证缘痘证而生出者，治痘证为当；痘证因杂证而羁绊者，理杂证为良。（徐仲光）

痘如奕棋，变化最多，自古至今无同局。治痘之方亦当随机应变，印板方子使不得。○痘之全体，无非气、血、毒三字，即从三字推求。然三字要分得开，合得拢，分得开是看法，合得拢是治法。○痘有三关，打得过方算成功。三关者，出得出、灌得起、收得回是也。○灌之机在出，靥之基在灌。未有点不离肉而能灌者，未有浆色清淡而能靥者。○出不出，由乎天；灌不起，由乎体；收不回者，医之罪也。○一见发热，便防其闭，莫待烦闷斑见，而始觉其闭；一见出齐，便思其灌，莫待灰白紫黑，而始愁其不灌；一见其灌，便思其收，莫待塌陷倒靥，而始觉其难收。譬之博奕，着着求先，则尽善矣。○痒塌是内攻事；臭烂是外出事；痈肿螺疔，是欲攻不得攻，欲出不得出事。○痒塌是毒未化事；鬼肿是毒化一半事；臭烂是毒化已后事；痈肿螺疔，是毒化未尽事。会得此等境界，便识得用药。盖气血交则毒化。痒塌是气血不曾交会，故不救，鬼肿螺疔，是既交会而中阻，故为可治；臭烂是既交会之后，火盛毒化，气血不能约束，只须扶其气血，火退自平，若能于浆足之时，早加白芍以制之，则无臭烂之患。○臭痘多在头面，火气从上也；灰白先见天庭，元气不充也；发疱多在四肢，土不胜水也；倒黡先见颈项，内攻之门户也。〇用药之法：暑月要表得轻、清得猛、转得快；天寒要表得透、清得缓、转得迟。〇体实之儿，前面表得开、下得通、清得透，后面便受得补；体虚之儿，前面清得艰难，后面便补得碍手。〇痘之传染，如放花爆，药线一着，势无停止，似无须乎药力。其所以用药者，开其表，使之易发；清其火，使无燔烁而损脓；补其气血，助其出之尽也。翁氏立此三法，痘之大体不外乎此。而杂证相干，治无定法。（《橡村痘诀》）

痘疹与伤寒相类，头痛身热，足冷脉数，疑似之间，只与升麻汤解之，痘发未发皆可服，但不可疏利。伤寒表邪，固不可下，痘疹发热在表，尤不可下。世人不察，乃云初觉以药利之，宣其毒也。误矣！（《活人书》）

昔人云痘疮首尾俱不可下者，何也？盖首不可下者，言疮未显于表，下之则不得伸越；尾不可下者，言疮已显于表，内无根蒂，下之则陷逆故也。又言温暖盖覆，不令通风，以痘未出，或身凉恶寒故也。后人执此二语，不知天时之所加，人身之所盛，致误多矣。噫！首尾俱不可下者，以其始终脏腑无凝滞也。若有里证便结者，安得不下？温暖不使通风者，以其发在冬时。若在夏令，痘虽未出，亦不用此也。（王好古）

壮热身疼头痛，不与小汗，表何由解？大肠久闭，毒攻腰胁，心腹胀满，不与微利，何由释去？（庞安常）

今之治痘者曰：首尾不可汗下。听者和之曰：痘宜温补，汗下不可也。此亦喜补恶攻之遗弊耳！殊不知治痘之法，莫要于解毒，或攻或补，务使毒气得解而已。如其气血和畅，营卫流通，表里无邪，其出则尽，其发则透，其收则时，非但不可汗下，虽温补亦不可用也。设使外感风寒，约束皮肤，闭密腠理，疮出不快，此当汗之，令阴阳和，营卫通，而疮易出，毒得解散可也。苟不汗之，则毒无从得出，留伏于内，未免闭门留寇之祸矣。如大热不退，烦渴转增，谵妄昏沉，便溺阻塞，此毒蓄于肠胃之间，与谷气相并，宜急下之，使脏腑疏通，陈莝涤去可也。苟不下之，则藏污蓄毒煎熬于中，得无养虎遗患之悔乎？故大要曰：谨守病机，各司其属。有者求之，无者求之。盛者责之，虚者责之。疏其血气，令其条达，而致和平，此之谓也。（万密斋）

予尝治痘用四君子汤，加黄芪、紫草多效。间有枯萎而死者，思之至忘寝食，恍然悟曰：白术燥湿，茯苓渗利，宜浆之不行也。乃减去二味，加糯米、乳酒，名保元汤。（汪石山）

治痘补虚当辨阴阳，尤惟阴分为重。何也？盖痘从形化，本乎精血。凡见点、起胀、灌浆、结痂，无非精血所为，虽曰气为之帅，而实血为之主。且痘以阳邪，阳盛必伤阴。所以凡治痘者，最当重在阴分，宜滋润不宜刚燥。故曰：补脾不若补肾，养阴所以济阳。此秘法也。然血气本自互根，原不可分而为两，加参、芪、白术，虽云气药，若用从血药，则何尝不补血？归、芎、地黄，虽云血药，若用从气药，则何尝不补气？故见气虚者，以保元汤，而佐以归、地；血虚者，以四物汤，而佐以参、芪。盖气血本不相离，但主辅轻重，各有所宜耳。（《景岳全书》）

痘出之始，兼风寒而发者，解散为主；兼伤食而发者，消化为主；兼惊恐而发者，利惊为主。有正虚不能逐邪外出者，补益而助升发为主；若毒壅盛而不透者，发解为主。有始末两实者，前后清解；始末两虚者，前后温补。似实而虚者，补益为主；似虚而实者，解毒为主。虚证变实者，治从实例；实证变虚者，治从虚例。先天之气足，后天之气不足者，补中气为主；先天之气不足，后天之气足者，补元气为主。（朱惠民）

升发之妙，非仅以提为升、疏为发，疏第可以逐寒邪、散风热，提第可以助清阴、发真气。不惟真虚、真寒、恶火、恶毒所不能调济，即如饮食停滞，暑湿秽气，孰非阻窍脉而碍气道者，其得以兼摄否耶？必审其何痘宜疏当不虚其表，何痘宜升当不提其毒，何痘宜升发并行两用而两得其效，何痘可以升发无藉即得以无事为工，何痘宜宽中，何痘宜清彻，何痘以不发为发，不以疏为例，何痘以不升为升，不以提为则。总令气之得以直达，不为毒锢，不为火蚀，不为邪郁，不为秽闭，不使窒碍，不使消沮，得以拘领其毒，而出升发之梗概，庶乎其得之矣。得此机关，苦寒如芩、连，辛热如桂、附，补塞如参、芪，荡涤如硝、黄，何莫非升发之剂乎？（费建中）

自有方书治痘以来，其时不啻二千年，其人不啻数百家，然皆详于已出之后，略于未出之前。深言出速而稠密之害，不言留中而不出之殃。不知已出之毒，外寇也；未出之毒，内寇也。出速而稠密者，外攻也；留中而不出者，内攻也。内寇与外寇势孰急？外攻与内攻祸孰烈？故痘已出而死者，多在旬日之间；痘不出而死者，多在六朝之内。徒知御外寇，而不知逐内寇。昔贤之为计疏也。然其失计安在？惟在未出而急于解毒，缓于逐毒也。不知未出之毒不可解，但当汲汲逐之于外也。余深悟其理，而鉴其失，徘徊顾虑，为未出以前诸证设法，辨其寒、热、虚、实以施治：实热者，宣发其壅滞，以逐毒出外；虚寒者，补助其血气，以逐毒出外。一以救前哲之失，一以醒后人之迷，虽轩岐复起，

不易吾言矣。（聂久吾）

论痘，首推钱仲阳、陈文中二家，钱用寒凉，陈用温热，确乎相左。丹溪祖钱非陈，分解毒、和中、安表三法，以犀角地黄汤为主方。后之万氏以脾胃为主，魏氏以保元为主，费建中救偏悉以石膏、大黄，胡氏辄投汗下。松江东地多宗秦镜明；京口江宁咸推管橓《保赤》；吾苏悉遵翁仲仁《金镜录》。可谓家喻户晓者。其取长在看，不在乎治。看法精确，可以前知。后之翟氏、聂氏，深以气血盈亏，解毒化毒，分析阐扬钱、陈底蕴，因分别太多，读者目眩心愦，不若翁仲仁刍荛悦口也。然眼目之功，须宗翁氏，而汇治讲究，参之诸家可矣。○自古治痘名家，各有精确卓识，虽各有所偏，实所以相济也。先生治痘，寒热攻补，不胶于一见。如毒火深伏，气血壅遏者，藉芳香以搜逐，用紫雪丹；气滞血凝，毒重火伏者，治以酒大黄、石膏、青皮、桃仁、荆芥、犀角、猪尾血；肝肺毒火不宣，气血有焦燔之势者，用犀角、羚羊、紫草、丹皮、石膏、鲜生地；元气不支，阳虚毒陷，而见灰白湿烂，泄泻呕恶者，用辛香温煦，如陈文中之法；气血极虚，而浆清塌痒，全无实证相兼者，当峻补气血，用参归鹿茸汤、坎煦汤；气虚，莫外乎保元及四君子；血虚，不离于四物及补血汤。又有气虚血热者，补气之中兼凉血；血虚气滞者，补血之中佐辛香。用攻法须分部位经络，用补法当辨寒热燥湿。过清则有冰伏之虑，偏热则有液涸之虞。夫痘虽以形色辨吉凶，然内证尤为紧要。如痘点既起，或不慎风寒，则营卫凝涩，或纵恣饮食，则气机呆钝，以致身热不食，腹膨呕泻，浆水不行。不究病因，但执清凉腻补，常有凶危之变。亦有痘形虽重，若形神安静，便食如常，声音清响，调理得宜，亦可转危而安。大凡形老而色鲜明者，虽稠密，变幻恒少；形嫩而色晦滞者，虽稀疏，变幻恒多。表里相参，审证的确，设法处治，方无贻误。至于逆证已见，虽昔名医亦莫能救。小儿夭枉者不可胜数，迩来幸有种痘一法，实可挽回造化，此诚补痘科之未备，而为上乘之法也。正痘有先贤诸成法，避险有种痘之良方，痘证于是乎全矣。（《临证指南》）

疫

痘毒之在人身，若子之在母腹，当其生时，始而腹痛，而破胞，而倒转，而生，皆天地自然之运动，初无子害母之理。痘之出，始而发热，而见点，而蒸长灌脓，与生产何异？子既不害母，痘岂害人乎哉！其害人者，相引动之岁气也。岁气之中，复有疫气行乎其间，岁气亦不害人，其害人者疫气也。〇痘之死，死于疫，非死于痘也。人生谁不出痘，人之体质，自有虚实；虚则补，实则泻，何致于死？惟疫气行乎其间，虚证欲补，疫气隔之，使不受补；实证欲攻，疫气乘之，使不受攻。痘方出，疫气掩之，使不得出；既出矣，当起壮成脓，疫气扰之，使不成脓；既成脓矣，则毒化而出，疫气乘之，顷成痒塌、倒靥之变。皆疫之为害也。〇疫之为害，一时传染，惟闭证为甚。一见斑闭证出，即知疫证行矣。〇疫之从鼻入者为闭，肺主皮毛故也；从口入者为斑，胃主肌肉故也。口鼻俱感，则为斑闭，急宜表里双解，麻黄石膏汤、升麻石膏汤、羌活散郁汤入硝、黄，皆表里双解之法。用之不应者，只能通表里，不能散疫也。〇一见琐屑隐隐，有模糊之势者，必是疫毒壅遏，纵然出透，必难成浆。〇毒，主气也；疫，客气也。疫气有时而乘，或乘于出，或乘于灌，或乘于靥，忽然而变，须要识得是疫，于应用剂中加解疫之味。〇解疫之药，与开表通利之药，宜相辅而行。如苍术、青蒿、白芷，则芳香之气与荆、防、羌活、升麻之类，和为开表之用；如槟榔、犀角，则与硝、黄、石膏、生地之类，并为攻里之用；如腹皮、贯众、人中黄之类，则表里皆通，同为解疫之用。○天行疫气，小儿感之，证见大热烦躁，痘点隐隐，呕吐啼叫，药不得入，天时亢甚，急掘鲜黄土两石摊地上，铺蒲席，卧儿于上，神安片时，有热解而痘得出者。又法用雄鸡一只劈开，合儿胸堂，窠脚扎定，一、二时亦有毒解而痘得出者。盖毒解则胃通，胃通则食、药得入，此验过之法，便而易行，不得已时，皆可用也。（《橡村痘诀》）

痘证，先贤立论甚详，但近时气候变迁，竟有不同于向日者，莫甚于伏毒而为时疠壅遏。初起寒热悠悠，腰腹并无痛楚；两朝见点，亦色润而形单，并非要害之处，身热未解，得嚏便通，根窠虽立，不易掀发；一到三朝，神蒙气喘，斑点全无，唇不肿，口不渴，毒伏内攻，迅如反掌。虽进芳香双解大剂劫夺，一无奏绩，亦末如之何也已矣。（《吴医汇讲》）

夹斑疹丹痧瘿

磊磊如云头成片者为丹；色淡形浮，扪之碍手者为疹；红紫深入肉中，如蚤所咬，扪之不碍手者为斑。莫不由热而生。更有一片红紫，热甚啼叫者，名赤游丹，又名火丹。皆以其形色而名之也。发于头面四肢者轻，胸腹阴囊者重。此证只宜清凉，不宜过表。予用芩、连、栀、柏取效，势迫者急宜砭之。予尝治痘初标发热鼻衄，遍身发出紫斑，斑多于痘，用十神解毒合犀地黄汤，连进三日，斑退痘起成浆而愈。盖血热之斑可治，时疫之斑不可治。毒到肌肉之斑可治，毒伏在胃之斑不可治也。（《橡村痘诀》）

书谓红斑者生，紫斑者死，黑斑、蓝斑百不救一。虽然，亦有红斑死，而紫斑、蓝斑得生者。夫斑，血热也，失于解利则发斑，恶痘斑出，势所必然，无论颜色皆死。但得天庭疏朗，痘形色善，又当别论。〇先出疹，疹收而痘始出，曰垫疹；疹与痘并出，疹收而痘始长，曰夹疹；痘出有小小颗粒堆于痘上，曰罩痘；痧痘出皮肉间，隐隐有斑点，大小不一，曰夹斑；皮肉间艳色红赤，如云头突起成片，曰丹毒；靥后痂落疹出，曰盖疹。种种不同，要皆痘毒之浮游散漫于皮肤间者，只当于痘中求治法，不可与正经麻疹斑毒同科。〇初见大小不一，有点色如痱者，曰夹疹；又有一等琐屑红点，隐隐肉间，曰夹痧。治亦同法，丹毒亦然。但须正痘悦目，方为痧疹之夹，不然是痘也，最当别晰。又有痘出数颗，面部夹疹，遍身圆净疏朗，形色红活，出见两日而尽没者，莫不惊愕，然此疹也，非痘也。痘没必闷乱烦躁，此则安静，且正痘显然，故知其为疹也，治以平剂自愈。然未没时，亦难识认。（《慈幼筏》）

痘出夹疹，谓之两虎蹲栏。盖痘宜补而不宜泻，泻则不长养；疹宜泻而不宜补，补则多喘逆。然在痘初只宜透托，既可托痘，又兼发疹，疹出即解，两安无碍。惟在灌脓之际，不可太发，宜于助浆剂中去参、芪加入牛蒡、桔梗、蝉蜕、僵蚕等药助浆，兼理肺气，肺气既清，则阳毒自散。至于痘后发者，则单治疹可也。又凡先见疹子，而夹出如水痘者，此是正痘，因疹子耗去营血，故白似水痘。但与发散疹子，疹散而痘自成，不可认作水痘。盖疹子从不夹水痘也。〇肤疹者，乃热毒发越而然。出时形如麻状，但色赤成片为异耳，治宜清凉解毒，疹散痘出；自必稀朗。又有瘾疹者，隐隐于皮肤之间，发时多痒，亦与解毒为主。更有谓痧者，其形如粟，尖圆而稍碍指，总属热毒所发，名殊而源一也。〇夹丹者，血热也。痘未出时见者，宜升提发散，用紫草、升麻、牛蒡、蝉蜕、川芎、荆、防、桔梗、干葛之类，痘出而丹自没。过用寒凉，痘必冰伏。若痘出三、四日间见者，则宜凉血解毒，用生地、牛蒡、木通、荆芥、犀角、紫草之类。然须看其颜色何如，红紫者热极也，白者痰湿也，至于青黑，不可为矣。○夹瘿一证，多属痘毒痰结而成，或结于项颈，或结于耳后，或结于腋下。大者如桃，小者如李。初起证候如常，次则身烙发渴而变凶危。若痘在三、四日而瘿作者，则毒随痘泄，脓随痘灌，自可无害，只宜治痘为主。倘瘿肿将脓，而痘随标，瘿脓一溃，元气浇漓，痘焉能灌？惟宜培元补托，兼与消痰解毒。若在七、八之期，痘已黄蜡，瘿溃无妨。但气血重耗之后，宜保护元气，佐以消痰解毒耳。（《冯氏锦囊》）

凡痘发斑，实热者，谓之阳斑，以犀角、黄连、生地等治之；虚寒者，谓之阴斑，以参、芪等治之。○川连解毒，发斑可用，但嫌其枯燥，倘证兼便秘者，虽火毒盛，不可妄用。盖治痢用川连，喜其燥湿，痘要湿润，何可妄用！○发斑用芩、连等药，不可过剂，若专一寒凉，则毒凝滞，不出不胖。不可不知。（《仁端录》）

水疱

痘疹发水疱者，乃气有余，血不足之证也。凡痘疹毒盛火炽之时，火不能炎上，水不得润下，搏激于皮肤之间而为水疱。若沸釜焉，下之火盛，则釜内之水必然发泡。亦有脾虚不能制水，以致水溢皮肤而为水疱者，治当补脾顺气，而虚疱自实矣。凡疱之白者，气之虚；白而有清水者，气之实；疱红紫者，血之热。皆热毒未出，而贼邪先为之害也。气虚者为空疱，宜补气；气实者为水疱，宜利湿；红紫者为血疱，宜清热。（《金镜录》）

予师曰：气热夹毒则发疱，血热夹毒则发斑。予曰：毒壅于气则发疱，火搏于血则发斑。其理一也。○发斑之痘，人知其恶而畏之，发疱之痘，病家多不知畏者，误以为痘起也。治法宜补者多，宜清者少，大概参、芪为君，灰白者以温佐之，红紫者以清佐之。○疱红紫者，是肝火激成，剂中加生白芍最妙。（许宣治）

惊

有热一、二日，忽然啼叫，目窜手掣，如惊搐之状。但惊风发搐，必有痰涎上涌，此则无痰涎为异。只宜托痘，痘出而惊自定，不得妄用镇惊之剂，以压其毒。（《橡村痘诀》）

痘先惊者多吉，痘后惊者多凶。何也？痘未出之先，热蕴于内，故作惊搐，痘出惊止，而内无凝滞，故吉；痘出之后，气血虚弱，复感风寒，热毒反滞，又毋敢轻易发散清利，故凶。（翁仲仁）

小儿初热，即见惊搐昏迷之状，俗谓惊痘最好，此言未必皆然。若频惊厥，最多闷痘。（叶天士）

惊发痘后，书云莫救者，是指目闭无神，而兼吐泻，唇白肢冷者言也。如痰热内甚，小便闭涩，或素有惊疾，又当别论。服安神定惊之剂，亦自收功。（《慈幼筏》）

痘至五、六朝，忽然手足牵缩一团，不知者以为惊搐使然，岂知阳明受枭毒之熬铄，而经络不得营血以滋养故也，谓之一把缚，须服羚羊散。○此证多见于四、五、六朝。若见于两、三朝，则为惊搐；若见于八、九朝，则作寒战治之。（《证治准绳》）

啼哭

小儿出痘，而昼夜啼哭者，当辨其虚、实、表、里而治之。有内未得出，或外未得散，而啼哭者，此毒气不解之使然也；有阳邪火盛，红赤焮突而啼哭者，此痘盘疼痛之使然也；有心肾本虚，邪热乘阴而啼哭者，此或神志不摄，或烦热不安之使然也；有饮食不节，或偶停滞而啼哭者，此胃气不和，腹痛腹胀之使然也。知此之由，而辨得其真，则内未出者，表之托之；外未散者，解之化之；火盛者清其热；神虚者养其阴。若痘毒本微，而无故啼哭者，多由饮食内伤，或二便秘结，去其停滞，通其壅闭，务令表里和畅，营卫通行，则神安而痘善矣。（《景岳全书》）

腰痛

痘初腰痛，是毒伏于肾而不出；痘后腰痛，是毒已出外而复归于肾。故痘中腰痛，初时虑其难出，后来虑其难成。《经》云：痘毒归肾者死。（《仁端录》）

痘疮发热而先腰痛者，最忌证也。《经》曰：腰者肾之府。又曰：太阳所至为腰痛。盖足太阳膀胱，为十二经之首，其脉侠脊循膂络肾。痘疮之毒，起于右肾之下，而循太阳散于诸经，自里达表也。初热而腰即痛，此邪由膀胱直入于肾，关节不利耳。宜解毒以泻少阴之邪，发表以通太阳之经，使邪气不得深入，则疮虽稠密，或可愈也。治若少缓，则太阳之邪，由表以传于阳；少阴之邪，由里以传于阴；表里受病，阴阳俱伤，则营卫之脉不行，脏腑之气不通，或为不出，或为痒塌，或为黑陷，终莫救矣。更有因肾经虚怯，相火内烁，真阴不得胜邪，以致腰痛者，初宜升发达表，俟其出后，即与地黄丸料，以防变黑归肾，乃克有济。此证多因禀赋不足，谓之折腰痘。○腰主于肾，人之一大关节也。血气流通则安，血凝气滞则痛。肾实则屈伸壮，肾虚则屈伸难。故腰痛乃痘证之切忌也。初热而痛者，是蕴毒初动，火热亢极，肾水亏虚也，治宜升发而兼清解。若痘出干枯者，即宜养血；若肾元大虚而痛者，倍加滋阴补肾之剂。否则，肾败毒深，必难救矣。然男子成婚破阳之后，出痘腰痛者尚可疗，以其虚于后天也；若童子出痘腰痛者，多难治，乃先天之不足，为真虚也。（《冯氏锦囊》）

痘出腰痛，最为恶候。古云解毒以泻少阴之邪，发表以通太阳之经，使邪气不得深入，痘虽稠密，或可愈也。此亦可谓知治法矣。予谓泻少阴之邪，则以黑豆为主；通太阳之经，则以羌活为使。〇杂证腰痛，多不能仰，痘出腰痛，多不能俯。（《痘诀余义》）

变黑与腰痛之证，俱属火盛热极而然。火灼肌肤故色黑，火热亢极，肾水枯竭，故腰痛。独不观夫腰痛而后出者，其色干枯，非红则紫，非紫则黑，是变黑腰痛之证，其属火也明矣。治必大用清凉解毒，于见点之初斟酌下之，可使热毒得解，然后调理气血，庶可挽回于万一。（翁仲仁）

痘疮初发腰痛，宜以人参败毒散发之。倘无紫色，而用下法，必不能救。大抵重发散以透出其毒，此诚上策。（朱一麟）

腹胀腹痛

痘疹腹痛者，由毒郁于三阴。脐以上属太阴，当脐属少阴，小腹属厥阴，须分别治之。腹胀者，毒聚于肠胃也。治法俱当升发，解利痘毒，兼分利小便，使毒气上下分消，则痛胀自止。故曰痛随利解，胀以利消。亦有乳食停滞不消，而致腹胀者，当以升发解利药中加入消食之品，所伤之物，审其寒热。又有数日不大便者，大便行而痛胀自止，未可骤用硝、黄也。（《金镜录》）

毒郁痛胀者重，伤食痛胀者轻。〇伤食腹痛，在胃脘及当脐；痘出不快而腹痛者，在脐之下。（许宣治）

渴

疮疹渴者，里热也。盖三焦者，水谷之道路，津液者，水谷之精华，变化流行，以灌溉乎三焦者也。疮疹之火，起之于内，销烁水谷，不得以变化津液，灌溉脏腑，故渴也。又疮本稠密，津液外泄，化为脓浆，不能滋养真气，亦渴也。小渴者，常病也，不须治之；大渴者，视其虚实，以法治之，不可以冷水梨瓜等物与食，恐损脾胃，致生灾异。〇如发热时便大渴者，热在里也，葛根解毒汤主之。不止，更加黄连以泻心火之有余；黄柏、知母以滋肾水之不足。舌润则生，舌如芒刺则死。盖舌乃心之苗，少阴之脉，系于舌本也。如发热自利而渴者，津液不足也，黄芩汤加参、术、麦冬主之。〇丹溪云：初热烦躁，渴而引饮者，急以凉药解其标。〇钱氏云：身热烦渴，腹满而喘，大小便涩赤，闷乱大吐，此当利其小便。（《证治准绳》）

痘际渴者，常也。但有应不应，须辨之：如在二、三朝，身热而渴者，此毒郁于里，热邪熏灼，治宜透托；如在四朝以后，身热而渴者，此津液外泄，化为脓浆，治宜补益。此皆应也。惟在痂后，则毒化无邪，而反渴者，则是真阴消耗，火毒反炽，此不应也，急与滋阴解毒，保液生津。渴减者吉，否则必变喘胀而危。〇凡渴多属于热，然皆由脏腑津液燥槁所致，实非有余也。至若腹胀而渴，或泻而渴，或足冷而渴，或惊悸而渴，或身温而渴，或身热面白而渴，或寒战而渴，或气急咬牙而渴，或饮水而转渴不已，以上九证，尤非实热，急宜温补救里，滋养津液。若认为热证治之，危亡立见。（《冯氏锦囊》）

痘家自首至尾，无有不渴，津液外潮故也。勿尽作热治。（《金镜录》）

便秘

痘疹发热，大便欲润。若二、三日不行，宜急利之。恐肠胃不通，营卫不行，疮出转密也。（万密斋）

凡秘结当分三部：上结宜降气清凉；中结宜行气活血；下结宜以蜜导通之。如痘出四、五日不大便者，乃气血成浆，又因血热，

不须治之，只宜清凉活血，而便自通。（翁仲仁）

起胀时，有数日不大便，而烦闷作痛者，此毒盛而秘也，宜清毒活血汤去参、芪，加牛膝，倍紫草、当归，服时入生蜜。若仍不通，用猪胆汁滴入谷道中，不可用硝、黄大下，致生变证。（《慈幼筏》）

古人云：凡痘起胀灌脓之际，若无内证者，任其大便数日不行，不可妄下，以泄元气。世因以便秘为贵，甚有热壅之证，不特不敢用下，反加温补以禁固之，致使热壅愈加，痘毒不得伸越，正气不得舒畅，变证不测，是皆热壅失治之过也。又宜微下之，以泄其壅热，但须审其秘结之因以治之，不必重在硝、黄，有伤元气也。（《冯氏锦囊》）

起胀行浆，不大便者无妨，只见泄泻死，不曾见便结死。（《橡村痘诀》）

泻

一、二日泻者，多是挟热，只宜疏托，不必止泻。〇四、五朝泄泻数行，痘色顿减，即当治泻；若痘色可观，只宜升发。〇痘起胀时，骤泻不止，危在旦夕，服异功散不效者，急用豆蔻丸、白术散止之。若热毒作泻，用加味四苓散。〇痘出七日，忽大泻者，气陷也，急宜涩之。若浆色正，根线紧绕，虽泻无妨；浆色不正，根盘不化，血散不敛，毒在内也，如命何？〇九日、十日，半痂而作泻者，不必虑，乃阳气内回，非灌浆时比也，保婴加苓、术治之。切忌涩剂，误用后，必不食而作痢，留邪热在内故也。（《慈幼筏》）

疮疹所忌，内虚泄泻。凡觉腹疼，或漉漉响，趋小腹者，此欲作利，九味理中汤治之。不止，此开肠洞泄，惟涩剂可以收之，用豆蔻丸。不止，则用真鸦片配莲肉粉止之。庸医每不敢用，恐涩住邪气，不知涩剂之去滑，犹寒剂之去热，热剂之去寒，是谓对证之药，今既滑泻不已，自当收涩，又何疑焉？如服涩剂而又不止，则根本已拨，无能为矣。《经》曰：仓廪不藏者，是门户不要也。《金匮》曰：六腑气绝于外者手足寒，五脏气绝于内者下利不止。五夺之中，此为最甚。但正气内脱者，淹延而死；邪气内陷者，烦渴而死。（《证治准绳》）

治泻投诃子、肉蔻以止之，兼用白术、茯苓以渗湿健脾胃，尚宜多用升麻以升提痘毒出表。若独治泻，恐痘不升发，必成倒塌。○气虚痘证，或饮食调理失宜，致伤脾胃，遂成泄泻。津液下陷，虚火上盛必渴；元气下陷，虚阳上壅，下气不续必喘。夫渴与喘，实证也，起于泄泻之后，斯为津亡而渴，气虚而喘。治渴宜白术散；渴泻不止，用异功散；治喘宜独参汤。（翁仲仁）

吐泻

痘初吐泻，不可骤止，吐乃出热，泻乃出毒。盖热毒壅于胃口，火气炎上，但宜表痘，痘出而吐自止，不可用辛燥之药。盖暴病非寒，况痘本热毒耶？至若痘后干呕者，是冲任虚火上冲，犯于清道，脏败毒攻之恶候也。宜分阴阳，利小便。盖治干呕证，当以利小便为主。（《冯氏锦囊》）

痘初吐泻无妨，出后忌之，起胀尤忌。吐泻喘渴、蛔虫自出、直视、便下肠垢者死。（《医学入门》）

初热吐利者，黄芩加半夏汤。起胀灌脓时，吐利并作，宜急治之。寒者益黄散、理中汤；热者黄芩半夏汤。靥后吐泻，亦分冷热：冷者亦宜益黄、理中辈；热者四苓散、竹叶石膏汤、竹茹汤。更审吐利所出之物，如吐酸水，利下色黄，或青绿，其气臭者，热也。

若吐清水，利下清白，不臭者，寒也，未可作热治。（万密斋）

见蛔

痘证三日以前见蛔者，因热毒内攻，肠胃不能相容，故蛔出也。若痘色焦红稠密，其证危矣。若痘色明润稀疏，治宜安蛔清火，平胃散加乌梅、使君、黄连、防风。五、六日后，根窠微红而蛔出者，多因脾虚所致，保元汤加姜、桂、乌梅。十三、四日吐出蛔者死，便出多者凶。吐出之蛔，生者尚可治，死者不可治。〇痘后热毒在胃则吐蛔，热毒在肠则下蛔。若不急治，虫无所食，则食脏食肛，而为狐惑证矣。〇亦有不吐利，但闻食气即吐蛔者，此胃虚，蛔无所依，为热所迫故也，必食已易饥，治宜理中汤加乌梅、川椒、黄连。若属虚寒，则不能食。（《仁端录》）

咳嗽

肺主气，其变动为咳，咳者，肺证也。痘疹发热之初，便见咳嗽者，肺为五脏之华盖，疮疹之火上熏乎肺，肺叶焦举，故气逆而咳也。疮疹既出，其咳更增者，此喉咙有疮，淫淫如痒，习习如梗，故咳也。疮疹收后而咳者，此卫气弱，腠理疏，风寒外袭，肺气逆而不收，故亦咳也。〇凡痘出盛咳嗽者，此肺中有火，或咽喉有疮作痒也，甘桔汤加牛蒡子，多服良。（《证治准绳》）

呛水

咽以咽物，喉以候气。咽居后而通于胃，喉居前而通于肺。肺无下窍，如橐籥然，能受清虚之气，不受有形之物。喉上有物若悬乳，名曰会厌。凡物入口，则舌抵上腭，会厌必掩其喉，故水谷但入咽，而不入喉。若痘生于会厌，则舌强不利开阖矣。干物间可入咽，水饮或漏入喉，所以呛也，汤药不入，故不可治。〇其或舌上有疮，烂破疼痛强硬，不能延纳水谷，亦使水入则呛，

食入则吐，俟其疮平则安矣。（《证治准绳》）

七日以前，痘色红紫而兼此证者，乃火气炎上，热毒壅塞故也；痘色灰白不起而兼此证者，乃气血虚弱，肺胃受伤故也。二者俱是逆证。七日以后，外痘蒸长，而有此证者，是内痘亦长，故致如此。外痘结痂，内痘亦靥，不治自愈。察其毒盛之痘，于咽喉干燥之先，用甘桔汤解毒，加麦冬、栝蒌、牛蒡、元参、荆芥之类，清其气道，不使热毒有犯，则可免患。（翁仲仁）

失音

痘疮初出，声音洪亮者，形病而气不病也；未发声音不出者，形不病而气病也；既发声不出者，形气俱病也。〇有心火刑肺而失音者，肺属金主声，中有二十四空，凡发诸语言者，皆空中之气鼓动也。五行金空则鸣，实则哑。痘疮之火起于心，上熏于肺，肺气胀郁，故窍塞而无声也。以导赤散合甘桔汤加牛蒡子主之。〇有痘毒归肾而失音者，《经》曰：会厌者，音声之户也。痘黑陷伏，则毒归于肾，邪气客于会厌，则厌不能发，开阖不利，故卒哑也。〇有喉舌溃烂而失音者。咽喉者，所以司呼吸，发音声，犹管籥也。毒火上熏，咽喉先受，贲门、会厌、舌腭之位，皆痘所聚。初出之时，失于调治，以致咽喉肿塞，管籥窄狭，舌本强硬，呼吸不利，音声不出矣。此上二证，治之则难。〇若七日以后，痘疮成浆之际，而失音者，乃气喉有痘，初出细小不觉，及至肌表之痘成浆，喉中之痘亦成浆，其毒壅盛，管籥窄狭，故出声不清，而为咽哑也。大率七日以前失音者，并为逆证；七日以后失音者，不治自愈。盖外痘结痂，则喉中之痘自痊故也。当用甘桔汤服之于未发之前，清其气道，使毒不犯。此预治之法，不可不知。〇若痘疮靥后而失音者，乃余毒上攻于咽，以致肿痛干涩，声音

不出，宜甘露饮、甘桔防风汤、元参升麻汤主之。（王好古）

寒战咬牙

痘证有寒战咬牙者，或谓心火热甚，亢极而战，反兼水化，此为内热；或曰俱属于寒，如严冬之气，伏阳在内，不胜其寒，故手足战慄，而齿自动。皆未得其旨也。斯证有先后之序，用药有缓急之宜：七日以前寒战者，乃心火亢极，上熏肺金，而孔窍闭塞，故寒战也，当以表热治之；七日以前咬牙者，乃阳明胃经走上下齿龈，邪并阳明，故咬牙也，主胃热，宜清之；七日以后寒战者，乃阴凝于阳，阳分虚，则阴入气道而作寒战也，宜以气虚治之；七日以后咬牙者，乃阳陷于阴，阴分虚，则阳入血道而作咬牙也，主血虚，宜补之。是七日前有此证者属热而凶，七日后有此证者属虚而有可治，须兼痘色，辨其吉凶。然二证多发于痘后，属虚无疑，虽有少热，亦余热耳。（《金镜录》）

此证以七日前后分治固是，然不若初、中、末分治为便当。初出，面色皖白，而寒慄齿动者，寒束其表，毒不得越，温以散之；痘后气虚不振者，温补以建其中。皆不易之法。惟五、六、七朝，浆行未行，浆足未足之际，而忽见寒战咬牙之证者，虚实之分，必参之形色而始决。（许宣治）

汗

痘疮自汗者，以阴中之火自里达外，皮肤为之缓，腠理为之疏，津液流行，故多自汗。但得身常潮润，此乃阴阳调和，血脉通畅，实为美证。盖热随汗减，毒随汗散，邪不能留，则易出易解，不必治之。然只宜微汗，不宜大汗，若汗出过多，则气泄卫弱，恐难收靥，或为痒塌寒战，此则速宜固表，以敛其汗。又有汗出不止，其热反甚者，此邪热在表，阴为阳扰，速宜清火解毒，阳邪退，

而汗自敛。（张景岳）

谵妄

谵妄者，妄有闻见，而语言无伦也。此由热盛正虚，以故神识不清。夫言为心声，心热则多言，睡中呢喃者，热之微也；若寤而语言差谬，热则甚矣。亦有胃热而谵语者，但大便必硬，数日不更衣方是。○窃谓前证多因初起热盛，失于解利所致。然有因痘毒未尽者，有因胃经有热者，有因肺经有热者，有因心脾有热者，凡作渴发热，手足指冷，或大便秘结而谵妄者，俱内有热也。○痘初发热便妄言，此为恶候。盖毒攻于里，心志昏惑，神识不清而然。○若发热时无此证，因便秘多日始有之，此内热也。先以宣风散解利其热，后以导赤散送下牛黄清心丸以镇其神。○如胃中有燥屎，三、五日未更衣，因而谵妄者，宜涤肠解毒，四顺清凉饮、三黄丸。○如初热狂乱，大便自调者，五苓散加辰砂。○如起发成浆欲靨之时，忽然神昏谵妄者，此由痘本稠密，精血外耗，不能养神，宜养血泻火，安神丸主之。（《证治准绳》）

烦躁

烦者扰扰而烦，躁者愦愦而躁，合而言之，烦躁皆热也。析而分之，烦，阳也，热之轻；躁，阴也，热之甚。《难知集》曰：火入于肺则烦，火入于肾则躁。疮疹烦躁，须宜忌之。若吐利厥逆，腹胀喘促而烦躁者，昏不知人；谵妄狂扰而烦躁者，谓之闷乱。皆不治之证。○凡痘疮盛作之时，必令心火有所导引。苟或毒出而未尽，遂生烦躁，治以黑豆汤磨生犀汁饮之。若津液不足，虚烦不得卧者，宜酸枣仁汤。○如肺热而烦者，坐卧不安，审于何时：若初热便烦者，此毒火内郁也，用白虎汤加栀子；若疮见犹烦者，此毒伏于内未尽出也，用消毒饮、夺命丹，合而服之；若疮出尽

犹烦者，此内热也，用牛黄清心丸。（《证治准绳》）

二、三日间痘苗已长，日夜烦躁不止，防隐处发疔及斑疹等证。〇标点虽见，热躁愈加，细参兼证：或为六气郁遏，则从时气治；或为内伤停滞，则从里证治。亦有表里两解者，亦有下夺者。但下法，寒凉之中必兼活血理气，防其凝涩冰伏。（叶天士）

痘出烦闷不安，不问痘之轻重，先以清心安神为主，辰砂益元散最妙。神安则痘出，未有烦躁不安而毒得解者。（许宣治）

失血

气为阳，血为阴。阳主动，阴主静。人身之血，不可妄动也。今疮疹之火，熏灼于里，迫血妄行，血随火动，阳络伤则血从上出，或衄或呕；阴络伤则血从下出，或溺或便；阴阳俱伤，则血上下俱出也。诸失血惟从鼻出者可治，余皆死证。有痘疮溃烂不能收靥，出血不止者，亦不可治。（万密斋）

所云血之妄行，悉皆不治，盖指出多而不止者言耳。若初出时，推其所因，善为清理，岂俱无生者耶？〇若痘疮赤痛，烦热作渴，便衄血者，先用犀角地黄汤，次用加减大紫草散，去黄芪加木通。〇治诸失血，始终以犀角地黄汤加山栀、芩、连、白芍为主；亦有初出时衄血不止，用下药而得效者。（张兼善）

馀 义

痘类

凡痘疮紧小充实者，名珍珠痘，易壮易靥；高大饱满者，此名大痘，早壮迟收；四围起，中心陷者，名茱萸痘；平扁不突者，名蒸饼痘。有凶有吉，稀者轻，密者重。〇痘初出，面部胸背手足已见红点，不起发，不成浆，随即收敛，若加气促、声哑、闷乱者即死，此陷证也。若无此等候，名曰试痘，五、七日后，复发热而出，其痘必重。〇初出如蚊蚤咬痕，三日后反不见者，名反关痘，五日死。〇初出三两成丛，根脚坚硬成块者，此名痘母，六、七日死。〇初出红肿结硬，似瘤非瘤，似痈非痈者，亦名痘母，三、五日死。（三证宜真人解毒汤救之）。〇初出便成血疱或水疱，随即破坏者，此名烂痘，二、三日死。〇起发时，中有干黑者，此名鬼痘，宜用胭脂油涂之，勿使蔓延。若不急治，则乍起乍塌，当靨不靨，淹缠而死。〇起发时，枯燥不润，塌伏不起，皮肤皱揭者，此名干痘，五、六日躁满喘急而死。〇起发时，皮嫩易破，摸之温手者，此名温痘，六、七日痒塌而死。〇起发时，疮色娇艳，皮薄光润者，此名嫩痘，八、九日不能成痂，痒塌而死。〇灌浆时，疮头有孔，浆水漏者，此名漏痘，五、六日后痒塌而死。〇发热五、六日，应出不出，以灯照之，皮肤隐有红点，色脉和平，别无逆证，忽眩冒汗出者，毒从汗解，此名冒痘，无壅遏之患，乃吉兆也。〇头面疮破，服补药后，复肿复灌，或遍身无疮处又出一层者，谓之补痘，虽过期延日，若饮食不减，不为大害。〇溃烂不靨，臭不可闻者，名为烂痘。亦有收靨无事者，只要胃气不衰，饮食如故，不作烦躁，则为可治，内服八珍汤或四味消毒饮，外敷败草散。〇痘色红甚，而渴饮不止者，名曰燥痘，治宜犀角地黄汤。〇痘有小孔者，名曰蛀痘，此因表虚，腠理不密。失治则大泄元气，不起不发。宜保元汤，或六气煎，加糯米、川芎、丁香，提气灌脓，内补其孔，孔满而痘自起。〇出齐中有独红独大，摸之皮软不碍手者，此为贼痘。三日外变成水疱，甚至紫黑，亦危证也。急用银针挑破，胭脂油涂之。（《景岳全书》）

蛆痘者，假湿热之气化，由脓血而成形，夏天患痘，成就迟者，每多有之。痘虽美而势必恶，外用银针挑之，桑叶薄荷汤洗之，蛆去而痒自止。有谓蛆痘不死者，以其枭毒尽发于外也；有谓蛆痘必死者，如物朽生虫之义也。宜兼证之美恶以验之。（冯楚瞻）

痘有至佳者，随出随长，随长随灌，尖圆红润，稍见浆而即靥；又有至奇者，随出随长，随长即靥，不见脓汁，名为旱痘。二者俱不必服药。〇疔之结也，由热毒壅盛，失于解利，内不能入，而结于隧道空隙之处。恶痘疔结，逆转顺矣。但结在前后心者必死，结在耳门喉下者亦死。辨法勿以黑痘作疔。盖黑痘犹痘也；疔则陷入肉中，形如螺盖，捏之有核，割之不痛。靥后疔烂，七日前后者，四圣丹主之。（《慈幼筏》）

大人痘

大人无轻痘，缘其毒之久蓄也。久蓄之毒，气之轻者不足以感动，必待天行疫疠之年，始能相感，治与婴幼大异。婴幼七情未干，混元未破，痘之出，一味治痘，而且肤薄腠疏，自能易出易长。若二十以上为难，三十以上更难，其所难者，在男则有酒色之伤，在女则有经产之患，真元既破，表气复坚，痘点繁密，有能送毒出外，无内陷之忧者鲜矣。治法疏托以后，大约男子以滋肾为先，女子以养肝为本，松肌透毒，相机而动，无使伤我气血，则得之矣。（《橡村痘诀》）

年长出痘，男女欲火已动，其初即见膝痛腰酸，咽喉窒痛欲闭，苦辛寒药必不效验，宜甘咸寒滋水制火，佐以解毒。六、七日来痛势日缓，聂氏有参麦清补方，余每用六味汤加龟胶、元参、秋石获效。（叶天士）

出幼之童，嗜欲开，血气耗，虚火炎蒸，或烦或渴，或咽痛，鼻时出血，毒盛不任温补，当是时，参麦清补汤频服于五、六日前，犹或可救。若七、八日不成脓，非参归鹿茸汤不可。（《慈幼筏》）

孕妇痘

孕妇出痘，始终以安胎为主，不可犯动其胎，其初以参苏饮发之，出后安胎散为佳。（万密斋）

孕妇出痘，气血虚则胎不安，气血热则胎不安，气血滞则胎不安。故安胎散参、苓、术、草所以补气，归、芎、芍药所以养血，黄芩所以清热，香、砂、紫苏、陈皮、大腹皮所以行滞。（《医方考》）

治孕妇痘，要无失时，胎之堕也，非血热，必气虚，药投其时，皆有安胎之妙。○痘证堕胎，审在何时：在初出，补而升之；在起胀，补而清之；在行浆，则峻补之。又当视其根晕，散与不散，为生死证验。（程华仲）

孕妇出痘，在于初出之时胎落者，则血气虽虚，然热毒亦因走泄，兼之未经起胀灌浆，则血气未曾外耗，倘痘非险逆，加以大补托里，每多可生。至于收靥之时胎落者，则毒已出表，亦多无事，但重虚而元气易脱，宜倍补益耳。若正当起胀灌浆而胎落者，则气血衰败，内外两虚，既不能逐毒以外出，则毒必乘虚而内攻，为不救者多矣。（《冯氏锦囊》）

出痘行经

女人月事，时至必行，浆行经至，险也。痘之成功，全藉气血，气虚可为，血虚难为，痘不倒陷，根晕不散，犹可冀生，倒陷根散者死。治法，养其阳以生其阴。若证属血热，又有得行经而反吉者。然在见点起胀时，非灌脓时所宜也。（程华仲）

逆证死期

痘之失治，必至于死，然死之日、死之状何如？沈虚明曰：

郁而不出者，三日死；出而不齐者，六日死；不起胀者，九日死；不灌浆者，十二日死。凡内攻之痘，皆死于十二日之前；不成痂者，十五日死。又毒陷于脾者，泄泻而死；毒壅于胃者，干枯焦黑而死；郁毒未解者，喘促而死；火毒未解者，外剥而死。（程华仲）

方药

保元一方，痘家立命之根也。小儿气血未充，肌肤未实，补益之法，不可不讲，故翁氏论痘，以此方冠首。善治者，于浆汁欲行之际，早知补助之法，导其生长之机，使浆成毒化，气血无亏，有何变证。倘热毒未除，佐以清凉，或浆足之后，再为清解，是顺理也。今医不知顺理，专事倒行，无论寒、热、虚、实，执其套法，初以升、葛、荆、防、羌活之属虚其表，大便稍不利，即以枳实、硝、黄之属虚其里，继以芩、连、栀子、犀角、羚羊、紫草、红花、生地、木通之类，以凝涩其气血。气血既凝，毒何由化？以致浆汁不行，变证百出，无可奈何，然后以参、芪救之，复何益哉！要知犀角、地黄，古人非不用也，但用于血热毒壅之证耳。真正热毒之证，形色俱盛，表里俱实者，十中不过一、二，认证的确，即应清凉，然亦当照顾元气。要知热毒虽甚，非气血无以运化。因思古人取义曰松肌、曰透肌、曰解毒、曰化毒、曰蒸壮、曰养浆，莫非生生之意也。保元可离乎？医者能知以保元治痘，则应清者必不致于过寒，应下者必不致于过猛。时存一保元之念，则清之下之，面面皆保元也。不知保元之法，妄行克伐，其罪可胜言哉！〇时医治痘，动云我遵《金镜录》，一保元汤且不知用，即或用之，亦多杂而不纯，是不知用补法也。地骨皮消壅热于筋骨之间，且能清肃脏腑。用羌活散郁，而不知用地骨皮，是不知用散法也。大腹皮使热毒从毛窍中出。用十神解毒，而不知用腹皮，是不知用清法也。治痘诸方，以此三法为重，此之不讲，其他尚何说哉！〇善补者，清即是补，犀角地黄汤，养阴补水之剂，补水可以胜火，补水可以生浆也；下亦是补，火毒壅闭，气为所食，血为所煎，急下存阴也。若但执参、芪而云补，陋矣！〇大黄、朴、硝之收放，人所易知；黄连、石膏之收放，人所难晓。故议下易，议清难。〇痘未尽出，火势甚者，不得不急清。石膏可用，黄连、犀角不可用，石膏气轻能解肌故也。〇痘未尽出，元气虚者，人参可用，黄芪不可用，黄芪能固表故也。〇或问麻黄与麻痘无涉，古人麻痘方中，亦有用者，何也？予曰：麻痘正发，适感寒邪，外束其表，何由得出？用麻黄以散寒邪，寒邪解，而麻痘出矣。〇不独麻黄非麻痘之药，即羌活亦非麻痘之药。《金镜录》羌活散郁汤，是去风之药，亦非治痘之药也。寒邪外束用麻黄，风邪外闭用羌活，亦犹仲景麻黄、桂枝之别也。〇或问麻痘初发，麻黄、羌活俱不可用，以何方为主治？予曰：升麻葛根汤，为麻痘而设也。麻痘出于脏腑，升麻一味，能升阳气于至阴之下，是为对证之药。〇痘有热在表者，表热甚则干枯，荆、防、蝉蜕、地骨、红花之属是也；有热在里者，里热甚则闭结，硝、黄、枳实、犀角、地黄之属是也。表虚则痒，参、芪剂中引以防风；里虚则泻，参、术剂中佐以木香、炙甘草。能如此用药，则功力自专。〇热在气分则发疱，热在血分则发斑。书云：牡丹皮去血中之毒，壮热繁红为圣药；地骨皮去气中之毒，毛焦热甚是良工。古人如此分辨，世俗何故不晓？〇气血亏败之中，犹当视其有毒、无毒。一味虚而无毒，则参、芪、归、芍、羊肉、乳酒不妨并用；若虚中夹毒，补剂虽施，亦恐难受。如必欲援救，补剂中只加炒黄连数分。凡虚中夹毒之证，五、六朝早用参、芪，剂中必兼解毒。犀角、地黄、石膏之类，切不可用，以其不利于痒泻也。炒黄连解毒而不作泻，且与火微则痒之义相合，故可少加。〇痘有清凉太过，气血凝滞不行，虽有小浆，路不见充畅者，参、芪剂中宜少加温药佐之。温药中要温而不辛者，予取枸杞一味，与归、芍、羊肉相合，用之得宜，每每收效。〇便滑，笋尖切不可用，不但滑利，且能耗脓。笋有刮肠篦之名，虚证用之，后成痒泻，多致不救。〇鸡汁、羊肉，皆系助脓神品，温补汤中无厚于此。鸡冠血大毒，不可用，羊脑亦不可用。《纲目》云：诸脑皆有毒，不可食，食之损人。〇痘中鲜发，助脓之味，温热者多，火毒未清，难受温补，鸡汁、羊肉之属，辄多败事。蛤蜊性寒，能发毒化浆而不助火，若灰白痒泻之痘，不图温补，而求此，殆矣。〇予师治痘，首尾必加防风、山楂，或清或补，皆得其利。谓予曰：凉药加疏通之味，则不凝滞；补药加疏通之味，庶毋壅遏。且更有妙处，如防风一味，既能领清凉药至表而清疮窠之毒，又能领气血药至表而酿疮窠之脓，用药惟在心灵，须令方中有活泼之机，才称妙着。予谓山楂与防风不同，防风有生发之机，故与参、芪并用皆妙；山楂不但于参、芪有碍，凡能消腻者，必能耗脓，六朝后不可轻用，如欲调气，易木香可也。〇予治痘无奇法，前半着力在领毒归窠，后半担心在气血载毒之力竭。领毒归窠，则腹皮、贯众二味宜早，加防风一味为向导；载毒之力全在气血，气血之助，全仗参、芪。〇痘家用药，药味不宜多，多则杂，如气虚宜参、芪，甚则分两加重，一切补气药无过于此。血虚宜归、芍、地黄，甚则鸡汁、羊肉、鹿茸、脐带，一切补血药无过于此。气血双补，亦止此数味，所加佐使，不过一、二味，及三、四味而止。攻发，则大桑虫、猪尾膏为正兵；清凉解毒，则黄连、犀角、石膏、生地为最重。所

加疏表通利，亦不过三、四味而止。时辈煎方，合之药引，多至二、三十味，杂而无绪，取效难矣。（《橡村痘诀》）

痘疹，形质之病也。形质之本在精血。熟地至静之性，至甘至厚之味，实精血形质中第一纯厚之药。凡痘疮起发、灌浆收敛之用，以参、芪配之，其功乃倍。且得升、柴则能发散，得桂、附则能回阳，得参、芪则入气分，得归、芍则入血分。今见痘家伤寒家多不用此，岂古人之未及耶？抑不知四物汤为何物耶？〇桑虫，亦名桑蚕。不知创自何人，用以发痘。今医以为奇品，竟相传用。考本草痘疹诸书，皆所不载。审其性质，不过为阴寒湿毒之虫耳。惟其有毒，所以亦能发痘；惟其寒湿，所以最能败脾。且发痘不从血气，而从毒药，痘虽起而中则败矣。此与揠苗者何异？矧以湿毒侵脾，弱稚何堪？故每见多服桑虫者，毒发则唇肤俱裂，脾败则泄泻不止，前车既覆，后可鉴矣！〇凡发痘之药，用本不同。有以毒攻毒而发痘者，如穿山甲、人牙、蝉蜕之属是也；有解毒清毒而发痘者，如紫草、红花、牛蒡、犀角、木通、连翘之属是也；有升提气血而发痘者，如芎、芷、荆芥、升麻之属是也；有解散寒邪而发痘者，如麻、桂、柴、葛、防风、紫苏、葱白之属是也；有行气行滞，以通壅塞而发痘者，如丁香、木香、陈皮、厚朴、山楂、大黄之属是也；有益火回阳，健脾止泻而发痘者，如桂、附、干姜、肉蔻之属是也。凡此，孰非发痘之法？然但可为佐，必以血气为主。（《景岳全书》）

人参补气生浆，虚证用之甚善，如火毒未清，妄用之，其祸立见，务要仔细。黄芪亦然。有温补已到，浆只不来，或半浆难足，此系尚欠解毒之故，或烧人屎，或粪缸岸煅过研末，二味择一，加穿山甲于内，或牛黄散亦可。书云：斥补法以防过益，进

清凉以助结痂。此言浆足不可再用参、芪，倘不知此，见痘不收，愈补愈坏。〇黄芪催浆，只宜生用，靥时以蜜炙之。（《仁端录》）

凡虫蚁皆攻，无血者走气，有血者走血，飞者升，地行者降。〇火毒归肺，余遵孙真人苇茎汤，间有效者。（叶天士）

古人谓痘疮但见红点，便不可服升麻葛根汤，恐发得表虚也。此盖为痘疏毒少者言。后人不达立言之旨，遽谓凡痘见点，俱不可服，殊不知升麻葛根汤四味，乃发表解毒、疏通血气、升降阴阳之剂，痘出太密，正宜服之，令陷者升之，燥者润之，郁者疏之，过者平之，阴精不衰，而阳毒不亢也。若痘疏毒少者，虽他药亦不可服，况升麻葛根汤乎？（万密斋）

放痘

古有种痘良法，相传至今，至稳至当。盖正痘因外感时邪而发，种痘则种于无病之时，岂非避危就安之妙法乎？种法全在好苗。夫苗者，即取他儿种落之痂，谓之种苗，无时行之气。若自出之痂，谓之时苗，有时行之气，若不辨而用，名虽为种，实与传染时痘无异。然种苗要择痘稀色润，浆浓痂厚，光泽尖圆者，此气血充足，阴阳合德之上苗也。收贮磁瓶，紧护其口，置清凉处，勿触秽气。其苗在北方，天气凉，春时一月之内，冬月四、五十日尚可种。南方气温，夏月四、五日，春月二十日，冬月三十日，久则气薄无力，恐种不出。欲觅此苗，访有人家种痘，向其恳求数粒，即可源源而种。或平日于同道种师老诚者言明，彼此互借，则苗亦可不断。近有种师，因种苗已断，权取时苗种之，往往有种出稠密证重者，不知时苗亦必要传种数儿，俱各顺当，性始平和，方与种苗相等。至于种法，凡种一儿，用痂三、四粒放茶杯内，滴入清水数匙，指尖搅湿，将水倾去，用柳木小杵，研十数转，如浆糊状，用新棉捏一小团，如枣核大，长短粗细，量儿鼻孔大小，棉团不可太松，松恐苗气易往外泄，将棉团一头蘸痂糊于上，塞儿鼻中，男左女右，塞勿太进，恐儿不适意，亦勿太出，恐易于脱落，须宽紧浅深适中为妙。塞后勿任儿手拈出，若嚏打出，仍急塞入。下苗后，以六个时辰为度，天热早取出数刻，天寒多留数刻，苗气渐次传遍五脏，至七日或八、九日发热，发热三日而见点矣。将发热时，小儿颈项必发小块，状如痰核，乃毒气结聚于此，痘发必稀，不必医治，痂后渐消。若用时苗种者，项中无块可辨。儿之可种与否，须察其体之虚实，及有无宿病。调护之法，当节饮食，适寒温，防惊吓，此皆种师俱各明悉，兹不重赘。（叶天士）

放苗之七日，应期发热而出者，为活动之苗。放而不出者，苗性不灵，行至半途而止。如自鸣钟之失时，爆竹之不过线。〇曾记程汉昭先生有五不放之说：解颅目多白者不放；肉虚软多痰者不放；肤枯发黄有疳积者不放；鼻孔小者不放；未周岁者不放。痘师能避此五种，自不致失手矣。〇予谓五者之外，尤有三不放：病后未复元者不放；身生疮疥者不放；时痘出处不放。恐时疫传染，内外交攻，体难任也。（《痘诀余义》）

选案

张圆庵侍御子，年十三岁，六月南归，感受暑热，躁渴狂烦，服天水散不止，改服大顺散，人事昏沉，二便闭塞五日。予与白虎汤，用石膏煎汁代茶，一昼夜渐觉松快，小便稍长，从新壮热。予曰：此痘发矣。急与内托清散，仍用石膏为君，阅二日痘始出，唇舌燥裂，以石膏二十斤、黄连一斤煎汁频进，方获起胀灌脓。前后二十七日，计用石膏八十五斤，黄连三斤。此种火毒之证，世不常有，非侍御公笃信，安望生全？〇黄武功郎，五岁出痘，下身稠密，上截全无。予曰：此误下过也。改用升发之剂，始得渐布于上。适予渡江数日，武功听俗医，恣用芩、连、犀角，八朝无浆，遣人迎予，与以参、芪内托立起。〇吴皋门郎，十一岁，逆痘变烂，收功一月后，忽又发痘遍身，一日出齐，三日灌足，第四日一片破烂，全无痘形，脓水淋漓，用松花荞麦粉，愈扑愈甚。予审视曰：此原无痘毒，乃脾虚湿胜，究系从前用麻黄发为臭烂，元气耗去，未用参、术调补耳。内服异功散，外以人参末糁之，随糁随干，内外共用人参一斤五两，至今破处绝无疤痕。〇范道生郎，十三岁，出痘，医用生地、羚羊、芩、连、栀、柏，致淫湿淋漓，不能成浆。予谓：破烂泄气，又当严冬，再受寒邪，更变不测。自手至足，俱用皮纸糊密，内服参麦清补汤，加茯苓、山药，逐节调理，回浆后纸渐绉开，痂结靥落。（程华仲）

方搏九先生，治徐氏子，三岁出痘，儿质本虚，皮薄娇红，四朝即用参、芪，头面渐肿，五、六分浆，至七朝，看守不勤，左颊抓破，左眼忽开，声音顿哑。方云：此抓破气虚发痒也。肿消目开，元气泄也；音哑者气虚，毒欲归肺也。急宜托住元气，清之即死。遂以独参汤频呷，神安片时，续进大剂参、芪，面复渐肿。方云：生则生矣，难免发痈。其家尚以音哑为虑，方云：勿忧，俟其发毒耳。十二朝靥至足，右肩井下毒发如杯，五日脓熟，视其毒光而软，银针刺之，脓射如线，而音顿清。〇程锦堂孙，五岁，痘出五朝，予视其天庭两颊模糊，周身稠密，干红紫滞，中有黑点，唇舌焦黑，身热指冷，烦躁，不食不便，此血热毒壅之证，用十神解毒合犀角地黄，服药依然，以为不可治矣。老医程汉昭视云：证是实火，在六日前犹可救治。先用燕巢泥研细，葱汁调敷两太阳及两乳间，以拔其毒；煎剂用麻黄、芩、连、黄柏各一钱，大黄二钱，紫草三钱，犀角、羚角另研冲服，大便连下数行，色如败酱，唇舌稍退，能食。予曰：内证虽减，痘已枯萎，如何灌脓？程云：火毒既解，不能灌，别有治法。时正严寒，用铜盆盛水置被内，取白石烧红投水中，热气蒸之。又用芸香熏之。又用雄鸡去毛肠，纳芫荽一握、厚朴三钱于鸡腹，煮浓汁频服，间进清凉活血之剂。予曰：此何解也？程云：水气蒸之令其表透；芸香熏之令其肤裂。（燕巢、白石、芸香等法出《证治准绳》。）；雄鸡大发、厚朴散结、芫荽透窍，使毒从毛孔透出。肤裂毒出，身必流水，水流毒化，不能灌脓，亦可成功。如法行之，果被褥皆湿，周身皮脱而愈。予服其治法之妙，始见其善治实证，或不善治虚证。后又治程锦堂次子，年大体虚，痘重浆灌不起，用羊胎、参、芪、枸杞、淫羊藿同煮浓汁服愈，此何等识力也。（《橡村痘诀》）

予儿生四十日，出痘数点，身不甚热，看者谓此痘极轻。越二日，遍身痘出稠密，额面阴囊一片纯红，不分颗粒，看者又以儿小痘多，必不可为。予见痘色红活，颇能饮乳，尚可调治，以参、芪、甘草煎浓，与乳间服。至六日，头上痘虽有浆，而间发水疱，肢体疱多浆少。儿小血气有限，犹不足忧，独额面纯红无浆，以为必得有脓，毒方可化，仍与前药。至七日，额面红处，忽见一二转黑，惊为变逆，察其精神未惫，是夜，囊亦转黑，悟非恶候，乃结痂也。缘儿小血气易于周浃，不可拘以常期。九日，痂落，身复大热，此余毒欲发痈也，以大连翘饮服之，热退，红处痂落，脓水未干，以黄柏、黄连、甘草、地骨皮、五倍子末糁愈。阴囊流水，用绵茧散糁愈。此极小之儿，极多之痘，极危之证，随证用药，立起回生。世人遇儿小痘多，及纯红水疱等证，即弃不治，不亦误乎！○表弟年十五，出痘稠密，八、九日，当灌脓时，痘粒陷入成窝，医用木香、异功等药，陷伏愈甚。予视其色红紫，体气颇旺。谓曰：此非虚弱，乃毒盛壅蔽气血，是以陷伏不行浆耳。与清毒活血汤一剂，陷伏立起，再剂，脓浆充满。（久吾）

疹

名言节录

疹者，痘之末疾也。脾肺二经受病，内应手足太阴，外合肌肉皮毛，犹天地沴戾[1]不正之气，故曰疹也。然未痘先疹，痘后必复疹，惟痘后而疹者，方为正疹。在苏松曰痧子，浙江曰瘖子，江右湖广曰麻，山陕曰肤疮、曰糠疮，名殊而证则一。○初热一日，至次日鸡鸣时，其热即止，惟觉五心微热，咳嗽，流鼻清涕，或腹中作痛，饮食渐减，到申末酉初，其热复来，如此者四日。手按发际热甚，面热少减，咳嗽连声，腮赤眼泪，嚏喷频发，或鼻中血出，至第五日，其热不分昼夜。六日早时，疹出颐下，细细红点，至午时，两手背并腰下及浑身密密俱有。七日普遍掀发，鼻涕不流，嚏喷不行，至晚，两颐颜色渐淡。此验出疹之要法。○凡疹热起至收完，但看右手一指，脉洪大有力，虽有别证，亦不为害。此定存亡之要诀。○凡疹发热，六日而出，此常期也。若用药太早，耗伤元气，及至出时，或嗽止变喘，或出而即隐，或作大泻，或合目而喘，此皆用药太早之过也。治法，必待见疹方可徐徐升表，然亦有次第。凡药一剂，须分作数次服。盖疹在

1 沴戾：音lìlì，妖邪或瘟疫。

皮里膜外，若一剂作一次服，药催太急，多致烦躁谵语，宜慎。〇疹热五、六日，势将出矣，病家见医药不效，医家见嗽热不除，或作别证治之，或又更医，此世俗之大忌，因而误事者不少。〇治疹须因时用药：温暖时月，发以辛凉，防风解毒汤；喧热时月，发以辛寒，黄连解毒汤；时寒时暖，发以辛平，升麻葛根汤；大寒时月，发以辛温，桂枝解毒汤。〇凡疹，多于耳后项上腰腿先见，其顶尖而不长，其形小而匀净，色以淡红为吉。若色红甚者，兼火化也，化斑汤主之，白虎汤佐之；色白者，血不足也，治宜养营汤；色紫赤，干燥暗晦者，火毒炽也，滋阴凉血而热自除，所谓养阴退阳之义也，先用六一散解之，继进四物汤，换生地加柴、芩、干葛、红花、翘、蒡之类，外有大青汤、元参解毒汤皆可选用；色黑者热毒极矣，为十死一生之候，勿妄施治，不得已，急用大青汤解之，惟宜烧人粪调服，可以转变，服而不效者不治。〇疹出一日忽没者，风寒所迫而然，不急治之，胃烂而死。舌白至唇湿处，是其征也。宜消毒饮、升麻汤等发之。〇疹证多呕吐，不必治呕，但治其疹，而呕自止，况呕中便有发散之义。〇初热至五日，每多腹痛，乃大肠火郁之故。勿认伤食，消导手揉，为害甚重。〇疹出之际，不思食者，胃为毒气所壅故也。疹尽毒解，即思食矣。不可啖面，惟啜稀粥，宜少而频，俟其气清神爽，身体不热，渐渐加添，庶无他虑。〇凡患麻疹，初起至收，个个好饮凉水，不可禁止，宜少与之，则毒气渐解。〇生生子曰：麻疹咳嗽喘急，用痘科大、小无比散，每服五、七分，大者一钱，即刻喘定而睡，醒后，神安气和而愈，乃热毒从小便出也。〇疹初忌泻，亦有始终泄泻不妨者，禀之强弱异也。疹毒上攻于肺，肺与大肠相表里，外应皮毛，故多咳嗽、泄泻。得之早者，其嗽必减。

致变喘逆，嗽实喘虚，得嗽者出，得喘者入，合目懒倦，其疹时出时没，喉痰胸满，面色变白，疹闭不出，因而告危。○疹出泄泻，或泻稀水频数者，有吉有凶，要看疹透不透。若遍身稠密红紫者，此乃阳火得泄，吉也。疹一发透，其泻自止。宜用升麻葛根汤。若疹已收，泻犹未止，验其体热，疹必未透，前药加翘、蒡、黄连、木通，以分利之。若疹色淡，体不热，口不渴，大小便利，饮食少进，此为凶象，乃虚寒之证，治当温补，或兼收涩。若火毒未净，喘而泄泻溺涩者，柴苓汤。烦渴作泻者，白虎汤、猪苓汤。疹家不忌泻，泻则阳明之邪热得解，是亦表里分消之义。○疹出二、三日，两鼻俱干，收完时，毒气轻者，清涕即来，就思饮食，不必服药。若清涕来迟，不思食者，仍须清肺解毒。○疹后多嗽，余毒假嗽而散，旬日之内，尚宜有嗽，不可见嗽多而治嗽。○疹后阴血因受煎熬，故多虚耗，以致身热不已，午后尤甚者，治当滋阴清火，养阴退阳。○疹后余毒入胃，久而不散，以致牙龈黑烂而成走马牙疳，沿及两颊浮肿，鼻生红点，穿颊破腮，缺唇堕鼻，声哑，不食，而为崩砂狐惑败坏之证。○疹后烦热呕吐者，毒留肺胃也，化斑汤、解毒汤。壮热干咳，便秘烦渴者，疹邪不解也，三黄丸利之，或凉膈散、金花丸。虚烦者，竹叶石膏汤去半夏加花粉。热虽退，渴咳不止者，生脉散加甘、桔、二母、花粉。○疹后自利者，积热移于大肠也，四苓散加木通、芩、连、白芍，或益元散。利下鲜血者，白头翁汤。此由热邪内陷故也，大忌止涩。○疹后喘嗽痰血者，毒留肺胃也，治用芩、连、山栀、元参、知母、花粉、人中黄。○疹后潮热干咳，便溏食减者，中气虚也，宜补之，六君汤。微微咳嗽者，余毒未净也，清肺饮、消毒饮。疹后咳嗽，但清余热，消痰壅，自愈，如贝母、甘、桔、麦冬、花粉、薄荷、元参之属，勿用收敛。〇疹后发热烦躁，闷瞀惊悸者，阴血衰耗，毒乘心肝也，宜养血安神，四物汤去川芎加麦冬、枣仁、竹叶、灯心、甘草、菖蒲、茯神、黄连、辰砂。亦有不应药而成疳瘵者。〇疹后声哑不出，喘渴身热不退，久不愈者，此热毒未尽，肺金受克故也，清金降火汤、甘桔牛蒡汤，加知母、元参、竹叶、花粉、麦冬、杏仁。〇孕妇出疹，以安胎清热为主，四物汤加味主治，或用黄芩一味，既能安胎，又能解毒。〇热毒蒸胎，胎多受伤，而母常无恙者，何也？盖疹与痘不同，痘宜内实，故胎落而母亡；疹宜内虚，故胎下而母安。然孰若子母两全之为愈也。（《仁端录》）

按万氏谓医用药太早，恐耗元气，故必待见点而后施治。及作一次服，恐药催之太急，此固其心得之法也。然以愚见，则医有高下，药有宜否，但使见有确真，发无不当。则于未出之前，或解或补，必有得预防之力，以潜消其毒者；既出之后，亦必有善调之方，而不致催急者。此在善与不善，不嫌早与不早也。〇按万氏治疹诸条，皆极详妥，其中惟泻、喘二证，则最多疑似。盖二证之由疹毒，固当如其治矣，然有不因疹毒，或以脾气本弱而过用寒药，或以误食生冷，致伤脾胃而为泄泻者。虽曰由疹而发，然实非疹毒之病，但察其别无热证热脉，而兼色白气馁者，便须速救脾气，若执谓疹毒，则无不危矣。又如气喘一证，大有虚实，盖十喘九虚，若察其本非火证，又非外邪，或以大泻，或以大汗而致喘者，必皆气脱之候。凡此二者，不可不加细察。〇按万氏治疹发表之法，极尽随时制宜之善，然发表之义，亦最不易，如营卫不足，而疹有不能出者，其证甚多，若徒知发之，而不知滋之，非惟不能发，且恐穷其源矣。如伤寒三表之法，实亦有关于此。（张景岳）

疹虽胎毒，多带时行气候，暄热传染而成。其发与痘相类，其变比痘匪轻。先起于阳，后归于阴，毒盛于脾，热流于心，脏腑之伤，肺则尤甚，始终之变，肾则无证。初则发热，有类伤寒，眼胞困倦而难起，鼻流清涕而不干，咳嗽少食，烦渴难安，斜目视之，隐隐皮肤之下，轻手摸之，磊磊肌肉之间，其形若疥，其色若丹。出见三日，渐没为安，随出随没，喘急须防。根窠若肿兮，疹而兼瘾。皮肤如赤兮，疹尤夹斑。似锦而明，不药可愈，如煤而黑，百无一安。疮疹既出，调理甚难。坐卧欲暖，饮食宜淡。咳唾涎沫，不禁酸咸。忽生喘急，肺受风寒。心脾火灼，口舌生疮。肺胃蕴热，津液常干。有此变证，治法不同。微汗毒解；热势少凶，二便清调，气行无壅。腠理拂郁兮，即当发散。肠胃秘结兮，急与疏通。鼻衄勿忧，邪从衄解。自利勿止，毒以利松。麻后多痢兮，热毒移于大肠，咳嗽喉痛兮，痰气滞于心胸。口渴心烦，法在生津养血。饮食减少，治宜调胃和中。余证无常，临期变通。〇疹与痘疮，始似终殊，原同证异。痘疮发于五脏，麻疹出于六腑，先动阳分，而后归于阴经，故标属阴，而本属阳。其热也，气与血搏，故血多虚耗。其治也，先发散行气，而后滋阴补血。凡动气燥悍之药，皆不可用。〇发热之初，憎寒壮热，鼻流清涕，身体疼痛，呕吐泄泻，咳嗽气急，腮红眼赤，审是麻候，宜服升麻葛根汤表之。得汗则皮肤通畅，腠理开豁，而疹易出矣。〇发热咳嗽之时，既明麻疹，其有出不快者，宜用麻黄汤、羌活汤、消毒饮，发散解毒；外以芫荽酒糟蒸热擦之，自头至足为齐，头面愈多为佳。〇麻疹出后，见风没早，未清爽者，宜消毒饮加发散药，虽不复出，亦寻愈。〇疹出三日不没者，乃内有实热，宜四物汤加清利之药，则热自解而疹自消。〇或热或退，五、六日而后出者轻；淡红滋润，头面匀净者轻；发透三日而渐没者轻。头面不出者重；红紫暗燥者重；咽喉肿痛不食者重；冒风没早者重；移热大肠变痢者重。黑暗干枯，一出即没者不治；鼻扇口张，目无神者不治；鼻青粪黑者不治；气喘心前吸者不治；麻后牙疳臭烂者不治。（翁仲仁）

疹喜清凉，痘喜温暖，人皆知之。然疹初出亦须和暖则易出，只要发出得尽，则其毒便解。大抵疹出之际，虽寒勿用桂枝；虽虚勿用参、术，虽呕而有痰勿用半夏、南星。（史演山）

麻痘形证大略相似，治者每严于痘而略于麻，不知痘之境宽，虽见险恶，犹可从容图治；麻之境促，变生顷刻，多不及救，故不可不预防也。预防之法，在病家，坐卧欲暖，饮食宜淡，二语尽之；在医家，慎发表，三字尽之。所谓慎发表者，其一体实之儿，火毒盛甚，发之太过，热壅于上，多有气粗喘闭者。医家见其喘闭，复以表药继之，热不能降，焚灼而死。抑思古方升麻葛根汤之用白芍，所以和阴也；麻黄石膏汤，发中有降也。其一体虚之儿，出每迟滞，小经发散，元气已浮，医者谓出未透，更重发之，麻虽出而阳气尽拔，无阴以摄，致喘脱者多矣。予用地黄汤，加人参纳气归元，曾救一、二。故凡见体弱之儿，颅开面白，目无神，或疟痢病后，出得迟缓，即当照顾元气，不可过行发表。○或问：痘出于脏，麻出于腑。胃，腑也，何以痘多胃热发斑之证？肺，脏也，何以麻多肺闭喘促之证？予曰：痘出于脏而赴于胃，是由脏而之腑，胃主肌肉故也。麻出于腑，而甚于肺，是由腑而之脏，肺主皮毛故也。然则痘之出，五脏之毒，而胃总受之。麻之出，六腑之毒，而肺总受之。所谓先起于阳者，出于六腑也；后归于阴者，肺受之也。○麻疹之出，不离肺胃两家，喘闭者肺证也，烦渴者胃证也。冬月喘闭，麻黄、杏仁为救急之药，治之速，麻出喘定而解。若夏令出麻，麻黄与时不合，庸工不识，一见喘闭，执而用之，每多随药而死。盖麻多火证，火甚克金，夏令金亏，天人皆病，麻黄万不能受。冬月之喘闭，有面青唇黯肢冷者，故可用麻黄。夏月肺气已亏，表气已开，断无寒证。间有肢冷者，是阳气亏不能四达也，只可荆、防、甘、桔，从轻用药。气亏甚者，可加人参；火甚者，升麻石膏汤。喘定者可治。〇胃热烦渴者必多汗，此纯是里热，即荆、防、葛根亦不可轻使，升麻石膏汤，乃对证之药，合之甘、桔，则肺胃两家之热解矣。喘闭证在一、二朝见，汗渴证在五、六朝见。肺不容邪，其变也速。胃能容受，其变也迟。〇麻之出必先咳嗽，不嗽而出非麻也。出而喷嚏者吉，肺气通也。〇盛夏之令，火旺金伤，保肺为上，轻轻一散，即宜保肺，石膏、梨汁二味最妙。〇石膏一味，为麻证之至宝。色白属金，味甘微辛，升中有降，降中有升，虽为清胃之药，实保肺之灵丹也。〇刑金之火，由胃而来，石膏本清胃之药，而清肺者是与之去路也。〇夏月无麻黄证，其有不出者，是正气为热所伤，不能升举，疏托中宜兼益气，是予得心之处。〇其有富贵之家，麻毒本甚，更加郁遏太过，火甚金伤，致生喘促者，《经》谓壮火食气是也。急宜泻火保肺，不得再行表散。〇亦有贫寒之子，破屋当风，衣不蔽膝，麻毒正出，外受寒邪，忽生喘促者，急宜温散，使表气宣通，麻毒得解，否则麻闭，顷成不救。〇前二证，一经说明，不难分辨。复有火毒本甚，外感寒邪，外虽寒而中实热，又宜表里双解，古人有麻黄石膏汤，予仿其法，全活甚多。又有火毒本甚，父母只知郁遏，医家只知表散，内外交炽，火极似水，反生厥逆之象者，书谓热深厥亦深是也，宜白虎汤加黄连。若作寒治，殆矣。○治麻有三法：一升散，一降火，一养阴。善用者，升散之中，即寓清凉之意；养阴之剂，不离生发之机。○麻点隐隐未透，发热咳嗽，有涕泪，宜升散；两颊不透，宜升散；发热肢冷，面不赤，唇不燥，宜升散；喘促鼻扇，辨得是表邪，宜升散；泄泻日五、六行，宜升散。○麻疹已出，壮热不退，宜降火；呕吐烦渴，吐出长虫，宜降火；不食，宜降火；热盛烁金而喘，宜降火；鼻衄，宜降火；小便不利，宜降火；喉痛腮肿，牙痛口疮，宜降火；牙疳臭烂，宜降火。○麻疹三、四日后，大热不退，宜养阴；紫点不收，宜养阴；脉来数大，宜养阴；夜热心烦，龂齿，宜养阴；音哑不清，宜养阴；目赤羞明，宜养阴；身痒便燥，宜养阴。○宜升散而不升散，重则顷成喘闭，轻则余毒淹缠。宜降火而不降火，则肺胃受伤，或音哑烦渴，或牙疳口疮。宜养阴而不养阴，则午后潮热，肌肤瘦削，渐成疳证。○麻出总要表透，表一透，里热虽甚，清之可愈；表未透，毒陷于中，门户一关，发表不可，养阴又不可，多致因循而死。○表透者，非皮毛之表，要从脏腑透出，没得从容，才是表透。亦有火毒甚，外见繁红，没后犹作牙疳、肺痈者，或鼻衄下痢者，脏腑之毒未透出也。○麻痘之毒，由脏腑而出，虽已到表，而根蒂在里，解字从表，化字从里，表虽解而里不化，其为后患实多。○肺主皮毛，麻虽出于六腑，必从皮毛而解，故不离乎肺。解之不透，久咳潮热，累成麻疳。此疳字非疳积之疳，因其潮热肌瘦，有似乎疳耳。治宜润肺为主，辛燥药用不得。○解表之药，从阳分，从气分，其效速而易见；化毒之药，从阴分，从血分，其效缓而难成。《金镜录》养阴退阳四字，治麻之要诀也。○养阴退阳，书用四物汤，予少时常习用之，多不获效，以归、芎辛温之性为不合也。因制生地、丹皮、麦冬、赤芍为麻疹四物汤，节节应手。古方不必尽泥，师其意可也。○麻后潮热，最为可嫌，发在午后，天明退凉，退时脉平静，发时脉数大，唇红舌赤而无苔，咬牙揉鼻人渐瘦，每多不治。间有能食者，大剂养阴，可救一、二。○胃为受毒之壑，遗热甚多，其急莫如牙疳。牙疳是失清之证，必须大剂清里。若便闭者可下之，使热毒内泄，与痘后同治。予前集有勒马饮，甚者加大黄急下之，稍迟不但齿落腮穿，更有唇鼻皆烂者，涂药不过帮扶而已。○麻后音哑者，多由火甚伤金，治宜甘、桔、牛蒡、山栀之属。麻后口疮，治法同牙疳，臭烂与痘后同治。往年麻证多不损目，迩来有损目者，其来甚速，二、三日间翳膜遮透，即不能治。缘儿本有肝热，更加郁遏，或病家不知是火，饮以芫荽酒，遂令热毒攻目。速宜清凉养阴退阳，不可再行疏散。○麻后咯吐脓血腥臭，有肺痈者，有胃痈者，皆肺胃遗毒为患。循经而出，则为牙疳，着于脏腑，则为痈也。治当辨其在肺在胃。予用甘、桔、牛蒡、银花、料豆、枳壳、赤芍数味，在肺加山栀、贝母、桑皮，在胃加生地、花粉、木通以佐之。身无大热者，可治。○问：牙疳肺痈可治者，何也？此毒已化而出也。毒化而脏腑不败者可治，脏腑败者不能治也。（《橡村痘诀》）

选案

一儿三岁，病患疟痢，两月未痊，正气大亏，传染出麻。发热咳嗽，麻点隐隐，淡白不见，气不足以息，目无神，四肢冷。予曰：麻初见点，原无补法，但此儿正气大虚，又当破格用药。因以荆、防、蝉蜕、前胡各四分，人参、升麻、甘、桔各三分，加生姜少许，一剂麻透，除升麻加牛蒡，二剂喘定，麻渐退。○张佩西翁孙，隆冬出麻，发热呕吐，麻点隐隐不透，初用疏托药，呕吐不止，心烦躁渴，加石膏五钱，吐仍不止，共吐长虫一十八条，忽然昏厥，奄奄欲绝，复切其脉，滑数有力。缘此子胃火本盛，加以红炉密室，叠障重茵，火郁于内，则肺胃伤，津液竭，以致表气不通，呕甚则虫不安，故随呕而出。其昏闷厥冷者，乃壮火食气，热深厥亦深。参之唇舌，全是火证，病重药尚轻也。乃用石膏四两，知母、黄连、山栀、花粉各一钱，升、葛、荆、防、赤芍、牛蒡各六分，芫荽八分，甘草四分，服药后，反令揭去重衾，卧未逾时，火势尽发，壮热面赤，麻出如堆。再剂遍身皆透，热势渐减，药亦当退，乃除荆、防、芫荽、黄连，加入连翘、木通，石膏减半，至晚其热复甚，心烦躁渴，无可如何，复用黄连、石膏如前数，始得安卧热平。二、三日外，麻色焦紫不退，知其热甚伤阴，乃用养阴退阳之剂，生地五钱，丹皮、麦冬各三钱，桔梗、牛蒡、栀仁、花粉各一钱，石膏五钱，甘草五分，守过七朝，计服过石膏二斤，黄连一两。治麻数十年，火证之甚，无过于此，共当时有虑其昏脱者，欲煎独参汤灌之，非予力主清凉，顷成不救。（许宣治）

医述卷十六　方药备考

方　论

经义

帝曰：气有多少，病有盛衰，治有缓急，方有大小。愿闻其约，奈何？岐伯曰：气有高下，病有远近，证有中外，治有轻重。适其至所为故也。大要曰：君一臣二，奇之制也；君二臣四，偶之制也；君二臣三，奇之制也；君二臣六，偶之制也。故曰：近者奇之，远者偶之。汗者不以偶，下者不以奇。补上治上，制以缓；补下治下，制以急。急则气味厚，缓则气味薄。适其至所，此之谓也。病所远而中道气味之者，食而过之，无越其制度也。是故平气之道，近而奇偶，制小其服也；远而奇偶，制大其服也。大则数少，小则数多。多则九之，少则二之。奇之不去，则偶之，是谓重方。偶之不去，则反佐以取之。所谓寒热温凉，反从其病也。〇帝曰：非调气而得者，治之奈何？有毒无毒，何先何后，愿闻其道。岐伯曰：有毒无毒，所治为主，适大小为制也。帝曰：请言其制？岐伯曰：君一臣二，制之小也；君一臣三佐五，制之中也；君一臣三佐九，制之大也。〇帝曰：方制君臣，何谓也？岐伯曰：主病之谓君，佐君之谓臣，应臣

之谓使。非上下三品之谓也。（《素问》）

约方，犹约囊也。囊满弗约，则输泄；方成弗约，则神与弗俱。（《灵枢》）

总论

方之为言，仿也。仿病而有方也。《素》、《难》无方，非无方也，为仿为活法也。汉世才有方，为备于仿也。今时奇方疗疾，倘果可以发无不中，则昔轩、岐、扁、仓神灵之智，慈爱之仁，岂不及此！何不每病只立一方，使后人彰明显著，用无不当，而乃广为昭析，多立言词以累后学，纷赜难穷，效无十全哉！虽然，方不可泥，亦不可遗。以古方为规矩，合今病而变通。既详古论之病情，复揣立方之奥旨，病同药异，病异药同。证端蜂起，而线索井然；变见多危，而执持不乱。诚为良矣！（《冯氏锦囊》）

医当论方，不当论药。当就方以论药，不当执药以论方。（《己任编》）

医者，意也。如对敌之将，操舟之工，贵乎临机应变。方固难于尽用，然非方，则古人之心弗传。望洋捕风，必有率意而失之者矣。方果可以不用乎？虽然，方固良矣，然必熟之《素问》，以求其本；熟之本草，以究其用；熟之诊视，以察其证；熟之治疗，以通其变。始于用方而终无俟于方。夫然后医之道成矣。（商辂）

方有七：大、小、缓、急、奇、偶、复是也。张从正曰：大方有二，有君一臣三佐九之大方，病邪不一，不可以一、二味治者宜之；有分两重而顿服之大方，肝肾及下部之病道远者宜之。小方有二，有君一臣二之小方，病邪专一，可一、二味治者宜之；有分两小而频服之小方，心肺及在上之病宜之，徐徐细呷是也。刘完素曰：肝肾位远，数多则其气缓，不能速达于下，必大剂而数少，取其迅速下行也；心肺位近，数少则其气急，不能升发于上，必小剂而数多，取其易散而上行也。《经》曰：补上治上制以缓，补下治下制以急。急则气味厚，缓则气味薄。适其病所而中道，无越其制度也。王冰曰：假如病在肾，而心气不足，服药宜急过之，不以气味饲心，肾药凌心，心复益衰矣。刘完素曰：圣人治上不犯下；治下不犯上；治中上下俱不犯。故曰：诛伐无过者，命曰大惑。张从正曰：缓方有五，有甘以缓之之缓方，甘草、饴蜜之属是也，病在胸膈，取其留恋也；有丸以缓之之缓方，比之汤散，其行迟慢也；有品件众多之缓方，药聚则递相拘制，不得独骋其性也；有无毒治病之缓方，无毒则性纯缓也；有气味俱薄之缓方，气味薄则长于治上，及其至下，药力已衰矣。王好古曰：治主宜缓，缓则治其本也；治客宜急，急则治其标也。张从正曰：急方有四，有急病急攻之急方，中风、关格之病是也；有汤散荡涤之急方，下咽易散而行速也；有毒药之急方，毒药能上通下泄，以夺病势也；有气味俱厚之急方，直趋于下而力不衰也。奇方有二，有独用一物之奇方，病在上而近者宜之；有药合阳数，一、三、五、七、九之奇方，宜下不宜汗是也。刘完素曰：小承气，奇之小者也；大承气、抵当汤，奇之大者也。因其攻下而为之也。桂枝、麻黄，偶之小者也；葛根、青龙，偶之大者也。因其发汗而用之也。偶方之制，有两味相配之偶方；有古之二方并用之偶方，古谓之复方。皆病在下而远者宜之。有药合阴数，二、四、六、八、十之偶方，宜汗不宜下是也。王好古曰：奇之不去复以偶，偶之不去复以奇，故曰复；复者，再也。王太仆以偶方为复方，七方之中有偶又有复，岂非偶乃二方相合，复乃数方相合乎？（《怡堂散记》）

许学士云：余读仲景书，用仲景法，然未尝守其方，乃为得

仲景之心也。（李东垣）

或问仲景处方，药品甚少，及东垣用药多至二十余味。丹溪云：余每治病，用东垣之药，效仲景处方，庶品味数少，则药力专精。丹溪何以不法东垣而效仲景耶？曰：明察药性，莫如东垣，盖所谓圣于医者也。故在东垣则可多，他人而效其多，斯乱杂矣。东垣如韩信将兵，多多益善，丹溪不过能将十万，故不敢效其多。（王节斋）

仲景立方，精而不杂，其中以六方为主，诸方从而加减焉。凡汗剂，皆本桂枝；吐剂，皆本栀豉；攻剂，皆本承气；和剂，皆本柴胡；寒剂，皆本泻心；温剂，皆本四逆。溷而数之，为一百十三方者，未之审也。〇仲景方备十剂之法：轻可散实，麻黄、葛根诸汤是已；宣可决壅，栀豉、瓜蒂二方是已；通可行滞，五苓、十枣之属是已；泄可去闭，陷胸、承气、抵当是已；滑可去着，胆导、蜜煎是已；涩可固脱，赤石脂、桃花汤是已；补可扶弱，附子、理中丸是已；重可镇怯，禹余粮、代赭石是已；湿可润燥，黄连阿胶汤是已；燥可去湿，麻黄连翘赤小豆汤是已；寒能胜热，白虎、黄连汤是已；热能制寒，白通、四逆诸汤是已。〇仲景制方，随方立禁，使人受其功不蹈其弊也。如用发表药，一服汗者停后服。若脉紧发热汗不出者，不可与桂枝；脉微弱汗出恶风者，不可服青龙；脉浮发热无汗表不解者，不可与白虎；诸亡血虚家，不可用瓜蒂；病人旧微溏者，不可与栀子；阳明病汗出多者，不可与猪苓；外未解其热不潮者，未可与承气；呕家不可与建中。此仲景慎重之心。〇仲景用攻、下二字，不专指大便。凡与桂枝汤欲攻其表，此指发汗言；表解者乃可攻之，指利水言；有热属脏者攻之，指清火言也。寒湿在里不可下，指利水言，以有热故也。

当以汤下之，指清火言也。〇六经各有主方，而他经有互相通用之妙。如麻、桂二汤，为太阳营卫设，阳明之病在营卫者亦用之。真武汤，为少阴水气设，太阳之汗后亡阳者亦用之。四逆汤，为太阴下利清谷设，太阳之脉反沉者亦宜之。五苓散，为太阳消渴水逆设，阳明之饮水多者亦宜之。猪苓汤，为少阴下利设，阳明病小便不利者亦宜之。抵当汤，为太阳淤血在里设，阳明之蓄血亦宜之。瓜蒂散，为阳明胸中痞硬设，少阴之温温欲吐亦宜之。合是证便用是方。方各有经，而用不拘，是仲景法也。方虽有表、里、寒、热、虚、实之不同，并无伤寒、中风杂证之分别，且风、寒有两汤迭用之妙，表、里有二方更换之奇。或以全方取胜，或以加减奏功。后人论方不论证，故反以仲景方为难用耳。〇桂枝，汗剂中第一品也。麻黄之性，直透皮毛，生姜之性，横散肌肉，故桂枝佐麻黄则开元府，而逐卫分之邪，令无汗者有汗而解，故曰发汗。桂枝率生姜则开腠理，而驱营分之邪，令有汗者复汗而解，故曰解肌。解肌肉之邪，正在营分，何立三纲者反立麻黄主营、桂枝主卫耶？麻黄不言解肌，而肌未尝不解。桂枝之解肌，正所以发汗。要知麻黄、桂枝二汤，是发汗分深浅之法，不得以解肌与发汗对讲。〇麻黄、桂枝，太阳、阳明表之表药；瓜蒂、栀豉，阳明里之表药；小柴胡，少阳半表之全药。太阴表药，桂枝汤；少阴表药，麻黄附子细辛汤；厥阴表药，当归四逆汤。六经之用表药，为六经风寒之出路也。〇凡治病必分表里，而表里偏有互呈之证。如麻黄之喘，桂枝之自汗，大青龙之烦躁，小青龙之咳，皆病在表而夹里证也。用杏仁以治喘，芍药以止汗，石膏以治烦躁，五味、干姜以治咳，是于表剂中兼治里也。〇麻黄汤，于发表中降气；桂枝汤，于发表中滋阴；葛根汤，于发表中生津；大青龙汤与麻杏甘膏汤、麻翘赤小豆汤，于发表中清火；小青龙汤与五苓散，于发表中利水。〇葛根与大、小青龙，皆合麻、桂二方加减。葛根减麻黄之杏仁者，以不喘故；加葛根者，和太阳之津，升阳明之液也。大青龙减桂枝之芍药者，以汗不出故；加石膏者，以烦躁故也。若小青龙减麻黄之杏仁，桂枝之姜、枣，既加细辛、干姜、半夏、五味，而又立加减法，神而明之，不可胜用矣。〇小青龙治伤寒未解之水气，故用温剂汗而发之；十枣汤治中风已解之水气，故用寒剂引而竭之。此寒水、风水之异治也。小青龙之水，动而不居；五苓散之水，留而不行；十枣汤之水，纵横不羁；大陷胸之水，痞硬坚满；真武汤之水，四肢沉重。水气为患不同，所以治法各异。〇膀胱主水，为太阳之里。十枣、五苓，为太阳水道之下药。胃腑主谷，为阳明之里。三承气为阳明谷道之下药。胆腑主气，为少阳之里。大柴胡为少阳气分之下药。三阳实邪之出路也。大肠、小肠，皆属于胃。胃家实，则二肠俱实矣。若三分之，则调胃承气，胃家之下药；小承气，小肠之下药；大承气，大肠之下药。戊为燥土，庚为燥金，故加芒硝以润其燥也。桂枝加大黄，太阳转属阳明之下药，桂枝加芍药，太阳转属太阴之下药。凡下剂兼表药，以未离于表故也。柴胡加芒硝，少阴转属阳明之下药。大柴胡，下少阳无形之邪；柴胡加芒硝，下少阳有形之邪也。桂枝加芍药，下太阴无形之邪；三物白散，下太阴有形之邪也。四逆散，下少阴、厥阴无形之邪；承气汤，下诸经有形之邪也。其间有轻重之分：下剂之轻者，只用气分；下剂之重者，兼用血分。酸苦涌泄，下剂之轻，故芍药、枳实为轻；咸苦涌泄，下剂之重，故大黄、芒硝为重。〇仲景方，每用粥为佐者，以草木之性各有偏胜，惟稼穑作甘，为冲和之味，人之精神血气，皆赖之以生。故桂枝汤，以热粥发汗；理中汤，以热粥温中；白散，以热粥导利，复以冷粥止利。神哉！今人服大黄后，用冷粥止利，尚是仲景遗意乎？（柯韵伯）

桂枝、麻黄之辈，在皮毛者汗而发之也；葛根、升麻之辈，因其轻而扬之也；承气、陷胸之辈，下者引而竭之也；泻心、十枣之辈，中满者泄之于内也；瓜蒂、栀豉之辈，高者因而越之也。此仲景因病制方之法也。（刘河间）

小柴胡汤，主少阳之半表里也；五苓散，分利膀胱之半表里也；理中汤，治吐泻不定，上下之半表里也。（《医学入门》）

古人立方取名，非无故而然。顾名思义，昔者，胡不名之曰汤中、汤尾，而必名之曰汤头？盖头者，头目之意也。能领群药直至患所，如将之统兵剿贼以逐寇也。柯氏云：如大将立旗鼓，使人知有所向。如某方之入某经，某药之走某络；某方利于攻策，某方善于守法；某方其功在补，某方得力在泻；某方止宜陆路，某方精于水路；某方惯使奇法，某方可遵正法；某方得法用机，某方用法使巧；某方升而成功，某方降而获效。方法之妙，乌可忽视哉！夫某方入某经络者，如养心汤之入心，固金汤之入肺，补中汤之入脾，左金丸之入肝，固本丸之入肾之类。又如攻剂大、小承气之类，守剂理中、四逆之类；补剂十全、归脾之类，泻剂大、小柴胡之类；陆剂五味异功、六君之类，水剂五苓、八正之类；升剂升阳散火之类，降剂苏子降气之类；奇剂滋肾丸、栀子干姜汤之类，正剂附子、理中汤、三黄散之类；机剂附子热药冷探之类，巧剂六君汤吞养正丹、四物汤吞活络丹、四六君送香连丸之类。李子云：用药之难，非顺用之难也，逆用而与病情恰当之难也。今之医师，知以寒治热，以热治寒，寒者热之，热者寒之，独不闻诸《内经》曰：通因通用，塞因塞用，寒因热用，热因寒用，用热远热，用寒远寒耶？盖塞因塞用者，若脾虚作胀，治以参、术，脾得补而胀自消也。通因通用者，若伤寒挟热下利，或中有燥屎，用调胃承气汤乃安；滞下不休，用芍药汤通之而愈也，寒因热用者，药本寒也，而反佐之以热；热因寒用者，药本热也，而反佐之以寒，俾无拒格之患。所谓必伏其所主，而先其所因也。用热远热，用寒远寒者，如寒病宜投热药，热病宜投寒药，仅使中病而已，勿使过焉。过用则反为伤矣。古人之法，妙用如此。柯氏有云：方外有方，法外有法。诚哉斯言也！（《医学阶梯》）

凡用药处方，最宜通变，不可执滞。观仲景以麻黄汤，治太阳经发热、头痛、脉浮、无汗之伤寒；而阳明病脉浮、无汗而喘者亦用之；太阳与阳明合病，喘而胸满者亦用之。此麻黄汤之通变也。又如桂枝汤，本治太阳经发热、汗出之中风；而阳明病，如疟状，日晡发热，脉浮虚，宜发汗者亦用之；太阳病外证未解，脉浮弱，当以汗解者亦用之；太阴病，脉浮可发汗者亦用之；厥阴证，下利腹胀满，身疼痛，宜攻表者亦用之。此桂枝汤之通变也。又如小柴胡汤，本治少阳经胁痛干呕、往来寒热之伤寒；而阳明病，潮热胸胁满者亦用之；阳明中风，脉弦浮大，腹满胁痛，不得汗，身面悉黄，潮热等证亦用之；妇人中风，续得寒热，经水适断，热入血室，如疟状者亦用之。此小柴胡汤之通变也。由此观之，可见仲景之意，初未尝逐经执方，而立方之意，多有言不能悉者，正神不可以言传也。所以有此法，未必有此证。有此证，未必有此方。即仲景再生，而欲尽踵其成法，吾知其未必皆相合。即仲景复言，而欲尽吐其新方，吾知其未必无短长。于戏！方乌足以尽变，变胡可以定方，但使学者能会仲景之意，则亦今之仲景也，又何必以仲景之方为拘泥哉！余故曰：用药处方，最宜通变，不当执滞也。虽然，此通变二字，盖为不能通变者设，而不知斯道之理，又自有一定不易之要焉。苟不知要，而强借通变为谭柄，则胡猜乱道，妄议经权，反大失通变之旨矣。〇补方之制，补其虚也。凡气虚者宜补其上，人参、黄芪之属是也；精虚者宜补其下，熟地、枸杞之属是也；阳虚者宜补而兼暖，桂、附、干姜之属是也；阴虚者宜补而兼清，门冬、芍药、生地之属是也。此固阴阳之治辨也。其有气因精而虚者，自当补精以化气；精因气而虚者，自当补气以生精。又有阳失阴而离者，不补阴，何以收散亡之气？水失火而败者，不补火，何以苏垂寂之阴？此又阴阳相济之妙用也。故善补阳者，必于阴中求阳，则阳得阴助，而生化无穷；善补阴者，必于阳中求阴，则阴得阳升，而泉源不竭。余故曰：以精气分阴阳，则阴阳不可离。以寒热分阴阳，则阴阳不可混。此又阴阳邪正之离合也。故凡阳虚多寒者，宜补以甘温，而清润之品非所宜；阴虚多热者，宜补以甘凉，而辛燥之类不可用。〇和方之制，和其不和者也。凡病兼虚者，补而和之；兼滞者，行而和之；兼寒者，温而和之；兼热者，凉而和之。和之为义广矣。亦犹土兼四气，其于补泻温凉之用，无所不及，务在调平元气，不失中和之为贵也。故凡阴虚于下，而精血亏损者，忌利水；阴虚于上，而肺热干咳者，忌辛燥；阳虚于上者，忌消耗；阳虚于下者，忌沉寒；大便溏泄者，忌滑利；表邪未解者，忌收涩；气滞者，忌闭塞；经滞者，忌寒凝。凡邪火在上者，不宜升，火得升而愈炽矣；沉寒在下者，不宜降，阴被降而愈亡矣。诸动者，不宜再动。如火动者，忌温暖；血动者，忌辛香；汗动者，忌疏散；神动者，忌耗伤。凡性味之不静者，皆所当慎。其于刚暴更甚者，则在不言可知也。诸静者不宜再静，如沉微细弱者，脉之静也；神昏气怯者，阳之静也；肌体清寒者，表之静也；口腹畏寒者，里之静也。凡性味之阴柔者，皆所当慎。其于沉寒更甚者，又在不言可知也。夫阳主动，以动济动，火上添油也。不焦烂乎？阴主静，以静益静，雪上加霜也。不寂灭乎？不知此义，又何和剂之足云。○攻方之制，攻其实也。凡攻气者，攻其聚，聚可散也。攻血者，攻其淤，淤可通也。攻其坚，在脏者可破可培，在经者可针可灸也。攻痰者，攻其急，真实者暂宜解标，多虚者只宜求本也。但诸病之实有微甚，用攻之法分轻重。大实者，攻之未及，可以再加；微实者，攻之大过，每因致害。凡病在阳者，不可攻阴。病在腑者，不可攻脏。若此者邪必乘虚内陷，所谓引贼入门也。病在阴者，勿攻其阳。病在里者，勿攻其表。若此者，病必因误而甚，所谓自撤藩蔽也。大都治宜用攻，必其邪之甚者也。其若实邪果甚，自与攻药相宜，不必杂之补剂。盖实不嫌攻，若但略加甘滞，便相牵制。虚不嫌补，若但略加消耗，便觉相妨。所以寒实者最不喜清，热实者最不喜暖。然实而误补，不过增病，病增者可解；虚而误攻，必先脱元，元脱者无治矣。其或虚中有实，实中有虚，此又当酌其权宜，不在急宜攻急宜补之例。虽然，凡用攻之法，所以除凶翦暴也。然惟必不得已乃可用之，若或有疑，须加详慎。盖攻虽去邪，无弗伤气，受益者四，受损者六，故攻之一法，实自古仁人所深忌者，正恐其成之难，败之易耳。○散方之制，散表证也。观仲景太阳证，用麻黄汤；阳明证，用葛根汤；少阳证，用小柴胡汤。此散表之准绳也。后世宗之，而复不能用之，在不得其意耳。盖麻黄之气峻利而勇，凡太阳经阴邪在表者，寒毒既深，非此不达，故制用此方，非谓太阳经药，必须麻黄也。

设以麻黄治阳明、少阳之证，亦寒无不散，第恐药方太过，反伤其气，岂谓某经某药，必不可移易，亦不过分其轻重耳。故如阳明之葛很，未有不走太阳、少阳者；少阳之柴胡，亦未有不入太阳、阳明者。但用散之法，当知性力缓急、气味寒温之辨，用得其宜，诸经无不妙也。如麻黄、桂枝，峻散者也；荆、防、紫苏，平散者也；辛、芷、生姜，温散者也；柴、葛、薄荷，凉散者也；羌活、苍术，能走经去湿而散者也；升麻、川芎，能举陷上行而散者也。第邪浅者忌峻利，气弱者忌雄悍，热多者忌温燥，寒多者忌清凉。凡热渴烦躁者喜干葛，而呕恶者忌之；寒热往来者宜柴胡，而泄泻者忌之；寒邪在上者宜升麻、川芎，而内热火升者忌之。此性味之宜忌所当辨也。至于相配之法，则尤当知要。凡以平兼清，自成凉散；以平兼暖，亦可温经。宜大温者，以热济热；宜大凉者，以寒济寒。此其运用之权，则毫厘进退自有伸缩之妙，又何必胶柱刻舟，以限无穷之变哉！○寒方之制，为清火也，为除热也。夫火有阴阳，热分上下。方书咸谓黄连清心，黄芩清肺，石斛、芍药清脾，龙胆清肝，黄柏清肾。是亦胶柱法也。凡寒凉皆能泻火，岂有凉此而不凉彼者，但当分其轻清重浊，性力微甚，用得其宜，则善矣。夫轻清者，宜以清上；重浊者，宜于清下。性力之厚者，能清大热；性力之缓者，能清微热。以攻而用者，去实郁之热；以利而用者，去癃闭之热；以补而用者，去阴虚枯燥之热。然火之甚者，在上亦宜重浊；火之微者，在下亦可轻清。夫宜凉之热，皆实热也。实热在下，自宜清利；实热在上，不可升提。盖火本属阳，宜从阴治，从阴者宜降，升则反从阳矣。《经》曰：高者抑之，义可知也。外如东垣有升阳散火之法，此以表邪生热者设，不得与伏火内炎者并论。○热方之制，为除寒也。夫寒之为病，有寒邪犯于肌表者，此皆外来之寒，人所易知。至于本来之寒，生于无形无响之间，人之病此者最多，人之知此者最少。丹溪曰：气有余，便是火。余续之曰：气不足，便是寒。夫今人之气有余者，能十中之几？其有或因禀受，或因丧败，以致阳气不足者，多见寒从中生，而阳衰之病无所不致。第其由来者渐，形见者微，当其未觉，孰为之意？及其既甚，始知治难。矧庸医无识，每以假热为真火，因复毙于无形无响者，又不知其几。故惟高明之士，常以阳衰根本为忧，此热方之不可不知也。然用热之法，尚有其要。以散兼温，散寒邪也；以行兼温，行寒滞也；以补兼温，补虚寒也。第多汗者忌姜，姜能散也；失血者忌桂，桂动血也；气短怯者忌故纸，故纸降气也。凡气香者，皆不利于气虚；味辛者，多不利于血证。是用热之概也。至于附子之辨，今之用者，必待势不可为然后用之，不知回阳之功，当用于阳气将去之际，可望挽回。若用于既去之后，死灰不可复然矣。但附子性悍，独任为难，必得人参、熟地、炙甘草之类以制其刚，而济其勇，无往不利矣。〇固方之制，固其泄也。如久嗽为喘，而气泄于上者，宜固其肺；久遗成淋，而精脱于下者，宜固其肾。小水不禁者，宜固其膀胱；大便不禁者，宜固其肠脏；汗泄不止者，宜固其皮毛；血泄不止者，宜固其营卫。凡因寒而泄者，当固之以热；因热而泄者，当固之以寒。总之，在上在表者，皆宜固气；在下在里者，皆宜固精。然虚者可固，实者不可固。久者可固，暴者不可固。当固不固，则沧海亦将竭；不当固而固，则闭门留寇也。〇因方之制，因其可因者也。凡病有相同者，皆可按证而用之。如痈毒之起，肿可敷也；蛇虫之患，毒可解也；汤火伤其肌肤，热可散也；跌打伤其筋骨，断可续也。凡此之类，皆因证而可药者也。然因中有不可因者，又在乎证同而因不同耳。盖人之虚、实、寒、热，各有不齐，表、里、阴、阳，治当分类。故有宜于此，而不宜于彼者。有同于表，而不同于里者。病虽相类，不可谓因方之类尽可因之而用也。因之为用，有因标者，有因本者，勿因此因字，而误认因方之义。（《景岳全书》）

凡事最忌耳食，所谓道听而途说也。如治浮火，当引火归元。用八味丸，乃指肾脏虚寒，火不能纳，非治实火及别脏之火也。如类中风用地黄饮子，乃治少阴纯虚之痱证，非治风火痰厥之中风也。如暑月用大顺散，乃治夏日贪凉中寒之证，非治暑热正病也。如大便不通用芦荟丸，乃治广肠坚结，诸药不效之病，非治津液枯燥之证也。近人耳闻有此数方，并不细审病因，惘然施用，受祸必烈。（《兰台轨范》）

凡用方不分君臣佐使，头绪纷杂，率意妄施，药与病迥不相当，医之罪也。（《医门法律》）

内经方论

内者，性命之道；经者，载道之书。其书乃黄帝与岐伯、鬼臾区、伯高、少师、少俞、雷公六臣，讲求而成。其方高简奥妙，不易测识。今人罕能用之者。然既为古圣之神方，自不得不录之于首。（《成方切用》）

泽术麋衔散

有病身热解堕，汗出如浴，恶风少气，病名酒风。治之以泽泻、术各十分，麋衔五分，合以三指撮，为后饭。（《素问》）

酒风，即《风论》曰：饮酒中风，则为漏风。其伤在脾胃。

病身热懈惰，汗出如浴，恶风少气。内因酒湿所伤，则邪留肌肉；外因风邪伤卫，则阳气去，腠理疏，元府开，筋痿弱。是证之所由来也。麋衔祛在表之风；泽泻渗在里之湿；白术助脾胃之气以却邪。合以三指撮者，是为散，欲其缓于中以去病也。后饭者，即仲景云：服药已，啜热稀粥，以助药力也。（《古方选注》）

兰草汤

有病口甘者，病名脾瘅。此肥美之所发也。肥者，令人内热；甘者，令人中满。其气上溢，传为消渴。治之以兰，除陈气也。（《素问》）

省头草，花叶俱香，燥湿不变。脾瘅是有余之疾，必其人数食甘美而多肥，惟此清蔬，可除脾经陈久蕴蓄之热。盖其味辛性寒，主开结利窍，解热止渴，故以一味单行，能使肥甘不化之气，荡涤无余，则其性之峻利可知。苟非肥美所发之瘅，又非所宜也。（《古方选注》）

鸡矢醴

有病心腹满，旦食而不能暮食，病名鼓胀。治之奈何？治之以鸡矢醴，一剂知，二剂已。（《素问》）

醴，甜酒也。少麹多米，酿之一宿而成者佳。鸡无前阴，溺屎同窍，佐以桃仁、大黄微利，水湿从大便而出。清酒为熟谷之气，达于皮毛，行于脉络，下通水道。鸡屎与醴同行，复能使水湿从小便而出，二便通利，腹胀潜消矣。（《古方选注》）

四乌鲗骨一藘茹丸

有病胸胁支满，妨于食。病至则先闻臊腥臭，出清液，先唾血，四肢清，目眩，时时前后血，病名血枯。此得之年少时有所大脱血，若醉入房，中气竭及伤肝也。肝伤，故月事衰少不来也。

治之以四乌鲗骨一藘茹，丸以雀卵，大如小豆，以五丸为后饭，饮以鲍鱼汁，利肠中。（《素问》）

乌鲗骨丸，皆血肉之品。盖血枯气去，苟非有情之物，焉能留恋气血而使之生长？乌鲗鱼骨，咸温下行，性涩去脱，久服令人有子，可知其固气益精之功矣。藘茹咸酸入肝，活血通经，疏气行伤。丸以雀卵，壮阳益血。药后即饭，复饮鲍鱼汁，厌其药性下行，利肠续绝。每用五丸者，《经》言脱血入房，肝伤由于中气之竭，故欲其留顿中宫，仍从脾胃转输于下也。（《古方选注》）

生铁落饮

有病怒狂者，生于阳也。阳气者，暴折而难决。病名阳厥，夺其食则已。夫食入于阴，长气于阳，使之服以生铁落饮者，下气疾也。（《素问》）

厥阳怒狂，治之不以药石者，《经》言：药石发癫，芳草发狂。故以生铁落，用水研浸为饮。盖铁之生者，气寒味辛，其性直行而降，下气疾速，用其捶出之花，遮得外走经络，开结于木火之中，则狂怒自已。（《古方选注》）

熨药方

黄帝曰：刺寒痹内热奈何？伯高答曰：刺布衣者，以火淬之。刺大人者，以药熨之。用醇酒二十斤，蜀椒一升，干姜一斤，桂心一斤，凡四种，皆㕮咀渍酒中，用棉絮一斤，细白布四丈，并纳酒中，置酒马矢煴中，盖封涂勿使泄。五日五夜，出布绵絮，曝絮之，干复渍，以尽其汁。每渍必晬其日，乃出干，并用滓与绵絮，复布为巾，长六、七尺，为六、七巾，用生桑炭炙巾，以熨寒痹所刺之处，令热入至于病所。寒复炙巾以熨之，三十遍而止。汗出以巾拭身，亦三十遍而止。起步内中无见风，每刺必熨。如此，

病已矣。（《灵枢》）

㕮咀者，谓碎之如大豆，然后煎之，取其清汁也。渍，浸也。马矢熅中者，燃干马屎而煨之也。涂，盐泥封固也。晬，周日也。复布为巾者，如今之夹袋，所以盛贮棉絮药滓也。滓，柤也。炙布以生桑炭者，桑能利关节，除风寒湿痹也。大人血气清滑，故当于未刺之先，及既刺之后，但以药熨，则经通汗出，而寒痹可除矣。刺后起步于密室中，欲其气血行，而慎避风寒也。（《成方切用》）

豕膏

痈发于嗌中，名曰猛疽。猛疽不治，化为脓。脓不写，塞咽，半日死。其化为脓者，写则合豕膏冷食，三日已。（《灵枢》）

猛疽，言为害之急也。豕膏，即猪脂之炼净者也。（《成方切用》）

薐翘草根汤

痈发于胁，名曰败疵。败疵者，女子之病也。灸之。其病大痈脓，治之。其中乃有生肉，大如赤小豆，剉薐翘草根各一升，以水一斗六升，煮之竭，为取三升，则强饮厚衣，坐于釜上，令汗出至足，已。（《灵枢》）

薐，芰也。翘，连翘也。二草之根，俱能解毒。马元台曰：薐翘，即今之连翘。（《成方切用》）

角发酒

邪客于手、足少阴、太阴、足阳明之络，此五络皆会于耳中，上络左角。五络俱竭，令人身脉皆动，而形无知也。其状若尸，名曰尸厥。鬄[1]其左角之发方一寸燔治，饮以美酒一杯，不能饮者，

1　鬄：音义同“剃”。

灌之立已。（《灵枢》）

邪客于四脏一腑之络，乃为尸厥者，以心肾为水火络；肺脾为天地络；胃为中土络。此五络皆会于耳中，上络左角。若阴阳相离，不能交会，则身脉动而形无知，其状如尸。当刺五络之井，不已，先以竹管吹耳，以通五络之会。再剃其左角之发，燔为血余，入络化淤，饮以美酒，使络气与卫气相通，庶阳和厥醒。（《古方选注》）

半夏秫米汤

厥气客于五脏六腑，则卫气独卫其外，行于阳不得入于阴。行于阳则阳气盛，阳气盛则阳跷陷。不得入于阴，阴虚故目不瞑。补其不足，泻其有余，调其虚实，以通其道，而去其邪。饮以半夏汤一剂，阴阳已调，其卧立至。（《灵枢》）

治奇经，古无药石之方，止有针刺之法。今厥客于脏腑，卫气独行于阳，阳跷气盛，不得入于阴，阴虚故目不瞑。用秫半汤者，以药石不能直入阳跷，故治胃以泄卫气也。半夏辛温，入胃经气分；秫，糯粟也，甘酸入胃经血分。千里水扬之万遍，取其轻扬不助阴邪。炊以苇薪，武火也。火沸入药，仍徐炊令减，寓升降之法。升以半夏，从阳分通卫泄邪；降以秫米，入阴分通营补虚。阴阳通，卧立至。（《古方选注》）

马膏生桑桂酒

季春痹，治之以马膏。其急者，以白酒和桂以涂；其缓者，以桑钩钩之。即以生桑灰置之坎中，高下以坐等，以膏熨急颊，且饮美酒，啖美炙肉，不饮酒者自强也。为之三拊而已。（《灵枢》）

季春痹者，北地之真中风也。中于阳明之络，卒口僻，急者目不合，热则筋纵，目不开。以北地风高气燥，非辛散祛风之药可疗，外用和阳润燥涂熨之法，马膏甘辛柔缓，以摩其急，润其血脉，通其痹。筋弛纵，缓不胜收，故用桂之辛热，酒之活络，以涂其缓，和其营卫，通其血络。以桑钩钩之，钩其颊也。坎，颊间之坎陷也。生桑灰者，采活桑枝炒灰，取其性锐力足，通节窍，祛风痹。高下以坐等者，以桑灰置之坎中，务使高下厚薄相等，然后以膏熨急颊，令桑性入络。调匀马膏，舒筋润痹。三拊者，轻手拊拍其三次也。饮以美酒，病在上者酒以行之。啖美炙肉，助胃气上升于络也。（《古方选注》）

小金丹

辰砂二两，雄黄一两，雌黄一两，紫金半两，同入合中。外固，了地一尺，筑地实，不用炉，不须药制，火煅七日，候冷，取出合子，埋药地中，七日取出，顺日研之三日，蜜丸，梧子大。每日望东吸日华气一口，冰水下一丸，和气咽之。服十粒，无疫干也。（《素问》）

以金箔同药研之，易为细末，顺日研之，谓左旋也。（徐灵胎）

按：此遗篇之言，乃出后人增附，法非由古，未足深信。（《成方切用》）

伤寒方论

桂枝汤

桂枝为仲景群方之冠，乃滋阴和阳，解肌发汗，调和营卫之总方也。凡中风、伤寒、杂证，脉浮弱，汗自出，而表不解者，咸得而主之。先辈言无汗不得用桂枝者，正以汤中有芍药能止汗也。芍药之功在于止烦，烦止，汗亦止。故反烦、更烦与心悸而烦者，咸赖之。若倍加芍药，即建中之剂，非复发汗之剂矣。是方也，用桂枝发汗，即用芍药止汗！生姜之辛，佐桂枝以解肌；大枣之甘，佐芍药以和里。桂、芍之相须，姜、枣之相得，阳表阴里，并行不悖，是刚柔相济以为和也。甘草甘平，有安内攘外之能，用以调和气血者，即以调和表里，且以调和诸药矣。而精义又在啜稀热粥，以助药力，盖谷气内充，则邪不复入，而啜粥以继药之后，则余邪不复留，复方之妙用又如此。要知此方专治表虚，能解肌以发营中之汗，而不能开皮毛之窍以出卫分之邪。故汗不出者是麻黄证，脉浮紧者是麻黄脉，即不得与桂枝汤矣。〇桂枝不足以胜风，先刺风池、风府，复与桂枝以祛风。烧针不足以散寒，先灸其核，与桂枝加桂以散寒。皆内外夹攻法。又先治其外，后治其内之理也。桂枝加芍药治阳邪下陷，桂枝更加桂治阴邪上攻，只在一味中加分两，不于本方外求他味，不即不离之妙如此。〇服桂枝汤后，大汗出，而大烦渴，是阳陷于里，急当滋阴，故用白虎加参以和之。用麻黄汤后，汗漏不止，是阳亡于外，急当扶阳，故用桂枝加附以固之。要知发汗之剂，用桂枝太过，则阳陷于里；用麻黄太过，则阳亡于外。因桂枝汤有芍药而无麻黄，故虽大汗出而元府仍能自闭，但能使阳盛，不致亡阳也。〇凡寒中人，不在营卫，即入腠理。仲景制桂枝汤调和营卫，制柴胡汤调和腠理，观六经证外，仲景独出桂枝证、柴胡证之称，见二方任重，不可拘于经也。惟太阳统诸阳之气，六经表证，咸属于太阳，故柴胡得与桂枝对待于太阳之部。桂枝本为太阳风寒设，凡六经初感之邪，未离营卫者悉宜之。柴胡本为少阳半表设，凡三阳半表之邪，逗留腠理者悉宜之。仲景最重二方，所以自为桂枝证注释之，为柴胡证注释之。桂枝有疑似证，柴胡亦有疑似证。桂枝有坏病，柴胡亦有坏病。桂枝证罢，桂枝不中与，而随证治法，仍不离桂枝方加减。柴胡证罢，柴胡不中与，而设法救逆，仍不出柴胡方加减。（柯韵伯）

麻黄汤

麻黄一方，与桂枝各半，则小发汗；加石膏、姜、枣，即于发表中清火而除烦躁；去桂枝之辛热，加石膏之辛寒，则于发表中清火而定喘；君以文蛤，即于发表中祛内外之湿热；加连翘等之苦寒，即于发表中清火而治黄；加附子、细辛之大辛热，加附子、甘草之辛甘，亦因少阴表里之微甚，并非为严寒之时拘。医咸谓麻黄不可轻用，安知仲景之神化哉？○先辈言麻黄汤主治伤寒，不治中风，似非确论。盖麻黄汤、大青龙汤，治中风之重剂；桂枝汤、葛根汤，治中风之轻剂。伤寒可通用之，非主治伤寒之剂也。○麻黄汤证，发热骨节疼，即是风寒两伤，营卫俱病。先辈何故以大青龙治营卫两伤，麻黄汤治寒伤营而不伤卫，桂枝散治风伤卫而不伤营，曷不以桂枝证之恶寒，麻黄证之恶风，一反勘耶？要之，冬月风寒本同一体，故中风、伤寒皆恶风、恶寒，营病卫必病。中风之重者，便是伤寒；伤寒之浅者，便是中风。不必在风寒上细分，须当在有汗、无汗上着眼耳。（柯韵伯）

仲景治伤寒，无汗用麻黄，有汗用桂枝。历代名医未有究其精微。尝绎思之，似有一得。云津液为汗，汗即血也。在营则为血，在卫则为汗。夫寒伤营，营血内涩，不能外通于卫，卫气闭固，津液不行，故无汗发热而憎寒。夫风伤卫，卫气外泄，不能内护于营，营气虚弱，津液不固，故有汗发热而恶风。然风寒之邪，皆由于皮毛而入，皮毛者，肺之合也。肺主卫气，包罗一身，天之象也。是证虽属乎太阳，而肺实受邪气，证兼面赤怫郁咳嗽，以及痰喘胸满者，非肺病乎？盖皮毛外闭，则邪热内攻，而肺气膹郁。故用麻黄、甘草，同桂枝引出营分之邪，达之肌表，佐以杏仁泄肺而利气。是则麻黄汤虽太阳发汗重剂，实为发散肺经火郁之药也。（李时珍）

葛根汤

葛根为阳明经药，惟表实里虚者宜之，而胃家实，非所宜也。故仲景于阳明经中，反不用葛根。若谓其能亡津液而不用，则与本草生津之义背矣。若谓其能大开肌肉，何反加于汗出恶风之合病乎？有汗、无汗，下利、不下利，俱得以葛根主之。是葛根与桂枝，同为解肌和中之剂，与麻黄之专于发表者不同。〇仲景于阳明经中不用葛根，东垣定为阳明经药，易老云：未入阳明者不可便服。岂二老未读仲景书乎？（柯韵伯）

大青龙汤

大青龙证之不明于世者，许叔微始之作俑也。其言曰：桂枝治中风，麻黄治伤寒，大青龙治中风见寒脉、伤寒见风脉。三者如鼎立，此三大纲所由来也。愚谓先以脉论：夫中风脉浮紧，伤寒脉浮缓，是仲景互文见意处。言中风脉多缓，然亦有脉紧者；伤寒脉当紧，然亦有脉缓者。盖中风、伤寒，各有浅深，或因人之强弱而异，或因地之高下、时之乖和而殊。证固不可拘，脉亦不可执。如阳明中风而脉浮紧，太阳伤寒而脉浮缓，不可谓脉紧必伤寒，脉缓必中风也。按：《内经》脉滑曰风，则风脉原无定象；又盛而紧曰胀，则紧脉不专属伤寒；又缓而滑曰热中，则缓脉又不专指中风矣。且阳明中风有脉浮紧者，又有脉浮大者，必欲以脉浮缓为中风，则二条将属何证耶？今人但以太阳之脉缓自汗，脉紧无汗，以分风寒别营卫，并不知他经皆有中风，即阳明之中风，无人谈及矣。请以太阳言之，太阳篇言中风之脉证有二：一曰太阳中风，阳浮而阴弱，阳浮者热自发，阴弱者汗自出，啬啬恶寒，淅淅恶风，翕翕发热，鼻鸣干呕者，桂枝汤主之。一曰太阳中风，脉浮紧，发热恶寒，身疼痛，不汗出而烦躁者，大青龙汤主之。以二证相较：阳浮见寒之轻，浮紧见寒之重；汗出见寒之轻，不汗出见寒之重；啬啬、淅淅见风寒之轻，翕翕见发热之轻，发热恶寒觉寒热之俱重；鼻鸣见风之轻，身疼见风之重；自汗干呕见烦之轻，不汗烦躁见烦之重也。言伤寒之脉证有二：一曰太阳病，或未发热，或已发热，必恶寒、体痛、呕逆，脉阴阳俱紧者，名曰伤寒。一曰伤寒脉浮，自汗出，小便数，心烦，微恶寒，脚挛急。以二证相较：微恶寒见必恶寒之重，体痛觉挛急之轻；自汗出、小便数、心烦，见伤寒之轻；或未发热，见发热之难；必先呕逆，见伤寒之重；脉浮见寒之轻，阴阳俱紧见寒之重。中风伤寒，各有轻重如此。今人必以伤寒为重，中风为轻，但知分风寒之中伤，而不辨风寒之轻重，于是有伤寒见风、中风见寒之遁辞矣。合观之，则不得以脉缓自汗为中风定局，更不得以脉紧无汗为伤寒而非中风矣。要知仲景凭脉辨证，只审虚实。不论中风、伤寒，脉之紧、缓，但于指下有力者为实，脉弱无力者为虚；不出汗而烦躁者为实，汗出多而烦躁者为虚；证在太阳而烦躁者为实，证在少阴而烦躁者为虚。实者可服大青龙；虚者便不可服。此最易晓也。要知仲景立方，因证而设，不专因脉而设。大青龙汤，为风寒在表而兼热中者设，不专为无汗而设。故中风而烦躁者可用，伤寒而烦躁者亦可用。盖风寒本是一气，故汤剂可以互投。论中有中风、伤寒互称者，如大青龙是也；有中风、伤寒并提者，如小柴胡是也。仲景细审脉证而施治，何尝拘拘于中风、伤寒之名是别乎？〇大青龙诸证，全是麻黄，有喘与烦躁之别。喘者，是寒郁其气，升降不得自如，故多用杏仁之苦以降气；烦躁是热伤其气，无津不能作汗，故特加石膏之甘以生津。〇麻黄证，热全在表。桂枝之自汗，大青龙之烦躁，皆兼乎里热。仲景于表剂中，便用寒药以清里。自汗是烦之兆，烦是躁之征。汗出，则烦得外泄，故不躁，宜用微寒酸苦之味以和之；汗不出，则烦不得泄，故躁，宜用大寒坚重之品以清之。夫芍药、石膏，是里药入表剂中。今人不审表中有里，因生疑畏，当用不用，至热并阳明，而斑黄狂乱发矣。仲景于太阳经中，用石膏以清胃火，是预保阳明之先着；加姜、枣以培中土，又虑夫转属太阴矣。〇两青龙，俱两解表里法。大青龙治里热，小青龙治里寒。故发表之药同，而治里之药殊也。〇大青龙之点睛，在"无汗烦躁，无少阴证"二句。〇大青龙名重剂，不特少阴伤寒不可用，即太阳中风亦不可轻用也。脉浮紧、汗不出，是麻黄证，不可与桂枝汤，以中有芍药能止汗也。脉浮弱、自汗出，是桂枝证，不可与大青龙，以中有麻黄、石膏故也。（柯韵伯）

小青龙汤

小青龙，小柴胡，俱是两解表里之剂。小青龙重在里证；小柴胡重在表证。故青龙加减，麻黄可去；柴胡加减，柴胡独存。盖小青龙重在半里之水，小柴胡重在半表之热也。〇小青龙与小柴胡，俱为枢机之剂，故皆设或然证，因各立加减法。盖表证既去其半，则病机偏于向里。故二方之证多属里，仲景多用里药，少用表药。未离于表，故为解表之小方。然小青龙主太阳之半表里，尚用麻黄、桂枝，还重视其表；小柴胡主少阳之半表里，只用柴胡、生姜，但微解其表而已。此缘太、少之阳气不同，故用表药之轻重亦异。○小青龙设或然五证，加减法内即备五方。小柴胡设或然七证，即具加减七方。此仲景法中之法，方外之方。○小青龙与五苓，同为治表不解而心下有水气在。五苓治水之蓄而不行，故大利其水，而微发其汗，是为水郁折之也；小青龙治水之动而不居，故备举辛温以散水，并用酸苦以安肺，培其化源也。（柯韵伯）

十枣汤

同是心下有水气，干呕咳喘，一用小青龙汤主之，一用十枣汤主之。何也？盖小青龙发散表邪，使水气自毛窍而出，乃《内经》所谓开鬼门法也；十枣汤驱逐里邪，使水气自大小便而泄，乃《内经》所谓洁净府、去陈莝法也。○昔杜任问孙兆曰：十枣汤究竟治甚病？孙曰：治太阳中风，表解里未和也。杜曰：何以知里未和？孙曰：头痛，心下痞满，胁下痛，干呕，汗出，此知里未和也。杜曰：公但言病证，而所以里未和之故，要紧处总未言也。孙曰：某尝于此未决，愿听开谕。杜曰：里未和者，盖痰与水气壅于中焦，故头痛，干呕，短气，汗出，是痰膈也。非十枣不治。但此汤不宜轻用，恐损人于倏忽，用者慎之！（喻嘉言）

五苓散

伤寒之用五苓，允为太阳寒邪犯本，热在膀胱，故以五苓利水泻热。然用桂枝者，所以宣邪，而仍治太阳也。杂证之用五苓，特以膀胱之虚，寒水为壅，故用肉桂之厚以君之，而虚寒之气，始得运行宣泄。二证之用稍异，不可不辨。（罗东逸）

欲用五苓发表，则热饮走表，桂枝得令也；欲利小便，则冷饮达下，泽泻得令也。欲吐则温服，复饮热汤探之，猪苓得令也。一方之中，无穷妙用如此。（《慎斋三书》）

五苓原是治水，不是治渴。用以散所饮之水，而非治烦渴、消渴之水也。且五苓重在内烦外热，用桂枝是逐水以除烦，不是热因热用。是少发汗以解表，不是助四苓以利水。其用四苓，是行积水留垢，不是疏通水道。（柯韵伯）

五苓兼表治法，猪苓专里治法。欲邪透表，则五苓上消也，所谓开鬼门；欲邪下渗，则猪苓下消也，所谓洁净府。（魏荔彤）

诸泻心汤

《内经》曰：腰以上为阳。故三阳俱有心胸之病，仲景立泻心汤以分治三阳。在太阳以生姜为君者，以未经误下，而心下成痞，虽汗出表解，水气犹未散，故微寓解肌之义也；在阳明用甘草为君者，以两番妄下，胃中空虚，其痞益甚，故倍甘草以建中，而缓客邪之上逆，是亦从乎中治之法也；在少阳用半夏为君者，以误下而成痞，邪已去半表，则柴胡汤不中与之，又未全入里，则黄芩汤亦不中与之矣。治心下痞，按之濡，其脉关上浮者，用大黄黄连泻心汤；心下痞，而复恶寒汗出者，用附子泻心汤。此皆攻实之剂，与前三方名虽同，而法不同矣。○仲景泻心无定法，正气夺，则为虚痞，杂用甘补、辛散、苦泄、寒温之品以和之；邪气盛，则为实痞，用大寒、大热、大苦、大辛之味以下之。和有轻重之分，下有寒热之别。同名泻心，而命剂不同如此。然五方中，诸药味数分两，各有进退加减，独黄连定而不移者，以其苦先入心，中空外连，能疏通诸药之寒热，故为泻心之主剂也。（柯韵伯）

泻心本名理中黄连人参汤，盖泻心疗痞，正是理中处。当知仲景用理中有寒热两法：一以扶阳，一以益阴也。（林亿）

中虚不能化气，则阴逆于下，阳格于上，此亦邪居半表里之间。变小柴胡汤为半夏泻心汤，彼和解于表里间，此和解于上下际。表里间俱属阳，上下际之下字，内兼有阴也。阴逆则阳郁，故去柴胡，加黄连以解阳邪，佐辛温以破阴逆也。（《医径句测》）

干姜黄连黄芩人参汤

妄汗后，水药不得入口，是为水逆。妄吐、下后，食入口即吐，是为食格。此肺气、胃气受伤之别也。入口即吐，不使少留，乃火炎上之象，故干姜黄连黄芩人参汤，苦寒倍于辛热，用泻心之半，而不名泻心者，以泻心汤专为痞硬之法耳。要知寒热相结于心下，而成痞硬；寒热相阻于心下，而成格逆。源同而流异也。（柯韵伯）

旋覆代赭石汤

此方，乃泻心之变剂。以心虚不可复泻，故去芩、连、干姜辈苦寒辛热之品。○旋覆、半夏作汤，调代赭末，治顽痰结于胸膈，或涎沫上涌者最佳。挟虚者加人参尤效。（柯韵伯）

旋覆代赭汤，予每借治反胃噎食，气逆不降者，神效。（周扬俊）

昌用此方治反胃多痰，气逆并哕者，愈千人矣。（喻嘉言）

桂枝人参新加汤、葛根黄芩黄连汤

前方理中加桂枝，而冠桂枝于人参之上；后方泻心加葛根，而冠葛根于芩、连之首。不名理中、泻心者，总为表未解故耳。补中亦能解表，凉中亦能散表；补中亦能散痞，凉中亦能止利。仲景制两解方，神化如此！（柯韵伯）

大、小陷胸汤丸

大陷胸汤，太阳药也；大陷胸丸，阳明药也；小陷胸汤，少阳药也。（王海藏）

大、小青龙，攻太阳之表，有水火之分；大、小陷胸，攻太

阳之里，有痰饮之别。（柯韵伯）

按：大承气，所下者燥屎；大陷胸，所下者蓄水；小陷胸，所下者黄涎。（《伤寒类方》）

桃仁承气汤、抵当汤

仲景制大青龙、大柴胡、白虎汤，治三阳无形之热结。三承气之热实，是糟粕为患；桃仁、抵当之实结，是蓄血为眚。在有形中，又有气血之分也。凡仲景用硝、黄，是荡热除秽，不是除血。后人专以气分、血分对讲，误认糟粕为血，竟推大黄为血分药，不知大黄之芳香，所以开脾气而除腐秽，故方名承气耳。若不加桃仁，岂能破血？非加蛭虻，何以攻坚？是血剂中又分轻重也。凡症瘕不散，久而成形者，皆蓄血所致。今人不求其属而治之，反用三棱等气分之药，重伤元气，元气日衰，邪气易结。盖谓糟粕因气行而除，淤血因气伤而反坚也。明知此理，则用抵当丸，得治症瘕及追虫攻毒之效。（柯韵伯）

桃仁承气，治淤血将结之时；抵当治淤血已结之后。（《伤寒类方》）

瓜蒂散、栀豉汤

邪在营卫之间，惟汗是其出路，故立麻黄、桂枝二方。邪在胸腹之间，惟吐是其出路，故立瓜蒂、栀豉二方。瓜蒂散主胸中痞硬，治在上焦；栀豉汤主腹满而喘，治兼中焦。犹麻黄之主皮肤，桂枝之主肌肉。瓜蒂散，峻剂也，犹麻黄之不可轻用；栀豉汤，轻剂也，犹桂枝汤之可更用。故太阳表剂，多从桂枝加减；阳明表剂，多从栀豉加减。阳明用栀豉，既可用之以去邪，即可用之以救逆。今人但知汗为解表，不知吐亦为解表。知吐中便有发散之说，不知所以当吐之义。故于仲景大法，取其汗下，遗其吐法耳。

（柯韵伯）

瓜蒂、栀豉，皆吐剂。要知瓜蒂吐痰食宿寒；栀豉吐虚烦客热。如未经汗、下，邪郁胸膈而痞满者，谓之实，宜瓜蒂散，此重剂也；已经汗、吐、下，邪热乘虚，客于胸中而懊侬者，为虚烦，宜栀豉汤，此轻剂也。（《医方集解》）

白虎汤

白虎汤，是解胃腑内蒸之热，非治外经之热也。昔人以石膏辛凉，能解利阳明风热，若不佐以麻、葛之品，何以走外？此说似是而实非。盖阳明在经之邪，纵使有大热，而不烦渴，自有葛根汤、桂枝加葛根等治法，并无藉于石膏也。（张路玉）

夫以石膏一物之微，入甘温队中则为青龙；从清凉同气则为白虎。惟圣神之哲，乃能用之恰当。此龙虎所为庆风云之会也。设在表之风寒未除，当用青龙而反用白虎；设在里之热渴已逼，当用白虎而反用青龙。倒行逆施，能不败乎？世传孙思邈有降龙伏虎之能，岂非以仲景之心法为道法耶？（喻嘉言）

白虎加人参，于清火中益气；调胃用甘草，于攻实中虑虚。（柯韵伯）

三承气汤

诸病皆因于气，秽物之不去，由于气之不顺也。故攻积之剂，必用气分之药。因以承气名汤，方分大、小，有二义焉：厚朴倍大黄，是气药为君，名大承气；大黄倍厚朴，是气药为臣，名小承气。味多性猛，制大其服，欲令大泄下也，因名曰大；味寡性缓，制小其服，欲微和胃气也，因名曰小。且煎法更有妙义：大承气用水一斗，煮朴、枳，取五升去滓，内大黄再煮，取二升，内芒硝。何哉？盖生者气锐而先行，熟者气纯而和缓。仲景欲使芒硝先化燥矢，大黄继通地道，而后朴、枳除其痞满。若小承气以三味同煎，不分次第。同一大黄，而煎法不同。此可见仲景微和之意也。（柯韵伯）

伤寒邪热传里，须看浅深用药。三焦俱伤，则痞、满、燥、实、坚全见，宜大承气汤。邪在中焦，则有燥、实、坚三证，宜调胃承气汤，加甘草和中，去枳、朴者，恐伤上焦氤氲之气也。邪在上焦，则痞而实，宜小承气汤，去芒硝者，恐伤下焦真阴也。若表证未除，里证又急，不得不下者，则用大柴胡汤，通表里而缓治之。大承气最紧，小承气次之，调胃又次之，大柴胡又次之。（陶节庵）

大、小、调胃三承气汤，必须表证悉罢，而发热、恶热、谵语、不大便者，方可用之。若脉浮紧，下之必成结胸；若脉浮缓，下之必成痞气。以上三法，若有所差，则有遗害。假令调胃承气证，用大承气下之，则愈后元气不复，以其气药犯之也；大承气证，用调胃承气下之，则愈后神呆不清，以其气药无力也；小承气证，若用芒硝下之，则下利不止，变成虚矣。三承气之用，岂可瘥乎？（《此事难知》）

三承气汤，为寒下之柔剂；白散、备急丸，为热下之刚剂；附子泻心汤、大黄附子汤，为寒热互结，刚柔并济之和剂。（张路玉）

甘草干姜汤、芍药甘草汤

甘草干姜汤，得理中之半，取其守中，不须其补中；芍药甘草汤，得桂枝之半，用其和里，不许其攻表。（柯韵伯）

小柴胡汤、乌梅丸

小柴胡为少阳主方；乌梅丸为厥阴主方。二方虽不同，而寒温互用、攻补兼施之法相合者，以脏腑相连，经络相贯，风木合气，同司相火故也。其中皆用人参，补中益气以固本逐邪，而他味俱不相袭者，因阴阳异位，阳宜升发，故主以柴胡；阴宜收降，故主以乌梅。阳主热，故重用寒凉；阴主寒，故重用辛热。阳以动为用，故汤以荡之，其证变幻不常，故柴胡有加减法；阴以静为体，故丸以缓之，其证有定局，故乌梅无加减法也。（柯韵伯）

大、小柴胡汤

大、小柴胡，俱是两解表里之剂。大柴胡主降气，小柴胡主调气。调气无定法，故小柴胡除柴胡、甘草外，皆可进退；降气有定局，故大柴胡无加减法也。（柯韵伯）

柴胡桂枝汤

柴胡桂枝汤，治太阳、少阳并病，表证虽不去而已轻，里证虽已见而未甚。故取桂枝之半，以解太阳未尽之邪；取柴胡之半，以解少阳之征结。为双解两阳之轻剂。（柯韵伯）

柴胡加芒硝汤

大柴胡汤，加大黄、枳实，乃合用小承气也；此加芒硝，乃合用调胃承气也。皆少阳、阳明同治之方。（《伤寒类方》）

厚朴生姜半夏甘草人参汤

太阳汗后胀满，是阳实于里，将转属阳明也；太阴汗后腹满，是寒实于里，而阳虚于内也。邪气盛则实，故用厚、朴、姜、夏散邪而除胀满；正气夺则虚，故用人参、甘草补中而益元气。此亦理中之剂欤？（柯韵伯）

理中汤、四逆汤

按：理中、四逆二方，在白术、附子之别。白术为中宫培土益气之品，附子为坎宫扶阳生气之剂。故理中只理中州脾胃之虚寒；四逆能佐理三焦阴阳之厥逆也。后人加附子于理中，名曰附子理中汤，不知理中不须附子，而附子之功，不专在理中矣。盖脾为后天，肾为先天。少阴之火，所以生太阴之土。脾为五脏之母，少阴更太阴之母。此四逆重于理中也。（柯韵伯）

四逆、理中，皆温热之剂。而四逆一类，总不离干姜，以通阳也，治宜下焦；理中一类，总不离白术，以守中也，治宜中焦。余药皆相同，而功用迥别。（徐灵胎）

诸四逆汤

四逆为太阴主方，而诸经可以并用。在太阴，固本以逐邪也；在少阴，温土以制水也；在厥阴，和土以生木也；在太阳，益火以扶阳也。惟阳明胃实，少阳相火，非所宜耳。〇手足厥逆，有寒、热、表、里之各异。四逆散，解少阴之里热；当归四逆汤，解厥阴之表寒；通脉四逆汤，挽少阴真阳之将亡；茯苓四逆汤，留太阴真阴之欲脱。四方有各经轻、重、浅、深之别也。（柯韵伯）

四逆汤，全从回阳起见；四逆散，全从和解表里起见；当归四逆，全从养血通脉起见。不欲入辛热之味，恐劫其阴也。盖少阴脏中，重在真阳，阳不回，则邪不去；厥阴脏中，职司藏血，血不养，则脉不起。即遇久寒之人，亦不用干姜、附子。止用吴萸之走肝者，自上而下；生姜之辛散者，自内达外足矣。（周禹载）

茯苓四逆汤、干姜附子汤

茯苓四逆、干姜附子二方，皆从四逆加减，而有救阳、救阴之异。茯苓补先天无形之气，安虚阳外脱之烦，故以为君；人参配茯苓，补下焦之元气；干姜配生附，回下焦之元阳；调以甘草之甘，比四逆为缓，固里宜缓也。姜、附者，阳中之阳也。用生附而去甘草，则势力更猛，比四逆为峻，回阳当急也。一去甘草，一加茯苓，而缓急自别。加减之妙，见用方之神乎！（柯韵伯）

麻附细辛汤、麻附甘草汤

少阴制麻附细辛汤，犹太阳之麻黄汤，是急汗之峻剂；制麻附甘草汤，犹太阳之桂枝汤，是缓汗之和剂。盖太阳为阳中之阳而主表，其汗易发，其邪易散，故初用麻黄、甘草，而助以桂枝；次用桂枝、生姜，而反佐以芍药。少阴为阴中之阴而主里，其汗最不易发，其邪最不易散，故初用麻黄、附子，而助以细辛；次用麻黄、附子，而缓以甘草。然必细审其脉沉而无里证者，可发汗，即知脉沉而证为在里者，不可发汗矣。此等机关，必须看破。（柯韵伯）

附子汤

附子汤与麻黄附子汤，皆治少阴表证，而大不同。彼因病从外来，表有热而里无热，故当温散；此因病自内出，表里俱寒而大虚，故当温补。然彼发热而用附子，此不热而用芍药，是又阴阳互根之理欤？此与真武汤似同而实异：此倍术、附，去姜而用参，全是温补以壮元阳；彼用姜而不用参，尚是温散以逐水气。补散之分歧，只在一味之旋转欤？〇肾主五液，入心为汗。少阴受病，液不上升，所以阴不得有汗。仲景治少阴之表，于麻黄细辛汤中加附子，是升肾液也。若少阴无主，水火不和，真阴为邪所逼，则水随火越，故反汗出。仲景治少阴之里，附子汤中任人参，是补肾液也。（柯韵伯）

真武汤

要知真武加减，与小柴胡不同。小柴胡为少阳半表之剂，只不去柴胡一味，便可名柴胡汤；真武以五物成方，为少阴治本之剂，去一味便不成真武。故去姜加参，即名附子汤。于此见制方有阴阳动静之别也。（柯韵伯）

按：误服大青龙汤，厥逆、筋惕肉瞤者，既有亡阳之逆矣。亡阳即当用四逆汤以回阳，乃置而不用，更推重真武一汤以救之者，其义何居？盖真武乃北方司水之神，龙惟藉水可能变化。而水者，真武之所司也。设真武不与之以水，青龙之不能奋然升天可知矣。故方中用茯苓、白术、芍药、附子，行水收阴，醒脾崇土之功，多于回阳。名之曰真武汤，乃收拾分驰离绝之阴阳，互镇于少阴北方之位。其所收拾者，全要收拾其水，使龙潜而不能见也。设有一毫水气上逆，龙即得遂其升腾变化，纵独用附子、干姜以回阳，其如魄汗不止何哉！厥后，晋旌阳祖师，以仙术斩蛟，捕至蛟龙遁迹之所，戒其家勿蓄勺水，乃至从砚水中逸去。可见水怪原有尺水丈波之能。向非真武坐镇北方，天壤间久为龙蛇之窟矣。即此推之，人身阳根于阴，其亡阳之证，乃少阴肾中之真阳飞越耳。真阳飞越，亟须镇摄归根，阳既归根，阴必翕然从之。阴从则水不逆矣，阴从则阳不孤矣，岂更能飞越乎？（《尚论篇》）

黄连阿胶汤

此少阴之泻心汤也。凡泻心必藉芩、连，而道引有阴阳之别。病在三阳，胃中不和而心下痞硬者，虚则加参、甘补之；实则加大黄下之。病在少阴，而心中烦不得卧者，既不得用参、甘以助阳，亦不得用大黄以伤胃矣。用连、芩以直折心火；佐芍药以收敛神明，所以扶阴而抑阳也。然以但欲寐之病情，而至于不得卧，以微细之病脉，而反见心烦，非得气血之属，以交合心肾，甘平之味，以滋阴和阳，不能使水升而火降。阴火不归其部，则少阴之热不除。鸡黄禀离宫之火色，入通于心，可以补心中之血，用生者搅和，取润下之义也；驴皮禀北方之水色，入通于肾，可以补坎宫之精，济水内合于心，而性急趋下，与之相溶而成胶，是降火归原之妙

剂也。《经》曰：火位之下，阴精承之。阴平阳秘，精神乃治。斯方之谓欤？（柯韵伯）

猪苓汤

仲景制猪苓一汤，以行阳明、少阴二经水热，然其旨全在益阴，不专利水。盖伤寒在表，最患亡阳，而里虚又患亡阴。亡阴者，亡肾中之阴与胃家之津液也。故阴虚之人，不但大便不可轻动，即小水亦忌下通。倘阴虚过于渗利，津液不致耗竭乎？方中阿胶，养阴生新去淤，于肾中利水，即于肾中养阴；滑石甘滑而寒，于胃中去热，亦于胃家养阴；佐以二苓之淡渗者行之，既疏浊热，而不留其于壅，亦润真阴，而不苦其枯燥。源清而流有不清者乎？顾太阳利水用五苓者，以太阳职司寒水，故急加桂以温之，是暖肾以行水也。阳明、少阴之用猪苓者，以二经两关津液，特用阿胶、滑石以润之，是滋养无形，以行有形也。利水虽同，寒温迥别，惟明者知之。（赵羽皇）

复脉汤

按：此汤，仲景用治伤寒邪少虚多，脉结代，心动悸之之圣方。又名炙甘草汤。《千金翼》用治虚劳，《外台》用治肺痿，在于益肺气之虚，润肺金之燥。至于桂枝辛热，似有不宜。不知桂枝能通营卫致津液，营卫通，津液致，则肺气转输，浊沫以渐而下，尤为要药。（喻嘉言）

建中汤

建中汤，所谓中者有二：一，心中悸而烦。烦则为热，悸则为虚，是方辛甘以散太阳之热，酸苦以滋少阴之虚，是建膻中之宫城也。二，腹中急痛。急则为热，痛则为虚，是方辛以散厥阴之邪，甘以缓肝家之急，苦以泻少阳之火，酸以致太阴之液，是建中州之都会也。若夫中气不足，劳倦所伤，非风寒外袭者，《全匮》加黄芪以固腠理而护皮毛，则亡血失精之证自安，此阳密乃固之理也。（柯韵伯）

建中为补，能补中焦之虚，而不能补上下焦之虚；调胃为泻，能泻中焦之实，而不能泻上下焦之实。（云岐子）

杂证方论

四君子汤

四君子汤，补脾药也。然得黄芪则补肺，得当归则补血，得山药则补脾，得干姜则温中，得丁香则温胃，得神曲则去胃中陈腐之气。脾气困倦，加木香、砂仁之香以醒之；丹田火起，加地黄之寒以泄之；木乘土位，加芍药以补脾阴，而泻土中之木。（周慎斋）

四物汤

丹溪治阴虚用四物汤，亦分阴阳。动者为阳，芎、归是也；静者为阴，地芍是也。血之阴不足，虽芎、归辛温亦不可用；血之阳不足，虽姜、桂辛热亦用之。此深得补阴之旨矣。然天地之道，阳常有余，阴常不足。人身亦然。故血者，难成而易亏，况草木无情，安能生血？不过以地、芍能养五脏之阴，芎、归能调营中之气，阴阳调和，而血自生耳。若夫失血太多，气息几微之际，慎勿与之。盖四物阴类，非所以生物者也。当重用参、芪。故曰：血脱益气。盖有形之血，不能速生；无形之气，所当急固。若与四物，则芎、归辛窜耗气动血，反致气血俱亡矣。（《冯氏锦囊》）

四物汤，隐潜脾胃治法，人昧久矣。脾经少血多气，当归、地黄生血，溉灌脾土；土畏贼邪，木来克土，芍药能泻木补脾；肝欲散，用川芎之辛以散之。岂非制木补土，脾胃之药乎？（一阳子）

四物与桂枝、麻黄、白虎、柴胡、理中、四逆、吴茱萸、承气、凉膈等方，皆可作各半汤。此易老用药大略也。（李时珍）

是方乃肝经调血之专剂，非心经生血之主方。能补有形之血于平时，不能生无形之血于仓卒。能调阴中之血，而不能培真阴之本。为血分立法，不专为女科套剂也。王好古治妇女，不论内伤外感，胎前产后，随证加二味于四物中，名曰六合。未免任意牵强。（柯韵伯）

十全大补汤

伊尹十全大补汤中，用四君子汤补气，加木香不使上焦气滞也；用四物汤补血，加沉香不使下焦血滞也。上古气血皆厚，故用二香补而兼之以行。若叔季之人，气血多虚，故东垣以黄芪代木香，更益其气；以肉桂代沉香，温暖其血。《经》云：虚者十补，勿以一泻。（周慎斋）

人参养营汤

古人治气虚以四君，治血虚以四物，治气血俱虚者以八珍，更加黄芪肉桂名十全大补，宜乎万举万当也。然用之有不获效者，何也？盖补气而不用行气之品，则气虚之甚者，无气以受补；补血而仍用行血之物，则血虚之甚者，无血以流行。故加陈皮以行气，而补气者悉得效其力；去川芎之行血，而补血者因以奏其功。此善治者，只一加一减，便能转旋造化之机也。（柯韵伯）

补中益气汤

是方用以补脾，使地道卑而上行也；亦可以补心、肺，损其肺者益其气，损其心者调其营卫也；亦可以补肝木，郁则达之也。惟不宜于肾，阴虚于下者不宜升，阳虚于下者，更不宜升也。（柯韵伯）

补中益气汤，为清阳下陷者设，非为下虚者设也。倘人之两尺虚微者，或癸水销竭，或命门火衰，若再升提，则如大木将摇而拨其本，柯韵伯所谓独不宜于肾也。（陆丽京）

补中益气汤，东垣用治劳倦内伤寒热等证。虽曰为助阳也，非发汗也。然实有不散而散之意。若全无表邪，而但中气亏甚者，则升、柴大非所宜。盖升、柴味兼苦寒，性专疏散，惟有邪者固可用之；使或无邪，能不因散而气愈耗乎？且凡属补阳之剂无不能升，正以阳主升也。用其升而不用其散，斯得补阳之大法。要之，能散者，断不能聚；能泄者，断不能补。而性味之苦寒，断非扶阳之物。如表不固，汗不敛者，不可用；外无表邪，阴虚发热者，不可用；阳气无根，格阳戴阳者，不可用；脾、肺虚甚，气促似喘者，不可用；命门火衰，虚寒泄泻者，不可用；水亏火亢，吐血衄血者，不可用；四肢厥逆，阳虚欲脱者，不可用。总之，元气虚极者不可泄，阴阳下竭者不可升。今人但知补中益气汤可以补虚，不知关系判于举指之间，纤微不可紊误者，正此类也。（《景岳全书》）

东垣补中益气汤，原为感证中有内伤一种，故立此方，以补伤寒书之所未及，非补方也。今感证家多不敢用，而以为调理补虚之药，则谬矣。（《己任编》）

补中益气汤，人皆知为上焦之药，而不知其为下焦之药也。以脉右大于左，阳陷于阴，乃从阴引阳也。六味地黄丸，人皆以为下焦之药，而不知其为上焦之药也。以脉寸旺于尺，阳亢于上，乃从阳引阴也。〇补中益气汤若欲下达，去升麻、柴胡，加杜仲、牛膝。〇脾虚而脉弦者，服补中益气汤后必发疟；脾虚而湿胜者，服补中益气汤后必患痢。此邪寻出路，仍服前汤自愈。〇用补中益气汤，必用归脾汤，引血归经；用归脾汤，必用参苓白术散，使气下达；用十全大补汤，必用虎潜丸，纳气归肾。（周慎斋）

后天脾土，非得先天之气不行。此气因劳下陷，清不升，浊不降，故用升、柴以佐参、芪，补益后天中之先天也。凡脾胃喜甘而恶苦；喜补而恶攻；喜温而恶寒；喜通而恶滞；喜升而恶降；喜燥而恶湿，此方得之矣。（赵养葵）

归脾汤

此方乃严用和所造，其对证则二阳之病发心脾也。盖欲补脾，则先补心；欲补心，则先补肝。所谓隔二之治。然往往用之于吐血、咳嗽、寒热，木香多不合，以其香燥，反能动肝火而燥津液。予每去之而加白芍，以追已散之真阴。且肺受火刑，白术太燥，恐反助嗽，得芍药之阴以为佐，亦是妙于配合。如肺肾受伤，再加麦冬、五味；肝肾受伤，则芍药更为有益。如从怫郁而起，则加柴胡、丹、栀。如非二阳之病至怔忡，则去木香加枸杞、麦、味之属；如梦遗，则加五味、熟地、白芍、牡蛎之属；如怔忡而挟包络有余之痰火者，则加黄连、生地、贝母以清之；梦遗而挟相火者，则加知、柏、麦冬以清之。惟脾虚久泻者，方留木香以醒脾；脾虚挟寒者，虽肉果、桂、附皆可加也。（《己任编》）

补中益气与归脾同出《保元》，并加归、术，而有升举胃气、滋补脾阴之不同：归脾滋养心脾，鼓动少火，妙以木香调畅诸气，世以木香性燥不用，服之多致痞闷、或泄泻减食者，以其不能输化药力故耳。（张路玉）

八味丸

生人之禀赋不齐，阴阳各有偏胜，药为补偏救弊而设。六味加桂、附，治相火不足，真阳衰惫。王冰所谓益火之原以消阴翳，尺脉弱者宜之。桂、附易知、柏名阴八味，治阴虚火动，骨痿精枯。王冰所谓壮水之主以制阳光，尺脉旺者宜之。（《怡堂散记》）

《金匮》用八味丸治脚气上入少腹不仁者。脚气，即阴气；少腹不仁，即攻心之渐。故用之以驱逐阴邪也。其虚劳腰痛，少腹拘急，小便不利，则因过劳其肾阴，气逆于少腹，阻遏膀胱之气化，小便不能通利，故用之以收摄肾气也。其短气有微饮者，饮亦阴类，阻其胸中之阳，自致短气，故用之引饮下出以安胸中也。消渴病，饮水一斗，小便亦一斗，此肾气不能摄水，小便恣出，源泉有立竭之势，故急用以逆折其水也。夫肾水下趋之消，肾气不上升之渴，非用此以蛰护封藏，蒸动水气，曷从治哉！（喻嘉言）

六味丸

仲景八味丸，钱仲阳减去桂、附，以治小儿。以小儿纯阳，故减桂、附。今用通治大方证。〇按六味丸有熟地之温，丹皮之凉，山药之涩，茯苓之渗，山萸之收，泽泻之泻，补肾而兼补脾。有补而必有泻，相和相济，以成平补之功。乃平淡之神奇，为古今不易之良方也。即有加减，或加河车，或五味、麦冬、杜仲、牛膝，不过一、二味极三、四味而止。今人或疑泽泻之泻而减之，多拣本草补药，恣意加入，有补无泻，且客倍于主，责成不专，而六味之功，反退处于虚位，失制方之本旨矣。〇地黄、首乌，皆君药也。故六味丸以地黄为君，七宝丹以首乌为君，各有配合，未可同类而共施也。即有加减，当各依本方随病而施损益。今人多以首乌加入地黄丸中，合两方为一方，是一药二君，安所适从

乎？（《医方集解》）

肾气丸

按：加减肾气丸，《济生》以附子为君，薛新甫用茯苓为君，合之牛膝、车前，治腰以下之水。然而肾之关门不开，必以附子回阳，蒸动肾气，其关始开，胃中积水始下，以阳主开故也。关开，即不用茯苓、牛膝、车前，而水亦下；关阖，则茯苓、车前用至无算，抑莫如之何矣。用方者，将君附子乎，抑君茯苓乎？（喻嘉言）

左、右归饮

左归饮，治肾水干枯，虚火上蒸脾胃，阴土受亏，以致饮食不进，大便燥结，甚至三阳癃闭，将成噎隔，治之于早，无不愈也。尝以此方加归、芍，治伤寒舌黑唇焦，大渴引饮，必服攻伐寒凉之药过多也，此方救之。并治疟疾而兼燥证，热重寒轻者。〇凡命门虚寒等证，八味丸治之不愈者，宜用右归饮。（《己任编》）

圣愈汤

《经》曰：阴在内，阳之守也；阳在外，阴之使也。故阳中无阴，谓之孤阳；阴中无阳，谓之死阴。丹溪曰：四物皆阴，行天地闭塞之令，非长养万物者也。故四物加知、柏，久服便能绝孕，谓其嫌于无阳耳。此方取参、芪配四物，以治阴虚血脱等证。盖阴阳互为其根，阴虚则阳无所附，所以烦热燥渴，而阳亦亡；气血相为表里，血脱则气无所归，所以睡卧不安，而气亦脱。然阴虚无骤补之法，计在存阳；血脱有生血之机，必先补气。此阳生阴长，血随气行之理也。故曰：阴虚则无气，无气则死矣。前辈治阴虚，用八珍、十全，卒不获效者，因甘草之甘，不达下焦；白术之燥，不利肺肾；茯苓渗泄，碍乎生升；肉桂辛热，动其虚火。此六味皆醇厚和平，服之则气血疏通，内外调和，合于圣度矣。（柯韵伯）

芪附、术附、参附三汤

卫外之阳不固而自汗，则用芪附；脾中之阳遏郁而自汗，则用术附；肾中之阳浮游而自汗，则用参附。凡属阳虚自汗，不能舍三方为治。然三方之用大矣！芪附可以治虚风；术附可以治寒湿；参附可以壮元阳。若用其所当用，功效若神。以黄芪、人参驾驭附子，固不足以自恣；术虽不足以制附，然遇阳虚阴盛，寒湿沉痼，即生附在所必用，何取制伏为耶？（喻嘉言）

四神丸

泻利为腹疾，而腹为三阴之都会。故三阴下利，仲景各为立方以主之：太阴有理中、四逆；厥阴有乌梅、白头翁；少阴有桃花、真武、猪苓、猪肤、四逆汤、散、白通、通脉等剂，可谓诸法备矣。然只为一脏立法，若三脏相关，久留不瘥，如子后作泻一证，犹未及也。夫鸡鸣至平旦，天之阴，阴中之阳也。因阳气当至不至，故作泻于黎明，其由有四：一为脾虚不能制水；一为肾虚不能行水。故二神丸君补骨脂之辛燥，入肾以制水；佐肉豆蔻之辛温，入脾以暖土；丸以姜、枣，又辛甘发生诸阳也。一为命门火衰，不能生土；一为少阳气虚，无以发陈。故五味子散，君五味之酸温，以收坎宫耗散之火，使少火生气以培土；佐吴萸之辛温，以顺肝木欲散之势，为水气开滋生之路，以奉春生也。此四者，病因虽异，而见证则同，皆水亢为害。二神丸是承制之剂，五味子散是化生之剂也。二方理不同，而用则同。故可互用以助效，亦可合用以建功。合为四神，是制生之剂也。制则生化，久泄自瘳矣，比理中、八味二丸较速与？（柯韵伯）

滋肾丸

水为肾之体，火为肾之用。人知肾中有水，始能制火，不知肾中有火，始能致水耳。盖天一生水，一者，阳气也，即火也。气为水母，阳为阴根，必火有所归，斯水有所主。故反佐以桂之甘温，引知、柏入肾而奏其效。此相须之殷，亦承制之理也。（柯韵伯）

逍遥散

肝木之所以郁者，其说有二：一为土虚不能升木也；一为血少不能养肝也。盖肝为木气，全赖土以滋培，水以灌溉。若中气虚，则九地不升，而木因之郁；阴血少，则木无水润，而肝遂以枯。方用白术、茯苓者，助土德以升木也；当归、芍药者，益营血以养肝也；丹皮解热于中；草、栀清火于下；独柴胡一味，一以厥阴报使，一以升发诸阳。《经》云：木郁达之，柴胡其要矣。（赵羽皇）

越鞠丸

吴鹤皋曰：越鞠者，发越鞠郁之谓也。香附开气郁；苍术燥湿郁；抚芎调血郁；栀子解火郁；神曲消食郁。陈来章曰：皆理气也，气畅而郁舒矣。（《医方集解》）

越鞠之芎䓖，即逍遥之归、芍也；越鞠之苍术，即逍遥之白术也；越鞠之神曲，即逍遥之陈皮也；越鞠之香附，即逍遥之柴胡也；越鞠之栀子，即逍遥之加味也。但越鞠峻，而逍遥则和矣；越鞠燥，而逍遥则润矣。（《己任编》）

平胃散

平胃者，欲平治其不平也。此东垣为胃强邪实者设。故其性味，从辛、从燥、从苦，而能消、能散，惟有滞有湿有积者宜之。今见方家，每以此为常服健脾之剂，动辄用之，其误甚矣！（张景岳）

《内经》以土运太过曰敦阜，其病腹满；不及曰卑监，其病留满痞塞。张仲景制三承气汤，调胃土之敦阜；李杲制平胃散，平胃土之卑监。培其卑者而使之平，非削平之谓。犹温胆汤用凉剂，温缓而使之和，非用温之谓。后之注本草者曰：敦阜之土，宜苍术以平之；卑监之土，宜白术以培之。若以湿土为敦阜，将以燥土为卑监耶？不审敦阜属燥，卑监属湿之义，因不知平胃之理矣。（柯韵伯）

枳术丸

枳术丸，以白术为君，脾得其燥所以能健；佐以枳实，其味苦峻，有推墙倒壁之功。此寓攻于守之剂，惟脾气不清而滞胜者宜之。若脾气已虚，非所宜也。今人不察，相传为补脾之药，小儿瘦弱，制令常服，适足以伤其气，助其瘦耳。（张景岳）

参苓白术散

参苓白术散中，药味皆滞而不活动，得陈皮、砂仁，则诸药皆活动而不滞。○服大补药后，调理莫过于参苓白术散；服大热药后，调理莫过于八珍汤。（周慎斋）

二陈汤

二陈为治痰之妙剂，其于上、下、左、右，无所不宜。然止能治痰之标，不能治痰之本。痰之本在脾、在肾，治者详之。（李士材）

温胆汤

胆为中正之官，清静之府。喜安谧，恶烦扰；喜柔和，不喜壅郁。盖东方木德，少阳温和之气也。若大病后，或久病，或寒热甫退，胸膈之余热未尽，致伤少阳和气，以故虚烦惊悸者，中正之官，以熇蒸而不安也。热呕吐苦者，清静之府以郁炙而不谧也。

痰气上逆者，土家湿热反乘，而木不得升也。如是者，首当清热，及解利三焦。三焦平而少阳平，三焦正而少阳正。胆家有不清安而和者乎？和，即温也。温之者，实凉之也。若胆家真畏寒而怯，属于命门火衰，当与乙癸同源而治矣。（罗东逸）

金水六君煎

二陈汤，为驱痰之通剂。盖以痰之本，水也。茯苓利水以治其本。痰之动，湿也。茯苓渗湿以制其动。方中只此一味，是治痰正药。其余半夏降逆，陈皮顺气，甘草调中，皆取之以为茯苓之佐使耳。故仲景书，凡痰多者俱加茯苓，呕者俱加半夏。古圣不易之法也。景岳取熟地寒润，当归辛润，加此二味，注为肺肾虚寒，水泛为痰之剂。不知肺寒，非干姜、细辛合用不可；肾寒，非姜、附重用不可。若用归、地之寒湿，助其水饮，则阴霾四布，水势上凌，而气逆咳嗽之病日甚矣。（《景岳新方砭》）

防风黄芪汤

风者，百病之长也。邪风之至，急如风雨，善治者治皮毛，故用防风以驱逐表邪。邪之所凑，其气必虚，故用黄芪以鼓舞正气。黄芪得防风，其功愈大者，一攻一补，相须相得之义也。今人治风，惟以发散为定法，而禁用参、芪。岂知目盲不能视，口噤不能言，皆元气不足使然耳。谁知补气可以御风，正胜而邪却之理耶？（柯韵伯）

升阳益胃汤

按：参、芪属为补，不知君于枳、朴中，即为补中泻也；羌、防辈为散，不知佐于参、芪中，即为补中升也。近世之医，一见羌、防辈，即曰发散，不可轻用，亦不审佐于何药之中，皆因读书未明，不知造化别有妙理耳。（《医宗金鉴》）

麻桂饮、大温中饮

此麻黄、桂枝二汤之变方也。凡患阴虚伤寒，及寒疫、阴暑之证，身虽炽热，时犹畏寒，或喜热汤，或兼呕泻，六脉无力，此元阳大虚，正不胜邪，邪气不能外达，温中自可散寒，即此谓也。〇尝见伤寒之治，惟仲景能知温散，如麻、桂等汤是也；亦知补散，如小柴胡之属是也。至若阳根于阴，汗化于液，云腾致雨之妙，犹所未及。予制此方，乃邪从营解第一义也。（张景岳）

理阴煎、回阳饮

此理中汤之变方也。脾肾虚寒等证，宜刚燥者，当用理中；宜温润者，当用理阴。凡真阴不足，劳感寒邪，不能解散，或发热身痛面赤舌干，或虽渴而不喜冷饮，或背心肢体畏寒，但脉见无力，悉是假热。速用此汤温补托邪，使阴气渐充，则汗从阴达，而寒邪自散也。〇此寒邪温散弟一方也。惟仲景独知此义。第仲景之温散，首用麻、桂二汤；余之温散，首用理阴煎、大温中饮。二方虽一从阳分，一从阴分，其迹若异，然一逐于外，一托于内，而用温则一也。〇本方加附子，名附子理阴煎；再加人参，名六味回阳饮。治命门火衰，阴中无阳等证。（《景岳全书》）

防风通圣散

防风、麻黄，解表药也；风热之在皮肤者，得之由汗而泄。荆芥、薄荷，清上药也；风热之在巅顶者，得之由鼻而泄。大黄、芒硝，通利药也；风热之在肠胃者，得之由后而泄。滑石、栀子，水道药也；风热之在决渎者，得之由溺而泄。风淫于内，肺胃受邪，石膏、桔梗，清肺胃也。而连翘、黄芩，又所以祛诸经之游火。风之为患，肝木主之，川芎、归、芍，和肝血也。而甘草、白术，所以和胃气而健脾。守真长于治火，此方之旨，详且悉哉！（吴鹤皋）

败毒散、羌活汤

伤寒二字，伤者，正气伤于中；寒者，寒邪客于外。未有外感而内不伤者也。可见人之伤寒，悉由元气不固而肤腠之不密也。昔人尝言伤寒为汗病，则汗法其首重矣。然汗之发也，其出自阳，其源自阴。故阳虚则营卫不和，而汗不能作；阴弱则津液枯涸，而汗不能滋。但攻其外，不顾其内，可乎？表汗无如败毒散、羌活汤，药如二活、二胡、芎、苍、辛、芷，群队辛温，非不发散，若无人参、生地之大力居中，则形气素虚者，必至亡阳；血虚挟热者，必至亡阴矣。是败毒散之人参，与冲和汤之生地，人谓其补益之法，我知其托里之法。盖补中兼发，邪气不致于流连；发中带补，真元不致于耗散。古人制方之妙也。（赵羽皇）

大顺散

此方乃治暑天内伤冷饮之证，非治暑也。但甘草多于诸药八倍，制药四十二斤，止服二钱，其意何居？其方本不足取。后之庸医以此治燥火之暑病，杀人无算。录此以证其非。（徐灵胎）

生脉散

仲景治伤寒，有通脉、复脉二法。少阴病，里寒外热，下利清谷，脉微欲绝者，制通脉四逆汤，温补以扶阳；厥阴病，外寒内热，心动悸，脉结代者，制复脉汤，凉补以滋阴。同是伤寒，同是脉病，而寒热异治者，一挽坎阳之外亡，一清相火之内炽也。生脉散，本复脉立法。外无寒，故不用姜、桂之辛散；热伤无形之气，未伤有形之血，故不用地黄、阿胶、麻仁、大枣，且不令其泥膈而滞脉道也。心主脉而苦缓，急食酸以收之。故去甘草而加五味矣。脉资始于肾，资生于胃，而会于肺。仲景二方重任甘草者，全赖中焦谷气以通之、复之，非有待于生也。此欲得下焦天癸之元气

以生之，故不藉甘草之缓，必取五味之酸矣。（柯韵伯）

此方用治伤暑之后，存其津液。庸医即以之治暑病，误甚！观方下治证，并无一字治暑邪者。此即于复脉汤内取参、麦二味以止汗，故复加五味子。近人不论何病，每用此方收往邪气，杀人无算。（徐灵胎）

大、小甘露饮

此方创自洁古老人。以固本丸为主，而加入他药。原因胃中湿热下流归坎，则水源浊泛，故见证如此。而立方之意，实从救肾起见。清胃者自清胃，而救原者仍救原。丹溪止言心、肺、胃，未是全论。予每于肝经有郁火者，以此方加丹皮、山栀，去石斛、甘草、枇杷叶，无不应验。则知水木同原之义。若原有胃火，又挟肝木之势者，竟以原方不减，但加丹、栀等味，亦无不效。至一变而为小甘露，去枇杷叶、熟地、二冬、枳壳，而加升麻、桔梗、栀子，则手阳明实证通治之义全见矣。火盛渴甚者加知母，走马疳急者加石膏、黄连；火蚀既久，元气虚者，加人参。真胃中燥火之神剂也。（《己任编》）

犀角地黄汤

犀角地黄汤，乃衄血之的方。盖犀，水兽也。可以分水，可以通天。鼻衄之血，从任、督而至巅顶，入鼻中，惟犀角能下入肾水，引地黄滋阴之品，由督脉而上，故为对证。若阴虚火动，吐血与咳咯者，可以借用成功。若阳虚及脾胃虚者，俱非所宜。（赵养葵）

导赤散

泻心汤用黄连以治实邪，实邪责木之有余，泻子以清母也。导赤散用地黄以治虚邪，虚邪责水之不足，壮水以制火也。此方凉而能补，较之用苦寒伐胃，伤其生气者远矣。（季楚重）

泻白散

火热伤气，救肺之治有三：伤寒邪热侮肺，用白虎汤除烦，此治其标；内证虚火烁阴，用生脉散益阴，此治其本；若正气不伤，郁火又甚，则泻白散之清肺调中，标本兼治，又补二方之不及。（季楚重）

清燥救肺汤

诸气膹郁之属于肺者，属于肺之燥也。而古今治气郁之方，用辛香行气，绝无一方治肺之燥者。诸痿喘呕之属于上者，亦属于肺之燥也。而古今治法，以痿呕属阳明，以喘属肺，是则呕与痿属之中下，而惟喘属上矣。所以亦无一方及于肺之燥也。即喘之属于肺者，非表即下，非行气即泻气，间有一二用润剂者，又不得其肯綮。今拟此方名清燥救肺，大约以胃为主，土为金之母也。天冬、知母，固能清金滋水，以其苦寒而不用。至如苦寒降火之药，尤在所忌。盖肺金自至于燥，所存阴气一线耳。倘更以苦寒下气伤胃，其人尚有生理乎？（喻嘉言）

温肺汤

温肺汤，金浮水升也。细辛、五味、肉桂，皆所以温肾。肾水温暖，则气上行，气即水中之金，是金浮也。所谓云从地起也。上行之气，熏蒸于肺，停而为津液者，复化为水，是水升也。所谓水从天降也。〇温肺汤，木沉火降也。温肺则金旺，金旺则能平木，木有所畏，收敛下行，是谓木沉。木既沉，火自降矣。（周慎斋）

人参清肺汤、人参定喘汤、人参泻肺汤

《经》云：邪之所凑，其气必虚。又肺为娇藏，其不堪破耗也明矣。自肺热伤肺之说行，曰保肺、补肺，众共诽之；曰清肺、泻肺，乐与和之。岂知古人清肺、泻肺等汤，而必皆以人参立名，夫亦可晓然于肺气之不可耗，而人参之在所必用也。肺体清而法天，下济而司降令，一切浑浊不得上干者，皆气之健能运行而不息也。若肺气少弛，则降下失令，浑浊之气，遂逆上行，此为咳嗽、为喘急，肺叶胀举，胸膈紧痛，移热大汤，大便艰涩。种种显有余之象，实种种为不足之征。故不问内伤外感，为热为寒，要以人参保定肺气为主，或骨皮、知母、阿胶滋之；或乌梅、五味、罂粟壳敛之；或半夏曲、生姜降之；或杏仁、桑皮、枳壳、桔梗利之；或栀子、黄芩、连翘凉之；或麻黄、薄荷发之，大黄下之。总恃人参之大力握枢而运，已入之邪易出，而将来之邪无从入也。肺邪得随诸药以俱出，而肺气不随诸药以俱出也。然则人参亦何尝伤肺，乃畏而不敢用耶？（王又原）

麦门冬汤

凡肺病，有胃气则生，无胃气则死。胃气者，肺之母气也。本草有知母之名者，谓肺藉其清凉，知清凉为肺之母也。有贝母之名者，谓肺藉其豁痰，知豁痰为肺之母也。然施于火逆上气，咽喉不利之证，而屡不应，名不称矣。孰知仲景妙法，于麦冬、人参、甘草、大枣、粳米，大补中气以生津液队中，又增入半夏辛温之味，以开胃行津而助润肺。岂特用其利咽下气哉！顾其利咽下气，非半夏之功，实善用半夏之功矣。（喻嘉言）

地骨皮饮

阴虚者，阳往乘之故发热。当分三阴而治之：阳邪乘入太阴脾部，当补中益气以升举之，清阳复位而火自熄也；若乘入少阴肾部，当六味地黄丸以对待之，壮水之主而火自平也；乘入厥阴肝部，当地骨皮饮以凉补之，血有所藏而火自安也。四物汤为肝家滋阴调血之剂，加地骨皮清志中之火以安肾，补其母也；加牡丹皮清神中之火以凉心，泻其子也。二皮凉而不润，但清肝火，不伤脾胃。与四物加知、檗之湿润而苦寒者不同。（柯韵伯）

更衣丸

胃为后天之本，不及固病，太过亦病。然太过复有阳盛、阴虚之别焉：两阳合明，而胃家实，仲景制三承气汤以下之；水火不交而津液亡，前贤又制更衣丸以润之。古人入厕必更衣，故为此丸立名。（柯韵伯）

备急丸

大便不通，当分阳结、阴结。阳结已有承气、更衣之剂；阴结又制备急、白散之方。然白散治寒结在胸，故用桔梗佐巴豆，为吐、下两解法；此丸治寒结肠胃，故用大黄佐姜、巴，以直攻其寒。世徒知有温补之法，而不知有温下之法；但讲寒虚，不议及寒实也。（柯韵伯）

还魂汤，治寒结在胸之表，以散无形之邪气也；白散治寒结在胸之里，以攻有形之痰饮也；备急丸治寒结在肠胃，以攻不化之糟粕也。（《医宗金鉴》）

大黄䗪虫丸

劳伤之证，肌肤甲错，两目黯黑，此内有淤血者也。淤之日久，则必发热，热涸其液，则血干于经隧之闲，愈干愈热，愈热愈干，而新血皆损。人之充养百骸，光华润泽者，止藉此血。血伤则无以沃其肤，故甲错也；目得血而能视，血枯则无以荣其目，故黯黑也。仲景洞见此证，补之不可，凉之无益，而立此方。《经》曰：血主濡之，故以地黄为君；坚者削之，故以大黄为臣；统血者脾也，脾欲缓，急食甘以缓之；又酸苦涌泄为阴，故以甘、芍、桃仁为佐；咸走血，苦胜血，故以干漆之苦，四虫之咸为使。夫浊阴不降，则清阳不升；淤血不去，则新血不生。今人遇一劳证，便用滋阴之药，服而不效，坐以待毙，术岂止此耶？（李时珍）

药　略

经义

辛甘发散为阳，酸苦涌泄为阴。咸味涌泄为阴，淡味渗泄为阳。○清阳出上窍，浊阴出下窍；清阳发腠理，浊阴走五脏；清阳实四肢，浊阴归六腑。水为阴，火为阳。阳为气，阴为味。阴味出下窍；阳气出上窍。味厚者为阴，薄为阴之阳；气厚者为阳，薄为阳之阴。味厚则泄，薄则通；气薄则发泄，厚则发热。○大毒治病，十去其六；常毒治病，十去其七；小毒治病，十去其八；无毒治病，十去其九。谷肉果菜，食养尽之，无使过之，伤其正也。○肝苦急，急食甘以缓之；心苦缓，急食酸以收之；脾苦湿，急食苦以燥之；肺苦气上逆，急食苦以泄之；肾苦燥，急食辛以润之。○肝欲散，急食辛以散之；心欲软，急食咸以软之；脾欲缓，急食甘以缓之；肺欲收，急食酸以收之；肾欲坚，急食苦以坚之。（《素问》）

润下作咸，炎上作苦，曲直作酸，从革作辛，稼穑作甘。○若药不瞑眩，厥疾不瘳。（《书经》）

医师掌医之政令，聚毒药以供医事。（《周礼》）

康子馈药，拜而受之。曰：某未达，不敢尝。（《论语》）

犹七年之病，求三年之艾也。（《孟子》）

总论

凡药轻虚者浮而升；重实者沉而降。味薄者升而生；气薄者降而收。气厚者浮而长；味厚者沉而藏；味平者化而成。气厚味薄者浮而升；味厚气薄者沉而降。气味俱厚者，能浮能沉；气味俱薄者，可升可降。酸咸无升，辛甘无降。寒无浮，热无沉。此升、降、浮、沉之义也。〇凡药色青，味酸、气臊，性属木者，皆入足厥阴肝、足少阳胆经；色赤、味苦、气焦，性属火者，皆入手少阴心、手太阳小肠经；色黄、味甘、气香，性属土者，皆入足太阴脾、足阳明胃经；色白、味辛、气腥，性属金者，皆入手太阴肺、手阳明大肠经；色黑、味咸、气腐，性属水者，皆入足少阴肾、足太阳膀胱经。十二经中，惟手厥阴心包、手少阳三焦经无所主。其经通于足厥阴、少阳。厥阴主血，诸药入肝经血分者，并入心包；少阳主气，诸药入胆经气分者，并入三焦。命门相火，散行于胆、三焦、心包络，故入命门者，并入三焦。此诸药入诸经之部分也。〇药之为枝者达四肢；为皮者达皮肤；为心、为干者，内行脏腑。质之轻者，上入心肺；重者，下入肝肾。中空者发表；内实者攻里。枯燥者入气分；润泽者入血分。此上、下、内、外，各以其类相从也。〇药有相须者，同类而不可离也；相使者，我之佐使也；相恶者，夺我之能也；相畏者，受彼之制也；相反者，两不可合也；相杀者，制彼之毒也。此异同之义也。〇药之为物，各有形性气质，其入诸经，有因形相类者：如连翘似心而入心；荔枝核似睾丸而入肾。有因性相从者：如属木者入肝，属水者入肾；润者走血，燥者走气。有因气相求者：如气香入脾；气焦入心之类。有因质相同者：如药之头入头；干入肢；皮入皮。又如红花、苏木汁似血而入血。自然之理。可以意得也。〇药有以形名者，人参、狗脊之类是也；有以色名者，黄连、黑参之类是也；有以气名者，豨莶、香薷之类是也；有以味名者，甘草、苦参之类是也；有以质名者，石膏、石脂、归身、归尾之类是也；有以时名者，夏枯、款冬之类是也；有以能名者，何首乌、骨碎补之类是也。〇药之为用，或地道不真，则美恶迥别；或市肆饰伪，则气味全乖；或收采非时，则良楛[1]异质；或头尾误用，则呼应不灵；或制法不精，则功力大减。用者不察，则归咎于药之罔功。譬之兵不精练，思以荡寇克敌，适以覆众舆尸也。（汪讱庵）

凡药根有上、中、下，人之身半以上则用头；在中则用身；身半以下则用梢。药以头、身、梢，分为上、中、下。用者比类象形也。（李东垣）

凡草木之性，生者凉，而熟者则温；熟者补，而生者则泻。（柯韵伯）

药之治病，主治者君也；辅治者臣也；与君相反而相助者，佐也；引药至于病所者，使也。如治寒用热，则热药君也；凡温热之药，皆辅君也，臣也；或热之过甚，少用寒药监制，所谓佐也；至于病所各有引导，使药与相遇，所谓使也。（柯韵伯）

制剂独味为上，二味次之，多品为下。酸通骨，甘解毒，苦去热，咸导下，辛发滞。当验之药，未验切戒急投；大势既去，余势不宜再药。修而肥者饮剂丰；羸而弱者受药减。用药如用兵，用医如用将。善用兵者，徒有车之功；善用药者，姜有桂之效。（褚澄）

寒热温凉，有一定之药，无一定之治。入腑入脏，或补或攻，其气味与性，不可不细按也。故有正用，亦有反用；有独用，又有兼用；并有活用、借用之不同。如用寒可以治热，反用可以入寒；

1　楛：音 kǔ。粗劣，不坚固。

独用寒而热可除，兼用寒而热可制。微行消导，大可和中。稍藉清滋，自能表汗。三隅反焉，而取资无尽矣。（《吴医汇讲》）

凡药大有力量者，或单服，或二、三味同服，则更见功。若和群药，则彼此拘制，不能独发，功过皆掩。如紧要之药四、五、六味，杂入平缓者二、三味，则紧者俱缓矣。如醇酒加以淡水，愈多愈淡，此理易明。用药者岂可谓多多益善乎？〇凡古人用补阴药，必兼淡渗药一、二味，少泻浮阳之旺气，可补金水之不足也。〇凡药皆属草木精华，必藉人之正气为倚附，方得运行而获效。如中气馁极，虽投硝、黄不能迅下也；营阴枯槁，虽投羌、麻不能得汗也；元阳脱尽，虽投热药不觉热也；真阴耗极，虽投寒药不觉寒也；正气重伤，虽投补药不觉补也。非医者立见不移，病人专心守一，焉有日至功成之益哉！（《冯氏锦囊》）

凡药之补气血者，非以药汁入腹即为人血、药气入腹即为人气也。不过视此经之空虚，引他经之气血注之耳。〇阴药性柔而行缓，缓则相续而不绝；阳药性刚而行急，急则迅发而无余。（《景岳新方砭》）

夫病有宜补，以泻之之道补之；病有宜泻，以补之之道泻之；病有宜寒剂者，以热剂为响导之兵；病有宜热剂者，以寒剂为类从之引；病在上者治下；病在下者治上；病同也，而药异；病异也，而药同。其义至微，学者最宜深究。〇用药之忌在乎欲速，欲速，则寒、热、温、凉、行、散、补、泻未免过当，功未获奏，害已随之。夫药无次序，如兵无纪律，虽有勇将，适以勇偾事。又如理丝，缓则可清其绪，急则愈坚其结矣。〇凡药苦者，直行而泄；辛者，横行而散；酸者，束而收敛；咸者，止而软坚。独是甘之一味，可升可降，可浮可沉，可内可外，有和有缓，有补有泄。

盖土味作甘，土位居中，而能兼乎五行也。（《雷公炮制》）

水味咸，是其性也。北方藏万物，咸所以坚之也。木味酸，东方万物之生，酸所以达之也。火味苦，南方长养万物，苦所以长养之也。金味辛，西方杀伤万物，辛所以杀伤之也。土味甘，中央者中和也，故甘犹五味，以甘为主也。（《白虎通》）

阴阳形气俱不足者，调以甘药。甘之一字，圣人用意深矣。盖药食于人，必先脾胃，而后五脏得禀其气。胃气强，则五脏俱盛；胃气弱，则五脏俱衰。胃属土而喜甘，故中气不足者，非甘温不可。土强则金旺，金旺则水充。此所以土为万物之母，而阴阳俱虚者，必调以甘药也。虽《至真要大论》所列五味，各有补泻，但彼以五行生克之理推衍而言，然用之者，但当微兼五味，而以甘为主，庶足补中。如四气无土气不可，五脏无胃气不可。观《阴阳应象大论》曰：形不足者，温之以气；精不足者，补之以味。故气味之相宜于人者，谓之为补则可。若用苦劣难堪之味，而求其能补，无是理也。气味攻补之学，倘不善于调和，则动手便错，此医家第一着要义。（王安道）

欲表散者，须远酸寒；欲降下者，勿兼升散。阳旺者当知忌温；阳衰者沉寒毋犯。上实者忌升；下实者忌秘。上虚者忌降，下虚者忌泄。诸动者，再动即散；诸静者，再静即灭。甘勿施于中满；苦勿施于假热；辛勿施于热燥；咸勿施于伤血。酸木最能克土，脾气虚者少设。（张景岳）

古人用补药，必兼泻邪，邪去则补药得力。一开一阖，此乃微妙。后人不知此理，专一于补，必致偏胜之害。〇升者引之以咸寒，则沉而直达下焦；沉者引之以酒，则浮而上至巅顶。一物之中，有根升梢降，生升熟降者。是升降在物，亦在人也。（李时珍）

玉札丹砂，赤箭青芝，牛溲马勃，败鼓之皮，俱收并蓄，待用无遗者，医师之良也。（韩昌黎）

宣可去壅，生姜、橘皮之属是也，通可去滞，通草、防已之属是也；补可去弱，人参、羊肉之属是也；泄可去闭，葶苈、大黄之属是也；轻可去实，麻黄、葛根之属是也；重可去怯，磁石、铁粉之属是也；滑可去着，冬葵子、榆白皮之属是也，涩可去脱，牡蛎、龙骨之属是也；燥可去湿，桑白皮、赤小豆之属是也；湿可去枯，白石英、紫石英之属是也。（徐之才）

药有宣、通、补、泻、轻、重、滑、涩、燥、湿，此十剂详之。惟寒、热二种，何独见遗？今补二种以尽厥旨：寒可去热，大黄、芒硝之属是也；热可去寒，附子、官桂之属是也。（王好古）

夫涩可去脱，然气脱专以气药，血脱专以血药，亦兼气药者，盖气乃血之帅也。若阳脱者见鬼，阴脱者目盲，此神脱也，当补阳助阴，又非涩剂所能效也。（冯楚瞻）

十八剂：轻剂、解剂、清剂、缓剂、寒剂、调剂、甘剂、火剂、暑剂、淡剂、湿剂、夺剂、补剂、平剂、荣剂、涩剂、温剂、和剂，是为十八也。（《绀珠经》）

凡药有因其性而为用者；有因其用而为使者；有因其所胜而为制者；有气相同则相求者；有气相克则相制者；有气有余而补不足者；有气相感则以意相使者；有质同而性异者；有名异而实同者。故蛇之性窜而引药；蝉之性蜕而退翳；虻饮血而用以治血；鼠善穿而用以治漏：所谓因其性而为之用者如此。弩牙速产，以机发而不括也；杵糠下噎，以杵筑下也。所谓因其用而为之使者如此。萍不沉水，可以胜酒；独活不摇风，可以治风。所谓因其所胜而为之制者如此。麻，木谷而治风；豆，水谷而治水。所谓气相同则相求者如此。牛，土畜，乳可以止渴疾；豕，水畜，心可以镇恍惚。所谓因其气相克则相制也如此。熊肉振羸，兔肝明视：所谓因其气有余补不足也如此。鲤之治水，鹜之利水。所谓因其气相感则以意相使者如此。蜜成于蜂，蜜温而蜂寒；油生于麻，麻温而油寒，此同质而异性也。蘼芜生于芎䓖，蓬虆生于覆盆，此名异而实同也。毛羽之类，生于阳而属于阴；鳞介之类，生于阴而属于阳。空青法木，色青而生肝；丹砂法火，色赤而主心；云母法金，色白而主肺；磁石法水，色黑而主肾；黄石脂法土，色黄而主脾。故触类而长之，莫不有自然之理也。（《保命集》）

万物之性，皆有离合。虎啸风生，龙吟云起。磁石引针，琥珀拾芥。漆得蟹而散，麻得漆而涌，桂得葱而软，木得桂而枯。戎盐累卵，獭胆分杯。其气相感，多如此类。其理不可得而思之。（《汤液本草》）

磁石引针，琥珀拾芥，气相感也。磁石不能引悆针，珀琥不能拾腐芥。物之腐败，生气绝矣，故不受。（《谭真人化书》）

苍术易霉而治湿，僵蚕死于风而治风，俱是造物妙处。大《易》所谓同气相求，《经》云衰之以属，同此理也。（《医参》）

五辣：蒜辣心；姜辣颊，葱辣鼻，芥辣眼，蓼辣舌。（《医学纲目》）

去实热用大黄，无枳实不通；温经用附子，无干姜不热；发表用麻黄，无葱白不发；吐痰用瓜蒂，无淡豉不涌。竹沥无姜汁，不能行经络；蜜导无皂荚，不能通秘结。（陶节庵）

凡药皆有毒，非止大毒、小毒谓之毒，虽甘草、苦参，亦不可不谓之毒。久服必有偏胜。气增而久，夭之由也。（张子和）

古贤治病，多用生命以济危急。虽曰贱畜贵人，至于爱命，人畜一也。杀生求生，去生更远。吾方所以不用生命者，良由此也。

其虻虫、水蛭之属，市有先死者则用之，不在此例。（《千金方》）

《本经》人部惟发一物，余皆出于后世，殊非仁心。世称孙思邈有大功于医，惟以生命治病，尚有阴谴，况于是乎？（《医学入门》）

伤寒病，有宜用人参入药者，其辨不可不明。盖人受外感之邪，必先发汗以驱之。惟元气旺者，外邪始乘药势而出。若气弱之人，药虽外行，气从中馁，轻者半出不出，留连为困；重者随元气缩入，发热无休。所以虚弱之体，必用人参数分，入表药中，少助元气，以为驱邪之主。使邪气得药一涌而出，全非补养之意也。即和解药中有人参，大力居间，外邪遇正，自不争而退舍。设无大力者当之，而邪气胜正，猛悍纵恣，安肯听命和解耶？故和解中之用人参，不过藉之以得其平，亦非偏补之意也。而不知者，谓伤寒无补法，邪得补弥炽，断不敢用。岂但伤寒一证，即痘疹初发，疟痢初发，中风中痰，中寒中暑，及痈疽产后，初时概不敢用，而虚人之遇重病，一切可生之机，悉置之矣。古方表汗用参苏饮、败毒散；和解用小柴胡汤、白虎汤、竹叶石膏汤等方，皆用人参，皆藉参力领出内邪，不使久留，乃得速愈。何世俗不察耶？每见感入体虚之人，大热呻吟，数日间烁尽津液，身如枯柴，初非不汗之，汗之热不退；后非不和之、下之，和之、下之热亦不退。倘起先药中用人参数分，领药深入驱邪，何至汗下不应耶？况古今时势不同，膏粱、藜藿异体，东垣治内伤兼外感者，用补中益气，加表药而散外邪，有功千古。伤寒专科，从仲景至今，方书每用人参，何为今日医家单除人参不用，其治体虚病感，百无一活矣。乃不知医者，又交口劝病人不宜服参，目睹亲族死亡，曾不悟旁操鄙见害之也。谨剖心沥血相告，且誓之曰：今后有以表和药内不宜用人参之言误人者，死入犁耕地狱。盖不当用参而用之杀人者，皆是与芪、术、当归、干姜、桂、附等药，同行温补之误所致；不与羌、独、柴、前、芎、桔、芷、芩、膏、半等药，同行汗和之法所致也。汗和药中兼用人参，从古至今，不曾伤人性命，安得视为砒鸠，固执不思耶？（《寓意草》）

天下之害人者，杀其身，未必破其家；破其家，未必杀其身。先破人之家，而后杀其身者，人参也。夫人参用之而当，实能补元气，拯危险，然不可谓天下之死人皆能生之也。其为物，气盛力厚，不论风、寒、暑、湿、痰、火、郁、结，皆能补塞。病果邪去正衰，用之固宜。或邪微而正惫，或邪深而正弱，不能逐之于外，则于除邪药中投之以为驱邪之助，自有扶危定倾之功。若不察其有邪无邪，是虚是实，又佐以纯补温热之品，将邪气补住，轻者邪不复出，重者即死矣。夫医者之所以遇疾即用人参，而病家服之死而无悔者，何也？盖愚人之心，皆以价贵为良药，价贱为劣药；而常人之情，无不好补而恶攻，故服参而死，即使明知其误，然以为医者之力已竭，人子之心已尽，此命数使然，可以无恨；若服攻药而死，即使用药不误，病实难治，而医者之罪，已不可胜诛矣。故人参者，乃医家邀功避罪之圣药也。病家如此，医家如此，而害人无穷矣。更可骇者，或以用人参为冠冕，或以用人参为有力量，又因其贵重，深信以为必能挽回造化，故毅然用之。孰知人参一用，凡病之有邪者即死；其不死者，亦终身不得愈矣。其破家之故何也？盖向日之人参不过一、二换，多者三，四换，今则其价十倍于前，且所服又非一、二钱而止。小康之家服二、三两，家已荡然。夫人情于死生之际，何求不得，安恤破家乎？医者全不一念，轻将人参立方，用而不遵，在父为不慈，在子为不孝，在夫妇昆弟为忍心害理。亲戚朋友责罚痛骂，即使明知无益，姑以此塞责。又有孝子慈父，倖其或生，竭力谋之，遂使贫窭之家，病或稍愈，一家终身冻馁。若仍不救，棺殓俱无，卖妻鬻子，全家覆败。医者误治，杀人可恕，而害人破家，其恶甚于盗贼，可不慎哉！吾愿天下之人，断不可以人参为起死回生之药，而必服之。医者必审其病实系纯虚，非参不治，服必万全，然后用之。又必量其家业尚可支持，不至用参之后，死生无靠，然后节省用之。一以惜物力，一以全人之命，一以保人之家。如此存心，自然天降之福。若如近日之医，杀人破家于人不知之地，恐天之降祸，亦在人不知之地也。（徐灵胎）

药之治病，临时变通，非调补之有赖于丸也。以时行之风痰壅闭，理当随时用药，自制丸散，尚不可服，而何有于蜡丸？蜡丸制于粤东，射利者货之四方，愚夫愚妇误服受害，不知凡几。医家执而从误，是诚何心！孔子云：未达不敢尝。予尝语送药之家，必系以方，若无方之药，有识之士其肯服乎？（《小儿诸热辨》）

凡用药太过不及，皆非适中。而不及尚可加，太过则病去药存，为害更烈，医之过也。（《医门法律》）

药解

人参之用甚多。其大纲有四：一参芪，二参麦，三参附，四参连。临证变通，用之的当，其功未可尽述。（《怡堂散记》）

人参之用有三：补气也；止渴也；生津也。补气不必言，何为能生津止渴？盖脾气输于肺，肺气下降，津液乃生。犹蒸物然，热气熏蒸，旋即成液。故气不足则渴，补其气则津生，而渴自止矣。（王宇泰）

参者，参也。与元气为参赞者也。不特气虚宜用，即血虚亦宜用。内伤宜用，外感亦宜用。盖烦渴由乎火邪，得人参而阴津自长；肿胀本乎气壅，得人参而痞闷全消。以至食不欲入，食入反胀，或胃反噎隔，泄利亡阴，洒淅恶寒，多汗漏风等证，无不赖人参之大力，作元气之藩篱。而妄谓肺热伤肺，参能作饱。不知肺虚之冤热，非参莫救；脾虚之中满，非参、术何由健运？此所以功冠群草也。（赵羽皇）

人参得升麻，补上焦泻肺火；得茯苓，补下焦泻肾火；得麦冬，泻火而生脉；得黄芪、甘草，乃甘温退大热。〇东垣理脾胃，泻阴火，交泰丸用人参、皂荚，是恶而不恶也；古方疗月闭，四物汤加人参、五灵脂，是畏而不畏也。又疗痰在胸膈，人参、藜芦同用，而取其涌越，是激其怒性也，非洞奥达权者不能知。（汪讱庵）

参、芪、甘草，泻火之圣药。盖烦劳则虚而生热，得甘温以补元气，而虚热自退。故亦谓之泻。（李东垣）

人知参、芪能止汗，而不知其能发汗。以在表药队中，则助表药而解散也。东垣治虚人感冒，用补中益气汤，即同此意。（陶节庵）

补气药多，补血药亦从而补气；补血药多，补气药亦从而补血。益气汤虽加当归，因势寡被参、芪所据；补血汤黄芪数倍于当归，亦从当归所引而补血。（汪讱庵）

甘令人满，有甘草生用为泻者，以其能引诸药至于满所。《经》云：以甘补之，以甘泻之。故仲景治痞满有甘草泻心汤。又甘草得茯苓，则不资满而反泻满。〇古方用甘草皆倚为君，必须重用方效。时师每用不过二、三分而止，不知始自何人？相习成风，殊属可笑。（汪讱庵）

叶时可先生，一日观钓鱼而悟甘草之用。谓余曰：鱼竿在手，所用者丝与钩也。投竿于水，丝浮钩沉。腰间必系一泛子，留于水面，能使浮者不浮，沉者不沉，钓者之心，视为准则。是钓鱼无须于泛子，然非泛子竟不能得鱼。药中之甘草似之，以其味长于甘而守中也。古称甘草能和百药，药留于胃，则从容分布，升者循经，降者入腑，非甘草所治之病，而药之得力，皆赖其停顿之功。无用之用，大矣哉！（《怡堂散记》）

或问附子理中、调胃承气皆用甘草，如何是调和之意？答曰：附子理中用甘草者，恐其僭上也；调胃承气用甘草者，恐其速下也。非和也，皆缓也。小柴胡用甘草，则有调和之意。中不满而用甘为之补，中满者而用甘为之泻。《经》云：以甘补之，以甘泻之，以甘缓之。（王好古）

附子有斩关夺门之勇。引补气药行十二经，以追散失之元阳；引补血药入血分，蒸动不足之真阴；引发散药开腠理，以驱在表之风寒；引温暖药达下焦，以逐在里之寒湿。（赵羽皇）

熟附配麻黄，发中有补。仲景麻黄附子细辛汤、麻黄附子甘草汤是也。生附配干姜，补中有发。仲景干姜附子汤、通脉四逆汤是也。（赵以德）

附子用阴药为君，则惟有回阴制火之力。尚何存辛热强阳之性哉！故药云饵者，是饵其火之下归也。古云：附子无干姜不热之语，可进思矣。（《冯氏锦囊》）

用附子补火，必防涸水。如阴虚之人久服补阳之药，则虚阳益炽，真阴愈耗，精血日枯，气无所附，遂成不救者多矣。（王好古）

桂、附除蒸热，硝、黄解寒战。（高鼓峰）

人身有气中之阳，有血中之阳。气中之阳，走而不守；血中之阳，守而不走。凡药之气胜者，往往补气中之阳；质胜者，往往补血中之阳。如附子暖血，肉桂暖气，一定之理也。然气之阳胜，则能动血；血之阳胜，则能益气。又相因之理也。桂，气分药也，而其验则见于血，其义不晓然乎？（徐灵胎）

白术既燥湿，而又生津，何也？盖脾恶湿，湿胜则气不得施化，津何由生？用白术以除湿，气得周流，津自生矣。○胸膈逆满，由中气不足而作胀者，宜补之，而胀自除。《经》云：塞因塞用是也。俗医泥于作饱，而不敢用参、术，不知少用反滋壅，多服则宣通，补之正所以导之也。（汪讱庵）

今人动云白术性燥，冤杀白术矣。盖脾喜燥而恶湿，脾旺则燥，脾虚则湿。白术补脾，湿去则脾旺而燥矣。非白术之性燥也。且今人动云补阴，绝不知真补阴之法，用白术正所以补阴也。脾乃太阴，补脾之太阴，独非补阴乎？（吴天士）

地黄产于中州，色黄味甘，得土气最厚。惟是生者性凉，脾阳不足，所当慎用；熟则性平，能补五脏之真阴，尤有益于多血之脏，得非脾胃药耶？犹有妙者，以之兼散，则能发汗，以汗化于血也；以之兼温，则能回阳，以阳生于下也。然阳性速，故人参少用，亦可成功；阴性缓，熟地非多，难以奏效。有畏其滞腻者，何肾气丸用治痰浮？有畏其滑湿者，何八味丸用医肾泻？又若制法用姜汁者，必中寒兼呕；用砂仁者，必胀满不行；用酒者，必经络壅滞。使无此而强制之，是欲用其静，而反乱其性，何异蛇足乎？（张景岳）

当归之用有三：一，心经本药；二，和血；三，治诸药夜甚。凡血病必用之。（张洁古）

黄麻发汗，驶不能御。根、节止汗，效如影响。物理不测如此。（汪讱庵）

桂枝本营分药，得麻黄、生姜，则令营气外发而为汗，从辛也；得芍药，则收敛营气而止汗，从酸也；得甘草则补营气而养血，从甘也。（柯韵伯）

仲景桂枝汤，用桂枝者，盖取桂之枝梢细薄者耳。非若肉桂之肉厚也。盖肉桂厚实，治五脏用之者，取其镇重也；桂枝轻扬，治伤寒用之者，取其发散也。今人例用之，是以见功者寡矣。（《发微论》）

按：柴胡为少阳药，因伤寒少阳证之用柴胡汤也。夫邪入少阳，将有表邪渐解，里邪渐着之势。方以柴、芩对峙，解表清里，的为少阳和解之法。而柴胡实未印定少阳药也。盖以柴胡之性，苦平微寒，味薄气升，与少阳半表之邪，适合其用耳。乃有病在太阳，服之太早，则引贼入门；若病入阴经，复服柴胡，则重虚其表之说。此恐后人认病未清，模糊混用，故设此二端以晓之也。不观景岳新方中，诸柴胡饮、柴芩煎、柴胡白虎煎诸方，信手拈来，头头是道，是诚知柴胡之用，而先得我心之所同然矣。再古方有逍遥散之疏解郁热；归柴饮之和营散邪；补中益气汤之升发清阳，提邪下陷；疏肝益肾汤之疏肝清热，养阴透邪。其妙难于仆数。何至重虚其表乎？余于风邪初感之轻证，及邪气淹留表热不解之久病，用之并臻神效。奈何将此有用之良品，拘泥成说而畏之？即用亦准之以分数，竟至相沿成习，不得不为置辨。（《吴医汇讲》）

有言治疟疾不可用柴胡，试问之：疟疾不在少阳在何经？少阳不用柴胡用何药？不识彼将何以应我。〇余治疟疾用柴胡，每以青蒿佐之。青蒿得少阳之令最早，有芳香之气。（《散记续编》）

黄芩之退热，乃寒能胜热，折火之本也；柴胡之退热，乃苦以发之，散火之标也。（《直指方》）

地骨皮能退内潮，人所知也；能退外潮，人实不知。病或风寒，散而未尽，潮热往来，非柴、葛所能治，用地骨皮走表又走里之药，消其浮游之邪，服之未有不愈。（朱二允）

地骨皮泻肾火，牡丹皮泻包络火，总治热在外，无汗之骨蒸；知母泻肾火，治热在内，有汗之骨蒸。（李东垣）

古云：黄柏无知母，故纸无胡桃，犹水母之无虾也。（汪讱庵）

后重之用木香、槟榔，行燥金之郁也；癃秘之用知母、黄柏，散相火之炽也。（滑伯仁）

肝火逆行，上乘脾位，用吴萸炒黄连以制之。黄连泻火，吴萸引肝气达下归于其位，所谓木沉则火降也。（周慎斋）

热药多秘，惟硫黄性缓而通；冷药多泄，惟黄连厚肠止泄。（张洁古）

人有真阳虚衰，桂、附所不能补者，非硫黄不能补之。今人以为燥毒，弃而不用，不知硫黄性虽燥而疏利，与燥涩者不同。本草称为救危妙药，道家以之服食，尊之为金液丹，固人所可常服。且硝与黄，一阴一阳，皆同类之物。今人惟知用硝，而不敢用黄，可见今人之不逮古人矣。（吴鹤皋）

硝者，消也。朴硝乃至阴之精，而乘阳以出，其本水也，其标火也。遇湿则化为水，遇火则升为火，体最清而用最变。故丹家重之。（徐灵胎）

阳起石得火不燃，得日而飞；硫黄得日无焰，得火而发。皆为火之精，而各不同。盖阳起石禀日之阳气以成，天上阳火之精也；硫黄禀石之阳气以成，地上阴火之精也。所以硫黄能益人身阴火之阳，阳起石能益人身阳火之阳也。五行各有阴阳，亦可类推。（徐灵胎）

古人用大黄治虚劳吐衄，意甚深微。盖浊阴不降，则清阳不升；淤血不去，则新血不生也。（李时珍）

大黄去积，水荡之也；巴豆去积，火燎之也。（高鼓峰）

淤血入里，吐衄血者，犀角地黄汤，乃阳明圣药。如无犀角，代以升麻。二药性味相远，何以为代？盖以升麻引诸药同入阳明也。朱二允曰：升麻性升，犀角性降，用犀角止血，乃借其下降之气，清心肝之火，使血下行归经耳。倘误用升麻，血随气升，不愈涌出不止乎？古方未可盖泥也。（汪讱庵）

黄席有先生云：犀角、羚角，皆能入阳明，清胃热，方书用之，未详其义。人之上齿属足阳明，凡角兽皆无上齿，盖阳明之血脉，贯于角而不及齿也。斑狂失血之证，皆属阳明，故为对证之药。此真发前人之所未发。（许宣治）

龟、鹿皆灵而寿。龟首常藏向腹，能通任脉，故取其甲，以补心、补肾、补血，以养阴也。鹿首常返向尾，能通督脉，故取其角，以补命、补精、补气，以养阳也。（李时珍）

月令，仲夏月，鹿角解；仲冬月，麋角解。鹿以夏至陨角而应阴；麋以冬至陨角而应阳。鹿肉暖，以阳为体；麋肉寒，以阴为体。以阴为体，以阳为末；以阳为体，以阴为末。末者，角也。故麋茸补阳，利于男子；鹿茸补阴，利于妇人。王楙所著甚明，今人不唯一概作男子补精益血之剂，而于麋、鹿亦不能辨矣。（《知新录》）

鹿茸气体全而未发泄，故补阳益血之功多；鹿角则透发已尽，故拓毒消散之功胜。先后迟速之间，功效辄异。非明乎造化之机者，不能测也。（徐灵胎）

人身之神属阳，然神非若气血之有形质，可补泻也。故治神为最难。龙者，乘天地之元阳，出入而变化不测，乃天地之神也。以神治神，则气类相感，更佑以寒、热、温、凉、补、泻之法，虽无形之病，不难治矣。（徐灵胎）

龙齿安魂，虎睛定魄。龙属木主肝，肝藏魂也；虎属金主肺，肺藏魄也。（《卫生宝鉴》）

半夏辛散，行水气而润肾燥，故《局方》半硫丸，用治老人虚秘，皆取其润滑也。俗以半夏、南星为性燥，误矣。湿去则土燥，痰涎不生，非二物之性燥也。古方用治咽痛喉痹，吐血下血。非禁剂也。二物亦能散血，故破伤扑打皆主之。唯阴虚劳损，则非湿热之邪，而用此利窍行湿之药，是重竭其津液，医之罪也。岂药之咎哉！（成无己）

小柴胡之用半夏，以邪在半表半里，则阴阳交争，用半夏和胃而通阴阳也。《灵枢经》用治不眠，亦同此意。而仲景治喉痹咽痛及大小便秘，皆用半夏，取其辛能润燥，又能散也。丹溪谓半夏能使大便润而小便长，今人专以半夏为除痰之药，稍涉燥证，辄不敢用，而半夏之功不复见知于世矣。（李时珍）

肺喜润，润中亦有分辨。如杏仁、苏子，温而润者也，宜于冬春；杏仁、牛蒡，散而润者也，宜于夏；杏仁、栝蒌，清而润者也，宜于秋燥。能知此等界限，则用药不难矣。（《怡堂散记》）

杏仁举世视为治嗽之通药，不问虚实浑用，然辛温走肺，最不纯良，耗气动血，莫此为甚。熬黑入大陷胸丸，佐甘遂等搜逐结垢，性味可知。（张路玉）

本草不言栀子能吐，仲景用为吐药，栀子本非吐药，为邪气在上，拒而不纳食，令上吐，则邪因以出，所谓其高者因而越之是也。或用为利小便药，实非利小便，乃清肺也。肺清则化行，

而膀胱津液之府，得此气化而出也。（王好古）

香附一物，自王好古言乃妇人要药，由是但治妇人诸病，不论虚实，无弗用之。不知香附气香味辛性燥，唯开郁散气，行血导滞，乃其所长。若气虚者用之，大能泄气；血虚者用之，大能耗血。如古方之女金丹及香附丸之类，唯气实血滞者为宜。今妇人十有九虚，顾可以要药二字而概用乎？（张景岳）

王好古言孙尚用莪术治气短不能接续，此短字，乃胃中为积所壅，舒气不长，似不能接续，非中气虚短不能接续也。若不足之短而用此，岂不杀人！（高鼓峰）

按本草，枳壳、枳实皆云明目，思之不得其解。然目疾方中多用之，岂以其破浊气即能升清气乎？《本经》又言枳实益气，想亦同此理也。故厚朴条中亦有益气明目之文。王好古曰：枳实佐以参、术、干姜则益气；佐以硝、黄、牵牛则破气。此《本经》所以言益气，而复言消痞也。（汪讱庵）

泽泻，《本经》云久服明目；扁鹊云多服昏目，何也？易老云：去脾中宿垢，以其味咸能泻伏水故也。泻伏水，去留垢，故明目；小便利，肾气虚，故昏目。（王好古）

《圣济》云：如何涩剂以通九窍？《经疏》云：精气充，则九窍通利。昂按：山萸通九窍，古今疑之，得《经疏》一言，而意旨豁然。始叹前人识见深远，扩而充之，可发医人之慧悟。（汪讱庵）

茯苓，淡，为在天之阳也。阳当上行，何谓利水而泄下？《经》云：气之薄者，乃阳中之阴。所以茯苓利水而泄下。然而泄下，亦不离乎阳之体，故入手太阳。麻黄，苦，为在地之阴也。阴当下行，何谓发汗而升上？《经》云：味之薄者，乃阴中之阳，所以麻黄发汗而升上。然而升上，亦不离乎阴之体，故入手太阴。附子，气之厚者，乃阳中之阳。故《经》云：发热。大黄，味之厚者，乃阴中之阴。故《经》云：泄下。粥，淡，为阳中之阴，所以利小便；茶，苦，为阴中之阳，所以清头目。（《汤液本草》）

《活人》治胸中痞满，用桔梗、枳壳，取其通肺利膈下气也。仲景治寒实结胸，用桔梗、贝母、巴豆，取其温中破积也。治肺痈唾脓，用桔梗、甘草，取其苦辛清肺，甘凉泻火，又能排脓补内漏也。其治少阴证二、三日咽痛，亦用桔梗、甘草，取其苦辛散寒，甘平除热。合而用之，能调寒热也。（李时珍）

肝属木，当浮而反沉；肺属金，当沉而反浮。何也？肝实而肺虚也。故石入水则沉，而有浮水之石；木入水则浮，而有沉水之香。虚实之反如此。（《席上腐谈》）

滑石利窍，不独小便也。上能利毛腠之窍，下能利精溺之窍。盖甘淡之味，先入于胃，渗走经络，游溢精气，上输于肺，下通膀胱。肺主皮毛，为水之上源，膀胱司津液，气化则能出。故滑石上能发表，下利水道，为荡热燥湿之剂。发表是荡上、中之热；利水道是荡中、下之热。发表是燥上、中之湿；利水道是燥中、下之湿。热散则三焦平而表里和；湿去则阑门通而阴阳利。刘河间之用益元散，通治表、里、上、下诸病，盖是此意。（李时珍）

香薷，乃夏月解表之药，犹冬月之用麻黄，气虚者尤不可多服。今人谓能解暑，概用代茶，误矣。（李时珍）

香薷，乃消暑之要药，而方书称为散剂，俗称为夏月禁剂。夏既禁用，则当用于何时？此不经之说，致令良药受屈，殊可扼腕，故辨之。（程锺龄）

大豆黄卷，本草载其性曰：治湿痹筋挛膝痛，五脏不足，益气宣胃，破妇人恶血，除胃中积热，消水气胀满。即《金匮》虚劳门薯蓣丸，于气血并补方中佐之。后之著方解者，有宣发肾气之论，亦未谓其发表也。近来误作表药者，其故何欤？有云马元仪先生预用麻黄汤浸豆发蘖，凡遇应用麻黄者方开豆卷，俾病家无所疑惧。后医不明细底，竟认豆卷与豆豉同类，公然影射，作为表剂。但肆中豆卷，岂亦有麻黄汤浸发者乎？豆得水而发蘖，或能些微宣湿，亦不能为通用表药也。若用二、三钱之豆卷即可表汗，世人以此为蔬菜者，每食盈簋[1]，何不汗至亡阳耶？一笑。（《吴医汇讲》）

黄席有先生谓予曰：木通能引邪过界，不可轻用。其用处必如心热之导赤散，淋证之八正散，痘疮一、二朝之大热利小便，诸疹疮疥之表气已通而湿热未泄，舍此无用者矣。〇麻黄之性，通自里而达于表也；木通之性，通自上而导之下也。阳分之邪自里达表，自能得汗而解。导之使下，必致陷入阴分，断无风从小便而出之理。〇惊骇本属心虚，惊则气散，不与养心，反用木通泻心，多有困惫不救者。伤食误用木通，脾胃寒，有增其呕恶腹痛者；吐泻误用木通，脾胃益伤，有累成慢惊者。麻证表未开，早用木通，两颊必然不透；痘证里虚，误用木通，必致泄泻痒塌。疮隐丹闭，误用木通，毒必归腹，顷成腹胀。寒邪暴中，误用木通，下咽即毙。呜呼！木通之害大矣。非木通之害，不善用者之害也。（《小儿诸热辨》）

王节斋云：药之气味不同，如五味子之味厚，故东垣方少者五、六粒，多者十数粒。今医或用二、三钱，深以为非。时师悉

1　簋：音 guǐ，古代盛食物的器具，圆口，两耳。

遵此法，独王宇泰及缪慕台用药，五味子甚多，治梦遗单煎五味子膏一味，服之良效。又种子方，以五味、苁蓉各等分丸服，则东垣之言，似亦不必拘。（《折肱漫录》）

夜不食姜者，夜主阖而姜主闢也；秋不食姜者，秋主收而姜主散也。（李东垣）

姜、枣所以和营卫，姜能宣通阳气，枣能致津液，二味并行，无汗能发，有汗能止，古方多用之。大枣，北枣也，沉重味厚，长于补脾。若和营卫之功，当以小枣为上。小枣入水轻浮，合之生姜辛甘升阳，能至病所。予迩来所用，皆小红枣也。（《怡堂散记》）

冬虫夏草，甘平，保肺益肾，止血化痰，止劳嗽。产于云贵。冬在土中，身如老蚕，有毛能动；至夏则毛出土上，连身俱化为草。若不取，至冬复化为虫。（《本草从新》）

燕窝，甘淡平，养肺阴，化痰止嗽，补而能清，为调理虚劳之圣药。一切病之由于肺虚者，皆可治之。开胃气，已劳痢，益痘疹。（《闽部疏》云：燕窝竟不辨是何物，漳海边有之。燕飞渡海，翮倦掷置海面，浮之若杯，身坐其中，久复衔飞。《泉南杂记》云：闽之远海近番处，有燕毛如金丝，临卵育子时，飞近沙汐有石处，啄蚕螺食之，蚕螺背肉两肋洁白，燕食肉化而肋不化，并津液呕出，结窝附石，故曰燕窝。《广东新语》云：崖州海岛洞穴，皆燕所巢，大者如乌，啖鱼辄吐涎沫，以备冬月退毛之食。或谓海滨石粉积结如苔，燕啄食之，吐出为窝，垒垒岩壁间，岛人以修竿接铲取之。海粉性寒，为燕所吞吐则暖，味咸为燕所吞吐则甘，其形质尽化，故可以消痰开胃云。）可入煎药或单煮服，今人用以煮粥，或用鸡汁煮之，虽甚可口，然乱其本性，岂能已疾？有与冰糖同煎，则甘壅矣。岂能助肺金清肃下行耶？（《本草从新》）

土为万物之母，坤之体，脾之用也。用时宜旋取纯黄色，含

生气者为上。陈土自坏墙拆灶中出，和过石灰不堪用。（许宣治）

近有吊米露法，病不能食，以之代饭。予见饮者数人，病加而谷绝。盖米露之性，一团火气上升而出，与烧酒同，虽无曲蘗，其理一也。莫若以熟米作饭，再入砂锅煮烂，夏布绞汁，纯白如膏，浓厚和软，不难吞咽，冲和之性，胜于米露多矣。（许宣治）

阿芙蓉俗作鸦片，前代罕闻，近方有用者。云是罂粟花之津液。罂粟结青苞时，午后以针刺其外面青皮三、五处，次早津出，竹刀刮收，磁器阴干用之。（《本草纲目》）

鸦片来自西夷，国俗皆裸葬，积累百年，掘取此土，与罂粟花瓣等物杂糅而成。罂粟花瓣本有毒，加以死人之血肉，食之焉得不死？且食之既久，离之愈难。绝之之法以十全大补汤加鸦片灰，饮发时服之，渐服渐愈。《本草纲目》但言罂粟花，而不及造土之法，殆未之见耳。（《养生格言》）

炮制

炮制十七法：曰炮、曰爁、曰煿、曰炙、曰煨、曰炒、曰煅、曰炼、曰制、曰度、曰飞、曰伏、曰镑、曰摋、曰晒、曰曝、曰露，各尽其宜。（《雷公炮制》）

凡药，火制四：煅、煨、炙、炒也。水制三：浸、泡、洗也。水火共制二：蒸、煮也。酒制升提；姜制温散；入盐走肾而软坚；用醋注肝而收敛；童便制除劣性而降下；米泔制去燥性而和中；乳制润枯生血；蜜制甘缓益元；陈壁土制藉土气以补中州；面煨曲制抑酷性，勿伤上膈；乌豆甘草汤渍解毒，致令平和。羊酥猪脂涂烧渗骨，容易脆断。去稂者免胀，去心者除烦。此制治各有所宜也。（汪讱庵）

凡病在头面及手指皮肤，用芩、连、知、蘖者，须酒炒之，借酒力以上腾也；病在咽之下脐之上者，须酒洗之；病在下者生用。○凡药生升熟降。欲其升降兼行，则生熟合用。○大黄须煨，恐寒损胃气也；乌附须炮，以制毒也；地黄酒洗亦然。当归酒浸，助发散之意也。（《医学入门》）

药之炮炙有二：脾胃药，谷芽、神曲、芪、术、甘草之类宜炙者，脾喜燥，火生土，借火力而为用也；芩、连、知、柏，有宜酒炒者，制其苦寒之过，借酒力而达表也。干姜之性，秉天地之阳，叶已温矣，何待于炮？或谓止血之药多炒黑用，如荆芥、蒲黄之类皆是。予曰：荆芥本血分药，炒黑故能去血分之风而止血；蒲黄性涩，炒黑亦能止血。血之为病，热则妄行。炮姜岂容轻试？或曰：荆芥、蒲黄轻浮之性，炮姜力猛直达下焦，去恶生新，能引血药至气分而生血，子何訾之深也？予曰：大剂四物，少加熟附佐之，未常不可，若必藉炮姜止血，吾恐其逼血妄行，血海为之竭矣。○桂、附之纯阳，天之阳也。天之阳，阳中必有阴，桂之有油即有阴矣。附子置器中久则器润，即有阴矣。干姜虽极辛辣，其中尚含生气，炮之以烈火，生气何在？○九制之药，大概利于补，不利于攻。地黄、首乌为滋补良药，故宜于蒸晒，愈蒸则其液愈透，其味愈厚，守而不走，其力乃纯。大黄气味俱厚，走而不守，气先至而味随之，九蒸则气散，气散则所存者渣滓耳，故无用也。○天南星味辛性燥，虑其过猛，故以胆汁之苦寒抑之。一制而陈者良。近世将牛胆汁九制南星，藏为奇货，不思南星之用，取其辛以散风，燥以祛痰，九加胆汁，则辛燥之性全失，而苦寒纯矣。是名以胆汁制南星，而实以南星收胆汁。抑思胆汁能治风痰否？唯肝胆火盛生痰生风而成颠狂者，用为引经恰合，此外无可用之。（《恰堂散记》）

长沙夫子用阿胶，何曾云炒？后人画蛇添足耳。阿胶之用，专为济水伏流也，炒之济水何在哉！（《吴医汇讲》）

雷公制龙骨，煅淬为末，藏诸燕腹而后用。述以语人，人以为奇。是不知古人用意故也。盖龙蜕骨去，在地不知其年，则与石无异。加之煅淬，岂非死灰乎？而龙嗜燕，有炙燕熏龙髯，能冉冉自动，又闻食燕人不可渡海，藏之燕腹，以回其灵，此可想见矣。（卢不远）

凡药须待炮制毕，然后称用，不得生称。湿润药须加分两，燥乃称之。（《千金方》）

㕮咀，古制也。古无铁刃，以口咬细，令如麻豆，为粗药煎之，使药水清，饮于腹中，则易升易降。今人以刀剉，比㕮咀之易成也。若概为细末，不分清浊矣。散者，细末也，不循经络，止去胃中及脏腑之积气，味厚者白汤调服，气味薄者煎之，和柤服。丸药去下部之疾者极大，治中焦者次之，治上焦者极小。用稠面糊丸者，取其迟化，直至下焦也。或酒或醋丸者，取其收其散之意也。稀面糊丸者，取其易化也。汤泡蒸饼丸者，又易化也。滴水丸者，尤易化也。炼蜜丸者，取其缓化也。蜡丸者，取其难化也。大抵汤者，荡也，去大病用之；散者，散也，去急病用之。丸者，缓也，不能速去之病，取缓而治之之意也。（李东垣）

凡修丸剂，须每种各为细末，以末之轻重合之，则分两方准。不然，易细者一磨无遗，难碎者三复不尽。（《雷公炮制》）

凡炼蜜先掠去沫，令熬微黄试水不散，再熬二、三沸，每蜜一斤，加清水一杯，又熬一、二沸作丸，则收潮气而不成块。○冬月炼蜜，成时加水二杯，《衍义》云：每蜜一斤，只炼得十二两，和药末要乘极滚和之臼内，用力捣千百杵，自然软熟，容易作条好丸。○凡汤、酒、膏中用诸石药，皆细捣之，以新绢裹之内中。《衍义》云：石药入散，如锺乳粉之属，用水研极细，以水漂澄，方可服耳，岂但捣细绢裹耶？○凡药烧灰，如十灰散之类，勿烧焦枯，用器覆存性，若煅成死灰，则罔效矣。（《广笔记》）

分两升合

用药分两，为君者多；臣者次之；佐者又次之。药之于证所主同者则等分。○古之药剂，锱铢[1]分两，与今不同。云一升者，即今之一茶盏也；云铢者，六铢即二钱半，二十四铢为一两也；云三两者，即今之一两；云二两即今之六钱半也。（李东垣）

数乃积小以成大，故十粉曰丸；一丸如黍；十黍为累；十累为铢；两铢四累为钱；十钱为两；八铢为锱；三锱为一两；十六两为一斤。（《正理论》）

凡丸药云如细麻者，即胡麻也。如黍粟亦然。以十六黍为一大豆；如大麻子者，准三细麻也。如胡豆者，即今青斑豆也。以二大麻子准之。如小豆者，即今赤小豆也。以三大麻子准之。如大豆者，以二小豆准之。如梧桐子者，以二大豆准之。如弹丸及鸡子黄者，以十梧子准之。（《类证本草》）

凡散药有云刀圭[2]者，有云方寸匕者，有云一字者。刀圭者，十分方寸匕之一。准方寸匕者，作匕方正一寸，抄散取不落纸为度。一撮者四刀圭也，十撮为一勺。一字者即今之二分半也，如一钱有四字之义。（《医宗粹言》）

凡云等分者，非分两之分，谓诸药斤两多少皆同尔。（《汤

1 锱铢：古代很小的重量单位。

2 刀圭：古时量取药末的用具，一刀圭为方寸匕的十分之一。

液本草》）

凡言等分者，分两均等无异也，补养缓方宜之。若治病急方，须分君臣佐使。（朱丹溪）

赏读古方每有药味之下不注分两，而于末一味下，注各等分者，今人误认为一样分两，余窃不能无疑焉。夫一方之中，必有君、臣、佐、使，相为配合，况药味有厚薄，药质有轻重，若分两相同，吾恐驾驭无权，难于合辙也。即如地黄饮子之熟地、菖蒲，分两可同等乎？天真丸之杜仲、牵牛，分两可同等乎？诸如此类，不一而足。岂可以各等分为一样分两哉！或曰：子言是矣，然则古人之不为注定，而云各等分者何谓耶？余曰：各者，各别也。古人云：用药如用兵，药有各品，犹之将佐偏裨，各司厥职也。等者，类也。分类得宜，如节制之师，不致越伍而哗也。分者，大小不齐，各有名分也。惟以等字与上各字连读，其为各样分两，意自显然。今以等字与下分字连读，则有似乎一样分两耳。千里之错，失于毫厘。窥先哲之不以分两明示后人者，盖欲人临证权衡，毋胶柱而鼓瑟也。○古方凡云一两者，以今之七分六厘准之。凡云一升者，以今六勺七抄准之。○《千金》云：十黍为一铢，六铢为一分，四分为一两，十六两为一斤。此神农秤也。○方寸匕者，作匕正方一寸。钱匕者，以五铢钱为之，开元钱亦同。皆抄散取不落为度。○《千金》论钱匕者，以大钱全抄之。半钱匕者，则是一钱抄取半边耳。钱五匕者，钱边五字者，以抄之。一钱匕者，准今五分六厘。半钱匕者。准今二分八厘。钱五匕者，准今一分四厘。○凡丸药如梧子大者，准药末一分。如弹丸及鸡子黄者，准药末一钱。○凡药有云大升大两者，以神农秤三两为一两，药升三升为一升。○凡煮汤，大略古药二十两，今一两五钱；用水一斗，今七合；煮取四升，今二合八勺。○张介宾惑于郑世子之乐书，定为古方一两，今之六钱；古方一升，今之三合三勺。大谬。李时珍云：古之一两，今之一钱；古之一升，今之二合半。亦非也。以古方参之，《肘后方》治消渴，以黄连三斤，纳猪肚中蒸服，依景岳说是廿八两八钱矣。猪肚中能容之否？又方治中风腹痛，用盐半斤熬水干，着口中，饮热汤二升，得吐愈。依景岳则四两八钱，能着口中耶？并能饮如许热汤耶？○古人疑汉方汤液大剂三十余两，小剂十余两，用水六、七升，煎取二、三升，并分三服，若以古龠[1]量水七升煎，今之三十两未淹得过。又疑散只服方寸刀圭匕，丸如梧子大，极至三十粒，汤此悬绝？又疑风引汤一料，计五十五两，每用三指撮，水三升煮液岂得如三沸，去柤温服一升。观其煮制，每只三指撮，未应料剂如此之多，一旦考而正之，三疑尽释矣。（《吴医汇讲》）

今之论古方者。皆以古方分两太重为疑，以为古人体厚，故用药宜重。不知此不考古，而为无稽之谈也。古时升斗权衡，历代各有异同。三代至汉，较之今日，仅十之二。（余亲见有汉时六升铜量容今之一升二合）。如桂枝汤，乃伤寒大剂也。桂枝三两，芍药三两，甘草二两，共八两。二八不过一两六钱。为一剂，分作三服，则一服药不过今之五钱三分零。他方间有药品多而加重者，亦不过倍之而已。今人用药必数品各一、二钱，或三、四钱，则反用三两外矣。更有无知妄作，用四、五两为一剂者，复有用熟地八两为一剂者，尤属不伦。即用丸、散亦然，如古方乌梅丸，每服如桐子大二十丸，今不过四、五分。今人服丸药则用三、四

1　龠：音 yuè，古代容量单位，一龠等于半合（gě）。

钱至七、八钱不等矣。古方末药只用方寸匕，不过今之六、七分，今亦服三、四钱矣。古人之用分两，未尝重于今日，而谬说相传，方剂日重，即此一端，荒唐若此，况其深微者乎？（徐灵胎）

煎药

病人服药，煎熬制度，必令亲信人煎，铫器涤净油腻。用新汲水酌量多少，慢火煎熬，分数滤柤取汁，服之无不效。（李东垣）

凡煎汤药，以主治之君药先煮数沸，后入余药，文火缓熬得所，勿揭封盖，连罐取起，坐凉水中候温服之，庶气味不泄。若遽乘热揭封倾出，则气泄而性不全矣。煎时不宜烈火，其汤腾沸，耗蚀速涸，药性未出，气味不纯，人家多有此病，而反责药不效，咎将谁归？〇凡煎汤药，初欲微火令小沸，其水数依方多少，大略药二十两，用水一斗，煮四升，以此为准。然利汤欲生，少水而多取汁；补汤欲熟，多水而少取汁。（《医宗粹言》）

煎药之法，最宜深讲。药之效不效，全在乎此。夫烹饪失其调度，尚能损人，况药之治病，可不讲乎？法载古方，种种各殊。如麻黄汤先煮麻黄去沫，然后加余药同煎，此主药当先煎之法也。而桂枝汤又不必先煎桂枝，服药后须啜热粥以助药力，此又一法也。如茯苓桂枝甘草大枣汤，则以甘澜水先煎茯苓。如五苓散则以白饮和服，服后又当多饮暖水。小建中汤则先煎五味去柤，而后纳饴糖。大柴胡汤则煎减半去柤再煎。柴胡加龙骨牡蛎汤则煎药成而后纳大黄。其煎之多寡，或煎水减半，或十分煎去二、三分，或止煎一、二十沸。煎药之法，不可胜数，皆各有意义。大都发散及芳香之药，不宜多煎，取其生而疏荡；补益滋腻之药宜多煎，取其熟而停蓄。此其总诀也。故药虽中病，而煎法失度，药必无效。盖病家之常服药者，或尚能依法为之，其粗鲁贫苦之家，安能如

法制度，是以病难愈也。若今之医者亦不能知，况病家乎？（徐灵胎）

凡汤中用阿胶、饴糖、芒硝，皆须待汤熟去柤，内净汁中煮二、三沸，俟溶化尽，倾盏内服。○凡汤中用完物，如干枣、莲子、乌梅、决明、青葙、蔓荆、萝卜、芥、苏、韭等子，皆劈破研碎入煎，方得味出。若不碎，如米之在谷，虽煮之终日，米味岂能出哉？至若桃、杏等仁，皆用汤泡，去皮尖及双仁者，或捣如泥，或炒黄色，或生用俱可。○凡用砂仁、豆蔻、丁香之类，皆须打碎，迟后入药，煎数沸即起，久煎香气消散，是以效少。○凡汤中用犀角、羚角，概末如粉，临服内汤中，后入药，或磨汁入药亦通。（《广笔记》）

琥珀木体，冲服则浮；辰砂石质，冲服则沉。若加一、二分于煎剂，不能入胃，用之何益？凡用必先为末，置器中，以蜜调匀，然后以汤冲服。用棕、发灰亦宜先用蜜调，不尔则泛。（许宣治）

煎药用水，当以药五钱，水一盏半为率。（《活人书》）

凡煎药用水，亦各有宜。如治湿肿浮胀，而欲使利水道，则取长流水，以流长源远，其性通达，直引四肢之间也。如治二便不通，及足胫以下风湿，则取急流水，以其湍纵峻急，性速下也。如治痰饮郁滞而欲吐发升散，则取逆流水，以其性逆倒流，洄澜涌决也。如治中气不足，则取春雨水，有阳道发生之意也。如治下元不足，则取井华水，盖清晨井中天一之气浮结于面，有补阴之功也。如治火热阳证，则取雪水，大能退热也。如治伤寒阴证奔豚等疾，则取甘澜水，盖盛之于缸，扬过千遍，水珠沫液盈溢于面，性柔味甘，能和气也。如治脾胃虚弱泄泻不食等证，则取池潦水，盖停蓄既久，不流不动，殊有土气，能助脾元也。如治阴不升，阳不降，乖隔诸疾，则取阴阳水河井各半，阴阳相成，

可升可降，而使气平者也。（《雷公炮制》）

病家各药各罐，勿与他人共用。恐彼煎攻克，此煎补益，彼煎寒凉，此煎温热。譬如酒壶泡茶，虽不醉人，难免酒气。（《吴医汇讲》）

服药

服药活法，在上不厌频而少；在下不厌顿而多。少服则滋荣于上；多服则峻补于下。病在心上者，先食而后药；病在心下者，先药而后食。病在四肢者，宜饥食而在日；病在骨髓者，宜饱食而在夜。（李东垣）

病在上，煎药宜武、宜清，服宜缓；病在下，煎药宜文、宜浓，服宜急。（张洁古）

凡云分再服、三服者，要视人之强弱，病之轻重，为之进退。增减不必局于方说。又云晬时，周时也。从今旦至明旦，亦有止一宿者。〇清热药宜凉服，如三黄汤之类；消暑药宜冷服，如香薷饮之类；散寒药宜热服，如麻黄汤之类；温中药宜熟而热，补中药皆然；利下药宜生而温，如承气汤之类。（《医宗粹言》）

凡服药，寒药热饮，热药寒饮，中和之剂，温而服之。〇凡汤温热易下，冷则呕涌。（《汤液本草》）

病人呕吐难纳药者，须徐徐一匙而下，不可太急。（《医学入门》）

补肺之药，必须五更初，未言语前服，盖人五更肺开，才一言语咳唾，肺即合，当肺开时静默进药，功效殊胜。（《仁斋直指》）

病之愈不愈，不但方必中病，方虽中病，而服之不得其法，则非特无功，而反有害，此不可不知也。如发散之剂，欲其驱风寒出外，必须热服，而暖覆其体，令药气行于营卫，热气周遍，挟其风寒，而从汗解。若半温而饮，当风坐立，或寂然安卧，则药留肠胃，不能得汗，风寒无暗消之理，而营气反为风药伤矣。如通利之药，欲其化滞达下，必须空腹顿服，使药性鼓动，推其垢浊而从便解。若与饮食杂投，则新旧混杂，而药气与食物相乱，则气性不专，而食积愈顽矣。故《伤寒论》等书，服药之法，宜热宜温，宜凉宜冷，宜缓宜急，宜多宜少，宜早宜晚，宜饱宜饥，更有宜汤不宜散，宜散不宜丸，宜膏不宜丸，其轻重大小，上下表里，各有至理。深思其义，必有得于心也。（徐灵胎）

伤寒、伤暑、温、凉诸证，皆邪气欺正气也。用药如对敌，药入则邪渐退，药力尽则邪复炽。必一服周时，详势诊脉，药对，则日夜连进三、五服，以邪退病安为主。此法惟张长沙《伤寒论》、孙思邈《千金方》中载之。孙云：夏日五夜三服，冬日三夜五服，必期病退而止。如御敌者，愈驱逐，愈精锐，荡平而后班师。（周禹载）

药引

汤之有引，如舟之有楫。古人用汤，必须置引，如仲景桂枝汤，生姜三两、大枣十二枚，与药等分同用，良可取汗。又如东垣补中益气汤，亦用姜、枣，并无发汗之说。乃姜、枣少用而力薄，故不致渍形以为汗也。即此两汤类推，药引不可不考。古今汤方莫尽，药引无穷，临机取用，各有所宜。如发表用鲜姜；温中用煨姜；解胀用姜皮；消痰用姜汁。调营益卫用大枣；泻火疏风用红枣。补气益肺用龙眼；泻火安神用灯心。表皮用葱叶；表肌用葱白；表里用葱茎。健脾用湖莲；止痢用石莲。治风用桑叶；治湿用桑枝。固肾用莲蕊；涩精用莲须。保胎用陈苎根；安胎用鲜苎根。抑脾用青荷叶；疏土用枯荷梗。补心用新小麦；止汗用浮小麦。清热解烦用青竹叶；利水泻火用淡竹叶。消淤通经用赤糖；止痛温中用饴糖。安中益脾用陈壁土；止呕和胃用新黄土。消淤用藕节；止血用侧柏叶。止呃用柿蒂；凉大肠用柿霜。消热痰用竹沥；泻实火用竹茹。导虚火用童便；益真阴用秋石。延年祛病用松黄、松脂；去风舒筋用黄松节。定喘用白葵花；疗痢用赤、白扁豆花。壮阳用胡桃、蜀椒；暖子宫用艾叶。虚烦用粳米；热渴用芦根。止消用兰叶；定嗽用梨汁。止血用金墨；疗崩用陈棕。治肠风用石榴皮；治红痢用红曲。治白痢用煨姜；治赤白带浊用韭子、白果。止呕、定嗽用枇杷叶；止鼻衄用白茅花。行淤用百草霜；达生用黄杨脑。探吐用瓜蒂；速产用弩牙。下噎用杵糠；定喘用铅汞。疗黄用铁屎；镇心用辰砂。辟邪用雄黄；润肠用松子仁。治疝用荔、橘核；催浆用笋尖、樱桃蒡。拔毒用蒲公英；通乳用通草。发麻用紫背浮萍。治心烦不眠用鸡子黄。药引多端，指难遍屈。今以常用之引，聊录数则。举一反三，其惟良工乎？（《医学阶梯》）

时医药引中，生姜常写几片，灯心常写几根，竹叶、橘叶常写几瓣，葱管、荷梗常写几寸。余谓片有厚薄，根有短长，瓣有大小，寸有粗细。诸如此类，皆须以分两为准。（《吴医汇讲》）

是集编辑，始于乾隆五十七年，成于道光六年。删繁补遗，数易其稿。所辑古今医书三百二十余家，经史子集四十余种。通集计述经义六百五十余条，先哲名论五千余款，选案二百八十四首，附方一百九十一道，图五、序四，自识二，凡例十二则。书分一十六卷，凡一百三十门，五百七十类。鉴阅二十八人，校录二十三人，剞劂氏二人，工价六百余金，书版八百余片。道光十年八月开雕，十三年三月告竣。共一千五百九十二页，六十五万四千零七十七字。观泉氏自识。